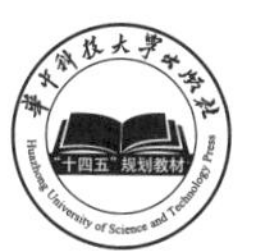

普通高等学校“十四五”规划
药学类专业特色教材

供药学、药物制剂、临床药学、制药工程、中药学、医药营销及相关专业使用

药剂学

主　编　钟海军　李　瑞

副主编　丁志英　刘艳华　杨小云　和素娜

编　者　（按姓氏笔画排序）

丁志英　吉林大学

王　纠　广东药科大学

王　秀　蚌埠医学院

叶威良　空军军医大学

吕晓洁　内蒙古医科大学

刘　佳　内蒙古医科大学

刘艳华　宁夏医科大学

李　卓　南华大学附属第一医院

李　瑞　南京医科大学

李秀英　山西中医药大学

杨小云　黄河科技学院

陈娇婷　赣南医学院

和素娜　河南科技大学

周　宁　河南中医药大学

赵永恒　湖北医药学院

钟海军　南昌大学

郭　锋　南昌大学

黄兴振　广西医科大学

梁德胜　南昌大学

华中科技大学出版社
http://www.hustp.com
中国·武汉

内容简介

本教材为普通高等学校“十四五”规划药学类专业特色教材。

本教材共分为十九章。第一章为绪论；第二至十章介绍了各种常用剂型及其相关的基本理论和单元操作；第十一至十三章介绍了药物制剂新技术和新型药物传递系统；第十四和十五章分别介绍了中药制剂和生物技术药物制剂；第十六至十九章分别介绍了药物制剂的稳定性、药品包装材料和容器、药物制剂设计以及调剂学与合理用药等内容。

本教材适合高等院校药学、临床药学和药物制剂等相关专业本科生使用，也可作为药物制剂研发、生产等技术人员和临床药师的参考书，还可作为执业药师考试和硕士研究生入学考试的复习参考书。

图书在版编目(CIP)数据

药剂学/钟海军，李瑞主编. —武汉：华中科技大学出版社，2021.7(2023.8 重印)
ISBN 978-7-5680-7173-4

Ⅰ. ①药… Ⅱ. ①钟… ②李… Ⅲ. ①药剂学-高等学校-教材 Ⅳ. ①R94

中国版本图书馆 CIP 数据核字(2021)第 136974 号

药剂学　　钟海军　李　瑞　主编
Yaojixue

策划编辑：余　雯
责任编辑：余　雯　张　萌
封面设计：原色设计
责任校对：刘　竣
责任监印：周治超
出版发行：华中科技大学出版社(中国·武汉)　　电话：(027)81321913
　　　　　武汉市东湖新技术开发区华工科技园　　邮编：430223
录　　排：华中科技大学惠友文印中心
印　　刷：武汉市籍缘印刷厂
开　　本：889mm×1194mm　1/16
印　　张：30.75
字　　数：859 千字
版　　次：2023 年 8 月第 1 版第 2 次印刷
定　　价：79.80 元

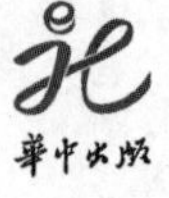

普通高等学校"十四五"规划药学类专业特色教材
编委会

网络增值服务使用说明

欢迎使用华中科技大学出版社医学资源网yixue.hustp.com

1.教师使用流程

（1）登录网址：http://yixue.hustp.com（注册时请选择教师用户）

注册 → 登录 → 完善个人信息 → 等待审核

（2）审核通过后，您可以在网站使用以下功能：

管理学生

2.学员使用流程

建议学员在PC端完成注册、登录、完善个人信息的操作。

（1）PC端学员操作步骤

①登录网址：http://yixue.hustp.com（注册时请选择普通用户）

注册 → 登录 → 完善个人信息

②查看课程资源

如有学习码，请在个人中心-学习码验证中先验证，再进行操作。

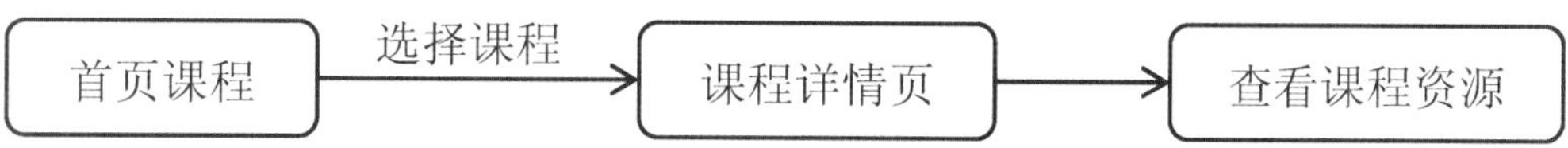

（2）手机端扫码操作步骤

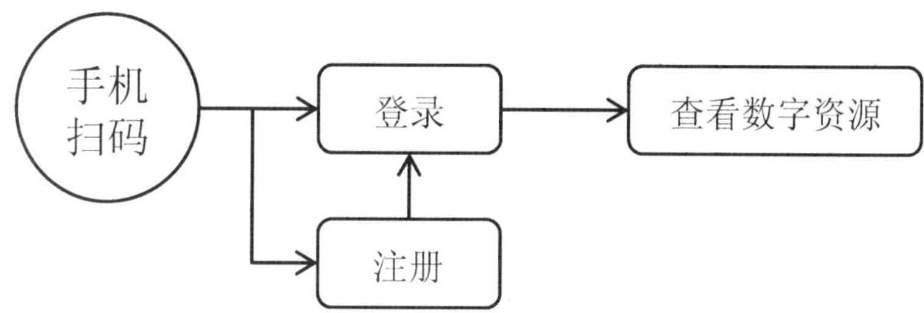

总序

Zongxu

教育部《关于加快建设高水平本科教育 全面提高人才培养能力的意见》（“新时代高教 40 条”）文件强调要深化教学改革，坚持以学生发展为中心，通过教学改革促进学习革命，构建线上线下相结合的教学模式，对我国高等药学教育和药学专业人才的培养提出了更高的目标和要求。我国高等药学类专业教育进入了一个新的时期，对教学、产业、技术融合发展的要求越来越高，强调进一步推动人才培养，实现面向世界、面向未来的创新型人才培养。

为了更好地适应新形势下人才培养的需求，按照《中国教育现代化 2035》《中医药发展战略规划纲要（2016—2030 年）》以及党的十九大报告等文件精神要求，进一步出版高质量教材，加强教材建设，充分发挥教材在提高人才培养质量中的基础性作用，培养合格的药学专业人才和具有可持续发展能力的高素质技能型复合人才。在充分调研和分析论证的基础上，我们组织了全国 70 余所高等医药院校的近 300 位老师编写了这套教材，并得到了参编院校的大力支持。

本套教材充分反映了各院校的教学改革成果和研究成果，教材编写体例和内容均有所创新，在编写过程中重点突出以下特点。

(1) 服务教学，明确学习目标，标识内容重难点。进一步熟悉教材相关专业培养目标和人才规格，明晰课程教学目标及要求，规避教与学中无法抓住重要知识点的弊端。

(2) 案例引导，强调理论与实际相结合，增强学生自主学习和深入思考的能力。进一步了解本课程学习领域的典型工作任务，科学设置章节，实现案例引导，增强自主学习和深入思考的能力。

(3) 强调实用，适应就业、执业药师资格考试以及考研的需求。进一步转变教育观念，在教学内容上追求与时俱进，理论和实践紧密结合。

(4) 纸数融合，激发兴趣，提高学习效率。建立“互联网＋”思维的教材编写理念，构建信息量丰富、学习手段灵活、学习方式多元的立体化教材，通过纸数融合提高学生个性化学习的效率和课堂的利用率。

(5) 定位准确，与时俱进。与国际接轨，紧跟药学类专业人才培养，体现当代教育。

(6) 版式精美，品质优良。

本套教材得到了专家和领导的大力支持与高度关注，适应当下药学专业学生的文化基础和学习特点，具有趣味性、可读性和简约性。我们衷心希望这套教材能在相关课程的教学中发挥积极作用，并得到读者的青睐；我们也相信这套教材在使用过程中，通过教学实践的检验和实际问题的解决，能不断得到改进、完善和提高。

普通高等学校"十四五"规划药学类专业特色教材
编写委员会

前言

Qianyan

药剂学是研究药物剂型和药物制剂的基本理论、处方设计、制备工艺、质量控制和合理应用等的综合性应用技术科学，是药学类专业的主干课程之一。本教材是根据普通高等学校“十四五”规划药学类专业特色教材的编写理念，为顺应我国新时代高等药学教育教学改革和发展的需要而编写的，具有以下特点。

1. 以剂型为主线。在编排体系和方式上，一方面，以理论密切联系实际为指导思想，将剂型与相关理论相融合。在编写某一剂型章节时，本教材遵循循序渐进、由浅入深的原则，先介绍剂型，然后引出剂型相关的理论知识。由于剂型较为具体、实用，先介绍剂型便于激起学生的学习兴趣，也有助于学生理解较为抽象的理论知识；再通过相关理论知识的学习，进一步加深对剂型的理解和掌握，提升应用理论知识解决实际问题的能力。例如，将表面活性剂和增加药物溶解度的方法编入液体制剂一章，放在低分子溶液剂之后介绍，有利于学生进一步理解并掌握将难溶性药物制成溶液型液体制剂的方法。另一方面，为了使知识系统化，本教材还将制剂单元操作融入制备工艺中。如在注射剂、散剂和颗粒剂等相关章节，先总体介绍制剂制备工艺流程，然后将空气净化、水处理、过滤，以及粉碎、过筛、混合、制粒和干燥等单元操作分解在制备工艺流程的每一个步骤中详细介绍，使知识碎片能够串联在一起并得以系统化，便于学生理解和记忆，增强学习效果。

2. 精选内容。本教材除包括药学类专业本科生必须掌握的药剂学基础知识外，还适当吸收了药剂学的前沿研究成果，以拓宽学生视野，培养创新思维。此外，为扩大本教材的适用范围，本教材还介绍了调剂学和合理用药有关知识，以便于临床药学专业学生学习使用。为兼顾药学类学生执业药师考试的需要，在内容取舍时还参考了《执业药师考试大纲》。

3. 紧跟最新版《中国药典》。本教材在编写过程中，参考了 2020 年版《中国药典》，教材中相关剂型的概念、质量要求和质量评价等内容尽量与该版药典相一致。

4. 创新编写模式，线下与线上相结合。本教材中设有学习目标、案例分析与讨论、本章小结、复习思考题等模块；线上有配套的 PowerPoint 课件、知识链接、推荐阅读文献、目标检测等内容，为学生自主学习提供了多种资源，有助于学生提高学习能力。

本教材第一章由钟海军、郭锋编写，第二章由梁德胜、杨小云编写，第三章由吕晓洁、刘佳编写，第四章由杨小云编写，第五章由丁志英编写，第六章由陈娇婷编写，第七章由和素娜编写，第八章由黄兴振编写，第九章由王秀编写，第十章由叶威良编写，第十一章由刘佳、吕晓洁编写，第十二章由刘艳华编写，第十三章由钟海军、郭锋编写，第十四章由周宁编写，第十五章由李秀英编写，第十六章由李瑞编写，第十七章由赵永恒编写，第十八章由王纠编写，第十九章由李卓编写。

本教材适合高等学校药学、临床药学、药物制剂和制药工程等药学类及相关专业本科生使用，也可作为药物制剂研发、生产、检验、经营与管理技术人员和临床药师的参考书，还可作为

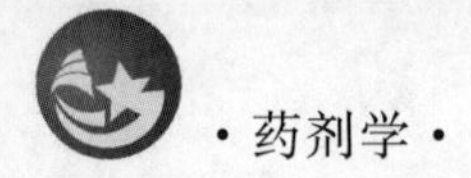

硕士研究生入学考试和执业药师考试的复习参考书。

本教材在编写过程中参考了国内外诸多书籍和期刊等文献，在此向其作者和出版机构等表示诚挚感谢；感谢华中科技大学出版社领导和相关编辑在本书的编写和出版过程中给予的指导和帮助；感谢各编委所在院校的领导和同事对本书编写工作的鼓励和支持。

参加本教材编写的人员大多是多年从事药剂学教学和科研工作，具有丰富教学经验的中青年教授、副教授，也有多年从事临床药学工作的主任药师。在编写过程中，编委们尽心竭力，精益求精，力求内容新颖、形式创新、特点突出。但由于编者的水平和经验有限，且编写时间仓促，书中疏漏、不足和错误之处在所难免，敬请各位读者批评指正。

编　者

目录

Mulu

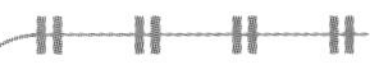

第一章　绪　　论

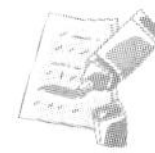

学习目标

1. 掌握：药剂学的概念、性质、研究内容和重要性。
2. 熟悉：药剂学的分支学科；药物制剂的质量管理。
3. 了解：药剂学的发展简史。

扫码看 PPT

扫码看视频

第一节　药剂学的概念与性质

药剂学是药学科学的一门重要学科，是研究将药物原料制备为药物制剂，并予以严格管理和正确使用的科学。在阐明药剂学的概念之前，必须弄清楚与药剂学相关的一些常用术语。

一、相关常用术语

（一）药物与药品

药物（drug）是指用于预防、治疗或诊断疾病，能够对机体的生理功能与细胞代谢活动产生影响的物质。药物是活性药物成分（active pharmaceutical ingredient，API）的统称，通常来源于植物、动物、矿物或通过化学合成及生物技术手段制得，因此根据来源可将药物分为中药与天然药物、化学药物和生物技术药物三大类。

《中华人民共和国药品管理法》（2019 年修订版）对药品（medicine）的定义：药品是指用于预防、治疗、诊断人的疾病，有目的地调节人的生理机能并规定有适应证或者功能主治、用法和用量的物质，包括中药、化学药和生物制品等。

（二）药物剂型与药物制剂

药物一般不能直接用于患者，必须制备成适宜的剂型之后才能使用。药物剂型（pharmaceutical dosage form）是指为适合治疗或预防的需要，将药物制成便于患者使用的某种给药形式，如片剂、胶囊剂等。

同一种药物可以制成多种剂型，如阿奇霉素片、阿奇霉素胶囊、阿奇霉素颗粒、注射用阿奇霉素等。为便于区别不同药物的剂型，将药物剂型中的具体药物品种称为药物制剂（pharmaceutical preparation），如对乙酰氨基酚片、阿莫西林胶囊、注射用头孢拉定等。

药剂学的主要研究对象就是药物剂型和药物制剂。

案例分析与讨论 1-1

镇咳药物磷酸苯丙哌林的用法用量为口服一次 26.4～52.8 mg（相当于苯丙哌林 20～40 mg），一日 3 次；红霉素在小肠中较稳定，在胃中 5 分钟后效价只剩下 3.5%；胰岛素口服生物

NOTE

利用度几乎为零。

问题：

(1) 上述三种药物，其原料药是否可以直接口服？

(2) 红霉素制成普通片剂或普通胶囊剂口服是否合适？

(3) 如果没有采取特别的措施，胰岛素是否适合制成口服剂型？

二、药剂学的概念

药剂学(pharmaceutics)是研究药物剂型和药物制剂的基本理论、处方设计、制备工艺、质量控制和合理应用等的综合性应用技术科学。

药剂学包括制剂学和调剂学两部分。研究药物制剂生产工艺技术及相关理论的科学称为制剂学，研究方剂的调制、服用等有关的技术和理论的科学称为调剂学。方剂是指按医师处方专为某一患者调制的，并明确指明用法和用量的药剂。制剂主要在制药企业生产，部分在医院制剂室制备，而方剂一般在医院药房调制。随着制药工业的发展和药品管理的规范化，制剂成为主导，制剂学成为了药剂学的主要研究内容，但调剂学在医院药房工作中具有重要作用，是充分发挥药物疗效，保证临床安全合理用药的关键环节。

三、药剂学的性质

药剂学具有以下三个性质：①工艺学性质。药剂学的研究宗旨，是制备安全、有效、稳定、使用方便的药物制剂。将原料药加工制备为可以应用于患者、满足临床需要的制剂成品，必须筛选最佳的处方，选取最优的制备工艺。因此，药剂学具有工艺学性质。②与临床实践密切联系的性质。不论是在药厂还是在医院药房，各种形式的制剂最终都要应用于临床医疗实践，以满足临床预防、治疗和诊断疾病的需要。任何一种制剂从研制开始就必须与临床密切结合，而制剂的研制后期又必须要经过临床验证。经临床证明安全有效后，要实现工业化生产，生产出来的制剂又要应用于临床。制剂经临床实践得到的信息要反馈到生产实践中，促进制剂生产厂家不断改进和提高制剂的质量。药剂学在不断与临床医疗实践相结合的过程中，有力地推动着自身的发展。③是一门综合性应用技术学科。如前所述，药剂学是一门研究药物剂型和制剂的应用技术学科，它包括与药物剂型设计、制剂生产与贮藏、质量控制、临床应用等内容有关的基础学科知识。支撑药剂学的基础学科不仅局限于化学，还与高分子材料学、化工与机械原理以及微生物学、免疫学、生理学、解剖学、病理学、药理学、生物化学等生命科学密切相关。由于药剂学科牵涉到如此庞大和具体的知识基础，所以药剂工作者必须具有比较全面的科学知识底蕴。而以药剂学理论指导的制剂工业，包括从剂型选择、制剂处方设计与原料及辅料获取，到成型加工、质检包装等多道环节，因此药物制剂工业的先进程度在某种程度上反映了一个国家的综合国力，在医药工业乃至整个国民经济中占有不可忽视的地位。

第二节　药剂学的研究内容

药剂学的研究内容主要有以下几个方面。

一、药物剂型

剂型是药剂学的核心，是药剂学的首要研究内容。为创新药物设计合理的剂型，以及对已上市的药品进行剂型改良，开发疗效更高、毒副作用更小、使用更为方便的新制剂，是药剂工作

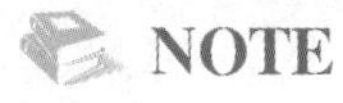

者的首要任务。因此，药剂工作者必须首先掌握各种剂型的特点、制备方法、质量控制和临床合理应用等方面的知识。

（一）药物剂型的分类

2020年版《中国药典》共收载42种剂型，其分类方法通常有以下几种。

1. 按形态分类 按形态分类，剂型可分为液体剂型、固体剂型、半固体剂型和气体剂型。形态相同的剂型其制备工艺也比较相近，例如，制备液体剂型时多采用溶解、分散等方法，制备固体剂型多采用粉碎、混合等方法，制备半固体剂型多采用熔融、研磨等方法。药物剂型按形态分类具体如表1-1所示。

表1-1 药物剂型按形态分类

类 型	举 例
液体剂型	溶液剂、乳剂、混悬剂、注射剂、滴眼剂、滴耳剂、滴鼻剂、芳香水剂、合剂、洗剂、搽剂、涂剂、含漱液、酯剂、醑剂、灌肠剂、甘油剂、糖浆剂、酊剂
固体剂型	散剂、片剂、胶囊剂、颗粒剂、丸剂、膜剂
半固体剂型	软膏剂、糊剂、凝胶剂、贴膏剂
气体剂型	气雾剂、喷雾剂、吸入粉雾剂

2. 按给药途径分类 按给药途径分为经胃肠道给药和非经胃肠道给药两大类。经胃肠道给药俗称口服给药，非经胃肠道给药包括注射、皮肤、鼻腔、呼吸道、口腔、直肠、阴道、眼部、耳部等途径给药，药物可在给药部位起局部作用或被吸收后发挥全身作用。上述给药途径除皮肤和注射给药外，均通过黏膜吸收药物。药物剂型按给药途径分类具体见表1-2。

表1-2 药物剂型按给药途径分类

类 型	举 例
口服给药剂型	片剂、胶囊剂、颗粒剂、口服散剂、溶液剂、混悬剂、乳剂
注射给药剂型	注射剂、注射用无菌粉末、输液、植入注射剂、注射用微球
皮肤给药剂型	软膏剂、乳膏剂、凝胶剂、贴剂、贴膏剂、洗剂、搽剂、酊剂、外用散剂、糊剂、外用气雾剂与喷雾剂等
鼻腔给药剂型	滴鼻剂、鼻用软膏剂、鼻用散剂
呼吸道给药剂型	气雾剂、喷雾剂、吸入粉雾剂
口腔给药剂型	口腔用片剂（含片、舌下片、口腔黏附片）、口腔喷雾剂、含漱剂
直肠给药剂型	直肠栓、灌肠剂
阴道给药剂型	阴道栓、阴道片、阴道泡腾片
眼部给药剂型	滴眼剂、眼膏剂、眼膜剂
耳部给药剂型	滴耳剂、耳用凝胶剂、耳用丸剂

3. 按分散系统分类 分散相分散于分散介质中形成的系统称为分散系统。药物剂型按分散系统分类具体见表1-3。

表1-3 药物剂型按分散系统分类

类 型	举 例
溶液型	溶液剂、糖浆剂、溶液型注射剂、芳香水剂、甘油剂、醑剂、酊剂
胶体型	胶浆剂、火棉胶剂、涂膜剂

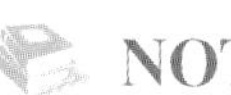
NOTE

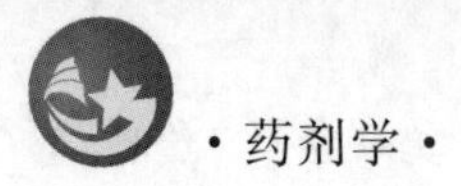

续表

类　型	举　例
乳剂型	口服乳剂、静脉注射乳剂、乳膏剂
混悬型	合剂、洗剂、混悬剂
气体分散型	气雾剂
微粒分散型	微囊、微球、脂质体、纳米粒
固体分散型	片剂、胶囊剂、散剂、颗粒剂、丸剂

4. 其他分类方法　根据特殊的原料来源和制备过程进行分类的方法，虽然不包含全部剂型，但习惯上还是常用。

(1) 浸出制剂　用浸出方法制备的各种剂型，一般是指中药剂型，如浸膏剂、流浸膏剂、酊剂等。

(2) 无菌制剂　用灭菌方法或无菌技术制成的剂型，如注射剂、滴眼剂等。

上述分类方法各有特点，但每种方法都有不完善或不全面的地方。为便于教学，本教材采用综合分类的方法。

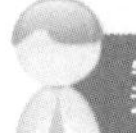

案例分析与讨论 1-2

硫酸镁口服给药后起泻下作用，而硫酸镁注射液经静脉滴注后可抑制大脑中枢神经，有镇静、镇痉作用；硝酸甘油口服易吸收，但肝首过效应强，生物利用度仅 8%，其舌下片吸收迅速完全，生物利用度可达 80% 以上；缓控释制剂在体内长时间缓慢释放药物，药效持续时间较长，有些可长达几个月甚至一两年；靶向制剂能改变药物在体内的分布，使药物浓集于靶部位，在提高靶部位疗效的同时降低药物对非靶部位的毒副作用；儿童、老年及吞咽困难的患者难以吞服普通的片剂，改为咀嚼片、口腔速溶膜剂或糖浆剂，可提高患者的依从性；包衣片剂的稳定性高于普通片剂。

问题：药物剂型的作用或重要性主要体现在哪些方面？

(二) 药物剂型的重要性

剂型是药物在临床应用的最终形式，将原料药制成剂型之后才能应用于患者。原料药制成剂型，不仅便于确定剂量，以及便于使用、运输、携带和贮藏，而且有利于充分发挥药物的疗效，减少毒副作用。一般而言，药物对疗效起主要作用，而剂型对疗效起主导作用。同一药物，不同剂型，可能具有不同的疗效。药物剂型的重要性主要体现在以下几方面。

1. 剂型可改变药物的作用性质　大多数药物的作用性质与剂型无关，但有些药物的作用性质与剂型有关。例如，依沙吖啶溶液外用具有杀菌作用，而依沙吖啶注射液用于中期引产。

2. 剂型可影响药物的生物利用度　例如，将药物制成不同的口服剂型，如溶液剂、胶囊剂与片剂等，可能会对药物的吸收产生影响。

3. 剂型可改变药物作用速度和持续时间　注射剂、吸入气雾剂、舌下片等起效快，常用于急救。普通口服制剂如片剂和胶囊剂，口服后因需要崩解、溶解、吸收等过程才能发挥作用，起效较慢。

4. 剂型可降低或消除药物的毒副作用　口服氨茶碱治疗哮喘病易引起心率加快的不良反应，若制成栓剂则可消除该不良反应。缓控释制剂能保持体内药物浓度平稳，避免体内药物浓度的峰谷现象，从而降低药物的毒副作用。

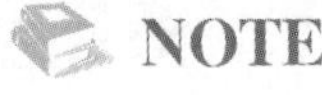

5. 剂型可改善患者的用药依从性　例如，由于注射疼痛等问题，患者对注射剂的依从性

较差，将注射剂改为片剂和胶囊剂等口服剂型可提高患者的依从性。

6. 剂型可提高药物稳定性 一般来说，固体剂型的稳定性好于液体剂型，冻干粉针剂的稳定性优于常规注射剂。

二、药物传递系统

随着药剂学研究的深入，剂型的发展已远远超出其原有的内涵，需要用药物传递系统或新型给药系统这类术语加以表述。目前，药物新剂型的设计已提高到药物传递系统设计的高度，通过选择合适的载体对药物进行装载，用于机体后将药物递送至靶组织、靶器官甚至靶细胞内，发挥理想的治疗作用。因此，现在的药剂学也是一门研究如何将活性药物成分递送到靶部位以产生所需药理作用的科学，药物剂型的研究已进入药物传递系统的新时代。

药物传递系统(drug delivery system，DDS)是能将药物在必要的时间，以必要的量，递送到机体的必要部位，以提高药效并降低毒副作用的药物载体或装置。这一概念意味着药物传递系统应具有这些功能：一是时间的控制，即控制药物的释放速度和时间；二是量的控制，即改善药物的吸收量；三是空间的控制，即靶向给药技术，也就是通常所说的“定速、定时、定量和定位”。

药物传递系统是现代科学技术进步的结晶，它在二十世纪九十年代涌现，随着科学技术日新月异的发展，药物传递系统在理论研究、工艺设计及制备方法等方面也得到了迅速发展，上市品种不断增加，许多品种在临床治疗中发挥着重要的作用。

(一) 缓控释给药系统

缓控释给药系统，即缓控释制剂，是指给药后能在较长时间内持续释放药物，使药物浓度长时间维持在有效浓度范围内，从而延长药物作用时间的给药系统。该系统能减少给药频率，方便患者，提高患者的用药依从性；且给药后血药浓度较平稳，能降低血药浓度的峰谷现象，因而可减少药物毒副作用，提高药物的安全性。根据给药途径的不同，缓控释给药系统可分为口服、注射以及植入缓控释给药系统。相比于其他药物传递系统，缓控释给药系统具有研究较早、发展较快、上市品种较多、技术较为成熟等特点。

(二) 靶向药物传递系统

靶向药物传递系统，又称靶向给药系统或靶向制剂，是指能使药物选择性地浓集于病变器官、组织、细胞或细胞内结构的药物传递系统。靶向药物治疗可使病变部位的药物浓度明显提高，从而减少用药剂量，减少药物的毒副作用。常规剂型的药物经静脉、口服或局部注射后，药物分布于全身，真正到达靶区的药物量仅为给药量的小部分，大部分药物在非靶区分布，不仅无治疗作用，还会带来毒副作用。与之相比，靶向药物传递系统具有疗效高、药物用量少、毒副作用小等优点，该系统集中在靶器官或作用部位释药，而其他部位摄取较少，因此既可提高药物疗效，又可降低毒副作用。靶向药物传递系统已成为药剂学的研究热点。

(三) 脉冲、择时和自调式释药系统

脉冲、择时和自调式释药系统是随着时辰生物学和时辰药理学研究的不断深入而发展起来的。研究发现，心率、血流量、肾内 pH、各种激素(如胰岛素、皮质激素等)、血糖和环磷酸腺苷浓度等均呈现 24 小时节律变化，使得相关疾病亦表现出周期发作，例如，凌晨睡醒时血压和心率急剧升高导致心脏病最易发作，哮喘病在凌晨 4:00 发作率最高。脉冲、择时和自调式释药系统就是针对这类疾病设计的，该系统能根据生物节律的变化定时定量释放药物，或者依靠生物信息反馈(如血糖浓度变化等)自动调节释放的药量，从而发挥药物最佳疗效并降低毒副作用。

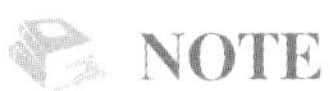

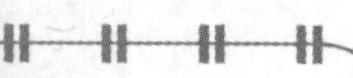

（四）经皮给药系统

经皮给药系统，又称透皮给药系统，是指在完整的皮肤表面给药，能使药物以一定的速率透过皮肤吸收进入体循环的药物传递系统。与口服或注射给药系统相比，经皮给药系统具有避免肝脏首过效应和胃肠道不良反应、延长药物有效作用时间、给药方法简单且无疼痛、出现问题可随时中断给药等优点。因此，经皮给药制剂受到医生和患者的青睐。目前国外上市的经皮给药制剂产品已有40余种，其销售额逐年增长，市场前景广阔。

（五）黏膜给药系统

黏膜给药系统是指以人体各腔道（如口腔、鼻腔、直肠、阴道等）和其他部位（如眼部、肺部）的黏膜作为用药部位，使药物通过黏膜吸收，起局部治疗作用或进入体循环发挥全身治疗作用的给药系统。因口服给药应用广泛，且药物口服经胃、小肠和结肠的黏膜吸收有其特殊环境（如pH、酶、食物、菌群等），因此口服给药一般单独列出，也即通常所说的黏膜给药系统一般不包括口服给药系统。与口服给药相比，黏膜给药可避免药物的肝首过效应，也可避免消化道酸、酶等因素的影响而提高药物生物利用度。黏膜给药拓宽了药物的给药途径，特别是一些蛋白质和多肽类药物，其口服几乎不被吸收，但可通过鼻黏膜、肺黏膜等途径吸收。此外，药物通过特定区域的黏膜吸收具有一定的靶向作用，如鼻黏膜给药具有脑靶向作用。因此，黏膜给药系统已引起药剂工作者的关注，成为药剂学的重要研究方向之一。

三、药物制剂技术

药物制剂技术是指将原料药制成药物制剂的技术。药物制剂技术的研究和应用是制备品质优良药物制剂的先决条件。药物新剂型和药物传递系统的开发离不开制剂新技术的发展和应用。目前研究和应用较多的制剂新技术包括微粉化与纳米技术、固体分散技术、包合技术、包衣技术、微球与微囊化技术、脂质体技术、聚合物胶束技术、微乳与自乳化技术等，这些技术在增加药物溶解度、提高药物稳定性、掩盖药物不良气味、减少药物刺激性、延缓或加速药物释放、提高药物靶向性等方面发挥重要作用，为剂型的研究开发和制剂质量的提高奠定了基础。

四、药用辅料

药物制剂是由活性药物成分和辅料组成的，因此，辅料是制剂生产中必不可少的组成部分，可以说“没有辅料就没有剂型”。药物制剂研发中处方设计优化过程的实质就是依据药物特性与剂型要求，筛选与应用药用辅料的过程。剂型不同，所需辅料亦不同。药用辅料除了赋形、充当载体、提高稳定性外，还具有增溶、助溶、调节释放等重要功能，是可能会影响制剂质量、安全性和有效性的重要成分，与提高药物的疗效、降低不良反应有很大的关系，其质量的可靠性和品种的多样性是保证剂型和制剂先进性的物质基础。因此，药用辅料的研究是药物制剂研究的重要一环，药物新剂型和制剂新技术的研究离不开辅料的研究与应用。

一个国家的制剂水平，很大程度取决于辅料的质量与水平。然而，药用辅料曾在相当长的时期内没有受到制药行业的重视，药用辅料标准数量少且项目不齐全，药用辅料管理不健全，影响了药用辅料的更新换代以及制剂水平的提高。新型药用辅料对于制剂性能的改善、制剂质量的提高和新剂型的研发都具有非常关键的作用，因此，药用辅料的研发和创新应当引起必要的重视。

（一）药用辅料的定义

药用辅料（pharmaceutical excipient）是指生产药品和调配处方时使用的赋形剂和附加剂，是除活性成分或前体以外，在安全性方面已进行合理的评估，一般包含在药物制剂中的物质。

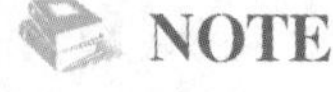

（二）药用辅料的分类

1. 按来源分类 辅料按来源分类如下：①天然来源辅料，包括植物来源辅料，如淀粉、蔗糖、可可豆脂等；动物来源辅料，如明胶、羊毛脂等；矿物来源辅料，如滑石粉、硫酸钙、白陶土等。②半合成辅料，如羟丙甲纤维素等。③全合成辅料，如聚乙二醇等。④生物技术来源辅料，如重组人血白蛋白等。

2. 按用于制备的剂型分类 可分为片剂辅料、注射剂辅料等。

3. 按用途分类 可分为溶剂、抛射剂、增溶剂、助溶剂、乳化剂、着色剂、黏合剂、崩解剂、填充剂、润滑剂、润湿剂、渗透压调节剂、稳定剂（如蛋白稳定剂）、助流剂、抗结块剂、矫味剂、抑菌剂、助悬剂、包衣剂、成膜剂、芳香剂、增黏剂、抗黏着剂、抗氧剂、抗氧增效剂、螯合剂、皮肤渗透促进剂、空气置换剂、pH 调节剂、吸附剂、增塑剂、表面活性剂、发泡剂、消泡剂、增稠剂、包合剂、保护剂（如冻干保护剂）、保湿剂、柔软剂、吸收剂、稀释剂、絮凝剂与反絮凝剂、助滤剂、冷凝剂、络合剂、释放调节剂、压敏胶黏剂、硬化剂、空心胶囊、基质（如栓剂基质和软膏基质）、载体材料（如干粉吸入载体）等。

4. 按给药途径分类 可分为口服、注射、黏膜、经皮给药、经鼻或吸入给药和眼部给药用辅料等。用于不同给药途径的辅料，质量要求不同。有些辅料可用于多种给药途径，但质量要求亦不相同，如用于注射剂时应符合注射用质量要求，用于口服制剂时仅须符合口服的质量要求。

（三）药用辅料的作用

1. 使制剂成型 如溶液剂中加入溶剂，乳剂中加入乳化剂，片剂中加入稀释剂、黏合剂，软膏剂、栓剂中加入适宜基质等，赋予制剂形态特征。

2. 使制备过程顺利进行 如片剂的制备过程中加入助流剂、润滑剂以改善物料的粉体性质，使压片过程顺利进行；液体制剂制备过程中加入增溶剂、助溶剂或潜溶剂，有利于药物的溶解。

3. 提高药物制剂的稳定性 处方中加入化学稳定剂（抗氧剂、金属离子螯合剂、pH 调节剂等）、物理稳定剂（助悬剂、乳化剂、絮凝和反絮凝剂等）、生物稳定剂（防腐剂）等，均可提高药物制剂的稳定性。

4. 作为药物传递系统的载体材料，支撑制剂新技术的发展 如可用作靶向给药载体的脂质体，其制备材料是磷脂，从天然磷脂到合成磷脂的开发与应用，支撑着脂质体技术的发展。药用辅料不仅是制备常规剂型的物质基础，更是药物新剂型、新制剂和新型药物传递系统研发的物质基础，通过使用合适的辅料，改变药物的理化性质和生物学性质，从而使药物及其制剂具有速释、缓释和靶向等性能。新型药物辅料的研发，推动着药物传递系统的发展和制剂整体水平的提高。

五、制剂设备

任何产品的产业化以及任何新工艺和新技术的实现都有赖于相应的生产设备。制剂设备是药物制剂生产的工具，只有现代化的设备才能提高制剂生产效率。制剂设备是保障制剂生产质量、防止生产差错及污染的关键环节，对制剂的质量与安全起着不可低估的作用。研制新型制药设备对于提高制剂生产效率，保证和提高制剂质量，发展药物新剂型与新制剂，缩短我国制剂水平同发达国家的差距，从而促使更多的制剂产品进入国际市场，均具有重要的意义。为了确保药品质量和用药安全性，制剂设备应向封闭、高效、多功能、连续化、集成化、自动化、少人或无人化、智能化及低碳化方向发展。

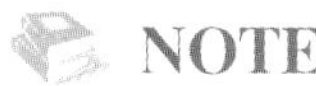

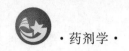

第三节　药剂学的分支学科与重要性

一、药剂学的分支学科

（一）工业药剂学

工业药剂学(industrial pharmaceutics)是研究药物制剂工业化生产的基本理论、处方设计、工艺技术、生产设备和质量管理的一门药剂学分支学科。其基本任务是设计和研究如何将原料药物制成安全、有效、稳定、质量可控、使用方便的药物制剂，并实现工业化批量生产，以满足治疗和预防疾病的需要。工业药剂学是药剂学的核心。

（二）物理药剂学

物理药剂学(physical pharmaceutics)又称为物理药学(physical pharmacy)、理论药剂学，是应用物理化学原理，研究和解释药物制剂在制备生产、运输储存等过程中存在的各种现象，并阐明其内在规律的一门学科。物理药剂学是药剂学的理论基础，它研究药物及其制剂的共性，揭示药物及其制剂各种化学的以及物理的变化规律与机制，用来指导药剂学实践。例如，应用表面化学及络合物化学原理阐明药物增溶与助溶的机制，采用化学动力学原理和方法研究和预测药物及其制剂的稳定性。物理药剂学包含的内容比较广泛，比如，药物溶液形成理论、药物稳定性、药学胶体与表面现象、粉体学、流变学、药物多晶型、药物微粒分散系理论等。

（三）药用高分子材料学

药用高分子材料学(polymer science in pharmaceutics)是研究各种没有药理活性且安全无毒的高分子材料的结构、制备、物理化学性质及其在药物制剂中的功能与应用的一门学科。该学科是高分子化学、高分子物理和高分子材料学等相关学科在药学中的应用，其研究目的是为药物剂型设计提供新型的高分子材料。高分子材料在药物制剂中应用非常广泛，制剂处方中的许多辅料都属于高分子材料。药用高分子材料促进了缓控释、靶向等新剂型的开发；药用高分子材料也是包衣、固体分散、微球和微囊化、脂质体、纳米技术等制剂新技术的物质基础；此外，药品包装中的药用高分子材料在保障药品的安全性、有效性和稳定性中也发挥着重要作用。

（四）生物药剂学与药物动力学

生物药剂学(biopharmaceutics)是研究药物及其制剂在体内的吸收、分布、代谢与排泄的过程及机理，阐明药物因素、剂型因素和生理因素与药物效应之间的关系的学科。

药物动力学(pharmacokinetic)是应用动力学原理和数学的方法，研究药物及其制剂在体内的吸收、分布、代谢与排泄的经时动态行为和量变规律的学科。该学科具体研究药物及其代谢物在体内的含量随时间变化的过程，并用数学模型拟合。

生物药剂学和药物动力学的研究可为药物剂型设计、制剂处方和工艺优化、制剂质量评价以及临床合理用药提供科学依据。

（五）临床药剂学

临床药剂学(clinical pharmaceutics)，也称临床药学(clinical pharmacy)，是以患者为对象，研究安全、有效、合理用药的药剂学分支学科。该学科与临床药物治疗学联系紧密。临床药剂学以探索药物与机体、疾病相互关系作为学科的科学内涵，其主要任务是提高临床药物的治疗水平，实现合理用药和科学用药。临床药剂学涵盖的主要内容：制定、实施临床合理用药

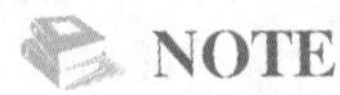

方案;研究与药物剂型相关的用药安全,为各种剂型的合理用药提供理论依据;研究患者机体与治疗药物之间的关系;评价药物治疗方案与治疗结果;探索临床合理用药的方法;揭示药物应用的基本规律;分析疾病状态与药物在体内的作用规律;研究获得最佳药物临床应用效益的途径。

(六) 分子药剂学

药剂学的研究领域不断向分子和细胞水平发展,形成一门新兴的分支学科,即分子药剂学(molecular pharmaceutics),其标志性事件是 2004 年美国化学会主办的学术刊物 *Molecular Pharmaceutics* 创刊。分子药剂学从分子水平和细胞水平重新认识药剂学,发现并了解剂型的性质和制剂工艺的分子原因;从分子水平和细胞水平研究剂型因素对药物疗效的影响;从分子水平上构建药物传递系统,并从分子、细胞和机理层面研究药物剂型与药物传递系统的体外性质、体内行为、过程、规律和作用机理。分子药剂学代表着药剂学发展的新趋势,将成为药剂学的一个重要分支学科。

二、药剂学的重要性

医药产业是集约化、国际化、专业化程度很高的行业,是世界上利润增长较快的行业之一。在药物的生产过程中,原料药一旦加工成制剂后,其经济效益会成倍增加,即所谓附加值增加,因此各国都非常重视药物制剂工业的发展。我国是医药生产大国,原料药工业比较发达,但制剂研发与生产却相对滞后,已成为制约我国制药工业发展的瓶颈之一。我们必须重视药剂学的研究,为我国的制药工业的发展提供强有力的技术支撑。

医药产业具有技术密度高、投资大、周期长、风险大、效益高等特点。在美国、英国等发达国家,科研人员对 5000～10000 个新化合物进行多次筛选最后只有 1 个新药可批准上市,周期一般需要 10～15 年,平均资金投入达 8 亿美元,面对这种情况,对已上市的药品进行剂型改良,将其开发为疗效更高、毒副作用更小、服用更为方便、附加值更高的新剂型和新制剂,不失为新药开发的一种补充和有效手段。制剂比原料药附加值高,新剂型和新制剂附加值更高。药剂学的基础和应用研究是新剂型和新制剂产生的源头,在现代科学理论指导下,应用现代新技术开展药物新剂型和新制剂的研究,具有非常重要的意义。

药品的质量、疗效、安全性、稳定性和患者用药顺应性与药剂学研究有着密切的关系。随着生活水平的改善和提高,人们对生存质量和用药水平提出了更高的要求,药剂学的重要性将会更加显著。

第四节 药物制剂的质量管理

一、药典

(一) 概述

药典(pharmacopoeia)是一个国家记载药品标准、规格的法典,一般由国家药典委员会组织编纂、出版,并由政府颁布、执行,具有法律的约束力。其所记载的药品标准是药物生产、研发、检验、供应、使用和监督管理等部门共同遵守的法定技术依据。药典在指导和促进药物生产研发,加强药品质量监督管理,保证人民用药安全有效等方面起着非常重要的作用。药品标准是对药品的质量指标、检验方法以及生产工艺等技术要求进行统一限定的文件,其内容一般包括法定名称、性状、鉴别、检查、含量(效价或活性)测定、类别、规格、贮藏等。

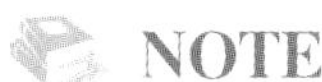

药典收载的品种都是疗效确切、副作用小、质量稳定的常用药物及其制剂，明确规定其质量标准，在制剂通则中还规定了各种剂型的有关标准、检查方法等。一个国家的药典在一定程度上可以反映这个国家药品生产、医疗和科学技术水平。

随着医药科技的发展与进步，新的药物和新的制剂不断被开发出来，对药物及其制剂的质量要求也更加严格，药物的检验方法也在不断更新，因此，药典一般每隔一段时间需要修订一次。在新版药典中不仅增加新的药品品种，而且增设新的检验项目和方法，同时删除一些有问题的药品。在新版药典出版前，往往由国家药典委员会编辑出版增补本，以利于新药和新制剂在临床的应用。这种增补本与药典具有同样的法律效力。

（二）中华人民共和国药典

中华人民共和国成立后，第一版《中华人民共和国药典》（简称《中国药典》）于 1953 年 8 月出版。随后，我国又分别于 1963、1977、1985 年对药典作了修订，从 1985 年开始，《中国药典》每 5 年修订一次。现行药典是 2020 年版《中国药典》（图 1-1），为新中国成立以来的第十一版药典，共分为四部，一部收载中药，二部收载化学药，三部收载生物制品，四部收载通用技术要求和药用辅料。

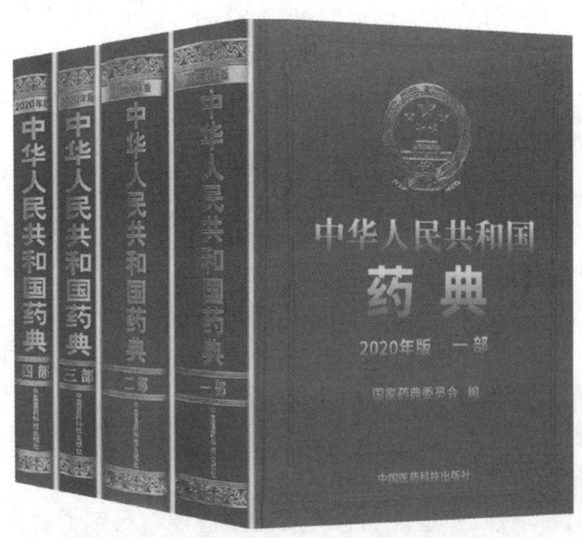

图 1-1 《中华人民共和国药典》2020 年版

知识链接
1-1

（三）其他国家药典

据不完全统计，世界上已有近 40 个国家编制了国家药典，另外还有 3 种区域性药典和世界卫生组织（world health organization，WHO）组织编写的《国际药典》等。国际上最有影响力的药典是《美国药典》《英国药典》《欧洲药典》《日本药局方》和《国际药典》。

《美国药典》（*United States Pharmacopoeia*，USP）、《国家处方集》（national formulary，NF）是目前世界上规模最大的药典。USP 于 1820 年出第 1 版，NF 于 1883 年出第 1 版。1980 年起 USP 和 NF 合并，但仍分两部分，前面为 USP，后面为 NF。《美国药典-国家处方集》从 2002 年开始每年出版一次，除了印刷版，还提供光盘版和在线电子版。其最新版为 USP41-NF36，包含 5 卷及 2 个增补版，于 2017 年 12 月出版，2018 年 5 月 1 日生效。美国药典官方网站的网址为 https://www.usp.org。

《英国药典》（*British Pharmacopoeia*，BP）现行版为 2019 年版（BP 2019），共 6 卷，于 2019 年 8 月出版，2019 年 1 月 1 日生效。英国药典官方网站的网址为 https://www.pharmacopoeia.com。

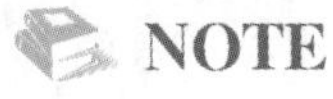

《日本药局方》(*The Japanese Pharmacopoeia*,JP)是日本药典的名称,为收载各类生药品种较多的药典之一。现行版为第 17 版(JP 17),2016 年 4 月 1 日生效。《日本药局方》的日文版和英文版在网上公布,可免费访问。日本药局方官方网站的网址为 https://www.mhlw.go.jp/topics/bukyoku/iyaku/yakkyoku/index.html。

《欧洲药典》(*European Pharmacopoeia*,Ph. Eur.)是由欧洲药品质量管理局(EDQM)负责出版和发行的,有英文和法文两种法定文本。最新版为第 9 版《欧洲药典》,2016 年 7 月出版,2017 年 1 月生效。欧洲药典官方网站的网址为 https://www.edqm.eu。

《国际药典》(*The International Pharmacopoeia*,Ph. Int.)《国际药典》是 WHO 综合世界各国的药品质量标准和质量控制方法编写的,供 WHO 成员国免费使用,各国在编定药品规范时可作为技术参考文献,不具有法律约束力,但也有一些国家,如非洲各成员国将《国际药典》作为本国或地区的认可标准,即具有法律效力。最新版为第 7 版,2017 年出版。国际药典官方网站的网址为 https://apps.who.int/phint/en/p/about/。

二、药典外药品标准

如前所述,药典收载疗效确切、副作用小、质量稳定的常用药物及其制剂。一个国家的药典不可能收载所有已生产与使用的药物品种,对于不符合药典收载要求的其他药品,或尚未列入药典的新药,一般都作为药典外标准加以编订,作为国家药典的补充。

除了国家药品标准,我国过去还有省、自治区和直辖市的卫生部门批准和颁发的地方性药品标准。国家药品监督管理局对临床常用、疗效确切的药品品种的地方标准进行了修订、统一、整理和提高,上升为国家药品标准,并于 2006 年取消地方标准。

目前我国除药典外的国家药品标准还包括:原料药质量标准汇编;卫生部中药成方制剂 1~21 册;卫生部化学、生化、抗生素药品第 1 分册;卫生部药品标准(二部)1~6 册;卫生部药品标准藏药第 1 册、蒙药分册、维吾尔药分册;新药转正标准 1~76 册;化学药品地标升国标 1~16 册;国家中成药标准汇编(中成药地标升国标部分共十三册);进口药品标准等。

三、处方

处方是指医疗和生产部门用于药剂调制的一种书面文件。主要包括制剂处方和医师处方。

(一) 制剂处方

制剂处方是指制备某一制剂所使用的处方,包括制备某一制剂所用的原料药和辅料等。在化妆品等日化产品行业,"处方"所对应的词是"配方"。制剂处方包括法定处方和协定处方。

1. 法定处方 指国家药品标准收载的处方。它具有法律的约束力,在制备制剂时均须遵照其规定。

2. 协定处方 一般是指根据某一地区或某一医院日常用药的需要,由医院药剂科与医师协商,共同制订的适用于该地区或该医院的处方,主要指医院制剂处方,它适用于医院配制和贮备药品。医院制剂是市场缺乏的药品品种的重要补充,在一些特殊疾病的治疗上起到不可代替的作用。

(二) 医师处方

医师处方是指医师对患者进行诊断后,针对特定患者的特定疾病而开写给药局或药剂科的有关药品名称、给药量、给药方式、给药天数以及制备等的书面凭证。医师处方负有法律、技术和经济责任。

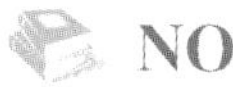
NOTE

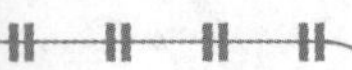

四、处方药与非处方药

《中华人民共和国药品管理法》规定了国家对药品实行处方药和非处方药的分类管理制度，这也是国际上通用的药品管理模式。

（一）处方药

处方药（prescription drug）是指必须凭执业医师或执业助理医师开具的处方才可调配、购买并在医师指导下使用的药品。处方药只能针对医师等专业人员介绍，《中华人民共和国药品管理法》明确规定：处方药可以在国务院卫生行政部门和国务院药品监督管理部门共同指定的医学、药学刊物上进行介绍，但不得在大众传播媒介发布广告或者以其他方式进行以公众为对象的广告宣传。

（二）非处方药

非处方药（nonprescription drug），通常称为OTC（over-the-counter drug，即可在柜台上买到的药品），是指不需凭执业医师或执业助理医师的处方，消费者可以自行判断购买和使用的药品。非处方药须经专家遴选，由国家药品监督管理局批准并公布，主要用于消费者可自我诊断、自我治疗的各种常见轻微疾病。非处方药具有应用安全、疗效确切、质量稳定、价格便宜、使用方便等特点。在包装上必须印有国家指定的专有标识。

处方药和非处方药不是药品本质的属性，而是管理上的界定。无论是处方药，还是非处方药都是经过国家药品监督管理部门批准的，其安全性和有效性是有保障的。

五、药品生产与研究质量管理规范

（一）GMP

药品生产质量管理规范（good manufacturing practice，GMP）是药品生产和质量管理的重要技术法规，是药品生产全过程管控的基本准则。GMP 对药品生产的全过程及影响质量的诸多环节和因素均进行了技术性的规范，改变了以往仅靠药品最终检验结果作为控制药品质量的做法，是一种全过程、动态的质量管理系统，是保证药品质量和安全的最可靠的技术规范，也是制药企业取得药品生产资格的必备条件。

为了保证药品的安全性、有效性、均一性、稳定性和品质优良，确保产品全部符合质量要求，对药品质量的管理，不能仅局限于药品生产所涉及的物料、中间产品、待包装产品的检验和成品的出厂检验，还应涉及整个生产过程的全部监控（如必要的环境监测等）。这就要求药品生产企业应通过实施GMP，对药品质量形成的整个过程进行预防为主的全面管理，消除各种隐患，做到防患于未然。GMP 的原则是通过全过程管控，减少和避免出现人为的各种错误；通过规范操作，防止药品污染和质量下降；通过完善的、可运行的质量保证体系，不断地改进和提高药品制造水平。GMP 的检查对象是针对药品生产的各个环节，包括人员、生产环境、制剂生产全过程，目的是将人为产生的错误减少到最低，防止对医药品的污染和低质量医药品的产生，并保证产品高质量的系统设计。

1963 年美国率先实行 GMP，此后世界上许多国家陆续制定了符合本国国情的 GMP 条例。我国首部《药品生产质量管理规范》于 1988 年颁布，随后分别在 1992、1998 和 2010 年进行了修订。我国现行 GMP 是 2010 年修订版，共 14 章 313 条，于 2011 年 1 月 17 日颁布，2011 年 3 月 1 日起实施。

（二）GLP

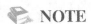

药物非临床研究质量管理规范（good laboratory practice for nonclinical safety studies,

GLP)是指有关非临床安全性评价研究机构运行管理和非临床安全性评价研究项目试验方案设计、组织实施、执行、检查、记录、存档和报告等全过程的质量管理要求。GLP 适用于为申请药品注册而进行的药物非临床安全性评价研究。药物非临床安全性评价研究的相关活动应当遵守 GLP,以注册为目的的其他药物临床前相关研究活动参照 GLP 执行。

GLP 严格控制药品安全性评价试验的各个环节,从试验方案的制定、试验的操作、数据的记录、动物的饲养到总结报告的撰写都进行了规范,从而最大限度地降低各种误差的产生,避免偶然变化因素的影响,提高生物实验数据的质量。通过及时、准确的记录,最大限度地保证了非临床研究过程的可追溯性,从而提高了药品非临床安全性评价研究的质量与可信性。新药临床前安全性评价研究对于决定药品能否进入临床研究、预测其临床研究的风险程度和最终评价其是否具有开发价值均起着举足轻重的作用。GLP 指导下的药物安全性评价试验,减少了临床研究的风险性,提高了临床研究的成功性。

20 世纪,全世界出现了许多严重的药物不良反应事件,如 30 年代美国的"磺胺酏剂"事件、50 年代法国的"有机锡中毒"事件、60 年代德国的"沙利度胺(反应停)"事件,以及 70 年代日本的"氯碘喹啉"事件。正是这些药物不良反应的发生,使政府意识到规范药品临床前研究的重要性。20 世纪 70 年代,许多国家陆续出台了 GLP。我国首部 GLP 于 1993 年发布,1994 年 1 月生效,此后分别于 1999、2003、2017 年修订。现行 GLP 为 2017 年修订版,共 12 章 50 条,于 2017 年 7 月 27 日颁布,2017 年 9 月 1 日起施行。

GLP 实验室建设的基本内容可分为软件和硬件两大部分。软件解决药物安全性评价研究的运行管理问题,包括组织机构和人员、各项工作的标准操作规程、研究工作实施过程及相关环节的管理、质量保证体系等。硬件包括动物饲养设施、各类实验设施(供试品处置设施、各类实验和诊断功能实验设施)、各类保管(供试品保管、档案保管)设施和环境调控设施,以及满足研究需要的相应的仪器设备等。

(三) GCP

药物临床试验质量管理规范(good clinical practice,GCP)是国家药品监督管理部门制订的药物临床试验全过程的质量标准,包括方案设计、组织实施、监察、稽查、记录、分析、总结和报告。GCP 适用于为申请药品注册而进行的药物临床试验,药物临床试验的相关活动应当遵守 GCP,其他临床试验可参照 GCP 执行。

临床试验(clinical trial)是指以人体(患者或健康受试者)为对象的试验,意在发现或验证某种试验药物的临床医学、药理学以及其他药效学作用、不良反应,或者试验药物的吸收、分布、代谢和排泄,以确定药物的疗效与安全性的系统性试验。临床试验是新药研究开发的必经阶段,其研究资料和结果是药品监督管理部门进行新药审批的重要内容和关键依据,因此保证药物临床试验质量的意义不言而喻。制定并实施 GCP 的目的是保证药物临床试验过程规范、方法科学、数据和结果真实可靠,同时保护受试者的权益和安全。

GCP 最早于 1980 年在美国提出,随后日本和许多欧洲国家效仿美国制定并实施了 GCP。我国于 1998 年 3 月颁布第 1 版《药品临床试验管理规范(试行)》,2003 年 8 月颁布修订后的《药物临床试验质量管理规范》。现行的《药物临床试验质量管理规范》是 2020 年再次修订版,共 9 章 83 条,于 2020 年 4 月 23 日颁布,2020 年 7 月 1 日起施行。

第五节 药剂学发展简史

一、药剂学的萌芽

在我国历史上,最初人们将新鲜的动植物药材捣碎后贴敷患处或吞服。为了更好地发挥

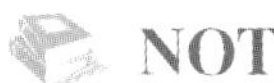

药效和便于服用，逐渐出现了对药材进行提取并制成一定剂型的加工过程。汤剂是我国应用最早的中药剂型，在商代就已使用。夏商周时期医书《五十二病方》《甲乙经》《山海经》中已有将药材加工成汤剂、洗浴剂、酒剂、饼剂、曲剂、丸剂、散剂和膏剂等剂型的记载。先秦医方中有"合药""冶合"等词汇，这是制剂和炮炙的含义。东汉张仲景的《伤寒论》和《金匮要略》中收载有糖浆剂、洗剂、栓剂、软膏剂和丸剂等10余种剂型。晋代葛洪的《肘后备急方》中收载了各种膏剂、丸剂、锭剂和条剂等。唐代的《新修本草》是我国第一部，也是世界上最早的国家药典，全书54卷，收载药物844种。宋代的《太平惠民和剂局方》收录处方788种，是全世界第一部由官方主持编撰的成药标准，比英国最早的药典早500多年。明代李时珍(公元1518—1593年)编著的《本草纲目》收载药物1892种和剂型61种。这些充分体现了中华民族在药剂学的漫长发展过程中曾经做出了卓越的贡献。

国外药物剂型也是从天然动植物药物的出现、发展中逐步形成的。国外药物制剂最早起源于古埃及与巴比伦王国(今伊拉克地区)。在木乃伊墓穴中发现的著名古籍《伊伯氏纸草本》(*Ebers Papyrus*)可追溯至公元前16世纪。该书记载有逾800个处方和700余种药物，其中植物药较多，如阿拉伯胶、蓖麻子、茴香等，也收录了少量矿物药和动物药，如氧化铁、碳酸钠、氯化钠、硫黄等，很多处方中含有20种甚至更多种药物，相当于当今的复方制剂。说明公元前1550年，埃及人已经开始使用现今仍然存在的一些药物及剂型，那时人们使用啤酒、葡萄酒、牛奶和蜂蜜作溶媒，在制作栓剂、漱口剂、丸剂、片剂等制剂时，通常使用研钵、杵、筛和天平等来保证均匀混合。

欧洲的药剂学起始于公元1世纪前后。被欧洲各国奉为药剂学鼻祖的克劳迪亚斯·盖仑(Claudius Galenus)是罗马籍古希腊人，与我国汉代张仲景处于同一时代。盖仑是一名医师和药剂师，致力于组建生理学、病理学和治疗学的知识体系，其制剂学说沿用了近1500年。他的医学著作中记载了许多种天然药物的处方及制作工艺。他用乙醇或其他溶剂浸渍、渗漉天然药物，得到有效成分，弃去不溶性惰性组分，然后与其他辅料混合制成多种剂型，包括汤剂、酒剂、酊剂、醋剂、浸膏、流浸膏、散剂和丸剂等。现在西方国家仍将传统剂型药物称为盖仑制剂(又称格林制剂)。从盖仑时期开始，药物制备者的目标就转变为创造稳定、无惰性物质、疗效显著的剂型，专注于优化药物的处置和给药方式。1498年由佛罗伦萨学院出版的《佛罗伦萨处方集》，被视为欧洲第一部法定药典。

二、药剂学的形成

18世纪末期至19世纪初期，人们开始从植物中提取吗啡、奎宁、弱金鸡纳碱等有效成分。天然产物中活性成分的提取促进了只含单一有效成分的药物制剂的发展。这一时期，很多药师开始小规模生产制剂产品以满足患者的需求。19世纪的工业革命极大地推动了药剂学的发展和进步。1843年William Brockedon制备了模制片(molded tablet)，1847年Murdock发明了硬胶囊，1872年Henry Bower研制了第一台旋转式压片机，1875年John Tindall发明了间断性灭菌程序，1886年Limousin发明了安瓿，这些发明使药物制剂的机械化、自动化得到迅猛发展，药品生产从手工作坊走向工厂规模化生产。片剂、注射剂、胶囊剂等近代剂型的相继出现，标志着药剂学发展进入了一个新的阶段。1847年由德国药师Karl Friedrich Mohr编著的第一本药剂学教科书《药剂工艺学》问世，宣告药剂学已成为一门独立的学科。

三、药剂学的发展

20世纪40年代以前，药剂学以经验、工艺为主，大部分制剂都是以定性方法并且靠经验来评价，科学理论少。20世纪40—50年代，是体外物理药剂学出现并迅速发展的年代。通过物理化学的基本原理与药剂学的剂型设计、评价相结合，产生了药剂学基本理论，如药物稳定

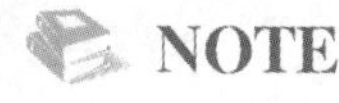
NOTE

性理论、溶解理论、流变学和粉体学等。从此，药剂学已从 pharmacy 进入 pharmaceutics 的新阶段，从传统经验和工艺水平上升到科学制药水平。

20 世纪 60—70 年代，是体内生物药剂学与药物动力学创立并迅速发展的年代。在这一时期，药物制剂评价从体外扩展到体内。由于生物药剂学的发展，人们对药物制剂的体内生物效应有了新的认识，改变了过去认为化学结构是决定药效的唯一因素的片面看法，认识到剂型因素在一定条件下对药物疗效有决定性的影响，这已成为剂型设计应考虑的重要因素。

20 世纪 80 年代以后，由于合成和半合成化学药物的大量出现和临床应用，结果发现不少药物有毒副作用，以及致敏性、致突变性和致癌性等，人们开始用临床疗效与毒副作用来评价药物制剂。同时，药剂工作者直接参与对患者的药物治疗活动，指导临床合理用药。临床药剂学逐渐走向成熟。

20 世纪 90 年代以来，由于材料科学、生命科学和医学等科学的飞速发展，各学科相互渗透、相互促进，许多新理论、新技术应用于药剂学中。人们开始根据人体的生理和病理特征设计药物制剂，研究开发能定时、定速、定量、定位释放药物的给药系统，这些给药系统可以提高药物疗效，降低药物毒副作用，提高患者用药依从性。药物剂型和制剂研究已进入药物传递系统的新时代。

进入 21 世纪以来，在继续进行各种新型药物传递系统研究的同时，研究者们对载药系统给药后与体内细胞和分子之间的相互作用、药物与辅料分子之间的相互作用产生了兴趣，使分子药剂学成为一个热点研究领域。

从药剂学的发展史可以看出，对于其研究对象——药物剂型和药物制剂，不同剂型和制剂的出现年代和发展程度是不同的。根据发展年代，可将药物剂型分为五代：第一代为简单加工的汤剂和膏丹丸散等原始剂型；第二代为机械化大规模工业生产的片剂、胶囊剂、注射剂等普通剂型；第三代为不需频繁给药，能长时间维持体内有效药物浓度的缓控释制剂；第四代为能使药物浓集于靶器官、靶组织、靶细胞，提高疗效并降低全身毒性的靶向给药系统；第五代为根据生物信息反馈自动调节释放药量的自调式或智能释药系统。这一划分不一定很准确，在这方面也有其他观点。必须指出，药物剂型的分代并不表明新一代完全取代前一代，不同剂型具有不同的特点。

本章小结

如果用一句话来归纳总结本章内容，这句话就是药剂学是研究药物剂型和药物制剂的基本理论、处方设计、制备工艺、质量控制合理应用等的综合性应用技术科学，也即药剂学概念。本章是围绕药剂学这一概念，尤其是下加着重号的词语展开介绍的。

本章首先介绍了药剂学的研究对象——“药物剂型”和“药物制剂”，为了更好地理解什么是药物剂型和药物制剂，还附带介绍了药物和药品的概念。

药剂学的研究内容可以从药剂学的概念中得到衍生。药剂学的主要研究内容首先是“药物剂型”；“药物剂型”发展的高级阶段是药物传递系统；“制备工艺”涉及制剂技术和制剂设备；“处方设计”中的制剂处方一般除含原料药外，还含有药用辅料。

根据药剂学的概念，也可以较好地理解记忆药剂学分支学科有哪些。“基本理论”对应物理药剂学，“处方设计”和“制备工艺”对应工业药剂学；“合理应用”对应临床药剂学；“处方设计”需要发展和应用药用高分子材料学；“处方设计”“制备工艺”“质量控制”“合理应用”都需要以生物药剂学和药物动力学的研究结果作为依据；分子药剂学是从分子和细胞水平上研究“药物剂型”和“药物制剂”的。

在“质量控制”上，主要介绍了与药物制剂质量管理相关的一些法规，如药典和国家药品标

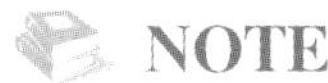

准、处方药和非处方药、GMP、GLP 和 GCP 等内容。

为了更好地理解药剂学的内涵，本章第五节还分三个发展阶段介绍了药剂学的发展简史。

复习思考题

目标检测

推荐阅读文献

1. 什么是药物、药品、剂型和制剂？
2. 什么是药剂学？药剂学有哪些性质？药剂学的主要研究内容有哪些？
3. 简述药物剂型的分类方法和重要性。
4. 简述药物传递系统的概念和主要类型。
5. 简述药用辅料的概念、分类和作用。
6. 药剂学有哪些分支学科？简述药剂学的重要性。
7. 简述药典的主要内容和作用，简要介绍中国、美国、英国、日本、欧洲和国际药典。
8. 什么是处方、处方药和非处方药？
9. 什么是 GMP、GLP 和 GCP？实施 GMP、GLP 和 GCP 的目的是什么？
10. 药剂学的发展分为哪些阶段？

参考文献

[1] 方亮. 药剂学[M]. 8 版. 北京：人民卫生出版社，2016.

[2] 崔福德. 药剂学[M]. 7 版. 北京：人民卫生出版社，2011.

[3] 平其能，屠锡德，张钧寿，等. 药剂学[M]. 4 版. 北京：人民卫生出版社，2013.

[4] 孟胜男，胡容峰. 药剂学[M]. 北京：中国医药科技出版社，2016.

[5] 周四元，韩丽. 药剂学[M]. 北京：科学出版社，2017.

[6] 陈玉祥. 分子药剂学[M]. 长沙：湖南师范大学出版社，2010.

[7] 罗华菲，林国钡，朱壮志，等. 经皮给药系统产业化开发的关键问题探讨[J]. 药学进展，2016，46(7)：490-497.

[8] 董作军，钟元华，沈黎新，等. 我国药品 GMP 监管体系存在问题的研究及思考[J]. 中国现代应用药学，2017，34(7)：1049-1052.

[9] 贾博宇，吴娟，严妍，等. 药物安全性评价实施 GLP 的意义[J]. 牡丹江医学院学报，2012，33(1)：81-82.

[10] 田少雷. GCP 对药物临床试验的质量保证[J]. 中国新药杂志，2002(11)：825-829.

[11] 刘国杰，陈刚，张汝华，等. 药剂学进展[J]. 中国药学杂志，1991(7)：387-395.

（钟海军　郭　锋）

NOTE

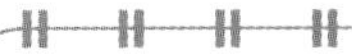

第二章　液体制剂

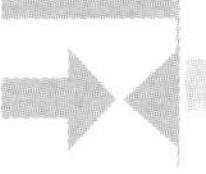

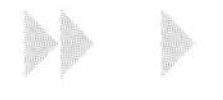

扫码看 PPT

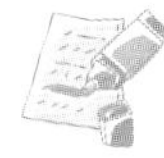

学习目标

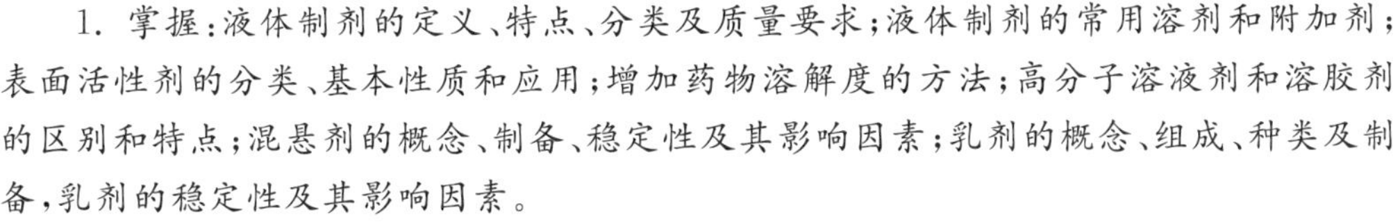

1. 掌握：液体制剂的定义、特点、分类及质量要求；液体制剂的常用溶剂和附加剂；表面活性剂的分类、基本性质和应用；增加药物溶解度的方法；高分子溶液剂和溶胶剂的区别和特点；混悬剂的概念、制备、稳定性及其影响因素；乳剂的概念、组成、种类及制备，乳剂的稳定性及其影响因素。

2. 熟悉：低分子溶液剂和高分子溶液剂的概念与基本性质；表面活性剂的结构特征、吸附性和生物学性质；溶解度的概念、测定方法及影响药物溶解度的因素；乳化剂的种类及作用特点。

3. 了解：乳剂形成理论；不同给药途径用液体制剂及液体制剂的包装与贮存。

第一节　概　　述

液体制剂(liquid preparation)是指药物分散在适宜的液体分散介质中制成的可供内服或外用的液体形态的制剂。通常是将药物(固体、液体、气体均可)以不同的分散方法(如溶解、乳化或混悬等)，使其以不同的分散形式(如离子、分子、胶粒、微滴或微粒等)分散于液体介质中，制成的液体分散体系。液体制剂中药物的分散程度、液体分散介质的性质、附加剂的种类等均会影响制剂的性质与稳定性，同时也会影响制剂的有效性与安全性。灭菌或无菌制剂及中药液体制剂，由于其生产制备工艺及质量方面的特殊要求，将分别在注射剂与中药制剂章节作详细讲述。

一、液体制剂的特点

液体制剂的品种多，临床应用广泛，这类制剂具有以下优点：①与固体制剂比较，液体制剂中的药物分散度大、吸收快，能迅速地发挥药效。②可减少药物的刺激性，如碘化物、水杨酸钠制成溶液剂可避免口服用药时由于局部浓度过高而引起的胃肠道刺激作用。③分剂量准确，服用方便，特别适用于婴幼儿和老年患者。④给药途径多，可以内服、外用，如用于皮肤、黏膜和人体腔道。

与固体制剂相比，液体制剂也存在一些问题，如贮存携带不方便，化学稳定性差；非均相液体制剂的物理稳定性难以保证。此外，液体制剂易发生霉变、酸败以及非水溶剂可产生毒副作用等。

二、液体制剂的分类

(一) 按分散系统分类

1. 均相液体制剂　药物以分子或离子状态分散在分散介质中形成的透明溶液，是热力学

NOTE

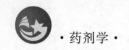

稳定体系，有以下两种。

(1) 低分子溶液剂　也称溶液剂，由低分子药物形成的液体制剂。

(2) 高分子溶液剂　又称亲水胶体溶液，由高分子化合物形成的液体制剂，其分子小于100 nm。

2. 非均相液体制剂　为多相分散体系，药物以微粒状态分散在分散介质中形成的液体制剂，是热力学不稳定体系，包括以下几类。

(1) 溶胶剂　又称疏水胶体溶液，为由不溶性固体药物以纳米粒(1～100 nm)分散在分散介质中形成的液体制剂。

(2) 混悬剂　由不溶性固体药物以微粒分散在分散介质中形成的液体制剂。

(3) 乳剂　由不溶性液体药物以乳滴分散在分散介质中形成的液体制剂。

按分散体系分类，分散微粒的大小决定了分散体系的特征，见表 2-1。

表 2-1　分散体系中的微粒大小与特征

液体类型	微粒大小/nm	特征与制备方法
低分子溶液剂	＜1	以分子或离子分散的澄清溶液，热力学稳定，溶解法制备
高分子溶液剂	＜100	以分子或离子分散的澄清溶液，热力学稳定，胶溶法制备
溶胶剂	1～100	以胶态分散形成的多相体系，热力学不稳定，分散法或凝聚法制备
乳剂	＞100	以液滴微粒分散形成的多相体系，热力学和动力学不稳定，分散法制备
混悬剂	＞500	以固体微粒分散形成的多相体系，热力学和动力学不稳定，分散法或凝聚法制备

(二) 按给药途径分类

1. 内服液体制剂　如合剂、糖浆剂、乳剂、混悬剂等。

2. 外用液体制剂　可分为皮肤用液体制剂，如洗剂、搽剂等；五官科用液体制剂，如滴耳剂、滴鼻剂、含漱剂、滴牙剂等；直肠、阴道、尿道用液体制剂，如灌肠剂、灌洗剂等。

三、液体制剂的质量要求

由于液体制剂的药物分散度以及给药途径不同，因此对其质量要求亦不尽相同。一般应符合以下要求：①均相液体制剂应是澄明溶液，非均相液体制剂的药物粒子应分散均匀。②口服的液体制剂应口感适宜，外用的液体制剂应无刺激性。③液体制剂应剂量准确、性质稳定，安全无毒，并具有一定的防腐能力，在保存和使用过程中不应发生霉变。④液体制剂包装容器大小和形状适宜，方便患者使用和携带。

第二节　液体制剂的辅料

一、药用溶剂的种类及性质

(一) 药用溶剂的种类

液体制剂的溶剂，对于溶液剂称为溶剂；对于混悬剂、乳剂，由于药物在溶剂中并非溶解而是分散，故称为分散介质。在液体制剂中，溶剂对药物不仅有溶解、分散作用，对液体制剂的性质、稳定性亦有重要影响。按溶剂的极性大小，可分为极性溶剂、半极性溶剂和非极性溶剂。

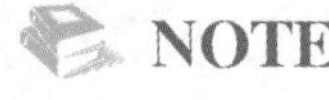

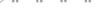

（二）药用溶剂的性质

溶剂的极性直接影响药物的溶解度。溶剂的极性大小常用介电常数和溶解度参数的大小来衡量。

1. 介电常数 溶剂的介电常数(dielectric constant)是指将相反电荷在溶液中分开的能力，它反映溶剂分子的极性大小。介电常数大的溶剂极性大，介电常数小的溶剂极性小。在极性溶剂中，极性大的溶质溶解度大。常用溶剂的介电常数见表2-2。

表2-2 常用溶剂的介电常数(20 ℃)与溶质的溶解性

	溶　剂	溶剂的介电常数	溶　质	
极性递减↓	水	80	无机盐、有机盐	水溶性递减↓
	二醇类	50	糖、鞣质	
	甲醇、乙醇	30	蓖麻油、蜡	
	醛酮类	20	树脂、挥发油	
	矿物油、植物油	0	脂肪、石蜡、烃类	

2. 溶解度参数 溶解度参数(solubility parameter)是指同种分子间的内聚力，也是表示分子极性大小的一种量度。溶解度参数越大，极性越大。两种组分的溶解度参数越接近，越能互溶。正辛醇的溶解度参数与整个生物膜的溶解度参数很接近，因此正辛醇常作为模拟生物膜相来测定分配系数。

理想的溶剂应符合以下要求：①化学性质稳定，不与药物发生化学反应，不影响主药的含量测定；②对药物具有较好的溶解性和分散性；③无刺激性、毒性小，价格低廉，并具备一定的防腐能力。实际中完全符合上述条件的溶剂很少，制备液体制剂时，应根据药物的性质、制剂的要求和临床治疗需要等因素选择较为合适的溶剂。

二、液体制剂的常用溶剂

（一）极性溶剂

1. 水(water) 水不具有任何药理与毒理作用，且廉价易得。所以水是最常用的和最为人体所耐受的极性溶剂。水能与乙醇、甘油、丙二醇及其他极性溶剂或半极性溶剂以任意比例混溶。水能溶解大多数无机盐和极性有机物，能溶解中药材中的生物碱盐、苷类、糖类、鞣质、蛋白质、色素等。

水的化学活性较有机溶剂强，能引起某些药物的水解，也容易产生霉变。使用水作溶剂时，应考虑药物的稳定性以及是否产生配伍禁忌。液体制剂用水应为纯化水。

2. 甘油(glycerin) 黏稠性液体，味甜、毒性小，可供内服与外用。甘油能与水、乙醇、丙二醇以任意比例混溶，对硼酸、鞣酸、苯酚的溶解性大于水。无水甘油有吸水性，对皮肤黏膜具有一定的刺激性，但含水10%的甘油则无刺激性，且对皮肤黏膜有保湿、滋润、延长局部药效等作用，含甘油30%以上具有防腐作用。在内服液体制剂中含甘油达12%(g/mL)以上时，制剂不仅带有甜味，而且能防止鞣质的析出。

3. 二甲基亚砜(dimethyl sulfoxide，DMSO) 澄明、无色、微臭液体，有较强的吸湿性，能与水、乙醇、甘油、丙二醇等溶剂以任意比例混合。本品溶解范围广，一些难溶于水、乙醇、甘油、丙二醇的药物，往往可溶于本品，故有“万能溶剂”之称。本品对皮肤有轻度刺激，但能促进药物透过皮肤和黏膜的吸收。本品用于某些外用制剂，可取得良好的治疗效果，一般用量为40%～60%。当二甲基亚砜浓度为60%时，冰点为－80 ℃，具有良好的防冻作用。

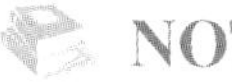

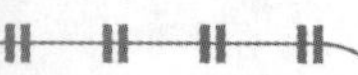

（二）半极性溶剂

1. 乙醇(ethanol) 乙醇是常用的溶剂，可与水、甘油、丙二醇等溶剂以任意比例混合。乙醇具有较广泛的溶解性能，可溶解大部分有机药物和药材中的有效成分，如生物碱及其盐类、苷类、挥发油、树脂、鞣质、有机酸和色素等，溶解性能因乙醇的浓度而异。含乙醇 20%以上即具有防腐作用，40%以上则能抑制某些药物的水解。但乙醇本身具有一定的生理活性，且有易挥发、易燃烧等缺点。为防止乙醇挥发，制剂应密闭储存。

2. 丙二醇(propylene glycol,PG) 丙二醇的性质与甘油相似，但其黏度较甘油小。药用丙二醇一般为1,2-丙二醇，毒性小，无刺激性，可作为口服、肌内注射的溶剂。丙二醇同样可与水、乙醇、甘油等溶剂以任意比例混溶，能溶解磺胺类药物、局麻药、维生素 A、维生素 D 及性激素等许多有机药物。丙二醇与水以一定的比例混合，可延缓某些药物的水解，增加稳定性。丙二醇的水溶液可促进药物透过皮肤和黏膜的吸收。

3. 聚乙二醇(polyethylene glycol,PEG) 分子量超过 1000 为半固体或固体，1000 以下为液体。液体制剂常用低聚合度的 PEG 300～600，为无色透明的液体，可与水、乙醇、丙二醇、甘油等溶剂以任意比例混溶，并能溶解许多水溶性无机盐和水不溶性的有机药物。本品对易水解的药物具有一定的稳定作用，用于外用制剂时具有与甘油类似的保湿作用。

（三）非极性溶剂

1. 脂肪油(fatty oil) 常用的非极性溶剂，多指麻油、豆油、橄榄油、棉籽油、花生油等植物油。能溶解油溶性药物，如激素、挥发油、游离生物碱和许多芳香族药物。本品不能与水混合，多用于外用液体制剂，如洗剂、搽剂、滴鼻剂等。本品易氧化、酸败，遇碱易发生皂化反应而变质。

2. 液体石蜡(liquid paraffin) 饱和烷烃化合物，为无色澄明的油状液体，无色无臭，化学性质稳定，但接触空气能被氧化。本品能与非极性溶剂混合，能溶解挥发油、生物碱以及一些非极性药物等。视相对密度不同，本品可分为轻质与重质两种，前者密度为 0.818～0.880 g/mL，多用于外用液体制剂，后者密度为 0.845～0.905 g/mL，多用于软膏剂及糊剂。

3. 乙酸乙酯(ethyl acetate) 无色油状液体，微臭，相对密度(20 ℃)为 0.897～0.906，有挥发性和可燃性。本品能溶解挥发油、甾体药物及其他油溶性药物，常作为搽剂的溶剂。但在空气中暴露易氧化，故使用时常加入抗氧剂。

4. 肉豆蔻酸异丙酯(isopropyl myristate) 透明、无色、几乎无臭的液体。本品化学性质稳定、不酸败、不易氧化与水解，可与液体烃类、蜡、脂肪和脂肪醇混合，不溶于水、甘油、丙二醇，多用于外用液体制剂。

三、液体制剂的常用附加剂

（一）增溶剂

某些难溶性药物在表面活性剂的作用下，在水中的溶解度增大并形成溶液的过程称为增溶(solubilization)。例如甲酚在水中的溶解度约为 2%，但在钠肥皂溶液中增大到 50%。具有增溶能力的表面活性剂称为增溶剂(solubilizer)，被增溶的药物称为增溶质(solubilizate)。每 1 g 增溶剂能增溶药物的克数称为增溶量。

（二）助溶剂

一些难溶性药物与加入的第三种物质在溶剂中形成可溶性分子络合物、复盐或分子缔合物等，以增加其在水中的溶解度而不降低药物的生物活性，此现象称为助溶(hydrotropy)。加入的第三种物质多为低分子化合物，称为助溶剂(hydrotropy agent)。如难溶于水的碘可用碘

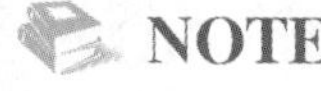
NOTE

化钾作助溶剂，与之形成络合物(KI_3)，使碘在水中的溶解度从1∶2950增加到5%；咖啡因用苯甲酸钠助溶形成苯甲酸钠咖啡因复盐，溶解度从1∶50提高到1∶1.2；茶碱用乙二胺助溶形成分子缔合物氨茶碱，溶解度从5%提高到20%。

（三）潜溶剂

在液体制剂的制备中往往采用混合溶剂以达到增加药物溶解度的目的，如水中加入甘油、乙醇、丙二醇等水溶性有机溶剂，可增大某些难溶性有机药物的溶解度。如氯霉素在水中溶解度仅为0.25%，采用水中含有25%乙醇与55%甘油的混合溶剂，可制成12.5%氯霉素溶液。药物在混合溶剂中的溶解度，与混合溶剂的种类和比例有关。药物在混合溶剂中的溶解度通常是各单一溶剂中溶解度的相加平均值，但也有高于相加平均值的。当混合溶剂中的各溶剂在某一比例时，药物的溶解度比在各单一溶剂中的溶解度都大，而且出现极大值，这种现象称为潜溶(cosolvency)，该混合溶剂称为潜溶剂(cosolvent)。如图2-1所示，苯巴比妥在90%乙醇溶液中溶解度最大。常与水组成潜溶剂的有乙醇、丙二醇、甘油、异丙醇、聚乙二醇300和聚乙二醇400等。

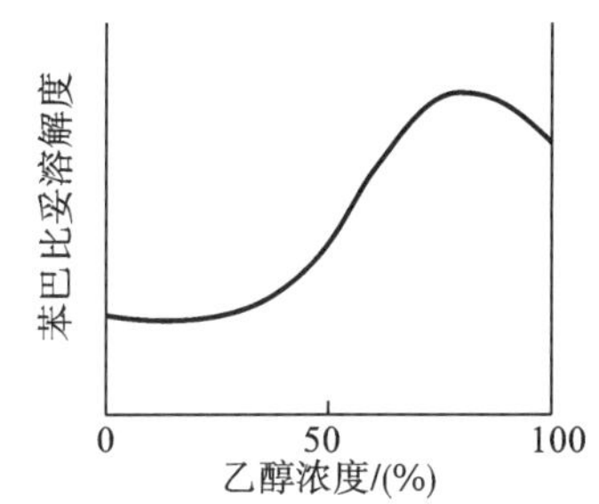

图2-1 苯巴比妥在不同浓度(%)乙醇中的溶解度

（四）防腐剂

液体制剂特别是以水为溶剂的液体制剂易被微生物污染而发生霉变，尤其是含有糖类、蛋白质等营养物质的液体制剂，更容易引起微生物的滋长和繁殖。即使是含抗菌药或具有抑菌活性的液体制剂，如抗生素类和一些消毒剂等，因为抗菌谱不同，仍有可能生长微生物。微生物污染的液体制剂会产生理化性质的变化，严重影响制剂质量，甚至产生对人体有害的细菌毒素。因此必须严格防止染菌。

1. 防腐措施

(1) 减少或防止环境污染　防止微生物污染是防腐的重要措施，包括净化生产环境、清除周围环境的污染源、加强操作人员的卫生管理等。

(2) 严格控制溶剂与辅料的质量标准　液体制剂以水为溶剂，应使用纯化水或蒸馏水；液体制剂常加入一些稳定剂、矫味剂或着色剂等附加剂，使用前应严格检查与控制辅料质量。

(3) 添加防腐剂　在液体制剂的制备过程中完全避免微生物污染很困难，对于少量的微生物污染可加入防腐剂，抑制微生物的生长繁殖，以达到有效防腐的目的。

2. 防腐剂的质量要求　防腐剂(preservative)是指能够抑制微生物生长繁殖的物质。防腐剂对微生物繁殖体有杀灭作用，对芽孢则使其无法发育成繁殖体而逐渐死亡。优良的防腐剂应具备以下条件：①理化性质与抗微生物性质稳定，不与制剂成分相互作用，不受温度、pH的影响；②在抑菌浓度范围内对人体无害、无刺激性，内服应无特殊臭味；③能够溶于制剂并达到抑菌的有效浓度；④抑菌谱广，对大多数微生物有较强的抑制作用等。

3. 常用防腐剂　防腐剂可分为以下四类：①酸碱及其盐类，如苯酚、羟苯烷基酯类、苯甲酸及其盐类、山梨酸及其盐类；②中性化合物类，如三氯叔丁醇、苯甲醇、聚维酮碘等；③汞化合物类，如硫柳汞、醋酸苯汞、硝酸苯汞等；④季铵化合物类，如苯扎溴铵、氯化苯甲烃铵、溴化十六烷铵、度米芬等。

(1) 羟苯烷基酯类　即对羟基苯甲酸酯类(parabens)，商品名为尼泊金类，常用的有甲、乙、丙、丁四种酯。本品化学性质稳定、无毒、无味、无臭、无挥发性，是一类优良的防腐剂。在酸性、中性溶液中均有效，其在酸性溶液中作用较强，在弱碱性溶液中作用较弱，这是因为酚羟

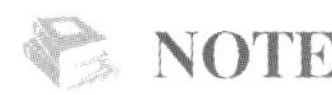

基解离所致。本类防腐剂混合使用有协同作用，通常是羟苯乙酯与羟苯丙酯(1∶1)或羟苯乙酯与羟苯丁酯(4∶1)合用，用量一般为0.01%～0.25%。本品与聚山梨酯类、聚乙二醇等配伍时产生络合作用，虽然能增加其在水中的溶解度，但因游离浓度减少而使抑菌效力降低，所以在含聚山梨酯类或聚乙二醇的药液中不宜选用本类防腐剂。本品适用于内服液体制剂。

(2) 苯甲酸及其盐　苯甲酸(benzoic acid)在水中溶解度为0.29%，在乙醇中的溶解度约为43%(20 ℃)，通常配成20%的醇溶液备用，用量一般为0.03%～0.1%，可用于内服或外用液体制剂。本品的pK_a为4.2，起防腐作用的是未解离的分子，所以在酸性溶液中抑菌效果好，最适宜pH为4，溶液的pH增大时解离度增加，防腐效果降低。0.25%的苯甲酸和0.05%～0.1%的尼泊金联合使用对防止发霉和发酵最为理想，特别适用于中药液体制剂。苯甲酸钠(sodium benzoate)在酸性溶液中与苯甲酸的防腐能力相当。

(3) 山梨酸及其盐　山梨酸(sorbic acid)为白色或黄白色结晶性粉末，无味，有微弱异臭，在30 ℃水中的溶解度为0.125%，在沸水中的溶解度为12.9%。对细菌的最低抑菌浓度为0.02%～0.04%(pH<6.0)，对酵母、霉菌的最低抑菌浓度为0.8%～1.2%。本品的pK_a为4.76，起防腐作用的是未解离的分子，在pH为4.5的水溶液中效果较好。本品与聚山梨酯类配伍时也会因络合作用而降低其防腐效力，但由于其有效抑菌浓度低，因而仍有较好的抑菌作用。山梨酸钾、山梨酸钙的作用与山梨酸相同，水中的溶解度更大，需在酸性溶液中使用。

(4) 苯扎溴铵(benzalkonium bromide)　又称新洁尔灭，为阳离子表面活性剂。为淡黄色黏稠液体，溶于水和乙醇。本品极易吸湿潮解，味极苦，有特臭，无刺激性。在酸性、碱性溶液中稳定，能够耐受热压灭菌，一般用量为0.02%～0.2%，多外用。

(5) 其他防腐剂　一些挥发油也有防腐作用，如0.05%的薄荷油、0.01%～0.05%的桉叶油、0.01%的桂皮油；醋酸氯己定(洗必泰)是一种广谱杀菌消毒剂，微溶于水，溶于乙醇、甘油、丙二醇等溶剂中，常用量为0.02%～0.05%；此外，邻苯基苯酚、三氯叔丁醇、硫柳汞和硝酸苯汞等也可作防腐剂使用。

(五) 矫味剂

为掩盖和矫正药物制剂的不良臭味而加入制剂中的物质称为矫味剂(taste-masking agent)。常用的矫味剂有甜味剂和芳香剂，还有干扰味蕾的胶浆剂、泡腾剂等。

(1) 甜味剂(sweetener)　包括天然与人工合成两大类。①天然甜味剂：以蔗糖、单糖浆应用最广泛。具有芳香味的橙皮糖浆、桂皮糖浆等不但能矫味，还能矫臭。山梨醇、甘露醇等可作为甜味剂。甜菊苷也是一种天然甜味剂，甜度约为蔗糖的300倍，常用量为0.025%～0.05%，甜味持久不被吸收，但甜中带苦，故常与蔗糖和糖精钠合用。②合成甜味剂：糖精钠、阿斯巴甜等。阿斯巴甜(aspartame)又名蛋白糖，化学名为天冬酰胺苯丙氨酸甲酯，属于二肽类甜味剂，甜度比蔗糖高150～200倍，不致龋齿，可以有效地降低热量，适用于糖尿病、肥胖症患者。

(2) 芳香剂(flavoring agent)　改善制剂的气味和香味的香料和香精统称为芳香剂。常用芳香剂分为天然香料、人工合成香料。天然香料是从植物中提取的芳香性挥发油，如柠檬、薄荷挥发油等；人工合成香料如香蕉香精、菠萝香精等。

(3) 胶浆剂(mucilage)　由天然或人工合成的亲水性高分子材料溶于水制成，具有黏稠性，可以通过干扰味蕾的味觉而矫味。可降低药物的刺激性，药物的酸涩味也可得到矫正。常用的胶浆剂有淀粉浆、明胶、阿拉伯胶、羧甲纤维素钠、甲基纤维素等。

(4) 泡腾剂(effervescent agent)　常用的泡腾剂为有机酸与碳酸氢钠，将有机酸(如枸橼酸)与碳酸氢钠混合后，遇水产生大量二氧化碳，二氧化碳能麻痹味蕾从而起矫味作用。常用于苦味或涩味、咸味制剂的矫味。

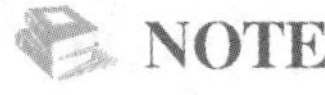

（六）着色剂

着色剂(colorant)即色素，分为天然与人工合成两大类。着色剂能改善制剂的外观颜色，可用来识别制剂的品种、区分应用方法和减少患者对服药的排斥感，提高患者的顺应性。

1. 天然色素 包括植物性、矿物性色素，可用作食品和内服制剂的着色剂。植物性色素如红色的苏木、甜菜红、胭脂虫红，黄色的姜黄、胡萝卜素，蓝色的松叶兰、乌饭树叶，绿色的叶绿酸铜钠盐，棕色的焦糖等。矿物性色素如氧化铁(棕红色)等。

2. 人工合成色素 人工合成色素的特点是色泽鲜艳、价格低廉，但许多产品毒性较大，用量不宜过大。我国批准的食用人工合成色素有苋菜红、胭脂红、柠檬黄、靛蓝、亮蓝等，通常配成1%的贮备液使用。

（七）其他附加剂

在液体制剂中为了增加稳定性或减少刺激性，有时还需要加入pH调节剂、抗氧剂以及金属离子螯合剂等，相关内容在灭菌制剂与无菌制剂一章中有详细介绍。

第三节 低分子溶液剂

低分子溶液剂是指小分子药物以分子或离子状态分散在溶剂中形成均相的可供内服或外用的液体制剂。有溶液剂、芳香水剂、糖浆剂、酯剂和甘油剂等。溶液型液体制剂为澄明液体，药物的分散度大，吸收速度较快。

一、溶液剂

溶液剂(solution)是指原料药物溶解于适宜溶剂中制成的澄清液体制剂。溶液剂的溶质一般为不挥发性化学药物，溶剂多为水，也可用不同浓度的乙醇或油为溶剂。根据需要可加入助溶剂、抗氧剂、矫味剂、着色剂等附加剂。

（一）溶液剂的制备方法

溶液剂的制备有两种方法，即溶解法和稀释法。

1. 溶解法 将药物直接溶于溶剂，制备过程包括药物的称量、溶解、过滤、质量检查、包装等步骤。具体方法：取1/2～3/4处方总量的溶剂，加入药物，搅拌使其溶解，过滤，并通过滤器加溶剂至全量。过滤后的药液应进行质量检查。制得的药物溶液应及时分装、密封、贴标签及进行外包装。

2. 稀释法 先将药物制成高浓度溶液，再用溶剂稀释至所需浓度即得。用稀释法制备溶液剂时应注意浓度换算，挥发性药物的浓溶液在稀释过程中应注意挥发损失，以免影响浓度的准确性。

（二）制备溶液剂时应注意的问题

有些药物虽然易溶，但溶解缓慢，此种药物在溶解过程中应采用粉碎、搅拌、加热等措施；易氧化的药物溶解时，宜将溶剂加热放冷后再溶解药物，同时应加适量抗氧剂，以减少药物的氧化损失；对易挥发性药物应在最后加入，以免在制备过程中损失；处方中如有溶解度较小的药物，应先将其溶解后再加入其他药物；难溶性药物可加入适宜的助溶剂或增溶剂使其溶解。

二、芳香水剂

芳香水剂(aromatic water)是指芳香挥发性药物的饱和或近饱和水溶液。用乙醇和水混

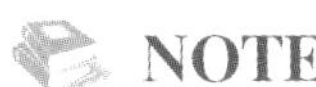

合溶剂制成的含大量挥发油的溶液，称为浓芳香水剂。芳香挥发性药物多数为挥发油。芳香水剂的制备方法因原料不同而异。以挥发油、化学药物为原料时多用溶解法和稀释法。含挥发性成分的中药饮片则多用水蒸气蒸馏法。2020年版《中国药典》中的露剂，即为含挥发性成分的饮片用水蒸气蒸馏法制成的芳香水剂。

芳香水剂应澄明，必须具有与原有药物相同的气味，不得有异物、酸败等变质现象。芳香水剂浓度一般都很低，可矫味、矫臭和作分散剂使用。芳香水剂多数易分解、氧化甚至霉变，所以不宜大量配制和久贮。

三、糖浆剂

糖浆剂(syrup)是指含有原料药物的浓蔗糖水溶液，供口服用。纯蔗糖的饱和水溶液浓度为85%(g/mL)或64.7%(g/g)，称为单糖浆(simple syrup)或糖浆。糖浆剂中的药物可以是化学药物也可以是药材的提取物。

蔗糖和芳香剂能掩盖某些药物的苦味、咸味及其他不适臭味，使患者容易服用，尤其受儿童欢迎。但糖浆剂易被真菌和其他微生物污染，使糖浆剂浑浊或变质。糖浆剂中含蔗糖浓度高时，渗透压大，微生物的生长繁殖受到抑制。低浓度的糖浆剂应添加防腐剂。

糖浆剂的质量要求：糖浆剂的含糖量应不低于45%(g/mL)；糖浆剂应澄清，在贮存期间不得有发霉、酸败、产生气体或其他变质现象，允许有少量摇之即散的沉淀。根据需要糖浆剂中可添加适宜的附加剂。如需加入防腐剂，除另有规定外，在制剂确定处方时，该处方的抑菌效力应符合抑菌效力检查法(2020年版《中国药典》四部通则1121)的规定。羟苯酯类的用量不得超过0.05%，山梨酸和苯甲酸的用量不得超过0.3%(其钾盐、钠盐的用量分别按酸计)。如需加入其他附加剂，其品种与用量应符合国家的规定，且不影响成品的稳定性，并应避免对检验产生干扰。必要时可加入适量的乙醇、甘油和其他多元醇作为稳定剂。

单糖浆(不含任何药物的糖浆)和矫味糖浆(橙皮糖浆、姜糖浆等)，除提供制备含药糖浆外，还可用作矫味剂和助悬剂。药物糖浆用于疾病的治疗。

(一) 糖浆剂的制备方法

1. 溶解法

(1) 热溶法　将蔗糖溶于沸纯化水中，继续加热使其全溶，降温后加入其他药物，搅拌溶解、过滤，再通过滤器加纯化水至全量，分装，即得。但注意加热过久或超过100 ℃时，转化糖的含量增加，糖浆剂的颜色容易变深。热溶法适用于对热稳定的药物和有色糖浆的制备。

(2) 冷溶法　将蔗糖溶于冷纯化水或含药的溶液中制备糖浆剂的方法。本法适用于对热不稳定或挥发性药物，制备的糖浆剂颜色较浅。但制备所需的时间较长并容易污染微生物。

2. 混合法　将含药溶液与单糖浆均匀混合制备糖浆剂的方法。这种方法适用于制备含药糖浆剂。混合法的优点是方法简便、灵活，可大量配制。一般含药糖浆的含糖量较低，要注意防腐。

(二) 制备糖浆剂时应注意的问题

1. 药物加入的方法　①水溶性固体药物，可先用少量纯化水使其溶解再与单糖浆混合；②水中溶解度小的药物可酌加少量其他适宜的溶剂使药物溶解，然后加入单糖浆中，搅匀，即得；③药物为可溶性液体或药物的液体制剂时，可将其直接加入单糖浆中，必要时过滤；④药物为含乙醇的液体制剂时，与单糖浆混合时常发生浑浊，为此可加入适量甘油助溶；⑤药物为水性浸出制剂时，因含多种杂质，需纯化后再加到单糖浆中。

2. 制备时的注意事项　应在避菌环境中制备，各种用具、容器应进行洁净或灭菌处理，并及时灌装；应选择药用白砂糖；生产中宜用蒸汽夹层锅加热，温度和时间应严格控制。糖浆剂

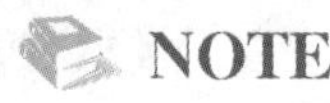

应在 30 ℃以下密闭储存。

案例分析与讨论 2-1

单 糖 浆

【处方】 蔗糖 850 g,蒸馏水适量。

【制备】 取蒸馏水 450 mL 煮沸,加入蔗糖,搅拌溶解后,加热至 100 ℃,趁热过滤,滤液添加适量新煮沸的蒸馏水至 1000 mL,混匀,即得。

问题:单糖浆的蔗糖浓度是多少?

案例分析与讨论 2-2

磷酸可待因糖浆

【处方】 磷酸可待因 5 g,纯化水 15 mL,单糖浆加至 1000 mL。

【制备】 取磷酸可待因溶于纯化水中,加单糖浆至全量,即得。

问题:糖浆剂的含糖量应该不低于多少? 磷酸可待因糖浆是采用什么方法制备的?

四、酯剂

酯剂(spirit)是指挥发性药物的浓乙醇溶液,可供内服或外用。凡用于制备芳香水剂的药物一般都可制成酯剂。酯剂中的药物浓度一般为 5%～10%,乙醇浓度一般为 60%～90%。酯剂可用溶解法和蒸馏法制备。

五、甘油剂

甘油剂(glyceritum)是指药物溶于甘油中制成的专供外用的溶液剂。甘油剂用于口腔、耳鼻咽喉科疾病。甘油的吸湿性较大,应密闭保存。

甘油剂的制备可用溶解法,如制备碘甘油;可用化学反应法,如制备硼酸甘油。

案例分析与讨论 2-3

碘 甘 油

【处方】 碘 1.0 g,碘化钾 1.0 g,纯化水 1.0 mL,甘油加至 100 mL。

【制备】 取碘化钾加水溶解后,加碘,搅拌使其溶解,再加甘油至 100 mL,搅匀即得。

【注解】 ①甘油作为碘的溶剂可缓和碘对黏膜的刺激性,甘油易附着于皮肤或黏膜上,使药物滞留患处,从而起延效作用;②本品不宜用水稀释,必要时用甘油稀释以免增加刺激性;③碘在甘油中的溶解度约 1%(g/g),可加碘化钾助溶,并可增加碘的稳定性;④配制时,宜控制水量,以免增加对黏膜的刺激性。

问题:什么是甘油剂? 甘油剂有什么应用? 甘油剂的制备方法有哪些?

第四节 表面活性剂

一、概述

在物质相间界面发生的物理化学现象称为界面现象。相是指体系中物理和化学性质均匀

的部分，有固、液、气三相。物质相与相之间的交界面称为界面，液体或固体与气体间的界面通常又称为表面。表面分子受到的作用力与内部分子受到的作用力是不同的。恒温恒压下，内部分子四周受力是对称的，而表面分子四周受力不对称，与气相接触的液相表面分子所受到的气相分子的作用力明显小于内部液体分子对它的作用力，于是形成了一个垂直指向液相内部的合力，使液相表面分子有被拉入内部的倾向，从而致使表面有自动收缩至最小面积的趋势，这种力就称为表面张力。任何纯液体在一定条件下都具有表面张力，20 ℃时，水的表面张力为 72.75 mN/m。当水中溶入某种物质时，其表面张力可能发生变化，如一些无机盐可以使水的表面张力略有增加，一些低级醇则使水的表面张力略有下降，而高级脂肪酸盐可使水的表面张力显著下降。

使液体表面张力降低的性质称为表面活性。表面活性剂(surfactant)是指一类具有很强的表面活性，加入少量就能使液体的表面张力显著降低的物质。与一般的表面活性物质不同的是，表面活性剂还具有增溶、乳化、润湿、去污、杀菌、消泡和起泡等作用。

表面活性剂分子为两亲性分子，其分子结构中同时含有两种不同性质的基团，即亲水基团与亲油基团，如图 2-2 所示。亲水基团一般极性较强，可以是离子基团，如羧酸、磺酸、硫酸酯及其可溶性盐、磷酸酯基、氨基或胺基及其盐等，也可以是非离子基团，如羟基、酰胺基、醚键、羧酸酯基等。亲油基团又称疏水基团，一般是长度为 8～20 个碳原子的烃链，或者是含有杂环或芳香族基团的碳链等。

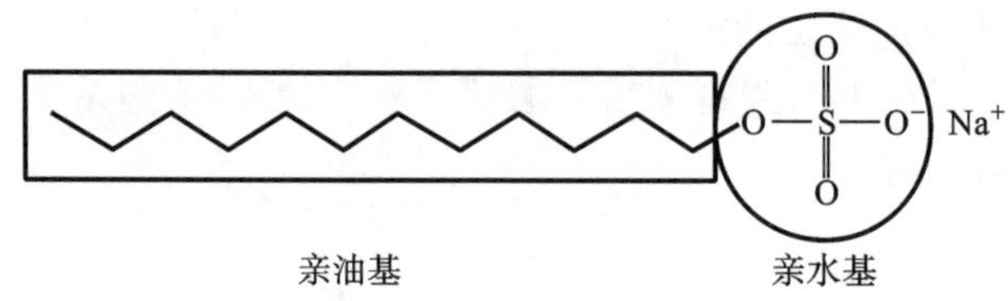

图 2-2　十二烷基硫酸钠(SDS)的两亲性分子结构示意图

将表面活性剂加入水中，在低浓度时，表面活性剂分子主要聚集在水-空气界面上做定向排列，其亲水基团朝向水而亲油基团朝向空气。当浓度足够低时，表面活性剂分子几乎完全集中在溶液表面形成单分子层，此时溶液表面层的表面活性剂浓度大大高于其在溶液内部的浓度。表面活性剂分子在溶液表面层聚集的现象称为正吸附。正吸附改变了溶液表面的性质，最外层呈现出碳氢链性质，从而表现出较低的表面张力，产生较好的润湿性、乳化性、增溶性、起泡性等。表面活性剂与固体接触时，表面活性剂分子亦可吸附在固体表面，使固体表面性质发生改变，使之易于润湿。

二、表面活性剂的分类

根据分子组成特点和极性基团的解离性质，表面活性剂可分为离子型表面活性剂和非离子型表面活性剂两大类。离子型表面活性剂根据所带电荷的性质，又可分为阴离子型表面活性剂、阳离子型表面活性剂和两性离子型表面活性剂。

(一) 阴离子型表面活性剂

阴离子型表面活性剂在水中解离后，生成由疏水基团和亲水基阴离子组成的表面活性部分以及带相反电荷的反离子。该类表面活性剂一般在 pH 大于 7 时表面活性较强，pH 小于 5 时活性较弱。按亲水基分类，可分为高级脂肪酸盐、硫酸酯盐、磺酸盐、磷酸盐等。

1. 高级脂肪酸盐　属于肥皂类，通式为$(RCOO^-)_nM^{n+}$。脂肪酸烃链 R 一般为 C_{11}～C_{17}，且以硬脂酸(C_{18})、油酸(C_{18})、棕榈酸(C_{16})、月桂酸(C_{12})等较为常用。根据金属离子 M 的不同，又可分为碱金属皂(一价皂如钠皂、钾皂)、碱土金属皂(二价皂如钙皂、镁皂)和有机胺皂

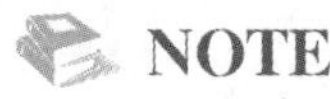

(如三乙醇胺皂)等。肥皂类表面活性剂具有良好的乳化能力,其中碱金属皂、有机胺皂常用作O/W型乳剂的乳化剂,碱土金属皂为W/O型乳剂的乳化剂。碱金属皂为可溶性皂,在pH大于9时稳定,pH小于9时易析出脂肪酸而失去表面活性,多价离子如钙离子、镁离子等也可以与其结合成不溶金属皂而破坏制剂的稳定性。本品有一定的刺激性,一般只用于外用制剂。

2. 硫酸酯盐 主要为硫酸化油和高级脂肪醇硫酸酯类,通式为 $ROSO_3^- M^+$,其中高级脂肪醇烃链R为 C_{12}~C_{18}。硫酸化油的代表是硫酸化蓖麻油,俗称土耳其红油,为黄色或橘黄色黏稠液,有微臭,无刺激性,可用作去污剂或润湿剂,可代替肥皂洗涤皮肤,也可用于挥发油或水不溶性杀菌剂的增溶。高级脂肪醇硫酸酯类中常用十二烷基硫酸钠(月桂醇硫酸钠,常用作O/W型乳剂的乳化剂)、十六烷基硫酸钠(鲸蜡醇硫酸钠)、十八烷基硫酸钠(硬脂醇硫酸钠)等。本品的乳化性能很强,且较肥皂类表面活性剂稳定,但对黏膜有一定的刺激性,主要在外用软膏剂中用作乳化剂。

3. 磺酸盐 结构通式为 $RSO_3^- M^+$,主要包括脂肪族磺酸化物,烷基芳基磺酸化物,烷基萘基磺酸化物等,如二辛基琥珀酸磺酸钠(阿洛索-OT)、二己基琥珀酸磺酸钠(阿洛索-18)、十二烷基苯磺酸钠。因为磺酸盐不是酯,在酸性条件下不水解,所以在酸性水溶液中及遇热时均较稳定。其渗透力强、易起泡、去污力好,为优良的洗涤剂。牛磺胆酸钠等胆盐亦属于此类表面活性剂,胆盐在消化道中大量分泌,可以作为胃肠道中脂类物质的乳化剂和增溶剂,胆盐能促进某些药物的口服吸收。

(二)阳离子型表面活性剂

该类表面活性剂的阳离子亲水基团与疏水基团相连,荷正电,又称为阳性皂。在医药上应用较多的季铵型阳离子表面活性剂的结构通式为 $(R_1R_2N^+R_3R_4)X^-$,水溶性好,在酸性与碱性溶液中均较稳定,虽具有增溶、乳化、分散等作用,但因毒性大,一般不单独用作药物制剂的辅料,主要外用于消毒、灭菌等。常用的阳离子型表面活性剂有苯扎氯铵(又称洁尔灭)、苯扎溴铵(又称新洁尔灭)、度米芬(又称消毒宁)及消毒净等。

(三)两性离子型表面活性剂

两性离子型表面活性剂的分子结构中同时具有正、负电荷基团,随着溶液pH的变化表现为不同的性质,pH在等电范围内表面活性剂呈中性;在等电点以上呈阴离子型表面活性剂的性质,具有很好的起泡、去污作用;在等电点以下则呈阳离子型表面活性剂的性质,具有很强的杀菌性。两性离子型表面活性剂有天然和人工合成之分。

1. 天然的两性离子型表面活性剂 常用的为卵磷脂,它是目前制备静脉注射用乳剂的常用乳化剂,也是制备脂质体的主要辅料。卵磷脂主要来源于大豆和蛋黄,成分复杂,包含各种甘油磷脂,如脑磷脂、磷脂酰胆碱、磷脂酰乙醇胺、丝氨酸磷脂、肌醇磷脂、磷脂酸等。磷脂酰胆碱由磷酸酯盐型的阴离子部分和季铵盐型的阳离子部分组成,其结构通式如下:

$$
\begin{array}{l}
CH_2—OOCR_1 \\
| \\
CH—OOCR_2 \\
| \qquad\quad O \qquad\qquad\qquad\qquad\quad CH_3 \\
| \qquad\quad \| \qquad\qquad\qquad\qquad\quad | \\
CH_2—O—P—O—CH_2—CH_2—\overset{+}{N}—CH_3 \\
\qquad\qquad\quad | \qquad\qquad\qquad\qquad\quad | \\
\qquad\qquad\quad O^- \qquad\qquad\qquad\qquad CH_3
\end{array}
$$

磷酸酯盐型阴离子部分　季铵盐型阳离子部分

由于磷脂酰胆碱有两个疏水基团 R_1 和 R_2,故不溶于水,易溶于三氯甲烷、乙醇、石油醚等多数非极性有机溶剂,对油脂的乳化能力很强。

2. 合成的两性离子型表面活性剂 阳离子部分是胺盐或季铵盐,阴离子部分主要是羧酸

NOTE

盐、硫酸盐、磺酸盐和磷酸盐等。阴离子部分为羧酸盐的两性离子表面活性剂又可分为由胺盐构成的氨基酸型（$RN^{+}H_2CH_2CH_2COO^{-}$）和由季铵盐构成的甜菜碱型[$RN^{+}(CH_3)_2CH_2COO^{-}$]。氨基酸型在等电点时亲水性减弱，可能产生沉淀，而甜菜碱型最大的优点是在酸性、中性及碱性溶液中均易溶，在等电点时也不会沉淀，适用于任何 pH 条件。

人工合成的十二烷基双(氨乙基)-甘氨酸盐酸盐，商品名为 TegoMHG，属于氨基酸型两性离子型表面活性剂。本品的杀菌力很强，毒性低于阳离子型表面活性剂，其 1%水溶液可作消毒喷雾用。

（四）非离子型表面活性剂

非离子型表面活性剂在水溶液中不解离，其分子中的亲水基团一般是甘油、聚乙二醇或山梨醇等多元醇，亲油基团是长链脂肪酸或脂肪醇以及烷基或芳基等，两者以酯键或醚键相结合。此类表面活性剂的稳定性高，不易受电解质与溶液 pH 等影响，毒性低，溶血作用小，因而在药物制剂中应用广泛，常用作增溶剂、分散剂、乳化剂等。可用于口服、外用制剂，少数还可用于注射剂。根据亲水基团的不同，非离子型表面活性剂分为以下类型。

1. 多元醇型

(1) 脂肪酸山梨坦　即脱水山梨醇脂肪酸酯，商品名为司盘(Span)，是由山梨醇与脂肪酸反应缩合而成的酯类化合物。脱水山梨醇实际上是一次与二次脱水物的混合物，故所生成的酯也是一种混合酯，其结构如下：

CH_2OOCR

HO　OH　OH

R 为 $C_{11}\sim C_{17}$ 的烃基

因结合的脂肪酸种类与数量的不同而有不同的产品，例如：司盘 20(脂肪酸山梨坦 20)是脱水山梨醇单月桂酸酯；司盘 60(脂肪酸山梨坦 60)是脱水山梨醇单硬脂酸酯；司盘 80(脂肪酸山梨坦 80)是脱水山梨醇单油酸酯。

本类产品由于亲油性强，故一般用作 W/O 型乳剂的乳化剂，或 O/W 型乳剂的辅助乳化剂。多用于搽剂和软膏剂，也可作注射(非静脉注射)用乳剂的辅助乳化剂。

(2) 聚氧乙烯脱水山梨醇脂肪酸酯　又称聚山梨酯(polysorbate)，商品名为吐温(Tween)，是司盘类的分子结构中剩余的羟基结合聚氧乙烯基而得到的化合物，和司盘一样也是一种混合酯，其结构如下：

CH_2OOCR

$H(C_2H_4O)_xO$　$O(C_2H_4O)_yH$　$O(C_2H_4O)_zH$

x,y,z 为聚合度；R 为 $C_{11}\sim C_{17}$ 的烃基

同司盘一样，因结合的脂肪酸种类与数量不同而产品不同，例如：吐温 20(聚山梨酯 20)是聚氧乙烯脱水山梨醇单月桂酸酯；吐温 60(聚山梨酯 60)是聚氧乙烯脱水山梨醇单硬脂酸酯；吐温 80(聚山梨酯 80)是聚氧乙烯脱水山梨醇单油酸酯；吐温 85(聚山梨酯 85)是聚氧乙烯脱水山梨醇三油酸酯。

本类产品由于分子结构中含有聚氧乙烯基，因此亲水性显著增加，为水溶性表面活性剂，常用作增溶剂和 O/W 型乳剂的乳化剂。

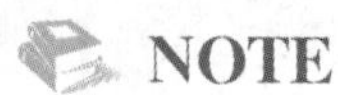

2. 聚乙二醇型

(1) 聚氧乙烯脂肪醇醚　由聚乙二醇与脂肪醇缩合而成的醚类化合物，其通式为 $RO(CH_2OCH_2)_nH$。因聚氧乙烯基聚合度和脂肪醇的不同而有不同的品种。主要包括苄泽(Brij)类、西土马哥(Cetomacrogol)、平平加O(Peregol O)、乳百灵A等。其中苄泽(Brij)类为聚氧乙烯月桂醇类化合物的商品名，因聚合度 n 不同，产品有Brij 30、Brij 35等；平平加O则是15单位氧乙烯与油醇的缩合物；聚氧乙烯蓖麻油(Cremophor EL)是20单位以上的氧乙烯与油醇的缩合物。本类产品常用作增溶剂和O/W型乳剂的乳化剂。

(2) 聚氧乙烯脂肪酸酯　通式为 $RCOOCH_2(CH_2OCH_2)_nCH_2OH$，是由聚乙二醇与长链脂肪酸缩合而成的酯类化合物，通过羧酸酯基将疏水基和亲水基连接，也称为聚乙二醇酯型表面活性剂。本品也因聚氧乙烯基聚合度和脂肪酸的种类不同而品种不同。主要包括卖泽类(Myrj)、聚乙二醇-12-羟基硬脂酸酯(Solutol HS 15)和聚乙二醇1000维生素E琥珀酸酯(TPGS 1000)等。其中卖泽(Myrj)类常用的有Myrj 45、Myrj 49、Myrj 51和Myrj 52等。本类产品的水溶性很强，乳化能力很强，常用作O/W型乳剂的乳化剂。

(3) 聚氧乙烯-聚氧丙烯共聚物　也称泊洛沙姆(Poloxamer)，商品名为普朗尼克(Pluronic)，由聚氧乙烯和聚氧丙烯聚合而成，通式为 $HO(C_2H_4O)_a—(C_3H_6O)_b—(C_2H_4O)_cH$，式中 a、b、c 表示各自的聚合度，结构中的聚氧乙烯基是亲水基团，而聚氧丙烯基是疏水基团。本品主要型号见表2-3。其分子量从1000到10000以上，随分子量增加，由液态逐渐变为固态，且随聚氧丙烯比例增加亲油性增强；反之，随聚氧乙烯比例增加亲水性增强。本品具有乳化、润湿、分散、起泡、消泡等多种用途，但其增溶能力较弱。Poloxamer 188(Pluronic F68)作为一种O/W型乳剂的乳化剂，毒性、刺激性小，不易引起过敏反应，可用于制备静脉注射用乳剂。

表2-3　泊洛沙姆或普朗尼克的型号

Poloxamer	Pluronic	分子量	聚合度 a	聚合度 b	聚合度 c	溶解性(水)
188	F68	8350	80	27	80	易溶
237	F87	7700	64	37	64	易溶
338	F108	15000	141	44	141	易溶
407	F127	12000	101	56	101	易溶
401	L121	4400	6	67	6	不溶

除上述产品外，非离子型表面活性剂尚有脂肪酸甘油酯、脂肪酸蔗糖酯、脂肪酸蔗糖醚、聚氧乙烯烷基酚醚等。OP系列乳化剂为壬基酚或辛基酚与环氧乙烷的缩合物，即聚氧乙烯烷基酚醚，为棕黄色水溶性膏状物，乳化能力强，可用作O/W型乳膏基质的乳化剂。

三、表面活性剂的性质

(一) 表面活性

表面活性剂在较低浓度时，完全聚集于溶液表面并发生定向排列，亲水基团朝向内部而疏水基团朝向外部，形成单分子层。此时，溶液表面水分子被表面活性剂中的碳氢链或其他非极性基团代替，由于水分子与非极性疏水基团间的作用力小于水分子间的作用力，因此表面收缩力降低，从而降低溶液表面张力。表面活性剂的表面活性除与浓度有关外，其分子结构、碳链的长短、不饱和度及亲水亲油平衡程度均可影响其表面活性的大小。

(二) 形成胶束

1. 胶束的形成　形成胶束是表面活性剂的重要性质之一，是表面活性剂产生增溶、乳化、

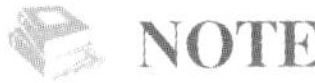

去污、分散等作用的根本原因。

当表面活性剂在水溶液中达到一定浓度时，表面张力降至最低值，此时溶液表面达到饱和吸附，再也不能容纳更多的表面活性剂分子。当浓度继续增加时，表面活性剂分子即开始转入溶液内部，此时由于水分子与非极性的疏水基团存在强烈的排斥力，致使表面活性剂分子的疏水基依靠疏水相互作用力而聚集在一起，自发形成疏水基团向内、亲水基团向外，在水中稳定分散的缔合体，这种缔合体称为胶束(micelle)。胶束是一种热力学稳定体系。表面活性剂在溶液中形成胶束的最低浓度称为临界胶束浓度(critical micelle concentration，CMC)。CMC与表面活性剂的分子结构与组成等因素有关，不同的表面活性剂的CMC见表2-4。亲水基相同的表面活性剂同系物，疏水基团越大，则越易缔合形成胶束，CMC越小。在达到CMC后的一定范围内，单位体积溶液内形成胶束的数量与表面活性剂的浓度呈正相关。

表2-4　常用表面活性剂的临界胶束浓度

名　　称	测定温度/(℃)	CMC/(mol/L)	名　　称	测定温度/(℃)	CMC/(mol/L)
氯化十六烷基铵	25	1.6×10^{-2}	吐温20	25	6.0×10^{-2}
辛烷基硫酸钠	40	1.36×10^{-1}	吐温40	25	3.1×10^{-2}
十二烷基硫酸钠	40	8.6×10^{-3}	吐温60	25	2.8×10^{-2}
十二烷基磺酸钠	40	1.7×10^{-4}	吐温65	25	5.0×10^{-2}
硬脂酸钾	50	4.5×10^{-4}	吐温80	25	1.4×10^{-2}
油酸钾	50	1.2×10^{-3}	蔗糖单硬脂酸酯		6.6×10^{-5}
泊洛沙姆188		1.25×10^{-3}	蔗糖单棕榈酸酯		9.5×10^{-5}
Cremophor EL		9.0×10^{-2}	聚氧乙烯(6)月桂醇醚	25	8.7×10^{-5}

胶束具有疏水性的内核，而亲水基排列在球壳外面形成栅状结构见图2-3。胶束的形状与表面活性剂的浓度有关。当表面活性剂的浓度达到CMC时，胶束有相近的缔合度并呈球形，即由疏水基构成的内核和排列在球壳外部的亲水基形成栅状结构；随着浓度的继续增大(20%以上)，胶束由球状变成具有更高分子缔合数的棒状，或六角束状；浓度更大时，则成为板状或层状结构。在板层状胶束结构中，表面活性剂的排列已经接近于双分子层结构，且板层状胶束与相同厚度水层呈等距离平行排列，从而使溶液变得黏稠，并具有液晶性质。

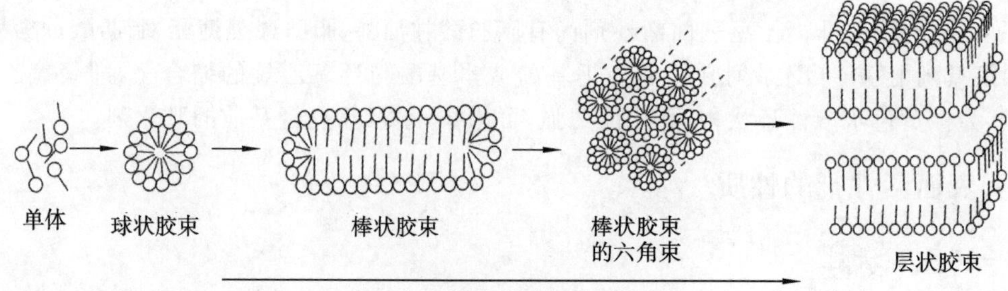

图2-3　胶束的结构形态示意图

在含高浓度表面活性剂的水溶液中，如加入少量的非极性有机溶剂，则有可能形成反胶束(reverse micelle)，即亲水基团向内，疏水基团向外。油溶性或亲油性表面活性剂如钙肥皂、丁二酸二辛基磺酸钠、司盘类表面活性剂在非极性有机溶剂中也可形成类似的反胶束。

2. CMC测定　主要的测定方法包括电导法、表面张力法、增溶法、光散射法、染料法以及荧光探针法等。当表面活性剂在溶液中的浓度达到CMC时，除溶液的表面张力外，溶液的多

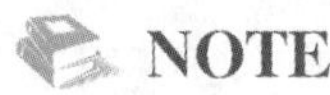
NOTE

种物理性质，如摩尔电导、黏度、渗透压、密度、光散射等会发生急剧变化，或者说，溶液物理性质发生急剧变化时的表面活性剂浓度即为该表面活性剂的 CMC。

3. 影响胶束形成的因素

(1) 表面活性剂的分子结构　疏水性强的表面活性剂，其 CMC 低，对于同系物来说，疏水基碳原子数增加则 CMC 降低。若碳原子数相同时，含有支链的同系物较直链的同系物的 CMC 高。当疏水基的链长和结构相同时，离子型表面活性剂的 CMC 与两性离子型表面活性剂相近，约为聚氧乙烯型非离子表面活性剂的 100 倍。表面活性剂中疏水基引入羟基等极性基团通常使 CMC 增大，且极性基团的位置越靠近中间，CMC 越大。

(2) 溶液的化学环境　①pH：降低溶液 pH 会降低阴离子型表面活性剂的 CMC，这是由于在酸性条件下，阴离子型表面活性剂较少解离，亲水性降低，易发生自身缔合，有利于胶束的形成。对于两性离子型和聚乙二醇型表面活性剂来说，降低溶液 pH 会增加 CMC，前者可能是由于其解离作用主要由阳离子引起，后者则是由于促进醚氧原子形成离子而增加了聚乙二醇基的亲水性。②电解质：加入无机电解质使离子型表面活性剂的 CMC 显著降低，其原因是电解质的反离子易吸附在离子型表面活性剂胶束表面，减弱了胶束间的静电斥力，有利于胶束分子缔合数增加与 CMC 降低。对于非离子型表面活性剂，电解质的加入对 CMC 的影响主要来源于其对疏水基的盐溶与盐析效应，前者导致 CMC 增加，而后者会降低 CMC。

(3) 温度的影响　温度对表面活性剂 CMC 的影响较为复杂，离子型表面活性剂随着温度不断升高，分子的热运动加剧，胶束的解离增加，分子缔合数下降，CMC 增加。对于非离子型表面活性剂来说，在一定范围内随着温度的升高，CMC 降低，这是因为温度升高导致表面活性剂的水合能力下降，而自动聚集的能力增加，一般在 50 ℃左右达到 CMC 的最低值。

(三) 温度对表面活性剂溶解特性的影响

1. Krafft 点　离子型表面活性剂的特征值。在温度较低时，离子型表面活性剂在水中的溶解度随温度升高而缓慢增加，但当温度升高至某一温度之后，溶解度急剧增加，该温度称为 Krafft 点，其对应的溶解度即为该温度的临界胶束浓度。图 2-4 为十二烷基硫酸钠(SDS)在水中的溶解度随温度而变化的曲线，如图所示，SDS 的 Krafft 点约为 8.5 ℃。当溶液中表面活性剂的浓度低于溶解度时(区域Ⅰ)，为真溶液；当继续加入表面活性剂时，则有过量的表面活性剂析出(区域Ⅱ)；此时再升高温度，体系又变为澄明溶液(区域Ⅲ)，该区域为表面活性剂的胶束溶液，与Ⅰ相不同。离子型表面活性剂在 Krafft 点以上时具有更好的表面活性，因此其应用温度应不低于 Krafft 点。

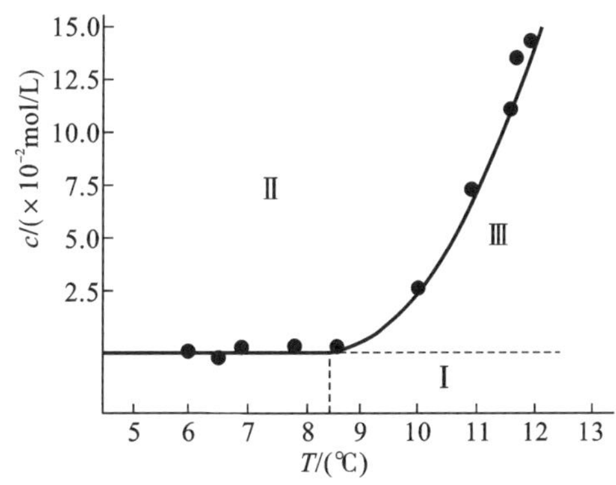

图 2-4　十二烷基硫酸钠在水中的溶解度曲线

2. 起昙和昙点　聚氧乙烯型非离子型表面活性剂的溶解度，开始可随温度升高而增大，当温度升高到某一值时，溶解度急剧下降，表面活性剂析出，溶液出现浑浊，甚至产生分层，这

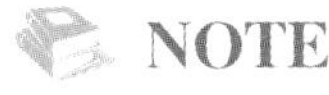

种由清变浊的现象称为起昙，此时的温度称为浊点或昙点(cloud point)。产生这一现象的原因，主要是这类表面活性剂的聚氧乙烯链与水形成氢键，开始时溶解度随温度升高而增大，但当升高到某一温度时，氢键断裂，聚氧乙烯链发生强烈的脱水与收缩，使表面活性剂的溶解度下降，出现浑浊现象。起昙是一种可逆现象，当温度降到昙点以下时，氢键又重新形成，溶液变澄清。大多数此类非离子型表面活性剂的昙点在70～100 ℃，如吐温20的昙点为95 ℃，吐温60的昙点为76 ℃，吐温80的昙点为93 ℃。昙点是此类表面活性剂应用温度的上限，如制剂中表面活性剂具有起昙现象，加热灭菌时应格外注意。但某些含有聚氧乙烯基的非离子型表面活性剂如泊洛沙姆108、泊洛沙姆188等，在常压下观察不到起昙现象。

(四) 亲水亲油平衡值

1. 亲水亲油平衡值 表面活性剂分子中亲水基团与亲油基团对油或水的综合亲和力称为亲水亲油平衡(hydrophile-lipophile balance，HLB)值。HLB值是一个相对值，根据表面活性剂的结构和性质，把无亲水基的石蜡HLB值规定为0，不含疏水基的聚乙二醇HLB值规定为20，非离子型表面活性剂的HLB值为0～20。离子型表面活性剂的HLB值已超过聚乙二醇HLB值范围，十二烷基硫酸钠的HLB值为40，离子型表面活性剂的HLB值为0～40。表面活性剂的HLB值越高，其亲水性越强；HLB值越低，其亲油性越强。表面活性剂的HLB值与其应用性质密切相关，不同HLB值的表面活性剂有不同的用途，见图2-5。

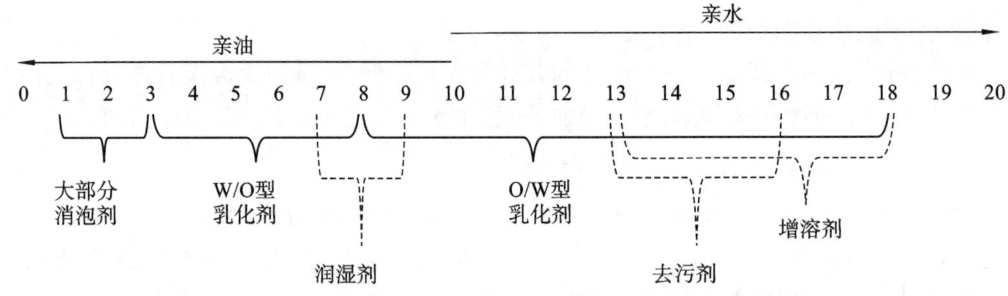

图2-5　不同HLB值表面活性剂的应用

在生产中，常将两种或多种非离子型表面活性剂混合使用，其HLB值具有加和性。例如，简单的两组分非离子型表面活性剂的混合体系HLB值可按式(2-1)计算：

$$H_{AB} = \frac{H_A \times W_A + H_B \times W_B}{W_A + W_B} \tag{2-1}$$

式中，H_{AB}为A和B两种非离子型表面活性剂混合后体系的HLB值；H_A和H_B分别为A和B的HLB值；W_A和W_B分别为A和B的量。例如45%司盘60(HLB值为4.7)与55%吐温60(HLB值为14.9)组成的混合表面活性剂的HLB值为10.31。常见表面活性剂的HLB值见表2-5。

表2-5　常用表面活性剂的HLB值

品　名	HLB值	品　名	HLB值
阿拉伯胶	8.0	吐温20	16.7
西黄蓍胶	13.0	吐温21	13.3
明胶	9.8	吐温40	15.6
单硬脂酸丙二酯	3.4	吐温60	14.9
单硬脂酸甘油酯	3.8	吐温61	9.6
二硬脂酸乙二酯	1.5	吐温65	10.5

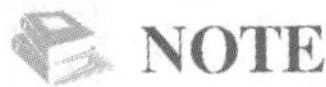

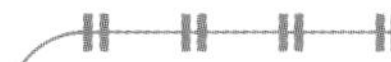

续表

品　　名	HLB 值	品　　名	HLB 值
单硬脂酸二甘油酯	6.1	吐温 80	15.0
司盘 20	8.6	吐温 81	10.0
司盘 40	6.7	吐温 85	11.0
司盘 60	4.7	泊洛沙姆 188	16.0
司盘 65	2.1	卖泽 45	11.1
司盘 80	4.3	卖泽 49	15.0
司盘 83	3.7	卖泽 51	16.0
司盘 85	1.8	卖泽 52	16.9
卵磷脂	3.0	聚氧乙烯 400 单月桂酸酯	13.1
十二烷基硫酸钠	40.0	聚氧乙烯 400 单硬脂酸酯	11.6
油酸钾	20.0	聚氧乙烯 400 单油酸酯	11.4
油酸三乙醇胺	12.0	聚氧乙烯氢化蓖麻油	12～18
苄泽 30	9.5	聚氧乙烯壬烷基酚醚	15.0
苄泽 35	16.9	聚氧乙烯脂肪醇醚	13.3

2. HLB 值的理论计算法　如果把表面活性剂的 HLB 值看成是分子中各种结构基团贡献的总和，则每个基团对 HLB 值的贡献可以用数值表示，这些数值称为 HLB 基团数，将各个 HLB 基团数代入式(2-2)，即可求出表面活性剂的 HLB 值。

$$\text{HLB 值} = \sum(\text{亲水基团 HLB 数}) - \sum(\text{亲油基团 HLB 数}) + 7 \qquad (2\text{-}2)$$

如十二烷基硫酸钠的 HLB 值：$38.7-(0.475\times12)+7=40.0$

又如鲸蜡醇的 HLB 值：$1.9-(0.475\times16)+7=1.3$

表面活性剂的一些常见基团的 HLB 值见表 2-6。

表 2-6　一些常见基团的 HLB 值

亲水基团	HLB 值	疏水基团	HLB 值
$-SO_4Na$	38.7	$-CH-$	0.475
$-SO_3Na$	37.4	$-CH_2-$	0.475
$-COONa$	19.1	$-CH_3$	0.475
$-COOK$	21.1	$=CH-$	0.476
$-N=$	9.4	$-(CH_2CH_2CH_2O)-$	0.15
酯(失水山梨醇环)	6.8	$-CH(CH_3)-CH_2-O-$	0.15
酯(自由)	2.4		
$-COOH$	2.1	苯环	1.662
$-OH$(自由)	1.9	$-CF_2-$	0.870
$-OH$(失水山梨醇环)	0.5	$-CF_3$	0.870
$-O-$(醚基)	1.3	$-CH_2-CH(CH_3)-O$	0.15
$-(CH_2CH_2O)-$	0.33		

（五）表面活性剂的生物学性质

1. 对药物吸收的影响　表面活性剂可能促进药物吸收，也可能降低药物吸收，取决于多

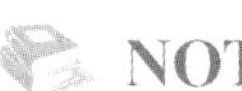

种因素的影响，如药物从胶束中的扩散、表面活性剂对膜的通透性改变、对胃排空速率的影响等，很难做出预测，一般通过实验来确定。

2. 表面活性剂与蛋白质的相互作用 离子型表面活性剂与蛋白质易发生相互作用。蛋白质在酸性或碱性介质中，发生解离而分别带有正电荷或负电荷，从而与阴离子型或阳离子型表面活性剂发生相互作用；其次表面活性剂可能破坏蛋白质结构中的次级键，如盐键、氢键和疏水键，使蛋白质发生变性而失去活性。

3. 表面活性剂的毒性与溶血性 一般以阳离子型表面活性剂的毒性最大，其次为阴离子型，而非离子型毒性最小，两性离子型毒性小于阳离子型。表面活性剂的毒性与使用途径有关，静脉给药的毒性大于口服给药的毒性。

此外，阴离子型与阳离子型表面活性剂具有较强的溶血作用，非离子型也有溶血作用，但较轻微。非离子型表面活性剂的溶血作用顺序：聚氧乙烯烷基醚＞聚氧乙烯芳基醚＞聚氧乙烯脂肪酸酯＞吐温类。而吐温类的溶血作用顺序：吐温 20＞吐温 60＞吐温 40＞吐温 80。通常认为吐温 80 和聚氧乙烯蓖麻油用于肌内注射等非血管直接给药较为安全，但用于静脉注射给药必须慎重，如聚氧乙烯蓖麻油用于增溶紫杉醇进行静脉注射给药，会出现过敏反应、肾损害等严重毒副作用。

4. 表面活性剂的刺激性 表面活性剂都可以用于外用制剂，但长期应用或高浓度使用可能出现皮肤或黏膜损害。例如，季铵盐类化合物浓度高于 1%，十二烷基硫酸钠浓度高于 20% 即可对皮肤产生损害，聚山梨酯类对皮肤和黏膜的刺激性很低，但一些聚氧乙烯醚类表面活性剂浓度高于 5%即产生损害作用。

四、表面活性剂在药剂学中的应用

（一）增溶作用

1. 增溶原理 当表面活性剂的浓度达到 CMC 后即形成胶束，一些难溶性药物在胶束溶液中的溶解度增加，这种作用称为增溶，起增溶作用的表面活性剂称为增溶剂。

表面活性剂所形成的胶束，内部是由亲油基团形成的非极性疏水区，外部是由亲水基团形成的极性区。根据增溶质的性质不同，增溶形式主要分为以下几种：非极性药物如苯、甲苯、维生素 A 棕榈酸酯等可完全进入胶束内核的非极性疏水区而被增溶；同时带有非极性基团和极性基团的药物如甲酚、水杨酸、脂肪酸等，则以其非极性基团（如苯环、烃链）插入胶束的内部疏水区，极性基团（如酚羟基、羧基等）则嵌入胶束外层的极性区如聚氧乙烯链中；极性药物如对羟基苯甲酸，可完全被胶束外层的聚氧乙烯链所吸附而被增溶（图 2-6）。

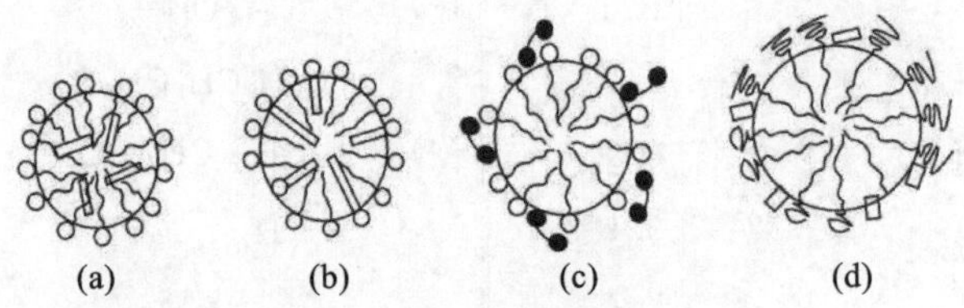

图 2-6 几种增溶位置示意图

(a) 增溶于胶束内核；(b) 增溶于胶束的栅栏层；(c) 增溶于亲水基表面；(d) 增溶于胶束亲水基聚乙二醇间

▭ 被增溶物；~o 表面活性剂；●● 被增溶剂；~~W 表面活性剂

2. 影响增溶作用的因素

（1）增溶剂的结构与性质 一般来讲，增溶剂的 CMC 越小，胶束聚集数越多，增溶剂的增溶作用就越强。随着增溶剂的用量增大，增溶质的溶解度也增大。在同系物类增溶剂中，随碳原子数增加，CMC 减小，胶束聚集数增加，增溶量随之增加；有分支结构的增溶剂的增溶作用

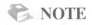

小于相同碳原子数的直链结构的增溶剂；碳链中含有不饱和键或极性基团时，增溶性减弱。具有相同非极性基团的各类表面活性剂对烃类与极性有机物的增溶次序：非离子型表面活性剂＞阳离子型表面活性剂＞阴离子型表面活性剂。主要是因为非离子型表面活性剂的 CMC 小，而离子型表面活性剂除了 CMC 较大以外，形成的胶束结构也较为松散。

(2) 增溶质的结构与性质　增溶质为脂肪烃或烷基芳烃的同系物时，增溶量随碳链长度增加而降低；碳原子数相同的条件下，不饱和化合物的增溶量大于饱和化合物，碳链中支链与直链的存在对化合物增溶量的影响不大，但环状化合物的支链增加，增溶量增加。多环化合物的分子量越大，增溶量越小。通常，极性小的化合物由于增溶位置在胶束核内，分子难以进入核内，故增溶量较小；极性较大的化合物增溶位置位于胶束栅栏层，使增溶量增加。

(3) 温度　对于离子型表面活性剂，温度升高增溶量增加，可能是因为热运动使胶束结构变得疏松，加大增溶空间。对于聚氧乙烯醚型非离子型表面活性剂，随温度上升，聚氧乙烯基水化减弱，CMC 减小，胶束聚集数增加，使非极性有机物的增溶量增加；而对于极性有机物则以昙点为界，温度低于昙点时随温度上升增溶量增大；当温度高于昙点时，温度升高造成聚氧乙烯基脱水而卷缩，减少了极性有机物的增溶空间，使增溶量减小。

(4) 增溶剂加入顺序　增溶剂的增溶能力亦因加入顺序不同而出现差别。一般先将药物与增溶剂混合，再加入水，要比增溶剂先与水混合，再加入药物的增溶效果好。如用聚山梨酯 80 或聚氧乙烯脂肪酸酯为增溶剂，对维生素 A 棕榈酸酯增溶的实验表明：增溶剂先溶于水再加药物，药物几乎不溶；而药物与增溶剂先混合，然后再加水稀释则能很好溶解。

(二) 乳化作用

表面活性剂可作为乳化剂(emulsifier)用于乳剂、乳膏剂等制剂的制备。一般来说，HLB 值为 8～18 的表面活性剂可用作 O/W 型乳剂的乳化剂，HLB 值为 3～8 的表面活性剂可用作 W/O 型乳剂的乳化剂。乳化剂的选择除了以 HLB 值为依据外，还需综合考虑制剂给药途径、乳化剂毒性等因素，并通过实验筛选确定乳化剂的种类和用量，使所得制剂理化性质适宜、稳定性好、安全无毒。实际应用中经常使用复合乳化剂，其效果往往好于单一乳化剂。

(三) 润湿作用

促进液体在固体表面铺展或渗透的作用称作润湿(wetting)，能起润湿作用的表面活性剂称为润湿剂(wetting agent)。润湿剂的 HLB 值通常为 7～9，并应有一定的溶解度。一般来说，非离子型表面活性剂有较好的润湿效果，且碳氢链较长对固体药物的吸附作用更强，而阳离子型表面活性剂的润湿效果较差。

润湿的作用机制是表面活性剂分子能定向吸附在固-液界面，降低界面张力，减小接触角。润湿剂在混悬剂、颗粒剂、片剂等剂型的制备中有着广泛的应用。如制备复方硫磺洗剂时加入吐温 80，可改善药物的润湿性，使硫磺颗粒均匀分散于分散介质中，提高混悬剂的稳定性。又如制备片剂时，在制粒过程中加入润湿剂，不仅增加了颗粒的流动性，有利于片剂的生产，而且片剂口服后润湿剂能促进水分子渗入片芯，加快片剂的崩解和药物的溶出。

(四) 起泡和消泡作用

泡沫是一层很薄的液膜包围着气体，是气体分子分散在液体中的分散体系。具有发生泡沫作用和稳定泡沫作用的物质称为起泡剂(foaming agent)和稳泡剂。某些表面活性剂具有较强的亲水性和较高的 HLB 值，在溶液中可以降低液体的表面张力，促使溶液产生气泡或使气泡稳定，因而具有起泡剂和稳泡剂的作用。可用于腔道给药及皮肤用药，如外用避孕片加入起泡剂和稳泡剂后，可使泡腾剂产生的泡沫持久充满腔道，增加避孕效果。

用来消除泡沫的物质称为消泡剂(antifoaming agent)。中草药的乙醇或水浸出液，因含有皂苷、蛋白质、树胶以及其他高分子化合物等具有表面活性的物质，在搅拌或蒸发浓缩时可

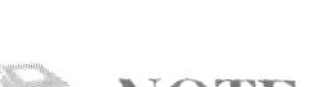

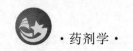

产生稳定的泡沫，给操作带来困难。为了破坏泡沫，可加入一些短链脂肪醇、醚类等 HLB 值为 1～3 的表面活性剂，与泡沫液层的起泡剂争夺液膜表面，并吸附在泡沫表面上，取代原来的起泡剂，而其本身因碳链短并不能形成稳定的液膜，从而使泡沫破坏。

（五）去污作用

用于除去污垢的表面活性剂称为去污剂（detergent）或洗涤剂。去污过程是表面活性剂多种功能的综合体现，包括对污垢的润湿、分散、乳化、增溶、起泡等多种作用。去污剂的最适 HLB 值为 13～16，去污能力以非离子型表面活性剂最强，其次是阴离子型表面活性剂。常用的去污剂有油酸钠或其他脂肪酸的钠皂、钾皂、十二烷基硫酸钠和烷基磺酸钠等。

（六）消毒和杀菌作用

大多数阳离子型、两性离子型表面活性剂均可用作消毒剂（disinfectant），少数阴离子型表面活性剂也有类似的作用。根据需要使用不同的浓度，可分别用于手术前皮肤消毒、伤口或黏膜消毒、器械消毒和环境消毒等。如苯扎溴铵为一种常用的广谱杀菌剂，皮肤消毒可用 0.5% 的醇溶液，局部湿敷和器械消毒则分别用 0.02% 和 0.05% 的水溶液。表面活性剂的消毒或杀菌机制是由于它们能与细菌生物膜的蛋白质发生相互作用，使蛋白质变性或破坏。含有长碳链的季铵盐类阳离子型表面活性剂对生物膜具有强烈溶解作用，可以完全溶解包括细菌细胞在内的各种细胞膜。

第五节　增加药物溶解度的方法

一、药物的溶解度及其测定

（一）溶解度的表示方法

溶解度（solubility）是反映药物溶解性的重要指标，是指在一定温度下（气体在一定温度和压力下），药物在一定量溶剂中达饱和时溶解的最大药量。溶解度常用一定温度下 100 g 溶剂（或 100 g 溶液或 100 mL 溶液）中溶解溶质的最大克数来表示。例如咖啡因在 20 ℃水中的溶解度为 1.46%，即表示在 100 mL 水中溶解 1.46 g 咖啡因时溶液达到饱和。溶解度也可用物质的摩尔浓度（mol/L）表示。

2020 年版《中国药典》用七种术语表示药物的近似溶解度：极易溶解、易溶、溶解、略溶、微溶、极微溶解、几乎不溶或不溶。其中，极易溶解、易溶、溶解、略溶、微溶、极微溶解分别是指溶质 1 g(mL) 能在溶剂不到 1 mL、1～不到 10 mL、10～不到 30 mL、30～不到 100 mL、100～不到 1000 mL、1000～不到 10000 mL 中溶解；几乎不溶或不溶是指溶质 1 g(mL) 在溶剂 10000 mL 中不能完全溶解。这些术语仅表示药物大致的溶解性能。其试验方法如下：称取研成细粉的供试品或量取液体供试品，于(25±2) ℃一定容量的溶剂中，每隔 5 min 强力振摇 30 s，观察 30 min 的溶解情况，如无目视可见的溶质颗粒或液滴时，即视为完全溶解。

药物溶解度数据可查阅《默克索引》（*The Merck Index*）、各国药典和专门性理化手册等，也可通过实验测定。

药物溶解度可分为特性溶解度（intrinsic solubility）和平衡溶解度（equilibrium solubility）。特性溶解度是指药物不含任何杂质，在溶剂中不发生解离和缔合，也不发生任何相互作用时所形成的饱和溶液的浓度，是药物的重要物理参数之一。实际工作中，要完全排除药物解离和溶剂的影响不太可能，尤其是弱电解质药物，因此一般情况下测定的药物溶解度多为平衡溶解度或称表观溶解度（apparent solubility）。

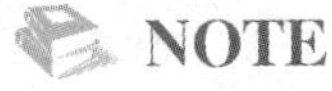

（二）溶解度的测定方法

1. 特性溶解度的测定 一些药物的特性溶解度可根据相溶原理图来确定。假设某物质于 0.1 mol/L NaOH 水溶液中的溶解度近似为 2 mg/mL，制备以下四种溶液体系，分别将 6、12、18 和 24 mg 药物溶于 3 mL 溶剂中，计算溶质重量(mg)与溶剂用量(mL)之比，即药物-溶剂相比率。将上述制备的溶液恒温持续振荡使达到溶解平衡，经离心、过滤后，取上清液测定溶液中的药物浓度。以测得药物溶液浓度为纵坐标，药物-溶剂相比率为横坐标作图(图 2-7)，直线外推至相比率为零处即得药物的特性溶解度。图 2-7 中 A 线(正偏差)表明在该溶液中药物发生解离，或者杂质成分或溶剂对药物有复合或增溶作用等；B 线表明药物纯度高，无解离与缔合，无相互作用；C 线(负偏差)则表明发生抑制溶解的同离子效应，直线外推与纵轴的交点所示的溶解度即为特性溶解度 S_0。

2. 平衡溶解度的测定 取数份药物，配制从不饱和溶液到饱和溶液的系列浓度，恒温振荡至溶解平衡，经离心过滤后，取滤液分析，测定药物在溶液中的实际溶解度 S，并对配制溶液浓度 c 作图。如图 2-8 所示，图中曲线的转折点 A 即为该药物的平衡溶解度。

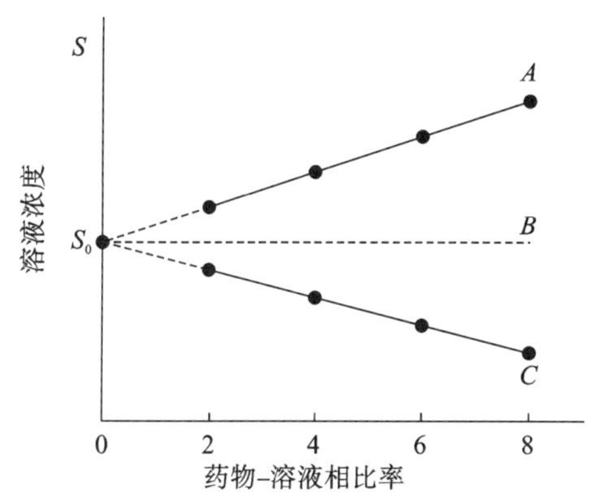

图 2-7 特性溶解度测定曲线

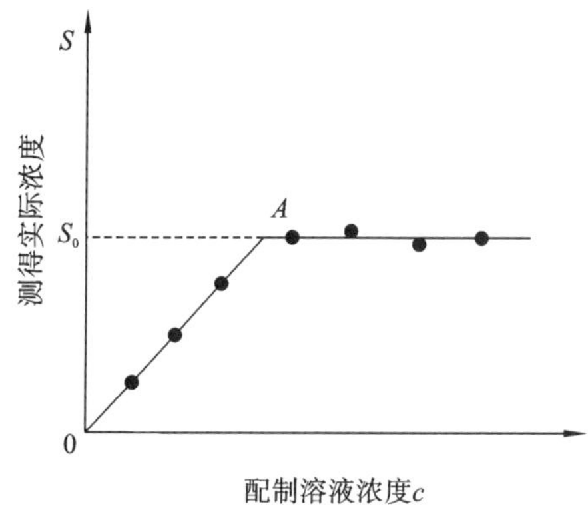

图 2-8 平衡溶解度测定曲线

测定平衡溶解度与特性溶解度，一般都需要在低温(4～5 ℃)和体温(37 ℃)两种条件下进行，以便为药物及其制剂的贮存和使用提供依据。测定溶解度时，要保证取样温度和测试温度要一致，应注意恒温搅拌和达到平衡的时间，并滤除未溶解的药物。

二、影响药物溶解度的因素

1. 温度 温度对溶解度的影响取决于溶解过程是吸热($\Delta H_s>0$)，还是放热($\Delta H_s<0$)。吸热时溶解度随温度升高而升高；反之，溶解度随温度升高而降低。药物溶解度与温度的关系如式(2-3)：

$$\ln\frac{S_2}{S_1}=\frac{\Delta H_s}{R}\left(\frac{1}{T_1}-\frac{1}{T_2}\right) \tag{2-3}$$

式中，S_1、S_2 分别为温度 T_1 和 T_2 下的溶解度；ΔH_s 为摩尔溶解焓(J/mol)；R 为摩尔气体常数。

2. 药物分子结构与溶剂 药物在溶剂中的溶解度是药物分子和溶剂分子间相互作用的结果。若药物分子间的作用力大于药物分子与溶剂分子间作用力，则药物溶解度小，反之则溶解度大，即“相似相溶”。根据此经验规则，极性药物易溶于极性溶剂，非极性药物易溶于非极性溶剂。其中，极性药物与极性溶剂之间可形成永久偶极-永久偶极结合而溶剂化；非极性药物溶于非极性溶剂中，药物分子与溶剂分子之间形成诱导偶极-诱导偶极结合；半极性药物能溶于非极性溶剂中，两者之间可形成永久偶极-诱导偶极结合。

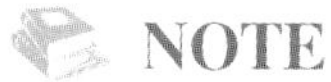

在极性溶剂中，若药物分子与溶剂分子之间可以形成氢键，则溶解度增大。若药物分子形成分子内氢键，则在极性溶剂中溶解度减小，而在非极性溶剂中的溶解度增大。

3. 粒子大小 对于可溶性药物，粒子大小对药物溶解度的影响不大；而对于难溶性药物，粒径大于 2 μm 时其对药物溶解度几乎无影响，但粒径小于 100 nm 时药物溶解度随粒径减小而增大，该规律可以用 Ostwald Freundlich 方程表示：

$$\lg \frac{S_2}{S_1}=\frac{2\sigma M}{\rho RT}\left(\frac{1}{r_2}-\frac{1}{r_1}\right) \tag{2-4}$$

式中，S_1、S_2 分别为半径为 r_1 和 r_2 的药物粒子的溶解度；σ 为表面张力，M 为药物的分子量；ρ 为固体药物的密度；R 为摩尔气体常数；T 为绝对温度。由 Ostwald Freundlich 方程可知，当药物处于微粉状态时，若 $r_2<r_1$，则半径为 r_2 的粒子的溶解度大于 r_1 的溶解度。因此，采用微粉化等技术减小粒径，可以增大难溶性药物的溶解度。

4. 晶型 同一物质具有不同的空间排列与晶胞参数，形成多种晶型的现象称为多晶型(polymorphism)。大多数药物都存在多晶型现象。同一化学结构的药物，由于结晶条件(如溶剂、温度、冷却速度等)不同，造成分子间键合方式、分子相对排列和结晶内部结构发生变化，形成不同的晶型。由于同一药物不同晶型分子间的键合方式、分子在晶格的空间排列不同，导致其熔点、溶解度和溶解速度都可能不同。一般来讲，晶格排列稳定、分子间引力较大的稳定型(stable form)的溶解度小于亚稳定型(metastable form)。如维生素 B_2 有三种晶型，在水中溶解度分别为Ⅰ型，60 mg/L；Ⅱ型，80 mg/L；Ⅲ型，120 mg/L。

药物除可存在多晶型外，还可以是无定型。无定型(amorphous form)为无结晶结构的药物，无晶格束缚，自由能大，溶解时不必克服晶格能，所以溶解度较结晶型大。如新生霉素在酸性水溶液中形成无定形，其溶解度比结晶型大 10 倍，溶解速度也快，吸收也快。

药物在结晶过程中，溶剂分子进入晶格使晶型发生改变，形成药物的溶剂化物，也称假多晶型(pseudo polymorphism)。若溶剂是水，则形成水合物。溶剂化物与非溶剂化物的熔点、溶解度和溶解速度也有不同，这是由于结晶结构的改变影响晶格能所致。一般水合物的溶解度最小，其次是无水物，而有机溶剂化物的溶解度要大于无水物。如琥珀酸磺胺嘧啶水合物、无水物和戊醇溶剂化物的溶解度分别为 100、390 和 800 mg/L。

5. pH 大多数药物为有机弱酸、弱碱及其盐类，其溶解度受 pH 的影响很大。对于一元弱酸、弱碱性药物，若已知解离常数 pK_a 和特性溶解度 S_0，可用 Handerson-Hasselbach 方程计算在一定 pH 条件下的表观溶解度 S：

对于一元弱酸性药物

$$\mathrm{pH}=\mathrm{p}K_a+\lg \frac{S-S_0}{S_0} \tag{2-5}$$

对于一元弱碱性药物

$$\mathrm{pH}=\mathrm{p}K_a+\lg \frac{S_0}{S-S_0} \tag{2-6}$$

6. 同离子效应 若药物的解离型或盐型是限制药物溶解的组分，则其在溶液中的相同离子浓度是影响药物溶解度的决定因素。通常向难溶性盐类饱和溶液中加入含有相同离子的某物质时，其溶解度降低，这一现象称为同离子效应。例如许多盐酸盐类药物在 0.9%的氯化钠水溶液中的溶解度比在水中小。

三、增加药物溶解度的方法

1. 加入增溶剂 表面活性剂形成胶束能增加难溶性药物在水中的溶解度。使用增溶剂增溶药物必须选择适当的比例，其用量选择一般通过三元相图实验来确定。

2. 加入助溶剂 助溶的机制可能为助溶剂与难溶性药物形成可溶性络合物，或形成有机分子复合物，或通过复分解形成可溶性盐类。药物的助溶尚无明确规律，一般根据药物性质来

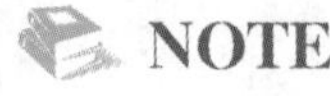

选择助溶剂。助溶剂多为低分子化合物(非表面活性剂),主要分为两大类:一类是有机酸及其钠盐,如苯甲酸钠、水杨酸钠、对氨基水杨酸钠等;另一类是酰胺化合物,如乌拉坦、尿素、烟酰胺、乙酰胺等。此外,某些无机化合物如碘化钾(KI)等也可用作助溶剂。例如,可可豆碱难溶于水,加入水杨酸钠可增大其在水中溶解度;阿司匹林与枸橼酸钠(或酒石酸钠)经复分解反应生成溶解度更大的乙酰水杨酸钠;难溶于水的碘(I_2)加入适量碘化钾,可配成含碘5%的水溶液等。

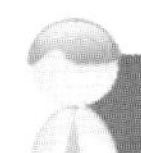

案例分析与讨论 2-4

复方碘溶液

【处方】 碘 50 g,碘化钾 100 g,纯化水加至 1000 mL。

【制备】 取碘、碘化钾,加纯化水 100 mL 溶解后,加纯化水至 1000 mL 即得。

【注解】 溶解碘化钾时尽量少加水,以增大其浓度,有利于碘的溶解和稳定。

问题:碘化钾在处方中起什么作用?

3. 使用潜溶剂 如甲硝唑在水中的溶解度为10%(*W*/*V*),若使用水-乙醇混合溶剂,溶解度提高5倍。又如苯巴比妥难溶于水,制成钠盐虽能溶于水,但因水解而沉淀和变色,若用聚乙二醇与水的混合溶剂,溶解度增加而且稳定,可制成注射剂使用。药物在潜溶剂中的溶解度与潜溶剂的种类、潜溶剂中各溶剂的比例有关。在选择溶剂时应考虑其对人体毒性、刺激性以及疗效的影响。

4. 制成可溶性盐 将难溶性弱酸和弱碱药物制成可溶性盐而增加其溶解度。碱性药物如可卡因、普鲁卡因、奎宁、生物碱等可以用酸(盐酸、硫酸、磷酸、氢溴酸等无机酸和枸橼酸、酒石酸、醋酸等有机酸)制成盐,酸性药物如苯巴比妥类、磺胺类等可以用碱(氢氧化钠、碳酸氢钠、氢氧化钾、氢氧化铵、二乙醇胺等)制成盐,以增加在水中的溶解度。将难溶性弱酸、弱碱药物制成盐类时,除了考虑溶解度外,还应考虑成盐后的稳定性、毒性、刺激性以及疗效等方面的变化。如青霉素钾盐比钠盐具有较低的刺激性、阿司匹林钙盐比钠盐的溶解度大且稳定。

5. 引入亲水基团 难溶性药物分子中引入亲水基团也可增加其在水中的溶解度。如维生素 B_2 在水中溶解度小于1∶3000,而引入—PO_3HNa 形成维生素 B_2 磷酸酯钠溶解度增加300倍。又如维生素 K_3 不溶于水,分子中引入—SO_3HNa 形成维生素 K_3 亚硫酸氢钠,可制成以水为溶媒的注射剂。

6. 其他方法 选择合适的晶型也可明显改善多晶型药物的溶解度,一般来讲,无定形药物溶解度较结晶型药物溶解度大;采用微粉化或制备纳米晶等技术减小药物粒径,可增大难溶性药物的溶解度;若药物溶解过程是吸热的,升高温度可增加药物的溶解度;调节溶液 pH 可提高一些有机弱酸、弱碱性药物的溶解度;固体分散体、包合技术等制剂新技术的应用也可提高难溶性药物的溶解度。

第六节 高分子溶液剂与溶胶剂

高分子溶液和溶胶有本质的区别,高分子溶液为均相,属于热力学稳定体系,而溶胶为非均相,属于热力学不稳定体系。但由于两者分散相质点大小均为1~100 nm,都属于胶体分散体系,性质上有某些相似之处,故将它们放在同一节讲述。

一、高分子溶液剂

高分子溶液剂是指高分子化合物溶解于溶剂中制成的均相液体制剂。溶剂大多为水,少

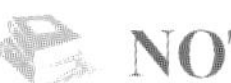

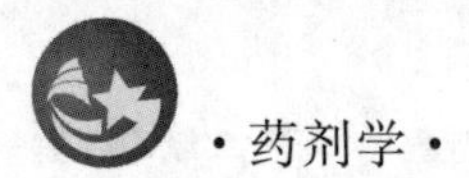

数为非水溶剂。以水为溶剂的高分子溶液剂常称为胶浆剂或亲水胶体。高分子溶液剂属于热力学稳定体系。

（一）高分子溶液的性质

1. 荷电性 溶液中的高分子化合物因解离而带电，有的带正电，有的带负电。某些高分子化合物所带的电荷受溶液 pH 的影响。蛋白质分子中含有羧基和氨基，在水溶液中，当溶液的 pH 大于等电点时，蛋白质带负电荷；当 pH 小于等电点时，蛋白质带正电；在等电点时，蛋白质不带电，这时高分子溶液的许多性质发生变化，如黏度、渗透压、溶解度、电导等都变为最小值。高分子溶液的这种性质广泛应用于药剂学的剂型设计中，具有重要意义。

2. 渗透压 亲水性高分子溶液与溶胶不同，有较高的渗透压，渗透压的大小与高分子溶液的浓度有关。其溶液的渗透压可用式(2-7)表示：

$$\pi/C = RT(1/M + BC) \tag{2-7}$$

式中，π 为渗透压；C 为高分子的浓度(g/L)；R 为气体常数；T 为绝对温度；M 为分子量；B 为特定常数，是由溶质和溶剂相互作用的大小来决定的。由式(2-7)可见 π/C 对 C 呈直线关系。

3. 黏度与分子量 高分子溶液是黏稠性流体，其黏度与分子量之间的关系可用式(2-8)表示，因此可根据高分子溶液的黏度来测定高分子化合物的分子量

$$[\eta] = KM^{a} \tag{2-8}$$

式中，K、a 分别为高分子化合物与溶剂之间的特有常数。

4. 聚结特性 高分子化合物含有大量亲水基，能与水形成牢固的水化膜，可阻止高分子化合物分子之间的相互凝聚，使高分子溶液处于稳定状态。但高分子水化膜的荷电发生变化时易出现聚结沉淀，如：①向溶液中加入大量的电解质，由于电解质的强烈水化作用，夺取高分子水化膜的水分，破坏水化膜，使高分子凝结而沉淀，这一过程称为盐析；②向溶液中加入脱水剂如乙醇、丙酮等，也能破坏水化膜而发生聚结；③其他因素如盐类、pH、絮凝剂、射线等的影响，使高分子化合物凝结沉淀；④带相反电荷的两种高分子溶液混合时，由于相反电荷中和而产生凝结沉淀。

5. 胶凝性 一些亲水性高分子溶液，如明胶水溶液、琼脂水溶液，在温热条件下为黏稠性流动液体，当温度降低时，高分子溶液形成网状结构，分散介质水被全部包含在网状结构中，形成了不流动的半固体状物，称为凝胶，如软胶囊的囊壳就是这种凝胶。形成凝胶的过程称为胶凝。凝胶失去网状结构中的水分时，体积缩小，形成干燥固体，称为干胶。

（二）高分子溶液的制备

高分子溶解时首先要经过溶胀过程。溶胀是指水分子渗入高分子结构的空隙中，与高分子中的亲水基团发生水化作用而使体积膨胀，结果使高分子空隙间充满了水分子，这一过程称有限溶胀。由于高分子空隙间存在水分子，降低了高分子分子间的作用力(范德华力)，溶胀过程继续，最后高分子化合物完全分散在水中形成高分子溶液，这一过程称为无限溶胀，常需搅拌或加热等过程才能完成。形成高分子溶液的这一过程称为胶溶。胶溶过程的快慢取决于高分子的性质以及工艺条件。制备明胶溶液时，先将明胶碎成小块，放于冷水中浸泡 3～4 小时使其吸水膨胀，这是有限溶胀过程；然后加热并搅拌使其形成明胶溶液，这是无限溶胀过程。琼脂、阿拉伯胶、西黄蓍胶和羧甲纤维素钠等在水中的溶解均属于这一过程。淀粉遇水立即膨胀，但无限溶胀过程必须加热至 60～70 ℃才能完成，即形成淀粉浆。甲基纤维素和羟丙甲纤维素等一些高分子化合物在冷水中较热水更易溶解，配制这类高分子溶液时须先将其加入1/5～1/3 的热水(80～90 ℃)中，充分分散与吸水膨胀后降温，再加冷水至总体积，不断搅拌使溶解。胃蛋白酶等高分子药物，其有限溶胀和无限溶胀过程都很快，将其撒于水面，待自然溶胀后再搅拌可形成溶液；如果将它们撒于水面后立即搅拌则形成团块，给制备过程带来困难。

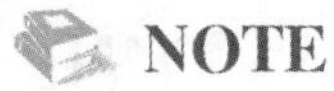

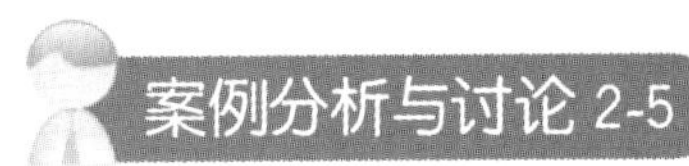

胃蛋白酶口服溶液

【处方】 胃蛋白酶 2.0 g,单糖浆 10.0 mL,5%羟苯乙酯乙醇液 1.0 mL,橙皮酊 2.0 mL,稀盐酸 2.0 mL,纯化水加至 100.0 mL。

【制备】 ①将稀盐酸、单糖浆加入约 80.0 mL 纯化水中,搅匀;②再将胃蛋白酶撒在液面上,待自然溶胀、溶解;③将橙皮酊缓缓加入溶液中;④另取约 10.0 mL 纯化水溶解羟苯乙酯乙醇液后,缓缓加入于上述溶液中;⑤再加纯化水至全量,搅匀,即得。

【注解】 ①影响胃蛋白酶活性的主要因素是 pH,一般 pH 为 1.5～2.5。含盐酸的量不可超过 0.5%,否则使胃蛋白酶失去活性,故配制时先将稀盐酸用适量纯化水稀释。②须将胃蛋白酶撒在液面上,待溶胀后再缓缓搅匀,且不得加热以免失去活性。③本品一般不宜过滤,因胃蛋白酶的等电点为 2.75～3.00,因此在该溶液中 pH 小于等电点,胃蛋白酶带正电荷,而润湿的滤纸或棉花带负电荷,过滤时会吸附胃蛋白酶。必要时,可将滤材润湿后,用少许稀盐酸冲洗以中和滤材表面的电荷,消除吸附现象。④胃蛋白酶的消化力应为 1∶3000,即 1 g 胃蛋白酶应能消化凝固的卵蛋白 3000 g;⑤本品不宜与胰酶、氯化钠、碘、鞣酸、浓乙醇、碱以及重金属配伍,因其能够降低活性。

问题:在溶解胃蛋白酶时,为何应将胃蛋白酶撒在液面上,待溶胀后再缓缓搅匀?

二、溶胶剂

溶胶剂(sol)是指疏水性固体药物的微细粒子分散在水中形成的非均相分散体系,又称疏水胶体。溶胶剂中分散的微细粒子大小为 1～100 nm,胶粒是多分子聚集体,有极大的分散度,属热力学不稳定体系。将药物分散成溶胶状态,药效会出现显著的变化。如硫的粉末不被肠道吸收,但胶体硫在肠道中极易吸收,以至产生极大毒性甚至致死。

(一) 溶胶剂的构造和性质

1. 溶胶剂的双电层构造 溶胶剂中的固体微粒由于本身的解离或吸附溶液中的某种离子而带有电荷,带电的微粒表面必然吸引带相反电荷的离子,称为反离子。吸附的带电离子和反离子构成了吸附层。少部分反离子扩散到溶液中,形成扩散层。吸附层和扩散层分别是带相反电荷的带电层,称为双电层,也称扩散双电层。双电层之间的电位差称为 ζ 电位。由于胶粒电荷之间的排斥作用和在胶粒周围形成的水化膜,可防止胶粒碰撞时发生聚结。ζ 电位越高斥力越大,溶胶也就越稳定。ζ 电位降至 20～25 mV 以下时,溶胶产生聚结而不稳定。

2. 溶胶剂的性质

(1) 光学性质 由于 Tyndall 效应,强光线通过溶胶剂时从侧面可见到圆锥形光束,这是由于胶粒粒度小于自然光波长而产生的光散射。溶胶剂的浑浊程度用浊度表示,浊度越大,散射光越强。

(2) 电学性质 溶胶剂由于双电层结构而带电,或带正电,或带负电。在电场的作用下胶粒或分散介质产生移动,产生电位差,这种现象称为界面动电现象。溶胶的电泳现象就是界面动电现象所引起的。

(3) 动力学性质 溶胶剂中的胶粒在分散介质中有不规则的运动,这种运动称为布朗(Brown)运动。这种运动是由于胶粒受溶剂水分子不规则的撞击产生的。胶粒的扩散速度、沉降速度及分散介质的黏度等都与溶胶的动力学性质有关。

(4) 稳定性 溶胶剂属热力学不稳定体系,主要表现为有聚结不稳定性和动力不稳定性。但由于胶粒表面的电荷产生静电斥力,以及胶粒荷电所形成的水化膜,都增加了溶胶剂的聚结

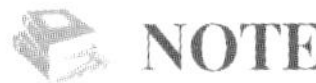

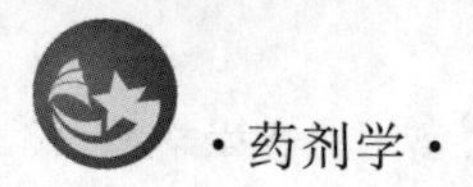

稳定性。由于重力作用胶粒产生沉降，但由于胶粒的布朗运动又使其沉降速度变得极慢，增加了动力稳定性。

溶胶剂对带相反电荷的溶胶以及电解质极其敏感，将带相反电荷的溶胶或电解质加入溶胶剂中，由于电荷被中和使电位降低，同时又减少了水化层，使溶胶剂产生聚结进而产生沉降。向溶胶剂中加入天然的或合成的亲水性高分子溶液，使溶胶剂具有亲水胶体的性质而增加稳定性，这种胶体称为保护胶体。例如，作为杀菌、消毒剂的蛋白银溶胶剂，就是明胶溶液保护的氧化银溶胶。

（二）溶胶剂的制备

1. 分散法

(1) 机械分散法　胶体磨是制备溶胶剂的常用设备。将药物、溶剂以及稳定剂从加料口处加入于胶体磨中，胶体磨以 10000 r/min 的转速高速旋转将药物粉碎到胶体粒子范围。

(2) 胶溶法　亦称解胶法，是使刚聚集起来的新生粗分散粒子又重新分散的方法。一些新产生的沉淀，经洗涤除去过多的电解质，加入少量稳定剂经再分散后可制得溶胶剂。如 AgCl 新生沉淀加入 $AgNO_3$ 作稳定剂，经再分散可制得 AgCl 溶胶。

(3) 超声分散法　用 20000 Hz 以上的超声波所产生的能量使粗分散粒子粉碎成溶胶剂的方法。

2. 凝聚法

(1) 物理凝聚法　改变分散介质的性质使溶解的药物凝聚成为溶胶。

(2) 化学凝聚法　借助于氧化、还原、水解、复分解等化学反应制备溶胶的方法。

第七节　混　悬　剂

一、概述

混悬剂(suspension)是指难溶性固体原料药物以微粒状态分散于液体分散介质中形成的非均相的液体制剂。混悬剂中的药物微粒粒径一般为 0.5～10 μm，根据需要药物粒径也可以小于 0.5 μm 或大于 10 μm，甚至达 50 μm 或更大。混悬剂的分散介质大多为水，也可用植物油。混悬剂可以用于内服、外用、注射、滴眼等多种给药途径。

1. 适合制备混悬剂的情况　①将难溶性药物制成液体制剂时；②药物的剂量超过了溶解度而不能以溶液剂形式应用时；③两种溶液混合时，药物的溶解度降低而析出固体药物时；④为了使药物产生缓释作用等，都可以考虑制成混悬剂。但为了安全起见，剧毒药或剂量小的药物不应制成混悬剂使用。

2. 混悬剂的质量要求　①药物本身的化学性质应稳定，在使用或贮存期间含量符合要求；②根据用途不同，混悬剂中的微粒大小有不同要求；③粒子的沉降速度应很慢，沉降后不应有结块现象，轻摇后应迅速均匀分散；④混悬剂应有一定的黏度；⑤外用混悬剂应容易涂布；⑥在使用时应无不适感或刺激性。

混悬剂大多数为液体制剂，也有干混悬剂。干混悬剂是按混悬剂的要求将药物用适宜方法制成粉末状或颗粒状制剂，使用时加水即迅速分散成混悬剂。制成干混悬剂的目的主要是解决混悬剂在贮存过程中的稳定性问题。

二、混悬剂的物理稳定性

NOTE

混悬剂中药物微粒的分散度较大、具有较高的表面自由能，粒子容易聚结，因此混悬剂属于热力学不稳定体系。与溶胶剂相比，混悬剂微粒粒径大，粒子的布朗运动不显著，易受重力作用而沉降，因此混悬剂又属于动力学不稳定体系。

（一）混悬粒子的沉降速度

混悬剂中的药物微粒由于受重力作用，静置时会发生沉降，沉降速度服从 Stokes 定律。

$$v=\frac{2r^2(\rho_1-\rho_2)g}{9\eta} \tag{2-9}$$

式中，v 为微粒沉降速度（cm/s）；r 为微粒半径（cm）；ρ_1、ρ_2 分别为微粒和分散介质的密度（g/mL）；η 为分散介质的黏度（mPa·s）；g 为重力加速度常数（cm/s^2）。

由 Stokes 定律可以看出，微粒的沉降速度与微粒半径的平方、微粒与分散介质的密度差成正比，与分散介质的黏度成反比。混悬剂微粒沉降速度越大，动力学稳定性越小。

提高混悬剂动力学稳定性的主要方法：①减小微粒半径，使固体药物微粉化，细小微粒由于布朗运动而沉降缓慢，可长时间悬浮在分散介质中，保持混悬状态；②加入高分子助悬剂，增加分散介质的黏度，减小微粒与分散介质间的密度差，疏水性药物微粒因吸附助悬剂分子还可增加亲水性。

（二）微粒的荷电与水化

混悬液中的微粒可因本身解离或吸附分散介质中的离子而荷电，具有双电层结构，即带有 ζ 电位。由于微粒表面荷电，水分子可在微粒周围形成水化膜，这种水化作用的强弱随双电层厚度而改变。微粒荷电使微粒间产生排斥作用，加之有水化膜的存在，阻止了微粒间的相互聚结，使混悬剂稳定。向混悬剂中加入少量的电解质，可以改变双电层的构造和厚度，影响混悬剂的聚结稳定性并产生絮凝。疏水性药物混悬剂的微粒水化作用很弱，对电解质更敏感。亲水性药物混悬剂微粒除荷电外，本身具有水化作用，受电解质的影响较小。

（三）絮凝与反絮凝

混悬剂中的微粒由于分散度大而具有很大的总表面积，因而微粒具有很高的表面自由能，这种高能状态的微粒有降低表面自由能的趋势，表面自由能的改变可用式(2-10)表示：

$$\Delta G=\delta_{SL}\Delta A \tag{2-10}$$

式中，ΔG 为表面自由能的改变值，ΔA 为微粒总表面积的改变值，δ_{SL} 为固-液界面张力。对一定的混悬剂 δ_{SL} 是一定的，只有降低 ΔA，才能降低微粒的表面自由能 ΔG，由此，微粒团聚是体系的自发过程。但由于微粒带有电荷，电荷的排斥力阻碍了微粒产生团聚。如果加入适当的电解质，降低混悬微粒的 ζ 电位，可以减小微粒间电荷的排斥力，ζ 电位降低到一定程度后，混悬剂中的微粒形成疏松的絮状聚集体，使混悬剂处于稳定状态。混悬微粒形成絮状聚集体的过程称为絮凝（flocculation），加入的电解质称为絮凝剂（flocculant）。为了得到稳定的混悬剂，一般应控制 ζ 电位为 20～25 mV，使其恰好能产生絮凝作用。絮凝状态具有以下特点：微粒沉降速度快、有明显的沉降面、沉降体积大且疏松，经振摇后能迅速恢复均匀的混悬状态。

向絮凝状态的混悬剂中加入电解质，使 ζ 电位升高到 50～60 mV，使絮凝状态变为非絮凝状态的这一过程称为反絮凝（deflocculation），加入的电解质称为反絮凝剂（deflocculant）。反絮凝剂与絮凝剂所用的电解质相同。

絮凝和反絮凝作用的产生，主要是由于混悬剂的微粒间有静电斥力，同时也存在引力，即范德华力。当两个运动的微粒间的距离靠近时，电荷的斥力增大，引力也增大。斥力和引力以微粒间的相互作用能表示，如图 2-9 所示，斥力的相互作用能以正号表示，即 A 线；引力的相互作用能以负号表示，即 B 线；两种相互作用能之和为 C 线。当混悬剂中两个微粒间的距离缩短至 S 点（第二极小值）时，引力稍大于斥力，这是微粒间保持的最佳距离，此时粒子形成絮状聚集体而处于絮凝状态。当粒子间的距离进一步缩短时，斥力明显增加，当距离达到 M 点时

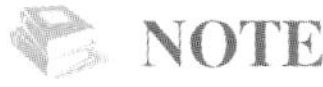
NOTE

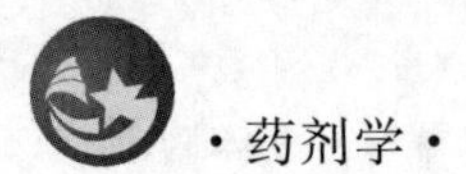

斥力最大，微粒间无法达到聚集而处于非絮凝状态。但此种状态的混悬剂并不是最佳条件，其稳定性难以维持长久，受外界因素的影响微粒间的距离很容易进一步缩短达到 P 点（第一极小值）。在此点微粒间产生强烈的相互吸引，以至于在强引力的作用下挤出粒子间的分散介质而使粒子结饼，成为永久性聚结，而无法再分散恢复至混悬状态。

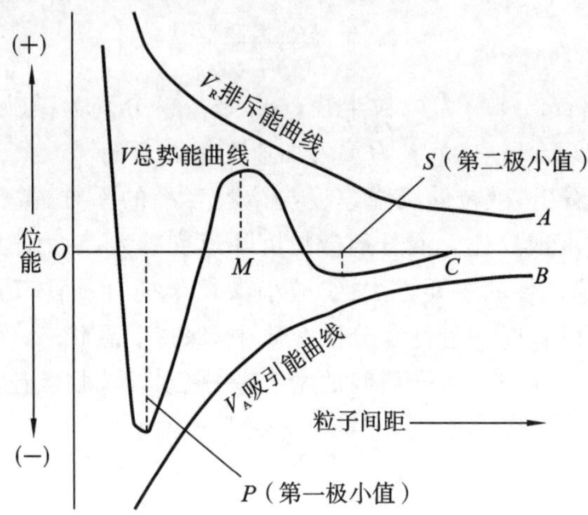

图 2-9　混悬剂中粒子间吸引与排斥的位能曲线

（四）微粒长大

研究表明，药物的微粒小于 0.1 μm 时，其粒径越小，溶解度则越大，这一规律可以用 Ostwald Freundlich 方程式表示（见本章第五节）。混悬剂中的药物微粒大小不可能完全一致，在放置过程中，微粒的大小与数目在不断地变化。混悬剂溶液总体上是饱和溶液，但小微粒因其溶解度大而不断地溶解，大微粒则因过饱和而不断地增长变大，使沉降速度加快，混悬剂稳定性降低。在混悬体系中微粒大小分布越不均匀，其溶解度相差越大。因此在制备混悬剂时，不仅要考虑微粒分散相的粒度，同时还要考虑粒度分布的均匀性。

在贮存过程中，混悬剂中的多晶型药物由亚稳定晶型向稳定晶型不断转化，会使微粒发生结块、沉降，不仅破坏混悬剂的稳定性，还可能降低药效。许多有机药物如巴比妥、氯霉素、四环素等都有多种晶型。同一种药物的多种晶型中仅有一种晶型最稳定，其他为亚稳定型。药物的亚稳定型结晶微粒由于具有较高的溶解度，故会不断地溶解，同时会形成稳定型结晶的晶核，并不断长大，使微粒粒径增大，混悬剂稳定性降低。

药物的晶癖（结晶的外部形态）对混悬剂的稳定性也有影响，如对称的圆柱状碳酸钙比不对称的针状碳酸钙稳定，前者下沉聚集，但易分散，后者下沉聚结成饼，不易分散。

（五）分散相的浓度和温度

在同一分散介质中分散相的浓度增加，混悬剂的稳定性降低。温度对混悬剂的影响更大，温度变化不仅改变药物的溶解度和溶解速度，还能改变微粒的沉降速度、沉降体积和絮凝速度，从而改变混悬剂的稳定性。冷冻可破坏混悬剂的网状结构，也使稳定性降低。

三、混悬剂的稳定剂

为了提高混悬剂的物理稳定性而加入的附加剂称为稳定剂，根据其作用可分为润湿剂、助悬剂、絮凝剂与反絮凝剂等。

（一）润湿剂

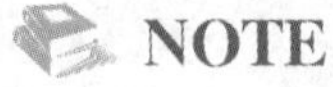

润湿剂（wetting agent）是指能增加疏水性药物微粒被水润湿能力的附加剂。许多疏水性

药物，如硫磺、甾醇类、阿司匹林等不易被水润湿，加之药物微粒表面吸附有空气，给混悬剂的制备带来困难，此时应加入润湿剂。润湿剂可吸附于微粒表面，降低微粒与分散介质之间的界面张力，增加疏水性药物的亲水性，使之容易被润湿、分散。最常用的润湿剂是 HLB 值为 7～11 的表面活性剂，如聚山梨酯类、泊洛沙姆、聚氧乙烯蓖麻油类等。

（二）助悬剂

助悬剂(suspending agent)是指能增加液体分散介质的黏度以降低微粒的沉降速度或增加微粒亲水性的附加剂。助悬剂包括的种类很多，其中有低分子化合物、高分子化合物，甚至有些表面活性剂也可作助悬剂用。

1. 低分子助悬剂 如甘油、糖浆等，内服混悬剂使用糖浆兼有矫味作用，外用混悬剂常加甘油作助悬剂。

2. 高分子助悬剂

(1) 天然高分子助悬剂 主要是树胶类，如阿拉伯胶、西黄蓍胶、桃胶等。阿拉伯胶可用其粉末或胶浆，用量一般为 5%～15%；西黄蓍胶因其黏度大，用量仅为 0.5%～1.0%。此外还有植物多糖类，如琼脂、白芨胶、海藻酸钠、淀粉浆等；蛋白质类如明胶等。

(2) 合成或半合成高分子助悬剂 主要是纤维素衍生物类，如甲基纤维素、羧甲纤维素钠、羟丙纤维素、羟丙甲纤维素、羟乙纤维素等。其他如聚维酮、聚乙烯醇、卡波普、葡聚糖等。此类助悬剂性质稳定，受 pH 影响小，但应注意某些助悬剂与药物或其他附加剂有配伍变化，如甲基纤维素与鞣质或盐酸有配伍变化，羧甲纤维素钠与三氯化铁或硫酸铝也有配伍变化。

(3) 硅皂土 为天然硅胶状的含水硅酸铝，呈灰黄或乳白色细粉末，直径为 1～150 μm，不溶于水和酸，但在水中可膨胀，体积增加约 10 倍，形成高黏度并具有触变性和假塑性的凝胶。硅皂土在 pH>7 时膨胀性更大且黏度更高，助悬效果更佳。如炉甘石洗剂中加入一定量的硅皂土，助悬效果极佳。

(4) 触变胶 利用触变胶的触变性，也可达到助悬、稳定作用。即凝胶与溶胶恒温转变的性质，静置时形成凝胶防止微粒沉降，振摇时变为溶胶有利于混悬剂的使用。2%单硬脂酸铝溶解于植物油中形成典型的触变胶。一些具有塑性流动和假塑性流动的高分子化合物水溶液常具有触变性，可选择使用。

（三）絮凝剂与反絮凝剂

制备混悬剂时常需加入絮凝剂，使混悬剂处于絮凝状态，以增加混悬剂的稳定性。絮凝剂主要是具有不同价数的电解质，其中阴离子的絮凝作用大于阳离子。一般离子价数越高，絮凝作用越强，离子价数增加 1，絮凝效果增加 10 倍。同一电解质可因用量不同，在混悬剂中起絮凝作用或反絮凝作用。例如，枸橼酸盐、枸橼酸氢盐、酒石酸盐、酒石酸氢盐、磷酸盐和一些氯化物(如三氯化铝)等，既可用作絮凝剂亦可用作反絮凝剂。

絮凝剂和反絮凝剂的种类、性能、用量、微粒荷电性质以及其他附加剂等均对絮凝剂和反絮凝剂的使用有影响，应在试验的基础上加以选择。

四、混悬剂的制备

制备混悬剂时，应尽量使混悬微粒的粒径小且粒度分布均一。混悬剂的制备方法分为机械分散法和凝聚法。

（一）机械分散法

机械分散法是将粗颗粒的药物粉碎成符合粒径要求的微粒，再分散于分散介质中制成混悬剂的方法。小量制备可用乳钵，大量生产时可用乳匀机、胶体磨等设备。加液研磨比干磨粉碎得更细，微粒可达到 0.1～0.5 μm。加液研磨时，可使用处方中的水、芳香水、糖浆、甘油等

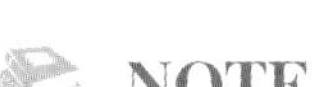

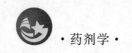

液体，通常是1份药物加入0.4～0.6份液体进行研磨，能产生最大分散效果。

氧化锌、炉甘石、碱式硝酸铋、碱式碳酸铋、碳酸钙、碳酸镁、磺胺类等难溶性药物，因分子中存在亲水基团，故有一定的亲水性，制备混悬剂时一般先将药物干磨粉碎到一定细度，再加处方中的液体适量，加液研磨至适宜的分散度，最后加入处方中的剩余液体至全量。对于强疏水的难溶性药物，由于不易被水润湿，须先加一定量的润湿剂与药物研磨均匀后，再加液体研磨混匀。对于质重、硬度大的药物，可采用"水飞法"，即在药物中加适量的水研磨至细，再加入较多量的水，搅拌，稍加静置，倾出上层液体，研细的悬浮微粒随上清液被倾倒出去，余下的粗粒再进行研磨。如此反复直至完全研细，直至达到要求的分散度为止。"水飞法"可使药物粉碎到极细的程度。

案例分析与讨论 2-6

复方硫磺洗剂

【处方】 沉降硫磺 30 g，硫酸锌 30 g，樟脑醑 250 mL，羧甲纤维素钠 5 g，甘油 100 mL，纯化水适量，共制成 1000 mL。

【制备】 ①取沉降硫磺置于乳钵中，加甘油研磨成细腻糊状；②硫酸锌溶于 200 mL 水中；③另将羧甲纤维素钠用 200 mL 水制成胶浆，在搅拌下缓缓加入乳钵中研匀，移入量器中；④搅拌下加入硫酸锌溶液，搅匀，在搅拌下以细流加入樟脑醑，加纯化水至 1000 mL，搅匀，即得。

【注解】 ①硫磺为强疏水性药物，甘油为润湿剂，羧甲纤维素钠为助悬剂。②樟脑醑为10%樟脑乙醇液，加入时应急剧搅拌，以免樟脑因溶剂改变而析出大颗粒。③用聚山梨酯80作润湿剂成品质量更佳。但不宜用软肥皂，因其与硫酸锌生成不溶性的二价锌皂。

问题：制备硫磺洗剂时，为何要先将沉降硫磺加甘油研磨成细腻糊状？该混悬剂是采用什么方法制备的？

（二）凝聚法

1. 物理凝聚法 将分子和离子状态分散的药物溶液加至另一药物不溶的分散介质中凝聚成混悬液的方法。一般将药物制成热饱和溶液，在搅拌下加至另一种药物不溶的液体中，使药物快速结晶，此法可得到 10 μm 以下（占 80%～90%）的微粒，再将微粒分散于适宜的介质中即可制成混悬剂。醋酸可的松滴眼剂就是用物理凝聚法制备的。

2. 化学凝聚法 用化学反应使两种或两种以上的物质在分散介质中生成难溶性的药物微粒制成混悬剂的方法。为使微粒细小均匀，化学反应在稀溶液中进行并应急速搅拌。胃肠道透视用 $BaSO_4$ 混悬剂就是用此法制成的。

五、混悬剂的质量评价

1. 微粒大小 混悬剂中微粒的大小直接关系到混悬液的稳定性，而且会影响混悬剂的药效及生物利用度。所以混悬剂中微粒大小及分布，是评价混悬剂质量的重要指标。常用的测定方法有显微镜法、筛分法、库尔特计数法、浊度法、光散射法、漫散射法等。

2. 沉降体积比(sedimentation rate) 沉降物的体积与沉降前混悬剂的体积之比。沉降体积比可用于评价混悬剂的稳定性，进而评价助悬剂和絮凝剂的效果。测定方法：将一定量(2020年版《中国药典》规定为 50 mL)的混悬剂置于具塞量筒内，密塞，用力振摇1分钟，测定沉降前混悬液的体积 V_0 或高度 H_0，静置一定时间（药典中为3小时）后，观察沉降面不再改变时沉降物的体积 V 或沉降面高度 H，按式(2-11)计算沉降体积比 F。

$$F=\frac{V}{V_0}=\frac{H}{H_0} \tag{2-11}$$

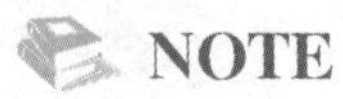

F 值为 0～1，F 值越大混悬剂越稳定。混悬微粒开始沉降时，沉降面高度 H 随时间而减小，所以沉降体积比 H/H_0 是时间的函数。以 H/H_0 为纵坐标，沉降时间 t 为横坐标作图，可得沉降曲线，曲线的起点最高点为 1，以后逐渐缓慢降低并与横坐标平行。根据沉降曲线的形状可以判断混悬剂处方设计的优劣，沉降曲线比较平和缓慢地降低可认为该处方设计优良，但较浓的混悬剂不适合用于绘制沉降曲线。口服混悬剂的沉降体积比应不低于 0.90。

3. 絮凝度 比较混悬剂絮凝程度的重要参数，用式(2-12)表示：

$$\beta=\frac{F}{F_{\infty}}=\frac{V/V_0}{V_{\infty}/V_0}=\frac{V}{V_{\infty}} \tag{2-12}$$

式中，F 为加入絮凝剂后混悬剂的沉降体积比；F_{∞} 为去絮凝混悬剂的沉降体积比，絮凝度 β 表示由于絮凝剂的作用所引起的沉降体积比增加的倍数。例如，去絮凝混悬剂的 F_{∞} 值为 0.15，絮凝混悬剂的 F 值为 0.75，则 $\beta=5.0$，说明絮凝混悬剂沉降体积比是去絮凝混悬剂沉降体积比的 5 倍。β 值越大，絮凝效果越好，混悬剂的稳定性越高。

4. 重新分散性 优良的混悬剂贮存后经振摇，沉降物应能很快重新分散，这样才能保证服用时的均匀性和分剂量的准确性。测定方法：将混悬剂置于 100 mL 量筒内，以 20 r/min 的速度转动，经过一定时间的旋转后，量筒底部的沉降物应重新均匀分散。

5. ζ 电位 一般 ζ 电位在 25 mV 以下时，混悬剂呈絮凝状态；ζ 电位为 50～60 mV 时，混悬剂呈反絮凝状态。可用电泳法测定混悬剂的 ζ 电位。

6. 流变性 用旋转黏度计测定混悬液的流动特性曲线，通过流动特性曲线的形状可判断流体类型，以评价混悬液的流变学性质，具体见第七章第六节。若为具有触变性的塑性或假塑性流体，则有利于减缓或防止药物微粒沉降，提高混悬剂的稳定性。

第八节 乳 剂

一、概述

乳剂(emulsion)是指互不相溶的两种液体混合，其中一相液体以液滴状分散于另一相液体中形成的非均相的液体制剂。分散的液滴状液体称为分散相(disperse phase)、内相(internal phase)或非连续相(discontinuous phase)，另一相液体则称为分散介质(disperse medium)、外相(external phase)或连续相(continuous phase)。液体分散相分散于另一不相混溶的液体分散介质中形成乳剂的过程称为"乳化"。

(一) 乳剂的基本组成

通常，乳剂由水相、油相和乳化剂组成，三者缺一不可。乳剂中的一相通常为水或水性液体，称为水相(water phase，W)；另一相为与水不相混溶的液体，称为油相(oil phase，O)；乳化剂在乳剂的形成与稳定中发挥着极其重要的作用。此外，为增加乳剂的稳定性，乳剂中还可加入辅助乳化剂、防腐剂和抗氧剂等附加剂。

(二) 乳剂的分类

1. 按分散系统的组成分类 乳剂可分为单乳与复乳(multiple emulsion)。

(1) 单乳 又可分为水包油型(O/W 型)与油包水型(W/O 型)乳剂。前者是指外相为"水"，内相为"油"的乳剂；后者是指外相为"油"，内相为"水"的乳剂。O/W 型与 W/O 型乳剂的主要区别见表 2-7。

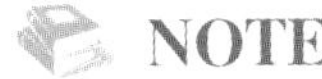

表 2-7 区别乳剂类型的方法

性　质	O/W 型乳剂	W/O 型乳剂
外观	通常为乳白色	接近油的颜色
皮肤上的感觉	无油腻感	有油腻感
稀释	可用水稀释	可用油稀释
导电性	导电	几乎不导电
加水溶性染料	外相染色	内相染色
加油溶性染料	内相染色	外相染色
滤纸润湿法	液滴迅速铺展、中心留有油滴	不能铺展

(2) 复乳　将第一次乳化所得的 W/O 型一级乳分散在含适宜乳化剂的水相中(或 O/W 型一级乳分散在含适宜乳化剂的油相中),经二次乳化制备得到的乳剂,常以 W/O/W 型或 O/W/O 型表示。

2. 按分散相粒子大小分类

(1) 普通乳(emulsion)　普通乳的液滴大小一般为 1～100 μm,这时乳剂形成乳白色不透明的液体。普通乳剂属于热力学不稳定体系。

(2) 亚微乳与纳米乳　亚微乳(submicroemulsion)的液滴粒径一般为 0.1～1.0 μm,纳米乳(nanoemulsion)液滴粒径一般小于 100 nm,详见第十二章第四节。

乳剂中液滴大小与乳剂外观的关系见表 2-8。

表 2-8 液滴大小与乳剂外观的关系

液滴大小	大　滴	>1 μm	0.1～1 μm	0.05～0.1 μm	<0.05 μm
外观	可分辨的两相	白色乳状液	蓝白色乳状液	灰色半透明液	透明液

(三) 乳剂的特点

乳剂的主要特点:①乳剂中液滴的分散度大,药物吸收快,生物利用度高;②油性药物制成乳剂能保证剂量准确,且使用方便;③水包油型乳剂可掩盖药物的不良臭味,并可加入矫味剂;④外用乳剂可改善药物对皮肤、黏膜的渗透性,减少刺激性;⑤静脉注射乳剂在体内分布较快、药效高、具有靶向性。然而,乳剂也存在一些不足,如在贮藏过程中易受温度、光、氧、微生物等影响,出现分层、破乳或酸败等现象。

(四) 乳剂的质量要求

乳剂的类型与给药途径不同,其质量要求也不相同。一般要求乳剂的外观呈均匀的乳白色(普通乳、亚微乳)或半透明、透明(纳米乳);分散相液滴大小均匀,粒径符合规定;无分层现象;无异臭味,内服口感适宜,外用和注射用无刺激性;有良好的流动性,方便使用;具备一定的防腐能力,在贮存与使用中不易霉变。

二、乳化剂

乳化剂(emulsifying agent 或 emulsifier)是乳剂的重要组成部分,对于乳剂的形成、稳定性以及药效发挥等方面起重要的作用。

乳化剂应具备以下条件:①具有较强的乳化能力,并能在乳滴表面形成牢固的乳化膜;②安全性好,无毒、无刺激性;③稳定性好,理化性质稳定,受外界因素(如酸碱、盐、pH 等)的影响小。

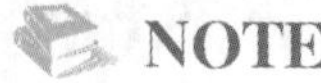

常用的乳化剂分为表面活性剂、天然高分子、固体粉末三类。

（一）表面活性剂

表面活性剂用作乳化剂，乳化能力强，性质较稳定，容易在乳滴表面形成单分子乳化膜。这类乳化剂混合使用乳化效果更佳。详细内容见本章第四节。

（二）天然高分子

这类乳化剂亲水性较强，黏度较大，可形成多分子乳化膜，使制备的乳剂稳定，可用于制备O/W型乳剂。天然高分子表面活性小，降低表面张力的性能低，用于制备乳剂时做功较多，且用量较大。天然高分子乳化剂易被微生物污染变质，使用时需添加防腐剂。

1. 阿拉伯胶 阿拉伯酸的钠、钙、镁盐的混合物。适用于制备植物油、挥发油的乳剂，可供内服用。阿拉伯胶的使用浓度为10%～15%，在pH为4～10范围内乳剂稳定。阿拉伯胶内含有氧化酶，使用前应在80 ℃加热以破坏。阿拉伯胶的乳化能力较弱，常与西黄蓍胶、果胶、琼脂等合用。

2. 明胶 用量为油量的1%～2%。易受溶液pH及电解质的影响产生凝聚作用。常与阿拉伯胶合用。

3. 西黄蓍胶 水溶液黏度较高，pH为5时黏度最大，0.1%溶液为稀胶浆，0.2%～2%溶液呈凝胶状。西黄蓍胶的乳化能力较差，一般与阿拉伯胶合用。

4. 杏树胶 杏树分泌的胶汁凝结而成的棕色块状物，用量为2%～4%。乳化能力和黏度均超过阿拉伯胶，可作为阿拉伯胶的代用品。

（三）固体粉末

这类乳化剂为不溶性的细微固体粉末，乳化时能吸附于油水界面形成固体微粒乳化膜。形成乳剂的类型由接触角θ决定，一般$\theta<90°$易被水润湿，形成O/W型乳剂；$\theta>90°$易被油润湿，形成W/O型乳剂。O/W型乳化剂有氢氧化镁、氢氧化铝、二氧化硅、硅皂土等；W/O型乳化剂有氢氧化钙、氢氧化锌、硬脂酸镁等。

三、辅助乳化剂

辅助乳化剂又称助乳化剂，一般无乳化能力或乳化能力很弱，但与乳化剂合用能增加乳剂稳定性。辅助乳化剂可调节乳化剂的HLB值，并能与乳化剂形成稳定的复合凝聚膜，增加乳化膜的强度，防止乳滴合并。此外，辅助乳化剂还能提高乳剂的黏度，有利于提高乳剂的稳定性。例如，甲基纤维素、羧甲纤维素钠、羟丙甲纤维素、羟乙纤维素、海藻酸钠、琼脂、西黄蓍胶、阿拉伯胶、黄原胶、果胶、硅皂土等可增加水相黏度；鲸蜡醇、蜂蜡、单硬脂酸甘油酯、硬脂酸、硬脂醇等可增加油相黏度。一些中短链醇或低分子量聚乙二醇等还可提高乳化剂的表面活性和乳化性能，可用作制备微乳、纳米乳的辅助乳化剂。

四、乳剂的形成机制

在乳剂的制备中，只有加入适宜的乳化剂才能制得相对稳定的乳剂。乳化剂在乳剂的形成与稳定中的作用，即乳剂形成理论，主要有以下观点。

（一）降低表面张力

水相与油相混合时，借助于机械力的搅拌作用即可形成大小不同的乳滴，但很快会合并分层。这是因为形成乳剂的两相液体之间存在界面张力，两相间界面张力越大，界面自由能也越大，形成乳剂的能力就越小。两相液体形成乳剂的过程，是两相液体之间形成大量新界面的过程，乳滴越小，新增加的界面就越大，乳剂粒子的界面自由能也就越大。这时体系就有巨大的降低界面自由能的趋势，促使乳滴合并以降低自由能，所以乳剂是热力学不稳定体系。为保持

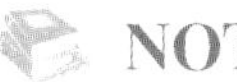

乳剂的分散状态和稳定性，必须降低界面自由能或界面张力。因此，加入任何能降低界面张力的物质都有利于乳剂的形成和稳定。乳化剂的作用是吸附于乳滴表面，有效地降低界面张力或界面自由能，从而在简单的振摇或搅拌的作用下就能形成具有一定分散度和稳定性的乳剂，所以适宜的乳化剂是形成稳定乳剂的必要条件。

（二）形成界面吸附膜

界面吸附膜学说即 Bancroft 规则认为，乳剂中分散度很大的乳滴，其表面具有很大的吸附能力，乳化剂被吸附在乳滴表面，有规则地定向排列于乳滴与分散介质之间的界面而形成界面吸附膜（又称乳化膜），不仅降低油水间的界面张力，而且像屏障一样阻止乳滴合并，使乳剂保持稳定。乳剂稳定性的大小取决于所形成界面膜的附着性和牢固性，界面膜的附着性和牢固性越大，乳剂越稳定。

不同种类的乳化剂可形成不同类型的界面吸附膜（乳化膜），一般可分为四种类型。

1. 单分子乳化膜　表面活性剂类乳化剂吸附于乳滴表面，有规律地定向排列成单分子乳化膜。离子型表面活性剂作乳化剂还可使乳化膜带有电荷，由于电荷互相排斥，阻止乳滴合并，使乳剂更加稳定。

2. 多分子乳化膜　亲水性高分子化合物类乳化剂吸附于乳滴表面，形成多分子乳化膜，不仅阻止乳滴合并，而且增加分散介质黏度，使乳剂更稳定。如阿拉伯胶作乳化剂就能形成多分子膜。

3. 复合凝聚乳化膜　由 O/W 型和 W/O 型乳化剂混合使用共同形成的界面乳化膜。如吐温（O/W 型）与司盘（W/O 型），十六烷基硫酸钠（O/W 型）与胆固醇（W/O 型），硬脂酸钠（O/W 型）与鲸蜡醇（W/O 型）等混合乳化剂，可形成稳定的完全封闭的复合凝聚乳化膜，阻止乳滴合并。但要注意的是，复合凝聚膜的形成与乳化剂的分子形状有关，并非任何两种不同类型的乳化剂混用均可形成复合凝聚膜，如十六烷基硫酸钠与油醇混用，由于油醇双键的空间效应导致二者不能在油水界面有序排列，从而不能形成复合凝聚膜。

4. 固体微粒乳化膜　固体微粒足够细时，不易因重力影响而沉降，而且对油相和水相均有一定的亲和力，因而对油、水两相表面张力有不同程度的降低。在乳化过程中固体微粒吸附于乳滴表面排列成固体微粒乳化膜，起阻止乳滴合并的作用，增加乳剂的稳定性。如硅皂土、氢氧化镁等都可作固体微粒乳化剂使用。

五、影响乳剂类型的因素

乳剂的类型应根据临床用药需求与药物的性质等来设计。口服、外用或注射用乳剂可考虑制成 O/W 型乳剂。水溶性药物还可设计成 W/O 型或 W/O/W 型乳剂用于延缓药物释放。为制得理想的乳剂类型，应考虑以下几种关键因素。

（一）乳化剂

乳化剂对于乳剂的形成与稳定性起着决定性的影响。一般应根据乳剂的类型、给药途径、乳化剂的性质以及油相的性质等来选择合适的乳化剂，其用量一般为 0.5%～10%。

1. 根据乳剂的类型选择　在乳剂处方设计时，首先确定乳剂的类型，如 O/W 或 W/O 型，根据乳剂类型分别选择所需的乳化剂。乳化剂的亲水性和溶解度影响乳剂的形成类型。通常亲水性较强，易溶于水的乳化剂有助于形成 O/W 型乳剂；亲油性较强、易溶于油相的乳化剂有助于形成 W/O 型乳剂；乳化剂在油、水两相均有一定溶解度时，乳化剂溶解度大的一相将成为外相，即分散介质。

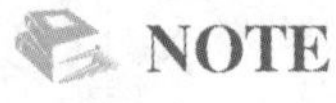

2. 根据乳剂的给药途径选择　口服乳剂宜选用无毒的乳化剂；外用乳剂应选择对局部无刺激性、长期使用无毒性的乳化剂；注射用乳剂宜选择磷脂、泊洛沙姆等安全性较好的乳化剂。

3. 根据乳化剂的性能选择 乳化剂的种类很多，其性能各不相同。应选择乳化性能强、性质稳定、受外界因素（如酸碱、电解质等）影响小、无毒、无刺激性的乳化剂。

4. 根据油相所需的 HLB 值选择 不同油相具有不同的介电常数，形成稳定乳剂所需乳化剂的 HLB 值亦不一样（表 2-9）。应根据油相对乳化剂 HLB 值的要求，选择具有相近或相等 HLB 值的乳化剂。

表 2-9 乳化油相所需的 HLB 值

油相	所需的 HLB 值		油相	所需的 HLB 值	
	W/O 型	O/W 型		W/O 型	O/W 型
液体石蜡（轻）	4	10.5	鲸蜡醇	—	15
液体石蜡（重）	4	10～12	硬脂醇	—	14
棉籽油	5	10	硬脂酸	—	15
植物油	—	7～12	精制羊毛脂	8	10
挥发油	—	9～16	蜂蜡	5	10～16

若单一乳化剂不能满足油相对乳化剂 HLB 值的要求，可考虑使用两种或两种以上的混合乳化剂。通过调节乳化剂的混合比例获得所需的 HLB 值，以改变单一乳化剂的亲油亲水性，使其具有更好的适应性。如磷脂与胆固醇的混合比例为 10∶1 时可形成 O/W 型乳剂，比例为 6∶1 时则形成 W/O 型乳剂。此外，使用混合乳化剂还可以增加乳剂的黏度，并能形成稳定的复合凝聚膜，增加乳化膜的牢固性，从而提高乳剂的稳定性。如十六烷基硫酸钠与胆固醇混合使用制备 O/W 型乳剂，比单用十六烷基硫酸钠制成的乳剂更稳定。一般来讲，非离子型乳化剂可以混合使用，也可与离子型乳化剂混合使用。但阴离子型乳化剂与阳离子型乳化剂不宜混合使用，主要原因是混合后常形成溶解度小的物质而沉淀析出。

（二）相体积比

油、水两相的体积之比简称相体积比（phase volume ratio）。通常相体积比为 40%～60% 时，乳剂的分层速度降低，稳定性较好。相体积比在 25%以下时乳滴容易分层，分散相的体积超过 60%时，乳滴之间的距离很近，乳滴易发生合并或引起转相。因此制备乳剂时应考虑适宜的相体积比，以利于乳剂的形成和稳定。

六、乳剂的稳定性

乳剂属于热力学不稳定体系，不稳定的主要表现形式有以下几种。

（一）分层

乳剂的分层（delamination）是指乳剂在静置过程中出现分散相乳滴上浮或下沉的现象，又称为乳析。分层的主要原因是分散相与分散介质的密度差。根据 Stokes 定律，减小乳滴的粒径，增加分散介质的黏度，减少分散相与分散介质的密度差，均可降低乳剂分层的速度。乳剂分层也与分散相的相体积比有关，通常分层速度与相体积比成反比，相体积比低于 25%时很快分层，达 50%时分层速度明显减小。乳剂分层时，由于乳滴周围的乳化膜没有被破坏，轻轻振摇即可恢复成乳剂原来的状态，故分层是一个可逆过程。

（二）絮凝

絮凝（flocculation）是指乳剂中分散相的乳滴发生可逆的聚集现象。乳剂中的电解质和离子型乳化剂是产生絮凝的主要原因，同时絮凝与乳剂的黏度、相体积比以及流变性有密切关系。当乳滴的电荷减少，ζ 电位降低时，易聚集形成疏松的聚集体而絮凝。絮凝状态中，乳滴

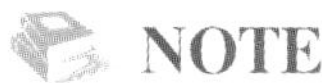

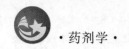

的移动受到限制并形成网状结构，可使乳剂处于高黏度状态，有利于乳剂的稳定。絮凝时聚集体中乳滴表面仍存在完整的乳化膜，能保持液滴的完整性，故乳剂絮凝是可逆的。由于乳滴荷电以及乳化膜的存在，阻止了絮凝时乳滴的合并。因此，絮凝与乳滴的合并是不同的，但絮凝状态进一步变化也会引起乳滴的合并。

（三）合并与破乳

乳剂中的乳滴周围有乳化膜存在，乳化膜破裂导致乳滴变大，称为合并（coalescence）。乳剂中乳滴大小不均一时，小乳滴通常填充于大乳滴之间，使乳滴的聚集性增加，易引起乳滴的合并。若增加分散介质的黏度，可降低乳滴合并速度。合并进一步发展，使乳剂分为油、水两相称为破乳（demulsification）。破乳后，由于乳滴周围的乳化膜完全破坏，经振摇不能恢复成原来乳剂的状态，故破乳是一个不可逆过程。

（四）转相

由于某些条件的变化而使乳剂的类型发生改变称为转相（phase inversion），由 O/W 型转变为 W/O 型或由 W/O 型转变为 O/W 型。转相可由外加物质使乳化剂的性质发生改变而引起。如在以油酸钠为乳化剂制得的 O/W 型乳剂中加入氯化钙，可转变为 W/O 型，这是由于油酸钠（O/W 型乳化剂）反应生成油酸钙（W/O 型乳化剂）的缘故。此外，向乳剂中加入相反类型的乳化剂也可使乳剂转相，特别是当两种乳化剂的量接近相等时更容易转相。转相时两种乳化剂的量比称为转相临界点。在转相临界点时乳剂不属于任何一种类型，处于不稳定状态，可随时转变为某种类型的乳剂。

（五）酸败

乳剂受外界因素（光、热、空气、温度等）及微生物的影响，使油相或乳化剂等发生变化而引起变质的现象称为酸败（rancidity），所以乳剂中通常须加入抗氧剂和防腐剂，防止氧化或酸败。

七、乳剂的制备

（一）制备方法

乳化操作是乳剂制备的关键。根据乳化剂、乳化器械以及乳剂类型等的不同，可采用不同的方法进行乳化。

1. 油中乳化剂法　又称干胶法。先将乳化剂（胶）分散于油相中研匀，然后加入适量水制成初乳，再加水稀释至全量。初乳中油、水、胶的比例为 4∶2∶1（油相为植物油），3∶2∶1（油相为液体石蜡），2∶2∶1（油相为挥发油）。本法适用于天然高分子（如阿拉伯胶、西黄蓍胶等）作乳化剂制备乳剂。

2. 水中乳化剂法　又称湿胶法。先将乳化剂（胶粉）分散于适量水中研匀，然后分次加入油相，用力研磨制成初乳，再加水稀释至全量，混匀，即得。初乳中油、水及胶的比例与干胶法相同。

3. 两相交替加入法　向乳化剂中每次少量交替地加入水或油，边加边搅拌，即可形成乳剂。天然胶类、固体微粒等为乳化剂制备乳剂可用本法。当乳化剂用量较多时，本法是一个很好的方法。

4. 新生皂法　将油、水两相混合时，在两相界面上生成新生皂类乳化剂产生乳化的方法。植物油中含有油酸、硬脂酸等有机酸，加入氢氧化钠、氢氧化钙、三乙醇胺等，在高温下（70 ℃以上）生成用作乳化剂的新生皂类，经搅拌即形成乳剂。本法适用于乳膏剂的制备。

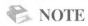

5. 机械法　将油相、水相、乳化剂混合后用乳化机械制备乳剂。乳化机械可提供强大的

能量，较易制成乳剂。

6. 复乳的制备 采用二步乳化法制备。先将水、油、乳化剂制成一级乳；再以一级乳为分散相，与含有乳化剂的水或油再次乳化制成二级乳。如制备 O/W/O 型复乳，先选择亲水性乳化剂制成 O/W 型一级乳，再在搅拌下将一级乳加至含有亲油性乳化剂的油相中，充分分散即得。

（二）药物和其他附加剂的加入方法

根据药物的溶解性质不同，采用不同的加入方法。若药物溶于油相，可先将药物溶于油相再制成乳剂；若药物溶于水相，可先将药物溶于水相再制成乳剂；若药物既不溶于油相也不溶于水相，可用亲和性大的液相研磨药物，再将其制成乳剂，也可将药物先用已制好的少量乳剂研磨至细，再与剩余乳剂混合均匀。其他附加剂（如防腐剂、抗氧剂等）可根据其溶解性质分别溶于油相或水相中，或用少量适宜溶剂溶解后加入水相或油相中。

（三）常用设备

1. 搅拌乳化装置 小量制备可用乳钵，大量制备可用搅拌机，需高速搅拌乳化时可用组织捣碎机。

2. 高压乳匀机（high pressure homogenizer） 借助强大的推动力使两相液体通过乳匀机的细孔而形成乳剂，制备时先用其他方法初步乳化，再用乳匀机乳化，效果较好。

3. 胶体磨（colloid mill） 利用高速旋转的转子和定子之间的缝隙产生的强大剪切力使液体乳化，对要求不高的乳剂可用本法制备。

4. 超声波乳化器（ultrasonic homogenizer） 利用 10～50 kHz 的高频振动来制备乳剂，可制备 O/W 和 W/O 型乳剂，但黏度大的乳剂不宜用本法制备。

（四）影响因素

乳剂制备中，除了注意选择适宜的乳化方法外，还应注意温度、乳化时间、乳化次数等因素对乳剂形成与稳定的影响。

1. 温度 升高温度可降低连续相的黏度，有利于剪切力的传递与乳剂的形成。但温度升高界面膜会膨胀，同时也增大了乳滴的动能，使乳滴易聚集合并，故乳化温度不宜过高。

2. 乳化时间 乳化开始阶段的搅拌、研磨等可促使乳剂的形成，但当乳滴形成后继续长时间的搅拌等，则可使乳滴之间的碰撞机会增多，导致乳滴合并甚至破裂，因此应选择适宜的乳化时间。

3. 乳化次数 乳剂中乳滴粒径越小且均匀，其稳定性越好。一般先经搅拌装置初步乳化制得初乳（粗乳），再经过胶体磨、高压乳匀机或超声波乳化器进行反复乳化处理，以制得粒径小且均一、稳定性好的乳剂。

案例分析与讨论 2-7

鱼肝油乳

【处方】 鱼肝油 500 mL，阿拉伯胶 125 g，西黄蓍胶 7 g，杏仁油 1 mL，糖精钠 0.1 g，羟苯乙酯 0.5 g，纯化水加至 1000 mL。

【制备】 将阿拉伯胶与鱼肝油研匀，一次加入纯化水 250 mL，用力沿一个方向研磨制成初乳，加糖精钠水溶液、杏仁油、羟苯乙酯醇液，再缓缓加入西黄蓍胶胶浆，加纯化水至全量，搅匀，即得。

【注解】 本品用于维生素 A、D 缺乏症。处方中鱼肝油既是药物又是油相；阿拉伯胶为 O/W 型乳化剂。采用干胶法进行乳化，较易形成乳滴细小的乳剂。西黄蓍胶胶浆为辅助乳化

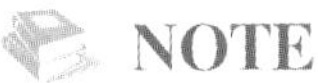

剂，可增加水相的黏度，有利于乳剂的稳定。糖精钠与杏仁油为矫味剂。羟苯乙酯为防腐剂，因其在水中溶解度较小，故用少量乙醇配成醇溶液加入。

问题：鱼肝油乳是O/W型还是W/O型乳剂？

八、乳剂的质量评价

乳剂的给药途径与用途不同，其质量要求也不相同，因此很难制定统一的质量标准。可采用以下指标对乳剂的质量进行评价。

（一）乳滴粒径

不同用途的乳剂对乳滴粒径大小的要求亦不相同，如静脉注射用乳剂，要求90%的乳滴粒径应在1 μm以下，不得有大于5 μm的乳滴。另外，乳剂在贮存期间，乳滴粒径的变化与其稳定性密切相关。乳滴粒径是衡量乳剂质量的重要指标。常用的测定方法有显微镜测定法、库尔特计数器测定法、激光散射法、透射电镜法，可分别测定粒径范围为0.2～100 μm、0.6～150 μm、0.01～2 μm、0.01～20 μm的粒子。

（二）分层现象

乳剂放置时分层的快慢是衡量乳剂稳定性的重要指标。分层程度可用乳析体积比表示。乳析体积比是指分层部分乳剂的体积或高度与乳剂总体积或高度之比。乳析体积比越大，乳剂越不稳定。为了在短时间内观察乳剂的分层，可用离心法进行加速试验。该法可用于估计乳剂的稳定性，将乳剂置于10 cm离心管中以3750 r/min离心5 h，相当于室温放置1年的自然分层的效果。将乳剂以4000 r/min离心15 min，如不分层可认为乳剂质量稳定。口服乳剂用半径为10 cm的离心机以4000 r/min（约1800×g）离心15分钟，不应有分层现象。

（三）乳滴合并速度

乳滴合并速度符合一级动力学规律，其方程为

$$\lg N = -\frac{Kt}{2.303} + \lg N_0 \tag{2-13}$$

式中，N、N_0分别为t和t_0时间的乳滴数；K为合并速度常数。通过测定随时间t变化的乳滴数N，求出合并速度常数K，用以评价乳剂的稳定性大小。K越大，表明乳滴合并速度越快，乳剂越不稳定。

（四）稳定常数

乳剂离心前后吸光度变化百分率称为稳定常数，用K_e表示，其表达式为

$$K_e = [(A_0 - A)/A_0] \times 100\% \tag{2-14}$$

式中，A_0为未离心乳剂稀释液的吸光度；A为离心后乳剂稀释液的吸光度。

测定方法：取乳剂适量置于离心管中，以一定转速离心一定时间，从离心管底部取出少量乳剂，稀释一定倍数，以蒸馏水为对照，用分光光度计在可见光波长下测定吸光度A，同法测定原乳剂稀释液吸光度A_0，代入式(2-14)计算K_e。离心速度和检测波长的选择可通过试验加以确定。K_e能定量地反映乳剂的稳定性，K_e越小，表明乳剂越稳定。

第九节　其他液体制剂

本节介绍按不同给药途径分类的液体制剂。给药途径不同对液体制剂有特殊要求，同一给药途径的液体制剂中又包括不同分散体系的制剂。

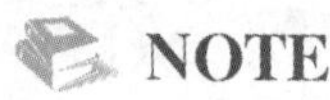

一、搽剂

搽剂(liniment)是指原料药物用乙醇、油或适宜的溶剂制成的液体制剂,供无破损的皮肤揉搽用。搽剂常用的分散介质有水、乙醇、液体石蜡、甘油、植物油等。起镇痛、抗刺激作用的搽剂,多用乙醇为分散介质,使用时用力揉搽,可增加药物的渗透性;起保护作用的搽剂多用油、液体石蜡为分散介质,搽用时有润滑作用,无刺激性。搽剂也可涂于敷料上贴于患处,但不用于破损皮肤。搽剂可为溶液、混悬液或乳状液。搽剂在贮存时,乳状液若出现油相与水相分离,经振摇后应能重新形成乳状液;混悬液若出现沉淀物,经振摇应易分散,并具足够稳定性,以确保给药剂量的准确。易变质的搽剂应在临用前配制。

二、涂剂

涂剂(paint)是指含原料药物的水性或油性溶液、乳状液、混悬液,供临用前用消毒纱布或棉球等柔软物料蘸取涂于皮肤或口腔与喉部黏膜的液体制剂;也可为临用前用无菌溶剂制成溶液的无菌冻干制剂,供创伤面涂抹治疗用。涂剂大多为消毒或消炎药物的甘油溶液,也可用乙醇、植物油等作溶剂。甘油能使药物滞留于口腔、喉部的黏膜,有滋润作用,对喉头炎、扁桃体炎等起辅助治疗作用。如复方碘涂剂。

三、洗剂

洗剂(lotion)是指用于清洗无破损皮肤或腔道的液体制剂,包括溶液型、乳状液型和混悬型洗剂。洗剂的分散介质为水或乙醇。洗剂有消毒、消炎、止痒、收敛、保护等局部作用。混悬型洗剂中的水分或乙醇在皮肤上蒸发,有冷却和收缩血管的作用,能减轻急性炎症。混悬型洗剂中常加入甘油和助悬剂,分散介质蒸发后可形成保护膜,保护皮肤免受刺激。如复方硫磺洗剂等。

四、滴鼻剂

滴鼻剂(nasal drop)是指由原料药物与适宜辅料制成的澄明溶液、混悬液或乳状液,供滴入鼻腔用的鼻用液体制剂;也可以固态形式包装,配套专用溶剂,在临用前配成溶液或混悬液。主要发挥局部消毒、消炎、收缩血管和麻醉作用。以水、丙二醇、液体石蜡、植物油为溶剂,多制成溶液剂,但也有制成混悬剂、乳剂使用的。鼻用水溶液容易与鼻腔内的分泌液混合,分布于鼻腔黏膜表面,但维持时间短。为促进吸收、防止黏膜水肿,应适当调节渗透压、pH 和黏度。油溶液的刺激性小,作用持久,但不与鼻腔黏液混合。正常人鼻腔液的 pH 一般为 5.5～6.5,炎症病变时则呈碱性,有时 pH 高达 9,易使细菌繁殖,影响鼻腔内分泌物的溶菌作用以及纤毛的正常运动,所以碱性滴鼻剂不宜经常使用。滴鼻剂的 pH 应为 5.5～7.5,应与鼻黏液等渗或略高渗,不改变鼻黏液的正常黏度,不影响纤毛运动和分泌液离子组成。如复方泼尼松龙滴鼻剂、盐酸麻黄碱滴鼻剂等。

五、滴耳剂

滴耳剂(ear drop)是指由原料药物与适宜辅料制成的水溶液,或由甘油或其他适宜溶剂制成的澄明溶液、混悬液或乳状液,供滴入外耳道用的液体制剂。以水、乙醇、甘油为溶剂,也可用丙二醇、聚乙二醇等。以乙醇为溶剂虽然有渗透性和杀菌作用,但有刺激性;以甘油为溶剂作用缓和、药效持久,有吸湿性,但渗透性较差;水作用缓和,但渗透性差。所以滴耳剂常用混合溶剂。滴耳剂有消毒、止痒、收敛、消炎、润滑作用。慢性中耳炎患者由于黏稠分泌物存在,使药物很难达到中耳部,制剂中加入溶菌酶、透明质酸酶等能淡化分泌物,促进药物分散,加速

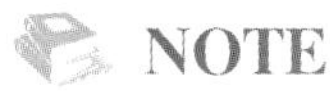

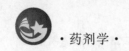

肉芽组织再生。外耳道有炎症时 pH 为 7.1～7.8，所以外耳道用滴耳剂最好为弱酸性。用于手术、耳部伤口或耳膜穿孔的滴耳剂应无菌。

六、含漱剂

含漱剂(gargarisma)是指用于咽喉、口腔清洗的液体制剂，用于口腔的清洗、去臭、防腐、收敛和消炎。一般用药物的水溶液，也可含少量甘油和乙醇。溶液中常加适量着色剂，以示外用漱口，不可咽下。发药量较大时可制成浓溶液，用时稀释，或制成固体粉末，用时溶解。含漱剂要求微碱性，有利于除去口腔内的微酸性分泌物、溶解黏液蛋白。杀菌用含漱剂的浓度应在杀菌浓度范围内，含漱时间应适当，以保持杀菌效果。

七、滴牙剂

滴牙剂(drop dentifrice)是指用于局部牙孔的液体制剂。其特点是药物浓度大，往往不用溶剂或用少量溶剂稀释。能够镇静止痛，用于牙髓炎短时止痛。因其刺激性、毒性很大，应用时不能直接接触黏膜。滴牙剂由医护人员直接用于患者的牙病治疗。

八、灌肠剂

灌肠剂(enema)是指以治疗、诊断或提供营养为目的供直肠灌注用液体制剂，包括水性或油性溶液、乳剂和混悬液。大量灌肠剂使用前应将药液热至体温。根据使用目的不同，灌肠剂分为泻下灌肠剂、含药灌肠剂和营养灌肠剂等，具体见知识链接 2-1。

知识链接
2-1

九、汤剂、合剂、酒剂和酊剂

见第十四章第三节。

第十节　液体制剂的包装与贮存

液体制剂的包装关系到产品的质量、运输和贮存。液体制剂体积大，稳定性较差。液体制剂如果包装不当，在运输和贮存过程中会发生变质。因此包装容器的材料选择、容器的种类、形状以及封闭的严密性等都极为重要。

液体制剂的包装材料包括容器(玻璃瓶、塑料瓶等)、瓶塞(软木塞、橡胶塞、塑料塞)、瓶盖(塑料盖、金属盖)、标签、说明书、纸盒、纸箱、木箱等。

液体制剂包装瓶上应贴有标签。医院液体制剂的投药瓶上应贴有不同颜色的标签，习惯上内服液体制剂的标签为白底蓝字或黑字，外用液体制剂的标签为白底红字或黄字。

液体制剂一般应密闭贮存于阴凉干燥处。医院液体制剂应尽量减小生产批量，缩短存放时间。

本章小结

本章第一节概述了液体制剂的基本特点、分类方法以及质量要求。第二节介绍了液体制剂的常用辅料，包括液体制剂的常用溶剂和附加剂种类以及性质等。第三节介绍了低分子溶液剂的概念、基本性质以及制备方法等。低分子溶液剂为均相澄明液体，主要包括溶液剂、芳香水剂、糖浆剂、醑剂和甘油剂等。第四节介绍了表面活性剂的概念、分类、性质以及应用等。对表面活性剂的物理化学性质(表面活性、胶束、HLB 值、增溶)、生物学性质及其在制剂中的

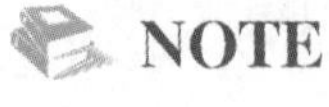

应用（增溶剂、乳化剂、润湿剂、起泡和消泡剂等）作了详尽的介绍。第五节介绍了药物溶解度的概念及测定方法、影响药物溶解度的因素以及增加药物溶解度的方法等。第六节介绍了高分子溶液剂与溶胶剂的概念、性质以及制备方法等。第七节介绍了混悬剂的概念、物理稳定性及稳定剂、制备方法、质量评价等。第八节介绍了乳剂的概念、乳化剂及乳剂形成机制、影响乳剂类型的因素以及乳剂的稳定性、制备方法、质量检查等。

复习思考题

1. 简述液体制剂的特点、质量要求和分类。
2. 液体制剂常用的附加剂种类和各类附加剂的主要代表有哪些？
3. 试述表面活性剂的结构特征、分类、性质和应用。
4. 试述增溶的机制及影响增溶的因素。
5. 试述平衡溶解度和特性溶解度的含义和测定方法。
6. 试述影响药物溶解度的因素及增加药物溶解度的方法。
7. 试述高分子溶液的性质与制备方法，溶胶剂的构造与性质，以及高分子溶液剂和溶胶剂的异同点。
8. 试述混悬剂物理稳定性的主要内容，并用 Stokes 定律讨论如何增加混悬剂的动力学稳定性。
9. 试述乳剂的基本组成、分类和特点，以及乳剂形成理论和影响乳剂类型的因素。
10. 乳剂不稳定的主要表现形式有哪些？
11. 试述乳剂的制备方法，以及乳剂质量评价的指标和方法。

参考文献

[1] 方亮. 药剂学[M]. 8 版. 北京：人民卫生出版社，2016.

[2] 张强，武凤兰. 药剂学[M]. 北京：北京大学医学出版社，2005.

[3] 孟胜男，胡容峰. 药剂学[M]. 北京：中国医药科技出版社，2016.

[4] 崔福德. 药剂学[M]. 7 版. 北京：人民卫生出版社，2011.

[5] Banker G S，Rhodes C T. Modern Pharmaceutics[M]. 4th edition. New York：Marcel Dekker，2002.

[6] 王建新，杨帆. 药剂学[M]. 2 版. 北京：人民卫生出版社，2015.

[7] 王世荣，李祥高，刘东志. 表面活性剂化学[M]. 2 版. 北京：化学工业出版社，2010.

[8] （美）Ansel H C，（美）Allen L V，（美）Popovich N G. 药物剂型和给药体系[M]. 江志强，译. 北京：中国医药科技出版社，2003.

[9] 张志荣. 药剂学[M]. 2 版. 北京：高等教育出版社，2014.

（梁德胜 杨小云）

目标检测

推荐阅读文献

NOTE

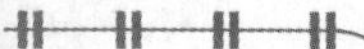

第三章　灭菌制剂与无菌制剂

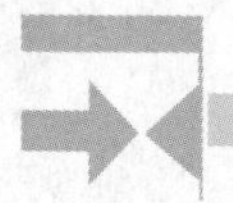

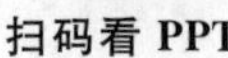
扫码看 PPT

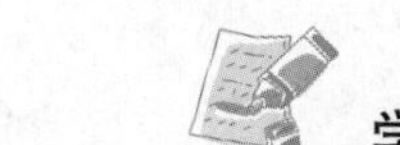
学习目标

1. 掌握：灭菌制剂和无菌制剂的定义、分类；常用灭菌技术；等渗调节计算方法；热原的基本概念、性质、污染途径及除去方法；注射剂的概念、分类、特点、处方组成及主要附加剂、注射剂的制备及质量检查；注射剂的一般工艺流程；制药用水的种类、注射用水的要求；过滤的概念及操作方法；各种灭菌方法、F 值和 F_0 值；输液的概念、分类、制备工艺及质量要求；眼用制剂的定义及质量要求。

2. 熟悉：注射剂的给药途径；注射用水的制备与相关设备；D 值与 Z 值；注射用油的要求；空气净化方法与过滤技术；洁净室的净化标准；输液主要存在的问题及解决方法；注射用无菌粉末的特点、制备方法；冷冻干燥的原理；冷冻干燥技术；眼用药物的吸收途径及影响吸收的因素。

3. 了解：注射容器的基本要求与处理方法；化学灭菌法与无菌操作的概念和用途；输液的类型；其他无菌制剂。

第一节　概　　述

在临床实践中，由于治疗需要，有些制剂通过注射方式进入体内，如注射剂、输液；有些制剂通过手术等方式置于体内发挥疗效，如植入剂；有些制剂用于有烧伤或创伤的皮肤表面，如无菌软膏剂和部分气雾剂；有些制剂则直接作用于开放性的伤口，如冲洗剂、手术中使用的制剂；有些制剂作用于身体的特殊器官或部位，如眼用制剂等。这些制剂直接接触血液、体液、创口或身体的特殊器官，对人体健康影响极大，必须通过药典规定的无菌检查，被称为灭菌制剂和无菌制剂。

一、灭菌、无菌制剂的定义及类型

灭菌（sterilization）：用适当的物理或化学手段将物品中活的微生物繁殖体及芽孢杀灭或除去的过程。这里所有微生物既包括致病微生物，也包括不致病微生物。

灭菌制剂（sterile preparation）：用物理、化学手段杀灭、除去所有活的微生物繁殖体及芽孢的药物制剂。

无菌（asepsis）：物体、介质、环境中不含任何活的微生物。

无菌制剂（aseptic preparation）：法定药品标准中列有无菌检查项目的制剂。

灭菌制剂和无菌制剂根据临床给药途径的不同，主要包括：①注射剂：原料药物或与适宜辅料制成的供注入体内的无菌制剂。②眼用制剂：直接用于眼部发挥治疗作用的无菌制剂。③其他：用于吸入的液体制剂，用于手术或直接接触开放性伤口的制剂（如止血海绵、骨蜡），植

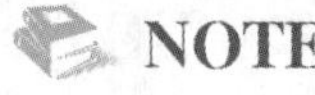
NOTE

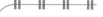

入方式给药的制剂(植入剂)等。

二、灭菌与无菌制剂的一般质量要求

1. 无菌 不论用何种方法制备的灭菌制剂或无菌制剂,均不得含有任何活的微生物。

2. 无热原 无热原是注射剂的一项重要质量指标,尤其是静脉注射用的输液及脊髓腔注射制剂。

3. 可见异物 可见异物指存在于注射剂、眼用液体制剂和无菌原料药中,在规定条件下目视可见的不溶性物质,其粒径或长度通常大于 50 μm。注射剂、眼用液体制剂临用前,需要在自然光下目视检查(避免阳光直射),如有可见异物,不得使用。

4. 不溶性微粒 静脉用注射剂(溶液型注射液、注射用无菌粉末、注射用浓溶液)中不溶性微粒的大小及数量均应符合规定。

5. 渗透压摩尔浓度 注射剂的渗透压摩尔浓度应尽量与血液等渗,正常注入体液或血液的注射液的渗透压摩尔浓度范围为 285～310 mOsmol/kg。

6. pH 注射剂、眼用液体制剂的 pH 应兼顾药物的溶解性、稳定性及对机体的刺激性。注射剂的 pH 应尽量接近 7.4,并应控制在 4～9;滴眼剂较适宜的 pH 为 6～8。

另外,注射剂在含量、色泽、稳定性等方面均应符合规定,一些品种还需要进行降压物质、有关物质、溶血与凝聚检查,异常毒性检查,过敏性实验及刺激性实验等。

三、热原

(一) 概述

热原(pyrogen)可引起恒温动物体温异常升高。制剂中的热原对人体危害极大,当进入人体内的制剂中含有的热原达到 1 μg/kg 时,人体就会产生致热反应,进而出现体温升高、寒战、发冷、呕吐等不良反应,有时体温可升至 40 ℃以上,严重者会危及生命。

广义的热原包括细菌性热原、内源性高分子热原、内源性低分子热原及化学热原等,此处所指热原为细菌性热原。它是细菌在生长、繁殖过程中产生的代谢产物、内毒素以及细菌尸体,是磷脂、脂多糖和蛋白质的复合物,存在于细菌细胞膜和固体膜之间,其中脂多糖(lipopolysaccharide)是复合物的活性中心,其致热作用最强。因此,一般可认为,热原＝内毒素＝脂多糖。

当细菌存在于药液中,遇到合适的环境就会快速生长繁殖,可能产生热原。大多数的细菌、霉菌、病毒都可以产生热原,其中以革兰阴性菌和真菌产生的热原致热能力最强。

(二) 热原的特征

1. 水溶性 热原含有磷脂、脂多糖、蛋白质,因此热原可溶于水,其浓缩液有乳光。

2. 耐热性 热原耐热性较好。一般情况下,60 ℃加热 1 h 对热原无影响,100 ℃加热 1 h 热原仍不被破坏。温度升高至 120 ℃,加热 4 h 后,热原可被破坏约 98%,180～200 ℃干热 180 min、250 ℃干热 30 min、350 ℃干热 5 min、650 ℃干热 1 min 的条件下热原可被彻底降解破坏。由此可见,在通常注射剂的灭菌条件下,热原无法被降解。

3. 不挥发性 热原本身不挥发,但溶于水后,可随水蒸气雾滴带入蒸馏水中。因此,在制备蒸馏水时,应从蒸馏设备方面设法防止热原污染,如增加隔沫装置。

4. 可滤过性 热原体积非常小,直径为 1～5 nm,一般的滤器无法截留,但超滤设备可滤除热原。

5. 吸附性 热原分子量较大,在溶液中可被如活性炭、白陶土、石棉等吸附;热原带有电荷,也可被某些离子交换树脂所吸附。

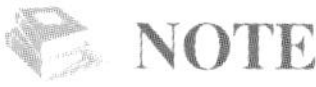

6. 其他 热原可被强酸、强碱、强氧化剂（如高锰酸钾、过氧化氢）及超声波破坏。

（三）热原的污染途径

1. 制备溶剂 注射用水含热原是热原主要的污染途径。蒸馏结构不合理、水制备操作不当、水放置过久、贮水容器不洁净等均可带来热原污染。因此，为保证注射用水的质量，应严格监控制备注射用水的各个环节，严防微生物污染。定期清洁、消毒注射用水系统。注射用水的贮存也应符合相应要求，2020 年版《中国药典》（四部通则 0261 制药用水）规定，制备好的注射用水可以在 80 ℃以上保温或 70 ℃以上保温循环或 4 ℃以下存放。制备好的注射用水，应在 12 h 内使用，最好是现配现用。

2. 原辅料 一些用生物学方法制备的药物，如抗生素、右旋糖酐、蛋白类等，很容易在产品中带入致热物质；以中药材为原料的制剂，原料中存在大量微生物，处理不当容易引入热原，造成严重后果。

3. 生产过程 生产用容器、管道、装置等未能认真消毒处理，操作过程中，环境卫生条件差、空气洁净程度未达标、操作不规范、操作时间过长等均会引入热原。

4. 贮存过程 一些营养性药物，如贮存时间过长或包装破损，容易滋生微生物，产生热原。

5. 使用过程 如注射剂本身不含热原，但在使用时由于注射和输液器具的污染，或加药的操作室环境较差，加药后放置时间过长等，在使用后仍然可能出现热原反应，因此，使用过程也是防止热原反应不可忽视的环节。

（四）热原的除去方法

1. 除去药液和溶剂中的热原

（1）吸附法 在配制药液时，可加入活性炭，在一定的温度下搅拌，过滤。活性炭对热原有较强吸附作用，同时兼具助滤和脱色作用，在注射剂的制备中应用较广，用量一般为 0.1%～0.5%。其临界吸附温度为 45～50 ℃，温度较低时，吸附效果不好，因此一般药液需加热后吸附，之后应迅速过滤脱炭，否则温度下降可能发生解吸附，使制剂杂质增加。

活性炭也可能吸附药液。活性炭在水中的吸附能力强于有机溶剂；对极性基团多的化合物吸附力大于极性基团少的化合物；对芳香族化合物吸附能力大于脂肪族化合物；对分子量大的化合物吸附能力强于分子量小的化合物。因此，对于易被吸附或主药含量小的制剂，应严格控制活性炭用量，并适当增加主药投料量。

（2）离子交换法 热原这类大分子上多含羧酸根与磷酸根，带有负电荷，易被强碱性阴离子交换树脂所交换，可采用离子交换法除去。

（3）凝胶过滤法 当热原分子量和药液分子量相差较大时，可利用这一差别，使分子量较小的热原进入凝胶柱阻滞而被除去，药液被分离出来。

（4）反渗透法 利用分子量的差别，用醋酸纤维素膜和聚酰胺膜除去热原。该法可除去微生物或分子量大于 300 的有机物质。

（5）蒸馏法 利用热原可溶于水但不挥发的特性，在蒸馏水器内增加隔沫装置，确保制备的蒸馏水中不带入热原。

（6）超滤法 当滤膜孔径足够小时，即可截留细菌和热原。

2. 除去器具中的热原

（1）高温法 耐热的器皿，如注射用针筒、宽口安瓿等，可在清洗、干燥后，于 250 ℃加热 30 min 以上破坏热原。

（2）酸碱法 对耐酸碱的容器，可用强酸强碱处理，破坏热原。因此，玻璃容器可先用重铬酸钾硫酸清洁液或氢氧化钠处理，再进行清洗、干燥和灭菌。

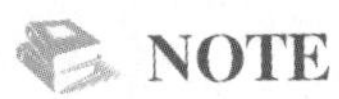

（五）热原的检查方法

1. 家兔法 家兔对于热原的反应与人类非常相似，因此，采用家兔进行热原检查的方法被多国药典收载。2020 年版《中国药典》四部通则 1142 热原检查法规定，将一定剂量供试品，通过静脉注射注入家兔体内，在规定时间内，观察家兔体温升高情况，可以用于判断供试品中所含热原限度是否符合规定。家兔法检查结果的准确性受到实验动物状况、实验条件和操作规范性的影响。检测热原的灵敏度为 0.001 μg/mL，实验结果可信度较高。但操作烦琐，实验条件严格，影响因素复杂。操作时需注意，能给家兔带来不适的药物，如抗肿瘤药或放射性药品可能引起家兔体温变化，不适合用此法；另外，该实验所用与供试品接触的器具必须严格处理，保证结果可靠。

2. 细菌内毒素检查法（鲎试剂法） 鲎是一种海洋生物，其血液中的细胞溶解物含有能被微量细菌内毒素激活的凝固酶原、凝固蛋白原，因此能与内毒素发生凝集反应。经过处理的鲎血液经低温干燥制成的生物制剂能够准确、快速地定性或定量检测样品中是否含有细菌内毒素。具体操作方法见 2020 年版《中国药典》四部 1143 细菌内毒素检查法和 9251 细菌内毒素检查法应用指导原则。该法灵敏度为 0.0001 μg/mL，比家兔法高 10 倍，且操作简单易行、省时、重复性好，适用于注射剂生产过程中热原的控制和家兔法不能检测的某些细胞毒性药物的检测，但该法对革兰阴性菌以外的内毒素不够灵敏，故不能完全代替家兔法。

3. 单核细胞活化反应测定法（monocyte activation test，MAT） 利用单核细胞或单核细胞系模拟人体，将其与药品孵育后，以细菌内毒素标准品为基准，检测并比较由标准品与供试品分别作用于单核细胞或单核细胞系所产生的活化反应，以释放的促炎症细胞因子（如 IL-6、IL-1β、TNF-α）的量来评价供试品中热原污染情况。从细菌内毒素标准量效曲线得出的内毒素浓度可等效于热原污染物的浓度。具体操作方法见 2020 年版《中国药典》四部 9301 注射剂安全性检查法应用指导原则。本法不适用于本身能刺激或抑制单核细胞促炎症因子的释放以及对细胞增殖有明显影响的供试品。

四、注射剂的等渗与等张调节

（一）渗透压的概念

半透膜是选择性地允许某种分子或离子扩散通过的薄膜。生物膜（如细胞膜、毛细血管壁、膀胱膜等）具有半透膜的性质，溶剂通过半透膜由低浓度向高浓度溶液扩散的现象称为渗透，阻止渗透所需要施加的压力，称为渗透压（osmotic pressure）。溶液的渗透压具有依数性，其依赖于溶液中溶质分子的数量，通常以渗透压摩尔浓度来表示。它反映的是溶液中各种溶质对溶液渗透压贡献的总和。

渗透压摩尔浓度的单位，通常以每千克溶剂中溶质的毫渗透压摩尔来表示，可按式（3-1）计算毫渗透压摩尔浓度（mOsmol/kg）：

$$\text{毫渗透压摩尔浓度(mOsmol/kg)}=\frac{\text{每千克溶剂中溶解溶质的克数(g)}}{\text{分子量}}\times n\times 1000 \quad (3\text{-}1)$$

式中，n 为一个溶质分子溶解时生成的离子数或化学物种数。在理想溶液中，葡萄糖 $n=1$，氯化钠或硫酸镁 $n=2$，氯化钙 $n=3$，枸橼酸钠 $n=4$。

（二）等渗与等张

等渗溶液（isoosmotic solution）：与血浆渗透压相等的溶液，属于物理化学概念。0.9%的氯化钠溶液、5%的葡萄糖溶液与血浆具有相同的渗透压，为等渗溶液。等张溶液（isotonic solution）：渗透压与红细胞膜张力相等的溶液，属于生物学概念。等渗溶液不一定等张，等张溶液也不一定等渗。红细胞膜对于一些药物水溶液可视为理想的半透膜，只允许溶剂分子通

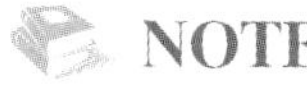

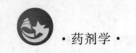

过，而不允许溶质分子通过，此时的等渗溶液浓度与等张溶液浓度相同，如 0.9%氯化钠溶液。而红细胞膜对于另外一些药物的水溶液并不是理想的半透膜，药物能通过半透膜，导致细胞膜外水分进入细胞，使红细胞破裂，引起溶血现象，此时药物溶液在物理意义上为等渗溶液，但在生物学概念上并不是等张溶液，因此需要加入氯化钠或葡萄糖等调整为等张溶液。在注射剂制备工艺中，即使溶液为等渗溶液，但安全起见，亦应进行溶血试验，必要时加入葡萄糖或氯化钠等调节成等张溶液。

（三）渗透压的调节

渗透压是影响通过生物膜的液体转运等各种生物过程的重要因素，渗透压对于注射剂，眼用制剂等都具有重要的意义。例如，静脉注射用制剂的渗透压直接影响着红细胞的生理功能，将红细胞膜视为半透膜，大量注入低渗溶液，使血浆渗透压低于红细胞内液的渗透压，过多的水分子会穿过细胞膜进入红细胞，使红细胞涨破，造成溶血现象，使人感到头胀、胸闷，严重的可发生麻木、寒战、高烧，甚至尿中出现血红蛋白；注入高渗溶液，血浆渗透压升高，红细胞内的水分子渗出，红细胞皱缩，但血液有一定调节能力，只要注射速度足够慢，血浆渗透压会很快恢复正常，不致产生不良影响。脊髓腔注射液缓冲能力弱，因此脊髓腔注射剂必须为等渗溶液。常用渗透压调整的方法有冰点降低数据法和氯化钠等渗当量法。

1. 冰点降低数据法 一般情况下，血浆的冰点为−0.52 ℃。根据物理化学原理，任何溶液的冰点降低至−0.52 ℃，即与血浆等渗。注射剂等渗调节过程中，等渗调节剂用量可根据式(3-2)计算：

$$W = \frac{0.52 - a}{b} \tag{3-2}$$

式中，W 为配制 100 mL 等渗溶液所需加入的等渗调节剂的量(g)；a 为药物溶液的冰点下降度(℃)；b 为用以调节等渗的等渗调节剂 1%溶液的冰点下降度(℃)。

例 1 1%氯化钠的冰点下降度为 0.58 ℃，血浆的冰点下降度为 0.52 ℃，求等渗氯化钠溶液的浓度。

由表 3-1 可知，$b=0.58$，纯水 $a=0$，按式(3-2)计算得 $W=0.9$ g。

即配制 100 mL 等渗氯化钠溶液需加入等渗调节剂氯化钠的量为 0.9 g，也就是说，0.9%的氯化钠溶液为等渗溶液。

例 2 配制 500 mL 2%盐酸普鲁卡因溶液，以氯化钠为等渗调节剂，求所需氯化钠的量。

由表 3-1 知，1%盐酸普鲁卡因溶液的冰点下降度为 0.12，2%盐酸普鲁卡因溶液的冰点下降度 a 为 0.12×2=0.24 ℃，1%氯化钠溶液的冰点下降度 b 为 0.58 ℃，代入式(3-2)得：

$$W=(0.52-0.24)/0.58=0.48 \text{ g}$$

即配制 100 mL 2%盐酸普鲁卡因溶液需加入氯化钠 0.48 g，配制 500 mL 溶液需加入氯化钠 2.4 g。

2. 氯化钠等渗当量法 氯化钠等渗当量是指与 1 g 药物呈等渗的氯化钠的质量。

例 1 欲配制 1000 mL 葡萄糖等渗溶液，需加入多少克无水葡萄糖？(无水葡萄糖的氯化钠等渗当量为 0.18)

1 g 无水葡萄糖的氯化钠等渗当量为 0.18，根据 0.9%氯化钠为等渗溶液，因此：

$$W=(0.9/0.18)\times 1000/100=50 \text{ g}$$

即 5%无水葡萄糖溶液为等渗溶液。

例 2 配制 2%盐酸麻黄碱溶液 500 mL，欲使其等渗，需加入多少克氯化钠或无水葡萄糖？

由表 3-1 知，1 g 盐酸麻黄碱的氯化钠等渗当量为 0.28，无水葡萄糖的氯化钠等渗当量为 0.18。

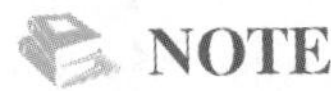

设所需加入的氯化钠和葡萄糖量分别为 X 和 Y。

$$X=(0.9-0.28\times 2)\times 500/100=1.7\ \text{g};\quad Y=1.7/0.18=9.44\ \text{g}$$

即需加入氯化钠 1.7 g，葡萄糖 9.44 g。

表 3-1　部分药物水溶液的冰点降低数据与氯化钠等渗当量

药物	1%(g/mL)水溶液的冰点下降度/℃	氯化钠等渗当量/g	药物	1%(g/mL)水溶液的冰点下降度/℃	氯化钠等渗当量/g
盐酸乙基吗啡	0.19	0.15	依地酸钙钠	0.12	0.21
硫酸阿托品	0.08	0.10	氯化钠	0.58	
盐酸可卡因	0.09	0.14	碳酸氢钠	0.38	0.65
盐酸普鲁卡因	0.12	0.18	含水葡萄糖	0.09	0.16
盐酸麻黄碱	0.16	0.28	无水葡萄糖	0.10	0.18
氢溴酸后马托品	0.097	0.17	青霉素 G 钾		0.16
氯霉素	0.06		硼酸	0.28	0.47
盐酸吗啡	0.086	0.15	碳酸氢钠	0.38	0.65
硫酸阿托品	0.08	0.10	吐温 80	0.01	0.02

第二节　注射剂的处方与制备工艺

一、注射剂概述

（一）注射剂的概念和分类

注射剂(injection)：原料药物或与适宜的辅料制成的供注入体内的无菌制剂。药典将其分为注射液、注射用无菌粉末与注射用浓溶液等(图 3-1)。难溶性药物可采用增溶、乳化或粉碎等工艺制备成溶液型、乳状液型或混悬型注射液；注射用无菌粉末一般采用无菌分装或冷冻

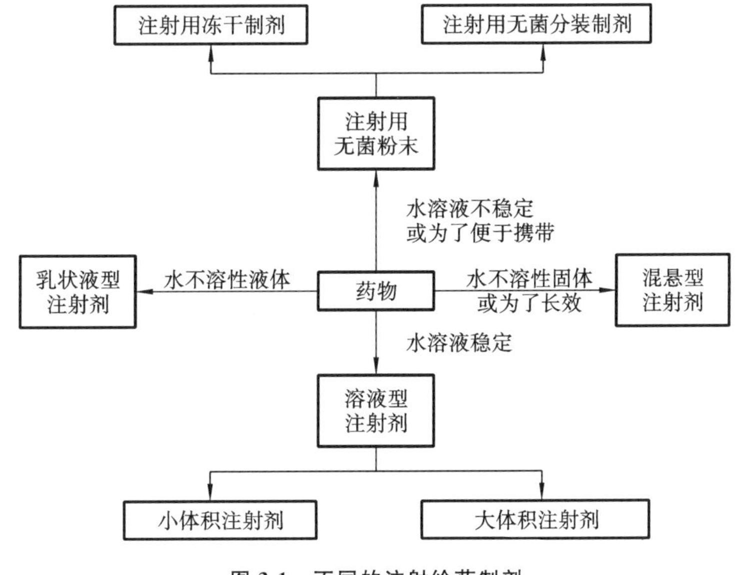

图 3-1　不同的注射给药制剂

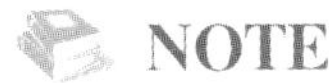

干燥法制得；注射用浓溶液制备方法与溶液型注射液类似。

1. 注射液 原料药物或与适宜的辅料制成的供注入体内的无菌液体制剂，包括溶液型、乳状液型或混悬型等。可用于皮下注射、皮内注射、肌肉注射、静脉注射、静脉滴注、鞘内注射、椎管内注射等。其中，供静脉滴注用的大容量注射液（除另有规定外，一般不小于 100 mL，生物制品不小于 50 mL）也称为输液。中药注射剂一般不宜制成混悬型注射液。

(1) 溶液型注射液 包括水溶液（含高分子溶液）和油溶液。溶于水且在水中稳定的药物或溶于注射用油的药物可考虑制成溶液型注射液，如维生素 C 注射液和右旋糖酐铁注射液（高分子溶液）为水溶性注射液，维生素 D 注射液和维生素 E 注射液为油溶性注射液。

(2) 混悬型注射液 固体药物分散在适宜液体介质中制成的注射液，这类制剂可延长作用时间，如醋酸甲羟孕酮混悬注射液。混悬型注射液不得用于静脉注射或椎管内注射。

(3) 乳状液型注射液 水不溶性的药物，可先将其分散在油溶性溶液中，再分散于水相，制成乳状液型注射液，如丙泊酚乳状注射液。乳状液型注射液不得用于椎管内注射。

2. 注射用无菌粉末 原料药物或与适宜辅料用无菌分装或冷冻干燥法制成的无菌粉末或无菌块状物，临用前用无菌溶剂配制成注射液，配制成注射液后应符合注射剂的要求。如注射用硫酸卡那霉素、注射用普鲁卡因青霉素无菌粉末等。

3. 注射用浓溶液 原料药物或与适宜辅料制成的供临用前稀释后注射的无菌浓溶液。注射用浓溶液稀释后应符合注射剂的要求。

（二）注射剂的给药途径

根据临床需要，注射剂可被注射入机体任何部位，如静脉、肌肉、皮下、皮内、关节、鞘内和穴位等，在紧急情况下甚至可直接注射到心脏。注射剂常见的给药途径如图 3-2 所示。

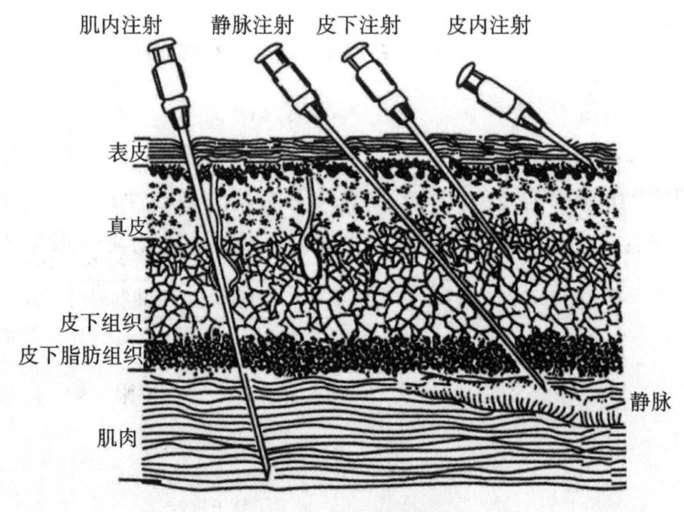

图 3-2 注射给药途径

1. 静脉注射(intravenous injection, IV) 将药物直接注入静脉给药的方式，无吸收过程，生物利用度 100%，药效最快，常作急救、补充体液及营养用。静脉注射又分为静脉推注和静脉滴注两种类型。静脉推注常用于需要立即发挥作用的治疗，注射量一般为 5～50 mL；静脉滴注常用于常规性治疗，注射量可达几百至几千毫升。

由于是直接进入血管，因此油溶液、混悬型注射液、油包水型乳剂注射液容易引起毛细血管阻塞，不可静脉注射，但粒径小于 1 μm 的水包油型乳剂、纳米粒、脂质体等微粒分散体系也可用作静脉注射；会导致红细胞溶解发生溶血或使白蛋白沉淀的药液，不宜静脉给药。静脉注射用注射剂的质量要求较高，特别是对无菌、热原等的控制要求非常严格。出于安全性考虑，经静脉给药的注射剂不可加入抑菌剂。

2. 肌内注射(intramuscular injection，IM) 注射于肌肉组织中，多为臀肌或上臂三角肌，注射量一般为1～5 mL。药物经肌内注射后，沿结缔组织迅速扩散，再经毛细血管及毛细淋巴管的内皮细胞吸收入血，因此，与静脉注射相比，肌内注射产生药效较慢。除水溶液外，油溶液、混悬液、乳状液均可作肌肉注射，在肌肉中可缓慢均匀吸收，有一定延效作用。

3. 皮下注射(subcutaneous injection，SC) 注射于真皮与肌肉之间的松软组织内，剂量一般为1～2 mL。皮下血液循环更慢，因此药物吸收量、吸收速度更加趋缓。

4. 皮内注射(intradermal injection，ID) 注射于表皮和真皮之间，一次注射量在0.2 mL以下，该部位药物吸收少且缓慢，常作过敏性试验或疾病诊断用，如青霉素类药物的皮试。

5. 椎管内注射(intraspinal injection) 注入脊椎四周蛛网膜下腔内。由于神经组织敏感，且脊椎腔循环较慢，因此注入脊椎腔内注射液一次剂量不得超过10 mL，且必须与脊椎液等渗，不可添加抑菌剂，否则会造成渗透压紊乱，引起患者的不良反应。

6. 其他 根据临床需要，还包括动脉注射(intra-arterial injection)、关节内注射(intra-articular injection)、心内注射(intracardiac injection)、穴位注射(acupoint injection)、鞘内注射(intrathecal injection)等。

(三) 注射剂的特点

注射剂在临床使用非常广泛，在药剂学中也占有重要地位。其优点如下：①药效迅速，作用可靠。注射剂直接注入体内，药物吸收快，尤其是静脉注射，无吸收过程，适合于急症及危重患者抢救用。且不受胃肠道酶、pH和食物等多种因素的影响，因此，剂量准确、药效高且易控制。②适用于不能口服的药物和不宜口服的患者。如链霉素口服不易吸收，胰岛素口服给药可能被胃肠道中消化液破坏，这些药物制成注射剂可充分发挥其疗效。对处于昏迷状态或吞咽困难及术后禁食等病人，注射给药可发挥其特殊优势。③可产生局部定位作用或长效作用。通过局部注射可发挥定位作用，如局部麻醉、动脉局部造影、靶向栓塞给药等。长效注射剂可在注射部位形成药物贮库，长期缓慢释放药物。

注射剂也存在一些缺点：①使用不便，患者顺应较差。病人一般无法自行给药，需要专业人员操作完成；侵入性的给药方式伴有疼痛感；注射部位可能出现感染；使用不当易造成污染。②质量要求严格。药物直接注入人体，避开了人体正常生理屏障的保护，风险很大，对产品质量要求高。③生产成本高。生产过程复杂，对制备环境和设备要求高。

二、注射剂的处方

处方因素、生产工艺和制备过程是确保药物制剂安全有效的三大因素。对于注射剂来说，处方因素主要包含原料药、溶剂及附加剂等辅料的影响。

(一) 原料药

与口服制剂相比，注射剂所用的原料药质量要求更高，除了对杂质和重金属限量等方面要求更加严格外，还对微生物和热原等有严格的规定，如要求无菌、无热原等。注射剂所用的原料药必须为注射级别，符合药典或其他国家质量标准。

(二) 溶剂

溶剂是注射剂最重要的组成部分。注射用溶剂，一般要求安全、无毒，与处方中其他成分兼容性良好，不影响活性成分疗效和质量。一般分为水性溶剂和非水性溶剂两类，对其具体质量要求和制备方法、储存条件都有严格要求。

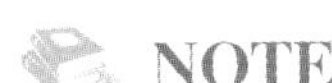

1. 水性溶剂 注射剂一般优先选用水性溶剂，水性溶剂最常用的为注射用水，也用0.9%氯化钠溶液或其他适宜的水溶液。

2. 非水性溶剂 当药物在水中溶解度有限或稳定性差时，注射剂处方中需要考虑添加非水性溶剂。供注射用的非水性溶剂，应严格限制其用量，并应在各品种项下进行相应的检查。常用的非水性溶剂包含以下几类。

(1) 注射用油 常用的有大豆油、玉米油、橄榄油、麻油、花生油、蓖麻油等植物油。日光、空气会加快油脂氧化酸败，因此植物油应贮存在避光、密闭容器中，并根据需要加入适当抗氧剂。油性注射剂多用于肌肉注射。一些常见的油性注射剂如表3-2所示。

表3-2 油性注射剂举例

药品	种类	药品	种类
二巯基丙醇注射液	解毒剂	复方己酸羟孕酮注射液	激素
己烯雌酚注射液	激素	复方庚酸炔诺酮注射液	激素
丙酸睾酮注射液	激素	黄体酮注射液	激素
十一酸睾酮注射液	激素	癸氟奋乃静注射液	安定药
乙酸羟孕酮注射液	激素	维生素A注射液	维生素
戊酸雌二醇注射液	激素	维生素 D_2 注射液	维生素
苯丙酸诺龙注射液	激素	维生素E	维生素

酸值、碘值、皂化值是评价注射用油质量的重要指标。酸值指中和脂肪、脂肪油或其他类似物质1 g中含有游离脂肪酸所需氢氧化钾的重量(mg)，酸值高说明油中游离脂肪酸多且油的酸败程度高，酸败的油产生的低分子醛、酮可引起注射剂的刺激性，影响药物稳定。碘值指脂肪、脂肪油或其他类似物质100 g，充分卤化时所需的碘量(g)，碘值反映油脂中不饱和脂肪酸的多寡，碘值过高，不饱和脂肪键多，油易氧化酸败。皂化值指中和并皂化脂肪、脂肪油或其他类似物质1 g中含有的游离脂肪酸类和酯类所需要氢氧化钾的量(mg)，过低表明油脂中脂肪酸分子量较大或含非皂化物(如胆固醇等)杂质较多，过高则表明脂肪酸分子量较小，亲水性较强，失去油脂的性质。2020年版《中国药典》规定注射用大豆油酸值应不大于0.1，碘值应为126～140，皂化值应为188～195。

(2) 乙醇 无色澄清液体，可与水、甘油、挥发油等任意混溶，可供静脉或肌肉注射用，采用乙醇为注射溶剂浓度可达50%，但乙醇浓度超过10%时可能会有溶血作用或疼痛感。如氢化可的松注射液为药典收载的含有一定量乙醇的注射液。

(3) 丙二醇 即1,2-丙二醇，为无色澄清黏稠液体，可与水、乙醇、甘油任意互溶。对药物溶解的范围广，可供肌内、静脉注射。复合溶剂中常用浓度为10%～60%，用作皮下或肌内注射时有局部刺激性。如地西泮注射液含有40%丙二醇和10%乙醇、苯妥英钠注射液中含有40%丙二醇。

(4) 聚乙二醇 本品为环氧乙烷与水缩聚而成的混合物，根据分子量大小不同，聚乙二醇有多种规格，其中PEG300和PEG400可作注射用溶剂。其可与水、乙醇相混溶。PEG300常用浓度为50%以下。PEG400由于更加稳定和安全，作注射用溶剂较多，如噻替派注射液的溶剂即为PEG400。

(5) 甘油 即1,2,3-丙三醇，可与水或乙醇任意混溶。甘油的黏度和刺激性较大，不能单独用于注射溶剂，常与乙醇、丙二醇、水等组成复合溶剂，常用浓度1%～50%。如普鲁卡因注射液的溶剂为90%乙醇(20%)、甘油(20%)与注射用水(60%)组成的复合溶剂，但本品大剂量注射会导致惊厥、麻痹、溶血。

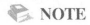

NOTE

(6) 二甲基乙酰胺(dimethyl acetamide,DMA) 透明的中性液体,能与水、乙醇任意混溶,常用浓度为0.01%,连续使用时应注意其慢性毒性。如利血平注射液用10%、50%PEG作溶剂。

(三) 附加剂

除主药外,制剂中所有的添加物质都称为附加剂,这些物质可增加注射剂的安全性、有效性和稳定性。附加剂的选择应考虑到对药物疗效和安全性的影响,使用浓度不得引起毒性或明显的刺激性,且避免对检验产生干扰。

附加剂的作用包括以下几个方面:①增加药物的溶解度,如增溶剂、助溶剂、潜溶剂。②提高药物的稳定性,如助悬剂、抗氧剂、金属离子螯合剂。③抑制微生物,如抑菌剂、防腐剂。④调节渗透压,如葡萄糖、氯化钠、甘油等。⑤调节pH,如缓冲盐、酸、碱。⑥减轻疼痛或刺激,如局部麻醉剂等。具体分类和品种见表3-3。

表3-3 注射剂常用附加剂

种类	品种	常用浓度(溶液总量%)	备注
增溶、润湿及乳化剂	聚山梨酯20	0.01	聚山梨酯80最常用,但其有溶血作用,多用于肌注。卵磷脂、聚氧乙烯蓖麻油、普朗尼克F68可用于静脉注射,聚氧乙烯蓖麻油有较大毒副反应
	聚山梨酯40	0.05	
	聚山梨酯80	0.04~4.0	
	聚维酮	0.2~1.0	
	卵磷脂	0.5~2.3	
	聚氧乙烯蓖麻油	1~65	
	普朗尼克F-68	0.21	
助悬剂	聚维酮	0.2~1.0	主要用于混悬型注射剂
	甲基纤维素	0.03~1.0	
	羧甲纤维素钠	0.05~0.75	
	明胶	2.0	
	果胶	0.2	
抗氧剂	亚硫酸钠	0.1~0.2	根据溶液酸碱性选择,亚硫酸钠和亚硫酸氢钠用于近中性溶液,焦亚硫酸钠用于偏酸性溶液,硫代硫酸钠用于偏碱性溶液,BHT和BHA为油溶性抗氧剂
	亚硫酸氢钠	0.1~0.2	
	焦亚硫酸钠	0.1~0.2	
	硫代硫酸钠	0.1	
	二丁基羟基甲苯(BHT)	0.005~0.02	
	丁基羟基茴香醚(BHA)	0.005~0.02	
螯合剂	依地酸二钠(EDTA·2Na)	0.005~0.05	用于螯合溶液中的金属离子
	依地酸钙钠	0.01~0.1	

NOTE

续表

种　类	品　种	常用浓度（溶液总量%）	备　注
抑菌剂	甲酚	0.25～0.3	用于无菌操作制备或低温间歇灭菌的多剂量注射剂，静脉给药与脑池内、硬膜外、椎管内用的注射剂均不得加入抑菌剂，一次给药剂量超过 5 mL 的注射剂应谨慎添加
	苯酚	0.25～0.5	
	三氯叔丁醇	0.25～0.5	
	硫柳汞	0.01	
	苯甲醇	1～3	
渗透压调节剂	氯化钠	0.5～0.9	主要用于输液剂，小剂量注射剂可不必调节渗透压。制剂易受电解质影响时可选择用甘油调节渗透压
	葡萄糖	4～5	
	甘油	2.25	
pH 调节剂	乳酸	0.1	调节 pH 对减缓药物水解与氧化、增加药物稳定性、提高药物溶解度，甚至减轻疼痛都非常重要
	磷酸氢二钠 磷酸二氢钠	1.7,0.71	
	枸橼酸 枸橼酸钠	0.5,4.0	
	醋酸 醋酸钠	0.22,0.8	
	酒石酸 酒石酸钠	0.65,1.2	
	磷酸氢钠 碳酸钠	0.005,0.06	
	盐酸	适量	
	氢氧化钠	适量	
局麻剂	盐酸普鲁卡因	0.5～0.2	多用于肌肉或皮下注射时易产生疼痛的制剂
	利多卡因	0.5～1	
粉针填充剂	葡萄糖	1～10	主要用于冷冻干燥法制备的注射用无菌粉末
	甘露醇	1～10	
	蔗糖	2～5	
	乳糖	1～8	
	甘氨酸	1～10	
蛋白类药物保护剂	乳糖	2～5	用于防止蛋白质在冷冻干燥时变性失活，或蛋白类药物被吸附
	蔗糖	2～5	
	麦芽糖	2～5	
	甘氨酸	1～2	
	人血清白蛋白 HSA	0.2～2	

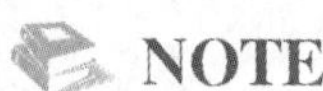

各国药典对注射剂的附加剂均有相应要求，选用的基本原则：①在有效使用浓度时应对机体无毒、无害。②不与主药反应，不影响主药发挥药效，与主药无配伍禁忌。③不干扰主药含量测定。

三、注射剂的制备工艺流程

注射剂的生产流程包括原辅料的准备与处理、药液配制、灌封、灭菌、质量检查、包装等步骤，具体见图 3-3。各工艺过程的生产环境和设施须符合不同类型注射剂的要求。

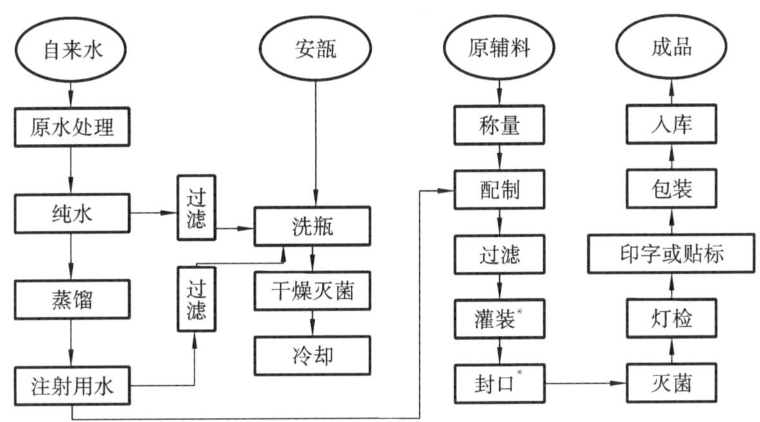

图 3-3 注射剂生产工艺流程

*C 级背景下的局部 A 级洁净区

四、注射剂的车间设计与空气净化

(一) 注射剂的车间设计及生产管理

为了保证灭菌与无菌制剂的质量，对这类制剂的生产环境要求严格，涉及水电、通风、控温控湿、空气净化、照明、房间布局、特殊设备的安装等多方面。洁净区域的设计应符合国家相关规定，考虑不同生产情况的具体要求，使之更加科学、规范、合理。

1. 厂房和设施的要求 厂房的选址、设计、布局、建造、改造、维护必须符合相应的药品生产需求。厂区、厂房内的人流、物流走向合理；厂房、设施的安装设计应能有效防止昆虫或其他动物进入；生产区、贮存区域应有足够的空间，确保设备、物料、中间产品、待包装产品和成品存放合理，最大限度地避免污染、混淆和差错，便于清洁、维护和操作。

厂房应有适当的照明、温度、湿度和通风，确保生产和储存的产品质量及相关设备性能不会直接或间接受到影响。

2. 洁净生产区的要求 洁净生产区应选择环境安静、空气清洁、宽敞、光线充足的地方。如周围有裸露泥土或靠近马路，容易引起尘土飞扬，不宜作为洁净生产区；花草繁茂的地方也不宜作为洁净生产区；有楼房时宜将生产区安排在靠上层，避免低层受到污染。

洁净室的设计必须符合相应洁净程度要求，我国 GMP(2010 年修订版)附录将洁净生产区分为 A、B、C、D 四个级别，并规定了“静态”和“动态”洁净要求。“静态”指安装已经完成并已运行，但没有操作人员在场的状态。“动态”指生产设施按预定工艺模式运行并有规定数量的操作人员现场操作的状态。生产操作全部结束后，操作人员撤离生产现场并经 15～20 分钟(指导值)自净后，洁净区应达到表 3-4 中静态的空气悬浮粒子标准和表 3-5 中的微生物监测动态标准。

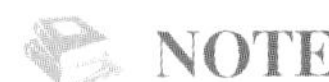

表 3-4　洁净区各级别空气悬浮粒子标准

洁净度级别	悬浮粒子最大允许数/立方米			
	静态		动态	
	≥0.5 μm	≥5.0 μm	≥0.5 μm	≥5.0 μm
A	3520	20	3520	20
B	3520	29	352000	2900
C	352000	2900	3520000	29000
D	3520000	29000	不作规定	不作规定

表 3-5　洁净区微生物监测动态标准[1]

洁净度级别	浮游菌 CFU/m^3	沉降碟(Φ 90 mm) CFU/4 h[2,3]	表面微生物	
			接触(Φ 55 mm)CFU/碟	五指手套 CFU/手套
A	<1	<1	<1	<1
B	10	5	5	5
C	100	50	25	—
D	200	100	50	—

注:[1]表中各数值为平均值;[2]单个沉降碟的暴露时间可少于 4 h,同一位置可用多个沉降碟连续监测并累积计数;[3]CFU 是指单位样品中含有的细菌群落总数。

洁净室应保持正压,洁净区与非洁净区之间、不同级别洁净区之间的压差应不低于 10 Pa;必要时,相同洁净度级别不同的功能区域(操作间)之间也应保持适当的压差,防止空气逆流至高等级洁净区域。

不同制剂配制时对空气洁净度有不同要求,示例见表 3-6 和表 3-7。

表 3-6　最终灭菌产品的生产操作示例

洁净度级别	示　例
C 级背景下的局部 A 级	高污染风险产品[1]的灌装(或灌封)
C 级	①产品灌装(或灌封);②高污染风险产品[2]的配制和过滤;③眼用制剂、无菌软膏剂、无菌混悬剂等的配制、灌装(或灌封);④直接接触药品的包装材料和容器最终清洗后的处理
D 级	①轧盖;②灌装前物料的准备;③产品配制(指浓配或采用密闭系统的配制)和过滤;④直接接触药品的包装材料和器具的最终清洗

注:[1]指易长菌、灌装速度慢、灌装用容器为广口瓶、容器需暴露数秒后方可密封等的产品;[2]指易长菌、配制后需等待较长时间方可灭菌或不在密闭系统中配制等的产品。

表 3-7　非最终灭菌产品的生产操作示例

洁净度级别	示　例
B 级背景下的 A 级	①处于未完全密封[1]状态下产品的操作和转运,如灌装(灌封)、分装、压盖、轧盖[2]等;②灌装前无法除菌过滤的药液或产品的配制;③直接接触药品的包装材料、器具灭菌后的装配及处于未完全密封状态下的转运和存放;④无菌原料药的粉碎、过筛、混合、分装

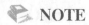

续表

洁净度级别	示例
B级	①处于未完全密封[1]状态下的产品置于完全密封容器内的转运;②直接接触药品的包装材料、器具灭菌后处于密闭容器内的转运和存放
C级	①灌装前可除菌过滤的药液或产品的配制;②产品的过滤
D级	直接接触药品的包装材料、器具的最终清洗、装配或包装、灭菌

注:[1]轧盖前的产品即处于未完全密封状态下;[2]根据已经压盖产品的密封性、轧盖设备的设计、铝盖的特性等因素,轧盖操作可选择在C级或D级背景下的A级送风环境中进行。A级送风环境应至少符合A级区的静态要求。

测定空气中悬浮粒子大小和浓度常用的方法有光散射式粒子计数法、滤膜显微镜计数法、光电比色计数法等。

(1) 光散射式粒子计数法　用强光照射细流束的含尘气流,尘粒发生散射,形成光脉冲信号,之后被转化为电脉冲信号。由于散射光强度与尘粒表面积呈正比,脉冲信号的次数与尘粒的数目相对应,经过转化后即可得到粒子的大小和数目。

(2) 滤膜显微镜计数法　用微孔滤膜过滤含尘空气,将尘粒捕集于滤膜,经过处理后置于显微镜下计数可计算得出含尘量。

(3) 光电比色计数法　滤纸过滤含尘空气,将尘粒聚集于滤纸表面,由于透光度与含尘量成反比,因此可测定前后透光度变化,计算得到含尘量。

(二) 空气净化技术

空气净化可以去除车间空气中的粉尘、烟雾、蒸汽、不良气体、微生物等,保证环境洁净。一般采取空气过滤的方法,即含尘空气通过多孔介质时,尘粒被孔壁吸附或截留而与空气分离。

1. 空气过滤机制　空气过滤机制较复杂,一般是多种机制共同起作用,只是其中有一种或两种机制起主要作用。空气过滤机制包括:①惯性作用:当尘粒随空气通过过滤材料的弯曲通道时,由于颗粒运动存在惯性,可以脱离弯曲运动路线与滤材壁碰撞,气流速度越大,粒子直径越大,这种现象越明显。②扩散作用:尘粒随着空气在过滤介质周围作布朗运动时,由于扩散作用被过滤介质所吸附,尘粒越小,吸附作用越明显。③拦截作用:当尘粒直径大于过滤介质孔径时,会被介质截留。④静电作用:有的过滤介质带有电荷,尘粒本身带有电荷或因摩擦产生静电后,会吸附在介质表面。⑤重力或分子间范德华力作用:由于重力或分子间范德华力等作用也可使尘粒被截留在过滤介质表面。

2. 空气过滤装置　按照过滤效率,可将空气净化设备最核心的部分——空气过滤器分为初效空气过滤器(lower efficiency particulate air filter)、中效空气过滤器(medium efficiency particulate air filter)和高效空气过滤器(high efficiency particulate air filter)。一般净化采用初效空气过滤器,中等净化采用初、中效二级空气过滤器,超净净化需要经过初、中、高效三级空气过滤器。除此之外,空气净化系统还包括送风装置、回风装置、冷却系统、温度、湿度调节系统。

初效空气过滤器也称预滤器,主要用来滤除粒径大于5 μm的粒子,防止中、高效空气过滤器被堵塞,一般采用易拆卸的平板型或袋型,过滤效率为20%～80%。中效空气过滤器可滤除粒径大于1 μm的尘粒,过滤效率为20%～70%,一般置于高效空气过滤器之前,可延长高效空气过滤器的使用寿命。中效空气过滤器与初效空气过滤器外形类似,主要区别在于滤

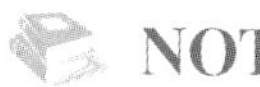
NOTE

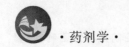

材。高效空气过滤器主要用于滤除 1 μm 以下的尘粒，效率高，阻力大，安装时有正反之分，对 0.3 μm 以下的粒子过滤效率可达 99.97% 以上，一般装于系统末端（图 3-4），多用折叠式过滤器。

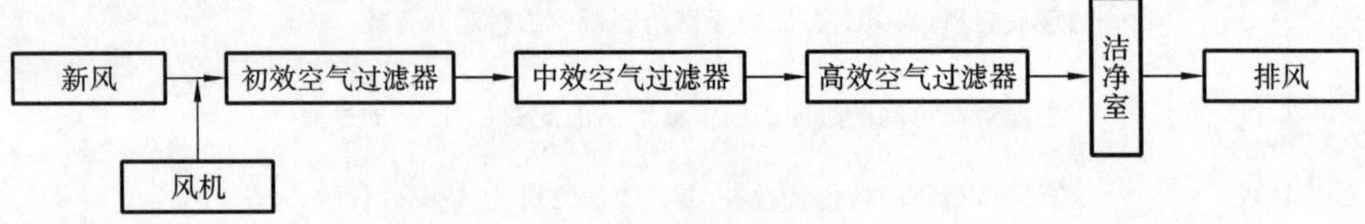

图 3-4　高效空气过滤系统

3. 气流形式　空气经高效空气过滤器进入洁净室后，气流形式可分为层流和乱流两种（图 3-5）。

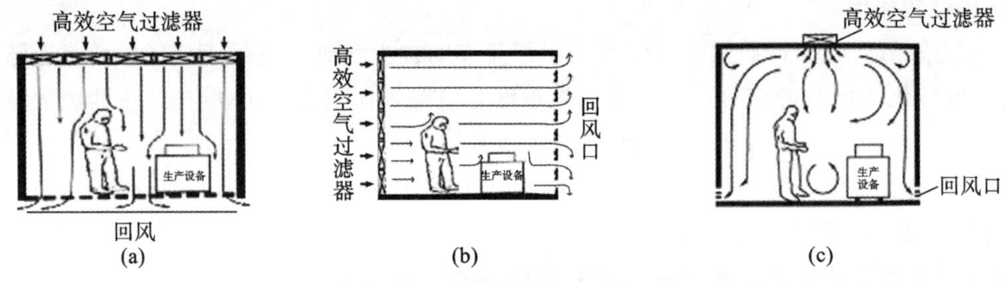

图 3-5　气流方式示意图

(a) 垂直层流；(b) 水平层流；(c) 乱流

层流又叫平行流或单向流，空气流线互相平行，各流线间的尘埃不易相互扩散，保持在层流运动中，随气流流出，保持室内洁净。根据流动方向，可分为垂直层流和水平层流两种。垂直层流的气流自上而下平行流动，车间设计时，可将顶棚作为送风口，地面设置回风口来实现；水平层流以高效空气过滤器布满一面墙送风，以对侧墙面作为回风口来实现气流水平方向流动。

乱流也叫紊流，指气流不规则流动。乱流中的尘粒易扩散到整个洁净室，排出室外的速度相对较慢，另外，粒子互相碰撞易聚集变大，空气净化效果有限。乱流的形成与送风口和回风口的布置形式及换气次数有关，当送风口只占洁净室断面一小部分时，易形成乱流。

4. 局部净化　洁净室制造、维护费用高昂，且传统的洁净室中最大的污染源为操作人员，使整个操作区域达到很高的洁净程度非常困难，无法彻底消除人为污染。因此，一般采取在洁净区内局部净化的措施，通常的操作是在 B 级或 C 级洁净室的背景下，局部使用超净工作台、生物安全柜、无菌小室等，以获得局部 A 级的洁净区域。

五、注射用水的制备

（一）制药用水的概念

制药用水指在制药工艺过程中用到的各种质量标准的水。在制药工业中，水既是应用最广泛的工艺原料，又是优良的溶剂，同时广泛应用于设备、容器、药材的清洗。关于制药用水的定义和用途，通常以药典为标准，各国药典对制药用水的定义、要求、用途不尽相同。2020 年版《中国药典》规定，制药用水因其使用的范围不同而分为饮用水、纯化水、注射用水和灭菌注射用水（表 3-8）。一般应根据各生产工序和使用目的与要求选用适宜的制药用水。

NOTE

表 3-8 制药用水的定义及用途

类别	定义	用途
饮用水 drinking water	天然水经净化处理所得的水，质量须符合现行中华人民共和国国家标准《生活饮用水卫生标准》	药材净制时的漂洗、制药用具的粗洗用水，除另有规定外，也可作为饮片的提取溶剂
纯化水 purified water	饮用水经蒸馏法、离子交换法、反渗透法或其他适宜方法制备的制药用水。不含任何附加剂，其质量应符合 2020 年版《中国药典》二部纯化水项下的规定	配制普通药物制剂用的溶剂或试验用水；可作为中药注射剂、滴眼剂等灭菌制剂所用饮片的提取溶剂；口服、外用制剂配制用溶剂或稀释剂；非灭菌制剂用器具的精洗用水。也用作非灭菌制剂所用饮片的提取溶剂。纯化水不得用于注射剂的配制与稀释
注射用水 water for injection	纯化水经蒸馏所得的水，应符合细菌内毒素试验要求。注射用水必须在防止细菌内毒素产生的设计条件下生产、贮藏及分装，其质量应符合 2020 年版《中国药典》二部注射用水项下的规定	配制注射剂、滴眼剂等的溶剂或稀释剂及容器的精洗
灭菌注射用水 sterile water for injection	注射用水按照注射剂生产工艺制备所得。不含任何添加剂。其质量应符合 2020 年版《中国药典》二部灭菌注射用水项下的规定。其灌装规格应与临床需要相适应，避免大规格、多次使用造成污染	主要用于注射用灭菌粉末的溶剂或注射剂的稀释剂

（二）制药用水的制备

2020 年版《中国药典》和《药品生产质量管理规范》(2010 年修订版)均明确规定，制药用水的原水水质应达到饮用水标准。饮用水是天然水在水厂经过凝聚沉淀、加氯等处理后得到的，其中仍有不少杂质，包括溶解的无机物、有机物、微细颗粒、微生物等。

制药用水需进行一系列的处理，不同的处理方法得到不同用途的水(图 3-6)。

1. 纯化水的制备 纯化水制备系统没有固定的模式，需衡量多种因素，根据各种纯化的技术特点和实际情况灵活组合应用。

一般在纯化前需进行预处理，预处理可直接影响最终水质，或通过影响最终处理设备的性能间接影响水质。预处理可以除去浑浊物和微粒，使膜和设备污垢最小化；除去硬度成分和金属离子以防止后续结垢；以及除去部分有机物和微生物。

预处理主要包括过滤和软化水等过程。过滤可以采用各种滤器的组合，如石英砂滤器可以除去大部分固体杂质，包括大颗粒、悬浮物、泥沙、胶体等，活性炭滤器可除去水中的游离氯、有机物、微生物及部分重金属等，细滤器可以除去粒径大于 5 μm 的微粒。软水器主要是钠型阳离子树脂，Na^+ 交换原水中的 Ca^{2+}、Mg^{2+}，降低水的硬度，也可保护后续处理机器，延长使用寿命。

预处理之后可选择合适方法进行后续水处理，得到符合要求的纯化水。

(1) 反渗透法(reverse osmosis method) 如图 3-7 所示，当纯水和盐水用半透膜隔开时，

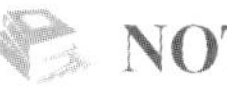
NOTE

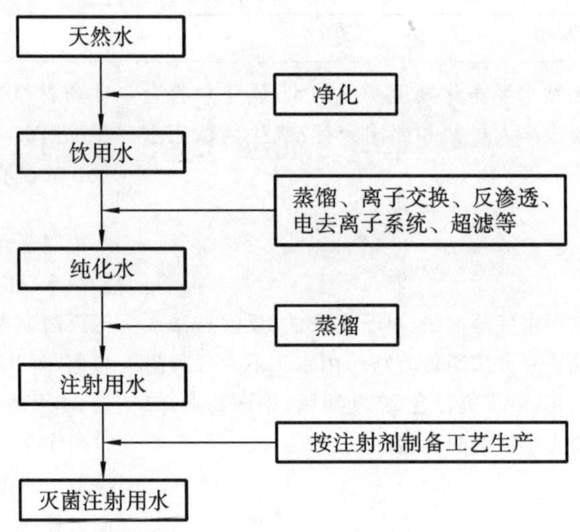

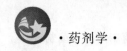

图 3-6　制药用水制备流程

纯水一侧的水分子通过半透膜向盐水一侧自发流动，这是渗透现象，盐水一侧液面上升，当渗透达到平衡时，液面不再上升，此时盐水与纯水间的水静压差即为渗透压。若在盐水上方施加一个大于渗透压的压力，盐水中的水溶液会向纯水一侧渗透，使纯水一侧的液面升高，这个现象叫反渗透，水从盐水中被分离出来。

反渗透技术是一项成熟高效的水处理方法，在常温不发生相变化的条件下进行溶质和水分离，能耗较低；杂质除去范围广，脱盐率高，是目前应用较广的脱盐技术之一，可以根据实际情况选择合适的半透膜，如醋酸纤维膜、聚酰胺膜等。

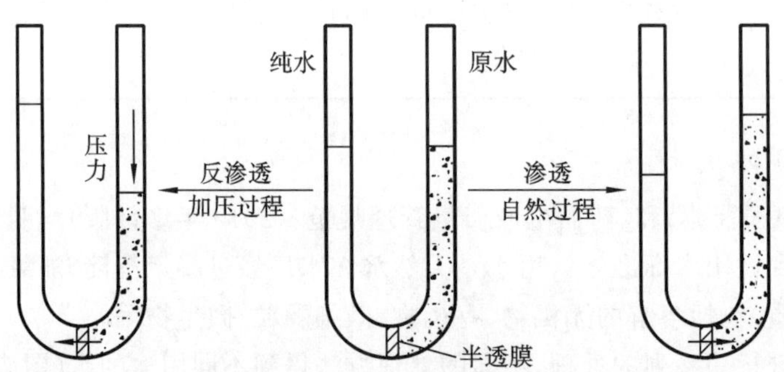

图 3-7　渗透和反渗透现象

(2) 离子交换法(ion exchange method)　利用离子交换树脂完成，有阳离子和阴离子交换树脂，常用的有 732 苯乙烯强酸性阳离子交换树脂，其极性基团是磺酸基；717 苯乙烯强碱性阴离子交换树脂，极性基团为季铵基团。将阳离子和阴离子交换树脂分别或混合装入离子交换柱，得到阳床、阴床或混合床。当需净化的水通过阳床时，水中的阳离子被树脂吸附留在树脂上，树脂上的 H^+ 被置换到水中。经阳床处理的水再通过阴床时，水中的阴离子被树脂吸附，树脂上的 OH^- 被置换到水中，并和水中的 H^+ 结合。

离子交换树脂使用一段时间后，需要进行再生处理或树脂更换，操作烦琐，对环境有污染。

(3) 电去离子法(electrodeionization method，EDI method)　将离子交换膜技术、离子交换技术和离子电迁移技术相结合的纯水制造技术。如图 3-8 所示，电去离子系统将离子交换技术和电渗析技术相结合，利用电极两端之间的电场作用使水中的带电离子定向移动，结合离

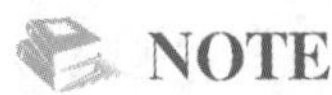
NOTE

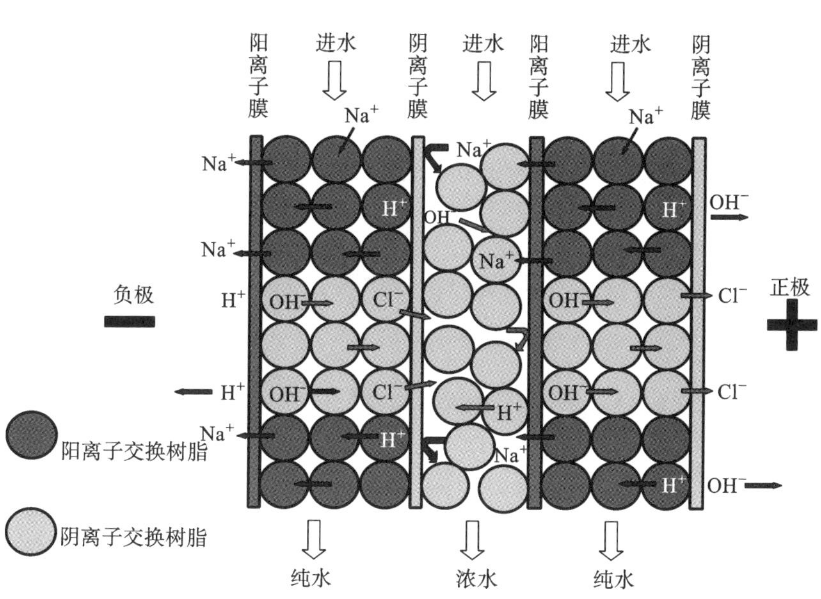

图 3-8 电去离子系统工作原理图

子交换树脂和树脂膜的选择作用加速离子移动并去除，同时，水分子在电场作用下产生 H^+ 和 OH^-，对离子交换树脂进行连续再生，使离子交换树脂维持在最佳状态。其主要作用是进一步除盐。

在 EDI 系统中，离子交换、离子迁移和树脂再生的过程是同时进行的，因此可以连续不间断地供水，不因再生而停机，这一工艺结合了电渗析和离子交换的优点，可稳定产生高纯度的水，易于实现自动控制，且无污水排放。

(4) 超滤法(ultrafiltration method) 以一定的压力使水通过一定大小的微孔结构和半透膜介质，水中的微粒、有机物、微生物等被截留而除去。超滤有时可作为反渗透的前处理，除去水中的微粒、水溶性大分子、微生物和热原等，但超滤几乎不能截留水溶性小分子有机物和无机离子。

2. 注射用水的制备 蒸馏法(distillation method)是制备注射用水中最经典、最可靠的方法，也是 2020 年版《中国药典》规定的注射用水制备方法，目前应用最为广泛。该法利用气液相变原理将纯化水进一步处理得到注射用水。在此过程中，原料水被蒸发，产生的蒸汽从水中脱离出来，经分离装置冷凝后成为注射用水。在蒸馏过程中，低分子杂质、热原可能被夹带在水蒸气中，以水雾或水滴的形式被携带，所以需通过分离装置来除去细小的水雾、杂质、热原等。其去除效果取决于气水分离装置。气水分离一般通过重力分离、导流板撞击式分离、螺旋离心分离、丝网除沫器等方法来实现。

蒸馏法制备注射用水的主要设备有多效蒸馏水器和气压式蒸馏水器。

多效蒸馏水器(图 3-9)的进料水同时作为冷凝水使用，进料水受热蒸发后的热蒸汽也可作为热源。因此，多效蒸馏水器可以充分利用热能，经济效益明显提高，而且出水快、纯度高、水质稳定、产量大，有自动控制系统，目前为药品生产企业制备注射用水的主要设备。多效蒸馏水器一般分为 3～8 效，每效包含一个蒸发器、一个分离装置和一个预热器。在 1 级塔内，进料水(纯化水)被高压蒸汽(130 ℃)加热而蒸发，水蒸气被部分冷凝后，蒸汽部分经隔沫装置进入 2 级塔加热室作为 2 级塔的热源，将 2 级塔内的水蒸发而自身冷凝为蒸馏水，在底部汇集于蒸馏水收集器中。2 级塔的水源自 1 级塔内冷凝的水，通过塔底管路泵入，2 级塔的水再次被加热产生蒸汽，并进入 3 级塔作为 3 级塔的热源，2 级塔没有汽化的水泵入 3 级塔作为水源，依

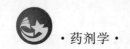

次进行，由 2 级塔和之后各级塔产生的蒸馏水加上最高级塔（n 级塔）的蒸汽被第一及第二冷凝器冷凝后得到的蒸馏水共同汇集于收集器，成为注射用水。在最高级塔内没有汽化的水作为浓缩水被排放。

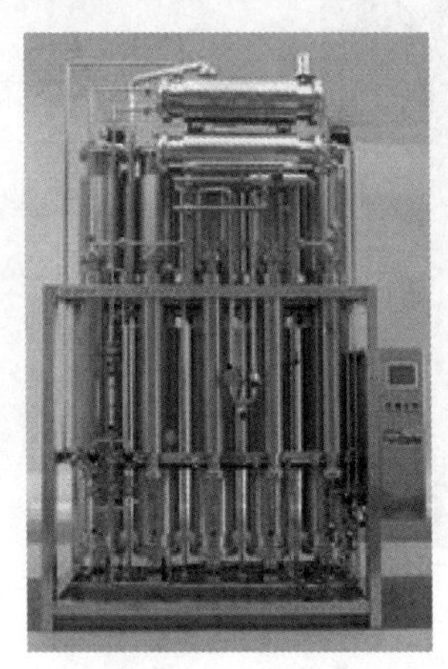

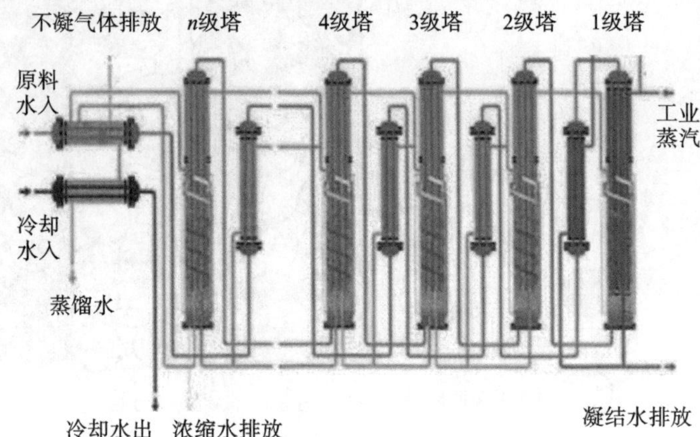

图 3-9　多效蒸馏水器

气压式蒸馏水器主要由进水器、热交换器、加热室、蒸发器、冷凝器及蒸汽压缩机等部分组成。工作原理为将进料纯化水在管的一侧蒸发，产生的蒸汽进入压缩机，通过压缩机运行使得被压缩的蒸汽温度和压力升高，高能量的蒸汽被释放回蒸发器和冷凝器的容器中，蒸汽冷凝同时释放出热量，此工艺不断重复，提高了蒸汽利用率，且不需要冷凝水，但在使用过程中电能消耗较大。

（三）注射用水的贮存

我国 GMP（2010 年修订版）规定，注射用水贮存可采用 70 ℃以上保温循环，并在制备后 12 h 内使用。2020 年版《中国药典》规定，注射用水的储存方式和静态储存期限应经过验证确保水质符合质量要求，例如可以在 80 ℃以上保温或 70 ℃以上保温循环或 4 ℃以下的状态下存放。

（四）注射用水的质量要求

2020 年版《中国药典》规定，注射用水的检查项目包括 pH、氨、硝酸盐与亚硝酸盐、电导率、总有机碳、不挥发物与重金属、细菌内毒素、微生物限度等。注射用水的 pH 应为 5.0～7.0，氨含量不得超过 0.00002%，每 1 mL 中含内毒素的量应小于 0.25 CFU，100 mL 中需氧菌总数不得超过 10 CFU。

六、容器处理

注射剂的容器用于灌装注射液，应达到以下质量要求：①有强密闭性和高化学惰性，在与药液长期接触中不发生脱落、降解和物质迁移等现象，且不影响药液的稳定性。②有足够的物理强度。③膨胀系数低，耐热性优良。④安瓿玻璃的熔点应较低，易于熔封。⑤除另有规定外，容器应足够透明，以便内容物的检视。

为了达到以上质量要求，容器需进行一系列质量检查，包括外观、尺寸、应力、清洁度、热稳定性，耐酸碱性等。容器的密封性需用适宜方法确证。容器应符合有关注射用玻璃容器和塑料容器的国家标准规定；容器用胶塞特别是多剂量包装注射剂所用胶塞要有足够的弹性和稳定性，其质量应符合国家标准。注射剂的容器根据组成材料不同分为玻璃容器和塑料容器；根

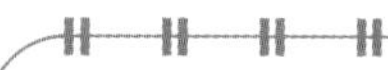

据分装剂量不同分为单剂量、多剂量和大剂量装容器。小容量注射剂的容器多为玻璃，也有塑料。输液的容器由玻璃、聚乙烯、聚氯乙烯和聚丙烯等材料制成。常用注射剂的容器见图3-10。

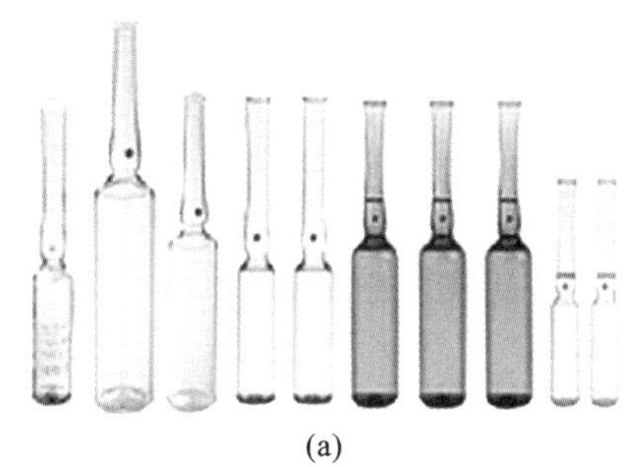

(a)

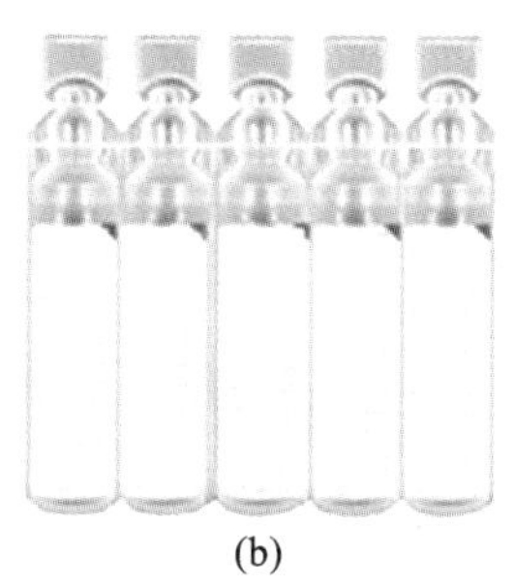

(b)

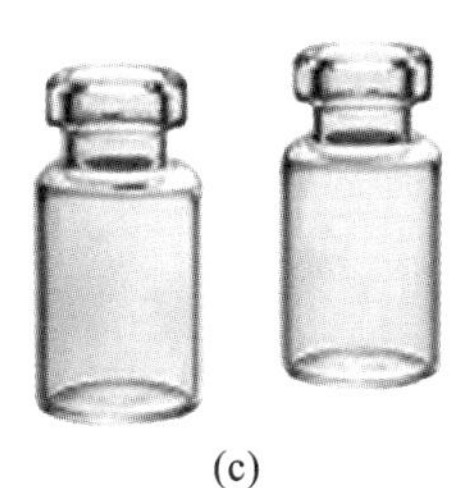

(c)

图 3-10　注射剂的容器

(a) 玻璃安瓿；(b) 塑料安瓿；(c) 西林瓶

单剂量装容器多数为安瓿(ampule)，有玻璃安瓿和塑料安瓿。常用的有 1、2、5、10 和 20 mL 等几种规格。多剂量装容器多为带橡胶塞的玻璃瓶，胶塞上加铝盖密封，也叫西林瓶(vial)，也可用于分装注射粉末，常用规格有 5、10、20、30 和 50 mL。大容量装容器常见的为输液瓶和输液袋，常用规格有 100、250、500 和 1000 mL。

（一）安瓿

1. 安瓿的种类

(1) 玻璃安瓿　玻璃的基本骨架为二氧化硅四面体，其中加有某些氧化物调节玻璃的性能。一般而言，玻璃中碱金属氧化物含量越低，化学稳定性和耐热性越好。玻璃主要有中性玻璃、含钡玻璃和含锆玻璃。中性玻璃是低硼硅酸盐玻璃，化学稳定性好，可作为 pH 近中性或弱酸性注射液的容器，应用范围广，如各种输液、葡萄糖注射液、注射用水等；含钡玻璃耐碱性好，适用于碱性较强的注射液，如 pH 为 10～10.5 的磺胺嘧啶钠注射液；含锆玻璃耐酸碱性能均较好，不易受药液侵蚀，适用于酸碱性强的药液和钠盐类的注射液，如乳酸钠、碘化钠和磺胺嘧啶钠等注射液。

为了避免折断安瓿颈时可能造成的玻璃屑、微粒等进入安瓿污染药液，曲颈易折安瓿已得到推广使用。

为了便于不溶性微粒检查，安瓿多为无色，但对光敏感的药物可采用能滤除紫外线的琥珀色玻璃安瓿，因其所含的氧化铁可能被浸出而进入产品中，琥珀色安瓿不适用于易被铁离子催化氧化的药物。

(2) 粉末安瓿　用于分装注射用药物粉末或结晶性药物，为便于药物分装，瓶身与瓶颈等粗，瓶颈与瓶身连接处有沟槽，使用时从沟槽处打开并注入注射用溶剂。

(3) 塑料安瓿　以塑料为主要材质的安瓿，主要有聚丙烯(PP)和聚乙烯(PE)两种。塑料安瓿在注射剂中的应用来源于吹制—灌装—密封三合一技术(blow-fill-seal，简称 BFS)，其主要工艺步骤：真空条件下加热塑料粒料，高温状态下将粒料挤出形成管状瓶坯，将瓶坯充气成型，同时灌装药液并封口(图 3-11)。BFS 技术因吹制、灌装、密封三种操作均在同一工位完成，配合无菌生产条件，极大地降低了产品的微生物污染，提高了无菌保证水平。由于塑料延展性好，塑料安瓿可制备成多种形状、规格，装量范围比玻璃安瓿更广。玻璃安瓿与塑料安瓿性能比较详见表 3-9。

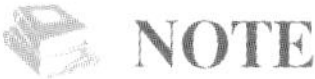

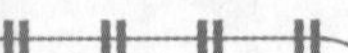

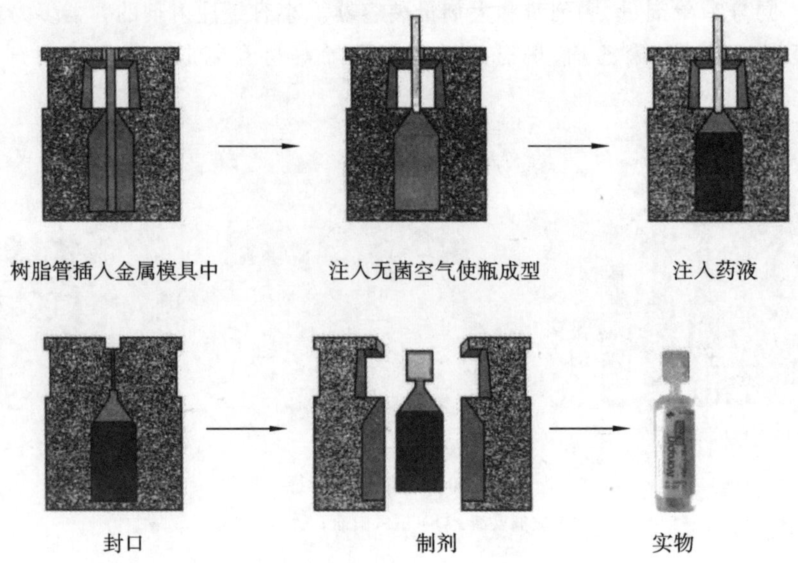

图 3-11　塑料安瓿注射剂产品生产过程示意图

表 3-9　玻璃和塑料安瓿性能比较

	玻璃安瓿	塑料安瓿	
		聚乙烯安瓿	聚丙烯安瓿
主要材质	氧化硅、氧化硼、氧化铝	聚乙烯	聚丙烯
透光性	透明、光洁、易清洗	透光性较差	透光性较差
物化性能	耐受 121 ℃高温灭菌	一般不耐受 110 ℃以上温度灭菌	耐受 121 ℃高温灭菌
适用性	密封性好，适用于易氧化药物	密封性好，因透气性能不适用于易氧化药物	
临床使用	打开时易产生玻屑污染，易扎手	打开时较安全	
贮存运输	易碎、重量大、运输储存不便	不易碎、重量轻、易于运输储存	

(4) 可同时盛装粉末与溶剂的注射容器　该容器分为上、下两个隔室，下隔室装无菌药物粉末，上隔室盛装溶剂，中间用特制的隔膜隔开。使用时将顶部的塞子压下，隔膜打开，溶剂流入下隔室将药物溶解。该类容器可用于盛装一些在溶液中不稳定的药物，使用非常方便。

2. 安瓿的洗涤　一般质量好的安瓿可直接洗涤，质量差的安瓿需要先灌瓶蒸煮，进行热处理。一般可用离子交换水或者 5%醋酸水溶液灌满，100 ℃热处理 30 min，使瓶内附着的灰尘、砂粒杂质经热浸泡后落入水中，同时加热使玻璃表面硅酸盐水解，微量的游离碱和金属离子溶解，安瓿的化学稳定性提高。常用的安瓿洗涤方法有以下几种。

(1) 甩水洗涤法　用灌水机将安瓿灌满过滤的去离子水或蒸馏水，用甩水机甩干，如此反复三次。如安瓿需热处理，在安瓿灌满水后，送入灭菌柜中加热蒸煮，趁热将安瓿内的水甩干，该法生产效率高，但洗涤质量不如加压喷射气水洗涤法好。一般适用于 5 mL 以下的安瓿。

(2) 加压喷射气水洗涤法　用经加压的去离子水或蒸馏水和洁净的压缩空气通过针头交替喷射冲洗安瓿，冲洗的顺序可以是气—水—气—水，一般循环 4～8 次，最后一次洗涤用水须用通过微孔滤膜精滤的注射用水。该法可与灌封联动，整个程序由机器自动完成，生产效率非常高，但此法对水和空气质量要求较高。加压喷射气水洗涤法特别适用于大容量的安瓿和曲颈安瓿的洗涤，目前应用较多。

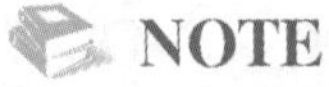
NOTE

(3) 超声波洗涤法　浸没在洁净水或清洗液中的安瓿在超声振动产生的空化作用下，安瓿内外表面的污垢被冲击、剥落下来，达到清洗的目的。在超声洗瓶过程中，应不断将污水排出并补充新鲜洁净的纯化水，也可与其他清洗方法联动使用。

(4) 洁净空气吹洗法　若安瓿在严格控制污染的车间生产，采用严密的包装，使用时只需洁净空气吹洗即可，该操作易于实现注射剂高速自动化生产。

3. 安瓿的干燥与灭菌　安瓿洗涤后需尽快干燥和灭菌，可同步进行。一般采用烘箱 120～140 ℃干燥 2 h，盛装无菌操作或低温灭菌产品的安瓿需 180 ℃干热灭菌 1.5 h。大生产时多采用隧道式烘箱，主要由红外线发射装置和安瓿传送装置两部分组成，隧道内温度 200 ℃左右，安瓿的干燥时间也缩短为 20 min 左右。近年来广泛使用的远红外线加热技术，温度可达 250～350 ℃，一般 350 ℃加热 5 min，即能达到安瓿的灭菌效果，远红外干燥装置效率高、质量好、速度快且节约能源，在设备中加装局部层流装置，安瓿的洁净程度非常高，安瓿的干燥和灭菌同步完成，有利于连续化生产。

灭菌完毕的安瓿在净化空气的环境下放置，应尽快使用，放置时间不得超过 24 h。

(二) 卡式瓶

卡式瓶又称笔式注射器用硼硅玻璃套筒，管状筒形，两端开口，类似没底的瓶子，相当于没有推杆的注射器。其瓶口用胶塞和铝盖密封，底部用橡胶活塞密封(图 3-12)。可用于盛装注射液和无菌粉末。使用时需结合卡式注射架、卡式半自动注射笔、卡式全自动注射笔等配套的注射器械，将卡式瓶与针头装入注射器械即可进行注射。整个注射过程不产生玻璃屑，药液不需要转移，不会暴露于空气中，药液亦不与注射器械接触，比传统安瓿更安全便捷。

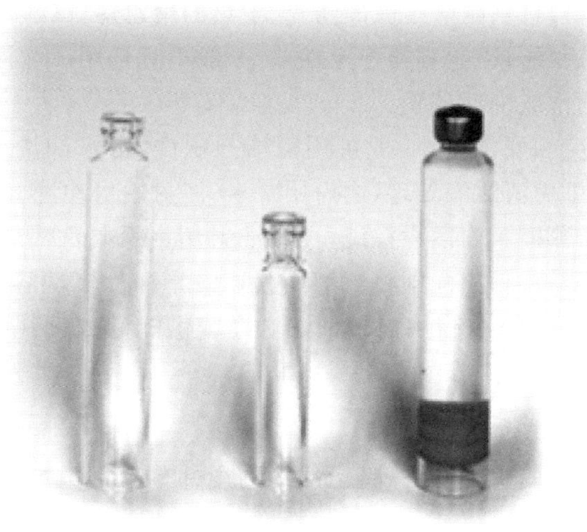

图 3-12　卡式瓶

(三) 预填充注射器

液体药物预填充注射(prefilled syringe，PFS)即采用一定工艺将药液预先灌装于注射器中，以方便医护人员或患者直接注射的一种给药形式。注射剂采用预填充注射器(图 3-13)作为容器，生产时需先将药液灌装于针筒中，再将活塞压入或旋入以密封药液，然后加装推杆。预填充注射剂最大的优点是安全便捷，可由患者自行注射，如糖尿病患者使用的预填充胰岛素注射笔。另外，普通容器注射剂在转移过程中有药液损失而需加量灌装，而预填充注射器药液利用率高，无需加量灌装，也避免了转移药液过程中可能造成的污染或药液不稳定，特别适合稳定性较差的蛋白质和多肽类药物，如疫苗、治疗性蛋白、重组细胞因子类和促红细胞生成素等。

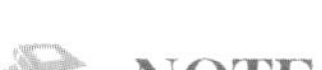
NOTE

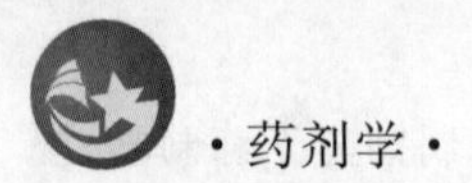

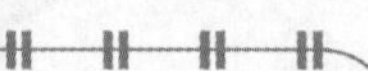

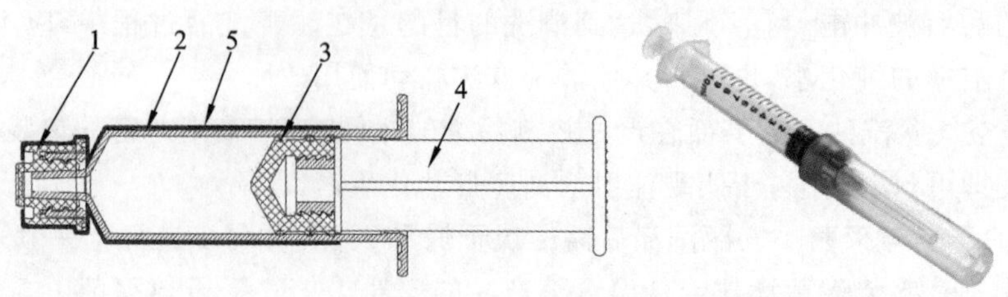

图 3-13　预填充注射器

1-针头及其保护帽；2-针筒；3-活塞；4-推杆；5-针筒保护套

七、药液的配制

（一）投料量计算

用于制备注射剂的原辅料应使用注射用规格，必要时需经精制处理。配制注射剂前，按照处方规定计算原辅料用量，需考虑到灭菌后药物含量下降、灌注时的损耗等情况，按需要酌情增加投料量。含结晶水的药物应注意换算。投料量可参考以下公式计算：

$$原料（附加剂）用量=实际配液量\times成品百分含量 \tag{3-3}$$

$$实际配液量=实际灌注量+实际灌注时损耗量 \tag{3-4}$$

（二）配制用具的选择和处理

配液容器多用带搅拌器的夹层锅，根据需要可加热或通冷水冷却。一般选用化学稳定性好的材料制成，如玻璃、不锈钢、耐酸耐碱的陶瓷、耐热的聚乙烯、聚氯乙烯、聚丙烯塑料等。普通塑料不耐热，遇高温易变形，铝制容器稳定性差，一般不宜选用。配液中需用到的输液管道、阀门、泵等均应采用不锈钢或中性玻璃。

配制用具在使用前应彻底清洗，一般可用清洁剂刷洗，常水冲洗，最后用注射用水冲洗。玻璃和磁质器具刷洗后可用清洁液处理，之后用常水、注射用水冲洗。塑料管道可用较稀的清洁液处理，橡皮管可置于蒸馏水内蒸煮搓洗，再用注射用水反复洗净，临用前还需用新鲜注射用水荡洗或灭菌。每次配液后，应立即将配液用具刷洗干净。玻璃容器可加入少量硫酸清洁液或75%乙醇后放置，以免长菌，临用前再依法洗净。供配制油性注射剂的用具必须洗净烘干后使用。

（三）配液方法

注射剂配制方法有两种：①浓配法：将全部药物用部分溶剂配成浓溶液，加热或冷藏后过滤，再稀释至所需浓度。该法可以滤除一些溶解度小的杂质，提高产品质量，注射剂易出现澄明度问题时可采用此法配制。②稀配法：将处方量的溶剂一次性加入药物中，配成所需浓度。该方法操作简单，原辅料质量较好，药液浓度不高，配液量不大时可考虑此方法。

配液注意事项：①注射剂的配制应在洁净的环境下进行，应尽可能缩短配制时间，所用器具、原辅料应尽可能无菌，以减少污染。②配制过程中应严格称量并校核，谨防交叉污染，尤其是在配制剧毒药物的注射液时。③对不稳定的药物应注意调配顺序，先加稳定剂或通惰性气体，形成合适的环境之后再加主药，有时还需控制温度和 pH 或避光操作。④不易滤清的药液可加 0.1%～0.3%的针用活性炭，小剂量药物可用纸浆混炭处理。但须特别注意活性炭对药物的吸附，必要时需测定加炭前后药物含量的变化。活性炭在酸性溶液中吸附作用较强，故可用酸活化处理，并在酸性条件下使用。⑤配制油性注射液。注射用油应 150 ℃干热灭菌 1～2 h，冷却至适宜温度（一般比主药熔点低 20 ℃），趁热加药配制，待温度降至 60 ℃以下时过滤，过滤温度不宜太低，否则黏度增大，不易过滤。

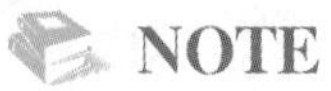

在注射剂的生产过程中应尽可能缩短药液配制时间，防止微生物与热原的污染及原料药

物变质。药液配好后，须进行半成品的质量检查，一般包括 pH、含量等项目，合格后才能进入下一道工序。

八、药液的过滤

（一）概念

过滤是除去注射液中不溶性微粒，以保证注射液澄清的重要方法。过滤是指用外力使液体通过多孔性的过滤介质，液体中混悬的固体颗粒被过滤介质截留，从而实现固液分离的操作过程。通常将过滤介质称为滤材，待过滤的液体称为滤浆，被截留于过滤介质的固体物质称为滤渣或滤饼，通过过滤介质的液体称为滤液。

（二）过滤机制

根据固体粒子在滤材中被截留的方式不同，将过滤机制分为介质过滤和滤饼过滤。

1. 介质过滤 靠介质的拦截作用实现固液分离的操作。当药液中固体含量小于0.1%时属于介质过滤。介质过滤更常见，主要用于注射液的过滤和除菌过滤。根据过滤机制不同，又可分为表面过滤和深层过滤。

（1）表面过滤 颗粒的粒径大于过滤介质的孔径，颗粒被截留在介质表面（图 3-14a），过滤介质起类似筛网的筛析作用。微孔滤膜、超滤膜和反渗透滤膜等膜过滤的机制属于表面过滤。以表面过滤为机制的过滤通常具有分离度高的特点，因而常用于溶液的精滤。

（2）深层过滤 颗粒的粒径小于过滤介质的孔径，颗粒会进入介质孔隙内，在通过不规则的孔道时，由于惯性、重力、扩散等作用，沉积在空隙内部形成“架桥”，也可能由于静电力、范德华力而被吸附在孔隙内部（图 3-14b）。深层过滤必须保证介质层的足够深度，从而使小于介质孔径的粒子通过介质层的概率足够小。砂滤棒、垂熔玻璃漏斗、多孔陶瓷、石棉滤板等遵循深层过滤的机制。

2. 滤饼过滤 过滤过程中介质表面上逐渐增厚的固体粒子沉积物即滤饼起主要截留作用。当药液中固体含量大于1%时易产生滤饼过滤，在药物的重结晶、中药材浸出液的过滤中较常见（图 3-14c）。

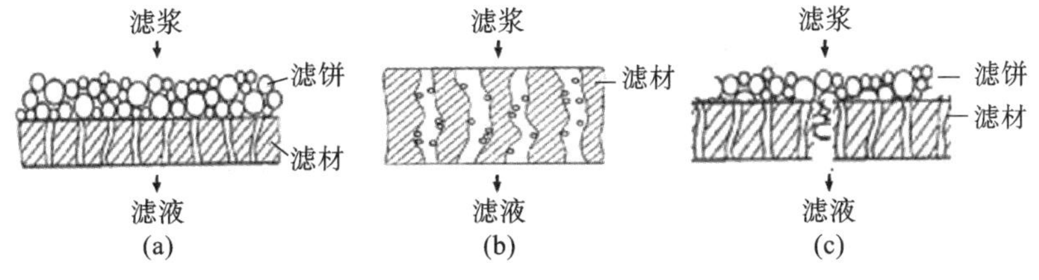

图 3-14 三种过滤方式示意图

（三）过滤影响因素

假设滤液流过的致密滤渣层的间隙是均匀的毛细管，此时液体流动遵循 Poiseuille 公式

$$v = \frac{P\pi r^4}{8\eta L} \tag{3-5}$$

式中，v 为过滤速度，即单位时间单位面积过滤的滤液量；P 为过滤时的操作压力（或滤材上下的压差）；r 为介质层内毛细管半径；L 为毛细管长度，即滤层厚度；η 为滤液黏度。

根据式(3-5)可知，影响过滤快慢的因素及加速过滤的方法：①滤材上下的压差。压差越大，滤速越快，可以增加操作压力或减小滤器内压来实现，但须注意压力过大造成滤材破裂。②过滤介质的孔隙大小。孔隙越小，阻力越大，滤速越慢。③滤材中毛细管的长度。长度增加不利于液体的过滤，即沉积的滤饼越厚，过滤越慢，可采用预滤的方式减小滤饼厚度。④滤液

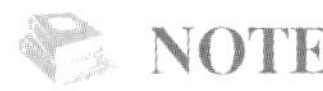

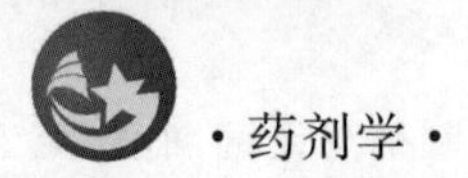

黏度。黏度增加不利于过滤，可采用趁热过滤的方式，以降低滤液黏度。⑤滤渣性质。柔软变形的滤渣容易堵塞滤孔，可采用助滤剂防止堵塞。⑥过滤面积。为了增加单位时间的通过量，可以增加过滤面积。

（四）过滤介质与助滤剂

过滤介质（滤材）性质不同，用途和过滤效率也不同。常用的过滤介质有多孔陶瓷、垂熔玻璃、烧结金属、各种材质的滤膜等。过滤介质需要满足以下要求：①惰性，不与过滤材料发生反应，不吸附或很少吸附有效成分。②耐酸、耐碱、耐热，能过滤不同性质的滤液。③有足够的机械强度，耐压。④过滤阻力小、反复应用易清洗。⑤价廉、易得。

助滤剂是为了降低过滤阻力，增加过滤速度或得到澄清度高的滤液而加入待滤液中的辅助性物质。常用的有活性炭、硅藻土、滑石粉等。

（五）过滤器和过滤装置

1. 砂滤棒　国产主要有两种。一种是以硅藻土为主要原料烧结而成的硅藻土滤棒，质地疏松，适用于高浓度或高黏度药液的过滤，根据自然滤速分为粗号（500 mL/min 以上）、中号（500～300 mL/min）、细号（300 mL/min 以下）。另一种是由白陶土烧结而成的多孔素瓷滤棒，质地紧密，滤速比硅藻土滤棒慢，适用于黏度较低液体的过滤。砂滤棒价廉易得，滤速快，一般用作大生产的粗滤。但砂滤棒易脱砂，对药液吸附较强，难清洗，有时会改变药液 pH。

2. 垂熔玻璃滤器　用硬质中性玻璃细粉烧结而成，主要用于注射剂的精滤或滤膜过滤前的预滤。根据形状不同分为垂熔玻璃漏斗、垂熔玻璃滤球和垂熔玻璃滤棒三种。按照过滤介质孔径大小分为 1～6 号六种规格，其中 3 号多用于常压过滤，4 号用于加压或减压过滤，6 号用于除菌过滤。垂熔玻璃滤器化学性质稳定，除强碱和氢氟酸外几乎不受化学药品的腐蚀，过滤时无滤渣脱落，对药液吸附性低，对药液的 pH 一般无影响；易清洗，用后可用 1%～2% 硝酸钠硫酸液浸泡，再用清水洗干净；可热压灭菌。但易碎，价格较贵。

3. 微孔滤膜滤器　以微孔滤膜作为过滤介质的滤器，主要用于注射剂的精滤（孔径 0.65～0.8 μm）和除菌过滤（孔径 0.22 μm），有圆盘形过滤器和圆筒形过滤器两种安装方式。微孔滤膜的常用材料：醋酸纤维素、硝酸纤维素、聚酰胺、聚四氟乙烯、聚偏氟乙烯、聚醚砜、聚氯乙烯、聚丙烯等，不同材料具有不同性质，可根据药液的性质选用合适的滤膜。

微孔滤膜过滤器的优点：①滤材薄且空隙率大，过滤阻力小，滤速快。②滤膜孔径小且均匀，对微粒的截留能力强。③过滤时无过滤介质脱落，不影响药液的 pH。④滤膜对药液的吸附性小，不滞留药液。⑤滤膜用后弃去，无交叉污染。其主要缺点：滤膜易堵塞；压力过大或药液温差变化大时会引起滤膜破裂。

为了保证微孔滤膜的质量，需对其进行质量检查，通常主要测定孔径大小、孔径分布、流速等。孔径大小一般用气泡点测定。我国 GMP（2010 年修订版）规定微孔滤膜使用前后均要进行气泡点试验，以检查微孔滤膜是否损坏。

4. 板框式压滤机　由多个实心滤板和中空滤框交替排列在支架上组合而成，在加压下间歇操作的过滤设备（图 3-15）。板框式压滤机过滤面积大，截留的固体量多，可在各种压力下过滤，滤速快，适合于大生产。但装配和清洗烦琐，容易滴漏。适用于黏性或固体物较多的液体过滤。多用于注射剂的预滤以及中药的提取分离。

5. 其他过滤器　钛滤器是由钛金属粉末烧结而成的，生产中常用作脱碳过滤，钛滤器耐热，强度大，质量轻，不易碎，滤速较快。超滤通过压力驱动膜分离，超滤膜的典型孔径为 0.01～0.1 μm，可用于除去水中的微粒、胶体、细菌、病毒、热原、蛋白质及其他高分子有机物。

（六）过滤方式

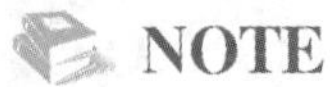

注射剂一般采用粗滤（预滤）与精滤二级过滤，最常用的组合是砂滤棒＋垂熔玻璃滤器＋

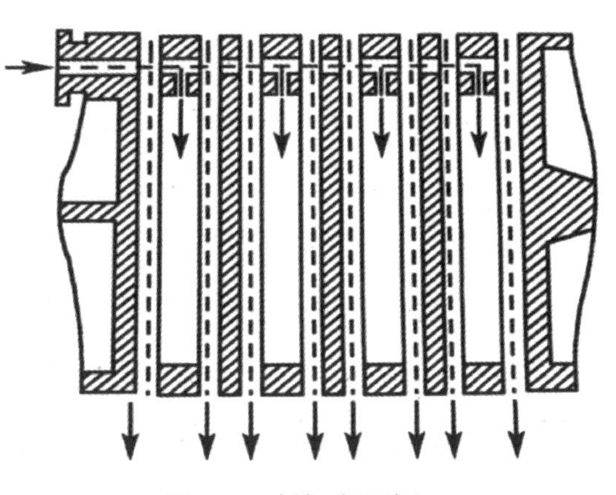

图 3-15 板框式压滤机

微孔膜滤器，前两个是粗滤，最后是精滤。所需的过滤动力可通过高位静压、减压或加压等方法来实现。

1. 高位静压过滤 当缺乏加压或减压设备时可采取这种方式。药液在楼上配制，通过管道到楼下过滤。利用液位差产生的静压作为过滤动力，此法压力稳定，成本低，但滤速稍慢，适用于小批量生产。

2. 减压过滤 在过滤介质下部减压，使过滤介质两侧形成压差作为过滤动力，也称抽滤。该法设备简单，可连续进行，但压力不够稳定，操作不当易使滤层松动，影响过滤质量。

3. 加压过滤 在过滤介质上部加压。其特点是压力稳定、滤速快、质量好、产量高，适用于药厂大量生产，目前应用最多。由于全部装置保持正压，外界空气不易漏入过滤系统，有利于防止污染，适合无菌过滤，但需要耐压设备。

九、灌封

为了防止污染，药液过滤后，经检查合格应立即灌装和封口，尽量缩短暴露时间。注射剂生产时可通过一台设备将灌装和封口这两个步骤串联在一起，因此灌装和封口常统称为灌封。灌封是注射剂制备的关键步骤，对环境要求极高，应严格控制物料的进出和人员的流动，采用尽可能高的洁净度，一般最终灭菌工艺产品的生产操作为 C 级背景下的局部 A 级，非最终灭菌产品的无菌生产操作为 B 级背景下的 A 级。

药液灌装时要求剂量准确。灌注操作及临床使用时，灌注器、瓶壁、注射器、针头等的吸留均会造成一定的药液损失，为保证用药剂量准确，灌注量要稍多于标示量，对于易流动和黏稠的药液，其增加量要求不同，2020 年版《中国药典》对此有明确规定（表 3-10）。

表 3-10 注射液装量增加表

标示装量/mL		0.5	1	2	5	10	20	50
增加量/mL	易流动液	0.10	0.10	0.15	0.30	0.50	0.60	1.0
	黏稠液	0.12	0.15	0.25	0.50	0.70	0.90	1.5

注射剂灌装后应尽快封口。接触空气易变质的原料药，在灌装过程中应排除容器内的空气，可填充二氧化碳或氮气等气体，立即封口。封口的方法分为拉封和顶封两种，顶封易出现毛细孔，拉封封口比较严密，封口处玻璃薄厚均匀，不易出现冷爆现象，因此目前多用拉封。封口要求严密不漏气，顶端光滑圆整，无瘪头、尖头、歪头、焦头、爆头和泡头等。

工业化生产采用全自动灌封机，一般包括以下程序：安瓿被送至固定位置→灌注针头进入安瓿→灌注药液进入安瓿→灌注针头移开，灌注好的安瓿被送入封口工位，空安瓿被送至灌注

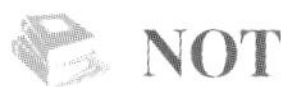

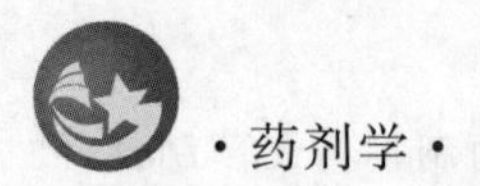

工位→灌好药液的安瓿被熔封。

灌封过程中可能会出现剂量不准、封口不严、熔封时出现焦头、泡头、瘪头、爆头等现象。焦头是常出现的问题。由于灌装时药液溅起、针头安装不正等导致安瓿颈部沾有药液，封口时药液在高温下碳化产生焦头。充 CO_2 时易发生瘪头、爆头。应根据实际情况逐一分析解决。

十、灭菌与检漏

（一）灭菌

注射剂在灌封后需尽快灭菌，以保证产品的无菌水平。从配制、灌封到灭菌一般不应超过 12 h，具体时间应根据药液的性质经生产工艺验证后确定。可采取一种方法灭菌，也可联用多种方法，具体详见本章第三节。

（二）检漏

注射剂灭菌后要进行检漏，剔除熔封不严，安瓿顶端留有毛细孔或裂缝的注射剂。熔封不严的注射剂，药液容易泄露，且微生物或空气也可进入，直接导致药液变质。因此，检漏步骤也非常重要。

检漏的方法：①灭菌完毕后，减压到常压，打开灭菌锅门，放入冷水淋洗降温。然后关紧锅门并抽气使灭菌器内压力降低，如有漏气安瓿，则安瓿内空气也被抽出。当真空度达到 85.3～90.6 kPa（640～680 mmHg）后停止抽气，将带有颜色的水（0.05％曙红或亚甲蓝）吸入灭菌锅中直至没过安瓿。开启放气阀使锅内压力恢复至常压，此时有色水进入漏气安瓿中。再将有色水抽回贮器中，开启锅门，用水淋洗安瓿后检查，剔除内部带颜色的漏气安瓿。此过程可在灭菌检漏两用灭菌器内进行。②灭菌后，趁热立即放带有颜色的冷水至灭菌锅内，安瓿遇冷内部压力收缩，有色水进入漏气安瓿而使其被检出。③深色注射液的检漏：将安瓿倒置或横放进行热压灭菌，由于灭菌时安瓿内的气体受热膨胀，压力增加，将药液从漏气的细孔挤出，使漏气安瓿的药液减少或成空安瓿而被检出。该法灭菌与检漏同时完成。

十一、印字与包装

注射剂经质量检查合格后可进行印字（或贴签）和包装，这是注射剂生产的最后环节。在每支安瓿或玻璃瓶侧面印字或贴上标签，须包含注射剂的名称、规格、产品批号、有效期等信息。

包装对于保证注射剂的在运输和贮存中的质量具有重要作用。经印字的安瓿可先放入吸塑托盘中再用纸盒包装。生产中可使用的印字、装盒、包装、贴签等联成一体的印包联动机。安瓿塑料包装是近年发展起来的一种新型包装形式，主要有热塑包装和发泡包装，使包装质量进一步提高。

第三节　灭菌与无菌操作

一、概述

灭菌法和无菌操作法是注射剂、输液、滴眼剂等灭菌与无菌制剂质量的重要保证，也是制备这些制剂必不可少的操作技术。根据各种制剂或生产环境、生产器具与设备对微生物的限定要求不同，可采取不同的措施，如灭菌、无菌操作、消毒和防腐等。

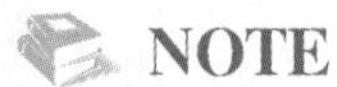

灭菌法（sterilization）是指用物理或化学手段，杀灭或除去所有致病和非致病微生物及细

菌芽孢的方法或技术。灭菌法分为物理灭菌法和化学灭菌法两大类。

无菌操作法(aseptic technique)是指整个操作过程处于无菌环境中,以制备无菌制剂的方法或技术。

防腐(antisepsis)是指用物理或化学手段抑制微生物的生长、繁殖的技术,也称作抑菌。

消毒(disinfection)是指用物理或化学手段杀灭或除去物体或介质中病原微生物的方法。

消毒和灭菌的区别在于,消毒是针对病原微生物和其他有害微生物,并不要求杀灭所有微生物。灭菌是要杀灭所有致病和非致病微生物(包括细菌芽孢)。

消毒和防腐的区别在于,消毒是杀灭病原微生物和其他有害微生物,而防腐仅抑制微生物的生长与繁殖。

二、物理灭菌法

物理灭菌法是指采用加热、射线等方法杀灭或通过过滤除去微生物的方法。物理灭菌包括干热灭菌法、湿热灭菌法、射线灭菌法、过滤除菌法。

(一)干热灭菌法

干热灭菌法是指将物品置于干热灭菌柜、隧道灭菌器等设备中,利用干热空气达到杀灭微生物或消除热原物质的方法。

干热灭菌法的工艺开发应考虑被灭菌物品的热稳定性、热穿透力、生物负载(或内毒素污染水平)等因素。在干燥状态下,微生物的耐热性较强,而干热空气穿透力又较弱,因此,本法必须在高热空气中长时间作用才能有效灭菌,灭菌温度通常比湿热灭菌法高。干热灭菌温度范围一般为160～190 ℃,当用于除热原时,温度范围一般为170～400 ℃。本法适用于耐高温但不宜用湿热灭菌法灭菌的物品,如玻璃器具、金属制容器、纤维制品、陶瓷制品、固体试药、液体石蜡等。不耐热的材料,如塑料、橡胶制品,以及大多数药品不宜采用本法灭菌。进入干热灭菌设备的空气应经过高效过滤器过滤,设备内的空气应当循环并保持正压。

(二)湿热灭菌法

湿热灭菌法是指将物品置于灭菌设备内利用饱和蒸汽、蒸汽-空气复合物、蒸汽-空气-水混合物、过热水等手段使微生物菌体中的蛋白质、核酸发生变性而杀灭微生物的方法。该法灭菌能力强,为热力灭菌中最有效、应用最广泛的灭菌方法。湿热灭菌法具体可分为以下几类:热压灭菌法、过热水喷淋灭菌法、流通蒸汽灭菌法、低温间歇灭菌法、煮沸灭菌法。

1. 热压灭菌法 用高温高压的饱和水蒸气进行灭菌的方法。选择适宜的压力与灭菌时间,该法可以有效杀灭微生物的繁殖体及芽孢,在灭菌制剂生产中应用最广泛。凡能耐高温、耐高压蒸汽的药物制剂,金属、玻璃、陶瓷材质的器皿,橡胶制品,膜过滤器等均可采用热压灭菌法。

通常情况下,热压灭菌的条件:121 ℃,20 min;115 ℃,30 min;126 ℃,15 min。特殊情况下,可以根据实验来确定适宜的灭菌温度与时间。

(1) 影响热压灭菌的因素 ①蒸汽性质。按蒸汽的性质不同可分为饱和蒸汽、湿饱和蒸汽、过热蒸汽和不饱和蒸汽。其中湿饱和蒸汽带有水分,热含量低,热穿透力差,灭菌效力较低;过热蒸汽温度高于饱和蒸汽,但热穿透力低于饱和蒸汽,且易影响药品稳定性;不饱和蒸汽中含有空气,实际灭菌温度降低,灭菌效果降低;而饱和蒸汽热含量较高,热穿透力强,灭菌效力高。因此,热压灭菌必须使用饱和蒸汽。②微生物的种类、数量与生长阶段。微生物的数量较少,可适当选用较低的灭菌条件。微生物数量越多,耐热微生物存在的概率就越大,灭菌难度加大,同时染菌数量过多,会造成灭菌后制剂中含有大量菌尸,在临床应用中会引起不良反应。微生物的种类不同,生长阶段不同,其对热的抵抗力均存在较大差异,同一种细菌不同生

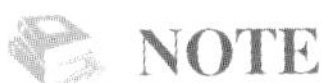

长阶段耐热的次序为芽孢>繁殖体>衰老体。③药品的性质、灭菌的温度与时间。一般而言，灭菌温度愈高，灭菌时间愈长，药品被破坏的可能性愈大。因此，在设计灭菌温度与时间时必须要兼顾灭菌效果及药品的稳定性，在达到有效灭菌保证的前提下，尽量选择较低的灭菌温度、较短的灭菌时间，以确保药品的稳定性。④介质的性质。介质pH对微生物的生长和抵抗力影响较大。通常情况下，中性介质中微生物的耐热性最强，碱性环境次之，酸性环境最弱。制剂中含有营养成分，如糖类、蛋白质等，微生物的耐热性会增强，需要选择较高的灭菌温度较长的灭菌时间，以确保灭菌效果。⑤其他。灭菌设备中，药品的放置应有一定的间隔，不可太过拥挤，以防止蒸汽不能顺利流通而影响灭菌效果。

(2) 灭菌器　热压灭菌所用的灭菌器种类较多，但原理及基本结构相似。热压灭菌器为耐压密闭设备，有压力表、温度计、排气口、安全阀等部件，新型的灭菌器还装有冷却水喷淋部件，能够缩短冷却时间，提高工作效率。常用的灭菌柜如图3-16所示，柜体及部件采用坚固耐高压的合金制成，带有夹套的灭菌柜内配备有带轨道的格车，将柜内空间分为若干层，灭菌柜顶部装有两只压力表，分别显示夹套内与柜内的蒸气压，两只压力表中间还装有温度表，显示柜内温度，灭菌柜的上方装有排气阀及安全阀。

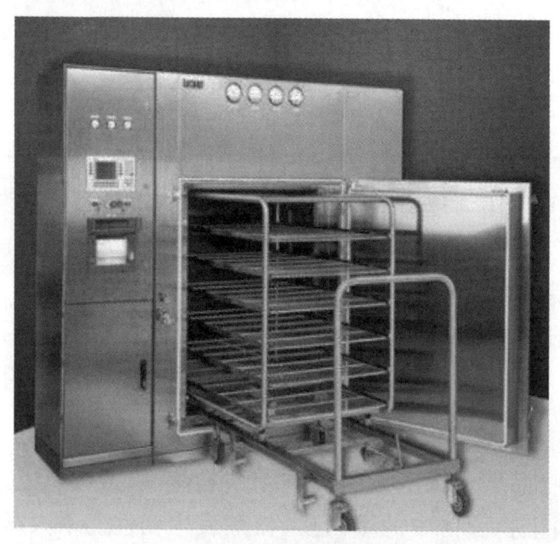

图3-16　高压灭菌柜

灭菌器的操作：首先打开进气阀，加热夹层套，待夹套内压力上升至所需压力时，将待灭菌的物品均匀摆放于格车架上，推入灭菌柜内，关闭柜门，并将门匝旋紧。待夹套加热完成后，将热饱和蒸汽通入灭菌柜内，当温度上升至规定温度，开始计时，即为灭菌开始时间，柜内压力应固定在规定压力。灭菌完成后，关闭进气阀，打开排气阀，待压力表显示压力为零时，方可打开柜门，灭菌物品冷却后即可取出。

使用热压灭菌柜时的注意事项：①灭菌柜内必须使用饱和蒸汽。②应将灭菌柜内的空气排尽。若有残存空气，压力表的指示压力为水蒸气与空气混合气体的总压力，并非纯的饱和蒸气压，柜内温度无法达到规定值，混有空气的水蒸气热传递系数降低，影响灭菌效果。灭菌柜通常配有真空装置，在通入蒸汽前应尽量抽尽柜内空气。③灭菌完毕后，应避免带压操作。应先停止加热，待柜内压力逐渐下降至压力表指示为零后，才能放出柜内蒸汽，使柜内压力与大气压相等后，稍稍打开灭菌柜，待10～15 min后，再完全打开，以免柜内外压力差及温度差过大，使被灭菌物冲出和玻璃瓶炸裂，确保操作人员的安全。

2. 过热水喷淋灭菌法　以过热的高温循环纯化水(去离子水)作为灭菌介质、对物品进行水喷淋的灭菌方法，适用于玻璃瓶、塑料瓶、塑料袋装输液的灭菌，所用设备为水浴式灭菌器。

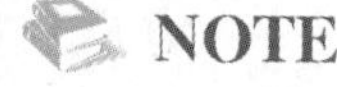

水浴式灭菌器的结构主要有柜体(柜内受压)、布水器(喷淋循环水)、进出料门(压缩空气

密封与电机传动)、热交换器(蒸汽与冷却水作热源)、循环水泵(柜内纯化水的循环)等。水浴式灭菌器工作原理如图 3-17 所示,以去离子水为载热介质,进行注射液升温、保温灭菌、降温的工艺操作,对去离子水的加热和冷却都是通过柜台外的热交换器完成的。

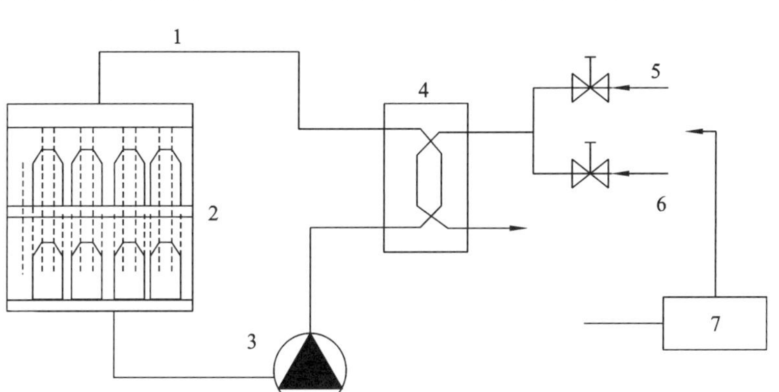

图 3-17 水浴式灭菌器灭菌工艺原理示意图

1-循环水;2-灭菌柜;3-热水循环泵;4-热交换器;5-冷水;6-蒸汽;7-控制系统

水浴式灭菌器的基本工艺过程:在柜内注入循环水(去离子水或纯化水),蒸汽进入热交换器加热循环水,热循环水在水泵的作用下通过安装在腔室顶部的喷淋装置自上而下喷淋产品,以达到灭菌效果,整个过程需确保升温迅速和温度均匀;通入压缩空气以维持柜内药瓶内外压力平衡,防止药瓶破碎;灭菌结束后,用外部冷水经热交换器带出药瓶内热量;温度降至一定值后通入有色水检漏;排出有色水,注入循环水清洗;排水后打开柜门。

过热水喷淋灭菌法的特点:①以循环均匀喷淋的方式对灌装的药品加热升温和灭菌,由于喷淋水的强制对流,形成了强力扰动的均匀温度场,消除了蒸汽灭菌因冷空气存在而造成的温度死角,实现在较低温度下均匀灭菌;②灭菌介质由蒸汽改为水,水的热容量较大,用它来作为升温、降温的介质,不会猛升骤降,药液温度变化率比较均衡,有效地避免了输液容器内外温差过大而引起的爆瓶或爆袋;③灭菌与冷却过程使用同一套循环水系统,仅通过热交换器控制升温和降温,可避免由于冷却水不洁造成的污染。

3. 流通蒸汽灭菌法 常压下在非密闭容器内以 100 ℃流通蒸汽加热灭菌的方法。灭菌时间通常为 30~60 min。该法不能有效杀灭细菌孢子,一般可作为不耐热无菌产品的辅助处理手段。必要时可加入适量的抑菌剂。

4. 低温间歇灭菌法 将待灭菌物品置于 60~80 ℃的水或流通蒸汽中,加热灭菌 1 h,以杀灭微生物的繁殖体,之后于室温下放置 24 h,待芽孢发育为繁殖体,再次加热灭菌,放置,如此反复多次,直至杀灭所有微生物的繁殖体和芽孢。该法适用于热敏性制剂或物料的灭菌,但此法灭菌效率低,耗时长。必要时可加入抑菌剂,以提高灭菌效率。

5. 煮沸灭菌法 将物品置于沸水中加热灭菌的方法。煮沸灭菌的时间通常为 30~60 min。此法灭菌效果较差,不能保证杀灭所有微生物的芽孢。必要时可加入适量抑菌剂提高灭菌效果。常用于玻璃器皿、注射器、注射用针头及不耐高温制剂的灭菌。

(三)过滤除菌法

过滤除菌法是指利用过滤材料的物理截留作用去除气体或液体中微生物的方法。一般采用孔径不超过 0.22 μm 的微孔滤膜、6 号(孔径小于 2 μm)或 G6 号(孔径小于 1.5 μm)垂熔玻璃滤器。细菌繁殖体大小一般大于 1 μm,芽孢不大于 0.5 μm,大多数病毒小于 150 nm,因此过滤除菌,尤其是采用孔径不大于 0.22 μm 的微孔滤膜过滤除菌可除去细菌繁殖体以及大多数细菌芽孢,但不能除去病毒。过滤压力太大或波动,细菌可能被挤过,影响灭菌效果。过滤

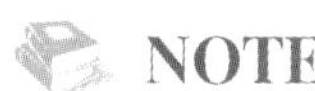

除菌并非可靠的灭菌方法，一般仅适用于气体、热不稳定溶液的除菌。过滤除菌应在无菌条件下进行，过滤后必须进行无菌检查，以保证产品无菌。

（四）射线灭菌法

射线灭菌法是指用紫外线、微波和电离辐射杀灭微生物繁殖体和芽孢的方法。

1. 紫外线灭菌法 以紫外线照射杀灭微生物和芽孢的方法。紫外线可使微生物核酸和蛋白变性，并可使空气产生微量臭氧，从而起协同杀菌的作用。用于灭菌的紫外线波长为200～300 nm，其中254 nm波长的紫外线灭菌力最强。紫外线易穿透清洁的空气和纯净的水，但可被不同的表面反射或吸收，穿透力很弱，普通玻璃即可吸收紫外线。因此，紫外线灭菌法仅适用于物品表面、室内空气及蒸馏水的灭菌，不能用于安瓿等玻璃容器中的药液以及固体物料的深部灭菌。紫外线对人体皮肤及黏膜有害，照射过久会造成结膜炎、皮肤烧灼等伤害，通常在操作前开启紫外灯灭菌1～2 h，人员进入操作时即关闭；如操作过程中需要照射，必须对操作人员的皮肤和眼睛采取相应防护措施。

2. 辐射灭菌法 利用电离辐射杀灭微生物的方法。常用的辐射射线有^{60}Co或^{137}Cs衰变产生的γ射线、电子加速器产生的电子束和X射线装置产生的X射线。辐射灭菌法的优点是不升高待灭菌物品的温度，适用于完全不耐热产品和物料的灭菌；γ射线为高能射线，穿透力强，可杀灭微生物和芽孢，灭菌效率高。但该法设备成本较高；γ射线对人体存在潜在危害，操作人员在生产过程中应注意安全防护；某些药物经γ射线灭菌后，可引起有效成分结构或活性的变化，可能导致药效降低，甚至产生毒性物质。能够耐辐射的医疗器械、生产辅助用品、药品包装材料、原料药及成品等均可用本法灭菌。

3. 微波灭菌法 采用微波照射杀灭微生物的方法。微波是指频率为300 MHz～300 GHz的高频电磁波。微波灭菌具有低温、常压、快速、高效、均匀等特点，适用于液态和固态物料的灭菌，且对物料有干燥作用，但需注意可能导致某些药物含量下降。

三、化学灭菌法

化学灭菌法是指用化学药品杀灭微生物的方法。对微生物具有杀灭作用的化学药品称杀菌剂。杀菌剂仅对繁殖体有效，不能杀灭芽孢。化学灭菌的目的在于减少微生物的数目，以控制一定的无菌状态。化学灭菌法可分为气体灭菌法、汽相灭菌法和液相灭菌法。

（一）气体灭菌法

气体灭菌法是指用化学灭菌剂形成的气体杀灭微生物的方法。本法最常用的化学灭菌剂是环氧乙烷，一般与80%～90%的惰性气体混合使用，在充有灭菌气体的高压腔室内进行。采用气体灭菌法时，应注意灭菌气体的可燃可爆性、致畸性和残留毒性。该法适用于不耐高温、不耐辐射物品的灭菌，如医疗器械、塑料制品和药品包装材料等。干粉类产品不建议采用本法灭菌。

（二）汽相灭菌法

汽相灭菌法是指通过分布在空气中的灭菌剂杀灭微生物的方法。常用的灭菌剂包括过氧化氢、过氧乙酸、甲醛和水溶液中的戊二醛等。本法适用于密闭空间的内表面灭菌。在室温下，液体灭菌剂通过蒸发被引入一个容器或舱体内。在灭菌过程中，容器或舱体内灭菌剂存在多相共存的状态，所以汽相灭菌不同于气体灭菌以及液相灭菌。以汽化过氧化氢灭菌为例，其灭菌循环一般分为以下四个阶段。①准备阶段：舱体的密闭性测试、温度、湿度准备，汽化过氧化氢发生器预热和准备。②灭菌剂注入阶段：以较大的速率将汽化过氧化氢注入舱体，使舱体的灭菌剂浓度达到灭菌的要求。③灭菌剂维持阶段：以较小的速率将汽化过氧化氢注入舱体，使舱体的灭菌剂浓度维持在某一水平。④灭菌剂消除阶段：停止通入过氧化氢，并通过通入洁

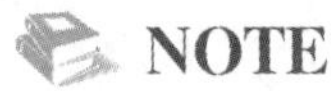

净空气，使过氧化氢逐渐消除，直到残留水平达到要求。

汽相灭菌效果与灭菌剂量（一般是指注入量）、相对湿度和温度有关。日常使用中，汽相灭菌前灭菌物品应进行清洁。灭菌时应最大限度地暴露表面，确保灭菌效果。灭菌后应将灭菌剂残留充分去除或灭活。

（三）液相灭菌法

液相灭菌法是指将灭菌物品完全浸泡于灭菌剂中达到杀灭物品表面微生物的方法。灭菌剂包括甲醛、过氧乙酸、氢氧化钠、过氧化氢、次氯酸钠等。灭菌剂种类的选择应考虑灭菌物品的耐受性。灭菌剂浓度、温度、pH、生物负载、灭菌时间、被灭菌物品表面的污染物等是影响灭菌效果的重要因素。

四、无菌操作法

无菌操作法是指整个过程控制在无菌条件下进行的一种操作方法。无菌操作过程中所用的一切器具、物品以及环境，均需采用适宜的方法进行灭菌，如安瓿应 150～180 ℃、2～3 h 干热灭菌，橡胶塞应 121 ℃、1 h 热压灭菌等，以保证整个操作过程无菌。该法适合用于一些不耐热药物无菌制剂的制备。按无菌操作法制备的产品，最后一般不再灭菌。而对于大部分注射剂等最后应灭菌的产品，其生产过程一般采用避菌操作（即尽量避免微生物污染的操作）。

（一）无菌操作室的灭菌

多采用灭菌和除菌相结合的方式，对于流动空气采用过滤除菌，对于静止环境的空气采用气体熏蒸灭菌、紫外线灭菌、臭氧灭菌和药液灭菌等方法进行灭菌。

1. 甲醛溶液加热熏蒸法 无菌室灭菌常用的方法之一，灭菌较彻底。采用蒸气加热夹层锅作为气体发生装置，使液态甲醛汽化成甲醛蒸气，经蒸气出口送入总进风道，由鼓风机吹入无菌室，连续吹入 3 h 后关闭鼓风机，无菌室密闭熏蒸 12～24 h，保持室内湿度高于 60%，温度高于 25 ℃，以免低温导致甲醛蒸气聚合而附着于冷壁上降低空气中甲醛浓度，影响灭菌效率。熏蒸完毕后，将经加热的 25% 氨水按一定流量送入无菌室内，以清除甲醛蒸气，然后开启排风设备，并通入无菌空气直至室内排尽甲醛。

2. 紫外线灭菌法 无菌室灭菌的常规方法，该方法应用于间歇和连续操作过程中。一般在每天工作前开启紫外灯 1 h 左右，操作间歇中亦应开启 0.5～1 h，必要时可在操作过程中开启。

3. 臭氧灭菌法 将臭氧发生器安装在中央空调净化系统送、回风总管道中，采用循环形式灭菌。该法无需增加室内消毒设备，对空气中的浮游菌及设备、建筑物表面的菌落，以及空气净化系统滋生的霉菌和杂菌均有杀灭作用，且灭菌时间短、操作简便、效果好。

4. 药液灭菌法 无菌室较常用的辅助灭菌方法，主要采用 3% 酚溶液、2% 煤皂酚溶液、0.2% 苯扎溴铵或 75% 乙醇喷洒或擦拭，用于无菌室的空间、墙壁、地面、用具等方面的灭菌。

（二）无菌操作

无菌操作室、层流洁净工作台和无菌操作柜是无菌操作的主要场所。操作人员应严格按照无菌操作规程进行净化处理，如进入无菌操作室前应洗澡，并换上已灭菌的工作服、鞋子和帽子等；物料在无菌状态下送入室内；人流、物流严格分开。小量无菌制剂的制备，可采用层流洁净工作台或无菌操作柜。用无菌操作法制备的注射剂，大多数需加抑菌剂。

五、F 值与 F_0 值

为了确保产品无菌，有必要对灭菌方法的可靠性进行验证，通常采用 F 值与 F_0 值作为灭菌可靠性验证的参数。

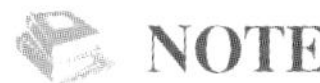

（一）D 值

D 值是指一定温度下，杀灭 90%微生物（或残存率为 10%）所需的灭菌时间。

高温灭菌过程中，在一定温度范围内，微生物的杀灭速度符合一级动力学过程，即

$$\frac{dN}{dt}=-kN \tag{3-6}$$

$$\lg N_0-\lg N_t=\frac{kt}{2.303} \tag{3-7}$$

式中，N_0 为原有微生物数；N_t 为灭菌时间为 t 时残存的微生物数；k 为灭菌速度常数。

根据 D 值的定义和式(3-7)可得到：

$$D=\frac{2.303}{k}(\lg 100-\lg 10)=\frac{2.303}{k}=\frac{t}{\lg N_0-\lg N_t} \tag{3-8}$$

D 值随微生物的种类、环境和灭菌温度不同而变化。

（二）Z 值

Z 值是指降低一个 $\lg D$ 需要升高的温度，即灭菌时间减少到原来的 1/10 需要升高的温度，也就是在相同灭菌时间内，与杀灭 90%的微生物温度相比，杀灭 99%的微生物所需提高的温度。

随灭菌温度 T 的升高，灭菌速度加快，k 值增大，D 值减小，在一定温度范围内（100～138 ℃）$\lg D$ 与温度 T 呈线性关系，即

$$Z=\frac{T_2-T_1}{\lg D_1-\lg D_2} \tag{3-9}$$

式中，D_1 和 D_2 分别为灭菌温度为 T_1 和 T_2 时的 D 值。

式(3-9)也可写为

$$D_2=D_1\cdot 10^{\frac{T_1-T_2}{Z}} \tag{3-10}$$

当 $Z=10$ ℃，$T_1=110$ ℃，$T_2=121$ ℃时，按式(3-10)计算可得 $D_2=0.079D_1$。即 110 ℃灭菌 1 min 与 121 ℃灭菌 0.079 min 的灭菌效果相当。

（三）F 值

F 值是指在一定灭菌温度（T）下给定的 Z 值所产生的灭菌效果与在参比温度（T_0）下给定的 Z 值所产生的灭菌效果相同时所需要的时间。根据 F 值的定义和式(3-10)，在整个灭菌过程中 F 值可按下式计算：

$$F=\Delta t\Sigma 10^{\frac{T-T_0}{Z}} \tag{3-11}$$

式中，T_0 为参比温度；Δt 为测定灭菌温度的时间间隔，通常时间间隔为 0.5～1.0 min 或更短；T 为每隔 Δt 测定被灭菌物品的温度。F 值常用于干热灭菌，其参比温度 T_0 为 170 ℃，以枯草芽孢杆菌为微生物指示剂，该菌 Z 值为 20 ℃。

（四）F_0 值

F_0 值是指在一定灭菌温度（T）下，Z 值为 10 ℃产生的灭菌效果与 121 ℃下、Z 值为 10 ℃产生的灭菌效果相同时所需要的时间（min）。F_0 值可理解为在灭菌效果相同的前提下，将任一灭菌温度所需的时间转换为 121 ℃灭菌所需的时间；F_0 值相当于 121 ℃热压灭菌时，杀灭待灭菌物品中全部微生物所需要的时间。F_0 值可用式(3-12)计算，其所选定的 Z 值（10 ℃）为热压灭菌的微生物指示剂嗜热脂肪芽孢杆菌的 Z 值，因此，F_0 值仅适用于热压灭菌。

$$F_0=\Delta t\Sigma 10^{\frac{T-121}{10}} \tag{3-12}$$

NOTE

式中，Δt 为测定灭菌温度的时间间隔；T 为每隔 Δt 测定被灭菌物品的温度。

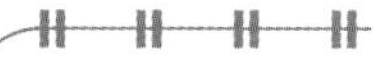

在灭菌过程中，仅需记录被灭菌物的温度与时间，即可计算 F_0 值。由于 F_0 值为将任一灭菌温度所需的时间转换为 121 ℃灭菌所需的时间，故 F_0 值可作为灭菌过程的比较参数，对灭菌过程的设计及验证灭菌效果最为实用。

影响 F_0 值的因素：① F_0 值与产品温度 T 成指数关系，很小的温度变化都将对 F_0 值产生显著的影响，因此温度测定的精确性异常重要，灭菌设备中应使用灵敏度高，重现性好，精密度为 0.1 ℃的热电偶，并对热电偶进行验证。② F_0 值计算时应使用被灭菌物品内的实际温度，灭菌时应将热电偶的探针置于被测样品的内部。③灭菌器内灭菌物品的摆放应均匀，且不可过于拥挤，使灭菌器内各处温度分布均匀。

为确保灭菌效果，应严格控制原辅料的质量及生产环境条件，以尽量减少微生物的污染；计算和设置 F_0 值时，应适当考虑增加安全系数，一般增加理论值的 50%。一般规定 F_0 值不少于 8 min，实际操作应控制 F_0 值为 12 min。

六、无菌检查法

知识链接 3-1

无菌检查法（sterility test）是用于检查药典要求无菌的药品、生物制品、医疗器具、原料、辅料及其他品种是否无菌的方法，是评价无菌产品质量必须进行的检测项目，在 2020 年版《中国药典》四部通则 1101 中有详细规定。无菌检查法包括直接接种法和薄膜过滤法。直接接种法是将供试品溶液直接接种于培养基上，培养数日后观察培养基是否出现浑浊或沉淀，并与阴性、阳性对照品比较。薄膜过滤法是取规定量供试品溶液经薄膜过滤器过滤，将培养基加入滤器中，按规定温度培养 14 天后进行观察，若供试品管均澄清，或虽显浑浊但经确证无菌生长，则试品符合规定；若供试品管中任何一管显浑浊并确证有菌生长，则试品不符合规定。当供试品性质允许的情况下，应采用薄膜过滤法。

第四节　注射剂的质量检查

一、无菌

不论用何种方法制备的注射剂，每批次均应按 2020 年版《中国药典》四部通则 1101 无菌检查法进行无菌检查，应符合规定。

二、细菌内毒素或热原

除另有规定外，静脉用注射剂按各品种项下的规定，按照 2020 年版《中国药典》四部通则 1143 细菌内毒素检查法或通则 1142 热原检查法进行细菌内毒素或热原检查，应符合规定。

三、可见异物与不溶性微粒

除另有规定外，注射剂按照可见异物检查法（2020 年版《中国药典》四部通则 0904）检查，应符合规定。

可见异物是指存在于注射剂、眼用液体制剂和无菌原料药中，在规定条件下目视可以观测到的不溶性物质，其粒径或长度通常大于 50 μm。可见异物检查法有灯检法和光散射法，一般常用灯检法，也可用光散射法。灯检法不适用的品种，如用深色透明容器包装或液体色泽较深（一般深于各标准比色液 7 号）的品种可选用光散射法；混悬型、乳状液型注射液和滴眼液不能使用光散射法。

由于人眼通常只能检出 50 μm 以上的粒子，2020 年版《中国药典》规定在可见异物检查

NOTE

后，还应对用于静脉注射、静脉滴注、鞘内注射、椎管内注射的溶液型注射液、注射用无菌粉末及注射用浓溶液进行人眼不能目视的小粒径不溶性微粒的检查。不溶性微粒检查可采用光阻法或显微计数法，具体方法见2020年版《中国药典》四部通则0903不溶性微粒检查法。

四、渗透压摩尔浓度

除另有规定外，静脉输液及椎管注射用注射液按各品种项下的规定，按照渗透压摩尔浓度测定法（2020年版《中国药典》四部通则0632）测定，应符合规定。

五、装量与装量差异

注射液及注射用浓溶液应进行装量检查。具体检查方法参照2020年版《中国药典》四部通则0102。50 mL以下的注射液要求每支（瓶）的装量不得少于其标示量；标示量50 mL以上的注射剂及注射用浓溶液按照最低装量检查法（通则0942）检查，并应符合规定。

除另有规定外，注射用无菌粉末按照2020年版《中国药典》四部通则0102进行装量差异检查，应符合规定。凡规定检查含量均匀度的注射用无菌粉末，一般不再进行装量差异检查。

六、其他

视品种不同，注射剂尚需进行pH、色泽、含量、降压物质、有关物质、重金属及有害元素残留量检查，以及刺激性和过敏性试验等，均应符合规定。

第五节　注射剂举例

一、溶液型注射剂

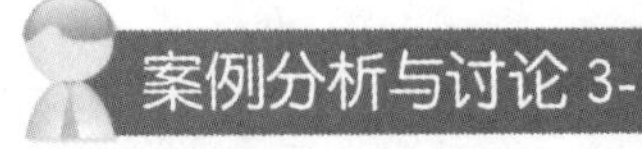

维生素C注射液

【处方】 维生素C 104 g，依地酸二钠0.05 g，碳酸氢钠49 g，亚硫酸氢钠2 g，注射用水加至1000 mL。

【制备】 在配制容器中加入处方量80%的注射用水，通二氧化碳饱和后加维生素C，搅拌使其溶解，分次缓缓加入碳酸氢钠，搅拌使其完全溶解，加入预先配制好的依地酸二钠溶液和亚硫酸氢钠溶液，搅拌均匀，调节溶液pH为6.0～6.2，添加二氧化碳饱和的注射用水至足量。用垂熔玻璃漏斗与膜滤器过滤，滤液中通二氧化碳，并在二氧化碳或氮气流下灌封，100 ℃流通蒸汽灭菌15 min。

【注解】 ①维生素C分子中有烯二醇结构，具有较强酸性，对注射部位刺激大，可产生疼痛，故加入碳酸氢钠，使维生素C部分中和成钠盐，pH接近中性，避免疼痛；调节pH还可增强本品的稳定性。本品在pH为5.8～6.0时最稳定，色泽不易变黄；pH为5.5以下灭菌后含量显著降低；pH为6.0～7.0时灭菌后色泽明显变黄。②维生素C在水中极易氧化成脱氢抗坏血酸，再经水解生成2,3-二酮-L-古罗糖酸而失去治疗作用。原辅料的质量，特别是维生素C原料和碳酸氢钠的质量对本品质量影响较大。影响本品稳定性的因素还包括空气中的氧、溶液的pH及金属离子等，因此，生产上采用通惰性气体、调节药液pH、加入抗氧剂及金属离子络合剂等综合措施提高稳定性。③灭菌温度和时间影响本品的稳定性。100 ℃流通蒸汽灭菌30 min含量减少3%，而100 ℃流通蒸汽灭菌15 min含量减少2%，故以100 ℃流通蒸汽灭

NOTE

菌 15 min 为宜，但 100%流通蒸汽灭菌 15 min 或 30 min 均难以杀灭芽孢，因此在操作过程中应尽量在无菌条件下进行，或先除菌过滤。

问题：写出注射剂的制备工艺流程。本品采用了哪些方法来提高制剂的稳定性？

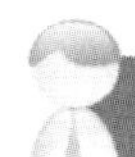

案例分析与讨论 3-2

盐酸普鲁卡因注射剂

【处方】

	0.5%	2%
盐酸普鲁卡因	5.0 g	20.0 g
氯化钠	8.0 g	4.0 g
0.1%盐酸	适量	适量
注射用水加至	1000 mL	1000 mL

【制备】 取处方量 80%的注射用水，加入氯化钠，搅拌使其溶解，再加入盐酸普鲁卡因，充分搅拌使溶解，用 0.1%盐酸调节 pH 至 4.0～4.5，加注射用水至足量，搅拌均匀，过滤，分装于中性玻璃容器中，封口，100 ℃流通蒸汽灭菌 30 min，即得。

【注解】 盐酸普鲁卡因为酯类药物，易水解。调节 pH 是保证本品稳定性的关键。灭菌温度不宜过高，时间不宜过长。氯化钠用于调节渗透压，还有稳定本品的作用，未加氯化钠的处方，盐酸普鲁卡一个月分解 1.23%，加氯化钠的处方仅分解 0.4%。

问题：本品制备的各工序应分别在什么洁净度的车间进行？

案例分析与讨论 3-3

二巯丙醇注射液

【处方】 二巯丙醇 100 g，苯甲酸苄酯 192 g，注射用油加至 1000 mL。

【制备】 将注射用油加热至 150 ℃灭菌 1 h，放冷备用。另取二巯丙醇和苯甲酸苄酯混合均匀，加入上述注射用油，搅拌均匀。待温度降至 60 ℃以下时用垂熔玻璃过滤器过滤，药液灌装于 1 mL 或 2 mL 安瓿内，通氮气熔封，100 ℃流通蒸汽灭菌 30 min，即得。

【注解】 二巯丙醇为无色或几乎无色易流动的澄清液体，可在水中溶解(1∶3)，但在水中极易降解失效，故制成油溶液。二巯丙醇在脂肪油中不溶，故采用苯甲酸苄酯作为助溶剂，苯甲酸苄酯还能增加二巯丙醇的稳定性。配制过程中避免接触铁器或不锈钢容器，防止药液变色。由于是油溶液，制备过程中接触的器具必须充分干燥，注射用油中所含水分也应严格控制，否则溶液易出现浑浊。苯甲酸苄酯低温易析出结晶，必要时可置烘箱中低温微热熔化成液体备用。操作应尽量在无菌环境下进行，或先过滤除菌。

问题：本品为何制成油溶性注射剂？

二、混悬型注射剂

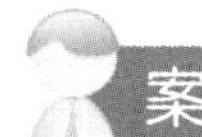

案例分析与讨论 3-4

复方倍他米松注射液

【处方】 二丙酸倍他米松(以倍他米松计)5 g，倍他米松磷酸钠(以倍他米松计)2 g，聚山梨酯 80 2 g，氯化钠 5 g，依地酸钙钠 0.2 g，聚乙二醇 400 1 g，对羟基苯甲酸甲酯 0.78 g，对羟基苯甲酸丙酯 0.11 g，磷酸氢二钠 0.1 g，羧甲纤维素钠 4 g，注射用水加至 1000 mL。

【制备】 ①取处方量 60%的注射用水(75～85 ℃)，加入羧甲纤维素钠，待搅拌溶解后，立

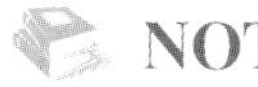

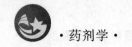

即放入 0～10 ℃环境中冷藏后取出，将聚山梨酯 80、聚乙二醇 400 用适量注射用水（80～90 ℃）溶解后加入，再加入经超微粉碎的二丙酸倍他米松（粒径小于 15 μm）充分搅拌，用 300～350 目的滤网过滤，得溶液 A。②另取处方量 30%的注射用水（80～90 ℃）加入对羟基苯甲酸甲酯、对羟基苯甲酸丙酯充分搅拌使其溶解，待温度降至 40～50 ℃，再加入磷酸氢二钠、氯化钠、依地酸钙钠及倍他米松磷酸钠搅拌至溶解后得溶液 B。③将溶液 B 在搅拌状态下加入溶液 A，再用 300～350 目滤网过滤，得混悬液。将所制得混悬液用 1 mol/L 盐酸溶液或 1 mol/L氢氧化钠溶液调 pH 至 6.7～7.7。取样测定中间体含量，根据中间体含量补充注射用水，再将制得的溶液用 300～350 目筛过滤，使成均匀的混悬液。④将混悬液在搅拌状态下通氮气灌装，封口，100 ℃蒸汽灭菌 30 min，即得。

【注解】 ①该制剂是由低溶解性二丙酸倍他米松和高溶解性倍他米松磷酸钠组成的复方制剂，配方中的倍他米松磷酸钠易溶于水，注射后可立即吸收起效，达到迅速缓解症状的目的；二丙酸倍他米松微溶于水，不易被组织吸收，可以缓慢而持久地发挥作用，注射一次药效可维持 4 周以上。该制剂可用于肌肉骨骼和软骨组织疾病、变态反应性疾病、皮肤病、胶原病、肿瘤等疾病的治疗。②处方中聚山梨酯 80、聚乙二醇 400 为润湿剂，可被吸附于微粒表面，增加微粒亲水性能，使其产生较好的分散效果；氯化钠为等渗调节剂；对羟基苯甲酸甲酯、对羟基苯甲酸丙酯为抑菌剂；羧甲纤维素钠为助悬剂，可以增加介质黏度，减小微晶与分散介质之间的密度差，使微晶沉降缓慢，同时可使微晶吸附其分子而增强亲水性，增加微晶动力学稳定性，但若浓度过大，会使溶液黏度增大不利于过滤，且制得成品微晶易结块；依地酸钠钙为金属离子螯合剂，依地酸二钠在体内不分解，能同体内钙及其他离子（微量元素）相结合而排泄出来，可能引起低血钙症，用依地酸钙钠替代，可避免出现低血钙症。

问题：本品为何制成混悬型注射剂？处方中各成分的作用是什么？

三、乳状液型注射剂

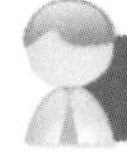

案例分析与讨论 3-5

丙泊酚脂肪乳注射剂

【处方】 丙泊酚 1%（*W*/*V*），注射用大豆油 5%，中链甘油三酯 5%，蛋黄卵磷脂 PL-100M 1.2%，油酸 0.05%，注射用甘油 2.25%，NaOH 适量，注射用水加至足量。

【制法】 制备初乳。将大豆油和中链甘油三酯混合，加热至 70 ℃，再加入精制蛋黄卵磷脂和油酸制得油相，氮气保护下开启高剪切，至卵磷脂完全溶解；处方量甘油加入适量注射用水得水相 1，处方量 NaOH 溶解于适量注射用水得水相 2；氮气保护下，将油相及水相 1 混匀，加入水相 2 混匀，进行均质。④均质结束后补加注射用水至处方量；氮气保护下，将物料冷却至室温后过滤、灌封、灭菌。

【注解】 ①丙泊酚被用于静脉麻醉药，该药在体内快速分布，分布范围广，半衰期短，消除速度快，器官中不累积，因此其麻醉起效时间短且容易控制。临床上出现注射疼痛是丙泊酚最常见不良反应之一，在丙泊酚载药脂肪乳注射液中，丙泊酚主要溶解于油相，极小部分微溶于水中，减少水相中的丙泊酚分布量可减轻临床使用过程中的疼痛感。②处方注射用大豆油和中链甘油三酯是油相，蛋黄卵磷脂为乳化剂，注射用甘油是等渗调节剂，NaOH 为 pH 调节剂。油酸起辅助乳化作用，在初乳形成初期附着在油水两相界面上，辅助卵磷脂起稳定作用，油酸还能调节乳滴表面电荷，增强乳滴之间的静电作用，另外油酸的加入还能在高温灭菌时起到稳定和保护乳滴的作用。③一般不使用塑料类容器包装脂肪乳类产品，因为氧气可能会透入塑料容器进入乳剂内，影响乳剂稳定性。

问题：丙泊酚制成脂肪乳注射剂有何优势？处方中各成分的作用是什么？

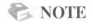

第六节 输　液

一、概述

输液(infusion)是供静脉滴注用的大容量注射液(除另有规定外,一般不小于 100 mL,生物制品一般不小于 50 mL)。输液和小容量注射剂都属于注射剂,其区别见表 3-11。

表 3-11　输液与小容量注射剂的区别

	小容量注射剂	输　液
给药剂量	一般小于 100 mL	一般不小于 100 mL(生物制品不小于 50 mL)
给药途径	肌肉、静脉、皮内、皮下、脊椎腔注射等	静脉滴注
分散类型	溶液、混悬液、乳剂	多数为溶液剂,也有乳剂
溶剂	除注射用水外,也可用注射用油、乙醇、甘油、丙二醇、聚乙二醇等	多以水做溶剂
工艺要求	从配制到灭菌,一般应控制在 12 h 内完成	从配制到灭菌应控制在 4 h 内完成
附加剂	可加抑菌剂、增溶剂、止痛剂	不得加入任何抑菌剂、增溶剂、止痛剂
可见异物	生物制品注射液装量 50 mL 及以下,每支(瓶)中微细可见异物不得超过 3 个	生物制品注射液装量 50 mL 以上,每支(瓶)中微细可见异物不得超过 5 个
不溶性微粒	标示装量为 100 mL 以下的静脉用注射液、静脉注射用无菌粉末、注射用浓溶液及供注射用无菌原料药,除另有规定外,每个供试品容器(份)中含有 10 μm 及 10 μm 以上的微粒不得超过 6000 粒,含 25 μm 及 25 μm 以上的微粒不得超过 600 粒	标示装量为 100 mL 或 100 mL 以上的静脉用注射液,除另有规定外,每 1 mL 中含有 10 μm 及 10 μm 以上的微粒不得超过 25 粒,含 25 μm 及 25 μm 以上的微粒不得超过 3 粒
渗透压	等渗	等渗、偏高渗或等张

(一) 输液的分类及临床应用

1. 体液平衡用输液　按功能分为两类。一类为电解质输液,主要用于补充体内水分和电解质,纠正患者体内水和电解质的代谢紊乱,维持体液渗透压和恢复人体正常生理功能,如氯化钠注射液、复方氯化钠注射液。另一类为酸碱平衡输液,主要用于纠正体液的酸碱平衡,如乳酸钠注射液、碳酸氢钠注射液。

2. 营养输液　用于不能口服吸收营养的患者,通过静脉滴注提供各种营养成分。营养输液包括糖类输液、脂肪乳输液、氨基酸输液、维生素输液等。

3. 胶体输液　主要成分是水和天然或合成高分子,有多糖类、明胶类、高分子聚合物类等,如右旋糖酐、淀粉衍生物、明胶、聚维酮。主要用于扩充血容量、调节体内渗透压,常用作血浆代用品。用作血浆代用品的胶体输液除应符合注射剂有关规定外,还要求不妨碍血型试验和红细胞的携氧功能,在血液循环的时间长,易被机体吸收,不在组织中蓄积。

4. 含药输液　含有治疗药物的输液,如替硝唑葡萄糖注射液、盐酸左氧氟沙星氯化钠注

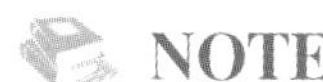

射液等。为了避免临床使用时输液配制产生的污染和配伍变化,可将需静脉滴注给药的药物直接制成输液。

5. 透析类输液 主要用于需要进行血液净化治疗的患者,包括腹膜透析液、血液滤过置换液等。

(二) 输液的质量要求

输液的质量要求与注射剂基本一致,但由于这类产品的注射量大,且直接进入血液循环,因此对无菌、热原、可见异物、不溶性微粒的质量要求更加严格。此外,输液还应注意以下质量要求:①输液的 pH 应在保证疗效和制剂稳定性的基础上,力求接近人体血液的 pH,过高或过低都易引起酸碱中毒。②输液的渗透压应为等渗或偏高渗。③输液中不得添加任何抑菌剂,并在贮存过程中质量稳定。④不含引起过敏反应的异性蛋白及降压物质。

二、输液的制备

(一) 输液的生产工艺流程图

输液与小容量注射剂的生产工艺流程大致相同,但由于其给药量大和直接进入血管,因此对生产环境的洁净度要求更高。针对不同的包装材料,如玻璃瓶、塑料瓶、塑料软袋,其生产工艺流程略有不同,见图 3-18 至图 3-20。

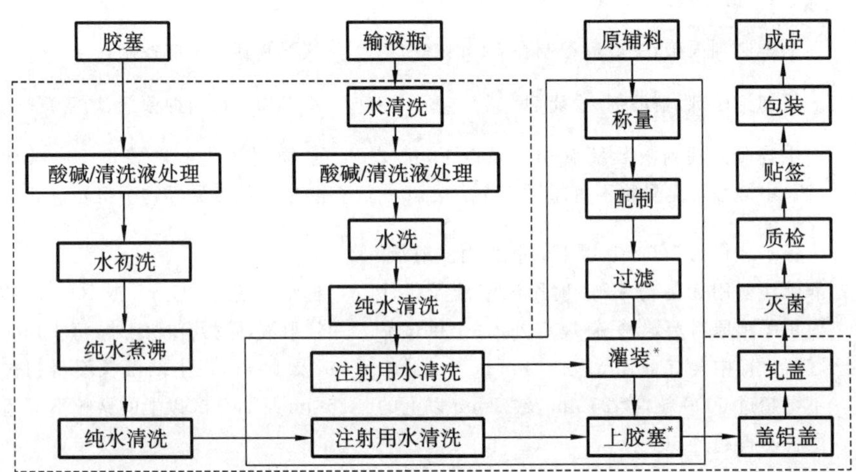

图 3-18 玻璃瓶装输液生产工艺流程图

------D 级区 ——C 级区 *C 级背景下的局部 A 级

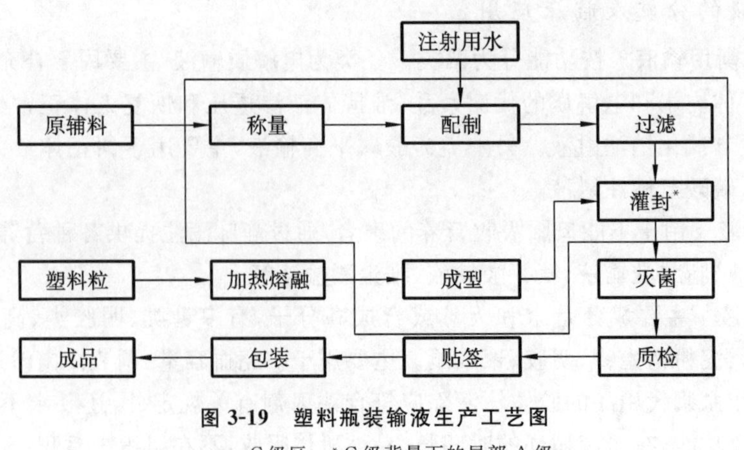

图 3-19 塑料瓶装输液生产工艺图

——C 级区 *C 级背景下的局部 A 级

NOTE

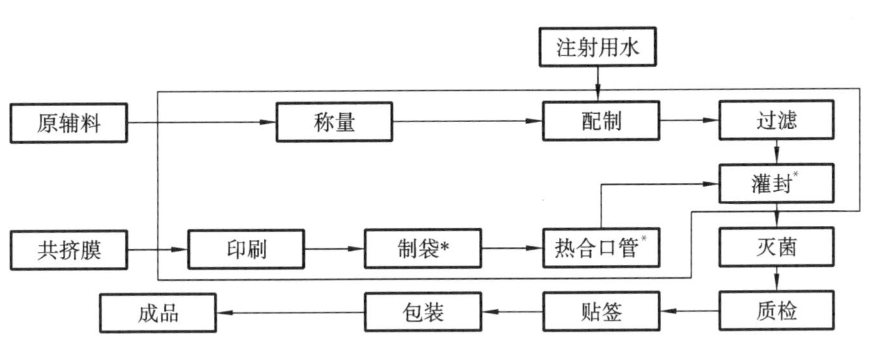

图 3-20 塑料软袋装输液生产工艺图

——C级区 *C级背景下的局部A级

(二) 容器及处理方法

输液的容器主要有玻璃瓶、塑料瓶和塑料软袋(图 3-21),不同的容器清洗及处理方法不同。

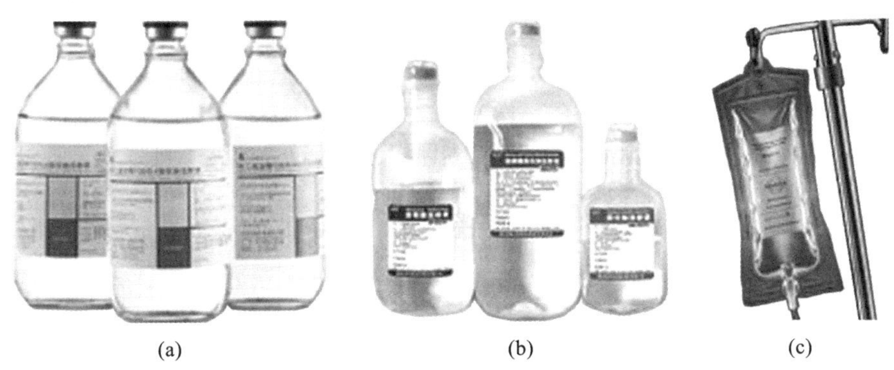

(a) (b) (c)

图 3-21 输液的容器

(a) 玻璃瓶;(b) 塑料瓶;(c) 塑料软袋

1. 玻璃瓶 最传统的输液容器,质量应符合国家相关标准。一般采用硬质中性玻璃制成,性质稳定,具有耐酸、耐腐蚀、透明度高、水氧透过率低而使药液不易氧化变质,可耐受高温灭菌(121 ℃)等优点,但也存在质重、易碎、耐碱性差、瓶口密封性差等缺点。

可根据玻璃容器原来的洁净程度,选择直接水洗、酸洗或碱洗法。若输液瓶为厂家直接生产,制瓶车间洁净程度高,瓶子出炉后立即密封,只用注射用水清洗即可。如输液瓶已存放一段时间,可采用酸洗法,一般多采用重铬酸钾清洗液,它既可强有力地消灭微生物及热原,还能对瓶壁游离碱起中和作用,但该法对设备有腐蚀性,操作不便,需要劳动保护。碱洗法是用2%氢氧化钠溶液(50~60 ℃)或1%~3%碳酸钠溶液清洗,碱对玻璃有腐蚀作用,因此只能与容器短暂(数秒内)接触,碱洗法操作较酸洗法方便,易形成流水线,也可清除细菌和热原,但清洗效果弱于酸洗法,适用于新瓶及洁净度较好的输液瓶的洗涤。

需要注意的是,酸碱处理后的瓶子,都应再依次用常水、纯化水和注射用水洗净,备用。

2. 塑料容器 塑料容器的材质主要有聚乙烯(polyethylene, PE)和聚丙烯(polypropylene,PP)等无毒塑料。塑料容器的优点:耐水、耐腐蚀、可热压灭菌、重量轻、不易破损和运输方便。此外,塑料容器的制瓶、灌装均在洁净区完成,可避免中间污染,且为一次性用品,还可避免交叉污染。塑料容器的缺点:湿气和空气透过性大,影响贮存期输液的质量;透明度差,不利于灯检;耐热性较差,只适用于中低温灭菌;强烈振荡可产生轻度乳光等。

(1) 塑料瓶 目前已有制瓶、灌装、封口一体化的生产设备,在无菌条件下完成输液的自动化生产。塑料瓶输液与玻璃瓶输液一样,为半开放式的输液包装形式,在药液输注过程中,

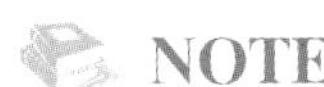

瓶内需要与外界空气形成回路药液才能滴出，外界空气中的微粒和细菌可通过空气回路进入药液，存在污染风险。

（2）塑料软袋　与玻璃瓶和塑料瓶相比，塑料软袋最大的进步是它属于完全封闭的输液包装形式。输液时，塑料软袋在大气压的作用下变扁、陷瘪，袋内不形成负压，液体可持续滴注，整个过程中袋内液体不与外界空气接触，避免了外界空气的污染。塑料软袋透明、重量轻、柔软、耐压、运输方便。此外，塑料软袋易加工，直接采用无菌材料压制而成，不需要洗涤，制备工序少，用其制备输液可实现制袋、灌装、封口一体化。正因为以上优势，塑料软袋于 20 世纪 90 年代初迅速发展，现已成为理想的第三代输液容器。

塑料软袋的材质分为聚氯乙烯（polyvinyl chloride，PVC）及非 PVC 两种。PVC 由聚氯乙烯单体聚合而成，未聚合的单体和增塑剂邻苯二甲酸-2-乙基己酯会逐渐迁移进入输液，可能导致生殖系统发育不良等毒性，PVC 燃烧后产生强烈致癌物二噁英，鉴于以上问题，国内已于 2010 年 6 月停止使用输液用 PVC 塑料软袋。非 PVC 输液袋由 PE、PP 等多层共挤膜组成，多为三层结构，内、中层常采用聚乙烯与不同比例的弹性材料混合而成，使得内层无毒、惰性，具有良好的热封性和弹性；外层为机械强度较高的聚酯或聚丙烯材料，不含增塑剂邻苯二甲酸-2-乙基己酯，且具有高阻湿性、高阻氧性、透气性极低、稳定性好、药物相容性好、吸附性低和可降解等优势。

3. 橡胶塞　用于输液容器的密封，对输液澄明度影响很大，因此对橡胶塞有严格要求：①富有弹性及柔软性，针头刺入和拔出后应立即闭合，并能耐受多次穿刺而无碎屑脱落。②具有高度的物理和化学稳定性，不溶解于药液，不与药液成分发生相互反应，对药液中的成分无吸附或吸附程度达到最低限度。③无毒、无溶血作用。④可耐受高温灭菌。

橡胶塞有天然橡胶塞和合成橡胶塞。天然橡胶塞由于易老化、气密性差、化学稳定性差、杂质多、易掉屑等缺点，已于 2000 年停止使用。目前我国规定使用合成橡胶塞，如丁基橡胶塞，有氯化丁基橡胶塞、溴化丁基橡胶塞。丁基橡胶塞由异丁烯和少量异戊二烯共聚而成，密封性好、透气性低、化学稳定性好，无活性物质析出、萃取性低、易针刺、不掉屑、可不用隔离膜。有时为了保证药物的稳定性，可在胶塞内缘添加稳定惰性涂层。丁基胶塞使用前需清洗干净，用阴离子型清洗液先洗掉灰尘，漂洗，去掉残留清洗剂，再用二甲基硅油处理胶塞表面，防止硅胶中内容物脱落，最后用不超过 121 ℃的热空气吹干。

（三）输液的配制

输液必须采用新鲜注射用水配制，对注射用水的质量，如热原、pH、铵盐等均需严格控制。原辅料质量好坏对输液的质量影响极大，输液的原辅料必须使用注射用规格。配液时常使用 0.1%～0.5%的注射用活性炭吸附热原、杂质和色素，活性炭也可作助滤剂。使用活性炭时须考虑温度、pH、用量等操作条件，可加热煮沸，再冷却后过滤，活性炭的吸附时间通常为 20～30 min，分次使用效果一般较一次性吸附好。根据原辅料的质量可选择浓配法或稀配法配制输液，多采用浓配法。

（四）输液的过滤

输液过滤的方法、装置与小容量注射剂基本相同。先预滤，然后用微孔滤膜精滤。过滤过程中，不要随便中断，以免冲动滤层，影响滤液质量。精滤多用微孔滤膜，孔径有 0.22 μm、0.65 μm和 0.8 μm。大生产常用加压三级过滤，即砂滤棒—垂熔玻璃滤器—微孔滤膜。之后还可超滤，以进一步除去尘粒、细菌和热原，提高输液质量。

（五）输液的灌封

灌封是关键操作步骤，对环境要求较高，要求洁净程度达到 A 级。药厂生产多采用自动灌封机，联动完成灌装、盖胶塞和轧铝盖封口的过程。灌封完成后，应立即检验是否有轧口不

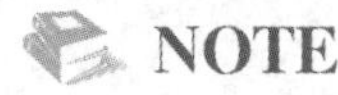

紧或松动的输液，及时剔出，以免灭菌时冒塞或贮存时变质。

（六）输液的灭菌

灌封后的输液应立即灭菌，以减少微生物污染繁殖的机会，一般输液从配制到灭菌的时间应控制在 4 h 以内。输液通常采用热压灭菌，灭菌原则是优先采用过度杀灭法，即 $F_0 \geqslant 12$，灭菌参数一般为 121 ℃、15 min；其次采用残存概率法，即 $F_0 \geqslant 8$，灭菌参数一般为 115 ℃、30 min 或 121 ℃、8 min。塑料软袋盛装的输液可采用 109 ℃、45 min 灭菌，且应有加压装置避免容器爆破。

输液灭菌设备可选择新型的以高温循环纯化水作为灭菌介质、对物品进行水喷淋式灭菌的水浴式输液灭菌器。

（七）输液的包装

输液经质量检验合格后，应贴上标签，标签应印有品名、规格、批号、有效期、使用事项和生产日期等项目。贴好标签后装箱，包装箱上亦应印有品名、规格和生产厂家等项目。

三、输液的质量评价

（一）可见异物与不溶性微粒

除另有规定外，按照可见异物检查法（2020 年版《中国药典》四部通则 0904）检查，应符合规定。

除另有规定外，用于静脉注射、静脉滴注、鞘内注射、椎管内注射的溶液型注射液、注射用无菌粉末及注射用浓溶液按照不溶性微粒检查法（通则 0903）检查，均应符合规定。

（二）无菌与细菌内毒素（或热原）

输液应按照 2020 年版《中国药典》规定的方法进行无菌检查（通则 1101）以及细菌内毒素检查（通则 1143）或热原检查（通则 1142），应符合规定。

（三）pH、含量与渗透压

根据品种按 2020 年版《中国药典》该制剂项下的各项规定进行检查，应符合规定。

四、输液常见的问题及解决方法

（一）不溶性微粒与可见异物

输液中存在的微粒与异物可能造成循环障碍、血管栓塞、供血不足和组织缺氧，进而引起水肿和静脉炎。异物入侵组织会引发巨噬细胞的包围、增殖、形成肉芽肿。微粒还可能引起过敏反应、热原反应等。

输液中出现的微粒和异物有炭黑、碳酸钙、氧化锌、纤维素、纸屑、黏土、玻璃屑、细菌、真菌和结晶等。产生原因及解决办法如下：①原辅料质量不合要求。如葡萄糖注射液中可能含有少量蛋白质、水解不完全的糊精和钙盐，氯化钠、碳酸氢钠中含有钙盐、镁盐和硫酸盐，这些原辅料中的不溶性杂质会使输液产生乳光、小白点或浑浊，且影响药物的稳定性。应严格控制原辅料质量，目前国内已制定输液用的原辅料质量标准。②生产环境、工艺和操作不符合规定。车间洁净度差，所用器具、容器、胶塞未洗净，过滤方法不当，操作不合规程，工序安排不合理等也会产生异物和不溶性微粒。应有针对性地改进工艺，严格操作规程，加强工艺过程管理。③输液容器与附件质量不合要求。质量差的胶塞与输液容器，可能带入不溶性微粒与可见异物。输液中发现的小白点主要是钙、镁、铁和硅酸盐等物质，这些物质大多来自橡胶塞和玻璃输液容器。解决办法是选择品种适宜、质量合格的输液容器。

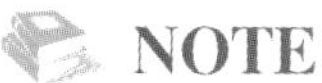

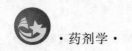

（二）染菌问题

使用染菌的输液会引起脓毒症、败血症、内毒素中毒等。输液染菌后，有的会出现霉团、云雾状、浑浊、产气等现象，但也有的外观上无任何变化，无法目视分辨。输液染菌的主要原因：生产过程受到污染，灭菌不彻底、瓶塞扎口不严、松动、漏气等。处方中含有营养物质的输液，更易于细菌滋生繁殖，即使经过灭菌，若污染严重，大量菌尸的存在也会引起热原反应。解决办法是尽量减少生产过程中的污染，严格灭菌，严密包装。

（三）热原污染

输液热原污染可能是由注射用水、原辅料和生产工艺中带入，此外，在使用过程中输液装置也可能引起输液热原污染。目前已广泛使用的一次性输液器，较好地解决了在使用过程中输液热原污染的问题。

五、输液举例

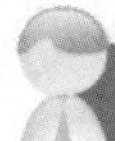
案例分析与讨论 3-6

葡萄糖输液

【处方】

	5%	10%	25%	50%
注射用葡萄糖	50 g	100 g	250 g	500 g
1%盐酸	适量	适量	适量	适量
注射用水加至	1000 mL	1000 mL	1000 mL	1000 mL

【制备】 称取处方量的葡萄糖加入适量煮沸的注射用水，使其配成50%～60%的浓溶液，加入适量1%盐酸，同时加占浓溶液量的0.1%(g/mL)的活性炭，混匀，煮沸15 min，趁热过滤脱炭。滤液中加注射用水至全量，测定pH和含量，合格后反复过滤至澄清，灌封，115 ℃热压灭菌15 min，即得。

【注解】 ①5%和10%的葡萄糖输液具有营养、补充体液、强心、利尿和解毒等作用，主要用于大量失水与低血糖等症；25%和50%的葡萄糖输液具有较高渗透压，可使组织中体液渗出，可用于降低眼压或颅内压，治疗相关疾病。②葡萄糖由淀粉水解制成，葡萄糖原料中可能带入淀粉中的杂质，如蛋白质及淀粉水解不完全的糊精。若原料不纯，葡萄糖输液易产生云雾状沉淀，因此一般采取浓配法。加热煮沸可使糊精继续水解为葡萄糖，并加速蛋白质凝聚。适量盐酸可中和蛋白质的电荷而使其凝聚。同时加入活性炭吸附杂质。③葡萄糖输液易出现pH下降、颜色变黄和高温降解等稳定性问题。葡萄糖在酸性溶液中脱水形成5-羟甲基呋喃甲醛，其再分解成乙酰丙酸和甲酸，致使药液pH下降。颜色变黄是由于形成了5-羟甲基呋喃甲醛的聚合物。影响葡萄糖输液稳定性的因素主要是灭菌温度和pH。④葡萄糖输液本身易于微生物生长，生产时应严格控制环境，严格按规程操作，减少污染。

问题：在制剂处方、制备工艺和质量要求上，输液和小容量注射剂有何不同？制备葡萄糖输液需要注意哪些事项？

案例分析与讨论 3-7

莫西沙星氯化钠输液

【处方】 盐酸莫西沙星4.36 g，氯化钠20 g，盐酸适量，氢氧化钠适量，注射用水加至2500 mL。

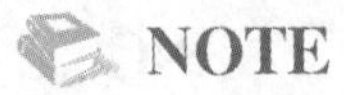

【制法】 称取处方量的盐酸莫西沙星加入70%的注射用水中，70～80 ℃搅拌溶解；称取氯化钠加入上述药液中，70～80 ℃搅拌溶解；加入0.01 mol/L盐酸溶液调节pH至4.2～4.5，搅拌混匀，作为浓溶液备用；称取活性炭（浓溶液量的0.02%）加入浓溶液中，70～80 ℃搅拌吸附20 min，0.45 μm微孔滤膜过滤除炭；补加注射用水至全量，0.22 μm微孔滤膜精滤；含量、pH检测合格后，灌装于250 mL输液瓶；121 ℃灭菌15 min。

【注解】 ①盐酸莫西沙星是新型广谱高效第四代喹诺酮抗菌药，对呼吸道细菌性感染、慢性支气管炎急性细菌发作、阻塞性肺病和社区获得性肺炎等有显著治疗效果。②配液时若先加氯化钠溶解，影响主药盐酸莫西沙星的溶解度及溶解速度，使其难溶于此溶液；而先加入盐酸莫西沙星则对溶解氯化钠影响较小，故需先加盐酸莫西沙星溶解后再加氯化钠。③活性炭对原料药有较强吸附作用，用量越大，吸附作用越强。实验表明，在70～80 ℃条件下，活性炭用量为0.05%时搅拌20 min可吸附盐酸莫西沙星5%～6%。

问题：处方中氯化钠起什么作用？为何要在盐酸莫西沙星溶于水之后加入？

案例分析与讨论 3-8

复方氨基酸输液

【处方】 L-脯氨酸1.00 g，L-丝氨酸1.00 g，L-亮氨酸4.90 g，L-异亮氨酸3.52 g，L-丙氨酸2.00 g，L-天冬氨酸2.50 g，L-酪氨酸0.25 g，L-谷氨酸0.75 g，L-盐酸精氨酸5.00 g，L-盐酸赖氨酸4.30 g，L-苯丙氨酸5.33 g，L-缬氨酸3.60 g，L-苏氨酸2.50 g，L-盐酸组氨酸2.50 g，L-色氨酸0.90 g，L-甲硫氨酸2.25 g，L-胱氨酸0.10 g，甘氨酸7.60 g，山梨醇50.00 g，亚硫酸氢钠0.50 g，注射用水加至1000 mL。

【制备】 取处方量50%的新鲜注射用水，通氮气至饱和，加适量NaOH溶解后加入处方量的胱氨酸，搅拌使溶解，再依次加入处方量的亚硫酸氢钠、各种氨基酸及山梨醇，搅拌溶解。加0.05%的活性炭，保温吸附，在氮气流下过滤，加注射用水至全量，调节pH至6.0左右。在氮气流保护下依次通过5 μm、0.45 μm和0.2 μm滤芯过滤，灌封，121 ℃灭菌8 min。

【注解】 ①胱氨酸在水中极难溶解，但可溶于稀酸和碱溶液，因此加入氢氧化钠使胱氨酸溶解。②复方氨基酸注射液易出现澄明度不合格的问题，主要源于原料不合格或含有不溶性杂质，因此原料一般需反复精制，控制质量。③复方氨基酸溶液不稳定，表现为色泽变深和含量下降。其中以色氨酸含量下降较常见，其次是赖氨酸、组氨酸和蛋氨酸。颜色变化一般认为是由色氨酸、苯丙氨酸和异亮氨酸的氧化造成。可通过在输液中通入氮气、避光贮存、控制温度、避免接触金属离子及调节pH等方法提高其稳定性。

问题：如何通过制剂处方和制备工艺设计来提高本品的稳定性？

案例分析与讨论 3-9

静脉注射脂肪乳

【处方】 橄榄油120 g，大豆油40 g，中链甘油三酸酯40 g，蛋黄卵磷脂9 g，油酸钠0.225 g，泊洛沙姆188 0.225 g，甘油25 g，氢氧化钠适量，注射用水加至1000 mL。

【制备】 氮气保护下，容器中加入处方量精制橄榄油、注射用大豆油、中链甘油三酸酯，水浴加热至65 ℃，在6000 r/min高速搅拌下加入精制蛋黄卵磷脂，使其分散，制备成油相。另取适量加热至60～70 ℃的注射用水，加入注射用甘油、油酸钠、泊洛沙姆188，搅拌均匀并经0.45 μm微孔滤膜过滤，即得水相。在氮气保护下，6000 r/min高速搅拌下将油相注入水相中搅拌15 min制得初乳，迅速降温至30 ℃左右进行高压匀质。在密闭容器及氮气保护下，将制

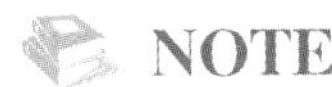

得的初乳置二步匀质机低压匀质(160/80 bar)20 min,再经高压匀质(700/800 bar)三次。将制得的乳液冷却至20～40 ℃左右,用适量氢氧化钠调节pH为8.7,经2.5 μm微孔滤膜过滤后,灌装,通氮,加塞,封口,制成内袋。将内袋套入外袋中,放入吸氧剂,抽真空封口。115 ℃灭菌40 min,灭菌结束后迅速冷却至室温。

【注解】①本例注射液处方中链油包含橄榄油和大豆油,既可为人体提供必需脂肪酸,又可降低大豆油的比例,减少炎症反应发生的可能性。中链甘油三酸酯可满足供能的需求。②当精制蛋黄磷脂、油酸钠、泊洛沙姆188按照重量比40∶1∶1组成复合乳化剂时,可获得稳定、平均粒径较小[230±10(nm)]的乳剂,大于5 μm的乳滴体积比可控制在0.004%～0.007%,降低了安全隐患。③初乳制备温度与产品的质量及稳定性有密切关系,油相水相混合后温度变化不宜过大。

问题:本品制备时如何获得较小的乳滴粒径?处方中各成分的作用是什么?

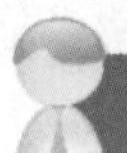
案例分析与讨论 3-10

右旋糖酐葡萄糖输液

【处方】右旋糖酐(中分子量)300 g,葡萄糖250 g,注射用水加至500 mL。

【制备】取适量注射用水,加热至沸,加入右旋糖酐,使其浓度在12%～15%,搅拌使溶解。加入1.5%针用活性炭,保持微沸1～2 h,加压过滤脱碳。滤液加注射用水稀释成浓度为6%的溶液,加入处方量的葡萄糖,搅拌15 min,再次加入针用活性炭,加热至沸,粗滤除炭,加水至全量,反复过滤至溶液澄清,冷却至室温,调节pH为4.4～4.9,再次加入针用活性炭,加热至70～80 ℃,反复过滤至滤液澄清,灌封,115 ℃灭菌30 min。

【注解】①右旋糖酐包括中分子量(4.5万～7万)、低分子量(2.5万～4.5万)和小分子量(1万～2.5万)三种。适当分子量的右旋糖酐具有与血浆相同的胶体性质,可以提高血浆胶体的渗透压,增加血容量,维持血压。临床用于治疗低血容量性休克,如外伤出血性休克。②右旋糖酐是蔗糖经细菌发酵产生的葡萄糖聚合物,易夹杂热原,故活性炭用量较大,且需分次加入过滤,效果较好。③本品黏度较大,需要在较高温度下过滤。④本品加热灭菌一次,分子量下降3000～5000,故受热不能过长。⑤本品在贮存过程中易析出片状结晶,主要与贮存温度和分子量有关。

问题:输液有哪些类型?本输液属于哪一类?活性炭起什么作用?

第七节　注射用无菌粉末

一、概述

注射用无菌粉末(sterile powder for injection)俗称粉针,是指原料药物或与适宜辅料制成的供临用前用无菌溶液配制成注射液的无菌粉末或无菌块状物,可用适宜的注射用溶剂配制后注射,也可用静脉输液配制后静脉滴注。注射用无菌粉末是一种较常用的注射用剂型,适用于在水中不稳定的药物,特别是对湿热敏感的抗生素(如青霉素、头孢菌素类)及生物制品(如胸腺肽、干扰素)。一些中药注射剂也可制成注射用无菌粉末以提高药物的稳定性,如双黄连粉针和注射用血塞通粉针等。根据不同的生产工艺,注射用无菌粉末可分为注射用冻干制剂和注射用无菌分装制剂两大类。

注射用无菌粉末配制成注射液后应符合注射剂的要求,其质量应符合2020年版《中国药典》四部通则 0102 注射剂的各项检查规定。此外，还应符合以下要求：①注射用冻干制剂应控制含水量，避免含水量偏高造成药物稳定性降低。②注射用无菌分装制剂的粉末细度或结晶度应适宜，便于分装。

由于多数情况下，制成粉针的药物稳定性较差，因此粉针的制备一般没有灭菌过程，应严格按无菌操作制备。

二、注射用冻干制剂

以冷冻干燥法制备的注射用无菌粉末，也可称为注射用冻干制剂。

（一）冷冻干燥技术

1. 冷冻干燥的原理 以水的三相图来说明冷冻干燥的原理，如图 3-22 所示。

图 3-22 中，OC 线是冰和水的平衡曲线，在此线上冰、水共存；OA 线是水和水蒸气的平衡曲线，在此线上水、气共存；OB 线是冰和水蒸气的平衡曲线，在此线上冰、气共存。O 是冰、水、气的三相平衡点，该点温度为 0.0098 ℃，压强为 4.58 mmHg。由图 3-22 可知，当压强低于 4.58 mmHg 时，不管温度如何变化，水只能以固态和气态存在，此时固态（冰）经加热不经液态（水）直接转变为气态，而气态遇冷直接变为固态，根据气-固平衡曲线 OB，对于固体冰，升高温度或降低压强都可以打破气-固平衡，使体系向着冰转化为气的方向进行，冷冻干燥就是根据这个原理进行的。

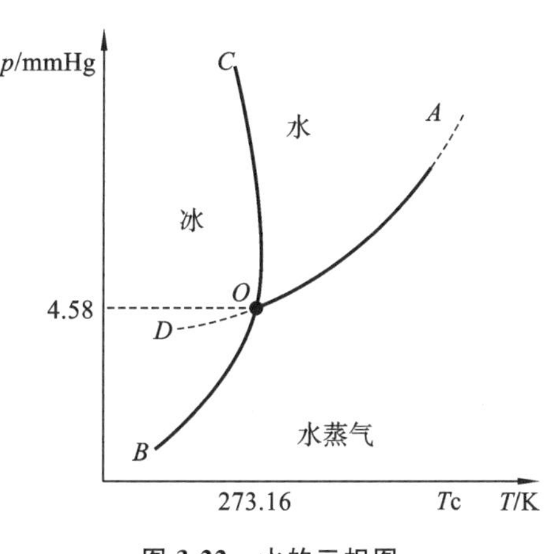

图 3-22 水的三相图

2. 冷冻干燥的特点 因冷冻干燥在真空、低温环境下进行，有其独特的优点：①避免药物因高温而不稳定，适用于热敏性药物。②冷冻干燥制品质地疏松多孔，加水后可迅速复溶。③干燥在真空条件下进行，药物不易氧化。④能除去 95%～99%以上的水分，所得产品含水量低。⑤冷冻干燥过程在密闭真空环境中进行，微粒等污染比无菌分装制剂少。⑥产品剂量准确，外观优良。冷冻干燥的缺点：溶剂选择范围很窄，干燥时间长、能耗大，复溶时某些产品可能出现浑浊等。

（二）注射用冻干制剂的生产流程与工艺

1. 生产流程 见图 3-23。

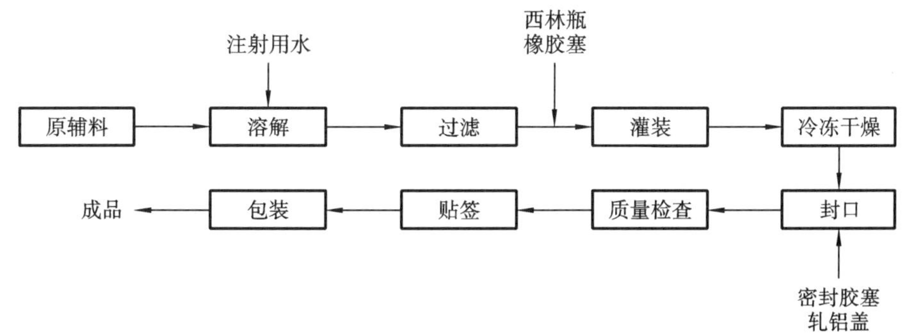

图 3-23 注射用冻干制剂的生产流程

2. 生产工艺 注射用冻干制剂生产时冷冻干燥之前的操作与注射液基本相同，需经过配液、过滤、分装等工序。但应注意分装时，西林瓶内的药液不能太厚，一般不宜超过 15 mm，以

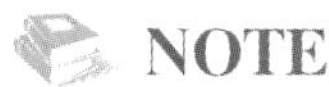

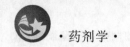

利于冰的升华。分装后应及时冷冻干燥。冷冻干燥分为预冻、升华干燥和再干燥等过程。冻干完成后封口。注射用冻干制剂属于非终端灭菌产品，需确保灌装、冷冻干燥、压盖等关键工序在洁净度为B级背景下的局部A级洁净区进行。下面具体介绍冷冻干燥的工艺过程。

(1) 预冻　预冻为恒压降温过程。药液随温度的下降冻结成固体，预冻温度一般应降至产品共熔点以下10～20 ℃，预冻时间通常为2～3 h，有些品种需要更长的时间，以保证冷冻完全。新产品在确定冻干工艺时，应测定产品的低共熔点，即冰与药物同时析晶(低共熔混合物)时的温度，在冻结和升华过程中，制品的温度应始终低于低共熔点，否则固态冰的升华被液态水的蒸发所取代，干燥后的制品将发生萎缩、溶解速率降低等问题。

预冻有两种方法：速冻和慢冻。速冻是预先将冻干箱隔板温度降至－50～－30 ℃，再将产品置于隔板。速冻得到的冰晶细微，制得的产品疏松易溶。慢冻是先将产品置于冻干箱隔板，然后再降温。慢冻得到的冰晶较粗，但由于大的冰晶升华快，故慢冻可提高冻干效率。

(2) 升华干燥　在一定真空度的条件下，对经预冻的制品适当加热升温，使固态水升华而被除去的过程。根据药物的性质不同，升华干燥可采用一次升华法或反复预冻升华法。①一次升华法：制品经预冻后，将冻干箱的温度降至－45 ℃以下，启动真空泵，当冻干箱真空度达到13.33 Pa(0.01 mmHg)以下时，启动搁置板下的加热系统，缓缓加热，使产品温度逐渐升至约－20 ℃，制品中的水分不断升华除去。该法适用于低共熔点为－20～－10 ℃且溶液黏度不大的制品。②反复预冻升华法：该法抽真空减压和加热升华过程与一次升华法相同，只是预冻过程须在共熔点与共熔点以下20 ℃之间反复升降温度预冻，而不是一次降温完成。如此反复，使产品结构发生改变，表层外壳由致密变为疏松，有利于水分的升华，缩短冻干周期。例如，某制品低共熔点为－25 ℃，可速冻到－45 ℃左右，然后将制品升温到低共熔点附近(比如－27 ℃)，维持30～40 min，再降温至－45 ℃，如此反复预冻，之后才进行减压和加热升华操作。该法适用于结构复杂、熔点较低、黏稠等难于冻干的制品，如多糖、中药提取物。

(3) 再干燥　再干燥又称二次干燥。为了尽可能除尽制品中残存的水分，升华干燥后，继续升温至0 ℃或室温下再干燥一段时间，使冻干制品含水量小于1%。

(三) 冷冻干燥中存在的问题及处理方法

1. 含水量偏高　装入容器的药液过厚，升华干燥过程中供热不足，真空度不够或冷凝器的温度偏高，均可能导致产品含水量偏高，可根据出现问题的原因采用相应的措施解决。

2. 喷瓶　①冻干过程中若预冻不完全，有液相存在，在减压抽真空过程中可能产生沸腾喷瓶现象，使产品损失、表面不平整，影响溶解速率和产品外观。可通过调整预冻温度和时间来解决。②若升华干燥过程中供热太快，受热不匀，使部分制品液化，易在真空减压条件下产生喷瓶。为防止喷瓶，加热升华时温度不应超过低共熔点。

3. 产品萎缩或外形不饱满　一些黏稠药液，由于结构过于致密，在冻干过程中内部的水蒸气逸出不完全，冻干结束后，残存的水分会使制品潮解而萎缩，可在处方中添加适量填充剂，如甘露醇、氯化钠等，并采取反复预冻升华法，以提高产品的通气性，改善产品的外观及溶解速率。

三、注射用无菌分装制剂

注射用无菌分装制剂是指采用灭菌溶剂结晶法或喷雾干燥法制得的无菌药物粉末，在无菌环境下直接分装于灭菌容器中并密封所得的无菌制剂。

(一) 生产流程与工艺

1. 生产流程　见图3-24。

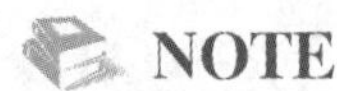

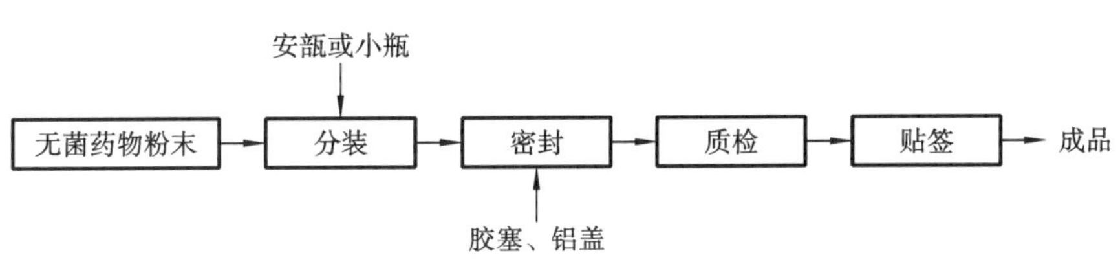

图 3-24 注射用无菌分装制剂生产流程图

2. 生产工艺

(1) 原材料和容器的准备　无菌原料用灭菌结晶法或喷雾干燥法在无菌条件下制备，必要时还需在无菌条件下粉碎、过筛等，使产品的晶型、粒度和密度等均符合分装要求。

安瓿、玻璃瓶、胶塞的处理按注射剂的要求进行，并需灭菌。安瓿和玻璃瓶可于 180 ℃干热灭菌 1.5 h 或 250 ℃干热灭菌 45 min；胶塞洗净后用硅油进行处理，在 125 ℃干热灭菌 2.5 h 或 121 ℃湿热灭菌 30 min；铝盖洗净后，180 ℃干热灭菌 1 h。完成灭菌的容器应在净化空气下存放，一般不应超过 24 h。

(2) 分装和封口　注射用无菌分装制剂的分装必须按无菌操作法进行，可采用手工法或机械分装法。手工分装常采用刮板式分装器，机械分装设备有螺旋式自动分装机、直管式自动分装机和真空吸粉自动分装机等，分装机应有局部层流装置。分装好的小瓶应立即加塞并轧铝盖密封；安瓿则应立即进行熔封。

(3) 灭菌和异物检查　对于耐热品种，可采用适当的灭菌方法进行补充灭菌；对于不耐热的品种，必须严格按照无菌操作进行，产品不再灭菌。异物检查一般在传送带上用目检视，剔除不合格产品。

(4) 印字包装　经检验合格的产品进行印字、包装，目前生产均已全部实现自动化。

(二) 无菌分装制剂可能存在的问题及解决方法

1. 装量差异　造成装量差异不符合要求的主要原因是物料流动性差。而物料流动性差受物料的吸湿性、含水量以及药物的结晶形态、粒度、比容以及机械设备性能等因素的影响。对于物料吸湿、含水量大引起的流动性下降，应采取措施控制环境湿度，使其低于物料的临界相对湿度；对于药物的结晶形态、粒度和比容等因素引起的流动性差，可通过粉碎、喷雾干燥等方法改善。

2. 可见异物和不溶性微粒　由于无菌分装制剂未经过配液、过滤等一系列处理，受到污染的机会增加，以致其溶解后可见异物和不溶性微粒不符合要求。应严格控制原料质量、生产全过程的工艺与环境，防止污染。

3. 染菌　产品为无菌操作制备的，稍有不慎就有可能受到微生物的污染，而且微生物在固体粉末中的繁殖慢，不易被肉眼所见，危险性更大。为解决此问题，应严格控制整个生产过程的无菌环境，严格遵循无菌操作，在 B 级背景下的局部 A 级进行分装，严防污染。

4. 吸潮变质　一般认为是胶塞透气或铝盖松动所致。解决办法：进行橡胶塞密封性检测；铝盖轧紧后，必要时还需蜡封；控制分装室内的空气湿度。

四、注射用无菌粉末举例

案例分析与讨论 3-11

注射用辅酶 A

【处方】 辅酶 A 56.1 单位，水解明胶 5 mg，甘露醇 10 mg，葡萄糖酸钙 1 mg，半胱氨酸 0.5 mg。

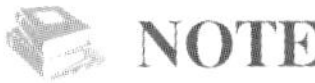

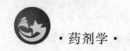

【制备】 将上述各成分用适量注射用水溶解后，无菌过滤，分装于安瓿中，每支 0.5 mL，冷冻干燥后封口，漏气检查即得。

【注解】 ①本品临用前用 5%葡萄糖注射液 500 mL 溶解后静脉滴注，或用生理盐水 2 mL 溶解后肌内注射，一次 50～200 单位，一日 50～400 单位。②辅酶 A 为白色或微黄色粉末，有吸湿性，易溶于水，易被空气、过氧化氢、碘、高锰酸盐等氧化成无活性二硫化物，在制剂中加入半胱氨酸作为稳定剂，用甘露醇、水解明胶和葡萄糖酸钙作为填充剂(或赋形剂)。③辅酶 A 在冻干工艺中易丢失效价，故投料量应酌情增加。

问题：简述冷冻干燥的工艺过程。本品处方中各成分分别起什么作用？

第八节 眼用制剂

一、概述

眼用制剂(ophthalmic preparation)是指直接用于眼部发挥治疗作用的无菌制剂。主要用于局部治疗。眼用制剂分类如下：①眼用液体制剂，如滴眼剂、洗眼剂、眼内注射溶液等，眼用液体制剂也可以固态形式包装，另备溶剂，在临用前配成溶液或混悬液；②眼用半固体制剂，如眼膏剂、眼用乳膏剂、眼用凝胶剂等；③眼用固体制剂，如眼膜剂、眼丸剂、眼内插入剂等。

二、眼用药物吸收的途径及影响因素

(一) 吸收途径

药物溶液滴入结膜囊内后主要经过角膜和结膜两条途径吸收。

1. 角膜吸收 药物与角膜表面接触并渗入角膜，进一步进入房水，经前房到达虹膜和睫状肌，药物主要被局部血管网摄取，发挥局部治疗作用。

2. 结膜吸收 药物可经结膜，并经巩膜转运至眼球后部。由于结膜内血管丰富，结膜和巩膜的渗透性能比角膜强，药物可通过结膜血管网进入体循环，不利于药物进入房水。

药物经何种途径吸收进入眼内，很大程度上依赖于药物本身的理化性质、给药剂量和剂型。脂溶性药物经角膜吸收，亲水性药物及蛋白质和多肽类药物不易通过角膜，主要经结膜和巩膜吸收。

(二) 影响吸收的因素

1. 生理因素

(1) 角膜的通透性 角膜是上皮、内皮及二者中间的亲水性基质层构成，上皮和内皮均为脂质结构，亲水性药物不易透过上皮和内皮，而亲脂性较强的药物又难以透过亲水性基层，因此药物分子需具有适宜的亲脂性和亲水性才能透过角膜。当角膜受损时，会削弱其屏障作用，药物更易透过角膜，可能引起局部药物浓度过高。

(2) 全身吸收 眼结膜的血管和淋巴管很多，因而透入结膜的药物可能以很大比例进入血液，使眼部局部药物浓度降低，并可能引起全身吸收后的副作用。

(3) 药液的损失 通常一滴滴眼液 50～70 μL，而正常人的泪液容量约 7 μL，若不眨眼，可容纳 30 μL 左右的液体，因此，约有 70%的药液会从眼睑溢出而损失，眨眼则有 90%的药液损失。此外，还有部分药液可能通过鼻泪管排出而损失。

(4) 制剂的刺激性 刺激性较大时，泪液分泌增加，稀释药物，且从眼睑溢出而损失的药物增加；同时，结膜的毛细血管和淋巴管因受到刺激而扩张，导致进入全身血液循环的药物增

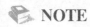

加。降低药物刺激性的措施:以缓冲溶液溶解药物、调节等渗、加入适量增稠剂等。

2. 剂型因素

(1) 表面张力 滴眼液的表面张力越小,越有利于药液与泪液的充分混合,亦有利于药物与角膜上皮接触,使药物容易渗入,因此适量的表面活性剂可促进药物经角膜途径的吸收。

(2) 黏度 通过加入适当的增稠剂,增加滴眼液的黏度,可减少药液的溢出损失,延长药物与角膜的接触时间,有利于药物的吸收。

(3) 渗透促进剂 角膜上皮细胞层是药物透过角膜进入眼组织发挥疗效的主要屏障,滴眼剂中加入适当的渗透促进剂能改善角膜通透性,促进药物通过角膜吸收。常用于眼用制剂的渗透促进剂包括表面活性剂、钙离子螯合剂、皂苷、环糊精等。

3. 给药方法 通过滴眼等眼表面给药的方式,给药后药物主要分布于眼组织中靠前的部位,如角膜、睫状体、房水、结膜、巩膜等,很难达到眼后部,因此治疗眼后部疾病可采用注射给药的方式。如康柏西普眼用注射液经玻璃体腔内注射给药,可治疗黄斑变性引起的老年人视力降低和致盲;眼氨肽注射液经球结膜下注射或球后注射,用于治疗非化脓性角膜炎、虹膜睫状体炎、中心视网膜炎、玻璃体混浊、巩膜炎等;球后注射糖皮质激素曲安奈德注射液治疗浸润性突眼等。

三、滴眼剂

(一) 概述

滴眼剂(eye drop)是指由原料药物与适宜辅料制成的供滴入眼内的无菌液体制剂。可分为溶液、混悬液或乳状液。

(二) 滴眼剂的质量要求

滴眼液虽然为外用制剂,但其质量要求类似注射剂,对 pH、渗透压、无菌、可见异物、黏度等均有要求。

1. pH 眼泪的 pH 为 7.4,眼睛可耐受的 pH 范围为 5.0~9.0。pH 为 6~8 时无不适感,滴眼剂 pH 超出可耐受范围会有明显的刺激性。pH 对滴眼液的应用有重要影响,由于 pH 不当而引起的眼部刺激,可增加泪液的分泌,致使药物迅速流失,甚至损伤角膜。滴眼剂 pH 的确定除考虑刺激性以外,还需兼顾药物的溶解度、稳定性和眼部吸收等因素,通常采用具有适宜 pH 的缓冲溶液配制滴眼剂,如硼酸盐缓冲溶液、磷酸盐缓冲溶液、醋酸盐缓冲溶液等。

2. 渗透压 除另有规定外,滴眼剂应与泪液等渗。眼球可适应的渗透压范围相当于 0.6%~1.5%的氯化钠溶液所产生的渗透压,当超过 2%会感到明显不适。配制滴眼剂时应调整其渗透压在可耐受范围内。低渗溶液应调节等渗,高渗溶液可使眼部组织失水,产生不适感,但临床上可用高渗滴眼液消除眼部水肿。

3. 无菌 用于眼外伤或手术及术后用的眼用制剂要求绝对无菌,且不得添加抑菌剂,多为单剂量包装。一般滴眼剂(用于无眼外伤的滴眼剂)要求无致病菌,不得检出铜绿假单胞菌和金黄色葡萄球菌。

一般滴眼剂通常为多剂量包装,在多次使用时容易染菌,故应加抑菌剂,于下次再用之前恢复无菌。用于滴眼剂的抑菌剂需要满足下列条件:①抑菌谱广,作用迅速,能有效及迅速地抑制或杀灭滴眼剂中的细菌和真菌,特别是对眼部有严重损害的铜绿假单胞菌及金黄色葡萄球菌。②对眼部无刺激性,无毒。③性质稳定,不与药物及容器发生反应。

滴眼剂常用的防腐剂有羟苯酯类(尼泊金类);季铵盐类(苯扎氯铵、苯扎溴铵);醇类(三氯叔丁醇、苯氧乙醇);有机汞类(硫柳汞、硝酸苯汞)等。两种或两种以上的防腐剂联合使用,可

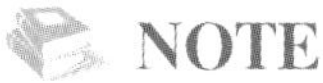

起到协同作用。

4. 可见异物 除另有规定外，滴眼剂按照可见异物检查法（2020 年版《中国药典》通则 0904）中滴眼剂项下的方法检查，应符合规定。滴眼剂可见异物检查不能使用光散射法，只能用灯检法。滴眼剂的可见异物要求比注射剂稍低些。

5. 黏度 可添加适宜的增稠剂，适当增大滴眼剂的黏度（4.0～5.0 cPa·s），以延长药液在眼内停留时间，同时减少药液的刺激性。常用的增稠剂有甲基纤维素、羧甲纤维素钠、羟丙甲纤维素、卡波姆、聚乙烯醇、聚维酮等。

6. 粒度 混悬型滴眼剂应进行药物颗粒粒度检查，取滴眼剂供试品强烈振摇，立即量取适量（或相当于主药 10 μg）置于载玻片上，共涂 3 片；按照 2020 年版《中国药典》通则 0982 粒度和粒度分布测定法第一法测定，每个涂片中大于 50 μm 的粒子不得超过 2 个，且不得检出大于 90 μm 的粒子。

（四）制备工艺

1. 制备工艺流程图 见图 3-25。

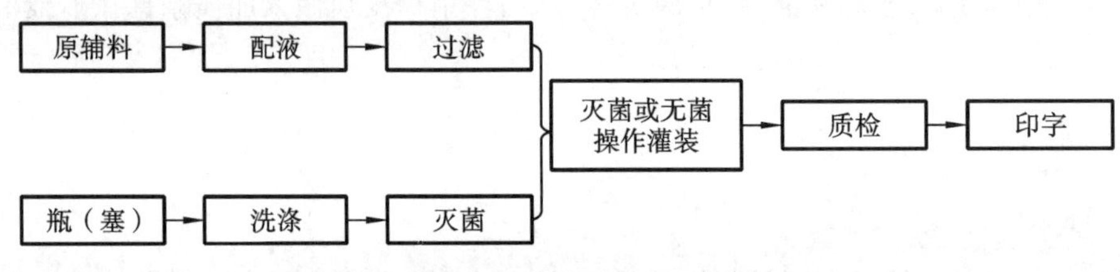

图 3-25 滴眼剂制备流程图

2. 制备工艺

（1）容器的处理 滴眼剂常用的容器有塑料瓶和玻璃瓶。塑料瓶有软塑料瓶和硬塑料瓶两种，后者常配有带滴管的密封瓶盖。塑料瓶价廉、轻便、不易碎，是目前最常用的滴眼剂容器。但应注意塑料瓶与药液之间的相互作用，塑料瓶可能会吸收或吸附药物或抑菌剂，塑料材质中的增塑剂或其他成分也可能迁移到药液中，因此塑料瓶应通过试验确定是否可选用。玻璃瓶通常为中性玻璃，配有滴管，以方便使用，中性玻璃较稳定，不易与药液发生相互作用，遇光不稳定的药物可选用棕色玻璃瓶，玻璃容器常配有橡胶塞，橡胶塞直接接触药液，亦可能与药液发生相互作用，但接触面积小，这一问题可采用饱和吸附的方法解决。容器的洗涤方法与注射剂容器相同，玻璃瓶可用干热灭菌，塑料瓶可用气体灭菌。橡胶塞或橡胶帽的处理方法与输液剂胶塞的处理方法相同。

（2）药液的配滤 滴眼剂的配制与注射剂的配制工艺基本相同。对热稳定的药物，将药物、附加剂以适宜的溶剂溶解，必要时可加入 0.05%～0.3% 药用活性炭，经滤棒、垂熔玻璃滤器或微孔滤膜过滤至澄明，配滤后灌装、灭菌。对热不稳定的药物，宜使用已灭菌的溶剂和用具，于无菌条件下配制，配制过程应严格遵循无菌操作。眼用混悬剂需先将微粉化的药物灭菌，另取表面活性剂、助悬剂加少量灭菌蒸馏水配成黏稠液，再与主药用乳匀机搅匀，添加无菌蒸馏水至全量。

（3）无菌灌装 目前生产上均采用减压灌装，灌装方法应依瓶的类型和生产量的大小确定。

（4）质量检查 滴眼剂的检查或测定项目包括 pH、可见异物、渗透压、装量、无菌和药物含量等，应符合药典规定。

（5）印字与包装 印字同注射剂。滴眼剂包装形式很多，应根据具体情况选用。

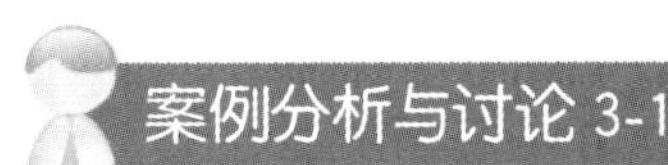

氧氟沙星滴眼剂

【处方】 氧氟沙星 3 g,亚硫酸钠 1.0 g,依地酸二钠 0.15 g,羟苯乙酯 0.3 g,硼酸 11.0 g,硼砂 3.0 g,注射用水加至 1000 mL。

【制备】 取硼酸、硼砂、依地酸二钠、羟苯乙酯加适量注射用水加热溶解,加亚硫酸钠及氧氟沙星使其溶解,调节 pH 为 6.5 左右,加注射用水至全量,搅拌均匀,过滤,100 ℃流通蒸汽灭菌 30 min,无菌分装即得。

【注解】 以硼酸和硼砂作为缓冲对配制缓冲溶液,使溶液呈酸性,以保证氧氟沙星的稳定性,调节 pH 为 6.5 左右,以减少对眼部的刺激,处方中亚硫酸钠为抗氧剂,依地酸二钠为金属离子络合剂,以防止氧氟沙星被氧化。

问题:在制剂处方、制备工艺和质量要求上,滴眼剂和注射剂有何异同?本品处方中各成分分别起什么作用?

四、眼膏剂

(一) 概述

眼膏剂是指原料药物与适宜基质均匀混合,制成溶液型或混悬型膏状的无菌眼用半固体制剂。眼膏剂的优点:①基质具有无水和化学惰性的特点,适合遇水不稳定的药物;②相比于滴眼剂,眼膏剂在结膜囊内的保留时间更长,具有长效作用;③能减轻眼睑对眼球的摩擦,有利于角膜损伤的愈合,常用于眼科术后用药。眼膏剂的缺点是有油腻感并使视物模糊。

(二) 眼膏基质

常用的眼膏剂基质一般由凡士林 8 份,羊毛脂、液体石蜡各 1 份混合而成,可根据气温适当调整液体石蜡的用量。基质中的羊毛脂有表面活性作用,且其吸水性和黏附性较强,使眼膏与泪液容易混合并易附着于眼黏膜上,有利于药物的渗透。

(三) 眼膏剂的制备

眼膏剂的制备与一般软膏剂(详见第七章第一节)制法基本相同,但应在无菌条件下配制,基质应过滤并灭菌,不溶性原料药物应预先制成极细粉,药物、器械与包装容器也均应严格灭菌,以避免污染微生物导致眼部感染。一般每个容器的装量应不超过 5 g。

(四) 眼膏剂的质量检查

眼膏剂的质量检查应按照 2020 年版《中国药典》四部通则 0109 软膏剂、乳膏剂和通则 0105 眼用制剂项下的检查项目进行,包括粒度、金属性异物、装量、装量差异、无菌等。

五、其他眼用制剂

(一) 洗眼剂

洗眼剂是指由原料药物制成的无菌澄明水溶液,供冲洗眼部异物或分泌物、中和外来化学物质的眼用液体制剂。洗眼剂属用量较大的眼用制剂,应尽可能与泪液等渗并具有相近的 pH,除另有规定外,每个容器的装量应不超过 200 mL。

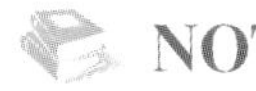

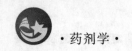

（二）眼内注射溶液

眼内注射溶液是指原料药物与适宜辅料制成的无菌液体，供眼周围组织（包括球结膜下、筋膜下及球后）或眼内注射（包括前房注射、前房冲洗、玻璃体内注射、玻璃体内灌注等）的无菌眼用液体制剂。眼内注射溶液应符合小剂量静脉注射剂的质量要求，不得添加抑菌剂、抗氧剂或其他不适当的附加剂，且应采用一次性使用包装。

（三）眼用凝胶剂

眼用凝胶剂是指原料药物与适宜辅料制成的凝胶状无菌眼用半固体制剂。与滴眼剂相比，眼用凝胶剂黏度大，不易流失，药物损失少，滞留时间长，对眼部刺激性小；与眼膏剂相比易于涂布和洗除，更易被患者接受，缺点是水溶性药物在凝胶基质中释药快，持续释药时间短。

（四）眼膜剂

眼膜剂是指原料药物与高分子聚合物制成的无菌药膜，可置于结膜囊内缓慢释放药物的眼用固体制剂，如亲水性角膜接触镜、眼用药膜。

第九节　其他灭菌与无菌制剂

一、冲洗剂

（一）概述

冲洗剂是指用于冲洗开放性伤口或腔体的无菌溶液。冲洗剂可由原料药物、电解质或等渗调节剂溶解在注射用水中按无菌制剂制备而成，亦可以是注射用水，但在标签中应注明供冲洗用。如鼻腔冲洗剂可用于慢性鼻窦炎及鼻腔肿瘤放、化疗后的清洗，也可用于鼻炎引发的鼻塞、分泌物过多等的鼻腔冲洗。又如妇炎洁冲洗阴道或坐浴，可以起到消炎、杀菌和清洁的作用。冲洗剂开启后应立即使用，不得在开启后保存或再次使用。

（二）冲洗剂的质量要求

冲洗剂应为无菌溶液，生产时需符合无菌要求；通常冲洗剂应调节至等渗；冲洗剂在适宜条件下目测应澄清，可见异物应符合规定；冲洗剂的容器应符合注射剂容器的规定；除另有规定外，冲洗剂应密封贮存。

二、烧伤及严重创伤外用制剂

用于烧伤及严重创伤的外用制剂（软膏剂、溶液剂、气雾剂、粉雾剂等）均属灭菌制剂，需在无菌条件下制备，为避免微生物污染，所用的基质、药物、器具、包装等均应严格灭菌，参照2020年版《中国药典》四部通则1101无菌检查法检查，应符合规定。烧伤及外伤用粉雾剂、气雾剂可起到保护创面（如烧伤面）、局部麻醉、清洁消毒和止血等局部作用。用于创面保护和治疗的气雾剂，必须无菌、无刺激、无毒，有助于修复创面。

本章小结

广义来说，不论无菌制剂还是非无菌制剂都有规定的染菌限度，前者要求不得检出活菌，后者则限制了菌的种类和数量。无菌制剂根据生产工艺中除去活的微生物措施的不同，分为灭菌制剂和无菌制剂，这是临床应用非常广泛的一类剂型，在药剂学中占有重要地位。

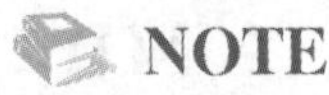

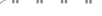

本章首先明确这类制剂包含哪些品种，有什么共同的特点和质量要求。接着以注射剂的制备工艺流程为主线，详细介绍了从处方设计开始到制成成品的每一个环节需要考虑的内容、涉及的基本操作原理和相关仪器设备，其中的灭菌与无菌操作在第三节中详细介绍。

注射剂是一种侵入性的给药方式，避开了人体的保护屏障，临床应用广泛，对抢救用药尤为重要，因此，其质量控制要求很高，尤其是输液，直接入血且给药量大，为了确保安全，对原辅料、制备有更高的要求，对于其制备过程中可能出现的问题也需特别注意。

对于在水溶液中不稳定的药物及一些生物制剂，可以将其制成固体，临用前再配制成溶液，这为注射剂的发展提供了更为广阔的空间。

除了注射剂之外，本章在最后还介绍了其他灭菌与无菌制剂，包括眼用制剂、冲洗剂及烧伤和严重创伤外用制剂。

目标检测

推荐阅读文献

复习思考题

1. 简述灭菌制剂与无菌制剂的定义、分类并举例说明具体品种。
2. 灭菌制剂与无菌制剂的质量要求有哪些？
3. 说明热原的组成、性质、污染途径及去除方法。
4. 什么是等渗和等张？如何调节等渗？
5. 简述注射剂的概念、分类、给药途径和特点。
6. 简述注射剂的处方和制备工艺流程。
7. 简述制药用水的种类及其区别。制备纯化水和注射用水的方法有哪些？
8. 简述空气净化方法与过滤技术。洁净室的设计应遵循哪些基本原则？我国 GMP 规定的洁净室分为哪些等级？各等级洁净室的标准是什么？简述无菌操作技术。
9. 简述注射剂的容器和处理方法。
10. 简述注射剂药液配制的方法及其特点。
11. 过滤的机制有哪些？哪些因素影响过滤？简述过滤器及其特点。
12. 简述生产注射剂的灭菌方法。
13. 什么是 D 值、Z 值、F 值和 F_0 值，它们有何意义？
14. 注射剂生产过程中微粒产生的原因是什么？去除方法有哪些？
15. 输液和小容量注射剂相比有哪些特点？
16. 注射用无菌粉末分为哪两种？请对其简单介绍。
17. 冷冻干燥的原理是什么？简述用该法制备注射用无菌粉末的过程。
18. 影响眼用液体制剂眼部吸收的因素有哪些？与注射剂相比，滴眼剂的处方、制备工艺和质量要求有何异同点？

参考文献

[1] 国家食品药品监督管理局药品认证管理中心. 药品 GMP 指南：厂房设施与设备[M]. 北京：中国医药科技出版社，2011.

[2] 方亮. 药剂学[M]. 8 版. 北京：人民卫生出版社，2016.

[3] 周建平，唐星. 工业药剂学[M]. 北京：人民卫生出版社，2014.

[4] 崔福德. 药剂学[M]. 7 版. 北京：人民卫生出版社，2011.

[5] 王建新，杨帆. 药剂学[M]. 2 版. 北京：人民卫生出版社，2015.

[6] 张强，武凤兰. 药剂学[M]. 北京：北京大学医学出版社，2005.

[7] 张先洲，乐智勇，高原. 实用注射剂制备技术[M]. 北京：化学工业出版社，2017.

NOTE

[8] 马爱霞.药品车间GMP实训教程[M].北京:中国医药科技出版社.2016.

[9] 李文云.一级反渗透+EDI技术在制药用水中的应用[J].机电信息,2017(26):33-38.

[10] 刘绪贵,牛海岗,常征.塑料安瓿用于小容量注射剂包装的现状及发展趋势[J].药学研究,2014,33(12):742-744.

[11] Khunt B P,Dharajia H V,Desai T R,et al. Innovation in Packaging:A Review[J]. International Research Journal of Pharmaceutical and Applied Sciences,2012,2(2):65-78.

[12] 王似锦,马仕洪.美国药典41版汽相灭菌法简述[J].中国药品标准,2020,21(1):5-8.

[13] 徐飞,兰昌云.复方倍他米松混悬注射液的处方工艺研究[J].中国药房,2014,25(25):2346-2348.

[14] 余小亮.丙泊酚脂肪乳注射液处方工艺优化及质量评价[D].上海:华东理工大学,2017.

[15] 周思民.莫西沙星氯化钠注射液处方工艺研究[J].海南医学院学报,2015,21(4):456-459,463.

[16] 李东,童家勇,田永丰,等.国内外营养型脂肪乳剂研究进展[J].药学进展,2016,40(7):498-504.

（吕晓洁 刘 佳）

NOTE

第四章　散剂、颗粒剂和胶囊剂

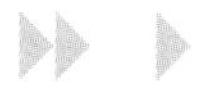

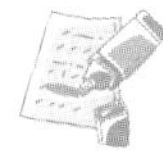

学习目标

扫码看 PPT

1. 掌握：散剂、颗粒剂和胶囊剂的概念、特点、常用辅料、制备工艺；粉碎、混合、制粒与干燥的概念与目的；粉体粒径的分类及不同粒径的表示方法，粉体密度的分类及测定方法，粉体流动性的表征方法。

2. 熟悉：散剂、颗粒剂和胶囊剂的质量检查；粉碎、混合、制粒与干燥的影响因素；不同粉体粒径的测定方法，粉体形态的表征方法。

3. 了解：粉碎、混合、制粒与干燥的常用设备；粉体的黏附性、凝聚性及压缩成型性，粉体学性质对制剂处方设计的重要性。

第一节　固体制剂概述

固体制剂(solid preparation)是指以固体状态存在的剂型的总称。临床常用的固体制剂有散剂、颗粒剂、片剂、胶囊剂、滴丸剂、膜剂、丸剂等，在药物制剂中所占比例达 70%以上。固体制剂主要供口服给药使用，也可用于其他给药途径。

固体制剂具有以下几个特点：①与液体制剂相比，固体制剂的物理、化学和生物学稳定性均较好。②大多生产自动化程度高，生产成本较低，包装、携带、运输和服用方便。正因为上述优点，固体制剂是药物制剂研发的首选剂型。③制备过程中的前处理具有相同的单元操作，以保证药物混合均匀与剂量准确，且剂型之间有着密切联系。④固体制剂中的药物一般需溶解后才能透过生物膜，进而被吸收进入血液循环。

固体制剂在开发过程中需关注两个问题：①成型性问题；②生物药剂学问题。这两个问题均与制剂处方和工艺相关。成型性问题将在后面讨论，这里先讨论固体制剂的制备工艺流程与生物学特征。

一、固体制剂的制备工艺流程

固体制剂的制备过程实际上是粉体的处理过程。在固体制剂的制备过程中，为便于成型，药物粉末常与具有不同功能的辅料相混合。例如稀释剂(又称填充剂)使药物粒子分散，使其具有一定的重量或体积；黏合剂使固体粉末黏结成更大的粒子(颗粒)，并进一步制成硬度较大的片剂。散剂、颗粒剂、胶囊剂和片剂等固体制剂的制备工艺流程见图 4-1。

二、固体制剂在胃肠道中的生物学特征

固体制剂的主要给药方式是口服，但由于固体制剂体积较大，即使由小粒子组成的散剂(粒子直径一般小于 150 μm)也无法经胃肠道直接吸收进入体循环。研究表明，只有处于溶解

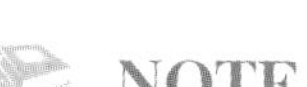

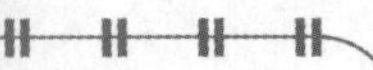

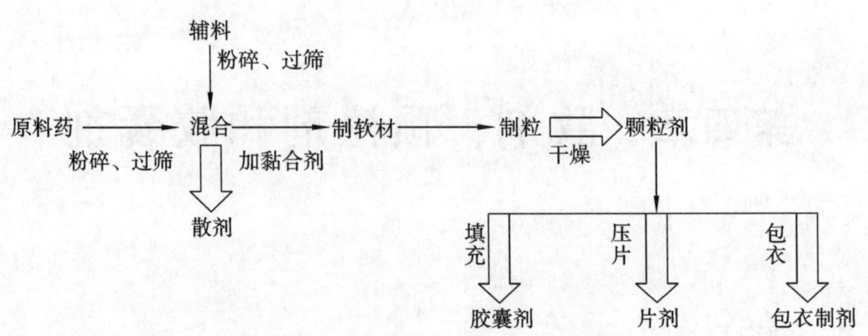

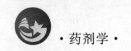

图 4-1　固体制剂的制备工艺流程图

状态的药物(分子或离子)才能够经胃肠道吸收。片剂和胶囊剂口服后需要经过崩解(或囊壳熔化)、药物溶出才能被吸收;散剂本身就是药物粒子与辅料的物理混合物,不需要经过崩解过程(图 4-2)。许多情况下,药物在体内的溶出速率大小是决定固体制剂口服吸收的关键因素,直接影响药物的起效时间、作用强度和实际疗效。特别是对于一些难溶性药物,药物的溶出速率可能成为药物吸收的限速过程。当然,药物口服吸收的速度和程度也与药物的分子大小、脂/水溶性(常以油水分配系数的对数值即 $\log P$ 来表示)、解离程度等有关。药剂工作者必须通过制剂手段设计适宜的剂型、处方和制备工艺,促进药物的溶出和吸收以满足治疗的需要。

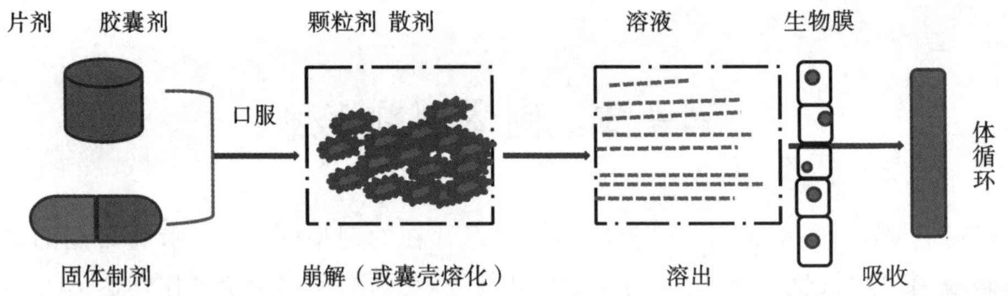

图 4-2　固体制剂在胃肠道内的吸收过程

三、药物的溶出速率及其影响因素

(一) 药物的溶出速率

药物的溶出速率(dissolution rate)是指在一定温度下,单位时间内药物溶解进入溶液主体的量。药物的溶出过程包括两个连续的阶段,首先药物分子从固体表面溶解,形成饱和溶液层,药物分子通过饱和层和溶液主体之间形成扩散层,然后由饱和层扩散进入溶液主体中。溶出速率主要受扩散层控制,药物的饱和浓度(C_s)与溶液主体浓度(C)形成的浓度差(C_s-C),成为药物扩散的推动力,使药物不断向介质中扩散。

药物的溶出速率可用 Noyes-Whitney 方程表示:

$$\frac{\mathrm{d}C}{\mathrm{d}t}=KS(C_s-C) \tag{4-1}$$

式中,$\frac{\mathrm{d}C}{\mathrm{d}t}$ 为溶出速率;S 为固体药物与溶出介质接触的表面积;K 为溶出速率常数。

$$K=\frac{D}{Vh} \tag{4-2}$$

式中,D 为药物在扩散层中的扩散系数;V 为溶出介质的体积;h 为扩散层的厚度。

$C_s \gg C$ 时,称漏槽条件(sink condition),此时式(4-1)可简化为

$$\frac{\mathrm{d}C}{\mathrm{d}t}=KSC_s \tag{4-3}$$

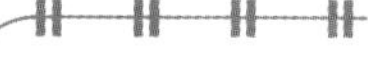

（二）药物溶出速率的影响因素

由 Noyes-Whitney 方程不难看出，影响药物溶出速率的主要因素如下。

1. 药物和溶出介质的性质 药物和溶出介质的性质决定了药物的溶解度、药物的扩散系数以及扩散层厚度等。常用的溶出介质有蒸馏水、不同浓度的盐酸和不同 pH 的缓冲液等。通过增溶、助溶、改变晶型、制成固体分散体和包合物等方法增加药物的溶解度可以增大药物的溶出速率。

2. 溶出介质的体积 在测定药物的溶出速率时，应提供足够量的溶出介质，使溶出全过程均满足漏槽条件。一般要求所用样品全部溶出后的最终浓度为溶解度的10%～20%，才能达到漏槽条件，保证实验结果的准确性。对于难溶性药物，可加入少量表面活性剂提高药物溶解度，使溶出过程满足漏槽条件。

3. 扩散层厚度 扩散层厚度越大，溶出速率越小。采用搅拌的方式可降低扩散层的厚度，提高扩散速率，从而加速药物的溶出。

4. 固体药物的粒径和表面积 固体药物粒径越小，比表面积越大；对同样大小的固体药物，空隙率越大，表面积越大，药物溶出速率越大。因此，难溶性的药物经微粉化，如螺内酯（$<10\ \mu m$）、地高辛（$5.7\ \mu m$），可增加药物在胃肠液中的溶出速率，改善药物的吸收。对于疏水性较强的颗粒状或粉末状药物，为了减少或避免在溶出介质中结块，可加入润湿剂以改善粒子的分散度，增加溶出界面。

5. 温度 温度升高，药物溶解度 C_s 增大，溶出介质黏度降低，药物的扩散系数增大，从而提高溶出速率。

6. 扩散系数 药物在扩散层中的扩散系数越大，溶出速率越大。在一定温度下，扩散系数的大小受溶出介质的黏度和药物分子大小的影响。

第二节 散 剂

一、概述

散剂（powder）是指原料药物或与适宜的辅料经粉碎、均匀混合制成的干燥粉末状制剂。散剂是古老的传统剂型之一，在化学药中的应用不多，但在中药中有着广泛的应用。

散剂可分为口服散剂和局部用散剂。口服散剂一般溶于或分散于水、稀释液或者其他液体中服用，也可直接用水送服。局部用散剂可供皮肤、口腔、咽喉、腔道等处应用。专供治疗、预防和润滑皮肤的散剂也可称为撒布剂或撒粉。

散剂具有以下特点：①粒径小，易分散，起效快。古人曰“散者散也，去急病用之”，指出了散剂容易分散和奏效快的特点。②外用散剂的覆盖面积大，可同时发挥保护和收敛作用。③贮存、运输及携带比较方便。④制备工艺简单，剂量易于控制，便于婴幼儿服用。但由于散剂药物粉碎后比表面积增大，其吸湿性、臭味、刺激性及化学活性也相应增加，且某些挥发性成分易散失。因此，具有刺激性、易吸湿或风化的药物不宜制成散剂。

二、散剂的制备

散剂的制备工艺流程如图 4-3 所示。

一般情况下，粉碎前将固体物料进行前处理。如果是化学药，将原料进行充分干燥；如果是中药，则根据药材的性质进行适当的处理，如洗净、干燥、切割或粗碎等供粉碎之用。

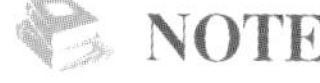

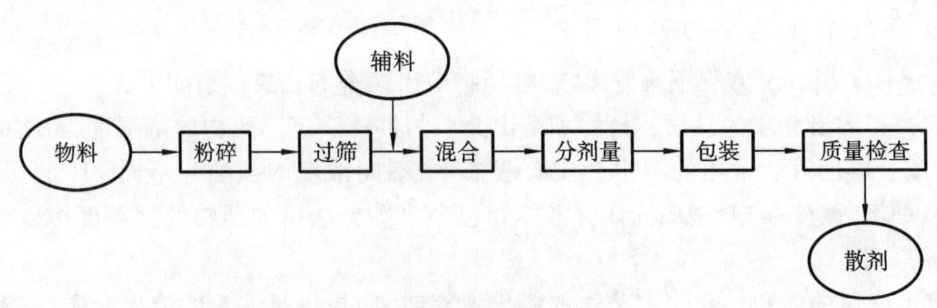

图 4-3　散剂的制备工艺流程图

将原料药粉碎之后，根据散剂的粒度要求进行筛分，然后与处方量的其他成分混匀、分装、质检等。散剂的粒度小、分散度大，因此混合均匀是保证散剂质量的关键。

（一）粉碎

1. 粉碎的概念　粉碎(pulverization)是指借助机械力或者其他方法，将大块固体物料破碎和碾磨成碎块、细粉甚至超细粉的操作，粉碎后物料粒径的大小可达微米级甚至纳米级(如纳米药物)。制备散剂用的固体物料，除细度已达到药典要求外，均需进行粉碎。将粉碎后的物料过筛，以获得均匀的粒子。通常把粉碎前的粒度 D_1 与粉碎后的粒度 D_2 之比称为粉碎度或粉碎比(n)，见式(4-4)。

$$n = D_1/D_2 \tag{4-4}$$

由此可见，粉碎度越大，物料被粉碎得越细。粉碎度的大小应根据药物的性质、剂型和用途等来确定。

2. 粉碎的目的　粉碎的目的在于减小粒径，增加物料的比表面积。粉碎操作对制剂过程具有一系列意义：①由 Noyes-Whitney 方程可知，药物从固体制剂中的溶出速率与药物粒子的表面积成正比，因此粉碎可以降低药物粒径，有利于加快药物的溶出与促进吸收，提高生物利用度；②改善剂型的质量，如微粒大小会影响口服混悬剂的稳定性；③有利于制剂中各成分混合均匀；④降低药物粉末对创面的机械刺激性；⑤有助于从天然药材中提取有效成分，如将中药材粉碎成 1～75 μm 粒径范围内的超微粉末，有利于改善中药有效成分的溶解度，提高有效成分的提取效率。但需注意粉碎过程可能给药物带来的不良影响，如晶型转变或热降解、堆密度减少、流动性变差以及黏附、团聚和润湿性发生变化等。

3. 粉碎机制　物料的粉碎主要是通过借助外力的作用破坏物质分子间的内聚力来实现的。被粉碎的物料受到外力的作用时在局部产生很大的应力或形变，开始表现为弹性变形；当施加的压力超过物料的屈服应力时则发生塑性变形；当压力超过物料本身的分子间内聚力时即可产生裂隙或裂缝，最后被破碎。

粉碎过程常用的外力有冲击力(impact force)、压缩力(compression force)、剪切力(cutting force)、弯曲力(bending force)和研磨力(rubbing force)等。粉碎时应根据药物或辅料性质、粉碎的程度等选择不同的外力。如冲击力和压缩力对脆性物料的粉碎更有效；剪切力对纤维状物料更有效；粗碎以冲击力和压缩力为主；细碎以剪切力和研磨力为主。实际上，多数粉碎过程为上述几种力的综合作用。

4. 粉碎的能量消耗　被粉碎的物料受到外力的作用后，在局部产生很大的应力或形变，导致温度升高。一般情况下，粉碎过程中所需的能量消耗于粒子的变形、粒子破碎时新增的表面能、粉碎室内粒子的移动、粒子间以及粒子与粉碎室间的摩擦、产热、振动与噪声、设备转动等。研究表明，用于增加表面积所消耗的能量还不到总消耗机械能的 1%，多数被产热、噪声和振动过程所消耗，因此粉碎效率的提高受到越来越多的重视。

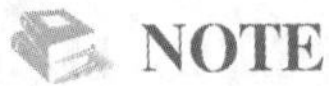

粉碎过程受物料的性质、形状、大小、设备、作用力和操作方式等复杂因素的影响，很难用

精确的计算公式来描述能量的消耗，但也有科学家提出过不少经验理论，下面介绍著名的三个能量学说。①表面积学说：1867 年德国学者 Rittinger 提出"粉碎所需的能量与新生表面积成正比，而与粒径成反比"。该学说适用于数十微米到数百微米粒度范围的细粉碎。因为细碎时表面积的增加比较显著，适用于脆弱的物料的粉碎或细碎中。②体积学说：1885 年美国学者 Kick 提出"粉碎所消耗的能量与物料的粉碎比（D_1/D_2）的对数成正比"。该学说适用于数毫米到数十毫米粒度范围的粗碎。因为粗碎时粒径（或体积）的变化比较显著，此时的能量消耗只与粉碎比（D_1/D_2）有关，与粒径大小无关。③裂缝学说：1952 年美国学者 Bond 提出"粉碎所需的能量与颗粒中的裂缝长度成正比"，或者说粉碎所需的能量与粉碎物料粒径的平方根成反比。对整个粉碎过程来讲，粉碎开始阶段由于体积的减少更为显著而遵循"体积学说"，在最终阶段的细碎过程中表面积的增加更为突出而遵循"表面积学说"，而粉碎的中间阶段多遵循"裂缝学说"。

为了评价物料粉碎的难易程度，学者们提出了功指数（work index）的概念。功指数是指将无穷大（$D_1=\infty$）的粒子粉碎成 $D_2=100\ \mu m$ 时所需的能量。功指数是衡量粉碎效率的有效方法之一。功指数小的物料可碎性或可磨性较好，物料易于粉碎。

5. 粉碎方法 制剂生产中应根据被粉碎物料的性质、产品粒度的要求、物料的多少和粉碎设备等来选择适宜的粉碎方法。

(1) 干法粉碎与湿法粉碎 干法粉碎是将药物经干燥使水分降低到一定限度（一般应小于 5%）后再粉碎的方法。在药品生产中多采用此方法，但其缺点是粉尘飞扬，操作时应做好防护措施。湿法粉碎是指在药物中加入适量的水或其他液体再研磨粉碎的方法。液体对物料有一定的渗透力和劈裂作用而有利于粉碎，而且可降低物料的黏附性。湿法粉碎可避免粉碎操作时的粉尘飞扬，减轻某些有毒药物或刺激性药物对人体的危害。常见的"水飞法"和"加液研磨法"均属湿法粉碎。对某些难溶性药物粉碎所采用的"水飞法"，是将药物与水共置于研钵中（量大可用球磨机）一起研磨，然后使细粉末漂浮于液面或混悬于水中，将此混悬液倾出，余下的粗粒再加水研磨，反复操作，至全部药物研磨完毕。所得混悬液合并，沉降，倾去上层清液，将湿粉干燥，可得极细粉末。

(2) 开路粉碎与循环粉碎 开路粉碎是连续把物料供给粉碎机的同时不断地从粉碎机中把已粉碎的细物料取出的操作，即物料只通过一次粉碎机完成粉碎的操作。该法操作简单，粒度分布宽，适合于粗碎或粒度要求不高的粉碎。循环粉碎是经粉碎机粉碎的物料通过分级设备使粗颗粒重新返回粉碎机反复粉碎的操作。本法操作的动力消耗相对较低，粒度分布窄，适合粒度要求比较高的粉碎。

(3) 闭路粉碎与自由粉碎 闭路粉碎是指在粉碎过程中，已达到粉碎要求的粉末不能及时排出而继续和粗粒一起重复粉碎的操作。这种操作中粉末成了粉碎过程的缓冲物或"软垫"，影响粉碎效果，能量消耗比较大，常用于小规模的间歇操作。自由粉碎是在粉碎过程中已达到粉碎粒度要求的粉末能及时排出而不影响粗粒的继续粉碎的操作。这种操作的粉碎效率高，常用于连续操作。

(4) 单独粉碎与混合粉碎 大多数药物采用单独粉碎，以便于后续单元操作。此外，出于安全性考虑，氧化性或还原性药物、刺激性药物等必须单独粉碎。混合粉碎是指两种以上的物料共同粉碎的操作。混合粉碎可避免一些黏性或热塑性物料的吸附聚集现象，如中药粉碎中的"串研法"与"串油法"就属于混合粉碎。"串研法"一般是针对含糖量较多的中药的粉碎操作，如山茱萸、熟地黄等粉碎时，应先将处方中的其他药材研成粗粉，然后陆续掺入黏性药材，粉碎成块或颗粒状，干燥后再粉碎。而对于如杏仁、桃仁等含油脂较多的药材，粉碎时须先将其捣成稠糊状，再分次加入处方中的其他成分共同粉碎，使药粉及时将油吸收，以便于粉碎与过筛，这种粉碎操作俗称"串油法"。

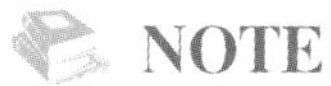

(5) 低温粉碎　低温粉碎非常适合热敏感的药物或软化温度低而容易成饼的药物。物料在低温时脆性增加、韧性与延伸性降低，有利于提高粉碎效率。如蟾酥炮制时采用低温粉碎法，不会导致局部过热的产生，能够最大限度地保留中药材的成分，提高中药的药效。低温粉碎常用两种方法：一种是将药物投到内部保持低温的粉碎机中进行粉碎；另一种是将药物利用干冰、液氮或液化气将物料进行“预冻”，然后在低温或常温条件下进行粉碎处理。

如果要获得 10 μm 以下的微粉，可选用微晶结晶法，即将药物的过饱和溶液，在急速搅拌下骤然降低温度快速结晶，制得微粉。

6. 粉碎设备

(1) 研钵　又称乳钵，由陶瓷、玻璃、金属和玛瑙制成。研钵由钵(mortar)和杵棒(pestle)组成。杵棒与钵内壁接触通过研磨、碰撞、挤压等作用力使物料粉碎、混合均匀。研钵主要用于小量物料的粉碎或供实验室用。

(2) 球磨机(ball mill)　一般由圆筒和球珠构成，转筒和球珠多为不锈钢或陶瓷材料，是较普通的粉碎设备之一。使用时将药物装入圆柱筒密盖，电动机带动圆筒以一定速度旋转。

球磨机的工作原理如图 4-4 所示，当圆筒转速过小时，球珠随圆筒运动上升至一定高度后向下滑落，这时物料的粉碎以研磨作用为主，效果较差；当圆筒转速增加至适宜转速时，除一部分球珠滑落外，大部分球珠随着转筒上升至一定高度，在重力和惯性作用下，沿抛物线抛落，此时物料的粉碎主要依靠冲击力和研磨的联合作用，粉碎效果最好。当圆筒转速过大时，离心力超过重力作用，球珠与物料紧贴筒壁随圆筒旋转，物料与球珠失去相对运动，不能发挥研磨作用。由此可见，圆筒转速对药物的研磨效果存在显著性的影响。一般把球珠从最高位置以最大速度下落时的转筒转速称为临界转速(critical velocity，V_c，r/min)，可用式(4-5)表示，D 为圆筒直径。

$$V_c = 42.3/D \tag{4-5}$$

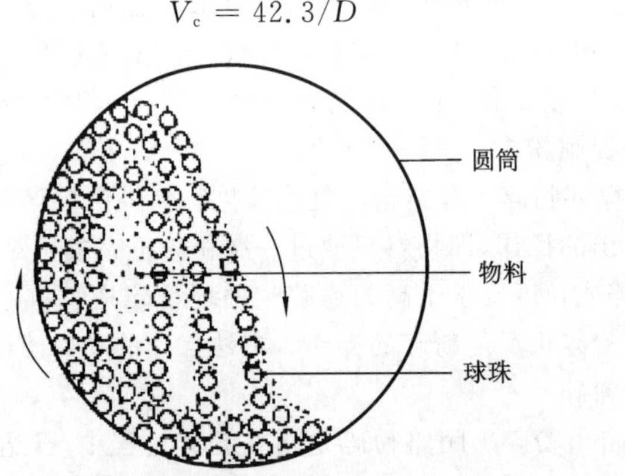

图 4-4　球磨机工作原理示意图

球磨机适宜的转速一般为临界转速的 0.5～0.8 倍。除转速外，影响球磨机粉碎效率的重要因素还有球珠的大小和密度、球珠和物料的总装量等。球磨机中所用的球珠大小与被粉碎药物的最大直径、圆筒内径、药物的弹性系数和球珠的重量等有关。球珠应有足够的重量，使其在下落时，能粉碎药物中最大的药块；欲粉碎的药物直径以球珠直径的 1/4～1/9 为宜。球珠的大小不要求一致，这样可以增加球珠间的研磨作用。球珠的数量以占圆筒容积的 30%～35%为宜。在球珠的总重量相等的情况下，球珠越小，数量越多，与被粉碎药物的接触面积亦越大，球的粉碎效率越高。圆筒内物料与球珠的数量亦应有适当的比例，如果球珠太多，而物料过少，则球珠与球珠直接碰撞，不仅损失球珠，而且浪费动力。当球珠和物料的总装量为罐体总容量的 50%～60%时，粉碎法的研磨效率较好。使用球磨机时，药物的含湿量不超过 2%时，可得到很细的粉末。若以湿法粉碎，一般固体药物占 30%～60%，水分占 40%～70%，可

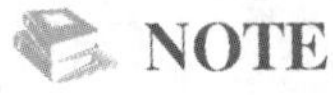

得到通过 200 目的极细粉。球磨机的主要缺点是粉碎效率较低、粉碎时间较长，圆筒和球珠损坏导致污染等。但由于是密闭操作，适用于毒、剧毒或贵重药物以及吸湿性或刺激性强的药物的粉碎、无菌粉碎、干法粉碎、间歇粉碎，必要时可充入惰性气体。

为了进一步提高球磨机的研磨效率和减少物料在筒壁表面的黏附，行星式球磨机(图 4-5)受到了广泛的关注。当转盘转动时，球磨罐在绕转盘轴公转的同时又围绕自身轴心自转，做行星式运动，罐中磨球在高速运动中相互碰撞，研磨和混合样品。行星式球磨机可用于干、湿两种方法研磨，研磨粒径的最小粒度可至 0.1 μm。

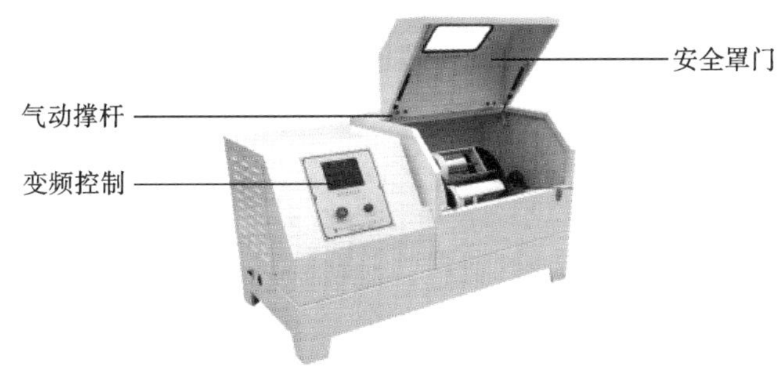

图 4-5　行星式球磨机

(3) 冲击式粉碎机(impact crusher)　冲击式粉碎机对物料粉碎主要以冲击力为主，适用于脆性、韧性物料的粉碎以及中碎、细碎、超细碎等，具有“万能粉碎机”之称。其典型的粉碎结构有锤击式(图 4-6)和冲击柱式(图 4-7)两种。

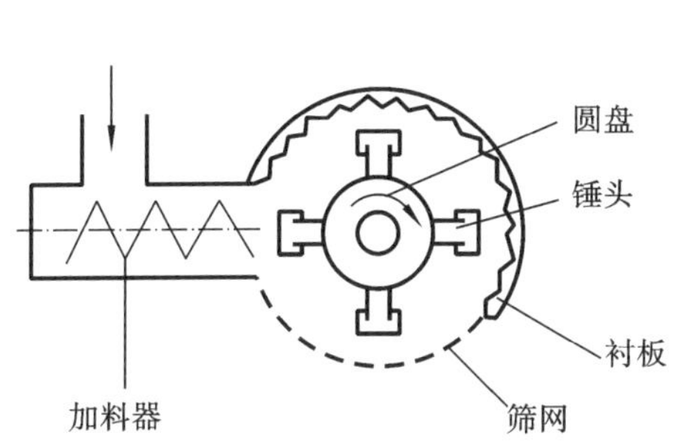

图 4-6　锤击式粉碎机示意图

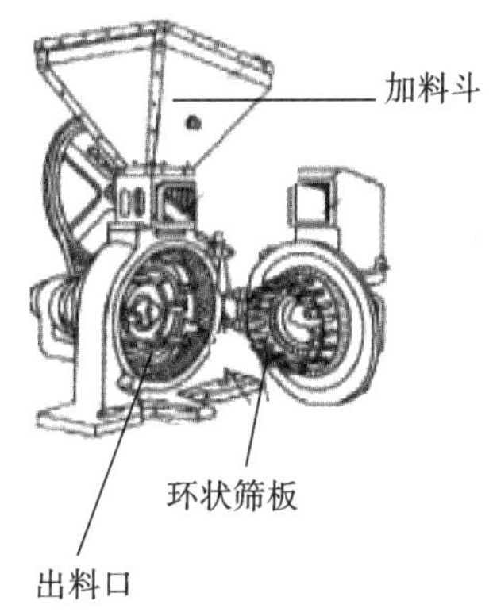

图 4-7　冲击柱式粉碎机示意图

锤击式粉碎机(hammer mill)通常由锤头、衬板和筛网构成，在高速旋转的轴上安装有数个锤头，机壳上装有衬板，下部装有筛板。当物料从加料斗进入粉碎室时，利用高速旋转的锤头的冲击和剪切作用以及被抛向衬板的撞击作用而被粉碎，细粒通过筛板出料，粗粒继续在机内被粉碎。粉碎粒度与锤头的形状、大小、转速以及筛网的目数有关。此种粉碎机适用于粉碎大多数干燥物料，不适用于高硬度和黏性物料。

冲击柱式粉碎机(impact mill)，也叫转盘式粉碎机。通常由两个转盘和环形板构成，两个转盘分别为定子和转子，相互交错，在高速旋转的转盘上有固定的若干圈冲击柱，与转盘对应的固定盘上也固定有若干圈冲击柱。物料由加料斗沿中心轴方向进入粉碎机，由于离心作用，物料从中心部位被甩向外壁的过程中受到冲击柱的冲击而被粉碎，且冲击力越来越大(因转盘外圈线速度大于内圈线速度)，最后物料到达转盘外壁环状空间，细粒由底部筛孔出料，粗粒在粉碎机内重复粉碎。除物料因素外，粉碎效率与盘上固定的冲击柱的排列方式有关。

(4) 振动磨(vibration mill)　振动磨为一种高效制粉设备，有单筒式、双筒式和三筒式三

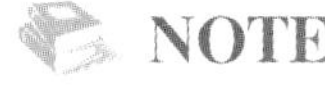

种类型。振动磨利用圆筒的高频振动产生冲击、研磨、剪切等作用，筒中的钢球或钢棒介质依靠惯性力冲击物料，将物料粉碎研细，同时将物料混合和分散。可用于干法和湿法研磨粉碎。根据操作方法不同，振动磨可分为间歇式和连续式。振动磨具有结构紧凑、体积小、重量轻、能耗低、产量高、粉磨粒度集中、流程简化、操作简单、维修方便、衬板介质更换容易等优点，广泛用于超细粉碎。

(5) 流能磨(fluid energy mill)　流能磨又称气流磨(jet mill)或气流粉碎机，主要由气体压缩机、气流粉碎室、旋风分离室和除尘器等组成，如图 4-8 所示。

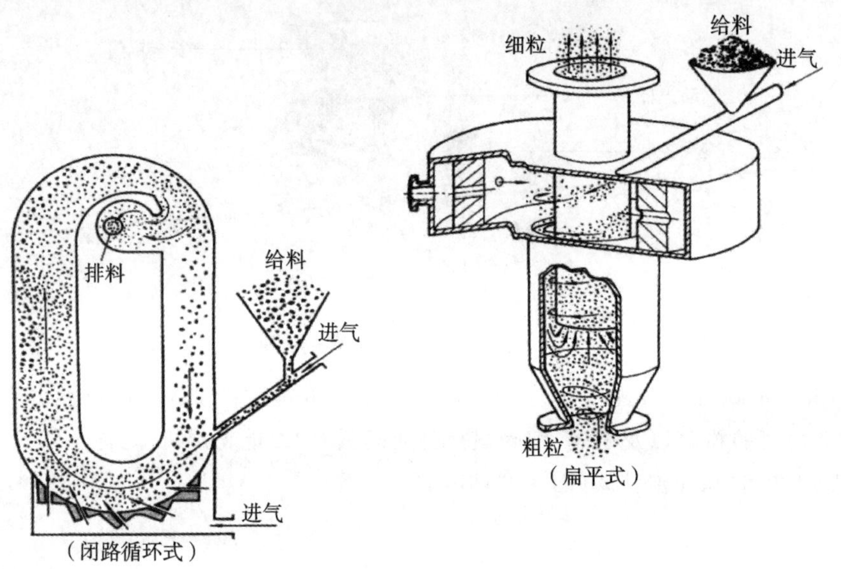

图 4-8　流能磨工作原理示意图

流能磨粉碎机理不同于其他粉碎机。压缩空气经过滤干燥后，通过喷嘴沿切线高速喷射入粉碎室时产生超音速气流，物料被气流带入粉碎室后在多股高压气流的交汇点处被气流分散、反复碰撞、摩擦、剪切而粉碎。压缩空气夹带的细粉在风机的抽力作用下随上升气流运动至分级区，使粗、细物料分离，符合粒度要求的细颗粒通过分级轮进入旋风分离器或袋滤器收集，较大颗粒由于离心力的作用沿器壁外侧重新带入粉碎区继续粉碎。粉碎程度与喷嘴的个数与角度、粉碎室的几何形状、气流的压缩压力以及进料量等有关。

流能磨具有以下特点：①可将物料粉碎至 3～20 μm，因而具有"超级粉碎机"之称；②由于高压空气从喷嘴喷出时产生焦耳-汤姆逊效应，使温度下降，粉碎过程中温度几乎不升高，故适用于热敏性物料和低熔点物料的粉碎；③设备简单，易于对机器及压缩空气进行无菌处理，可用于无菌粉末的粉碎；④粉碎成本高。

（二）筛分

1. 概述　筛分(sieving)是指为满足制剂的需要，借助筛网孔径大小使粗粉与细粉分离的操作，又称分级(size classification)。筛分操作简单、经济而且分级精度较高，是医药工业中应用最为广泛的分级操作之一。药物经粉碎或制粒后所得的中间体粒径不均匀，是一些不同大小的粒子的集合体。筛分的目的是获得粒度较均匀的粒子群。筛分对药品质量及制剂生产的顺利进行具有重要的意义。

为了提高分离效果，减少粉末堵塞网孔的现象，筛分过程中需注意以下几点：①根据所需药粉的粒径范围，选用合适型号的药筛；②过筛时要不断地振动筛子，防止物料聚集堵塞筛孔；③欲过筛的粉末要保持干燥，如果物料湿度过高，流动性差，容易堵塞网孔；④在筛分过程中，粉层的厚度要适中。

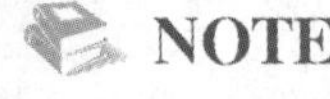
NOTE

2. 药筛的种类与规格 药筛按其制备方法可分为冲眼筛和编织筛(图 4-9)。冲眼筛又称模压筛，是在金属板上冲压出圆形的筛孔而制成的。其筛孔坚固，孔径不易变动。多用于高速旋转粉碎器械配置的筛板及药丸等粗颗粒筛分。编织筛由具有一定机械强度的金属丝(如不锈钢丝、铜丝、铁丝等)或非金属丝(如尼龙丝、绢丝等)编织而成。尼龙筛具有一定弹性，耐用，一般用于对金属敏感的药物如阿司匹林的筛分。编织筛单位面积上的筛孔多、筛分效率高，可用于细粉的筛选，但筛线易于移位致使筛孔变形。

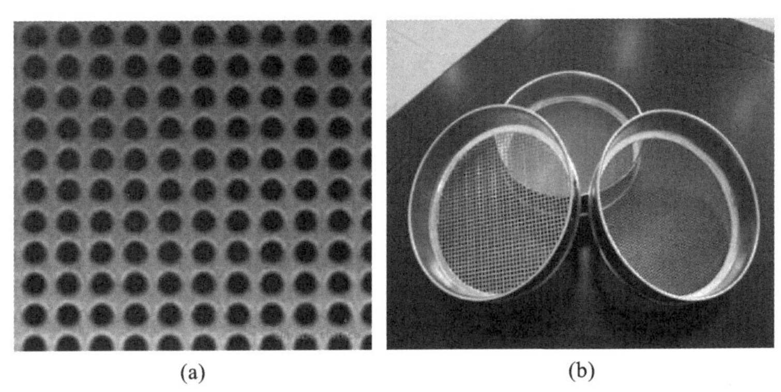

(a) (b)

图 4-9 冲眼筛(a)和编织筛(b)

药筛的孔径大小用筛号表示，筛子的孔径规格各国有相应的标准，我国有药典标准和工业标准。在工业标准中常用“目”数表示筛号，即以 1 英寸(25.4 mm)长度上的筛孔数目表示。2020 年版《中国药典》所用药筛，选用国家标准的 R40/3 系列，分为 9 个号，见表 4-1；粉末分为 6 个等级，见表 4-2。

表 4-1 药筛号与筛孔内径

筛号	筛孔内径/μm	目号/目	筛号	筛孔内径/μm	目号/目
一号筛	2000±70	10	六号筛	150±6.6	100
二号筛	850±29	24	七号筛	125±5.8	120
三号筛	355±13	50	八号筛	90±4.6	150
四号筛	250±9.9	65	九号筛	75±4.1	200
五号筛	180±7.6	80			

表 4-2 粉末的等级

粉末的等级	药典规定
最粗粉	指能全部通过一号筛，但混有能通过三号筛不超过 20%的粉末
粗粉	指能全部通过二号筛，但混有能通过四号筛不超过 40%的粉末
中粉	指能全部通过四号筛，但混有能通过五号筛不超过 60%的粉末
细粉	指能全部通过五号筛，并含能通过六号筛不少于 95%的粉末
最细粉	指能全部通过六号筛，并含能通过七号筛不少于 95%的粉末
极细粉	指能全部通过八号筛，并含能通过九号筛不少于 95%的粉末

3. 筛分设备 医药工业中常用筛分设备的操作要点是将欲分离的物料放在筛网面上，采用不同方法使粒子运动，并与筛网面接触，小于筛孔的粒子漏到筛下。振动筛是常用的筛，可根据振动方式分为振荡筛和旋振筛。此外，还有气旋筛等。

(1) 振荡筛 根据药典规定的筛序，按孔径大小从上到下排列，最上层为筛盖，最下层为

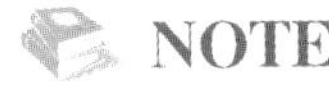

NOTE

接收器。把物料放在顶层筛上，盖上筛盖，固定在摇动台上进行摇动和振荡数分钟，即可完成对物料的分级。此种筛常用于测定粒度分布或少量剧毒药、刺激性药物的筛分。

(2) 旋振筛　筛网的运动方向有三维性，物料加在筛网中心部位，筛网上的粗粒由上部排出口排出，筛网下的物料由下部的排出口排出。旋振筛具有分离效率高、单位筛面处理能力大、维修费用低、占地面积小、重量轻等优点，常用于批量生产的筛分。

(3) 气旋筛　由电机、机座、圆筒形筛箱、风轮和气固分离除尘装置等组成。在密闭状态下利用高速气流作为载体，使充分扩散的粉料以足够大的动能向筛网喷射，达到快速分级的目的。其筛分效率高、产量大，细度精确，无粉尘溢散现象，同时噪声小、能耗低。

4. 影响筛分效果的因素　当物料通过筛孔直径为 a 的筛子进行分级时，如果粒径大于 a 的粒子全部在筛上，粒径小于 a 的粒子全部在筛下，这种分离称为理想分离。但在实际的筛分操作中，并非所有小于筛孔的粉末都能通过筛孔，往往筛上夹有粒径小于 a 的粒子、筛下夹有粒径大于 a 的粒子，从而影响筛分效果。筛孔直径、网丝直径、筛面倾角均影响颗粒通过筛孔的最大粒径。此外，粒子能否顺利通过筛孔还取决于以下条件：①颗粒与筛孔形状。一般对于圆柱形颗粒，矩形筛孔的通过性能较好；而对于尺寸差别不大的不规则颗粒，圆孔的通过性能较好。②筛面的开孔率。筛面的开孔率越大，通过性能越好。由于编织筛比冲眼筛具有较高的开孔率，因而前者的筛分性能优于后者。③筛体的运动状态。筛分过程进行的必要条件之一是筛选物料与筛面之间存在相对运动。产生这种相对运动的方法有两种，一种是筛面做水平往复直线运动(回转)，另一种是垂直往复直线运动(振动)，两种运动相结合的来回振动效果较好。④物料性质。药物性质和粉末的表面结构及带电性等因素也与过筛效率有关，如物料含水量、流动性。含水量越高或流动性越差，颗粒通过筛孔的性能就越差。

(三) 混合

混合(mixing)是指把两种以上的组分均匀混合的操作。混合操作以含量的均匀一致为目的，但在固体混合中，粒子是分散单元，不可能达到分子水平的完全混合。因此，尽量减小各成分的粒度，常以细粉作为混合对象，以满足固体混合样品的相对均匀性。细粉的混合操作存在一定的难度，主要是因为细粉粒度小，粒子的形状不一、大小不均匀，表面粗糙度不同；吸附性、飞散性强；混合成分多，密度差异大；微量混合时，各成分的用量差异大等。混合不但会影响制剂的外观形状，还会影响制剂的内在质量。如在散剂的生产中，混合不均匀会导致含量均匀度不合格等问题，进而影响药效。因此，合理的混合操作是保证制剂产品质量的一个重要手段。

1. 混合机制　粒子在混合机内靠随机的相对运动完成混合，混合机制主要有扩散、剪切、对流三种。

(1) 扩散混合(diffusive mixing)　由于粒子的无规则运动，相邻粒子相互交换位置而产生的局部混合，如搅拌桨导致的粒子运动。

(2) 剪切混合(shear mixing)　粒子群的团聚状态被外加机械力破坏，不断被分割或粉末在剪切面上流动而产生的局部混合，这种剪切面多是外加机械力导致的，如锉刀式混合器。

(3) 对流混合(convective mixing)　物料中的粒子群从一处移到另一处产生的整体混合，如搅拌机内物料的翻滚。

实际生产中，混合过程经常由几种混合机制共同作用。一般来说，在混合开始阶段以对流与剪切混合为主导作用，随后扩散的混合作用逐渐增加，直至完全混合均匀。

2. 混合的影响因素　在混合机内混合多种物料，混合时往往伴随着离析现象(segregation)，离析即粉体分层，严重影响混合程度，因此防止各成分离析是保证混合均匀的必要条件。影响粉体混合的因素很多，主要取决于物料因素、设备因素及操作因素。

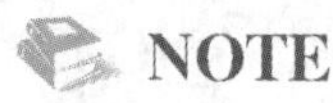

(1) 物料因素　主要是物料的粉体性质，包括粒径、粒度分布、粒子形状、粒子密度、流动

性、含水量和表面带电等。一般情况下，物料各成分的粒子粒径、形态和密度等存在显著差异时，混合过程中或混合后容易发生离析现象；小粒径、大密度、球状颗粒易于在大颗粒的缝隙中往下流动而发生离析；球形颗粒容易流动而易发生离析。而物料含有适宜水分可有效防止离析。

(2) 设备因素 混合机的不同类型(搅拌混合、研磨混合、过筛混合等)、不同尺寸、内部结构(挡板、搅拌形状等)、材质及表面情况等可能会产生不同的混合机制，影响混合程度，应根据物料性质选择适宜的混合设备。

(3) 操作条件 物料的充填率、装料方式、混合比、混合机的转动速度及混合时间等也会影响物料的混合程度。例如，转动型混合机的转速过低时，物料在筒壁表面向下滑动，各成分粒子的粉体学性质差异较大时易产生分离现象；转速过高时，物料在离心力的作用下随转筒一起旋转而几乎不产生混合作用。此外，温度和湿度也是影响混合效率的重要因素。

3. 混合操作注意事项

(1) 各组分的混合比例 比例相差过大时，难以混合均匀，应采用等量递加法(又称配研法)进行混合，即各种物料粉碎过筛后，量大的物料取出一部分与量小的物料等量混合均匀，依次倍量增加混合，直至全部混匀。

等量递加法常用于剧毒或药理作用很强的药物的散剂的制备。该类药物剂量小，应添加一定倍数的稀释剂通过等量递加法混合均匀制成倍散或稀释散。稀释倍数由剂量而定，如剂量为 0.01～0.1 g 可配成 10 倍散，0.001～0.01 g 可配成 100 倍散；0.001 g 以下应配成 1000 倍散。常用的稀释剂有乳糖、糖粉、淀粉、糊精、碳酸钙、磷酸钙、白陶土等惰性物质。为便于观察混合是否均匀，可加入少量色素。

(2) 各组分的密度与粒度 各组分间密度差异较大时，应避免密度小者浮于上面，密度大者沉于底部而不易混匀。可先装密度小的物料，后装密度大的或粒径小的物料，并且混合时间应适当。

(3) 组分的黏附性与带电性 有的药物粉末对混合器械具有黏附性，会影响混合效率。一般应将量大或不易吸附的药粉或辅料垫底，量少或易吸附者后加入。一般药物粉末表面是不带电的，但在混合摩擦时往往产生表面电荷而阻碍粉末的混匀，通常加少量表面活性剂或润滑剂加以克服，如十二烷基硫酸钠、硬脂酸镁等具有抗静电作用。

(4) 含液体或易吸湿成分的混合 如处方中含有少量液体组分，如挥发油、流浸膏等，可用处方中其他固体组分或吸收剂吸收。常用的吸收剂有磷酸钙、白陶土、蔗糖、葡萄糖和微粉硅胶等。若含有易吸湿组分，则应针对吸湿原因加以解决。如结晶水在研磨时释放而引起湿润，则可用无水物代替；若某组分的吸湿性很强(如胃蛋白酶)，则可在低于其临界相对湿度条件下，迅速混合并密封防潮；若混合引起吸湿性增强，则不应混合，可分别包装。

(5) 形成低共熔混合物 两种或更多种组分按一定比例混合时，有时可形成低共熔混合物，其熔点降低，若熔点降至室温附近，则易出现润湿或液化现象。可发生低共熔现象的常见药物有水合氯醛、樟脑、麝香草酚等，应尽量避免形成低共熔物的混合比。

4. 混合设备 实验室常用的混合方法有搅拌混合、研磨混合、过筛混合。大批量生产时多采用容器旋转、搅拌的方式，以产生物料的整体和局部移动，从而实现均匀混合的目的。固体的混合设备大致分为两大类，即容器旋转型混合机和容器固定型混合机。

(1) 容器旋转型混合机 依靠容器的转动、水平摆动、翻转等多种运动方式的作用带动物料运动，从而实现物料混合的机器。按照运动方式，容器旋转型混合机主要有以下几种。

回转型混合机：该型机是靠容器本身的旋转作用带动物料上下运动而使物料混合的设备。回转型混合机的混合器有圆筒形、立方形、双锥形、V 形等，如图 4-10 所示，其中 V 形的混合效率最高。该类型混合机只有单一的定轴方向转动，其混合效率主要取决于转动速度。转速取

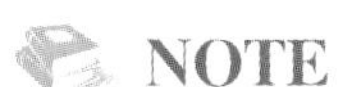

决于混合目的、药物种类、转筒的形状与大小,水平圆筒形混合机操作中最适宜的转速为临界转速的70%~90%,而V形混合机、双锥形混合机的转速一般以临界转速的30%~50%为宜,填充容积以30%~40%为宜。

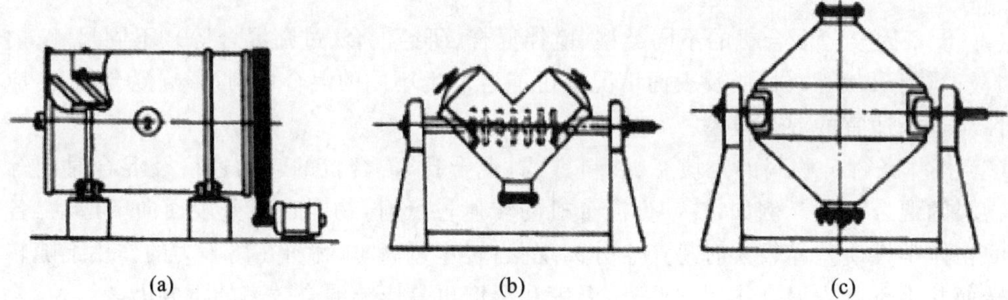

图4-10　圆转型混合机类型示意图

(a) 水平圆筒形；(b) V形；(c) 双锥形

摇摆式混合机:也称为二维运动混合机,如图4-11,通常由转筒、摆动架、机架三大部分构成。工作时转筒既可以绕其对称轴转动,又可以绕水平轴摆动,在转动和摆动的共同作用下,物料在短时间内得到充分的混合。该类混合机结构简单,混合效率高,运行稳定。

多方向运动混合机:也称为三维运动混合机,如图4-12所示,通常由机座、主动轴、从动轴、振臂和混合筒组成。主动轴旋转时,混合器在空间既有公转又有自转和翻转,做复杂的空间运动。由于混合筒可以多个方向运动,物料不受离心力的影响,无比重偏析、分层和积聚现象。这类混合机的混合均匀度高,处理量大,尤其在物料间密度、形状、粒径差异较大的情况下混合效果更好。

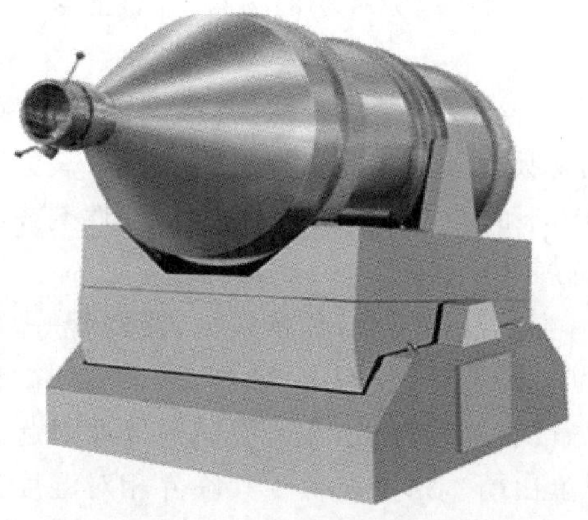

图4-11　摇摆式混合机

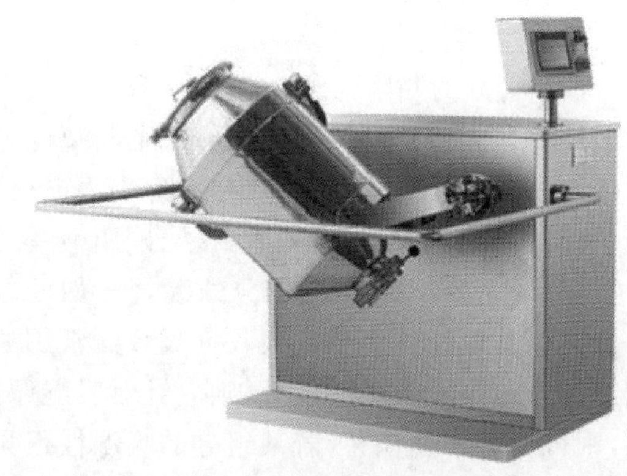

图4-12　多方向运动混合机

(2) 容器固定型混合机　在固定容器内靠叶片、螺带或气流作用将物料进行混合的设备。该类混合机常见的有带式搅拌槽式混合机和锥形螺旋搅拌混合机。

带式搅拌槽式混合机:由U形固定槽和螺旋状二重带式搅拌桨组成,如图4-13所示。物料在搅拌桨的作用下不停地在上下、左右、内外的各个方向运动,从而达到均匀混合。混合以剪切混合为主,混合时间较长,该混合机亦适用于制粒前的捏合(制软材)操作。

锥形螺旋搅拌混合机:该混合机由锥形容器部分和转动部分组成,如图4-14所示。锥形容器内装有一个或两个与锥壁平行的提升螺旋推进器。螺旋推进器的轴线与容器锥体的斜线平行,螺旋推进器在容器内既有自转又有公转,充填量约为30%。物料在螺旋推进器的作用下自底部上升,又在公转的作用下在容器内旋转,从而产生涡旋和上下循环运动。这种混合机的特点是混合速度快、混合度高、处理量大、动力消耗少等。

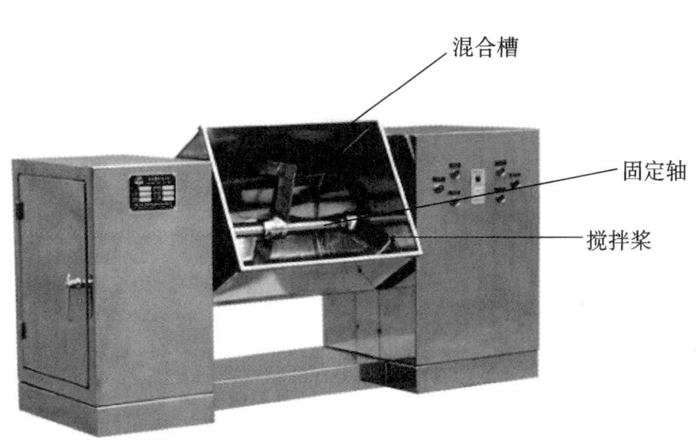

图 4-13 带式搅拌槽式混合机示意图

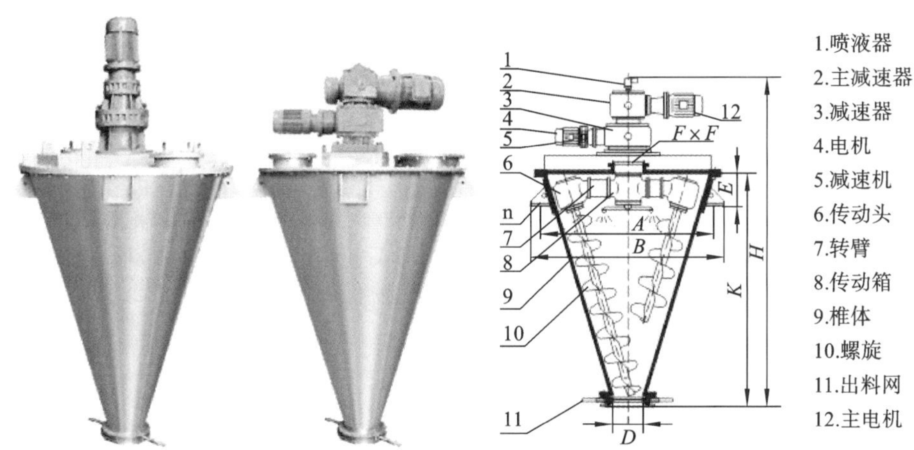

图 4-14 锥形螺旋搅拌混合机示意图

（四）分剂量、包装与贮存

分剂量是将混合均匀的物料，按剂量要求分装的操作。常用方法有目测法、重量法和容量法等，规模化生产时多采用容量法。药粉的流动性、吸湿性、堆密度等理化特性和分剂量的速度均可能影响分剂量的准确性。

散剂的比表面积较大，其吸湿性与风化性都比较显著，因此选择合适的包装与贮存条件非常重要。如果包装与贮存不当，容易出现潮解、结块、变色、降解、霉变等一系列不稳定现象，严重影响散剂的质量以及用药的安全性。宜选择不透气性包装材料，含挥发性药物或易吸潮药物的散剂应密封贮存。包装材料可用透湿系数（P）来评价其防湿性，P 小者，防湿性能好。包装材料常用聚苯乙烯、聚乙烯、蜡纸 A 等。

三、散剂的质量检查

根据 2020 年版《中国药典》四部通则 0115，散剂的质量检查项目包括以下几点。

1. 粒度 除另有规定外，化学药局部用散剂和用于烧伤或严重创伤的中药局部用散剂及儿科用散剂，精密称取供试品 10 g，按照粒度和粒度分布测定法（通则 0982 单筛分法）测定。化学药散剂通过七号筛（中药通过六号筛）的粉末重量，不得少于 95%。

2. 外观均匀度 取供试品适量，置于光滑纸上，平铺约 5 cm^2，将其表面压平，在明亮处观察，应色泽均匀，无花纹与色斑。

3. 水分 中药散剂按照水分测定法（通则 0832）测定，除另有规定外，不得超过 9.0%。

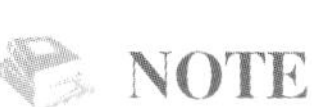

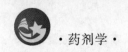

4. 干燥失重 化学药和生物制品散剂，除另有规定外，取供试品，按照干燥失重测定法(通则 0831)测定，在 105 ℃干燥至恒重，减失重量不得过 2.0%。

5. 装量差异 单剂量包装的散剂，依法检查，装量差异限度应符合规定，见表 4-3。凡规定检查含量均匀度的化学药和生物制品散剂，一般不再进行装量差异检查。

表 4-3 散剂装量差异限度要求

平均装量或标示装量	装量差异限度(中药、化学药)	装量差异限度(生物制品)
0.1 g及0.1 g以下	±15%	±15%
0.1 g以上至0.5 g	±10%	±10%
0.5 g以上至1.5 g	±8%	±7.5%
1.5 g以上至6.0 g	±7%	±5%
6.0 g以上	±5%	±3%

6. 装量 除另有规定外，多剂量包装的散剂，按照最低装量检查法(通则 0942)检查，应符合规定。

7. 无菌 除另有规定外，用于烧伤(程度较轻的Ⅰ°或浅Ⅱ°烧伤除外)、严重创伤或临床必须无菌的局部用散剂，按照无菌检查法(通则 1101)检查，应符合规定。

8. 微生物限度 除另有规定外，按照非无菌产品微生物限度检查：微生物计数法(通则 1105)和控制菌检查(通则 1106)及非无菌药品微生物限度标准(通则 1107)检查，应符合规定。凡规定进行杂菌检查的生物制品散剂，可不进行微生物限度检查。

四、散剂举例

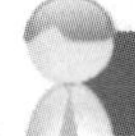
案例分析与讨论 4-1

冰 硼 散

【处方】 冰片 50 g，硼砂(炒)500 g，朱砂 60 g，玄明粉 500 g。

【制备】 以上四味，朱砂水飞法粉碎成极细粉，硼砂粉碎成细粉，将冰片研细，上述粉末与玄明粉配研、过筛、混合，即得。

【注解】 ①朱砂主含硫化汞，为粒状或块状集合体，色鲜红或暗红，具光泽，质重而脆，水飞法可获极细粉。②玄明粉系芒硝经风化干燥而得，含硫酸钠不少于 99%。③本品朱砂有色，易于观察混合的均匀性。④本品用乙醚提取，重量法测定，冰片含量不得少于 3.5%。⑤本品具有清热解毒、消肿止痛的作用，用于咽喉疼痛，牙龈肿痛，口舌生疮。吹敷患处，每次少量，一日数次。

问题：请写出散剂的制备工艺流程。什么是水飞法？朱砂粉碎为何要采用水飞法？

第三节 颗 粒 剂

一、概述

颗粒剂(granule)是指原料药物与适宜的辅料混合制成的具有一定粒度的干燥颗粒状制剂。颗粒剂主要用于口服，可直接吞服，又可混悬或溶解在水中饮服。颗粒剂可分为可溶颗粒(通称为颗粒)、混悬颗粒、泡腾颗粒，根据释药特性不同还有肠溶颗粒、缓释颗粒等。

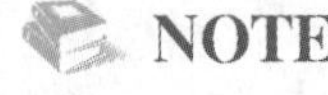

颗粒剂可理解为在散剂的基础上，加入黏合剂使各组分粉末黏结制成的更大的粒子。与散剂相比，颗粒剂具有以下优点：①飞散性、附着性、团聚性、吸湿性等均较小，有利于分剂量；②多种成分混合后用黏合剂制成颗粒，可防止各种成分的离析；③服用方便，适当加入芳香剂、矫味剂、着色剂等可制成色、香、味俱全的药物制剂，且贮存、运输方便；④必要时对颗粒进行包衣，根据包衣材料的性质可使颗粒具有防潮性、缓释性或肠溶性等。但包衣时需注意颗粒大小的均匀性以及表面光洁度，以保证包衣的均匀性。但多种颗粒混合时，若颗粒的大小或颗粒密度差异较大，则易产生离析现象。

二、颗粒剂的制备

颗粒剂的制备工艺流程如图4-15所示。

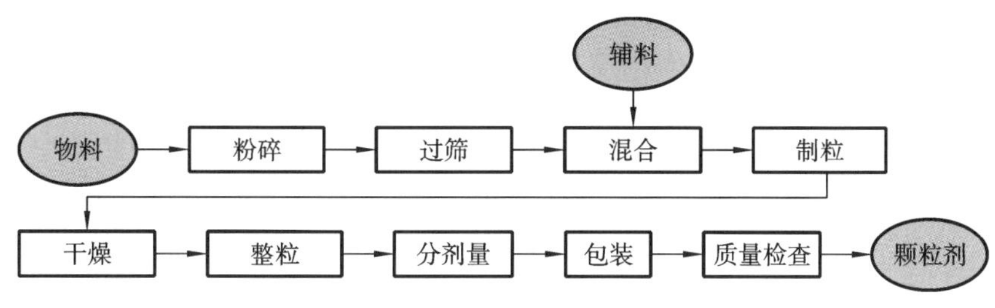

图4-15 颗粒剂的制备工艺流程图

颗粒剂中常用的辅料有稀释剂、黏合剂，有时根据需要也可加入崩解剂。颗粒剂常用的稀释剂有淀粉、蔗糖、乳糖、糊精等。常用的黏合剂有淀粉浆、纤维素衍生物等。在中药颗粒剂中由于中药提取物中一般含有黏性物质，常用水或乙醇-水的混合液作为润湿剂进行制粒，不需要特别加入黏合剂。

颗粒剂的制备工艺流程中，物料的粉碎、过筛、混合操作完全与散剂的制备过程相同。但之后颗粒剂还需要进行制粒、干燥、整粒等操作，下面对这些操作单元进行介绍。

三、制粒

制粒(granulation)是将粉状、块状、熔融液、水溶液等状态的物料经加工制成具有一定形状与大小的颗粒状物的操作。

对固体制剂来说，制粒不仅可以改善物料的流动性、充填性和压缩性，提高混合效率，还可以改善含量均匀度等。制粒的目的：①改善流动性。一般颗粒比粉末粒径大，每个粒子周围可接触的粒子数目少，因而黏附性、凝聚性大为减弱，从而大大改善颗粒的流动性。②防止各成分的离析。混合物各成分的粒度、密度存在差异时容易出现离析现象。混合后制粒，或制粒后混合可有效地防止离析。③防止粉尘飞扬及器壁上黏附。粉末的粉尘飞扬及黏附性严重，制粒后可防止环境污染与原料的损失。④调整堆密度，改善溶解性能。⑤改善物料的充填性和可压性，有利于片剂或胶囊剂的制备生产。⑥便于服用，携带方便。

在医药生产中制粒方法可分为三大类：湿法制粒、干法制粒、喷雾制粒。其中湿法制粒应用最为广泛，主要包括挤压制粒法、高速搅拌制粒法、流化床制粒法和转动制粒法。干法制粒主要包括压片法和滚压法。制粒方法不同，即使是同样的处方所得制的颗粒，其形状、大小、强度、崩解性、溶解性等也会不同，从而产生不同的药效。因此，应根据所需颗粒的特性选择适宜的制粒方法。

（一）湿法制粒

湿法制粒(wet granulation)是指在粉状物料中加入液态黏合剂或润湿剂制备颗粒的方

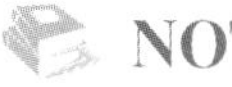

法。粉末靠黏合剂的架桥或黏结作用聚结在一起，并在机械力的作用下分离成具有一定大小和形状的颗粒。湿法制成的颗粒具有流动性好、圆整度高、外观美观、耐磨性较强、压缩成型性好等优点。水是最常用的润湿剂，因此湿法制粒适合热稳定性好、遇水稳定的物料。如果药物在水中极不稳定，可以使用一些有机溶剂作为润湿剂，如乙醇或乙醇-水混合物。

1. 湿法制粒的机制　湿法制粒首先是黏合剂中液体将物料粉末表面润湿，使粉粒间产生黏着力，然后在液体架桥与外加机械力的作用下制成一定形状和大小的颗粒。

湿法制粒时粒子间存在着 5 种形式的作用力，分别是颗粒间不可流动液体膜间的黏附力和内聚力（adhesion and cohesion forces）、颗粒间可流动液体膜的界面作用力（interfacial force）、形成固体桥（solid bridge）、固体颗粒间引力（attractive force）、机械镶嵌（mechanical interlocking）。

（1）黏附力和内聚力　不可流动液体包括高黏液体和固体表面少量不能流动的液体。不可流动液体的表面张力小，易吸附在固体颗粒表面，产生较大的黏附力和内聚力。

（2）界面作用力　利用流动液体进行制粒时，粒子的结合力主要来自流动液体产生的界面张力和毛细管力。

（3）固体桥　固体桥是黏合剂干燥或可溶性成分干燥后析晶形成的。固体桥产生的结合力主要影响粒子的强度和溶解度。

（4）引力　固体粒子间产生的作用力主要指范德华力，当粒径小于 50 μm 时，这些作用力更加显著，而且分子间作用力随着粒子间距离的增大、粒子的增大而减小。

（5）机械镶嵌　由粒子形变导致的作用力，多产生于搅拌和压缩过程中。

2. 制粒方法与设备

（1）挤压制粒法　将物料粉末混合均匀后加入润湿剂或黏合剂制备软材，然后将软材用强制挤压的方式通过具有一定大小的筛孔而制粒的方法。其制粒设备有螺旋挤压式、旋转挤压式、摇摆挤压式等类型，如图 4-16 所示。

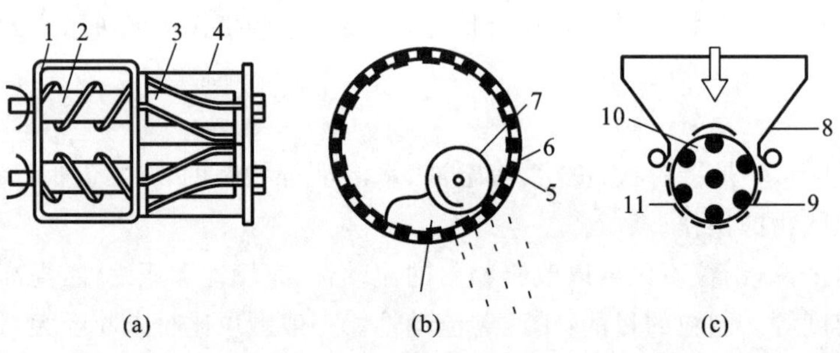

图 4-16　挤压式制粒机

（a）螺旋挤压制粒机；（b）旋转挤压制粒剂；（c）摇摆式制粒机

1. 外壳；2. 螺杆；3. 挤压滚筒；4. 筛筒；5. 筛圈；6. 补强圈；7. 挤压辊子；8. 料斗；9. 柱状辊；10. 转子；11. 筛网

挤压式制粒机的特点：①颗粒的大小由筛网的孔径调节，粒度分布较窄，粒子形状多为圆柱状、角柱状；②颗粒的松软程度可用不同黏合剂及其加入量调节，以适应压片的需要；③制粒前必须对物料进行混合、制软材等，程序多、劳动强度大，不适合大批量、连续生产；④筛网的寿命短，需要经常更新。

在挤压制粒过程中，制软材是关键步骤。制软材亦称捏合（kneading），是指在固体粉末中加入液体（黏合剂或润湿剂）混匀，制成具有一定塑性的物料的操作。液体的用量是捏合操作的关键。液体用量过多时软材被挤压成条状或吸附在筛网上，并重新黏合在一起；液体用量过少时则结合力弱，不易成粒。只有液体量适宜时，制成的颗粒保持松散，不黏结，易于干燥。判断黏合剂或润湿剂加入量是否合适的经验规则是“手握成团，轻压即散”。

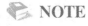

(2) 转动制粒法　将混合后的物料置于容器中，在容器或底盘的转动下喷洒一定量的黏合剂使粉末聚结成具有一定强度的球形粒子的方法。转动制粒多用于药丸的生产，其制剂设备有圆筒旋转制粒机、倾斜转动锅和转动圆盘制粒机等，见图 4-17 和图 4-18。

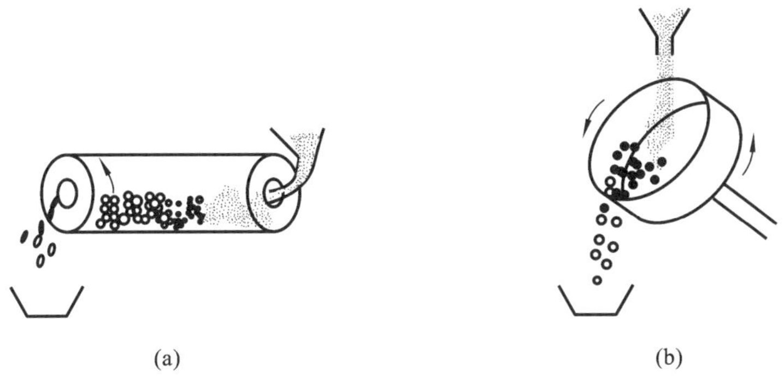

(a)　(b)

图 4-17　转动制粒机示意图

(a) 圆筒旋转制粒机；(b) 倾斜转动锅

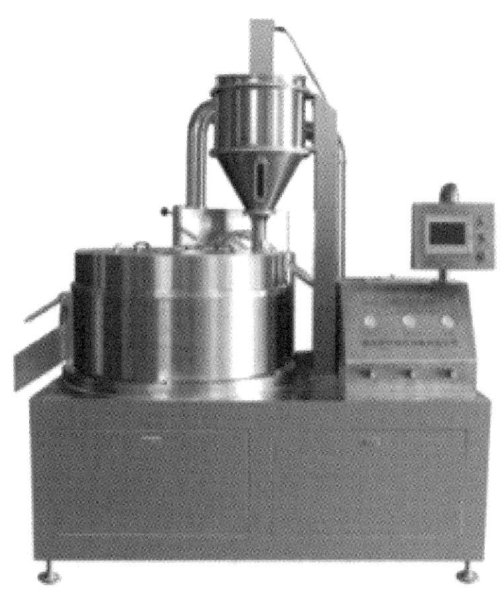

图 4-18　离心制粒机

转动制粒过程一般分为三个阶段：①母核形成阶段。在粉末中喷入少量液体使其湿润，在滚动和搓动下使粉末聚集在一起形成大量的母核，在中药生产中称为起模。②母核长大阶段。母核在滚动时进一步压实，并在转动过程中向母核表面喷洒一定量水和撒入药粉，使药粉层积于母核表面，如此反复多次，可得一定大小的药丸，在中药生产中称为泛制。③压实阶段。在此阶段停止加入液体和药粉，在继续转动、滚动过程中多余的液体被挤出吸收到未被充分润湿的层积层中，从而颗粒被压实形成具有一定机械强度的颗粒(或微丸)。

转动圆盘制粒机亦称离心制粒机，如图 4-18 所示。在固定容器内，物料在底部高速旋转的圆盘作用下受到离心作用向筒壁靠拢并旋转，并在转盘周边送进的空气流的作用下向上运动，且在重力作用下落入圆盘中心，落下的粒子重新受到转盘的离心旋转作用，上述反复过程使粒子不停地旋转聚集成颗粒。黏合剂向物料层斜面上部的表面定量喷雾，靠颗粒的激烈运动使颗粒表面均匀润湿，并使散布的药粉均匀地黏附在颗粒表面层层包裹，如此反复操作可得所需大小的球形颗粒。调整在圆盘周边上升的气流温度可对颗粒进行干燥。

(3) 搅拌制粒法　搅拌制粒法是指将药物粉末和辅料加至搅拌制粒机的容器中，加入黏合剂搅拌而制粒的方法。该法混合、制软材和制粒过程在同一机器内完成，与传统的挤压制粒

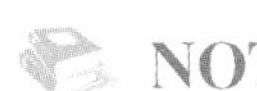

相比，搅拌制粒更简便、操作性强。搅拌制粒包括高速搅拌制粒和低速搅拌制粒两类。

高速搅拌制粒机一般主要由容器、三叶型搅拌桨和切割刀(小桨)组成，见图4-19。其制粒机制为粉料在搅拌桨的作用下与黏合剂充分混合，在离心力作用下被甩向器壁后向上运动，形成较大颗粒；在切割刀的作用下将大块颗粒绞碎、切割，并和搅拌桨的搅拌作用相呼应，使颗粒得到强大的挤压、滚动而形成致密且均匀的颗粒。影响粒径大小与颗粒致密性的主要因素：黏合剂的种类、加入量和加入方式，原料粉末粒度(粒度小利于制粒)；搅拌速度，搅拌器的形状与角度，切割刀的位置等。改变搅拌桨的结构，调节黏合剂用量及操作时间，可制备致密、强度高的适合用于填充胶囊的颗粒，也可制备松软的适合压片的颗粒，因此在制药工业中的应用非常广泛。如用于速释和缓控释产品的制备中，尤其适用于高黏性物料的制粒。

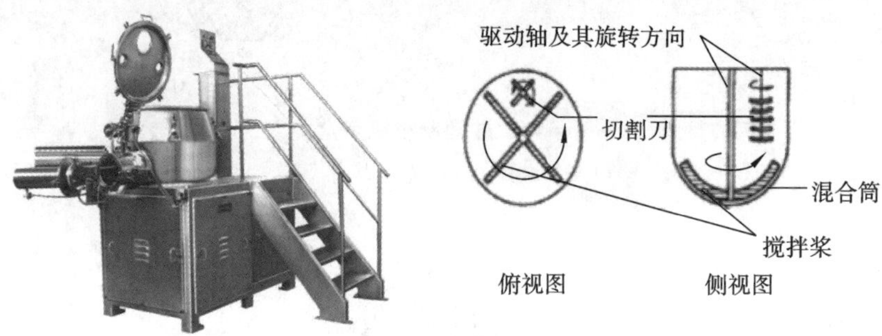

图4-19　高速搅拌制粒机及其结构示意图

低速搅拌制粒机与高速搅拌制粒机类似，低速搅拌制粒机的制粒过程也包括辅料混合、黏合剂添加和搅拌制粒等步骤，但是低速搅拌通常不能保证粉末较好地混合，因此必须进行预混合。一般认为与高速搅拌制粒机相比，低速搅拌制粒机的制粒时间较长，所得的粒子密度低、孔隙率大。此外由于切割力小，粒子容易团聚，因此需要用湿筛法来破碎大的团聚粒子。常用的低速搅拌混合制粒机有Z形搅拌混合制粒机和行星式搅拌混合制粒机。

在搅拌制粒中，黏合剂的添加方法会影响产品的最终质量，黏合剂可通过喷雾法缓慢添加，可使液体均匀分布，但会延长制粒的时间，而注入法通常会导致开始时形成较大的过湿颗粒，只有使湿颗粒分散开才能够使液体均匀分布。除了黏合剂的添加方式外，原料的粉体学性质和搅拌速度以及切割刀的位置都会影响终产品的粒径和可压性。

(4) 流化制粒法　在容器中自下而上的气流作用下物料粉末保持悬浮的流化状态，液体黏合剂向流化层喷入使粉末聚结成颗粒的方法。由于该方法在一台设备中完成混合、制粒、干燥等工序，故也称为“一步制粒法”。流化床制粒机及其结构如图4-20所示。

流化制粒机理为当黏合剂液体均匀喷于悬浮松散的粉体层时，液滴使接触到的粉末润湿并聚结在自己周围形成粒子核，同时再由继续喷入的液滴落在粒子核表面上产生黏合架桥作用，使粒子核与粒子核之间、粒子核与粒子之间相互结合，逐渐长大成较大的颗粒。干燥后，粉末间的液体架桥变成固体架桥，形成多孔性、表面积较大的柔软颗粒。

流化床制粒机主要由容器、气体分布装置(如筛板等)、喷嘴、气固分离装置(如袋滤器)、空气进口和出口、物料排出口组成。操作时，把药物粉末与各种辅料装入容器中，从床层下部通过筛板吹入适宜温度的气流，使物料在流化状态下混合均匀，之后开始均匀喷入黏合剂液体，粉末开始聚结成粒，经过反复的喷雾和干燥，当颗粒的大小符合要求时停止喷雾，形成的颗粒继续在床层内送热风干燥，出料送至下一步工序。

流化床制粒的影响因素较多，除黏合剂的种类和用量、物料粉末的粒度外，操作条件的影响也较大。影响制粒的操作条件：①进风速度。影响物料的流化状态、粉粒的分散性、干燥的快慢。②空气温度。影响物料表面的润湿与干燥。③黏合剂的喷雾量。喷雾量增加，粒径变

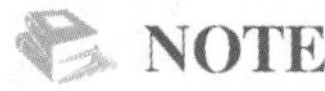
NOTE

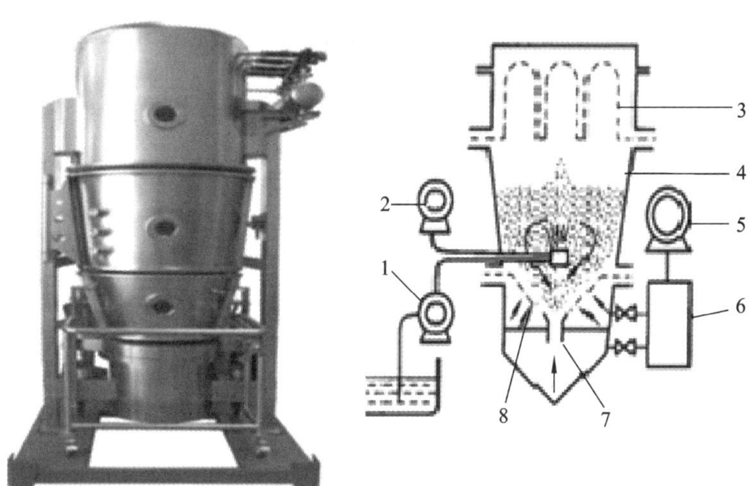

图 4-20 流化床沸腾制粒机及其结构示意图

1. 黏合剂输送泵；2. 压缩机；3. 袋滤器；4. 流化室；
5. 鼓风机；6. 空气预热器；7. 二次喷射气流入口；8. 气体分布器

大。④喷雾速度。影响粉体粒子间的结合速度及粒径的均匀性。⑤喷嘴高度。影响喷雾面积与润湿均匀性等。

流化制粒的优点：①集混合、制粒、干燥甚至包衣等操作于一体，工序简化，耗时少，生产效率高；②流化制粒制备的颗粒多为柔软的多孔性颗粒，密度小，粒度分布均匀，流动性好，可压性好。利用流化制粒的优势，出现了一系列以流化床为母体的多功能新型复合型制粒设备，如搅拌流化制粒机、转动流化制粒机、搅拌转动流化制粒机等。

（5）喷雾干燥制粒　将物料溶液或混悬液喷雾于干燥室内，在热气流的作用下使雾滴中的水分迅速蒸发，从而直接获得干燥细颗粒的方法。该法可在数秒中完成药液的浓缩与干燥，并能连续操作。若以干燥为目的则称为喷雾干燥，以制粒为目的则称为喷雾干燥制粒。喷雾干燥制粒的优点：①由液体原料直接得到固体颗粒；②虽然热风温度较高，但由于雾滴比表面积大，干燥速度非常快（通常只需数秒），物料的受热时间极短，液滴的温度大致等于空气中湿球温度（约 50 ℃），物料干燥的温度相对较低，适合热敏性物料的处理；③粒度范围为 30 μm 到数百微米，堆密度在 200～600 kg/m^2 的中空球状粒子较多，这些粒子具有良好的溶解性、分散性和流动性。缺点是设备费用高、能量消耗大、操作费用高；黏性较大的料液易黏壁，此时需用特殊喷雾干燥设备。

喷雾干燥在制药工业中得到广泛的应用与发展，如抗生素粉针的生产，微囊、固体分散体和包合物的制备以及中药提取液的干燥等。近年来开发出了喷雾干燥与流化制粒结合在一体的新型制粒机，由顶部喷入的药液在干燥室经干燥后落到流化制粒机上制粒，整个操作过程非常紧凑。

（6）其他制粒方法　如熔融制粒、液相中晶析制粒等。

熔融制粒：在这种制粒方法中，黏合剂以干燥粉末的形式加入，制粒时加热融化。通常黏合剂的用量为 10%～30%（W/W），熔点范围为 50～100 ℃。在室温下加入粉末进行混合，然后依靠加热套中的循环水加热或高速搅拌导致的摩擦产热使系统升温，使黏合剂由固态转变为液态，发挥制粒液体的作用。制粒过程完成后，对系统进行降温，黏合剂冷却成固体，借助固体桥的作用使粒子聚结在一起。熔融制粒的优势：①一步完成，无需干燥；②适用于对水敏感的产品或工艺。该制粒方法不适用于对温度敏感的物质，不利于药物从高浓度黏合剂中迅速溶出。

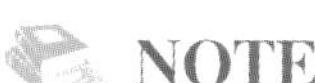
NOTE

液相中晶析制粒：使药物在液相中析出结晶的同时，借液体架桥剂和搅拌作用聚结成球形颗粒的方法。因为颗粒的形状为球状，所以也称球形晶析制粒法，简称球晶制粒法。球晶制粒物是纯药物结晶凝结在一起形成的球形颗粒，其流动性、充填性、压缩成型性好，因此可少用辅料或不用辅料进行直接压片。在球晶制粒的过程中加入适宜的高分子材料，将药物和高分子材料共沉淀，可制备缓释、速释、肠溶、胃溶微丸，漂浮性中空微丸，生物降解性毫微丸以及难溶性药物的固体分散体。

球晶制粒技术原则上需要三种基本溶剂，即使药物溶解的良溶剂、使药物析出结晶的不良溶剂和使药物结晶聚结的液体架桥剂。液体架桥剂与良溶剂互溶，但不溶于不良溶剂。其制备方法大体上可分为两种。一种是湿式球晶造粒法，先将药物溶解于液体架桥剂与良溶剂的混合液中制备药物溶液，然后在搅拌下将药物溶液注入不良溶剂中，药物溶液中的良溶剂扩散到不良溶剂中的同时药物析出结晶，药物结晶在液体架桥剂的润湿作用下聚结成粒，并在搅拌的剪切作用下形成球状颗粒。液体架桥剂也可加至不良溶剂中或析出结晶后加入。另一种是乳化溶剂扩散法，把药物溶解于良溶剂和液体架桥剂的混合液中形成药物溶液，然后把药物溶液加入不良溶剂中，先形成亚稳态的乳滴，然后逐渐固化成球形颗粒。在乳化溶剂扩散法中，先形成乳滴是因为药物与良溶剂及液体架桥剂的亲和力较强，良溶剂来不及扩散到不良溶剂而产生的，而后乳滴中的良溶剂不断扩散到不良溶剂中，药物在乳滴内析出结晶的同时在液体架桥剂的作用下形成球形颗粒。乳化溶剂扩散法广泛应用于功能性颗粒的粒子设计上。球晶制粒法的特点：①在一个过程中同时进行结晶、聚结、球形化过程；②结晶(第一粒子)与球形颗粒(第二粒子)的大小可通过溶剂系统、搅拌速度及温度等条件来控制，制备的球形颗粒具有很好的流动性；③利用药物与高分子的共沉淀法，可制备功能性球形颗粒，方便、重现性好；④如能在合成的重结晶过程中直接利用该技术制备颗粒，不仅省工、省料、省能，而且可以大大改善颗粒的各种粉体性质。

（二）干法制粒

干法制粒(dry granulation)是将药物和辅料的粉末混合均匀、压缩成大片状或板状后，粉碎成颗粒的方法，具体步骤见图 4-21。

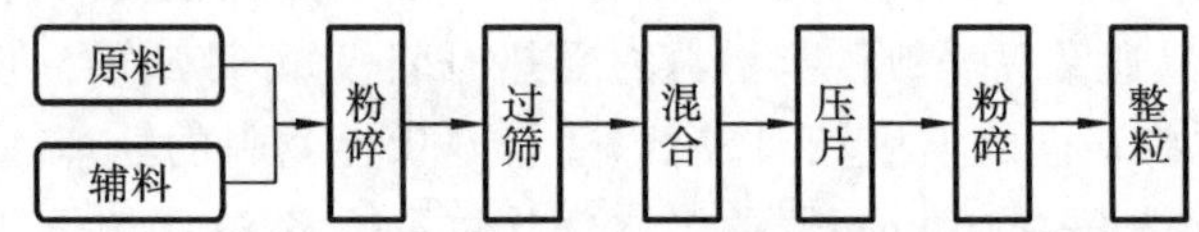

图 4-21　干法制粒工艺流程图

如果物料粒子间产生的结合力不足以成片，可加入适当的干黏合剂来提高物料的黏性，改善粒子间的结合力，保证片剂的硬度和脆碎度合格。

干法制粒可避免引入水分，适用于对湿热不稳定的药物，如阿司匹林、克拉霉素、复方缬沙坦氨氯地平等。

干法制粒法利用高压力使粒子间产生结合作用从而形成团聚颗粒。常用压片法和滚压法，两种方法均是将物料与黏合剂进行压缩，从而提高粒子间的连接强度。但是高压力引起的晶型转变和活性降低问题应该引起注意。

1. 压片法　利用大压力将物料压制成直径为 20～50 mm、厚度为 5～10 mm 的胚片(slug)，然后破碎成一定大小的颗粒，将这些颗粒与崩解剂、润滑剂混合，通过压片机压制成片。该法的优点在于可使物料免受湿度及温度的影响，所得的颗粒密度高。但具有产量小、生产效率低、工艺可控性差、产生大量粉尘等缺点。

2. 滚压法　广泛应用于实际生产中，其常用的设备是干法制粒机。在滚压过程中，粉末填充在两个旋转方向相反的滚筒间，粉末被一定压力的滚筒压制。表面光滑的滚筒将物料压制成片状，表面具有凹槽或者刻痕的滚筒将物料压制成条状。上述滚压中间体还需经过碾碎和筛分才能得到适宜粒径的颗粒。与压片法相比，滚压法具有生产能力大、工艺的可操作性强、润滑剂的使用量较小等优点，是一种较为常用的干法制粒技术。

干法制粒机(图 4-22)主要由料斗、加料器、润滑剂喷雾装置、滚压筒、滚压缸、粗碎机、滚碎机和整粒机等组成。其最大的优点是利用原材料本身的结晶水直接挤压而成颗粒，不需要另添加任何水或其他黏合剂。

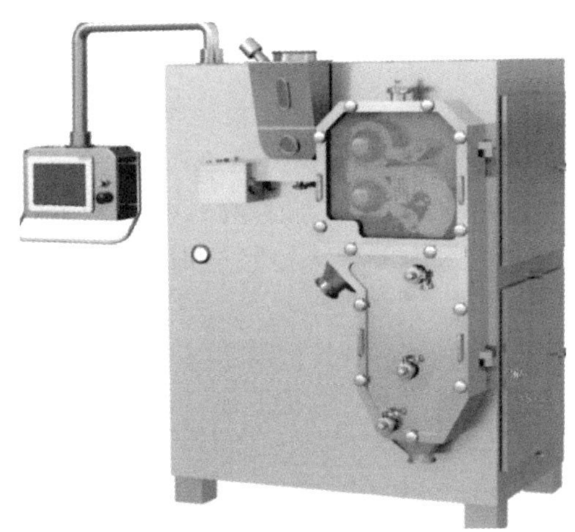

图 4-22 干法制粒机

四、干燥

干燥(drying)是利用热能或其他适宜的方法去除湿物料中湿分(水分或其他溶剂)而获得干燥固体产品的操作。在制剂的生产中需要干燥的物料多数为湿法制粒所得的物料，也有固体原料药以及中药浸膏等。干燥的温度应根据药物的性质而定，一般为 40～60 ℃，个别对热稳定的药物可适当放宽到 70～80 ℃，甚至可以提高到 80～100 ℃。由于干燥过程一般采用热能(温度)，因此干燥热敏性物料时须注意物料的化学稳定性。干燥后的含水量应根据药物的性质和工艺需要来控制，一般为 3%左右，但不同药物要求不同，如阿司匹林片的干颗粒含水量应低于 0.6%，而四环素片则要求水分控制在 10%～14%。

干燥的目的：①使物料便于加工、运输、贮藏和使用；②保证药品的质量和提高药物的稳定性；③改善粉体的流动性和充填性等。

1. 干燥原理 干燥过程中，水分从物料内部移向表面，再由表面扩散到热空气中。当热空气与湿物料接触时，热空气将热量传递给湿物料，传热过程的动力是两者的温度差。湿物料得到热量后，其中的水分不断汽化并向热空气中移动，这是一个传质过程。由此可见，物料的干燥是热量的传递和质量的传递同时进行的过程。

干燥的主要目的是除去水分，重要条件是传质和传热的推动力，湿物料表面的湿分蒸汽的分压要大于干燥介质中湿分蒸汽的分压，压差越大，干燥过程进行得越快。

2. 湿空气的性质 周围的空气是绝干空气和水蒸气的混合物，称为湿空气。能用于干燥的湿空气必须是不饱和空气，可以继续容纳水分。在干燥过程中，采用热空气作为干燥介质的目的不仅是提供水分汽化所需的热量，而且是降低空气的相对湿度以提高空气的吸湿能力。空气性质对物料的干燥影响很大，而且随着干燥过程的进行不断发生变化。

(1) 干球温度与湿球温度 空气温度可用干球温度与湿球温度表示。干球温度(dry bulb temperature)是指用普通温度计在空气中直接测得的温度，常用 t 表示。湿球温度(wet bulb temperature)是指在温度计的感温球上包以湿纱布置于空气中达到平衡时测得的温度，常用

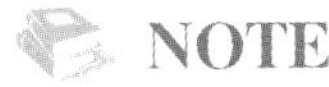
NOTE

t_w 表示。湿球温度与空气状态有关，倘若空气达到饱和时，湿球温度与干球温度相等；空气未饱和时湿球温度低于干球温度；空气湿度越小，干球温度与湿球温度的差值越大。

(2) 湿度与相对湿度　空气中含有的水蒸气量可用湿度和相对湿度表示。湿度(humidity，H)是指单位质量干空气带有的水蒸气的质量(kg 水蒸气/kg 干空气)。相对湿度(relative humidity，RH)是指在一定总压及温度下，空气中水蒸气分压与饱和空气中水蒸气分压(即同温度下水的饱和蒸气压)之比的百分数，常用 RH% 表示。饱和空气的 RH 为 100%，未饱和空气的 RH 小于 100%，因此空气的相对湿度直接反映空气中湿度的饱和度。

3. 物料中水分的性质

(1) 平衡水与自由水　在一定的空气条件下，根据物料中所含水分能否被干燥除去，可分为平衡水(equilibrium water)与自由水(free water)。平衡水是指在一定空气条件下，物料表面产生的水蒸气压与该空气中水蒸气分压相等时，物料中所含的水分，是通过干燥不能除去的水分。自由水是指物料中所含的水中多于平衡水的那部分，或称游离水，在干燥过程中能除去。

平衡水与物料的种类和空气状态有关，其量随空气中湿度的增加而增大。通风可以带走干燥器内的湿空气，打破物料与介质间水的传质平衡，可提高干燥的速度，故通风是常压条件下加快干燥速度的有效方法之一。

(2) 结合水与非结合水　根据物料中所含的水分能否被干燥除去，物料中的水分可分为结合水(bound water)与非结合水(nonbound water)。结合水是指主要以物理化学方式与物料结合的水，这种水与物料的结合力较强，干燥速度缓慢，如物料内毛细管中的水分、动植物细胞内的水分等；非结合水是指主要以机械方式与物料结合的水分，与物料的结合力很弱，干燥速度较快。仅含非结合水分的物料称为非吸水性物料。

结合水仅与物料性质有关。研究水分性质对研究干燥速率很有帮助。

4. 干燥速率(drying rate)　在单位时间、单位干燥面积上汽化的水分量(或水分量的减少值)。用微分式表示：

$$U=\frac{\mathrm{d}W}{A\,\mathrm{d}t}=-\frac{G\mathrm{d}x}{A\,\mathrm{d}t} \tag{4-6}$$

式中，U 为干燥速率，单位为 $\mathrm{kg/(m^2 \cdot h)}$；$\mathrm{d}W$ 为在干燥时间 $\mathrm{d}t$(h)内蒸发的水分量(kg)；A 为干燥面积($\mathrm{m^2}$)；G 为湿物料中绝对干物料的质量(kg)；$\mathrm{d}x$ 为湿物料含水量的变化(kg 水/kg 绝对干物料)。负号表示物料的含水量随干燥时间的延长而减少。

5. 水分含量的测定方法　常用干燥失重测定法。测定时，常采用以下方法干燥：①保干器干燥法，常用干燥剂为无水氯化钙，硅胶或五氧化二磷；②常压加热干燥法；③减压干燥法等。减压干燥时除另有规定外，压力应在 2.67 kPa 以下，恒重减压干燥器中常用的干燥剂为五氧化二磷。需根据物料性质选择适当的干燥方法与干燥剂。

精确测定微量水分时，须采用费休氏法或甲苯法。费休氏法是根据碘和二氧化硫在吡啶和甲醇溶液中能与水起反应的原理测定水分含量，具体见 2020 年版《中国药典》四部通则 0832。

6. 干燥方法与设备　干燥方法的分类方式有多种。按操作方式分为间歇式、连续式；按操作压力分为常压式、真空式；按加热方式分为对流干燥、热传导干燥、辐射干燥、介电加热干燥等。

(1) 对流干燥　将热能以对流方式由热气体传递给与其接触的湿物料，使物料中的湿分受热汽化并由气流带走而干燥的操作。其特点是通过气流与物料直接接触传热，常用设备有厢式干燥器、转筒干燥器、气流干燥器、沸腾干燥器和喷雾干燥器等。

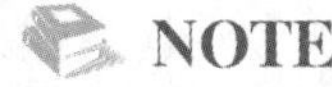

厢式干燥器：其结构见图 4-23。在干燥厢内设置多层支架，在支架上放入物料盘。为了使

物料干燥均匀，干燥盘内的物料层不能太厚，必要时在干燥盘上开孔，或使用网状干燥盘以使空气透过物料层。厢式干燥器为间歇式干燥器，其设备简单，适应性强，适用于小批量生产物料的干燥。缺点是劳动强度大、热量消耗大等。

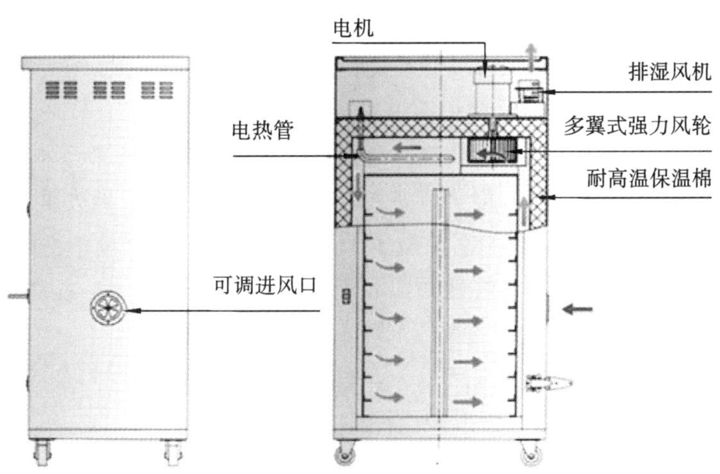

图 4-23　厢式干燥器结构图

流化床干燥器：热空气以一定速度自下而上穿过松散的物料层，使物料形成悬浮流化状态的同时进行干燥。物料的流态化类似液体沸腾，因此生产上也叫沸腾干燥器。其结构与流化床制粒机相同。

喷雾干燥器：把药物溶液喷进干燥室内进行干燥，设备结构与操作和喷雾干燥制粒相同。

(2) 热传导干燥　将热能通过与物料接触的壁面以传导方式传递给物料，使物料中的湿分汽化并由周围空气气流带走而达到干燥目的的操作。其特点是通过固体壁面传热，常用设备有真空式干燥器、滚筒干燥器和冷冻干燥器等。

(3) 辐射干燥　电磁波辐射的能量被湿物料表面吸收而转变为热能，将物料中的湿分加热汽化而达到干燥目的的操作。特点是热能以辐射波形式传递给物料，如红外干燥器。

红外干燥器是利用红外辐射元件所发射的红外线对物料直接照射而加热干燥的设备。红外线是介于可见光和微波之间的一种电磁波，其波长范围为 0.72～1000 μm。红外线辐射器所产生的电磁波以光速辐射至湿物料，当红外线发射频率与物料中分子运动所固有的频率相匹配时引起物料分子的强烈振动和转动，从而使分子间产生激烈碰撞与摩擦，产生热量。由于物料表面和内部的分子同时吸收红外线，故受热均匀、干燥快。缺点是电能消耗大。

(4) 介电加热干燥　将湿物料置于高频电场内，高频电场的交变作用使物料中的湿分加热汽化而达到干燥目的，如微波干燥器。

微波干燥器使用的微波频率为 915 MHz 或 2450 MHz。将含水物料置于振荡周期极短的微波高频电场内进行干燥时，水分子是中性分子，但在强外加电场力的作用下极化，并趋向与外电场方向一致整齐排列，改变电场的方向，水分子又会按新的电场方向重新整齐排列。若外加电场不断改变方向水分子就会随着电场方向不断地迅速转动，在此过程中水分子间产生剧烈的碰撞和摩擦，部分能量转化为热能。微波干燥器的特点：①加热迅速、均匀、干燥快、热效率高；②操作灵敏、方便；③缺点是成本高，对有些物料的稳定性有影响。

五、整粒

在干燥过程中，一些颗粒可能发生粘连，甚至结块。因此需要将干燥后的颗粒通过筛分法进行整粒和分级，以使结块、粘连的颗粒散开，获得具有一定粒度的均匀颗粒。

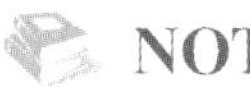
NOTE

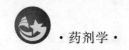

六、颗粒剂的质量检查

颗粒剂的质量检查除主药含量、外观外，还包括粒度、水分、干燥失重、溶化性、装量差异、装量、微生物限度等检查项目(见2020年版《中国药典》四部通则0104)。

1. 粒度　除另有规定外，按照粒度和粒度分布测定法(通则0982第二法双筛分法)测定，不能通过一号筛和能通过五号筛的总和不得超过15%。

2. 水分　中药颗粒剂按照水分测定法(通则0832)测定，水分一般不得超过8.0%。

3. 干燥失重　除另有规定外，化学药品和生物制品颗粒按照干燥失重测定法(通则0831)测定，于105 ℃干燥(含糖颗粒应在80 ℃减压干燥)至恒重，减失重量不得超过2.0%。

4. 溶化性　除另有规定外，可溶性颗粒和泡腾颗粒按照下述方法检查，应符合规定。混悬颗粒或已规定检查溶出或释放度的颗粒剂可不进行溶化性检查。

(1) 可溶性颗粒检查法　取供试品10 g(中药单剂量包装取1袋)，加热水200 mL，搅拌5 min，立即观察，可溶颗粒应全部溶化或轻微浑浊。

(2) 泡腾颗粒检查法　取供试品3袋，将内容物分别转移至盛有200 mL水的烧杯中，水温为15～25 ℃，应迅速产生气体而呈泡腾状，5 min内颗粒均应完全分散或溶解在水中。

5. 装量差异　单剂量包装的颗粒剂，其装量差异限度应符合规定。平均装量或标示装量为1.0 g或1.0 g以下的，装量差异限度为±10%；1.0～1.5 g，装量差异限度为±8.0%；1.5～6.0 g，装量差异限度为±7.0%；6.0 g以上，装量差异限度为±5.0%。凡规定检查含量均匀度的颗粒剂，一般不再进行装量差异的检查。

6. 装量　多剂量包装的颗粒剂，按照最低装量检查法(通则0942)检查，应符合规定。

7. 微生物限度　以动物、植物、矿物质来源的非单体成分制成的颗粒剂，生物制品颗粒剂，按照非无菌产品微生物限度检查(通则1105、1106和1107)，应符合规定。规定检查杂菌的生物制品颗粒剂，可不进行微生物限度检查。

七、颗粒剂举例

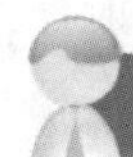
案例分析与讨论4-2

感冒颗粒剂

【处方】 金银花33.4 kg，大青叶80 kg，桔梗43 kg，连翘33.4 kg，苏叶16.7 kg，甘草12.5 kg，板蓝根80 kg，芦根33.4 kg，防风25 kg(万袋量)。

【制备】 ①连翘、苏叶加4倍水，提取挥发油备用。②其余7种药材与①中的残渣、残液混合在一起，并凑足6倍量的水，浸泡30 min，加热煎煮2 h；第2次加4倍量的水，煎煮1.5 h；第3次加2倍量的水，煎煮45 min；合并3次煎煮液，静置12 h，上清液过200目筛，滤液待用。③滤液减压蒸发浓缩至稠膏状，停止加热，向稠膏中加入2倍量的75%乙醇，搅匀，静置过夜，上清液过滤，滤液待用。④滤液减压回收乙醇，并浓缩至稠膏状，加入5倍量的糖粉，混合均匀，加入70%乙醇少许，制成软材，过14目尼龙筛制粒，湿颗粒于60 ℃下干燥，干颗粒过14目筛整粒，再过4号筛(65目)筛去细粉，在缓慢的搅拌下，将第①项的挥发油和乙醇混合液(约200 mL)喷入干颗粒中，并密闭30 min，然后分装、密封、包装即得。

问题：请写出颗粒剂的制备工艺流程。在本品制备过程中75%和70%的乙醇分别起什么作用？挥发油是如何加至颗粒中的？

NOTE

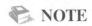

第四节 粉体学基础

一、概述

粉体(powder)是无数个固体粒子集合体。粉体学(micromeritics)是研究粉体的基本性质及其应用的科学,包括对粉体重要性质的表征,如粒径、粒径分布、形态、流动性、充填性和其他相关性质等。通常将颗粒尺寸大于 1 μm 的粉体称为微米级粉体、小于 1 μm 的粉体称为纳米级粉体。通常所说的"粉""粒"都属于粉体,习惯上把颗粒尺寸不大于 100 μm 的粒子称为"粉"、颗粒尺寸大于 100 μm 的粒子称为"粒"。粉体具有与液体类似的流动性以及与气体类似的压缩性。此外,在外力作用下粉体可以变形,形成坚固的压缩体,而且具有抗变形能力。粉体本质是固体,但具有流动性和压缩成型性,因此常把粉体视为第四物态进行研究。

粒子(particle)是粉体运动的最小单元,组成粉体的粒子可能是单个粒子,也可能是多个粒子的聚结体(如制粒后的颗粒)。为了区别单一粒子和聚结粒子,将前者称为一级粒子(primary particle),将后者称为二级粒子(secondary particle)。

粉体学性质分为第一性质和第二性质。粉体学第一性质主要是指组成粉体的单个粒子的性质,如粒子的形状、大小、比表面积;粉体学第二性质是指粉体集合体的性质,如堆密度、空隙率、流动性、充填性、吸湿性、润湿性、黏附性、内聚性、压缩成型性等。

在固体制剂的制备过程中,无论是经过粉碎的粉末,还是经制粒的颗粒、小丸,甚至是片剂中的颗粒集合体都属于粉体的范畴。块状原料加工成粉体后,其粒径、形态、比表面积和表面状态会发生改变,其理化特性将发生很大的变化,故而影响原料在生产中的粉碎、过筛、混合、制粒和干燥等工艺过程,以及散剂、颗粒剂、胶囊剂、片剂和混悬剂等各种剂型的成型。例如,混合的均匀度与药物粉末的粉体性质如粒径、密度和形状等密切相关。此外,粉体的性质(如粒径和表面积等)还直接影响药物的稳定性、溶出度和疗效。因此,研究粉体的性质对固体物料的处理至关重要。粉体学理论对制剂的处方设计、制备、质量控制和包装等都具有重要的指导意义。

二、粉体的粒径与粒度分布

通常组成粉体的每个粒子的形状、大小、表面状态都不同,粉体的性质可能随着粒子的微小变化而发生很大变化。

粒径(particle size)是粉体最基本的性质。球体、立方体等规则粒子可以用特征长度表示其大小,如直径、边长等。对于一个不规则粒子,不能用单一的粒径表示其大小,目前比较常用的是"相当径"。不规则粒子的粒径因测定方法不同而有一定差异,需标注所采用的粒径表示方法。

(一) 粒径的表示方法

1. 几何学粒径(geometric diameter) 根据投影的几何学尺寸定义的粒径,反映了粒子的特征尺寸,如图 4-24 所示。一般采用显微镜法测定,可利用计算机实现快速、准确测定。

(1) 三轴径 反映粒子的外接长方体的尺寸,包括长径、短径和高度,在粒子的平面投影图上测得的长度径 l 为长径,在粒子的平面投影图上测得的宽度 b 为短径,在投影平面垂直方向测得高度 h,见图 4-24(a)。

(2) 定方向径(投影径) 在粒子的平面投影图上某方向的长度。常见的有以下几种。

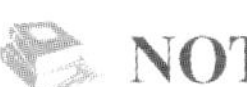

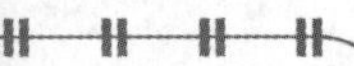

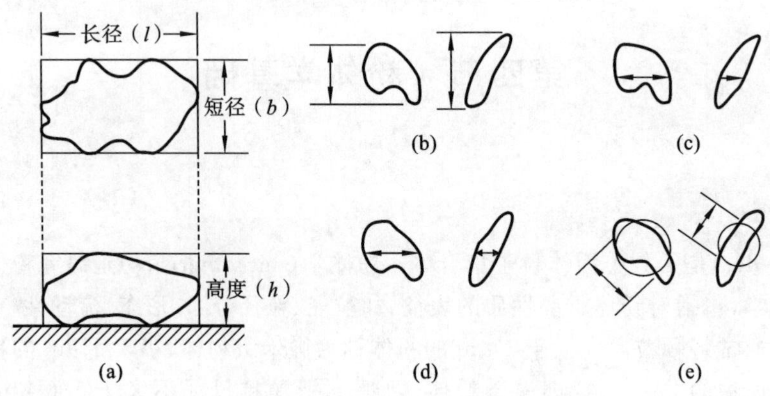

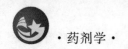

图 4-24　粉体不同粒径的表示方法

(a) 三轴径；(b) Feret 径；(c) Krumbein 径；(d) Martin 径；(e) Heywood 径

①Feret 径（或 Green 径）：定方向接线径，即在粒子的投影面上在某一方向画两条外接平行线，其距离即为定方向接线径，见图 4-24(b)。

②Krumbein 径：定方向最大径，即用一直线将粒子的投影面按一定方向进行分割，分割线段的最大的长度为定方向最大径，见图 4-24(c)。

③Martin 径：定方向等分径，即用一直线将粒子的投影面按一定方向进行分割，恰好将投影面积分割为等份时的长度为定方向等分径，见图 4-24(d)。

(3) 圆相当径　常见的有投影面积圆相当径和投影周长圆相当径。

①投影面积圆相当径（Heywood 径）：与粒子的投影面积相同的圆的直径，用 D_H 表示，投影面积 $S=\pi D_H^2/4$，见图 4-24(e)。

②投影周长圆相当径：与投影面周长相同的圆的直径，用 D_L 表示，投影面周长 $L=\pi D_L$。

(4) 球相当径　常见的有球体积相当径和球表面积相当径。

①球体积相当径（equivalent volume diameter）：与粒子的体积相同的球体的直径，可用库尔特计数器测得，记作 D_V，粒子的体积 $V=\pi D_V^3/6$。

②球面积相当径（equivalent surface diameter）：与粒子的表面积相同的球体的直径，记作 D_S，粒子的外表面积 $S=\pi D_S^2$。

(5) 纵横比（aspect ratio）　颗粒的最大轴长度与最小轴长度之比。球形颗粒的纵横比等于 1，针状颗粒的纵横比最大。

2. 筛分径（sieving diameter）　筛分径又称细孔通过相当径。当粒子通过粗筛网且被截留在细筛网时，粗、细筛网筛孔直径的算术或几何平均值称为筛分平均径，记作 D_A。

算术平均径
$$D_A=\frac{a+b}{2} \tag{4-7}$$

几何平均径
$$D_A=\sqrt{ab} \tag{4-8}$$

式(4-7)和式(4-8)中，a 为粒子通过的粗筛网筛孔直径；b 为粒子被截留的细筛网筛孔直径。

3. Stokes 径　Stokes 径又称有效径（effect diameter），是与粒子在液相中具有相同沉降速度的球的直径，又称沉降速度相当径（settling velocity diameter）。该粒径是根据 Stokes 方程（见第二章第七节）计算所得的，记作 D_{Stk}。

4. 比表面积等价径（equivalent specific surface diameter）　比表面积等价径为与粒子具有相同比表面积的球的直径，记作 D_{SV}。用透过法、吸附法测得比表面积后计算求得。这种方法求得的粒径为平均径，不能获得粒度分布。以球体为例：

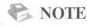

NOTE

$$D_{SV}=\frac{\phi}{S_W\rho}=\frac{6}{S_W\rho} \tag{4-9}$$

式中，S_W 为重量比表面积；ρ 为粒子的密度；ϕ 为粒子的形状系数，粒子为球体时 $\phi=6$，粒子为其他形状时 $\phi=6\sim8$。

5. 空气动力学相当径 粉体的空气动力学相当径又称空气动力学径，是与不规则粒子具有相同的空气动力学行为的单位密度球体的直径。具有相同的空气动力直径的颗粒可以有不同的形状、大小和密度。空气动力学径可以用以下公式表示和计算：

$$d_a=d_g\left(\frac{\rho_p}{\rho_0\chi}\right)^{0.5} \tag{4-10}$$

式中，d_a 为颗粒的空气动力学径；d_g 为几何直径；ρ_p 为颗粒的密度（g/cm^3）；ρ_0 为标准密度（g/cm^3），χ 是动态形状因子（假设粒子是球形的，则 $\chi=1$）。该直径通常用于表征吸入性颗粒。

（二）粒度分布

粉体由粒径不等的粒子群组成，粒度分布（particle size distribution）反映粉体中不同粒径大小的粒子的分布情况，可用频率分布或累积分布表示。

频率分布（frequency size distribution）：各个粒径的粒子群在总粒子群中所占的百分数（微分型）。

累积分布（cumulative size distribution）：小于（或大于）某粒径的粒子群在总粒子群中所占的百分数（积分型）。

频率分布与累积分布可用表格的形式表示（表 4-4），也可用直方图或曲线表示，见图 4-25(a)和(b)。用筛分法测定粒度分布时，用筛下粒径表示的粒度分布称为筛下分布（undersize distribution），即从小到大累积的粒度分布；用筛上粒径表示的粒度分布称为筛上分布（oversize distribution），即从大到小累积的粒度分布。筛上、筛下的累积分布见图 4-25(c)。

表 4-4 粒度分布测定实例

粒径/μm	算术平均径/μm	个数	频率分布/(%)	累积分布/(%)
<9.9	—	20	2	2
10.0～19.9	15	180	18	20
20.0～29.9	25	300	30	50
30.0～39.9	35	300	30	80
40.0～49.9	45	180	18	98
50.0～59.9	55	18	1.8	99.8
>60.0	—	2	0.2	100

粒度分布基准有个数基准（count basis）、质量基准（mass basis）、面积基准（surface basis）、体积基准（volume basis）、长度基准（length basis）等。测定基准不同，粒度分布曲线大不一样，参见图 4-26，因此表示粒度分布时必须注明测定基准。在制药工业的粉体处理过程中，实际应用较多的是质量基准的粒度分布，研究中用得较多的是体积基准和个数基准的粒度分布。不同基准的粒度分布理论上可以互相换算。现代计算机程序先用个数基准测定粒度分布，然后利用软件处理直接转换成所需的其他基准，非常方便。

除分布图外，粒径的分布亦可用一些参数表示，如几何标准偏差（σ_g）和分布跨度（span），其定义见式(4-11)和式(4-12)。

$$\sigma_g=\frac{D_{84}}{D_{50}}=\frac{D_{50}}{D_{16}} \tag{4-11}$$

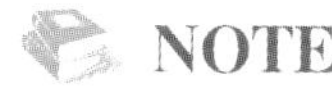
NOTE

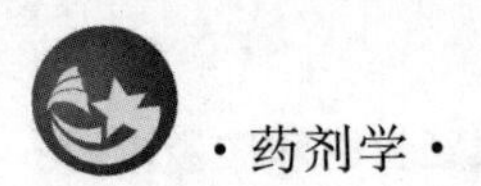

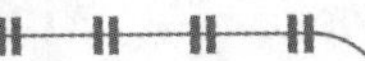

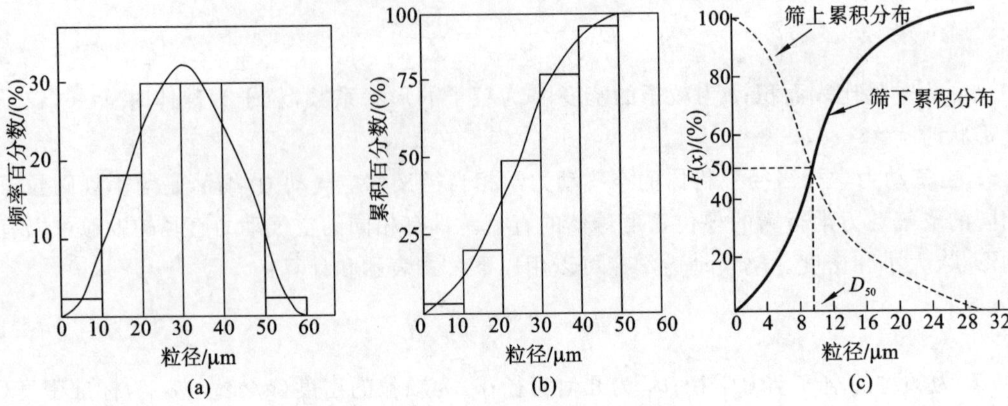

图 4-25　粉体的粒径分布示意图

(a) 个数基准频率分布图;(b) 个数基准累积分布图;(c) 筛上、筛下累积分布图

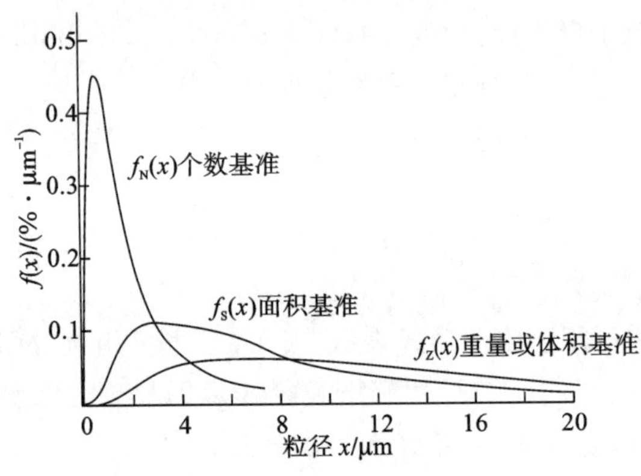

图 4-26　不同基准的粒度分布

$$分布跨度 = \frac{D_{90} - D_{50}}{D_{10}} \tag{4-12}$$

式中,D_{10}、D_{16}、D_{50}、D_{84} 和 D_{90} 分别表示筛下累积粒度分布图上 10%、16%、50%、84% 和 90% 的颗粒所对应的粒径。

(三) 平均粒径

在制药行业中,中位径(median diameter)是最常用的平均径,也叫中值径,是累积分布图中累积值正好为 50% 所对应的粒径,常用 D_{50} 表示,如图 4-25(c)所示。无论是通过筛上累积分布图还是筛下累积分布图,其求得的 D_{50} 相同,在累积分布图上两条线的交点所对应的粒径就是 D_{50}。

如果粒度分布为正态分布,已知个数基准的中位径 D_{50},其他平均径可通过计算求得。表 4-5 中列出了部分粒径的换算方式。

表 4-5　常用平均粒径的换算方式

名　称	符　号	计算基准	计算公式
算术平均径(arithmetic mean diameter)	$D(1,0)$	$\sum nd / \sum n$	
众数径(mode diameter)		频数最多的粒子直径	
中位径(medium diameter)	D_{50}	累积中间值(D_{50})	D_{50}
面积-长度平均径(surface-length mean diameter)		$\sum nd^2 / \sum nd$	$D_S = D_{50}\exp(\ln^2\sigma_g)$

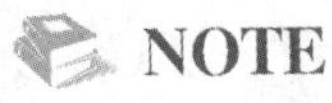

续表

名　称	符　号	计算基准	计算公式
体面积平均径(volume surface mean diameter)	$D(3,2)$	$\sum nd^3/\sum nd^2$	$D_{SV}=D_{50}\exp(2.5\ln^2\sigma_g)$
重量平均径(weight mean diameter)	$D(4,3)$	$\sum nd^4/\sum nd^3$	$D_{50}'=D_{50}\exp(3\ln^2\sigma_g)$

（四）粒径的测定

1. 显微镜法(microscopy method) 将粒子放在显微镜下，根据投影像测得等价粒径(equivalent diameter)的方法，主要测定几何学粒径，包括投影面积径、投影周长径、Feret 径、Martin 径。光学显微镜可测定的粒径范围为 1～1000 μm，扫描电子显微镜为 0.05～1000 μm，透射电子显微镜为 1～50 nm。测定时必须避免粒子间的重叠，以免产生测定误差。该方法的主要缺点是只能通过粒子的长度和宽度估测粒径，不能获得粒子厚度的数据。另需测定 300～500 个粒子以获得较为准确的粒度分布，耗时长。但即使采用其他粒径表征方法时，通常也需要用到显微镜法以观察粒子的形态以及粒子是否有聚集。

2. 筛分法(sieving method) 筛分法是粒径与粒径分布的测量中使用最早、应用较广、最简单和快速的方法。常用的测定范围在 45 μm 以上。

筛分法一般分为手动筛分法、机械筛分法与空气喷射筛分法。机械筛分法是采用机械方法或电磁方法，产生垂直振动、水平圆周运动、拍打、拍打与水平圆周运动相结合等运动方式。空气喷射筛分法则采用流动的空气流带动颗粒运动。

筛分试验时需注意环境湿度，防止样品吸水或失水。对易产生静电的样品，可加入 0.5% 胶质二氧化硅和(或)氧化铝等抗静电剂，以减小静电作用产生的影响。

筛分的原理是利用筛孔将大于筛孔的粒子机械阻挡而进行分级。将筛子由大孔到细孔按筛号顺序上下排列，通常由 6～8 个筛子组成，将一定量的粉体样品置于最上层的粗筛子中，振动一定时间，筛分时间应以 5 min 内通过筛网的物料小于 0.2%作为停止基准。之后称量各个筛号上的粉体重量，求得各筛号上粉体在整个样品中所占的重量百分数，由此获得重量基准的粒度分布及平均粒径，并利用公式计算其粒度分布标准偏差。

3. 沉降法(sedimentation method) 利用液相中混悬粒子在重力场中恒速沉降时，根据 Stokes 方程求出粒径(Stokes 径)的方法。该方法适用于 100 μm 以下的粒径测定，必要时可在混悬剂中加入反絮凝剂以使待测粒子处于非絮凝状态。

沉降法中主要包括滞留区(retention zone)测定法和非滞留区(non-retention zone)测定法。在非滞留区测定法中常用吸管法(pipette method)，在不同的时间点将一定体积的混悬液取出，测量其样品浓度随时间的变化。最经典的是 Andreasen 吸管法(图 4-27)，其由 2 m 高的刻度量筒组成，能承装 550 mL 混悬液。滴管位于量筒的中心，由磨口玻璃塞固定使其尖端位于基线处。在一定时间间隔内可通过三向阀定时取样 10 mL，离心或干燥后测定粉末重量得到沉降量，可求得粒径以及以重量为基准的粒度分布。

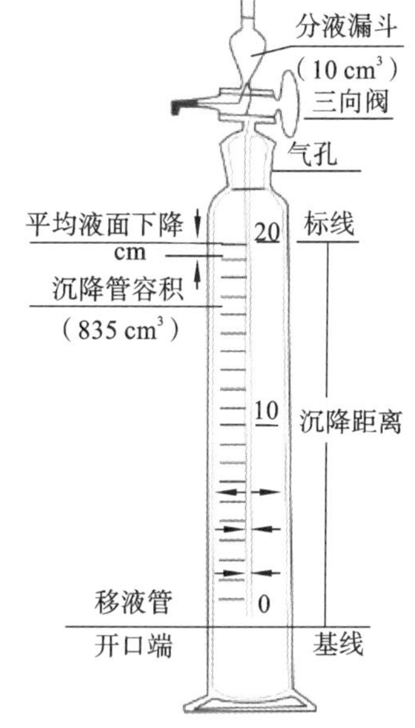

图 4-27 Andreasen 吸管法测定有效径示意图

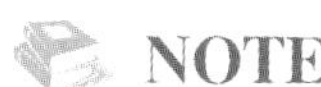

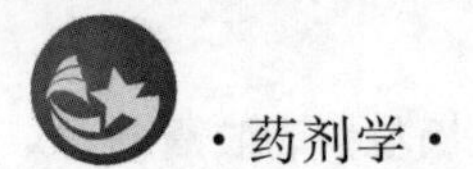

4. 库尔特记数法(Coulter counter method) 库尔特记数法亦称电阻法，测定的是等体积球相当径，测定范围为 0.1～1000 μm。测定时将粉末样品分散在电解质溶液中制备稀混悬液，样品可超声处理以避免颗粒聚集，必要时可加入分散剂。其测定原理是小孔通过法，如图 4-28 所示。首先将被测样品均匀分散于电解质溶液中，然后将带有小孔的玻璃管同时浸入上述电解质溶液，使电解质溶液流过小孔。小孔的两侧各有一个电极并构成回路，每当电解质溶液中的颗粒流过小孔时，由于颗粒部分阻挡了孔口通道并排挤了与颗粒相同体积的电解质溶液，使得孔口部位的电阻发生变化，每个粒子产生一个电阻信号，从而得到脉冲信号，脉冲信号的个数表示粒子的个数。利用电阻的变化与粒子所排开的体积成比例的关系将电信号换算成粒径，因此可测得粒径与粒度分布。

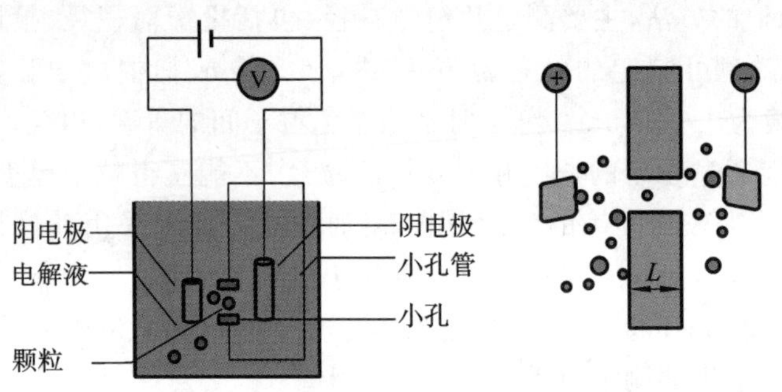

图 4-28 库尔特记数法测定粒径的原理示意图

5. 激光衍射/散射法 激光衍射/散射法是根据颗粒能使激光产生衍射/散射这一物理现象来测定粒度的。由于激光具有很好的单色性和极强的方向性，所以一束平行的激光在没有阻碍的无限空间中能照射到无限远的地方，并且在传播过程中很少有发散的现象。但当激光光束遇到颗粒阻挡时，一部分光将发生衍射/散射现象。

对于纳米级的粒子，可基于粒子的布朗运动，采用光散射原理测定。激光散射法测定粒径是基于光子相关分析理论(photo-correlation spectroscopy, PCS)。当激光光束遇到颗粒阻挡时，一部分光将发生散射现象。散射光的传播方向将与主光束的传播方向形成一个夹角 θ。散射角 θ 的大小与颗粒的大小有关，颗粒越大，产生的散射光的 θ 角就越小；颗粒越小，产生的散射光的 θ 角就越大。散射光的强度代表该粒径颗粒的数量。在不同的角度上测量散射光的强度，即可得到样品的粒度分布数据。

目前的激光衍射法粒度仪基本上都同时应用了夫琅禾费(Fraunhofer)衍射理论和米氏(Mie)衍射理论。夫琅禾费理论实际上为米氏理论在大颗粒时的近似，即忽略了米氏理论的虚数子集，假定颗粒不透明；并忽略光散射系数和吸收系数，其数学处理上要简单得多，但对有色物质和小粒子误差也大得多。因此，夫琅禾费理论适用于颗粒直径远大于入射光波长的情况，即用于 2 μm 至几百微米粒子粒径的测量；而米氏理论用于 2 μm 以下粒子粒径的测量。

激光有静态激光和动态激光两种。静态激光的能谱是稳定的空间分布，主要适用于微米级颗粒的测试，经过改进也可将测量下限扩展到几十纳米。动态激光根据颗粒布朗运动的快慢，通过检测某一个或两个散射角的动态光散射信号分析纳米颗粒大小，其能谱是随时间高速变化的。单纯基于动态光散射原理的粒度仪仅适用于纳米级颗粒的测试。

激光衍射/散射法具有自动、快速、测量范围宽(如马尔文 MS3000 激光粒度分析仪的测量范围为 0.01～3500 μm)等优势，已在粒子的粒径测定中得到广泛应用。

6. 比表面积法 粉体的比表面积可用吸附法和透过法测定。粉体的比表面积随粒径的减少而迅速增加，因此在测定粉体的比表面积后，可通过比表面积与粒径的关系求得平均粒径。该法不能求得粒度分布，测定的粒度范围为 100 μm 以下。

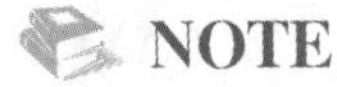

7. 惯性撞击器法(cascade impactor,CI) 其测定原理是在气流中,药物微粒由于不同的大小和惯性,会被不同级数的收集盘收集,使用合适的收集液对各收集盘中的活性成分进行提取,再利用合适的检测手段对其含量进行检测,从而得到各级数对应的药物含量及粒径分布等数据。该法测得的粒径为空气动力学粒径,除了能计算得到空气动力学粒径,还能对不同粒径范围的有效成分进行定量,因此该法是各国药典推荐的可吸入颗粒的空气动力学粒径和粒度分布的首选测定方法。常见的撞击器有双级玻璃撞击器(twin stage impactor,TSI)、安德森多级撞击器(Andersen cascade impactor,ACI)、多级液体采样器(multi-stage liquid impinger,MSLI)及新一代药用撞击器(next generation pharmaceutical impactor,NGI)。

2020年版《中国药典》四部通则0982规定可用显微镜法或筛分法测定药物制剂的粒子大小或限度,用光散射法测定原料药或药物制剂的粒度分布。

三、粒子形态

粒子形态是指一个粒子的轮廓或表面上各点所构成的图像,如球状(spherical)、立方体状(cubical)、片状(platy)、柱状(prismoidal)、鳞状(flaky)、粒状(granular)、棒状(rodlike)、针状(needle-like)、块状(blocky)、纤维状(fibrous)、海绵状(sponge)等。粒子的形态可影响粉体的流动性、充填性,也会在一定程度上影响粉体的表面积。粒子形态可用形状指数和形状系数描述。

(一)形状指数

形状指数(shape index)是将粒子的某些性质与球或圆的理论值比较形成的无因次组合,包括球形度和圆形度。

1. 球形度 φ_s(sphericity) 用粒子的球体积相当径计算的表面积与粒子的实际表面积之比,亦称真球度,表示粒子接近球体的程度,φ_s 越接近1,粒子越接近球形。

$$\varphi_s = \pi D_V^2 / S \tag{4-13}$$

式中,D_V 为粒子的球体积相当径,$D_V=(6V/\pi)^{1/3}$;S 为粒子的实际表面积。一般不规则粒子的表面积不易测定,用式(4-14)计算球形度更方便实用。

$$\varphi_s = \frac{\text{粒子投影面相当径}}{\text{粒子投影面最小外接圆直径}} \tag{4-14}$$

2. 圆形度 φ_c(circularity) 用粒子的投影面积圆相当径(D_H)计算的圆周长与粒子的投影面周长之比,表示粒子的投影面接近于圆的程度。

$$\varphi_c = \pi D_H / L \tag{4-15}$$

式中,D_H 为投影面积圆相当径(Heywood径),$D_H=(4A/\pi)^{1/2}$;L 为粒子的投影周长。

(二)形状系数

在立体几何中,用特征长度计算体积或面积时往往乘以系数,这种系数就叫形状系数(shape factor)。粒径为 D,体积为 V,表面积为 S 的粒子的各种形状系数表示如下。

1. 体积形状系数 ϕ_V

$$\phi_V = V/D^3 \tag{4-16}$$

显然,球体的 ϕ_V 为 $\pi/6$,立方体的 ϕ_V 为1。

2. 表面积形状系数 ϕ_S

$$\phi_S = S/D^2 \tag{4-17}$$

球体的 ϕ_S 为 π,立方体的 ϕ_S 为6。

3. 比表面积形状系数 ϕ 用表面积形状系数与体积形状系数之比表示。

$$\phi = \varphi_s/\varphi_V \tag{4-18}$$

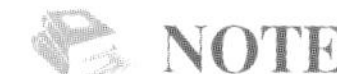

球体的 $\phi=6$，立方体的 $\phi=6$。某粒子的 ϕ 越接近于 6，该粒子越接近于球体或立方体，不对称粒子的比表面积形状系数大于 6，常见粒子的比表面积形状系数为 6～8。

四、粒子的比表面积

粒子的比表面积（specific surface area）是指单位体积或单位重量粉体的总表面积，根据计算基准不同可分为体积比表面积 S_V 和重量比表面积 S_W。

体积比表面积 S_V 是指单位体积粉体的表面积，单位为 cm^2/cm^3。

$$S_V=\frac{S}{V}=\frac{\pi d^2 n}{\frac{\pi d^3}{6}n}=\frac{6}{d} \tag{4-19}$$

式中，S 为粉体粒子的总表面积；V 为粉体粒子的总体积；d 为比表面积平均径；n 为粒子总数。

重量比表面积 S_W 是指单位重量粉体的表面积，单位为 cm^2/g。

$$S_W=\frac{S}{W}=\frac{\pi d^2 n}{\frac{\pi d^3 \rho}{6}n}=\frac{6}{d\rho} \tag{4-20}$$

式中，W 为粉体的总重量；ρ 为粉体的真密度。

比表面积是表征粉体中粒子粗细的一种方式，也是表示固体吸附能力的重要参数。可用于计算无孔粒子和高度分散粉末的平均粒径。

从上述方程可以看出，比表面积随着粒径的减小而增大。如果粒径为 1 μm，体积比表面积为 6 μm^{-1}；而粒径为 100 μm 时，其体积比表面积仅为 0.06 μm^{-1}。比表面积不仅对粉体性质，而且对制剂性质和药理性质均具有重要意义。

没有空隙、形态规则且表面平滑的粒子的比表面积可通过测定粒径和计算粒子数求得。然而有些粉体的粒子形态不规则，表面粗糙且存在裂缝和空隙，其比表面积既包括粒子外表面的面积，也包括裂缝及孔隙中的表面积。这类粉体常用气体吸附法和气体透过法测定比表面积。2020 年版《中国药典》四部通则 0991 比表面积测定法利用气体吸附法的原理，采用动态流动法和容量法测定粉体的比表面积，具体见知识链接 4-1。

知识链接 4-1

五、粉体密度与空隙率

（一）粉体密度的分类及定义

密度是物质单位体积的质量，但在粉体中，颗粒内部、颗粒与颗粒之间都含有空隙，粉体的体积具有不同含义。根据所指的体积，粉体的密度可分为真密度、颗粒密度和堆密度。

1. 真密度（true density，ρ_t） 粉体质量（W）除以真体积（V_t）求得的密度，即 $\rho_t=W/V_t$。真体积不包括颗粒内外空隙的体积，如图 4-29（a）中的网格线标记所示体积。理论上，真密度是粉体的内在性质，与测定方法无关。

若要测定粉体的真密度，首先要测定除去粉体中大于分子或原子的粒子内空隙和粒子间空隙后粉体所占有的体积。常用气体置换法测定粉体的真密度。在测定粉体密度时，假设在一密闭容器中，测试气体被样品置换掉的体积等同于样品本身体积。若样品不含测试气体无法进入的空隙或密闭针孔，则所得密度应与真密度一致。一般以氦气作为测试气体。气体置换法具体操作方法见知识链接 4-2 和 2020 年版《中国药典》四部通则 0992 固体密度测定法。

2. 颗粒密度（granule density，ρ_g） 颗粒密度又称粒密度，是粉体质量（W）除以颗粒体积（V_g）所求得的密度，即 $\rho_g=W/V_g$。除了颗粒本身固有的真体积，颗粒体积还包括颗粒表面及内部一些小于限制尺寸的细孔的体积［如图 4-29（b）阴影部分所示］。尺寸限制取决于测定方法。

图 4-29　不同类别的粉体体积示意图

(a) 真体积(网格线标记所示体积);(b) 颗粒体积,包括颗粒的真体积(网格线部分)以及颗粒表面及内部一些小于限制尺寸的细孔的体积(阴影部分),尺寸限制取决于测定方法;(c) 粉体的堆体积(装有粉体的容器体积)

通常采用液体浸入法测定粉体的颗粒密度,所用液体一般为汞。汞的表面张力较大,与颗粒的接触角较大,一般在常压下不能渗入颗粒内小于 10 μm 的细孔,但可以进入粒子间的空隙中。除汞外,其他液体如苯、水、四氯化碳也可用于测定粉体的密度。

3. 堆密度(bulk density,ρ_b)　堆密度又称松密度,是待测样品自然地充填规定容器时,粉体质量(W)除以该粉体所占的体积(V_b)求得的密度,即 $\rho_b = W/V_b$。粉体自然地充填容器时所占的体积又称堆体积或松体积,包括颗粒的真体积以及颗粒内外(颗粒内和颗粒间)空隙所占的体积,如图 4-29(c)所示。

堆密度是粉体在松散状态下的填充密度。松散状态是指粉体在无外力(如压缩力等)作用下倾入某一容器中形成的状态。在有外力作用时,与堆密度对应的粉体密度为振实密度(tap density,ρ_{bt})。振实密度是指粉体在振实状态下的填充密度。振实状态是将容器中的粉体在某一特定频率下,向下机械振动或轻敲直到体积不再变化时的状态。机械振动是通过上提装有粉体的量筒或量杯使其在重力作用下自由下落一段固定的距离实现的。

几种密度的大小顺序通常为 $\rho_t \geqslant \rho_g > \rho_{bt} \geqslant \rho_b$。若颗粒无细孔和空洞,则 $\rho_t = \rho_g$。

(二) 粉体的空隙率

知识链接 4-2

空隙率(porosity)是空隙体积在粉体中所占的比率。由于颗粒内、颗粒间都有空隙,相应地将空隙率分为颗粒内空隙率、颗粒间空隙率、总空隙率。颗粒的充填体积(V_b,即堆体积)为粉体的真体积(V_t)、颗粒内部空隙体积($V_{内}$)、颗粒间空隙体积($V_{间}$)之和,即 $V_b = V_t + V_{内} + V_{间}$。根据定义,颗粒内空隙率 $\varepsilon_{内} = V_{内}/(V_t + V_{内})$;颗粒间空隙率 $\varepsilon_{间} = V_{间}/V_b$;总空隙率 $\varepsilon_{总} = (V_{内} + V_{间})/V_b$。也可以通过相应的密度计算求得:

$$\varepsilon_{内} = \frac{V_g - V_t}{V_g} = 1 - \frac{\rho_g}{\rho_t} \tag{4-21}$$

$$\varepsilon_{间} = \frac{V_b - V_g}{V_b} = 1 - \frac{\rho_b}{\rho_g} \tag{4-22}$$

$$\varepsilon_{总} = \frac{V_b - V_t}{V_b} = 1 - \frac{\rho_b}{\rho_t} \tag{4-23}$$

粉体压缩过程中之所以体积减小,主要是粉体内部空隙减少的缘故,片剂在崩解前吸水也受空隙率大小的影响。一般片剂的空隙率为 5%～35%。

六、粉体的流动性

粉体的流动性(flowability)对颗粒剂、胶囊剂、片剂等制剂的性质影响较大,是保证产品质量的重要性质,因此人们研究了粉体流动性的表征方法,以期建立粉体流动行为与制造过程中所表现出来的性质的相关性。

NOTE

（一）粉体流动性的评价方法

粉体的流动形式很多，如重力流动、振动流动、压缩流动、流态化流动等，其对应的流动性的评价方法也有所不同。常用的评价粉体流动性的方法有测量休止角、流出速度、压缩度、豪斯纳比率以及剪切室法（shear cell method）。这些参数可用于描述粉体的流出速度或流出粉末的均一性，但并非粉体的内在性质。

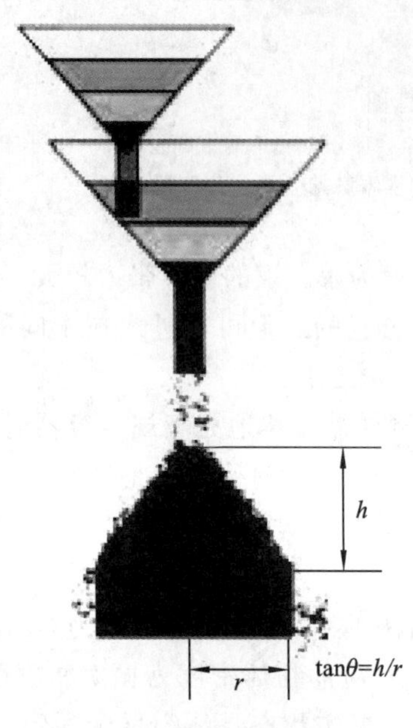

图 4-30　固定圆锥底法测定休止角示意图

1. 休止角（angle of repose）　粉体堆积层的自由斜面与水平面形成的最大角，即粒子在粉体堆积层的自由斜面上滑动时所受重力和粒子间摩擦力达到平衡而处于静止状态下测得的最大角。常用的测定静态休止角的方法有固定漏斗法、固定圆锥底法。动态休止角可通过将粉体装入量筒中（一端为平面），然后以一定的速度旋转后测定。动态休止角是流动的粉体与水平面间所形成的夹角。

固定圆锥底法测定休止角如图 4-30 所示，将粉末或颗粒放在固定于圆形器皿的中心点上面的漏斗中，圆形器皿为浅且已知半径为 r 的平皿。粉末或颗粒从漏斗中流出，直至粉末或颗粒堆积从平皿上缘溢出为止。测出圆锥陡堆的顶点到平皿上缘的高 h，休止角即为下式中的 θ 值：$\tan\theta = h/r$。在使用上述方法测定时，为了使颗粒从漏斗中流出的速度均匀稳定，使测定的结果重现性好，可将 2～3 个漏斗错位串联起来，即上一个漏斗出口不对准下一个漏斗出口，使粉末或颗粒尽可能堆成陡的圆锥体（堆）。

休止角是检验粉体流动性好坏的最简便的方法。休止角越小，摩擦力越小，流动性越好，一般认为 $\theta \leqslant 30°$ 时流动性好，$\theta \leqslant 40°$ 时可以满足生产过程中流动性的需求。Carr 分类法定性描述了粉体流动性和休止角间的关系，并在制药行业得到普遍认可，见表 4-6。

表 4-6　粉体流动性性质和相应的休止角

流动性质	休止角/(°)	流动性质	休止角/(°)
极好(excellent)	25～30	不好(poor，must agitate，vibrate)	46～55
好(good)	31～35	很不好(very poor)	56～65
较好(fair，aid not needed)	36～40	非常不好(very，very poor)	＞66
通过(passable，may hang up)	41～45		

2. 流出速度（flow rate）　可用单位时间内从容器的小孔中流出粉体的量表示，如测定 100 g 粉末流出小孔所需要的时间或测定 10 s 内可流出小孔的样品量，测定装置如图 4-31 所示。将一定量的粉体装入漏斗中，测定粉体从漏斗中全部流出所需的时间，流出时间越短，流动性越好。如果粉体的流动性很差而不能流出，可加入 100 μm 的玻璃球助流，测定粉体开始流动所需玻璃球的最少量（$W\%$），以表示流动性，加入量越多流动性越差。

3. 压缩性指数和豪斯纳比率　测量压缩性指数（compressibility index，又称压缩度、卡尔指数）和豪斯纳比率（Hausner ratio，HR）是预测粉体流动性的简便方法。

对于流动性良好的粉体，粒子间相互作用较弱，堆密度和振实密度在数值上也较为接近；而对于流动性差的粉体，粒子间通常存在较强的相互作用，同时，堆密度和振实密度的差异也

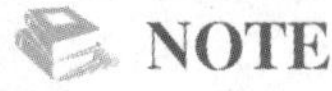

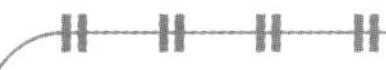

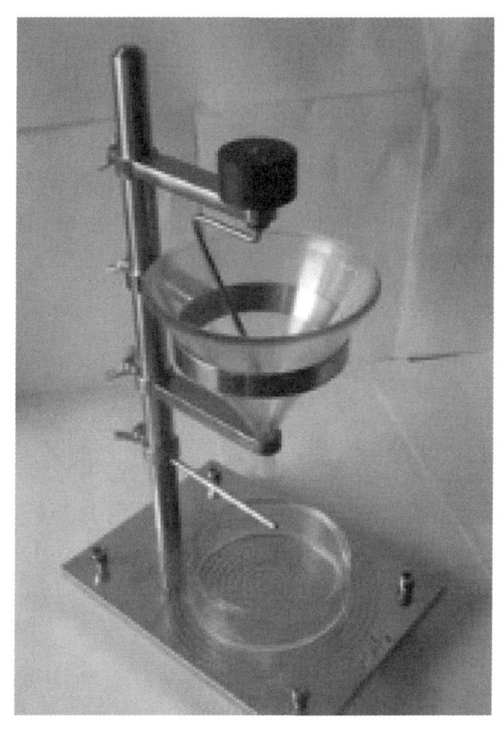

图 4-31 粉体的流动性试验装置

较大。因此，可通过测量粉体的堆密度和振实密度计算得到压缩性指数 C[式(4-24)]和豪斯纳比率 HR[式(4-25)]。

$$C = 100(V_b - V_{bt})/V_b = 100(\rho_{bt} - \rho_b)/\rho_{bt} \tag{4-24}$$

$$HR = V_b/V_{bt} = \rho_{bt}/\rho_b \tag{4-25}$$

式(4-24)和式(4-25)中，V_b 为粉体在松散状态下的表观体积(堆体积)；V_{bt} 为粉体的振实体积；ρ_b 为粉体的堆密度；ρ_{bt} 为粉体的振实密度。

压缩性指数是粉体流动性的重要指标之一，其大小反映粉体的聚集和松软状态。在实际应用中，压缩性指数在 20%以下时流动性较好，压缩性指数增大时流动性下降，当 C 值达到 40%～50%时粉体很难从容器中自动流出。HR 值也能反映流动性，即 HR 值在 1.25 以下时流动性较好，大于 1.60 时无法操作。具体见表 4-7。

表 4-7 压缩性指数、豪斯纳比率与粉体流动性

粉体流动性	压缩性指数	豪斯纳比率
非常好(excellent)	≤10	1.00～1.11
好(good)	11～15	1.12～1.18
较好(fair)	16～20	1.19～1.25
尚可(passable)	21～25	1.26～1.34
差(poor)	26～31	1.35～1.45
非常差(very poor)	32～37	1.46～1.59
极差(very,very poor)	>38	>1.60

(二) 粉体流动性的影响因素与改善方法

粉体的流动性与粒子的形状、大小、表面状态、密度、空隙率等有关。此外，粒子间的黏附力、摩擦力、范德华力、静电力等作用阻碍粒子的自由流动，也影响粉体的流动性。

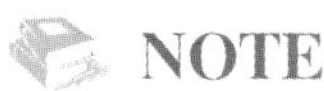

1. 粒子大小　一般粉状物料流动性差，大颗粒有效降低粒子间的黏附力和凝聚力等，有利于流动。一般粒径在 250～2000 μm 的粉体的流动性较好，粒径在 75～250 μm 的粉体的流动性取决于其形态和其他因素。当粒径小于 100 μm 时，粉体的流动性会出现问题。在制剂中造粒是增大粒径，改善流动性的有效方法。

2. 粒子形态及表面粗糙度　球形粒子的表面光滑，可减小摩擦力，可采用喷雾干燥得到近球形的颗粒，如喷雾干燥乳糖。表面粗糙的颗粒的黏附性更强，且更容易嵌合在一起。在生产时选择适宜的结晶条件等方法可改变颗粒的形态和质地。

3. 密度　在重力流动时，粒子的密度大有利于流动。一般粉体的密度大于 0.4 g/cm^3 时，可满足粉体操作中流动性的要求。

4. 表面作用力　通过改变过程条件降低粉末间的摩擦性接触可减少颗粒间的静电作用，改善流动性。

5. 含湿量　粉体表面吸附水分会增加其堆密度，降低空隙率，从而增加粒子间黏附力。因此对于湿含量高的粉末，适当干燥有利于减弱粒子间作用力。对于易吸湿的粉末，应在湿度较小条件下处理。

6. 助流剂　助流剂(glidant)可降低粉末间的黏附性，改善流动性。在粉体中加入 0.5%～2%的微粉硅胶、滑石粉等助流剂时可大大改善粉体的流动性。主要是因为助流剂的粒径较小，一般约为 40 μm，填入粒子粗糙表面的凹面，形成光滑表面而减小阻力。但过多的助流剂反而增加阻力。当因湿含量增加影响粉末流动性时，加入少量的氧化镁细粉可改善流动性。

七、粉体的充填性

(一) 粉体充填性的表示方法

充填性(filling ability)在片剂、胶囊剂、颗粒剂等固体制剂的生产过程及质量控制(如重量差异等)中具有重要意义。充填性的表征方法见表 4-8。

表 4-8　充填性的表征方法

充填性	英文名称	定　义	方　程
堆比容	specific volume	单位质量粉体的体积(cm^3/g)	$v = V_b/W$
堆密度	bulk density	单位体积粉体的质量(g/cm^3)	$\rho_b = W/V_b$
空隙率	porosity	空隙体积与堆体积之比	$\varepsilon_{总} = (V_b - V_t)/V_b$
空隙比	void ratio	空隙体积与真体积之比	$e = (V_b - V_t)/V_t$
充填率	packing fraction	真体积与堆体积之比	$g = V_t/V_b = 1 - \varepsilon_{总}$
配位数	coordination number	一个粒子周围相邻的其他粒子个数	

注：W 为粉体质量；V_b 为粉体的堆体积；V_t 为粉体的真体积。

堆密度与空隙率直接反映粉体装填的松紧程度，如对一定物料，堆密度大表明装填紧密；空隙率小，说明物料的装填致密。充填性受粒径的影响，在一般情况下，粒径小空隙率大，粒径大空隙率小。主要是因为小粒子间黏附力、凝聚力大于粒子的重力，从而不能紧密充填而产生较大的空隙。但大于某一粒径时空隙率不变，说明此时充填状态不受粒径的影响。

(二) 颗粒的排列模型

在粉体的充填过程中，粒子的排列方式直接影响粉体的体积与空隙率。粒子的最简单的排列方式可用大小相等的球形粒子来模拟，图 4-32 是由 Craton 研究的著名的 Graton-Fraser 模型，表 4-9 中列出不同排列方式的一些参数。

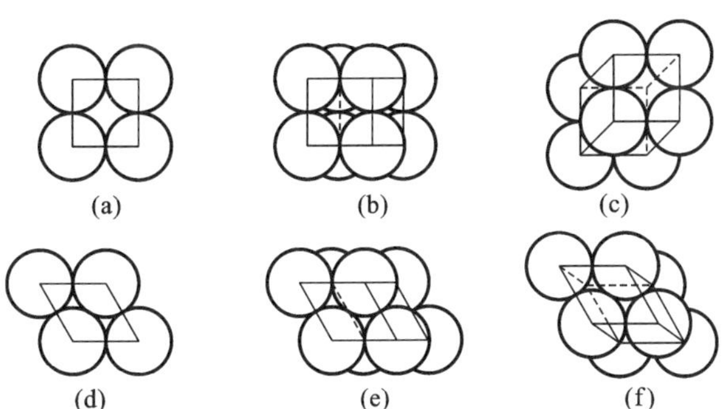

图 4-32 Graton-Fraser 模型(等大球形粒子的排列图)

表 4-9 大小相等的球形粒子规则充填的一些参数

充填名称	空隙率/(%)	接触点数	排列模型
立方格子形充填	47.64	6	(a)
斜方格子形充填	39.54	8	(b),(d)
四面契格子形充填	30.19	10	(e)
棱面格子形充填	25.95	12	(c),(f)

由表 4-9 可知,球形颗粒在规则排列时,接触点数最小为 6,其空隙率最大(47.6%);接触点数最大为 12,此时空隙率最小(26.0%)。说明接触点数反映空隙率大小,即充填状态。理论上球体粒径的大小不影响空隙率及接触点数。

实际上,粉体粒子并非球形,粒子大小也不均一。粉体可能有各种介于模型(a)和模型(f)的排列方式,大多数粉体的空隙率为 30%~50%。但如果粉体的粒径差别较大,小粒子会进入大粒子的间隙,使空隙率低于理论最小值 26.0%。对于含有絮凝物或聚集体的粉体,在充填过程中可能出现架桥现象而使空隙率大于理论最大值 47.6%。对于实际的粉体,任何空隙率都可能存在,如结晶物质经高压处理后其空隙率可能小于 1%。

(三) 充填状态的变化与速度方程

将一定量的粉体轻轻加入容器之后给予振动或轻敲时,粉体层的体积减小,其减小速度和程度也是粉体的特性之一。对粉体层进行振荡时,振荡次数与体积以及密度的变化可用川北方程和久野方程进行描述。

川北方程:
$$\frac{n}{C}=\frac{1}{ab}+\frac{n}{a} \tag{4-26}$$

久野方程:
$$\ln(\rho_f-\rho_n)=-kn+\ln(\rho_f-\rho_0) \tag{4-27}$$

式(4-26)和式(4-27)中,ρ_0、ρ_n、ρ_f 分别为最初($n=0$)、n 次振荡、最终(体积不变)的密度;C 为体积减小度,$C=(V_0-V_n)/V_0$;a 为最终的体积减小度,$a=\lim\limits_{n\to\infty}C$,$a$ 值越小流动性越好;k、b 为充填速度常数,其值越大充填速度越大,充填越容易进行。在一般情况下,粒径越大 k 值越大。根据上式,对 $n/C-n$、$\ln(\rho_f-\rho_n)-n$ 作图,见图 4-33 和图 4-34,根据直线的斜率、截距可计算 a、b、k 和 C 等参数。

(四) 影响粉体充填性的因素

1. 粒径大小及其分布 对于粒径分布宽的粉体,粗颗粒间的空隙可被细颗粒充填,得到充填紧密的黏着性粉末。

2. 颗粒的形状和结构 在形状不规则的、结构差异大的粉体中很容易形成弓形空隙或架桥,使得颗粒在疏松充填和紧密充填时的空隙率差异很大。因此,颗粒的形状和结构会影响粉

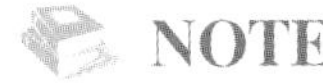

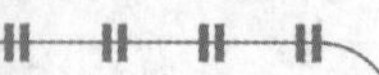

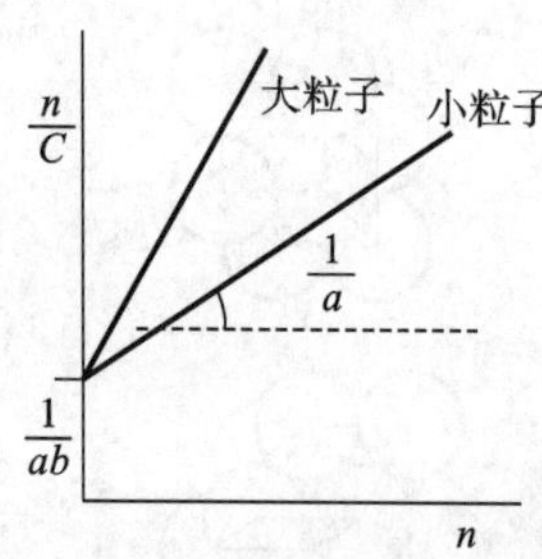

图 4-33　川北方程的示意图

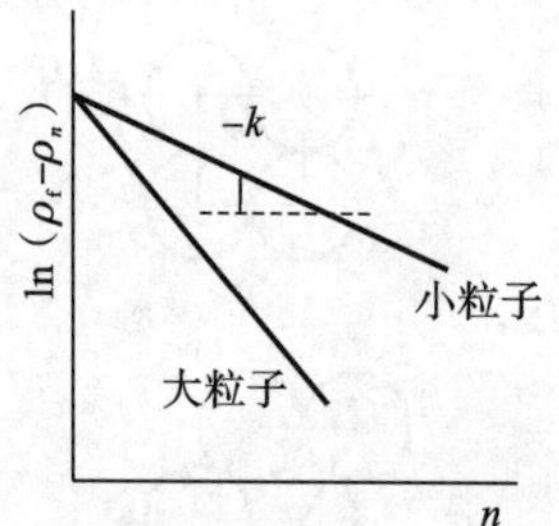

图 4-34　久野方程的示意图

体的最小空隙率。

3. 颗粒表面荷电性　静电作用可增加颗粒间的吸引力，使颗粒的充填更加紧密，进一步增加颗粒的黏着性。

4. 粉体处理及过程条件　在粉体充填前对粉体的处理方法会影响粉体的充填行为。

5. 助流剂的影响　助流剂的粒径一般约为 40 μm，与粉体混合后附着于粒子表面，减弱粒子间的黏着，从而增强流动性，增大充填密度。如微粉硅胶与马铃薯淀粉混合，淀粉粒子表面 20%～30%被硅胶覆盖时，粒子间的黏着力将下降到最低，堆密度上升至最大。

八、粉体的吸湿性

粉体的吸湿性(moisture absorption)是指在固体表面吸附水分的现象。将药物粉末置于湿度较大的空气中时容易发生不同程度的吸湿现象，以至于粉末流动性下降、固结、润湿、液化等，甚至促进化学反应而降低药物的稳定性。

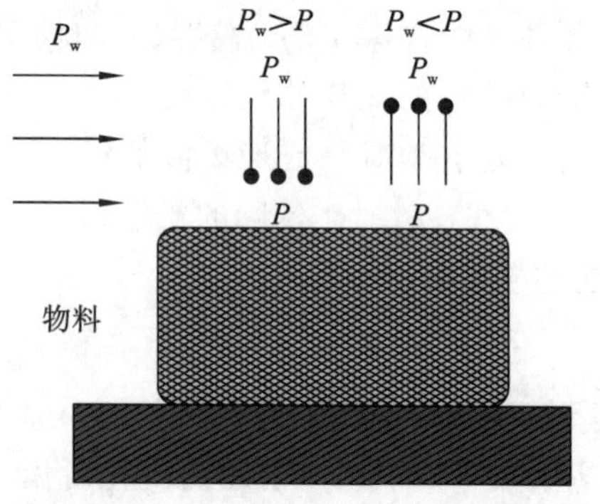

图 4-35　物料的吸湿与风干示意图

药物的吸湿性与空气状态有关。如图 4-35 所示，当空气中水蒸气分压 P_w 大于物料表面产生的水蒸气压 P 时发生吸湿(吸潮)；P_w 小于 P 时发生干燥(风干)；P_w 等于 P 时吸湿与干燥达到动态平衡，此时含水为平衡水分。将物料长时间置于一定的空气状态后物料中含的水分为平衡水分。平衡水分与物料的性质及空气状态有关，不同药物的平衡水分随空气状态的变化而变化。

粉体的吸湿性可用吸湿平衡曲线来表示。以物料的吸湿量(平衡含水量)和空气相对湿度作图，即可绘出吸湿平衡曲线。

(一) 水溶性药物的吸湿性

水溶性药物的吸湿曲线表明，在相对湿度较低环境下，水溶性药物粉末吸湿量很少，但当空气中的相对湿度增大到某一定值时，吸湿量急剧增加，通常把吸湿量开始急剧增加的相对湿度称为临界相对湿度(critical relative humidity，CRH)。CRH 是水溶性药物固有的特征参数，是衡量药物吸湿性大小的重要指标。CRH 越小，药物越易吸湿，反之，则不易吸湿。

CRH 产生的主要原因：在一定温度下，当空气中相对湿度达到某一值时，药物表面吸附的平衡水分溶解药物形成饱和溶液，此时物料表面产生的蒸气压小于空气中水的蒸气压，因而物料不断吸湿，致使整个物料不断润湿或液化，含水量急剧上升。通常在 25 ℃下，CRH 小于 50%的物料，必须采取除湿措施。

两种或两种以上水溶性药物的混合物的 CRH 可根据 Elder 方程(式 4-28)计算，即水溶性药物混合物的 CRH 约等于各成分 CRH 的乘积，而与各成分的量无关。使用 Elder 方程的条件是各成分之间不发生相互作用，因此含共同离子或在水溶液中形成复合物的体系不适用。

$$CRH_{AB}=CRH_A \cdot CRH_B \tag{4-28}$$

式中，CRH_{AB}为 A 物质与 B 物质混合后的临界相对湿度；CRH_A 和 CRH_B 分别为 A 物质和 B 物质的临界相对湿度。以上公式说明混合物的 CRH_{AB} 比其中任何一种物质的 CRH 都低，更易于吸湿。如枸橼酸和蔗糖的 CRH 分别为 70％和 84.5％，其混合物的 CRH 为 59.2％。

CRH 作为药物吸湿性指标，其意义如下：①物料的 CRH 越小，药物越易吸湿；②为处方设计提供参考，如水溶性成分的配伍、选择辅料等；③为生产和贮藏环境提供参考，须控制空气的相对湿度在物料的 CRH 以下，以防止吸湿。

CRH 的测定通常采用粉末吸湿法或饱和溶液法。

（二）水不溶性药物的吸湿性

水不溶性药物的吸湿性在相对湿度变化时缓慢发生变化，没有临界点。由于平衡水分吸附在固体表面，相当于水分的等温吸附曲线。水不溶性药物的混合物的吸湿性具有加和性。

九、粉体的润湿性

润湿（wetting）是固体界面由固-气界面变为固-液界面的现象，如图 4-36 所示。固体的润湿性用接触角表示。将液滴滴至固体表面时，液滴的切线与固体平面间的夹角称为接触角。接触角越小润湿性越好，接触角最小为 0°，最大为 180°。根据接触角 θ 的大小，润湿性分为完全润湿（$\theta=0°$）、润湿（$0°<\theta\leqslant 90°$）、不润湿（$90°<\theta<180°$）、完全不润湿（$\theta=180°$）。

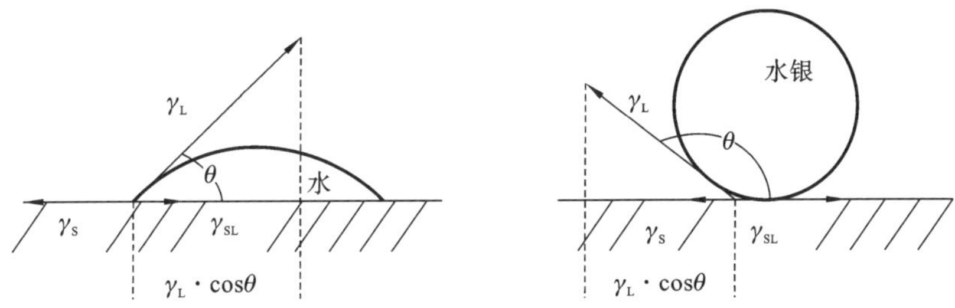

图 4-36 在物料表面上水和水银的润湿情况与接触角

水在干净而光滑玻璃板上的接触角约为等于 0°，水银在玻璃板上的接触角约为 140°，这是因为水分子间的引力小于水和玻璃间的引力，而水银原子间的引力大于水银与玻璃间的引力。液滴在固体表面上所受的力达到平衡时，存在以下关系：

$$\gamma_S = \gamma_{SL} + \gamma_L \cos\theta \tag{4-29}$$

式中，γ_S、γ_L、γ_{SL}分别为固-气、液-气、固-液间的界面张力；θ 为液滴的接触角。

接触角常采用液滴法和毛细管上升法测定。液滴法系将粉体压制成大片，水平放置后在其表面中心轻轻滴液滴，直接由量角器测定凸面和水平面的夹角。毛细管上升法的测定仪器如图 4-37 所示，在圆筒管中精密充填粉体，在下端用滤纸轻轻堵住后浸入水中，测定水在管内粉体层中上升的高度与时间，根据 Washburn 公式计算接触角：

$$h^2 = \frac{r\gamma_1\cos\theta}{2\eta} \cdot t \tag{4-30}$$

式中，h 为 t 时间内液体上升的高度；γ_1、η 分别为液体的表面张力与黏度；r 为粉体层内的毛细管半径。毛细管的半径不好测定，常用于比较相对润湿性。

十、粉体的黏附性与内聚性

分子间作用力的存在使粉体颗粒产生聚集倾向，在粉体的处理过程中经常发生黏附器壁

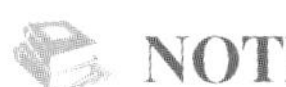
NOTE

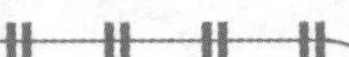

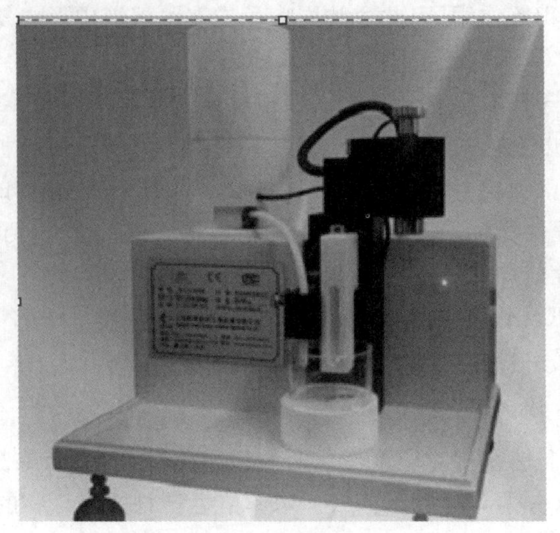

图 4-37　管式接触角测定仪

或形成团聚的现象。粉体的黏附(adhesion)与内聚(cohesion)可看作相同现象的两个组成部分。黏附产生于不同分子之间，是指不同粉粒的结合或粉粒与固体表面的结合，如粉体与器壁间产生的黏附；内聚性又称黏着性，内聚产生于同分子之间，如由于粒子与粒子间的引力而发生的团聚。

黏附与内聚不仅在干燥状态下发生，在润湿情况下也可发生，主要原因如下：①在干燥状态下由范德华力与静电作用力发挥作用；②在润湿状态下，由于粒子表面吸附水分形成液体架桥，在水分界面张力的作用下使粒子黏结。在液体桥中溶解的溶质干燥时析出结晶而形成固体桥。内聚性是表征阻止粉体流动的摩擦力的有效方法。可采用剪切单元(shear cell)技术测量粉体的黏着性。

由于黏附和内聚都出现在粉体表面，粒径大小会影响粉体流动性。一般情况下，粉体的粒径越小，表面能越大或吸附水分越多，因此粉体越易发生黏附和内聚。通常粒径大于 250 μm 的粒子流动性较好，当粒径小于 100 μm 时颗粒间的内聚增强，可能出现流动性问题。当粉体的粒径小于 10 μm 时，内聚性很强，在重力作用下很难流动。通过造粒增大粒径或加入助流剂等方法是防止黏附和内聚现象的有效措施。

十一、粉体的压缩性质

(一) 粉体的压缩特性

粉体的压缩特性表现为体积减小，在一定压力下可形成坚固的压缩体，在制药行业中应用于片剂的制备。片剂的制备过程实质上就是利用粉体的压缩成型性将药物粉末或颗粒压缩成具有一定形状和大小的坚固聚集体的过程。处方设计或制备工艺不当可能会产生裂片、黏冲等不良现象以至于影响正常操作，因此粉体压缩特性的研究对片剂的处方筛选与制备工艺的优化具有重要的指导意义。

粉体的压缩特性研究主要通过施加压力带来的一系列变化得到信息。粉体的压缩过程伴随着体积的减小，图 4-38 表示相对体积($V_r = V_b/V_t$)随压缩压力(p)的变化。根据体积的变化将压缩过程分为四个阶段。

图 4-38 中，ab 段：粉体层内的粒子滑动或重新排列，形成新的充填结构，粒子形态不变。bc 段：在粒子接触点发生弹性变形，产生临时架桥。cd 段：粒子发生塑性变形或破碎，使空隙率显著减小，从而使粒子间的接触面积增大，增强架桥作用；粒子破碎而产生的新生界面增强

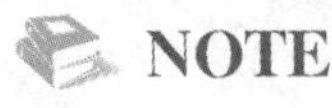

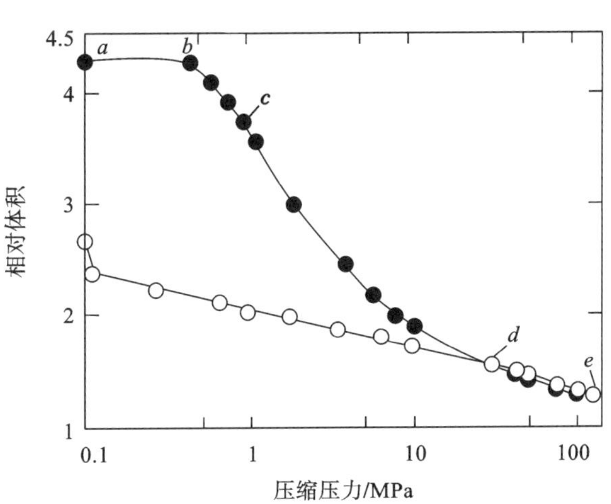

图 4-38 相对体积和压缩压力的关系

●颗粒状;○粉末状

结合力。*de* 段:固体晶格的压密过程,此时空隙率有限,体积变化不明显,主要以塑性变形为主,产生较大的结合力。这四个阶段并无明显界限,有时可能同时或交叉发生,一般颗粒状物料比粉末状物料表现得更明显。

粉体压缩特性可通过可压缩性、可成型性和可压片性表示,它们从不同角度反映压缩特性。

可压缩性(compressibility):粉体在压力下减少体积的能力,通常表示压力对空隙率(或固体分率)的影响。

可成型性(compactibility):粉体在压力下结合成坚固压缩体的能力,通常表示压力对抗张强度(或硬度)的影响。在物料的压片过程中,粉体的压缩性和成型性是紧密联系在一起的,因此通常把粉体的压缩性和成型性简称为压缩成型性。

可压片性(tabletability):粉体在压力下压缩成具有一定形状和强度的片剂的能力,通常表示空隙率对抗张强度(或硬度)的影响。

对粉体压缩成型机制的研究表明,粉体被压缩后体积的变化产生一系列效应,虽然不能完全清楚所有现象,但目前比较认可的有以下几点:①压缩时体积减小,伴随粒子间距离的变化,从而产生范德华力、静电力等;②压缩时产生塑性变形,粒子间的接触面积增大,结合力增强;③粒子的破碎产生新生表面,具有较大的表面自由能;④粒子在变形时相互嵌合而产生机械结合力;⑤在压缩过程中由于摩擦力而产生热,特别是颗粒间支撑点处局部温度较高,使熔点较低的物料部分发生熔融,解除压力后重新固化而在粒子间形成"固体桥";⑥水溶性成分在粒子的接触点处析出结晶而形成"固体桥"等。

在压缩过程中粉体体积的变化从宏观上表现为排除粉体层内的空气,减小空隙率,然而粉体压缩成型的本质是颗粒的变形和结合力。粉体颗粒在被压缩过程中主要有三种变形方式,即弹性变形、塑性变形和脆性变形。

弹性变形(elastic deformation):在施加压力时发生变形,解除压力时恢复原样,弹性变形在压片过程中不产生结合力。

塑性变形(plastic deformation):在受到压力时变形,解除压力后不能恢复原形。塑性变形使颗粒间接触面积增大,产生较大结合力。

脆性变形(brittle deformation):颗粒在压力下破碎而产生的变形,解除压力后不能恢复原形,亦称破碎变形。颗粒破碎时产生的新生界面增加了表面能,从而增强结合力。

粉体在压片过程中以哪种方式变形,主要根据物料的性质和工艺参数来决定。

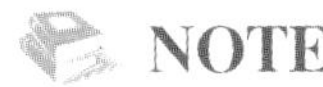

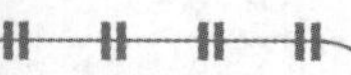

（二）粉体的压缩方程

有关反映压缩特性的方程已有20多种，主要是以压缩压力对体积的变化特征为信息进行整理的经验-半经验公式，在药用粉体的压缩成型性研究中应用较多的为Heckel方程、Cooper-Eaton方程和川北方程，其中Heckel方程最常用。将Heckel方程中的体积换算为空隙率，其表达式为

$$\ln\frac{1}{\varepsilon}=KP+\ln\frac{1}{\varepsilon_0} \tag{4-31}$$

式中，P 为压力；ε 为压缩时粉体层的空隙率；ε_0 为最初空隙率；直线斜率 K 为压缩特性参数，表示塑性变形引起的空隙率的变化，K 值越大，塑性变形越好。K 的倒数称为屈服压力（yield pressure，P_y），P_y 越小，压缩成型性越好。

根据Heckel方程描绘的曲线中，直线部分反映由塑性变形产生的空隙率的变化，曲线部分反映由重新排列、破碎等引起的空隙率的变化。一般粉体在压力较小时表现为曲线关系，压力较大时符合Heckel方程的直线关系。根据Heckel压缩曲线，将粉体的压缩特性分为三种，见图4-39。图4-39中，A型：压缩过程以塑性变形为主，初期粒径不同而造成的充填状态的差异影响整个压缩过程，即压缩成型过程与粒径有关，如氯化钠。B型：压缩过程以颗粒的破碎为主，初期不同的充填状态（粒径不同）被破坏后在某压力以上时压缩曲线按一条直线变化，即压缩成型过程与粒径无关，如乳糖、蔗糖等。C型：压缩过程中不发生粒子的重新排列，只靠塑性变形达到紧密的成型结构，到一定压力后空隙率不发生变化，如乳糖和脂肪酸混合物的压缩过程。A型物质的斜率一般大于B型物质，其压缩成型性较好。

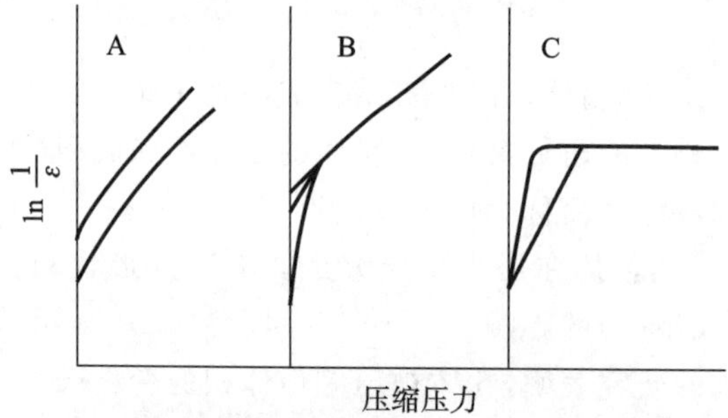

图4-39 根据Heckel方程划分的压缩特性分类

A.以塑性变形为主；B.以颗粒的破碎为主；C.粒子不发生重新排列，只有塑性变形

第五节 胶 囊 剂

一、概述

胶囊剂（capsule）是指将原料药物或原料药物与适宜辅料充填于空心胶囊或密封于软质囊材中制成的固体制剂。

胶囊剂的特点包括以下几点：①掩盖药物的不良臭味，提高患者的顺应性。②因药物被包于胶囊中，故可隔绝药物与光线、空气和湿气的接触，提高药物稳定性。③可使药物在体内迅速起效。与片剂相比，胶囊剂在体内不经过崩解过程，可在胃肠道迅速分散、溶出和吸收。④含油量高的药物或液态药物难以制成丸剂、片剂，但可制成软胶囊剂，实现液态药物的固体化。⑤可延缓、控制或定位释放药物。但胶囊囊材一般易溶于水，因此胶囊中不能填充水溶液

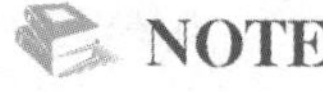

NOTE

或稀乙醇溶液，以防囊壁溶化。胶囊壳在体内溶化后，局部药物浓度较高，因此易溶性的刺激性药物也不宜制成胶囊剂。

胶囊剂可分为硬胶囊、软胶囊，根据释药特性不同还有肠溶胶囊、缓释胶囊和控释胶囊等，主要供口服用。

(1) 硬胶囊(hard capsule) 通称为胶囊，是指采用适宜的制剂技术，将原料药物或加适宜辅料制成的均匀粉末、颗粒、小片、小丸、半固体或液体等，充填于空心胶囊中的胶囊剂。

(2) 软胶囊(soft capsule) 将一定量的液体原料药物直接包封，或将固体原料药物溶解或分散在适宜辅料中制成溶液、混悬液、乳状液或半固体，密封于软质囊材中的胶囊剂。

(3) 肠溶胶囊(enteric capsule) 用肠溶材料包衣的颗粒或小丸填充于胶囊而制成的硬胶囊，或用适宜的肠溶材料制备而得的硬胶囊或软胶囊。肠溶胶囊不溶于胃液，但能在肠液中崩解而释放活性成分。

(4) 缓释胶囊(sustained-release capsule) 在规定的释放介质中缓慢地非恒速释放药物的胶囊剂。

(5) 控释胶囊(controlled-release capsule) 在规定的释放介质中缓慢地恒速释放药物的胶囊剂。

二、胶囊剂的制备

(一) 硬胶囊剂的制备

一般分为空胶囊的制备、填充物料的制备、填充与套合囊帽等工艺过程。

1. 空胶囊的制备

(1) 空胶囊的组成与规格 空胶囊主要由明胶、增塑剂和水组成，根据需要还可以加入其他成分，如色素、防腐剂、遮光剂等。明胶是由动物骨、皮水解而制得的。以动物骨为原料制得的骨明胶，质地坚硬，性脆且透明度差；以猪皮为原料制得的猪皮明胶，富有可塑性，透明度好。为兼顾囊壳的强度和塑性，采用骨、皮混合较为理想。由酸水解制得的明胶称为 A 型明胶，等电点 pH 为 7～9；由碱水解制得的明胶称为 B 型明胶，等电点 pH 为 4.7～5.2。

动物明胶胶囊易失水硬化、吸潮软化，因此不适用于易风化而失去结晶水的药物以及易潮解而吸水的药物。此外，明胶胶囊对环境的温度、湿度和包装材料的依赖性强，明胶遇醛类物质发生交联反应而影响胶囊口服后囊壳的溶化。为解决这些问题，目前出现了以植物多糖、膳食纤维素及其衍生物为材料的空心胶囊，普鲁兰多糖空心胶囊、羟丙基淀粉空心胶囊和羟丙甲纤维素空心胶囊已被 2020 年版《中国药典》收载。相比于传统的明胶空胶囊，植物胶囊具有许多优点，如来源广、无交联反应风险、无感染动物来源疾病的风险、适用于所有人群、稳定性高、释药速度相对稳定、个体差异较小等。另外，植物胶囊在低湿条件下几乎不脆碎，在高湿条件下不软化，对贮存条件的依赖性不强。

明胶的冻力强度(gel strength)与黏度是影响空胶囊的主要参数。明胶的黏度一般控制在 4.3～4.7 mPa·s。为增加韧性和可塑性，可加入增塑剂，如甘油、山梨醇、CMC-Na、HPC、油酸酰胺磺酸钠；为减少流动性，增加冻力强度，可加入琼脂等增稠剂；对光敏感的药物所使用的空胶囊可加遮光剂二氧化钛(2%～3%)；为美观和便于识别，可加着色剂，如柠檬黄、胭脂红。为防止霉变，可加防腐剂尼泊金等；还可加少量的十二烷基磺酸钠增加空胶囊的光泽。以上组分并不是任一种空胶囊都必须具备的，应根据具体情况加以选择。

空胶囊的质量与规格均有明确规定，空胶囊共有 8 种规格，常用的为 0～5 号，随着号数由小到大，容积由大到小。0、1、2、3、4 和 5 号空胶囊相对应的容积分别为 0.75 mL、0.55 mL、0.40 mL、0.30 mL、0.25 mL 和 0.15 mL。

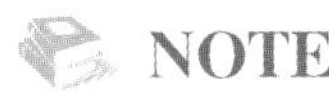

(2) 空胶囊制备工艺　空胶囊由囊体和囊帽组成，制备流程如下：

溶胶⟶蘸胶(制坯)⟶干燥⟶拔壳⟶切割⟶整理

2. 填充物料的制备、填充与套合囊帽

(1) 填充物料的制备　若纯药物粉碎至适宜粒度就能满足硬胶囊剂的填充要求，即可直接填充，但多数药物由于流动性差等方面的原因，均需加一定的稀释剂、润滑剂等辅料。一般可加入蔗糖、乳糖、微晶纤维素、改性淀粉、二氧化硅、硬脂酸镁、滑石粉等，也可加辅料制成颗粒后进行填充。

(2) 胶囊规格的选择　应根据药物的填充量选择空胶囊的规格，首先按药物的规定剂量所占的体积来选择最小的空胶囊，可根据经验试装后决定。常用方法是先测定待填充物料的堆密度，然后根据装填剂量计算该物料的体积，以确定应选胶囊的号数。

(3) 物料的处理与填充　如药物粒度能满足硬胶囊剂的填充要求，则可直接填充；若药粉流动性差，则需加一定的稀释剂、润滑剂等辅料以满足填充的要求。胶囊剂填充机可归为四种类型：图 4-40(a)由螺旋钻压进物料；图 4-40(b)用柱塞上下往复压进物料；图 4-40(c)是自由流入物料；图 4-40(d)在填充管内，先将药物压成单位量药粉块，再填充于胶囊中。从填充原理看，图 4-40(a)、(b)填充机对物料要求不高，只要物料不易分层即可；图 4-40(c)填充机要求物料具有良好的流动性，常常需要制粒；图 4-40(d)填充机适用于流动性差但混合均匀的物料，如针状结晶药物、易吸湿药物。

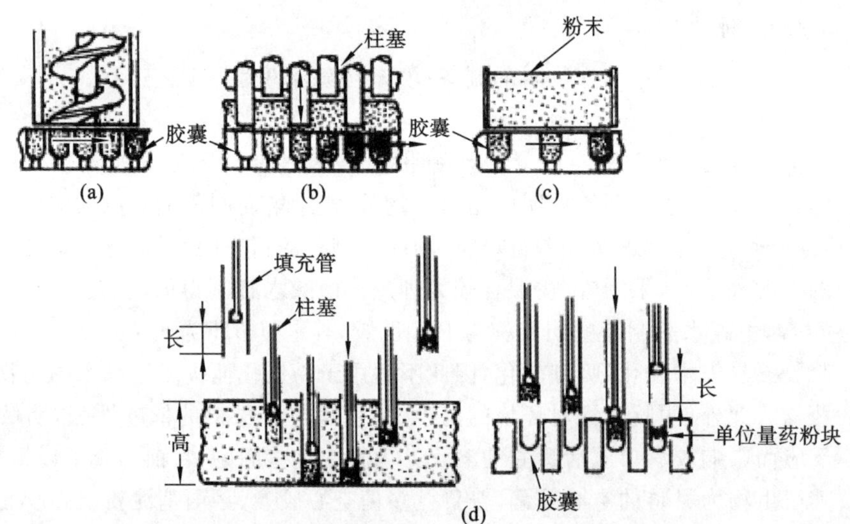

图 4-40　胶囊剂填充机的类型

(4) 套合囊帽　将物料装填于空胶囊后套合胶囊帽。目前多使用锁口式胶囊，其密闭性良好，不必封口；装填液体物料的硬胶囊须封口。封口材料常用不同浓度的明胶液，在囊体和囊帽套合处封上一条胶液，烘干，即得。常见的硬胶囊剂填充机结构如图 4-41 所示。

案例分析与讨论 4-3

速效感冒胶囊

【处方】　对乙酰氨基酚 300 g，维生素 C 100 g，胆汁粉 100 g，咖啡因 3 g，扑尔敏 3 g，10%淀粉浆适量，食用色素适量，制成硬胶囊 1000 粒。

【制备】　①取上述各药物分别粉碎，过 80 目筛。②将 10%淀粉浆分为 A、B、C 三份，A 加入少量食用胭脂红制成红糊，B 加入少量食用桔黄(最大用量为万分之一)制成黄糊，C 不加色素为白糊。③将对乙酰氨基酚分为三份，一份与扑尔敏混匀后加入红糊，一份与胆汁粉、维

NOTE

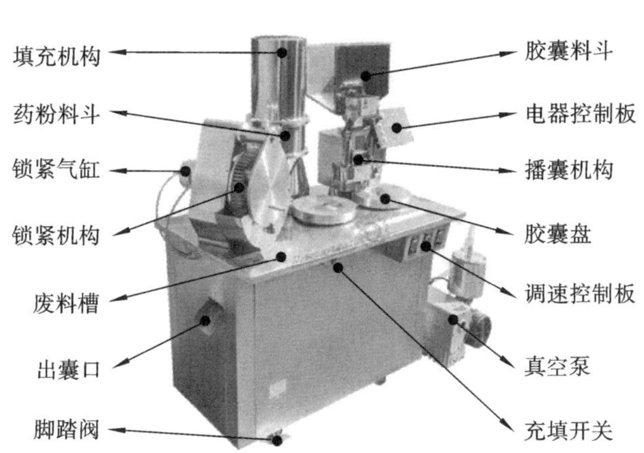

图 4-41 硬胶囊剂填充机

生素 C 混匀后加入黄糊，一份与咖啡因混匀后加入白糊，分别制成软材后，过 14 目筛制粒，于 70 ℃干燥至水分在 3%以下。④将上述三种颜色的颗粒混合均匀，装入胶囊，制成 1000 粒，即得。

【注解】 本品为复方制剂，所含成分的性质、数量各不相同，为防止混合不均匀和填充不均匀，采用适宜的制粒方法使制得颗粒的流动性良好，经混合均匀后再进行填充；另外，加入食用色素可使颗粒呈现不同的颜色，以便于直接观察混合的均匀度，若选用透明胶囊壳，还可使本品看上去比较美观。

问题：在本品制备过程中采用了哪些方法来保证物料混合和胶囊填充的均匀性？

（二）软胶囊剂的制备

软胶囊剂由软质囊材（囊壁）与内容物组成。

1. 囊壁 软胶囊的囊壁应具有可塑性与弹性，这是软胶囊剂成型的基础。囊壁主要由明胶、增塑剂、水三者构成，其重量比例通常是明胶：增塑剂：水＝1：(0.4～0.6)：1。增塑剂具有调节囊壁可塑性与弹性的作用，并能防止囊壁在贮存过程中损失水分，避免软胶囊剂硬化和崩解时间延长。根据需要，囊壁中还可加入其他成分，如色素、防腐剂、遮光剂及芳香剂等。

2. 内容物 由于囊壁以明胶为主，因此对内容物具有一定的要求：①含水量不应超过 5%；②避免含挥发性小分子有机化合物如乙醇、酮、酸及酯等，因其均能使囊壁软化或溶解；③不得采用醛类，因其可使明胶变性；④液态药物的 pH 以 2.5～7.5 为宜，否则易使明胶水解或变性，导致泄漏或影响崩解和溶出。

当药物为固体粉末时，常以植物油或 PEG400 作为分散介质制备成混悬液。为确保在装填软胶囊时药物分散均匀、剂量准确，混悬液中还应加入助悬剂。在油状介质中通常需加入 10%～30%的油蜡混合物（氢化植物油 1 份、蜂蜡 1 份、熔点为 33～38 ℃的短链植物油 4 份）作助悬剂。在 PEG400 等非油性介质中，可用 1%～15%的 PEG4000～6000 作为助悬剂。PEG400 对囊壳有硬化（脱水）作用，加入 5%～15%的甘油或丙二醇可改善这一问题。

软胶囊的常用形状为圆形或椭圆形，其包制体积为 5.5～7.8 mL。为便于成型，一般要求尽可能小一些。为了求得适宜的软胶囊剂大小，可用“基质吸附率（base adsorption）”计算。基质吸附率是指将 1 g 固体药物制成适宜的混悬液时所需液体基质的克数，即

$$基质吸附率＝基质重量/固体药物重量 \quad (4\text{-}32)$$

根据基质吸附率，称取基质与固体药物，混合均匀，测定其堆密度，便可决定制备一定剂量

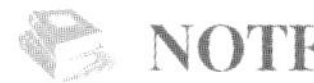
NOTE

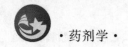

药物的混悬液所需模具的大小。固体药物粉末的形态、大小、密度和含水量等均会对基质吸附率有影响，从而影响软胶囊的大小。

3. 软胶囊的制备方法 软胶囊可用滴制法或压制法制备。

（1）滴制法 常用设备为具双层滴头的滴丸机（图 4-42），其结构和软胶囊生产过程示意图见图 4-43。囊壁（胶液）与药液分别在双层滴头的外层与内层以不同速度流出，使定量的胶液将定量的药液包裹后，滴入与胶液不相混溶的冷却液中，由于表面张力作用使之形成球形，并逐渐冷却、凝固成软胶囊。胶液和药液的温度、滴头大小、滴制速度、冷却液的种类与温度等因素均会影响软胶囊的质量。

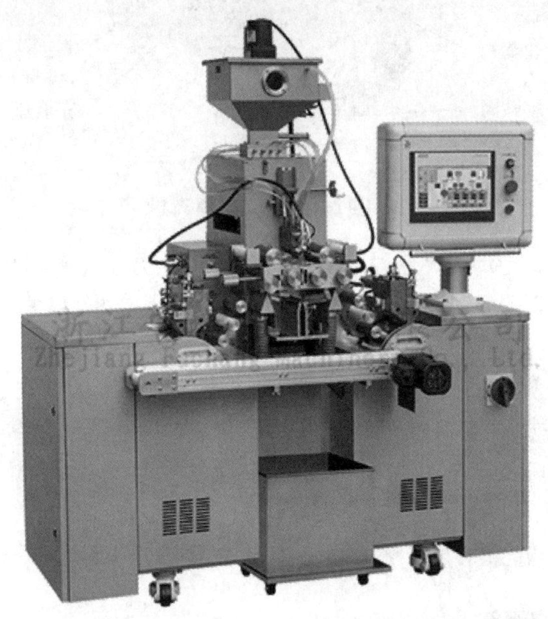

图 4-42 滴制法制备软胶囊的设备（滴丸机）

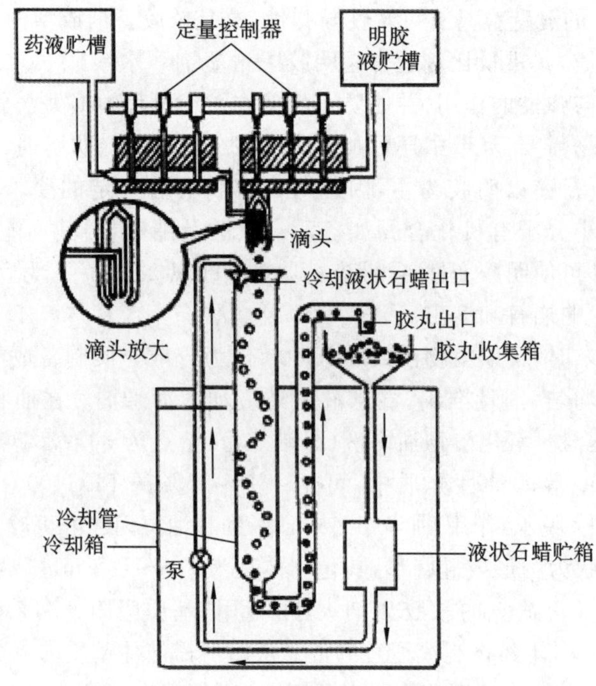

图 4-43 软胶囊（胶丸）滴制法生产过程示意图

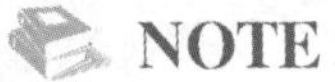

(2) 压制法　将囊壁(胶液)先制成薄厚均匀的胶带,再将药液置于两个胶带之间,用钢板模或旋转模压制成软胶囊的一种方法。目前生产上主要采用旋转模压法,其轧囊机及模压过程如图 4-44 和图 4-45 所示。

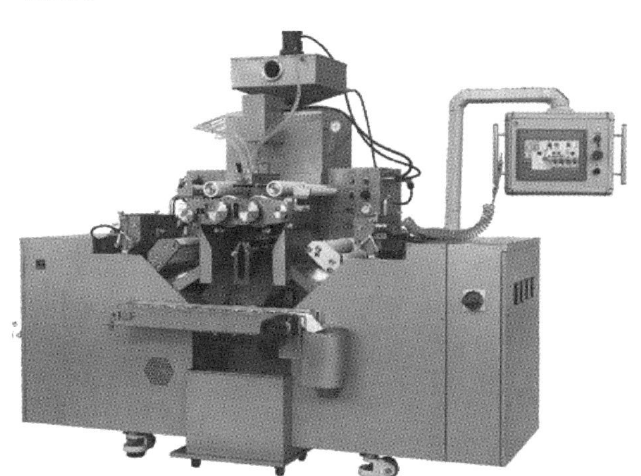

图 4-44　自动旋转轧囊机示意图

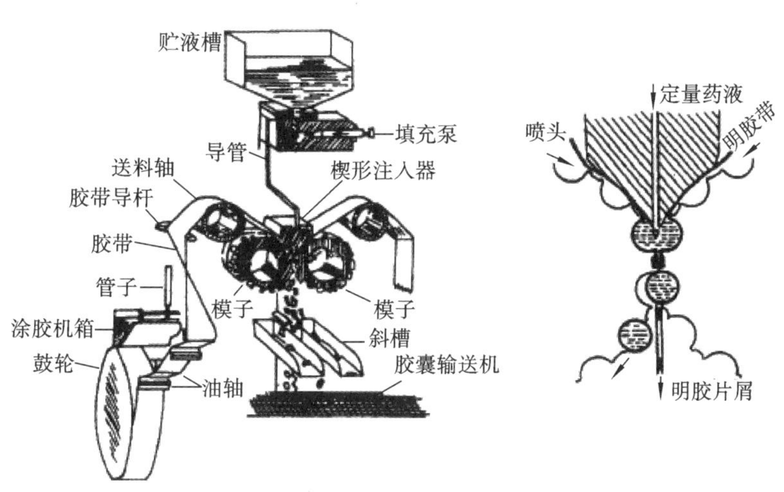

图 4-45　自动旋转轧囊机旋转模压示意图

模具的形状可为椭圆形、球形或其他形状。制备过程中,由涂胶机箱、鼓轮制出的两条胶带连续不断地向相反方向移动,在接近旋转模时,两胶带靠近,此时药液由填充泵经导管至楔形注入器,定量地注入胶带之间,并在向前转动时被压入模孔、轧压、包裹成型,剩余胶带即自动切断分离,最后于 21～24 ℃、相对湿度为 40%的条件下干燥胶丸。

(三) 肠溶胶囊剂的制备

肠溶胶囊剂的制备方法分两种:①使胶囊内部的填充物具有肠溶性,如将药物与辅料制成颗粒或小丸后用肠溶材料包衣,然后填充于胶囊而制成肠溶胶囊剂;②通过肠溶包衣法,使胶囊壳具有肠溶性质。常用的肠溶包衣材料有邻苯二甲酸醋酸纤维素(cellulose acetate phthalate,CAP),羟丙甲纤维素邻苯二甲酸酯(hydroxypropyl methylcellulose phthalate,HPMCP),醋酸羟丙甲纤维素琥珀酸酯(hydroxypropyl methylcellulose acetate succinate,HPMCAS),聚乙烯醇邻苯二甲酸酯(polyvinyl alcohol phthalate,PVAP),聚丙烯酸树脂Ⅰ、Ⅱ、Ⅲ号等。

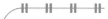

NOTE

三、胶囊剂的质量要求与质量检查

（一）胶囊剂的质量要求

根据2020年版《中国药典》四部通则0103，胶囊剂在生产与贮藏期间应符合下列有关规定：①胶囊剂的内容物不论是原料药物还是辅料，均不应造成囊壳的变质；②小剂量原料药物应用适宜的稀释剂稀释，并混合均匀；③硬胶囊可根据下列制剂技术制备不同形式内容物充填于空心胶囊中，如粉末、颗粒或小片等；④胶囊剂应整洁，不得有黏结、变形、渗漏或囊壳破裂等现象，并应无异臭；⑤胶囊剂的微生物限度应符合要求；⑥根据原料药物和制剂的特性，除来源于动、植物多组分且难以建立测定方法的胶囊剂外，溶出度、释放度、含量均匀度等应符合要求，必要时，内容物包衣的胶囊剂应检查残留溶剂；⑦除另有规定外，胶囊剂应密封贮存，其存放环境温度不高于30 ℃，湿度应适宜，防止受潮、发霉、变质。生物制品原液、半成品和成品的生产及质量控制应符合相关品种要求。

（二）胶囊剂的质量检查

1. 水分 中药硬胶囊应做水分检查。取供试品内容物，按照水分测定法（2020年版《中国药典》四部通则0832）测定，除另有规定外，不得超过9.0%。硬胶囊内容物为液体或半固体者不检查水分。

2. 装量差异 按照胶囊剂装量差异检查法检查，应符合规定。平均装量在0.30 g以下的胶囊剂的装量差异限度为±10%，0.30 g及0.30 g以上的装量差异限度为±7.5%（中药为±10%）。凡规定检查含量均匀度的胶囊剂，一般不再进行装量差异检查。

3. 崩解时限 对于硬胶囊或软胶囊，除另有规定外，取供试品6粒，按照崩解时限检查法（通则0921），硬胶囊应在30 min内全部崩解，软胶囊应在1 h内全部崩解。对于肠溶胶囊，参照对应的标准进行。凡规定检查溶出度或释放度的胶囊剂，可不进行崩解时限检查。

4. 微生物限度 以动物、植物、矿物质来源的非单体成分制成的胶囊剂，生物制品胶囊剂，按照非无菌产品微生物限度检查法（通则1105、1106和1107）检查，应符合规定。凡规定检查杂菌的生物制品胶囊剂，可不进行微生物限度检查。

四、胶囊剂的包装贮存

由胶囊剂的囊壁性质所决定，包装材料与贮存环境如湿度、温度和贮藏时间对胶囊剂的质量都有明显的影响。一般应选用密封性能良好的玻璃容器、透湿系数小的塑料容器和泡罩式包装，在低于25 ℃、相对湿度小于60%的干燥阴凉处密闭贮藏。

本章小结

固体制剂是以固体形态表现的各种剂型，如散剂、颗粒剂、胶囊剂和片剂。固体制剂的共同特点：①体内吸收过程类似。固体药物溶解后才能吸收，因此溶出度检查是研究固体制剂必须考虑的质量问题之一。②制备过程类似。所有固体制剂都要经过粉碎和过筛，以获得均匀微粉，这样不仅有利于药物的混合均匀，而且有利于提高药物的溶出。

本章介绍了散剂、颗粒剂和胶囊剂的概念、特点、制备工艺流程，并对制备中涉及的固体制剂单元操作分别进行了详述，还介绍了这些剂型的质量检查项目。粉体学在固体制剂的研究中具有重要的意义，本章还介绍了粉体学的基本概念、基本性质以及粉体性质的测定方法。本章所介绍的固体制剂基础理论（粉体学基础）和单元操作，几乎涵盖了固体制剂的制备过程（除压片在第五章介绍外）。

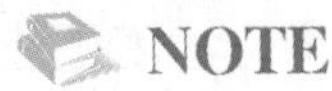

复习思考题

目标检测

推荐阅读文献

1. 简述固体制剂口服吸收过程。
2. 写出 Noyes-Whitney 方程，并通过该方程讨论药物溶出速率影响因素和增加溶出速率的方法。
3. 简述散剂的制备工艺流程。
4. 简述粉碎操作的目的及常用的粉碎设备。
5. 简述倍散的混合方法。
6. 简述颗粒剂的制备工艺流程。
7. 简述制粒的目的和湿法制粒的工艺流程。
8. 简述固体制剂各种单元操作及其影响因素。
9. 说明空气性质和物料中含水分性质对干燥的影响。
10. 简述粉体学性质对制剂处方设计的重要性。
11. 简述粉体粒径的不同测定方法及其适用范围。
12. 简述粉体密度的分类和测定方法。
13. 粉体的流动性可用哪些参数表征？
14. 简述粉体的流动性和充填性在固体制剂生产中的意义。
15. 为什么 CRH 为水溶性药物的特征参数，而水不溶性药物无 CRH？
16. 粉体的压缩过程分为哪四个阶段？压缩特性可通过哪三个性质来表示？
17. 简述胶囊剂的特点并说明哪些药物不适合制成胶囊剂。
18. 简述硬胶囊、软胶囊和肠溶胶囊的制备方法。

参考文献

[1] 崔福德. 药剂学[M]. 7 版. 北京：人民卫生出版社，2011.

[2] 方亮. 药剂学[M]. 8 版. 北京：人民卫生出版社，2016.

[3] 周四元，韩丽. 药剂学[M]. 北京：科学出版社，2017.

[4] 潘卫三. 药剂学[M]. 北京：化学工业出版社，2017.

[5] Allen L V，Popovich N G，Ansel H C. Ansel's pharmaceutical dosage forms and drug delivery systems[M]. 9th ed. New York：Lippincott Williams & Wilkins，2011.

（杨小云）

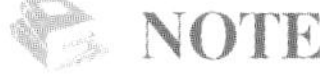

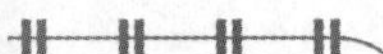

第五章 片 剂

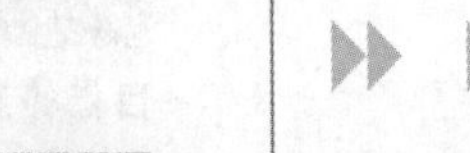

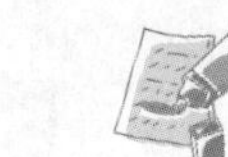

学习目标

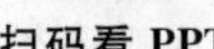

扫码看 PPT

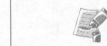

1. 掌握:片剂的定义和特点;片剂的分类和作用;片剂制备中常用的辅料及片剂制备方法;影响片剂成型的因素;片剂的质量要求及溶出度测定方法。

2. 熟悉:片剂制备中可能发生的问题及其解决办法;片剂包衣种类、材料和包衣方法。

3. 了解:压片机及其工作原理;片剂的包装和贮存;新型片剂及其辅料和制备方法与质量要求。

第一节 概 述

片剂是临床常用的固体药物剂型之一。片剂有不同的大小、形状和颜色,圆形片剂比较常见。近年来,随着片剂理论的深入研究,出现了很多新型片剂。

一、片剂的定义与特点

(一) 片剂的定义

片剂(tablet)是指原料药物或原料药物与适宜的辅料制成的圆形或异形的片状固体制剂。

(二) 片剂的特点

片剂的体积比散剂和颗粒剂小,片剂包衣后,还可以减少药物的吸湿性。另外,片剂还有如下优点:①剂量准确,服用方便;②物理和化学稳定性好;③便于携带、贮存和运输;④生产成本较低;⑤满足临床不同治疗需求,如舌下片、缓释片和阴道片等。口服片剂也存在一些缺点:①多数片剂口服后需经历崩解和溶出过程,起效慢;②昏迷患者、婴幼儿及老年患者不易吞服;③口服给药存在肝首过作用,影响药物的疗效。

二、片剂的分类

根据给药途径不同,片剂主要分为以下三种类型。

(一) 口服片剂

1. 普通压制片(compressed tablet) 也称素片,是指药物与辅料混合,压制而成的普通片剂,如维生素 B_2 片。

2. 多层片(multilayer tablet) 由两层或多层片构成的片剂。多层片中的每个片层,可含不同的药物,避免药物间的相互作用和保护药物的稳定性;或者制成缓释和速释组合的双层片;多层片的不同片层,通常选用不同的颜色。如雷公藤双层片,A 部分(缓释)为雷公藤醋酸

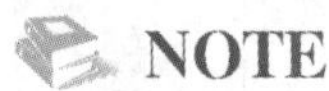

NOTE

乙酯提取物、聚乙二醇6000、聚丙烯酸树脂、糖粉；B部分（速释）为雷公藤醋酸乙酯提取物、淀粉；一层为棕色，另一层为棕黄色。维C银翘片（双层片）是薄膜衣片，除去薄膜衣后显灰褐色层与白色层。

3. 糖衣片(sugar-coated tablet) 在片剂表面包裹蔗糖以保护片芯或掩盖片芯气味或口味的片剂。市售中药糖衣片较常见，如牛黄解毒片（糖衣片）。

4. 薄膜衣片(film-coated tablet) 在片剂表面包覆一层高分子衣膜的片剂。根据包衣材料的特点，可制备在胃肠道不同部位吸收的普通薄膜衣片、缓控释薄膜衣片和肠溶衣片等。如炎可宁薄膜衣片、硝苯地平控释片（圆形双凸的坚硬玫瑰红色薄膜衣片）。

5. 肠溶片(enteric-coated tablet) 用肠溶性包衣材料进行包衣的片剂。肠溶片在胃中保持完整，在肠道内崩解或溶解。为防止原料药物在胃内分解失效、对胃的刺激或控制原料药物在肠道内定位释放，可对片剂包肠溶衣；为治疗结肠部位疾病等，可对片剂包结肠定位肠溶衣。除说明书标注可掰开服用外，一般不得掰开服用。如阿司匹林肠溶衣片。

6. 泡腾片(effervescent tablet) 含有碳酸氢钠和有机酸，遇水可产生气体而呈泡腾状的片剂。

7. 咀嚼片(chewable tablet) 在口腔中咀嚼后吞服的片剂。

8. 分散片(dispersible tablet) 在水中能迅速崩解并均匀分散的片剂。

9. 口崩片和口腔速溶片 口崩片(orally disintegrating tablet)是指在口腔内不需要用水即能迅速崩解或溶解的片剂，口腔速溶片是提高难溶性药物溶出速率的一种速释片剂。

10. 缓释片(sustained-release tablet) 在规定的释放介质中缓慢地非恒速释放药物的片剂，如茶碱缓释片、硝苯地平缓释片。

11. 控释片(controlled-release tablet) 在规定的释放介质中缓慢地恒速释放药物的片剂，如硫酸沙丁胺醇控释片。

（二）口腔用片剂

1. 口腔片 口腔片是指在口腔中缓慢溶解，经口腔黏膜吸收产生局部作用或全身作用的片剂，包括口腔贴片和含片。

(1) 口腔贴片(buccal tablet) 粘贴于口腔，经黏膜吸收后起局部作用或全身作用的片剂。如替硝唑口腔贴片、醋酸地塞米松口腔贴片（意可贴）和氨来呫诺口腔贴片等。醋酸地塞米松贴片为双层片，类白色层为含药层，黄色层为保护层，适用于治疗非感染性口腔黏膜溃疡；氨来呫诺口腔贴片（立克邦）为蓝色与类白色上下双层片，适用于治疗免疫系统正常的成人及12岁以上青少年的口腔溃疡。

(2) 含片(lozenge) 含于口腔中缓慢溶化产生局部作用或全身作用的片剂。含片中的原料药物一般是易溶性的，主要起局部消炎、杀菌、收敛、止痛或局部麻醉等作用，如银黄含片。

2. 舌下片(sublingual tablet) 置于舌下能迅速溶化，药物经舌下黏膜吸收发挥全身作用的片剂。舌下片中的原料药物应易于直接吸收，主要适用于急症的治疗。舌下片可避免药物的肝首过效应。如硝酸甘油舌下片，用于心血管疾病患者的急救。

（三）外用片剂

1. 阴道片(vaginal tablet)与阴道泡腾片 置于阴道内使用的片剂。阴道片和阴道泡腾片的形状应易置于阴道内，可借助器具将其送入阴道。阴道片在阴道内应易溶化、溶散或熔化、崩解并释放药物，主要起局部消炎杀菌作用，也可给予性激素类药物。具有局部刺激性的药物，不得制成阴道片。如克林霉素磷酸酯阴道片，为白色或类白色的异形片；苦参阴道泡腾片，为白色或类白色的椭圆形片。

2. 可溶片(soluble tablet) 临用前能溶解于水的非包衣片或薄膜包衣片剂。可溶片应溶

NOTE

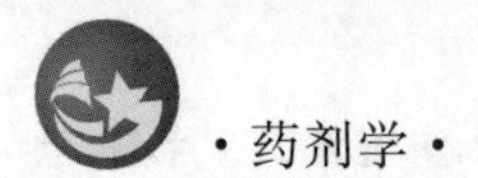

解于水中，溶液可呈轻微乳光，可供口服、外用、含漱等。如滴眼用利福平片，每片含利福平 5 mg、缓冲液 10 mL，适用于沙眼、结膜炎和角膜炎。

第二节　片剂的辅料

辅料(adjuvant)是片剂的重要组成部分。片剂的辅料主要包括稀释剂或填充剂、润湿剂、黏合剂、崩解剂、润滑剂、矫味剂和着色剂等。

片剂的辅料应具有以下特点：①安全性。无毒、无害和无不良反应。②稳定性。具有较高的化学稳定性，不与药物或其他辅料发生物理、化学反应。③独立性。不能影响药物的疗效和含量测定及溶出度检查。

一、稀释剂

稀释剂(diluent)又称填充剂(filler)，主要是增加片剂重量或体积(片剂重量一般不小于 100 mg，直径不小于 6 mm)，使片剂易于压制成型，且提高含量的均匀度。通常小剂量药物的片剂，需要添加稀释剂。片剂常用的稀释剂包括以下几种。

(一) 淀粉

淀粉(starch)价格便宜，性质稳定，可与大多数药物配伍，外观色泽好，具有黏附性。淀粉包括玉米淀粉、小麦淀粉、马铃薯淀粉等，其中玉米淀粉最常用。将淀粉部分或全部胶化可得预胶化淀粉(pregelatinized starch)，目前上市的品种是部分预胶化淀粉。

1. 玉米淀粉(corn starch)　白色或类白色粉末，无臭、无味，不溶于水或乙醇，含水量为 10%～14%，具有黏附性。价格便宜，外观色泽好，性质稳定，是固体制剂最常用的辅料，可与很多药物配伍，但其流动性和压缩成型性较差，一般与可压性较好的蔗糖粉和糊精等联合应用。

2. 预胶化淀粉　白色或类白色粉末，无臭、无味，在冷水中可溶 10%～20%，不溶于乙醇，有引湿性，在水中溶胀。预胶化淀粉是一种多功能辅料，流动性、可压性、润滑性和干黏合性均良好，并具有很好的崩解性，可用于粉末直接压片。

(二) 糊精

糊精(dextrin)是由部分水解的淀粉在干燥状态下经加热改性制得的，为白色或类白色的无定形粉末，无臭，味微甜。易溶于沸水，不溶于乙醇或乙醚。糊精有引湿性，聚集和结块趋势较强。片剂表面出现麻点或水印等，常由于糊精使用不当。糊精有时会造成片剂的崩解或溶出迟缓。因此，糊精通常与蔗糖粉和淀粉联合使用。

(三) 糖类

糖类作为稀释剂可以增加片剂的硬度和美观度，常与淀粉和糊精联合应用。但维生素 C 片用糖粉和淀粉为辅料会造成产品变色。常用的糖类有蔗糖、乳糖和糖醇类等。

1. 蔗糖(sucrose)　蔗糖为无色结晶或白色结晶性松散粉末，无臭，味甜。在水中极易溶解，在无水乙醇中几乎不溶。在室温和中等湿度条件下稳定，在 110～145 ℃ 高温或酸性条件下，转化为葡萄糖和果糖。蔗糖黏合力强，能增大片剂硬度，但吸湿性强，长期贮存会使片剂硬度过大，延缓崩解或溶出。

2. 乳糖(lactose)　乳糖为白色至类白色的结晶性颗粒或粉末，无臭，味微甜，甜度是蔗糖的 15%。易溶于水，不溶于乙醇。用乳糖作稀释剂压片，片面光洁美观。喷雾干燥制得的乳糖为球形，流动性和可压性良好，可供粉末直接压片。乳糖性质稳定，可与大多数药物配伍。

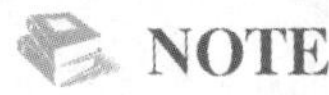

3. 糖醇类

(1) 甘露醇(mannitol) 甘露醇与山梨醇(sorbitol)互为同分异构体,为白色结晶性粉末,无臭,在水中易溶,在乙醇中微溶,有引湿性;有甜味,甜度约为蔗糖的一半;溶解时吸热,口感凉爽,常用于制备口腔速溶片和咀嚼片。甘露醇价格较高,常与蔗糖配合使用。

(2) 赤藓糖醇(erithritol) 赤藓糖醇甜度约为蔗糖的80%,溶解快,凉爽感强;口服后不产生热量;在口腔中溶解后不影响pH,有利于保护牙齿,是制备口崩片的优良辅料,但价格昂贵。

(四) 微晶纤维素

微晶纤维素(microcrystalline cellulose,MCC)为白色或类白色粉末或颗粒,无臭、无味;在水、乙醇、乙醚、稀硫酸或5%氢氧化钠溶液中几乎不溶;可压性好,结合力强;可用作粉末直接压片的"干黏合剂",还可用作崩解剂。片剂中含20%以上MCC时,崩解性能较好。

(五) 无机盐类

无机盐类包括硫酸钙、磷酸氢钙和碳酸钙等。其中二水硫酸钙较为常用,其性质稳定,无臭,无味,微溶于水,可与多种药物配伍,制成的片剂外观光洁,硬度和崩解度较好,不吸附药物,但要注意,硫酸钙会干扰四环素类药物的含量测定。磷酸氢钙二水合物可用于粉末直接压片。

二、润湿剂和黏合剂

润湿剂(moistening agent)和黏合剂(binder 或 adhesive),主要是在片剂制粒时加入的辅料,目的是增加片剂处方中粉末的黏合力,使能够制粒。

(一) 润湿剂

润湿剂本身无黏性,但可诱发物料产生黏性,常用蒸馏水和乙醇。

1. 蒸馏水(distilled water) 制备片剂首选的润湿剂。但用水作润湿剂制备的湿颗粒,干燥温度高,时间长。蒸馏水不适宜作水敏感药物的润湿剂。若片剂处方中水溶性成分较多,用水作润湿剂制粒,润湿不均匀,易结块,干颗粒发硬。

2. 乙醇(ethanol) 乙醇主要用作遇水易分解和遇水黏性过大药物的润湿剂。中药干浸膏的制粒,常用30%～70%的乙醇-水溶液,乙醇浓度增大,润湿后物料的黏性降低,通常根据物料性质和预实验结果,确定适宜的乙醇浓度。

(二) 黏合剂

黏合剂本身有黏性,且可以赋予无黏性或黏性不足物料黏性,使其易于聚集成颗粒。选择适宜的黏合剂浓度和用量,能够保证片剂的硬度,又不影响药物的释放。若水性黏合剂对药物产生影响,可选用非水性黏合剂或干黏合剂。常用的黏合剂如下。

1. 淀粉浆 淀粉在水中受热糊化得到淀粉浆。常用浓度(质量分数,W/W)为5%～25%。淀粉浆的制备方法包括冲浆和煮浆两种。冲浆法是将淀粉混悬于1～1.5倍的冷水中,然后按浓度要求加入一定量沸水,搅拌成半透明糊状。此法适宜少量淀粉浆的制备。煮浆法是将全量水和淀粉混合,隔层加热搅匀至沸,放冷。应避免直火加热造成焦化。淀粉浆黏性好,物美价廉,是片剂制粒首选的黏合剂,但不适宜遇水不稳定的药物。

2. 纤维素衍生物 主要有甲基纤维素(methylcellulose, MC)、羟丙甲纤维素(hypromellose 或 hydroxypropyl methylcellulose, HPMC)、羟丙纤维素(hydroxypropyl cellulose, HPC)、羧甲纤维素钠(carboxymethylcellulose sodium, CMC-Na)和乙基纤维素(ethylcellulose, EC)等。

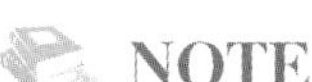

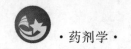

(1) MC　白色或类白色纤维状或颗粒状粉末，无臭，无味，不溶于热水及无水乙醇，在冷水中溶胀成澄清或微浑浊的胶状溶液。制备 MC 黏合剂的方法：将 MC 分散于热水中，再冷却，溶解；或用乙醇润湿后，再加入水中分散溶解，用量一般为 1%～5%。

(2) HPMC　白色或类白色纤维状或颗粒状粉末，无臭、无味，在冷水中溶胀成澄清或微浑浊的胶体溶液，不溶于热水，在无水乙醇、乙醚或丙酮中几乎不溶，但溶于醇水混合物。以水或乙醇溶液为溶剂，常用浓度(W/W)为 2%～10%。制备 HPMC 水溶液，通常先在 80～90 ℃热水中分散和水化，然后降温，搅拌使溶解。HPMC 既可作黏合剂，又可作凝胶骨架缓释片的辅料。根据分子量和黏度不同，HPMC 分为多种型号。通用名后的四位数字，表示取代基含量的型号，如 HPMC2208、2906 和 2910，前两位数字表示甲氧基的百分比，后两位表示羟丙基的百分比。此外，美国陶氏公司的型号有 K4M，K15M 和 K100M 等，日本信越公司的型号有 SH60、SH65 和 SH90 等。

(3) HPC　白色至类白色粉末或颗粒，无臭、无味，溶于冷水、乙醇或丙二醇，在热水中几乎不溶。在冷水中溶解成透明溶液，加热到 45～50 ℃形成凝胶状。以水或乙醇为溶剂，常用浓度(W/W)为 3%～5%。本品干燥后有引湿性。根据分子量不同，分为很多型号，如：日本 NISSO 公司 HPC 的型号有 HPC-SSL、HPC-SL、HPC-L、HPC-M 和 HPC-H 等，分子量依次增加，黏度依次增大。HPC 是优良黏合剂。高黏度的 HPC 还可用作缓释片的凝胶骨架材料。

(4) CMC-Na　白色至微黄色纤维状或颗粒状粉末，无臭、无味，不溶于乙醇。本品极具引湿性，通常含水量低于 10%或含水量不低于 20%时，易吸水结块，应注意防潮保存。制备 CMC-Na 的水溶液时，先在水中溶胀，再溶解。以水为溶剂，常用浓度(W/W)为 1%～6%。1%的水溶液黏度为 5～13000 mPa·s。常作可压性较差药物的黏合剂。

(5) EC　白色或类白色的颗粒或粉末，无臭。不溶于水，溶于乙醇等有机溶剂。乙基纤维素的乙醇溶液，可用于水敏感药物的黏合剂。以乙醇为溶剂，常用浓度(W/W)为 1%～3%。EC 黏性强，在胃肠液中不溶解，会阻滞药物的崩解和释放。

3. 聚维酮(povidone，PVP)　白色至乳白色粉末，无臭或稍有特臭，无味，在水、乙醇或甲醇中易溶。可根据药物的性质，选用水或乙醇作为 PVP 的溶剂，常用浓度(W/W)为 0.5%～25%。用 5%的 PVP-无水乙醇溶液制粒，压制泡腾片，可以避免酸-碱混合粉末制粒时发生化学反应。聚维酮是咀嚼片的优良黏合剂，也可用作粉末直接压片的干黏合剂。缺点是极具引湿性。根据分子量，PVP 分为 K30、K60、K90 等型号，最常用的是 PVP K30。

4. 明胶(gelatin)　微黄色至黄色，透明或半透明，微带光泽的薄片或颗粒状粉末，无臭、无味。不溶于乙醇，溶于酸碱。遇水膨胀变软，能吸收自身 5～10 倍的水量。热水中溶解，冷水中形成胶冻或凝胶，因此，制粒时，明胶溶液应保持较高的温度。以水为溶剂，常用浓度(W/W)为 2%～10%。明胶作黏合剂的缺点是制粒干燥后的颗粒较硬。一般用于不需要崩解或需要延长作用时间的口腔含片。

5. 聚乙二醇(polyethylene glycol，PEG)　根据分子量不同，有多种规格，作黏合剂的常用型号为 PEG4000 或 PEG6000，为白色蜡状固体薄片或颗粒状粉末，略有特臭。PEG 易溶于水和乙醇，以水或乙醇为溶剂，常用浓度(W/W)为 10%～50%。PEG 制粒后的干颗粒压缩成型性好，片剂硬度适宜，可用作大多数药物制粒的黏合剂，使片剂表面有光泽且平滑，不易损坏。

6. 其他　预胶化淀粉作黏合剂，以水为溶剂，湿法制粒时，常用浓度(W/W)为 5%～10%。蔗糖作黏合剂，以水为溶剂，湿法制粒时，常用浓度(W/W)为 50%～70%。海藻酸钠具有药物制剂辅料所需的稳定性、溶解性、黏性和安全性，可以在极其温和的条件下快速形成凝胶，因此，海藻酸钠溶液也可用作片剂黏合剂。

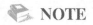

三、崩解剂

崩解剂(disintegrating agent)是使片剂在水中或胃肠液中碎裂成细小颗粒的辅料。缓(控)释片、舌下片、口含片和咀嚼片等,不添加崩解剂,其他片剂一般均需加入崩解剂。片剂崩解过程如图 5-1 所示。

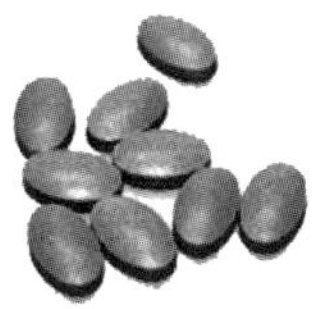 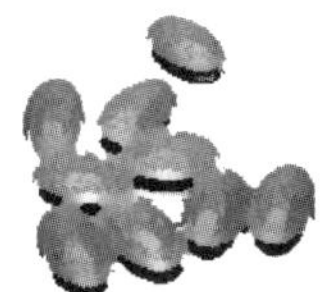 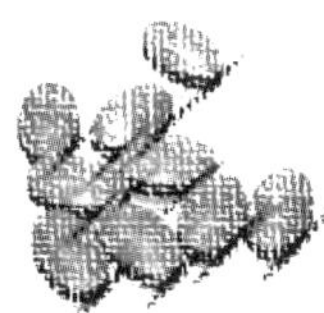 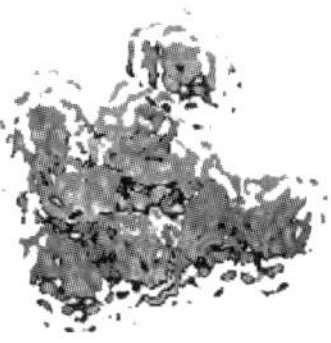

图 5-1 片剂崩解过程示意图

(一) 崩解剂的作用机制

崩解剂的主要作用是消除片剂中黏合剂和高度压缩产生的结合力,使片剂在水中瓦解。不同的崩解剂有不同的作用机制,崩解剂的作用机制有以下四种。

1. 毛细管作用 片剂中的崩解剂遇水会形成毛细管通道,当水与片剂接触后,水能沿着毛细管通道进入片剂内部,使整个片剂被水浸润而瓦解。

2. 膨胀作用 崩解剂的吸水膨胀性较强,能够瓦解片剂的结合力。一般用膨胀率描述崩解剂的体积膨胀能力,膨胀率大,崩解效果显著。膨胀率计算公式如下:

$$膨胀率=\frac{膨胀后体积-膨胀前体积}{膨胀前体积}\times 100\% \tag{5-1}$$

3. 润湿热 物料在水中产生溶解热,使片剂内部残存的空气产生膨胀,导致片剂崩解。

4. 产气作用 物料间遇水发生化学反应,产生气体,使片剂崩解,如泡腾片的崩解。

(二) 常用的崩解剂

1. 干淀粉 经典的崩解剂,在 100~105 ℃下干燥 1 h,含水量在 8%以下。干淀粉吸水性强,吸水膨胀率约为 186%。玉米淀粉和马铃薯淀粉作为崩解剂,常用量(*W/W*)为 5%~10%,为使片剂崩解更快,有时甚至可达到 20%。干淀粉可用作难溶性药物和粉末直接压片的崩解剂。若干淀粉用于水溶性药物的崩解剂,水溶性药物遇水溶解时可能会堵塞毛细管,使水分不易通过毛细管渗入片剂内部,阻碍片剂内部淀粉吸水膨胀。

2. 羧甲淀粉钠(sodium starch glycolate 或 sodium carboxymethyl starch,CMS-Na) 白色或类白色粉末,不溶于水或乙醇。吸水膨胀作用非常显著,吸水膨胀后体积是原体积的 300 倍。用量一般为 1%~8%。CMS-Na 是一种"超级崩解剂"。

3. 低取代羟丙纤维素(low-substituted hydroxypropyl cellulose,L-HPC) 白色或类白色粉末,无臭、无味,在水、乙醇、丙酮或乙醚中不溶,溶于 10%的 NaOH 溶液。吸水膨胀率为 500%~700%。用量一般为 2%~5%。根据粒径大小和取代度不同,有很多型号,其中,LH-11 型,粒径最大,可用作直接压片的崩解剂;LH-21 型,粒径适中,主要用作湿法制粒的崩解剂。L-HPC 也是一种"超级崩解剂"。

4. 交联羧甲纤维素钠(croscarmellose sodium,CCMC-Na) 白色或类白色粉末,在无水乙醇中不溶,在水中溶胀并形成混悬液,不溶于水,但吸水后膨胀为原体积的 4~8 倍,用量一般为 5%~10%。崩解作用好,是优良的崩解剂。与羧甲淀粉钠合用,崩解效果更好;与干淀粉合用则崩解作用下降。

5. 交联聚维酮(crospovidone 或 polyvinylpolypyrrolidone,PVPP) 白色或类白色粉末,不

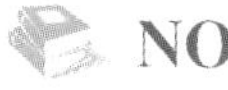

溶于水和乙醇，但在水中可迅速表现出高度的毛细管活性和优异的水化能力，几乎无凝胶倾向，吸水量能达到60%，可膨胀2.25～2.30倍，用量一般为0.5%～5%。PVPP也是一种“超级崩解剂”。

6. 泡腾崩解剂(effervescent disintegrant) 制备泡腾片时使用的特殊崩解剂。最常用的是碳酸氢钠和有机酸组成的混合物，二者遇水产生二氧化碳气体，使泡腾片在几分钟内迅速崩解。其中有机酸包括枸橼酸、酒石酸和富马酸等。泡腾片的酸-碱系统用量一般为3%～20%。泡腾片贮存时应避免受潮崩解剂失效。

7. 其他崩解剂 微晶纤维素、海藻酸和海藻酸钠是传统崩解剂，作崩解剂时的质量分数分别为5%～20%、5%～10%和2%～5%。

(三) 崩解剂的加入方法

片剂崩解剂的加入方法通常有以下三种。①外加法：制粒之后压片之前将崩解剂加入干颗粒中，片剂的崩解发生在颗粒之间。②内加法：制粒前或制粒过程中加入崩解剂，片剂的崩解发生在颗粒内部。③内外加法：一部分崩解剂在制粒前加入(内加)，一部分崩解剂在制粒之后加入(外加)，使片剂产生双重崩解作用，即片剂崩解发生在颗粒之间和颗粒内部。

崩解剂加入方式不同，片剂崩解和药物溶出速率会有差异，通常崩解速度由大到小顺序为外加法＞内外加法＞内加法，而溶出速率的顺序则是内外加法＞内加法＞外加法。一般外加法崩解后产生的颗粒，如进一步崩解和溶解速度慢，则药物溶出会受到影响，进而影响药物的吸收；内加法利于药物的溶出，但崩解是吸收的限速过程；内外加法，可以兼顾崩解和溶出，是比较理想的崩解剂加入方法。

四、润滑剂

广义的润滑剂(lubricating agent)是助流剂(glidant)、抗黏剂(antiadherent)和润滑剂(lubricant)三种辅料的总称。助流剂用于降低颗粒间的摩擦力，改善粉体流动性，帮助物料顺利进入压片机冲模，减少片重差异。抗黏剂防止压片时物料黏附于冲头和冲模表面，确保顺利压片和片面光洁；狭义的润滑剂是指用于降低物料与模壁间的摩擦力，保证压片和推片时压力分布均匀，使压片和推片顺利的片剂辅料。

(一) 润滑剂的作用机制

制备片剂时加入润滑剂，能改善粉末或颗粒的流动性，减少摩擦力，降低对冲头和冲模的磨损，避免黏冲，增加片剂表面的光洁与美观。润滑剂需要粒径小，表面积大。润滑剂可改善颗粒表面特性，其作用机制包括以下几点：①改善颗粒表面静电分布；②改善颗粒表面粗糙度，减小摩擦力；③改善气体的选择性吸附，减小颗粒间的范德华力。

(二) 常用的润滑剂

1. 微粉硅胶(aerosil) 白色粉末，有细腻感，比表面积大，常用量为0.1%～0.3%，是优良的助流剂和润滑剂，可作粉末直接压片的助流剂。

2. 硬脂酸镁(magnesium stearate) 白色无砂性的细粉，微有特臭，在水、乙醇或乙醚中不溶，与皮肤接触有滑腻感。比表面积大，易与颗粒混匀并附着于颗粒表面，减少颗粒与冲模间的摩擦力，为优良的润滑剂和抗黏剂，最常用，用量为0.1%～1%，用量大时，会产生片剂崩解或溶出迟缓现象。但镁离子可能影响某些药物的稳定性，比如与乙酰水杨酸反应生成乙酰水杨酸镁，因此在生产乙酰水杨酸片时，不应使用硬脂酸镁作润滑剂，而应选用影响较小的滑石粉或硬脂酸。

3. 滑石粉(talc) 白色或类白色、无砂性的微细粉末，在水、稀盐酸或8.5%的氢氧化钠溶液中均不溶，有滑腻感。比表面积大，可填满补平颗粒表面的凹陷，改善颗粒的流动性，是优良

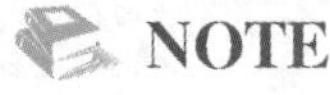

的助流剂和抗黏剂，常用量为0.1%～3%，最多不超过5%，用量过大时流动性反而变差。

4. 聚乙二醇 常用型号为PEG4000或PEG6000，水溶性好，不影响片剂崩解与溶出，润滑效果良好。

5. 月桂醇硫酸钠(镁) 白色或乳白色，有光滑感，有苦皂味，微有脂肪臭，在水中形成乳白色溶液，具有良好的抗静电和润滑作用，并可促进片剂崩解和药物溶出；又称十二烷基硫酸钠(镁)，是阴离子型表面活性剂。

五、片剂的其他辅料

含片、口腔贴片、咀嚼片、分散片、泡腾片和口崩片等，常加入矫味剂(flavorant)和着色剂(colorant)等。目的是矫正口味和改善外观，或使片剂更有特色。

(一) 矫味剂

矫味剂包括香精、甜菊苷和阿斯巴甜等。香精的加入方法是将香精溶于乙醇中，喷洒在干颗粒上；微囊化固体香精可直接加至干颗粒中压片。

(二) 着色剂

着色剂(色素)必须是药用级，用量不大于0.05%，应避免选用的色素与药物反应及干燥过程中颜色的迁移。

第三节 片剂的制备

片剂的制备是将粉末或颗粒状物料，加入模具中，用压片机压制成片状固体的过程。要获得片面光洁、硬度适宜和片重差异小的片剂，物料的特性是关键，通常要求物料具备以下三大特性：①流动性好，保证物料顺利流出并充填于冲模内，减小片重差异；②压缩成型性好，防止裂片、松片，获得致密而有一定强度的片剂；③润滑性好，避免黏冲，获得光滑洁净美观的片剂。制备片剂，首先应根据药物的理化性质、用药患者的年龄、性别、状态及用药后可能影响药物疗效的剂型因素和生物因素，初步确定片剂的制备方法，进一步筛选优化片剂制备所需辅料的种类与用量。

片剂的制备方法包括两大类共四种：第一类是制粒压片法，包括湿法制粒压片和干法制粒压片；第二类是直接压片法，包括粉末直接压片和半干式颗粒压片。

一、片剂的制备方法

(一) 制粒压片法

粉末制粒是改善物料流动性和压缩成型性的有效方法之一，因此，制粒压片是最经典和最常用的片剂制备方法。制粒压片法包括湿法制粒压片和干法制粒压片。

1. 湿法制粒压片 将物料经湿法制粒(wet granulation)，干燥后进行压片的片剂制备工艺。湿法制粒压片整粒前的工艺与颗粒剂的制备方法相同，但质量要求不同，颗粒剂要求制得的颗粒应符合最终产品的质量要求，而片剂制备时制粒只是中间过程，要求制得的颗粒具有良好的流动性和压缩成型性。

湿法制粒压片工艺的优点：①片剂耐磨性强；②颗粒具有良好的压缩成型性；③粒度均匀、流动性好，片重差异较小；④防止粉尘飞扬和黏附于器壁；⑤防止各成分分离。其缺点是不适宜热敏性、湿敏性和极易溶解的物料。

湿法制粒压片的步骤如下：①称量和混合；②制湿颗粒；③干燥；④过筛整粒；⑤加润滑剂

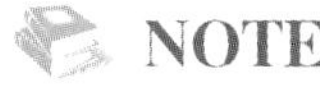

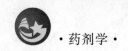

并混匀；⑥压片成型。湿法制粒压片的工艺流程如图 5-2 所示。

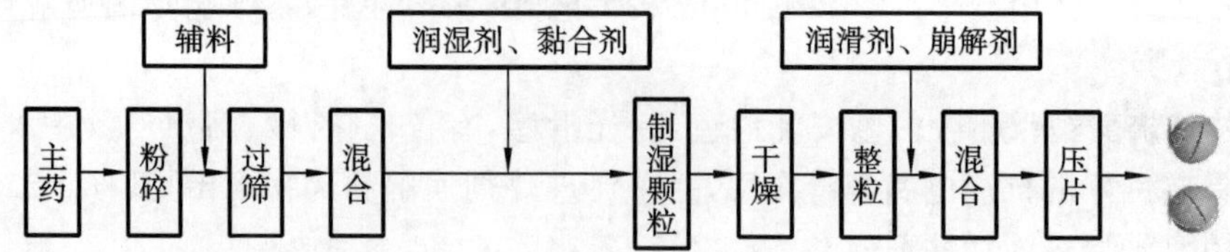

图 5-2　湿法制粒压片工艺流程图

湿法制粒压片，若制得的颗粒过湿，片剂硬度大；颗粒过干，则易松片。若细粉过多，表明黏合剂过少，会造成松片；制颗粒时黏合剂用量过多，颗粒呈条状，制备的片剂太硬。整粒主要是使压片时颗粒的流动性好，可以尽快完全填充冲模。颗粒过筛后宜细而圆整。通常选用 12～20 号筛网整粒。颗粒的具体大小可根据压片时使用的冲头选择，一般片剂越小，颗粒粒径也越小。若颗粒大，则颗粒间空隙大，颗粒间空气排出不好，压片后的片重不均匀。整粒后，通过筛网将润滑剂撒在整粒后的颗粒上，混匀，压片。

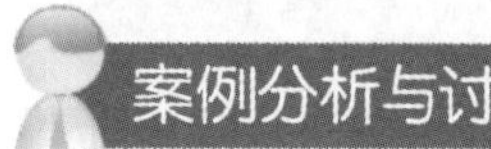

盐酸吡格列酮片

【处方】 盐酸吡格列酮，乳糖，玉米淀粉，微晶纤维素，聚维酮 K30，交联聚维酮，硬脂酸镁。

【制备】 采用湿法制粒压片制备。原料药和硬脂酸镁分别过 60 目筛，其余辅料分别过 80 目筛。称取适量的聚维酮 K30，加入适量纯化水，配成 5%聚维酮(PVP K30)水溶液，备用。将盐酸吡格列酮、乳糖、玉米淀粉、微晶纤维素加入湿法混合制粒机的料锅中，设定搅拌转速(80 r/min)和切刀转速(800 r/min)后，开机混合 5 min，然后将搅拌转速改为 100 r/min、切刀转速改为 1000 r/min，加入黏合剂制软材及湿颗粒，加完后继续搅拌、切割 2 min，下料，用 18 目筛整湿颗粒。湿颗粒在热风循环烘箱中控制进风温度在(60±5) ℃进行干燥，测得水分在 3.0%～5.0%时下料，并用 16 目筛整干颗粒。将制得的干颗粒置于总混机料斗中，加入交联聚维酮、硬脂酸镁进行总混。取经检验合格的颗粒，按照所测得的含量计算片重后进行压片(平均片重为 0.136 g 左右)，控制硬度为 3.0～5.0 kg。

【注解】 盐酸吡格列酮为主药，属噻唑烷二酮类口服抗糖尿病药；聚维酮 K30 为黏合剂，配成 5%聚维酮(PVP K30)水溶液使用；乳糖、玉米淀粉和微晶纤维素为稀释剂(填充剂)；交联聚维酮为崩解剂；硬脂酸镁为润滑剂。

问题：请写出湿法制粒压片的工艺流程。本品处方中各成分分别起什么作用？

2. 干法制粒压片　将物料干法制粒(dry granulation)后进行压片的制备工艺。主要用于遇水不稳定药物片剂的制备。干法制粒时需添加干黏合剂，以保证片剂的硬度和脆碎度合格。常用的干黏合剂有甲基纤维素、羟丙甲纤维素和微晶纤维素等。

干法制粒压片，首先将药物和辅料粉末在重压下压成大片，或使用粉末压缩机将粉末压成硬条；然后将大片或硬条粉碎成颗粒；整粒；加润滑剂和崩解剂，压片。干法制粒的工艺流程如图 5-3 所示。

（二）直接压片法

直接压片法(direct compression)包括粉末直接压片和半干式颗粒压片。

1. 粉末直接压片　不经过制粒过程，直接将药物和所有辅料混匀压片的方法。有些药物本身具有很好的流动性和黏合力，不需要制粒，可以直接压片；有些药物虽然不具备良好的流动性和黏合力，但加入可供直接压片的稀释剂、黏合剂、崩解剂和润滑剂等辅料后，也可以不经

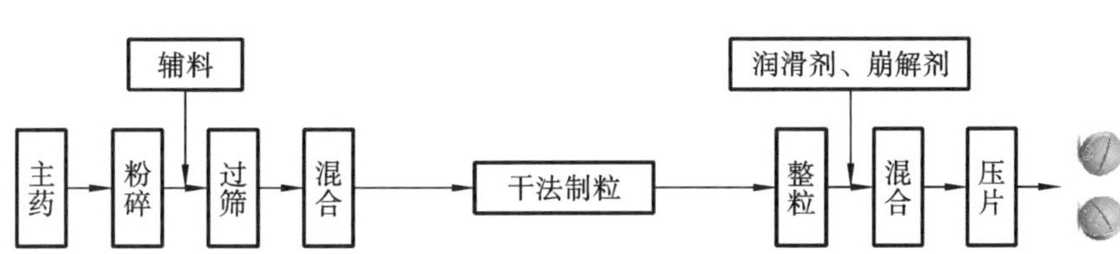

图 5-3 干法制粒压片工艺流程图

制粒过程，直接压片。粉末直接压片的工艺流程如图 5-4 所示。

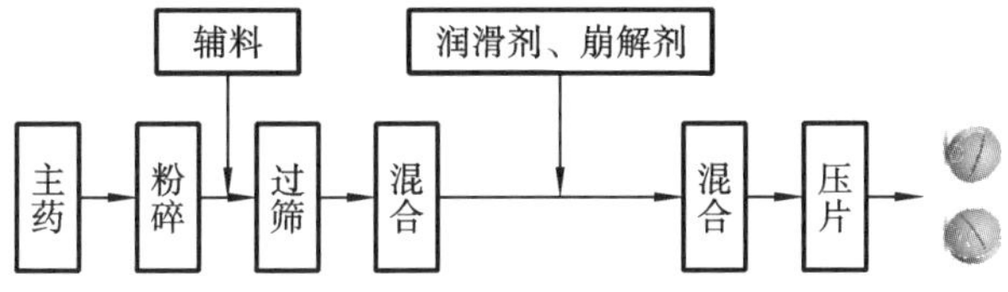

图 5-4 粉末直接压片工艺流程图

微晶纤维素、喷雾干燥乳糖和预胶化淀粉等，可作粉末直接压片的稀释剂；聚维酮 K30 可作粉末直接压片的干黏合剂；L-HPC、PVPP、CCMC-Na 和干淀粉等，可作粉末直接压片的崩解剂；微粉硅胶（aerosil）可作粉末直接压片的润滑剂和助流剂。

粉末直接压片工艺简单，节省能源，特别适合遇湿和遇热不稳定的药物。但粉末直接压片也存在粉末流动性差、片重差异大和易裂片等缺点。近年来，可用于粉末直接压片的辅料品种规格不断增多，以及高效旋转式压片机的问世，使粉末直接压片的片剂品种逐年上升，有些国家已达 60%以上。

2. 半干式颗粒压片 药物粉末与预先制备好的空白辅料颗粒混合后压片的方法。该法适用于对湿和热敏感，压缩成型性差的药物压片。其缺点是空白颗粒与药物粉末粒度存在差异，不易混匀，容易分层。半干式颗粒压片的工艺流程如图 5-5 所示。

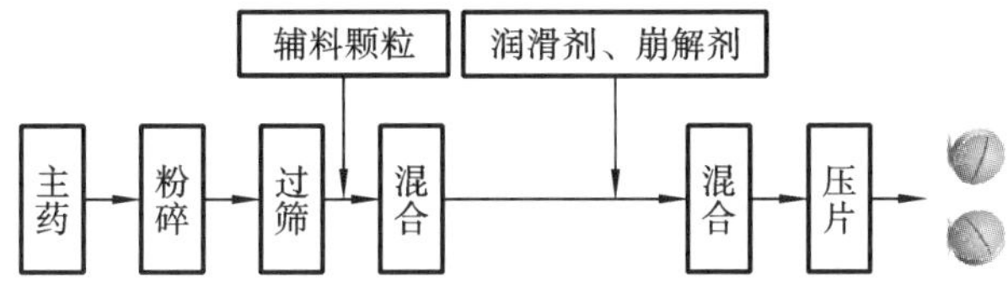

图 5-5 半干式颗粒压片工艺流程图

二、压片

压片是片剂制备关键的一步，压片前要计算片重，片重指药物和所有辅料的总重量，为保证每片片剂中药物的剂量，压片前需要检测颗粒中的药物含量，并计算相应的片重，片重的计算方法如下：①根据颗粒中主药的含量计算片重，见式（5-2）；②根据干颗粒总重量计算片重，见式（5-3）。

$$片重=\frac{每片含主药量（标示量）}{颗粒中主药含量（实测值）} \tag{5-2}$$

$$片重=\frac{干颗粒重量+压片前加入的辅料重量}{预定的压片数} \tag{5-3}$$

三、压片机

片剂通常是使用压片机压制而成的。压片机的种类较多，但压片机的工作原理基本一致，都是填料、移动上下冲、加压和出片。

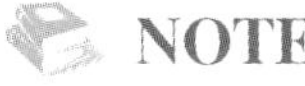

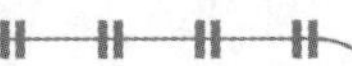

(一) 压片机类型

压片机主要分为单冲压片机和旋转式压片机,压片机的种类如图 5-6 所示。

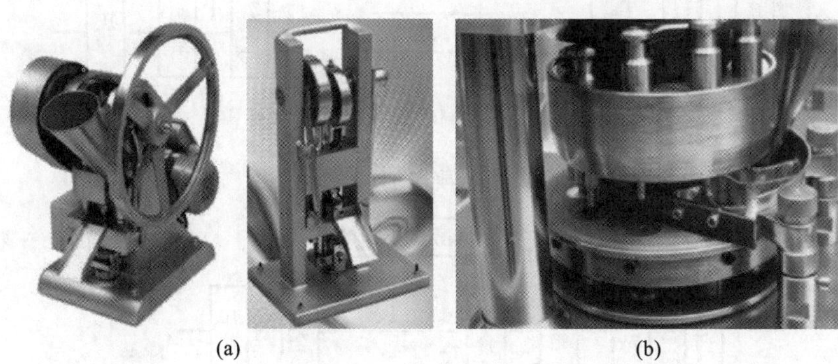

图 5-6 压片机

(a) 单冲压片机;(b) 旋转式压片机

1. 单冲压片机 单冲压片机在机械压片过程中,每次只压一片,效率较低。单冲压片机由三个部分组成:①加料器,包括加料斗和饲粉器;②压缩部件,包括上下冲和模圈;③各种调节器,包括片重调节器、推片调节器和压力调节器。片重调节器连在下冲杆上,通过调节下冲在模圈中下降的深度,达到调整模孔容积的目的,以此控制片重;推片调节器连在下冲杆上,通过调节下冲推片时抬起的高度,使其与模圈的上缘恰好相平,由下冲推上的片剂被饲粉器推开;压力调节器连在上冲杆上,用以调节上冲下降的高度,从而调节上下冲间的距离。上下冲间的距离越大,压力越小;距离越小,则压力越大。

2. 旋转式压片机 有多个冲头和冲模,压片时机器绕轴旋转,生产效率高;且上下冲同时加压,片剂内部压力分布均匀,片剂质量更可靠;饲粉方式合理,片重差异小。但由于压片机高速旋转,压缩后的原料有时可能没有足够的时间黏合,会增加裂片数量。

旋转式压片机的主要部件包括机台、压轮、片重调节器、压力调节器、加料斗、饲粉器、吸尘器和保护装置等。机台分三层:①上层,有若干上冲;②中层,对应上层的位置有模圈,中层的固定位置上还装有刮粉器;③下层,对应上层的位置有下冲,片重调节器装于下冲轨道,在刮粉器对应的位置上,用以调节下冲经过刮粉器时的高度,达到调整模孔容积目的,以此控制片重。上冲和下冲各自随机台转动沿固定轨道有规律地上下运动,对模孔中的物料施压。用上下移动压轮位置来调节压缩力。

(二) 压片机的工作原理

压片机的压片过程如图 5-7 所示。压片机下冲冲头部位由中模孔下端伸入中模孔中,封住中模孔的底(A),利用加料器向中模孔中填充物料粉末或干颗粒(B),上冲的冲头部位自中模孔上端落入中模孔(C),并下行一定行程,将物料压制成片(D),上冲提升出孔(E),下冲上升将药片顶出中模孔(F),完成一次压片过程。然后下冲降到原位,准备下一次物料填充。

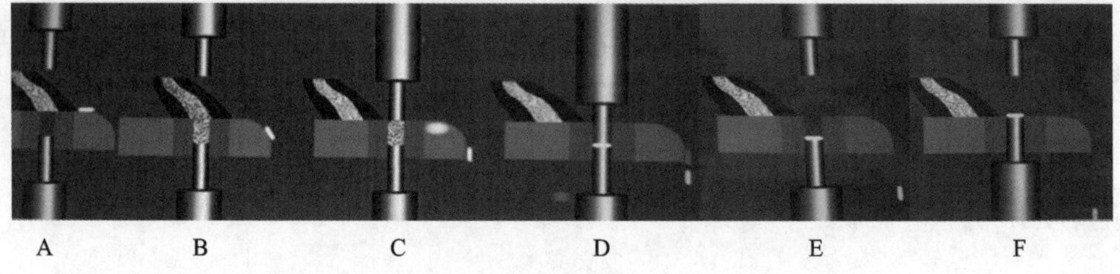

图 5-7 模拟压片过程示意图(从 A 到 F)

NOTE

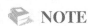

随着压片机和压片技术的进步，各种异形片剂开始进入人们的视野。有些药物的片剂压制出痕迹，满足患者分出部分药物使用的需求，但没有划痕的药物片剂，是不允许分开使用的，主要是防止药物的特殊设计被破坏。各种不同大小的冲模如图 5-8 和图 5-9 所示。

41～100 mm

6～40 mm

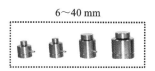

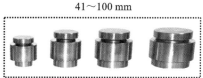

图 5-8　不同大小的片剂冲模

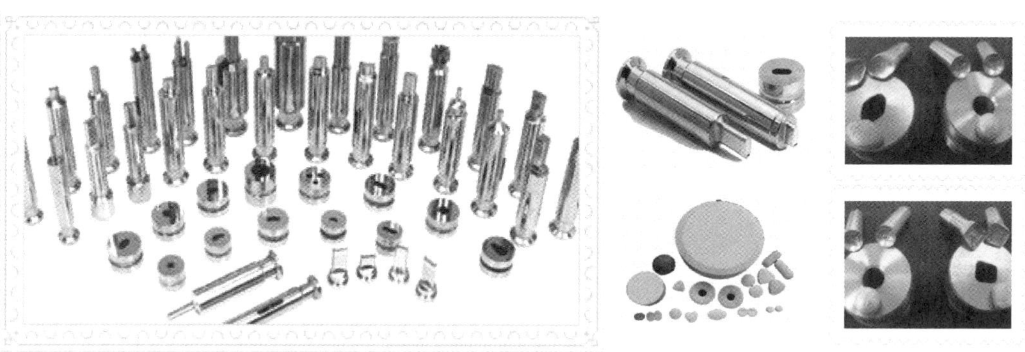

图 5-9　不同形状的片剂冲模及片剂

四、影响片剂成型的因素

1. 物料的压缩特性　多数药物受到外界压力时，在体积减小的同时产生塑性变形和弹性变形（即黏弹性），塑性变形产生结合力，而弹性变形不产生结合力，因此，物料的塑性变形是物料压缩成型的必要条件，若药物的压缩成型性不佳，可通过辅料调整。

2. 药物的熔点及结晶形态　药物熔点低，利于"固体桥"的形成，但熔点过低，压片时容易黏冲。立方晶系的结晶，对称性好，易压缩成型；鳞片状或针状结晶，易形成层状排列，压缩后的片剂容易裂片；树枝状纤维，易发生变形，而且相互镶接，易成型，但存在流动性差的缺点。

3. 黏合剂和润滑剂　黏合剂可以增强颗粒间的结合力，但用量过大，易造成黏冲或影响片剂崩解和药物溶出。润滑剂通常具有疏水性，且黏性较差，因此，润滑剂会减小颗粒间的结合力，降低片剂的润湿性，用量小时，影响不大。

4. 水分　压片时，水分的存在会使颗粒易于变形并结合成型，但水分同时也能溶解水溶性成分，使物料因失水析出结晶而在相邻颗粒间架起"固体桥"，增大片剂硬度。水分过多，也易黏冲。

5. 压力　压片时，压力越大，颗粒间距离越近，结合力越强，压片硬度也越大，但压力过大时，可能会破坏结合力而使硬度下降，甚至出现裂片。

五、片剂制备中常见的问题及分析

1. 裂片　片剂从冲模中推出，有时会发生裂片现象，如果裂片发生在片剂的顶部，称为顶裂；裂片发生在中间，称为腰裂。片剂裂片如图 5-10 所示。

片剂裂片发生的原因主要包括以下几个方面：①压片前整粒时，颗粒中产生过多细粉，会使片剂变软且易裂片；②冲头不干净或不光滑，片剂也会产生裂片；③压片时压力过大，会破坏颗粒间结合力，使片剂硬度下降，甚至裂片；④直接压片法制备片剂时，常会有空气被压入片剂

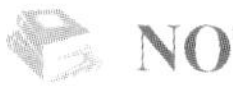

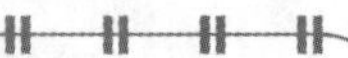

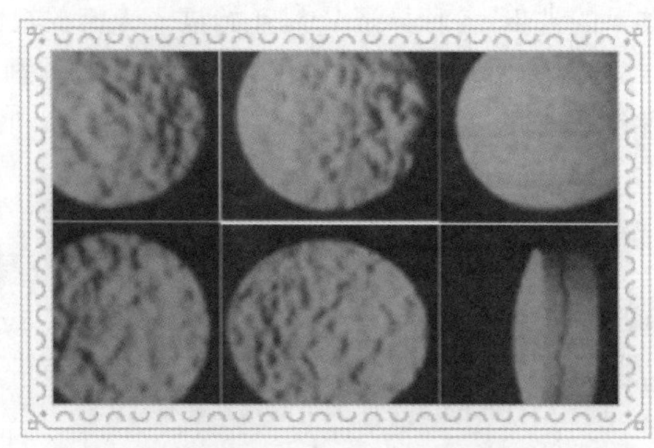

图 5-10　片剂裂片示意图

中,当压力去除后,片剂出现膨胀,易产生裂片、松片和顶裂现象;⑤物料的塑性差,结合力弱;⑥有些片剂长期贮存或贮存不当,也会出现裂片等现象。

2. 松片　由于片剂硬度不够,对片剂稍加触动即散碎的现象。产生松片的主要原因是黏合力差,压缩压力不足。

3. 黏冲　压片时,物料黏到冲头上或冲模中,造成片剂表面粗糙不平或有凹痕的现象。黏冲的原因:①颗粒不够干燥和物料吸湿;②润滑剂选择不当或用量不足;③冲头表面锈蚀、粗糙不光滑或有刻痕等。

4. 片重差异超限　一般物料的流动性差、细粉过多或颗粒大小悬殊,刮粉器与膜孔的吻合性差等,均可引起片重差异超限。

5. 崩解迟缓　片剂的崩解时限超过了药典规定的时间,称为崩解迟缓。主要原因:①压片时压缩力过大,片剂内部空隙太小,影响水分渗入;②片剂中可溶性成分先溶解,堵住了毛细孔道,影响水分渗入;③强塑性物料或黏合剂使片剂的结合力过强;④崩解剂的吸水膨胀能力差或对结合力的瓦解能力差。

6. 溶出超限　片剂不崩解、颗粒过硬和药物的溶解度差等,都会使片剂溶出超限。

7. 含量不均匀　片剂制备时物料混合不均匀,可溶性成分在干燥时表面迁移,或片重差异超限等,都可能引起药物含量不均匀。

第四节　片剂的包衣

一、概述

包衣(coating)是指片剂(片芯或素片)、微丸或颗粒的表面均匀包上衣膜的技术。片剂包衣的目的:①防潮、避光和隔绝空气,提高药物稳定性;②掩盖药物的苦味和不良气味,增加患者的顺应性;③改善片剂的外观,提高美观度;④采用不同颜色包衣,增加患者对不同药物片剂的识别能力;⑤控制药物在胃肠道的释放部位和速度,如肠溶片、结肠定位片和缓控释片等;⑥防止药物的配伍变化,如将两种药物分别制粒,先包衣,再压片,避免两种药物直接接触发生配伍变化。

二、包衣方法与设备

包衣方法主要分为锅包衣法、流化包衣法(也称沸腾包衣法)、转动包衣法和压制包衣法(也称干法包衣),与之相对应,包衣设备或装置主要分为锅包衣装置、流化床包衣装置、转动包

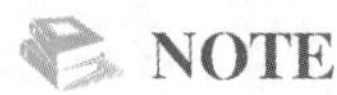

衣装置和压制包衣装置四大类，部分包衣装置见图 5-11 至图 5-14。

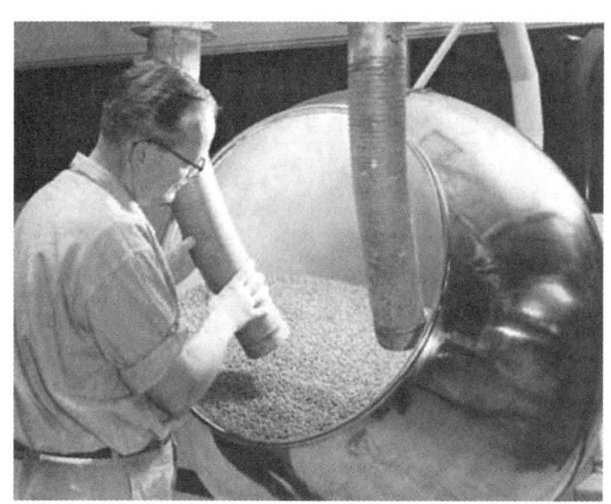

图 5-11 倾斜片剂包衣锅
（具有吹热空气和抽气功能）

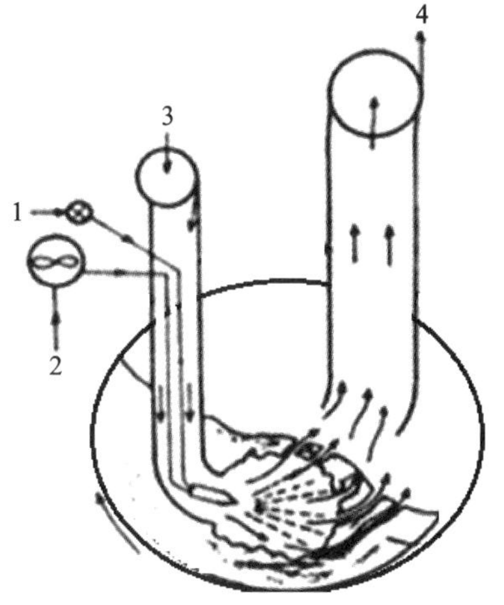

图 5-12 埋管包衣锅
1.溶液入口；2.压缩空气入口；
3.热空气入口；4.出口

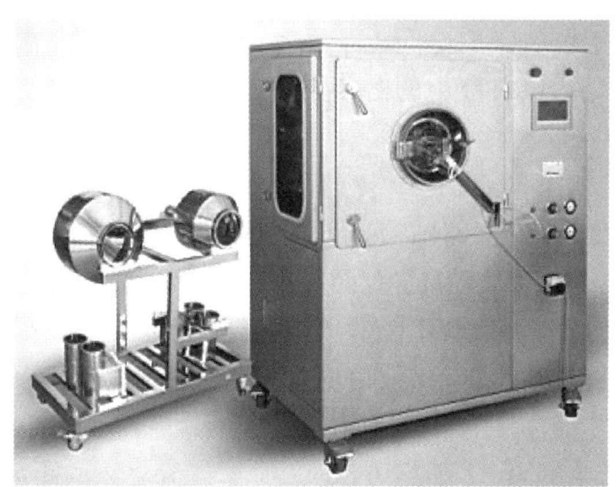

图 5-13 一体式高效包衣机

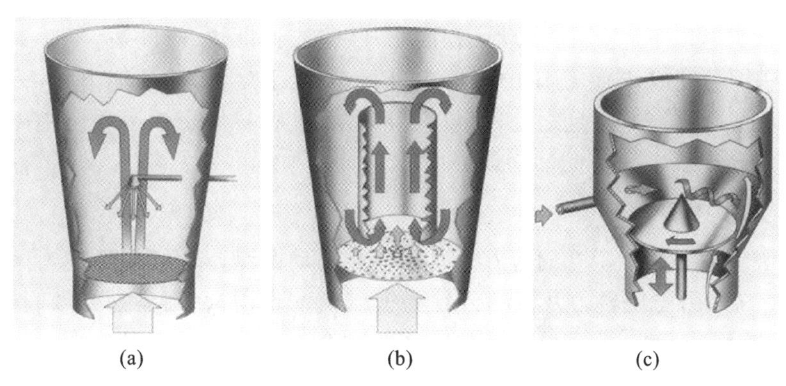

图 5-14 流化床包衣装置
(a) 顶喷；(b) 底喷；(c)侧喷

（一）锅包衣装置

1. 倾斜片剂包衣锅和埋管包衣锅 倾斜片剂包衣锅是传统的片剂包衣装置。其工作原理是素片在包衣锅内随锅的转动方向滚动，上升到一定高度后在重力作用下沿锅的斜面滚落

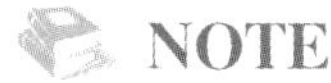

下来，将包衣液喷洒在物料层表面，通过反复、均匀而有效的翻转，使包衣液均匀涂于片剂表面，经过反复喷洒和干燥，获得包衣片剂。

倾斜包衣锅内空气流通性差，空气交换效率低，包衣液干燥慢。其改良的方法是在物料层内插入喷头和空气入口，成为埋管包衣锅。埋管包衣锅使包衣液的喷雾在物料层内进行，热气通过物料层，既防止喷液的飞扬，又能加快物料的运动速度和干燥速度。

2. 高效水平包衣锅 为改正传统倾斜包衣锅干燥能力差的缺点而开发了高效水平包衣锅，目前已成为片剂包衣装置的主流。

高效水平包衣锅为短圆柱形并沿水平轴旋转，四周为多孔壁，热风由上方引入，由锅底部的排风装置排出，具有密闭、防爆、防尘、热交换效率高等特点，可用于糖包衣和薄膜包衣。加入锅内的物料（片芯）随转筒滚动，被带动上升到一定高度后受重力作用在物料层上边旋转边滑下，锅壁上安装有带动物料向上运动的挡板，喷雾器安装于物料层斜面上部，向物料层表面喷洒包衣溶液，干燥空气从空气入口进入，透过物料层从锅的夹层排出。

高效水平包衣锅的优点：①空气透过物料层，干燥速度快、不易粘连，包衣效果好；②粒子运动比较稳定，适合易磨损和脆弱的粒子；③装置可密闭，卫生、安全。

（二）流化床包衣装置

流化床包衣原理与流化床制粒相类似，将片芯置于流化床中，通入气流，借上升的空气流使片剂、微丸等物料悬浮于包衣室的空间上下翻动处于流化（沸腾）状态时，将包衣液雾化喷入流化床中流化状态的片芯上，包衣液中的溶剂在热空气的作用下挥发除去，从而使片芯的表面黏附一层包衣材料。

根据包衣液的喷入方式不同，流化床装置可分为底喷式、顶喷式和侧喷式三种。①底喷式：喷雾装置设在流化床底部，并配有圆筒，形成高强度的喷雾区。固体粉末、小丸、小球、颗粒或片剂在底部进入的气流作用下，上下左右翻转，包衣液也从底部喷雾进入，包裹在翻转的固体上。②顶喷式：喷雾装置设在流化床上部，包衣液向下喷洒在底部气流作用下翻转的固体上。③侧喷式：在底部设有转动盘，包衣液由底部以切线方向喷入，特点是物料运动较激烈，不易粘连，较适合比表面积大的小颗粒甚至粉末进行包衣。

流化床包衣的主要影响因素：①喷雾方法；②喷嘴与流化床的距离；③喷雾的雾滴大小、喷雾速度、喷雾压力和流化空气体积；④干燥的方法和时间及生产过程中房间的湿度和空气温度等。

流化床包衣具有以下优点：①自动化程度高；②包衣速度快、时间短、工序少，包薄膜衣一般只需 1 h 左右即可完成；③在密闭的容器中进行，安全卫生；④防潮能力强，对崩解影响小。但这种包衣方法也存在一些不足之处，即包衣层太薄，且物料做悬浮运动使碰撞剧烈，因此要求片芯有较高的硬度。

（三）转动包衣装置

转动包衣装置主要用于微丸的包衣。其原理与转动圆盘制粒机相类似，将物料加于旋转圆盘上，物料受离心力与旋转力及圆盘外缘上升气流的作用，在圆盘上方做圆周旋转上升运动，形成麻绳样旋涡状环流；喷雾装置将包衣液或黏合剂向粒子层定量喷雾，圆盘外周吹出空气进行干燥。包衣液的喷雾和干燥交替反复进行，直至适宜的包衣厚度。

（四）压制包衣装置

一般采用两台压片机以特制的传动器连接起来，配套使用联合压制包衣。压制包衣装置的包衣过程，是一台压片机专门压制片芯，然后由传动器将压成的片芯输送至包衣转台的膜孔中，此膜孔内已填入包衣材料作为底层，随着转台的转动，另一台压片机在片芯上面又加入约等量的包衣材料，然后进行第二次压制，使片芯压入包衣材料中间而形成压制的包衣片剂。近

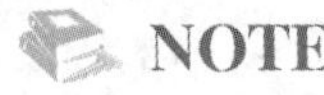
NOTE

年又进一步研制出一步干法包衣机。

本法可避免水分和高温对药物的不良影响，可缩短包衣时间，而且自动化程度高。但由于其对压片机械的精度要求较高，且衣层与片芯难以牢固结合，片芯的膨胀导致包衣层破裂等，目前国内尚未广泛使用。除了压制包衣外，静电干粉包衣、热熔包衣等技术也被研究应用于片剂包衣中。

三、糖包衣

糖包衣(sugar coating)为传统包衣方法，具有费时、烦琐、易吸潮和辅料用量大(包衣后增重30%～50%，甚至翻倍)等缺点，因此，有逐步被薄膜包衣取代的趋势。但糖包衣同时具有材料价廉、易得、无毒和设备简单等优点，目前主要用于中药片剂包衣。糖包衣的工艺步骤如下所述。

1. 包防水层或隔离层 对于含有易吸湿药物的片剂，可在包衣前先包一层或多层防水层或隔离层。方法是将水不溶性材料，如玉米朊、虫胶或邻苯二甲酸醋酸纤维素(CAP)的乙醇溶液，倒入或喷在滚动的片芯上，包衣锅转数调整适宜，确保片剂在包衣锅中滚动时，能与倒入或喷入的包衣材料混合均匀，然后用干热空气(40～50 ℃)吹干，防止片剂间粘连，一般包3～5层。需要包衣的片剂，应压制成薄边且有一定弧度的形式，利于边缘处形成包衣膜。

2. 包粉衣层 在包隔离层的基础上，用糖浆(65%～75%，*W*/*W*，也可含有明胶、阿拉伯胶或PVP)和滑石粉(过100目筛)间隔喷洒，干燥3～5次或更多次，主要是遮盖片剂的棱角，提高包衣质量。片芯被部分干燥后，可用一些蔗糖粉末和淀粉的混合物，有时用滑石粉、阿拉伯胶或碳酸钙沉淀等粉衣料撒在片芯上，然后，用热空气吹滚动的片芯，片芯干燥后，再重复以上操作，直到片芯达到需要的形状和大小(边缘很薄的双面凸形片)，从包衣锅中取出包裹过粉衣的片剂，筛除多余的粉末。

3. 包糖衣层 为使片剂表面更圆润光滑，片剂包粉衣后，再包裹10～15层稍稀的糖浆液(可加入淀粉和碳酸钙)，逐次减少用量，每次喷糖浆后，吹入热空气(40 ℃)加速干燥。喷洒糖浆液时，手动或机械翻转滚动片剂，或在喷洒糖浆液之间，加入粉料，防止片剂粘连。

4. 包有色糖衣层 为使糖衣片更光滑美观和便于识别，可在洁净的包衣锅中喷洒几层含有食用色素的糖衣，一般包8～15层。

5. 打光 为增加片剂的光泽，包衣的片剂还需要打光。一般是用包衣锅打光；也可以将蜡涂在包衣锅内侧，让片剂在蜡上打光；还可以用非水溶液溶解蜡，少量喷洒在片剂上。可以多种方法同时打光。打光后，加入少量滑石粉，可使光泽度更好。

四、薄膜包衣

片剂的薄膜包衣(film coating)是指在片芯表面包一层薄薄的高分子材料衣膜，包衣前后质量、形状和大小大致相同。薄膜包衣的优点：片剂增重少，包衣时间短，压制片上压出的图案和印痕不会被覆盖，薄膜衣比糖衣更耐磨，也可以加着色剂使片剂更加美观和易于识别，另外，薄膜包衣操作可以自动化。目前，薄膜包衣已经普及。

(一) 薄膜包衣工艺

薄膜包衣工艺流程如图5-15所示。具体流程：①将筛除细粉的片芯放入包衣锅内，旋转，喷入一定量的薄膜包衣液；②吹入温和的热风使溶剂挥发，使薄膜衣液黏在片剂表面，形成薄膜衣，热风温度最好不超过40 ℃，防止干燥过快，出现“皱皮”或“起泡”现象；也不能干燥过慢，否则会出现“粘连”或“剥落”现象；③上述步骤重复操作多次，薄膜包衣液喷量要逐次减少，达到一定的包衣厚度就停止；④固化，大多数薄膜衣需要一个固化期，其时间的长短因材料、方

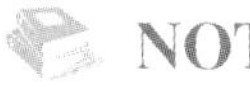

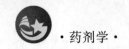

法、包衣厚度而异，一般在室温（或略高于室温）下自然放置6～8 h；⑤为使残余溶剂完全除尽，通常还要在50 ℃下干燥12～24 h。

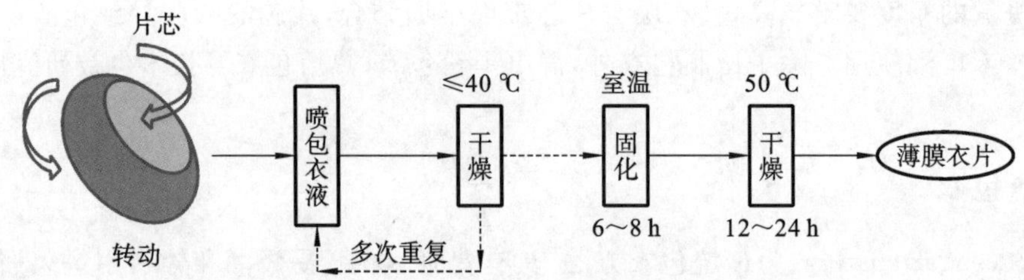

图5-15　片剂薄膜包衣工艺流程

（二）薄膜包衣液

薄膜包衣液的组成：包衣材料、增塑剂、释放速度调节剂、增光剂、抗黏剂、色素、遮光剂和溶剂等。

1. 包衣材料　按包衣层的作用，包衣材料分为三类。①普通包衣材料：主要用于改善吸潮、掩味等的薄膜衣材料，常用的材料有纤维素衍生物类，如羟丙甲纤维素（HPMC）、甲基纤维素（MC）、羟乙纤维素（HEC）和羟丙纤维素（HPC）等，最常用的是HPMC。此外，还有聚维酮、国产Ⅳ号聚丙烯酸树脂（相当于法国Rohm公司产品Eudragit E100）等。②缓释型包衣材料：缓（控）释制剂一章详细叙述。③肠溶包衣材料：这类材料在胃液中不溶但在pH较高的水溶液或肠液中溶解，常用的有邻苯二甲酸醋酸纤维素（CAP）、羟丙甲纤维素邻苯二甲酸酯（HPMCP）、醋酸羟丙甲纤维素琥珀酸酯（HPMCAS）、醋酸纤维素苯三酸酯（CAT）、聚丙烯酸树脂（Eudragit S100，L100）和聚乙烯醇邻苯二甲酸酯（PVAP）等。

2. 增塑剂　能增加高分子薄膜衣柔韧性和可塑性的辅料。成膜材料在温度降低以后，物理性质发生变化，缺乏必要的柔韧性，使衣层硬而脆，容易破碎。增塑剂与成膜材料具有化学结构相似性，能依靠较强的亲和力插入聚合物分子链间，削弱链间的相互作用力，增加链的可动性，从而增加链的柔韧性。常用的水溶性增塑剂有甘油、丙二醇和聚乙二醇等。甘油、丙二醇和聚乙二醇带有羟基，可用作某些纤维素衍生物衣材的增塑剂。此外，还有水不溶性增塑剂，如用于脂肪族非极性聚合物的增塑剂的精制椰子油、蓖麻油、玉米油、液体石蜡、邻苯二甲酸二乙酯、邻苯二甲酸二丁酯、二丁基癸二酸酯和甘油三醋酸酯等。

3. 释放速度调节剂　也称致孔剂。一般为水溶性好的小分子糖、盐或高分子材料，如蔗糖、氯化钠、表面活性剂和聚乙二醇等。在水不溶性薄膜衣中加入致孔剂，遇水后致孔剂溶解形成多孔膜。

4. 抗黏剂、色素及遮光剂　在包衣过程中有些聚合物的黏性过大时，可加入固体粉末状物料，如滑石粉、硬脂酸镁和二氧化硅等，以防颗粒或片剂的粘连。色素主要是为了美观以及不同药物片剂的识别，也有遮光的作用。遮光剂是为了提高片芯内药物对光的稳定性，应用较多的有二氧化钛（钛白粉）等。

5. 溶剂或分散介质　薄膜包衣液可以是非水溶液或水溶液。非水性包衣液所用溶剂一般为乙醇、丙酮、甲醇、异丙醇和氯仿等挥发性有机溶剂。聚合物水分散体是不溶性高分子材料在水中形成的胶体分散系，状态类似牛奶，也称为水分散体乳胶液。聚合物水分散体包衣避免了使用有机溶剂，具有经济、生产安全性好和膜中无溶剂残留等优势，因此，目前聚合物水分散体在片剂包衣中得到了广泛应用。

NOTE

案例分析与讨论 5-2

非水性包衣液(胃溶型薄膜包衣液)

【处方】

聚丙烯酸树脂Ⅳ号	包衣材料
羟丙甲纤维素	包衣材料
药用钛白粉	遮掩剂
硬脂酸镁	遮掩剂
吐温 80	释放调节剂
滑石粉	遮掩剂
乙醇溶液	溶剂

【注解】 聚丙烯酸树脂Ⅳ号是良好的胃溶型薄膜包衣材料，具有致密性强，成膜性好，防湿性好的特点，但不可单独包衣，因为单独使用时素片崩解时间会超限，当加入具有良好水溶性的羟丙甲纤维素后，可以缩短崩解时限至理想的范围。每1000片片芯使用本包衣液一般不超过800 mL。

问题：药用聚丙烯酸树脂主要有哪些型号？这些型号的溶解性和应用范围有何不同？

案例分析与讨论 5-3

水性包衣液(胃溶型薄膜包衣液)

【处方】

HPMC	6.6%(W/W)	包衣材料
PEG400	0.9%(W/W)	增塑剂
滑石粉	3.3%(W/W)	遮掩剂
水	89.2%(W/W)	溶剂

【注解】 羟丙甲纤维素(HPMC)是一种常用的包衣成膜材料，单独使用存在附着力差、易脆裂等现象，随着HPMC使用浓度增加，黏度迅速增大，不利于包衣操作，且薄膜的渗透性增强而薄膜抗张强度下降。聚乙二醇400(PEG400)作为增塑剂，与低黏度的HPMC混合后使用，所得包衣溶液黏性适中，可混溶性良好，能改变薄膜衣层的易脆性质，提高薄膜衣的延展性和抗拉强度，减少包衣过程粘连、变色、裂片现象的发生，二者常应用于新型水性胃溶薄膜包衣预混辅料中。

问题：与非水性包衣液相比，水性包衣液有何优势？本品处方中为何要添加PEG400？

案例分析与讨论 5-4

复方蒲芩片

【处方】 ①片芯：每10万片处方量为蒲公英提取物12.5 kg，黄芩提取物2.5 kg，三棵针提取物2.5 kg，北豆根提取物2.5 kg，干淀粉4 kg，硬脂酸镁0.24 kg，50%乙醇适量。②薄膜包衣液：HPMC 60RT50(羟丙甲纤维素)350 g，钛白粉215 g，蓖麻油135 mL，吐温80 135 mL，丙二醇135 mL，95%乙醇7.0 kg，水6 kg。

【制备】 用50%乙醇将混合好的提取物、淀粉制成适宜软材，用18目尼龙筛制粒，于50～60 ℃沸腾床中干燥，控制颗粒残留水分含量低于3%。过18目尼龙筛整粒，加入硬脂酸镁混合均匀，半成品化验合格后压片。经检测片芯硬度为5～6 kg，脆碎度小于0.5%，崩解时限

NOTE

为 20 min。然后进行薄膜包衣。薄膜包衣工艺：羟丙甲纤维素加乙醇浸泡 8 h，加入其他辅料，搅拌均匀，过胶体磨机备用。将合格片芯筛去细粉及颗粒，倒入包衣机中，预热片芯至 40 ℃左右，开启包衣机、压缩泵；转速为 7～10 r/min，压力为 0.3～0.4 MPa，将包衣液均匀喷雾于转动的片芯表面，40～50 ℃热风干燥，在不粘连的情况下可连续喷雾，一般喷 3～4 h 即可，热风干燥 10～15 min 后出锅。

【注解】 复方蒲芩片为清热消炎药，主要成分为蒲公英、黄芩、三棵针、北豆根的提取物。复方蒲芩片为浸膏片，易吸湿变黏，用 10%淀粉浆制粒，所得颗粒硬，崩解时限长。改为 50%乙醇制粒既可保证颗粒率达到 70%～80%，还可降低黏性，缩短崩解时限。干淀粉为崩解剂；硬脂酸镁为润滑剂。包衣液中 HPMC 60RT50 为包衣材料；钛白粉为遮光剂；吐温 80 为释放调节剂；丙二醇和蓖麻油为增塑剂；乙醇和水为溶剂。

问题：请写出薄膜包衣的工艺流程。本品处方中各成分分别起什么作用？

（三）薄膜包衣常见问题与解决办法

1. 黏片 主要是由于包衣液喷量太快，破坏了溶剂蒸发平衡而使片剂相互粘连。可适当降低包衣液喷量，提高热风温度，加快锅的转速等。

2. 橘皮 橘皮指薄膜衣表面粗糙如橘皮，原因在于干燥不当或包衣液喷雾压力低，使喷出的液滴受热浓缩程度不均，从而造成衣膜出现波纹。应合理控制蒸发干燥速率，提高喷雾压力或更换衣料。

3. 架桥 架桥指片剂上的刻字被衣膜掩盖，造成标志模糊。解决办法是改进包衣液配比，减慢包衣液喷速，降低干燥温度。

4. 出现色斑或起霜 出现色斑或起霜指膜中颜色分布不匀，通常在延长贮存时间时片剂表面暗淡，主要是配包衣液时搅拌不均匀、色素分布不匀、固体状物质细度不够和雾化效果差引起的。可更改包衣液配比，配包衣液时应充分搅拌均匀，确保色素均匀分散，适当降低温度，缩短喷程，提高雾化效果。

5. 药片裂缝、分裂、剥皮 产生原因是高的薄膜应力不能通过膜与片剂表面的黏附性得以缓解，解决办法是增加增塑剂浓度，使用黏性更好的包衣材料。

6. 药片边缘磨损 产生原因可能是包衣的液-固含量选择不当、包衣机转速过快或喷量太小，解决办法是选择适当的包衣液-固含量，适当调节转速及喷量的大小；也可能是由于片芯硬度太小，解决办法是改进片芯处方和制备工艺，调整片芯硬度。

第五节 新型片剂

一、泡腾片

（一）概述

泡腾片是指含有碳酸氢钠和有机酸，遇水可产生气体而呈泡腾状的片剂。泡腾片中的原料药物应是易溶性的，加水产生气泡后应能溶解。泡腾片直径通常在 16 mm 以上，含有 30%以下的有效成分。

泡腾片包括口服泡腾片、口腔泡腾片和阴道泡腾片等。口服泡腾片放入水中后以溶液形式服用，不得直接吞服，属于口服速释制剂，药物起效快，生物利用度高；与溶液剂相比，泡腾片服用前为固体，便于携带。口腔泡腾片直接用于口腔，崩解时产生大量的泡沫，药物直接接触牙龈空隙和口腔黏膜，发挥治疗作用。阴道泡腾片是指置于阴道内使用的片剂，用于局部治

NOTE

疗，可提高药效，降低药物的副作用。阴道泡腾片的形状应易置于阴道内。

泡腾片具有以下优点：①剂型新颖，使用方便、起效迅速；②口感好，患者依从性好，特别适用于儿童、老年人以及吞服固体制剂困难的患者；③在 1～5 min 内快速崩解；④生物利用度高，能提高临床疗效；⑤偏酸性，可增加部分药物稳定性和溶解性；⑥由于崩解产生的大量泡沫增加了药物与病变部位的直接接触，可以更好地发挥疗效，因此，泡腾片还用于口腔疾病和阴道疾病等的防治，具有局部刺激性的药物，不得制成阴道泡腾片；⑦便于携带、运输和贮存。其缺点如下：①生产工艺复杂，难度大；②成本高；③包装要求严格，应防吸潮；④口服泡腾片必须溶解后才能服用，不能直接吞服。

（二）泡腾片的辅料

泡腾片遇水发生酸碱反应产生二氧化碳气体，使整个片剂在短时间内溶解。根据临床治疗的需要，很多水溶性药物（包括中药提取物）都可以制成泡腾片。泡腾片的辅料如下所述。

1. 酸源 有机酸一般用枸橼酸（柠檬酸）、酒石酸、富马酸（延胡索酸）、苹果酸、水溶性氨基酸、己二酸、酸式盐类（枸橼酸二氢钾、酒石酸氢钾和富马酸钠）和稀矿酸（如盐酸）等。其中，枸橼酸最常用。

2. 碱源 碱源一般为碳酸氢钠、碳酸钠和碳酸氢钾，还包括碳酸钙和碳酸钾，常用碳酸氢钠。酸源与碱源的经验比值，如枸橼酸与碳酸氢钠的用量比为 0.76∶1，也有人认为溶解最快的比例是0.6∶1。酸源的用量大，有利于稳定及口感。

3. 黏合剂 水、无水乙醇、聚维酮（PVP）的水溶液或不同浓度的乙醇溶液、聚维酮与聚醋酸乙烯酯的共聚物、聚乙二醇 12000～20000 的异丙醇或乙醇溶液、聚乙二醇 4000～6000 和糖与多元醇的糖浆等。甘氨酸可作干黏合剂。

4. 润滑剂 硬脂酸镁（钙、钠）、十二烷基硫酸镁、微粉化的聚乙二醇 4000～6000、氢化植物油、油酸钠和苯甲酸钠（钾）等。制备泡腾片的有效成分应为可溶性药物，应尽可能选用适宜的水溶性润滑剂。

此外，口服泡腾片还需添加甜味剂和矫味剂等辅料。

（三）泡腾片的制备方法

泡腾片对环境温度和相对湿度要求较高，防止酸碱泡腾剂相互作用。泡腾片可用粉末直接压片法或干法、湿法制粒压片法制备。采用湿法制粒压片法制备时处方中组分须用乙醇或异丙醇等非水液体制粒，或者将酸源和碱源分别湿法制粒。此外，还可用聚乙二醇包裹碳酸氢钠，以有效隔离酸源与碱源，解决泡腾片中泡腾剂贮存中易失效的问题。

案例分析与讨论 5-5

灵芝泡腾片

【处方】 灵芝提取物 3%，泡腾崩解剂（1∶1 的碳酸氢钠和酒石酸）33%，乳糖 53%，PEG6000 4.5%，茶多酚 5%，可可粉 1.5%。

【制备】 所有辅料均在温度不高于 25 ℃、湿度不大于 30% 的环境中用研钵研磨，过 100 目筛。取 2 份等量灵芝提取浸膏，分别置于 2 个研钵中。在制备碱粒的研钵中，按比例加入乳糖、茶多酚和可可粉研匀；在制备酸粒的研钵中，按比例添加乳糖、茶多酚和可可粉研匀。另取一研钵加入适量 PEG6000 和无水乙醇研磨并放入 $NaHCO_3$，混匀后，将制备碱粒的样品倒入含 $NaHCO_3$ 的研钵混匀。根据酸粒和碱粒的情况分别加入适量无水乙醇后过 16 目筛整粒，并于 50 ℃烘箱中干燥 1.5 h。在制备酸粒的研钵中添加适量酒石酸和 PEG6000 混匀，最后使酸粒和碱粒混匀后进行压片。

【注解】 乳糖易溶于水，且具有矫味作用，为稀释剂的良好选择。茶多酚具有茶叶所特有

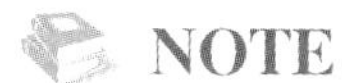

的清香气味，可用于优化灵芝泡腾片的口感风味，且有抗灵芝氧化及抗菌作用。可可粉用作色素。

问题：泡腾片的给药途径有哪些？在制剂处方和制备工艺上，泡腾片与普通片剂有何不同？

二、分散片

分散片是指在水中能迅速崩解并均匀分散的片剂。分散片中的原料药物应是难溶性的。分散片可加水分散后口服，也可将分散片含于口中吮服或吞服。

（一）分散片的特点

分散片具有以下优点：①速崩、速效。普通片剂一般应进行崩解时限检查，要求在 37 ℃的水中 15 min 内全部崩解；而分散片应进行分散均匀性检查，要求在 15～25 ℃的水中 3 min 内全部崩解并通过孔径 710 μm 的筛网。因此，分散片有利于提高药物的吸收速度。②放入水中快速崩解分散成混悬液，适宜儿童用药。其缺点如下：①一般要求药物微粉化处理，增加了生产工序；②需选择良好的崩解剂，成本较高；③质量要求较高，质量标准控制难度较大。

（二）分散片的辅料

1. 崩解剂 分散片制备的关键是选择优良的崩解剂，常用崩解剂包括羧甲淀粉钠（CMS-Na）、低取代羟丙纤维素（L-HPC）、交联聚维酮（PVPP）和交联羧甲基纤维素钠（CCMC-Na）等。崩解剂的用量通常为 5%左右。

2. 填充剂 一般选用乳糖、甘露醇和山梨醇等水溶性填充剂；或者微晶纤维素、硫酸钙和磷酸氢钙等水不溶性填充剂。

3. 润湿剂和黏合剂 本身有黏性的药物或辅料，可选用水或乙醇制软材，对水和热敏感的药物，选乙醇制粒，可降低颗粒温度。药物本身缺乏黏性，或黏性较小，可选 12%的甲基纤维素或 3%～15%的聚维酮。

4. 表面活性剂 分散片中添加表面活性剂，可大大提高分散片的崩解和溶出速率。常用的表面活性剂包括十二烷基硫酸钠（SLS）、吐温 80 和硬脂酸镁磺酸酯等。

（三）分散片的制备方法

根据药物和辅料的性质，可以采用制粒法和粉末直接压片等方法制备分散片。但在制备分散片时，应注意的问题如下。

1. 药物微粉化 分散片要求 3 min 内完全崩解，因此，药物制成分散片前，一般要进行微粉化处理，保证药物溶出快，崩解后混悬性好。但单独微粉化药物，虽然能减小粉末粒度，增大比表面积，但是随着比表面积的增大，达到一定程度后，自由能会自动降低，小粒子会重新聚集，反而阻碍药物的溶出。某些难溶性药物与亲水性辅料一起研磨，可以防止小粒子聚集，并增加了粒子表面的润湿性，提高药物的溶出。

2. 控制辅料粒度 在分散片的制备中，要注意控制辅料的粒度。

3. 固体分散体或包合技术 为保证难溶性药物分散片的快速溶出，可先采用固体分散体或包合物技术（详见第十一章），增加难溶性药物的溶解度，再压片制备药物的分散片。

4. 崩解剂的加入方法 内加法、外加法和内外加法都可以，也可以内加一种崩解剂，外加另一种崩解剂。

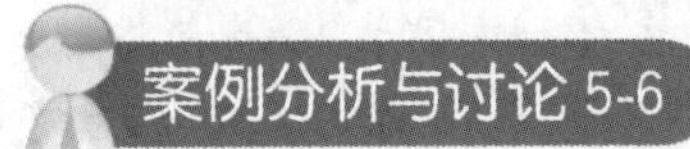

穿心莲有效部位分散片

【处方】 穿心莲有效部位 100 mg，微晶纤维素 247 mg，低取代羟丙纤维素 40 mg，聚维酮

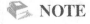

4 mg，微粉硅胶 8 mg，硫脲 0.8 mg，片重 400 mg。

【制备】 称取处方量穿心莲有效部位，和各辅料混合均匀，采用湿法制粒，在 50 ℃烘箱中烘干，过 28 目筛整粒，加入润滑剂，混合均匀，压片。

【注解】 微晶纤维素作为填充剂，聚维酮为黏合剂，低取代羟丙纤维素为崩解剂，硫脲为抗氧化剂，微粉硅胶为润滑剂。

问题：在制剂处方和制备工艺上，分散片与普通片剂有何不同？

三、口崩片

口崩片是指在口腔内不需要用水即能迅速崩解或溶解的片剂。一般适合于小剂量原料药物，常用于吞咽困难或不配合服药的患者。口崩片应在口腔内迅速崩解或溶解，口感良好，容易吞咽，对口腔黏膜无刺激性。

（一）口崩片的辅料

1. 崩解剂 口崩片常用的崩解剂包括低取代羟丙纤维素(L-HPC)、微晶纤维素(MCC)、交联羧甲纤维素钠(CCMC-Na)、交联聚维酮(PVPP)和羧甲淀粉钠(CMS-Na)，以及处理琼脂(TAG)等。

2. 矫味剂 常选用 α-乳糖、甘露醇和 α-乳糖-水合物聚合物(tablettose，TT)作口崩片的矫味剂，改善口崩片的口味。TT 除改变口味外，还具有良好的流动性和可压性。

3. 填充剂 甘露醇作为填充剂，可改善口腔速崩片中不溶性崩解剂引起的口内沙砾感。

（二）口崩片的制备方法

口崩片可采用直接压片、湿法制粒压片、包衣颗粒压片和冷冻干燥法制备。包衣颗粒压片可改善口崩片的口感。

案例分析与讨论 5-7

金石利咽口崩片

【处方】 复方干浸膏粉 5.6 g，羧甲淀粉钠 55%，微粉硅胶 9%，滑石粉 0.5%，硬脂酸镁 0.5%。

【制备】 采用两种方法制备。湿法制粒压片法：精确称取 20 片处方量的复方干浸膏粉 5.6 g，适量辅料，过 20 目筛后，以等量递加法混匀，加 95% 乙醇溶液为黏合剂，过 20 目筛制粒，60 ℃烘干 1 h，过 16 目筛整粒，再与适量微粉硅胶及硬脂酸镁混匀，压片。粉末直接压片法：精确称取 20 片处方量的复方干浸膏粉 5.6 g，与适量辅料直接混匀，压片。湿法制粒压片和粉末直接压片所得片剂的平均硬度分别为 5.06 kg 和 4.67 kg，均符合要求。湿法制粒压片法的平均崩解时间为 66 s，粉末直接压片法平均崩解时间稍短，为 56 s。比较两种制备方法，湿法制粒压片工序更复杂且易形成麻面，而粉末直接压片工艺简单，效率高，片剂光洁美观，麻点少。

【注解】 金石利咽复方由生石膏、金银花、板蓝根、玄参、天花粉、珍珠母、冰片、白芷、威灵仙、赤芍、蝉蜕、乌梅、甘草等组成，用于治疗慢性咽炎。处方中羧甲淀粉钠为崩解剂，微粉硅胶为助流剂，滑石粉和硬脂酸镁为润滑剂。

问题：在制剂处方和制备工艺上，口崩片与普通片剂有何不同？

四、口腔速溶片

口腔速溶片是一种速释剂型，同时具有片剂和液体制剂的优点。口腔速溶片主要由主药、

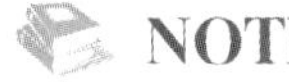

基质和辅料组成。其中,基质作为冻干成型的赋形剂,使制剂冻干后具有一定的形状和强度。其他辅料用于改善片剂的均匀度、色泽和口味。

（一）口腔速溶片的辅料

1. 基质　主要包括多糖(如右旋糖酐)、聚合物(如聚乙二醇)、明胶和多肽等水溶性混合物。在冻干速溶片的处方中,聚合物与其他组分间的比例影响药物的分散速度、药物的溶出及贮存、运输和取用过程中的强度(避免破碎)。明胶是最常用的骨架成分,主要是形成玻璃状无定形结构,使骨架具有强度和弹性。碳水化合物也是常用的骨架形成成分,包括甘露醇、葡萄糖、乳糖、半乳糖、环糊精和山梨醇等可溶性物质,主要作用是使骨架稳定、提高骨架的溶解速度,使骨架具有一定的硬度和美观性。甘露醇因其溶解时吸热,使口腔清凉有舒适感,能兼作清凉剂。

2. 其他辅料　润湿剂常用乙醇;着色剂一般用氧化铁类染料(0.08～3.00 mg);还添加防腐剂、抗氧剂和香料等。另外,为防止药物微粒在溶液中沉降,处方中需要加入适当的助悬剂。

3. 内包装材料　内包装材料对湿热的屏障作用,直接影响药物的稳定性,因此,内包装材料也是处方的组成部分。一般用 PVC、PVC-PVDC 和 PE-PVDC 等作为包装冻干速溶片的泡罩,必要时可用聚三氟氯乙烯或增加第二层包装材料。

（二）口腔速溶片的制备方法

口腔速溶片可采用喷雾干燥制粒压片法、直接压片法和冷冻干燥法等方法制备。经冷冻干燥制得的口腔速溶片孔隙率高,其崩解速度与压制片相比可提高 10 倍以上,在口腔遇到唾液即能迅速崩解、溶解和分散,可实现无水吞服,非常有利于吞咽困难的患者服药。

五、咀嚼片

咀嚼片是指在口腔中咀嚼后吞服的片剂。咀嚼片通过咀嚼可增大表面积,药物溶出迅速,崩解时间短,分散状态佳,能够在体内较好地溶解和吸收,可吞服、含吮、咀嚼或分散在水中服用,即使在缺水的条件下也能按时用药,因此,咀嚼片服药可不受时间地点限制,特别适合小孩、老人、吞服不便及胃肠功能较差的患者服用。

（一）咀嚼片的辅料

咀嚼片选择甘露醇、山梨醇和蔗糖等水溶性辅料作填充剂和黏合剂。其他辅料,如润湿剂、崩解剂和润滑剂等,与普通片剂基本一致。注意选择黏合剂和润滑剂时,要考虑不影响片剂硬度和质量。此外,咀嚼片中常加入着色剂和酸味或果味的矫味剂。

（二）咀嚼片的制备方法

通常采用湿法制粒压片,也可采用粉末直接压片工艺制备咀嚼片。咀嚼片的硬度应适宜。

第六节　片剂的质量检查

一、外观性状

片剂外观应完整光洁,色泽均匀。

二、重量差异

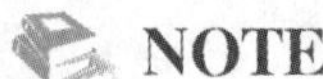

取供试品 20 片,精密称定总重量,求得平均片重后,再分别精密称量每片的重量,将每片

重量与平均片重相比较。根据表 5-1 判定是否符合规定，超出重量差异限度的不得多于 2 片，并不得有 1 片超出限度 1 倍。

表 5-1　片重差异限度表

平均片重或标示片重	重量差异限度
0.30 g 以下	±7.5%
0.30 g 及 0.30 g 以上	±5%

糖衣片的片芯应检查重量差异并符合规定，包糖衣后不再检查重量差异。薄膜衣片应在包薄膜衣后检查重量差异并符合规定。凡规定检查含量均匀度的片剂，一般不再进行重量差异检查。

三、硬度和脆碎度

片剂的硬度是片剂在包装、运输和贮存过程中，保持完整、不破碎和剂量准确的重要参数。另外，片剂的硬度影响片剂的崩解，进而影响药物的起效时间和疗效。因此，硬度是评价片剂质量的重要指标之一。片剂硬度检查常使用硬度仪或片剂四用测定仪。普通片剂硬度一般应在 4 kg 以上。

脆碎度是指片剂受到震动或摩擦之后引起的破碎程度，反映片剂的抗磨损能力，是非包衣片剂质量检查的重要项目。片剂的脆碎度检查，使用脆碎度检查仪或片剂四用测定仪。2020 年版《中国药典》四部通则 0923 规定：非包衣片脆碎度检查减失重量不得超过 1%，且不得检出断裂、龟裂及粉碎的片剂。对于形状或大小在圆筒中形成严重不规则滚动或特殊工艺生产的片剂，可不进行脆碎度检查。

四、崩解时限

崩解时限用于检查口服固体制剂在规定条件下的崩解情况。崩解是指口服固体制剂在规定条件下全部崩解溶散或成碎粒，除不溶性的包衣材料或破碎的胶囊壳外，应全部通过筛网。

崩解时限检查使用升降式崩解仪，具体见 2020 年版《中国药典》四部通则 0921，不同片剂的崩解时限规定见表 5-2。

表 5-2　片剂崩解时限表

片 剂 类 型	崩解时限/min	片 剂 类 型	崩解时限/min
普通片剂	15	糖衣片	60
薄膜衣片(化药)	30	薄膜衣片(中药)	60
中药全粉片	30	含片	不应在 10 min 内全部崩解或溶化
中药浸膏(半浸膏)片	60	舌下片	5
结肠定位肠溶片(pH 为 7.5～8.0)	60	泡腾片	5
肠溶片(盐酸 9→1000)	120 min 内不得有裂缝、崩解或软化	可溶片、分散片	3
肠溶片(pH 为 6.8 的磷酸盐缓冲液)	60	口崩片	1

除另有规定外，凡规定检查溶出度、释放度或分散均匀性的制剂，不再进行崩解时限检查。咀嚼片不进行崩解时限检查。

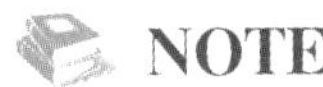

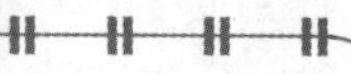

五、溶出度或释放度

溶出度是指活性药物从片剂、胶囊剂或颗粒剂等普通制剂在规定条件下溶出的速率和程度，在缓释制剂、控释制剂、肠溶制剂及透皮贴剂等制剂中也称释放度。

对于水难溶性药物，片剂的崩解时限合格，不一定能保证药物的溶出合格，因此，溶出度检查更能体现片剂的内在质量。溶出度或释放度试验，是预测药物在体内溶出或释放的重要手段，但溶出度或释放度的检查只有在与体内吸收存在相关性时，才能起到较好地控制片剂质量的目的。

根据原料药物和制剂的特性，除来源于动、植物多组分且难以建立测定方法的片剂外，片剂的溶出度、释放度应符合要求。

溶出度和释放度的测定方法有篮法、桨法、小杯法、桨碟法、转筒法、流池法和往复筒法七种。普通制剂、肠溶制剂和缓(控)释制剂可选用篮法、桨法、流池法和往复筒法；当药物含量较小时，为满足测定要求，选择小杯法可减少溶出介质用量；桨碟法和转筒法适用于透皮贴剂。具体测定方法见 2020 年版《中国药典》四部通则 0931。

2020 年版《中国药典》对溶出度与释放度没有提出明确的限度要求。一般来讲，溶出度或释放度的限度要求根据体内外相关性的研究结果制订。普通片剂的溶出度不小于 80%。

六、含量均匀度

含量均匀度是指单剂量的固体、半固体和非均相液体制剂含量符合标示量的程度。片剂中主药的含量测定通常测定的是平均含量，容易掩盖小剂量药物制备时混合不均匀产生的含量差异。因此，片剂在每片标示量小于 25 mg，或每片主药含量小于 25%时，应检查含量均匀度。含量均匀度的检查方法和判断标准参考 2020 年版《中国药典》四部通则 0941。

七、不同类型片剂的质量要求

2020 年版《中国药典》规定，分散片应进行溶出度(通则 0931)和分散均匀性(通则 0101)检查。

除冷冻干燥法制备的口崩片外，口崩片应进行崩解时限检查(通则 0921)；难溶性药物制成的口崩片，还应进行溶出度检查(通则 0931)；经肠溶材料包衣的颗粒制成的口崩片，还应进行释放度检查(通则 0931)，冷冻干燥法制备的口崩片可不进行脆碎度检查。

阴道片应进行融变时限检查(通则 0922)，阴道泡腾片还应进行发泡量检查(通则 0101)。

第七节　片剂的包装与贮存

一、片剂的包装

片剂应包装在密封容器中，避免吸潮。遇湿易降解的药物，可加入小包干燥剂一起包装。遇光不稳定的药物应使用有色玻璃瓶包装并密闭保存。片剂包装应便于贮存和运输，保证片剂的安全性和有效性不发生改变。片剂有大包装和小包装，可以使用塑料瓶或玻璃瓶，应考虑药物的性质及贮存和运输过程中自然温度变化与光照影响及各种成本，在保证安全有效的前提下，适当选择包装方式。

NOTE

泡腾片应妥善包装，避免受潮造成酸碱组成的崩解剂失效。

二、片剂的贮存

片剂应注意贮存环境中温度、湿度以及光照的影响。除另有规定外，片剂应密封贮存。

本章小结

片剂是指药物与适宜的辅料制成的圆形或异形的片状固体制剂。本章主要阐述了片剂的概念和特点、片剂的辅料与制备工艺、质量检查、片剂包衣及新型片剂。

片剂的辅料主要包括稀释剂（填充剂）、润湿剂、黏合剂、崩解剂、润滑剂、矫味剂和着色剂等。常用的稀释剂包括预胶化淀粉、喷雾干燥的乳糖、糊精、甘露醇、微晶纤维素和磷酸氢钙二水合物等，其中，预胶化淀粉、喷雾干燥的乳糖和磷酸氢钙二水合物，可直接粉末压片。常用的润湿剂包括水和乙醇。常用的黏合剂包括淀粉浆、纤维素类衍生物、明胶和聚维酮及聚乙二醇。干淀粉是经典崩解剂。羧甲淀粉钠（CMS-Na）、低取代羟丙纤维素（L-HPC）和交联聚维酮（PVPP）被称为“超级崩解剂”。常用的润滑剂包括微粉硅胶、硬脂酸镁和滑石粉及聚乙二醇等。

片剂的制备方法包括两大类共四种：第一类是制粒压片法，包括湿法制粒压片和干法制粒压片；第二类是直接压片法，包括粉末直接压片和半干式颗粒压片。

片剂制备中常出现的问题：①松片；②裂片；③黏冲；④片重差异超限；⑤崩解迟缓；⑥溶出超限；⑦含量不均匀。

影响片剂成型的因素：①物料的压缩特性；②物料的熔点及结晶形态；③黏合剂和润滑剂；④水分；⑤压力。

片剂包衣：①糖包衣；②薄膜包衣[普通包衣、肠溶包衣和缓（控）释包衣等]。

新型片剂：①泡腾片；②分散片；③口崩片；④口腔速溶片；⑤咀嚼片等。

片剂的质量检查项目：①外观性状；②片重差异；③硬度和脆碎度；④崩解度；⑤溶出度或释放度；⑥含量均匀度等。新型片剂根据其特点，增加特殊检查项目。

复习思考题

目标检测

推荐阅读文献

1. 什么是片剂？片剂分为哪些类型？
2. 片剂常用的辅料（稀释剂、润湿剂、黏合剂、崩解剂和润滑剂）有哪些？
3. 片剂崩解的机制是什么？
4. 片剂制备时，物料需要具备的三大特性是什么？
5. 片剂的制备方法有哪些？请分别写出工艺流程图。
6. 制备片剂常出现的问题及解决方法有哪些？
7. 影响片剂成型的因素有哪些？
8. 简述对片剂进行包衣的目的以及包衣的种类、设备和方法。
9. 在制剂处方和制备工艺上，泡腾片、分散片、口崩片、口腔速溶片和咀嚼片等新型片剂与普通片剂相比有何不同？
10. 如何进行片剂的质量评价？

参考文献

[1] Anllen L V, Popovich N G, Ansel H C. Ansel's pharmaceutical dosage forms and drug delivery systems[M]. 9th ed. New York: Lippincott Williams & Wilkins, 2011.

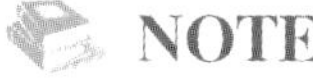

[2] 王志强.药物剂型和给药体系[M].北京:中国医药科技出版社,2003.
[3] 方亮.药剂学[M].8版.北京:人民卫生出版社,2016.
[4] 崔福德.药剂学[M].7版.北京:人民卫生出版社,2011.
[5] 潘卫三.药剂学[M].北京:化学工业出版社,2017.
[6] 朱盛山.药物新剂型[M].北京:化学工业出版社,2004.
[7] 王云蔚,陆振宇,宋远征,等.两种制粒工艺制备盐酸吡格列酮片[J].科学技术创新,2018(35):1-4.
[8] 师洁,胡佳文,刘利清,等.复方蒲芩片制备工艺的改进[J].华西药学杂志,2003,18(4):318.
[9] 郭择邻,杨静,赵路静,等.穿心莲有效部位分散片的制备及其质量标准研究[J].中成药,2018,40(12):2766-2770.
[10] 雨田,刘凤,练心洁,等.灵芝泡腾片的制备工艺研究[J].成都大学学报(自然科学版),2017,36(4):356-360.
[11] 张欣荣,邱仁杰,李越,等.金石利咽口崩片的制备及药效学研究[J].中国现代中药,2018,20(12):1538-1543,1548.

(丁志英)

NOTE

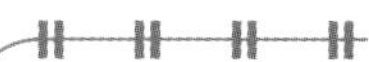

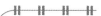

第六章　丸剂与膜剂

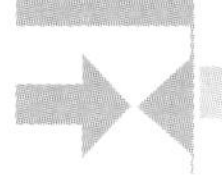

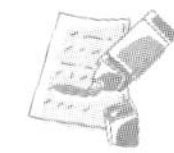

学习目标

1. 掌握：滴丸、小丸和膜剂的含义、特点；滴丸的制备方法。
2. 熟悉：滴丸、小丸和膜剂的质量检查。
3. 了解：小丸的制备方法，膜剂的常用成膜材料及制备方法。

扫码看 PPT

第一节　滴　　丸

一、概述

（一）滴丸的含义和特点

滴丸(dripping pill)是指原料药物与适当的基质加热熔融混匀，滴入不相混溶、互不作用的冷凝介质中制成的球形或类球形制剂。滴丸主要供口服，也可供外用，如眼、耳、鼻、直肠、阴道等使用。

滴丸的特点：①生产设备简单、操作方便，生产车间内无粉尘，有利于劳动保护；而且生产工序少、周期短、自动化程度高，成本低；②工艺条件易于控制，质量稳定，剂量准确，受热时间短，易于氧化及挥发的药物溶于基质后可增加其稳定性；③可使液态药物固化，如芸香油滴丸；④用固体分散技术制备的滴丸具有吸收迅速、生物利用度高的特点；⑤耳、眼等五官科的药物制剂多为液态或半固态剂型，作用时间不持久，制成滴丸可起到延效作用。

（二）滴丸的基质与冷凝液

滴丸的基质是指滴丸中除主药以外的赋形剂，滴丸常用的基质有水溶性和脂溶性两大类。水溶性基质常用的有 PEG 类(如 PEG6000、PEG4000)，泊洛沙姆，硬脂酸聚烃氧(40)酯，明胶等。脂溶性基质常用的有硬脂酸、单硬脂酸甘油酯、氢化植物油、十八醇、十六醇等。在实际应用时亦可采用水溶性与脂溶性基质的混合物作为滴丸的基质，或者混合两种溶解性各异的基质。可采用极性和介电常数相差较大的基质进行调节使之与药物的极性和介电常数相近，从而增加药物的溶解度；也可利用混合基质调节药物溶出速率或溶散时限。

滴丸的冷凝液是指用来冷却滴出液，使之收缩而制成滴丸的液体。冷凝液通常应与基质极性相反，即水溶性基质应选择脂溶性冷凝液，如液体石蜡、植物油、甲基硅油以及它们的混合物等；反之，脂溶性基质则选择水溶性冷凝液，如水、不同浓度的乙醇或无机盐溶液等。

二、滴丸的制备

（一）制备方法

滴丸一般采用滴制法制备，将药物均匀分散在熔融的基质中，再滴入不相混溶的冷凝液

NOTE

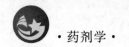

里，冷凝收缩成丸，其工艺流程如图 6-1 所示。

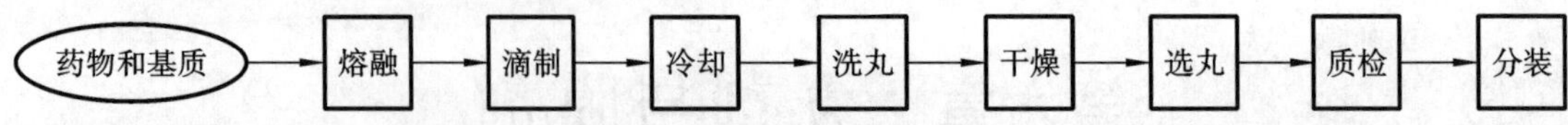

图 6-1　滴丸的制备工艺流程

（二）设备

根据药物与基质的性质，以及滴丸与冷凝液的密度差异，可选择由上向下滴或由下向上滴的滴制设备，生产滴丸时的常用滴丸机组的示意图如图 6-2 所示。

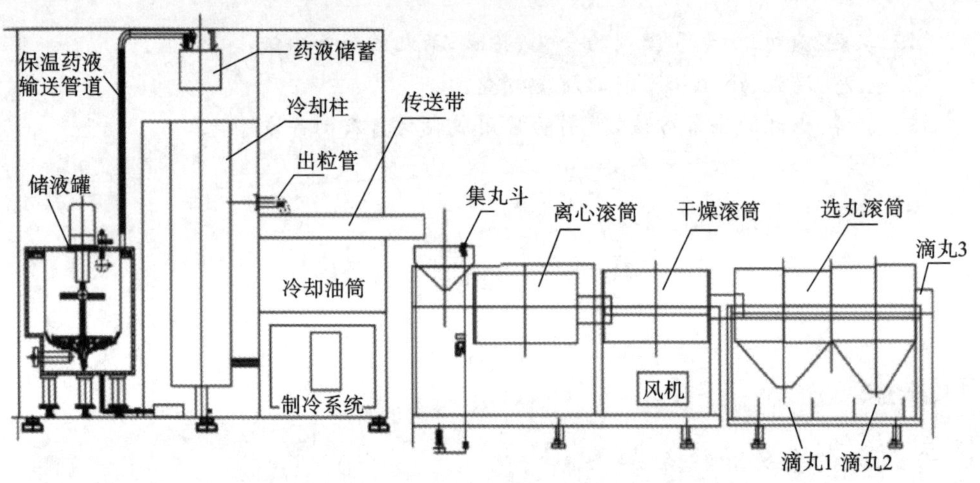

图 6-2　DWJ-2000D -D 自动化滴丸机组及示意图

（三）影响滴丸成型与丸重的因素

滴制法制丸时，很多因素会影响丸剂的成型与丸重，影响因素包括以下几点。

1. 基质类型与用量　一般基质熔点越高，基质用量越大越有利于丸剂的成型和维持滴丸的形态；但熔点过高，可能影响药物在体内的释放；基质用量过大造成浪费，因此应选择熔点合适的基质材料以及合适的药物与基质的比例。

2. 滴管口径　在一定范围内，口径越大，丸重越大；小丸的比表面积大，易于收缩成丸，丸粒圆整。

3. 药液温度　药液温度影响液滴大小，继而影响丸重。一般温度越高，液滴表面张力和黏度越小，丸重越小；但温度过高可能会影响药物稳定性，而温度过低则可能影响滴制。

4. 滴管口与冷凝剂液面之间的距离（滴距）　滴距一般不宜超过 15 mm。滴距过大，气泡难于排除，且液滴可能因重力作用被跌散而产生细粒；滴距过小，易产生连珠状或过大丸粒。

5. 液滴在冷凝液中的移行速度　移行速度越快，液滴受重力（或浮力）作用影响越大，越不易成球形。减小液滴与冷凝液间的密度差、增加冷凝液的黏度可降低移行速度，增加丸粒的圆整度。

6. 冷凝液的性质　含有空气的液滴滴入冷凝液中，移行时逐渐冷凝收缩固化成丸，并逸出所带入的气泡。若气泡未能在凝固前逸出，则可能会产生空洞。因此，应适当增加冷凝液与液滴间的亲和力，使液滴中气泡及时逸出而使丸粒圆整。

7. 冷凝温度　一般采用梯度冷却，使滴丸经历收缩、冷凝、固化过程，液滴借助表面张力作用而收缩成球形，有利于滴丸的充分成型。

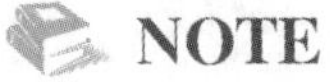

三、滴丸的质量检查

1. 外观 应圆整均匀，色泽一致，无粘连现象，表面应无冷凝介质黏附。

2. 重量差异 除另有规定外，按照滴丸重量差异检查法(2020 年版《中国药典》四部通则 0108)检查，应符合规定(表 6-1)。

表 6-1 滴丸重量差异限度

标示丸重或平均丸重	重量差异限度
0.03 g 及 0.03 g 以下	±15%
0.03 g 以上至 0.1 g	±12%
0.1 g 以上至 0.3 g	±10%
0.3 g 以上	±7.5%

3. 溶散时限 除另有规定外，取供试品 6 丸，选择适当孔径筛网的吊篮(丸剂直径在 2.5 mm 以下的用孔径约为 0.42 mm 的筛网；直径在 2.5～3.5 mm 的用孔径约为 1.0 mm 的筛网；直径在 3.5 mm 以上的用孔径约为 2.0 mm 的筛网)，按照崩解时限检查法(通则 0921)片剂项下的方法不加挡板检查，滴丸应在 30 min 内全部溶散，包衣滴丸应在 1 h 内全部溶散。

4. 微生物限度 以动物、植物、矿物质来源的非单体成分制成的丸剂，生物制品丸剂，进行非无菌产品微生物限度检查(通则 1105、1106 和 1107)，应符合规定。

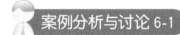

案例分析与讨论 6-1

灰黄霉素滴丸

【处方】 灰黄霉素 1 份，PEG6000 9 份。

【制法】 取 PEG6000 在油浴上加热至约 135 ℃，加入灰黄霉素细粉，不断搅拌使全部熔融，趁热过滤，置于贮液瓶中，135 ℃以下保温，用管口内、外径分别为 9.0 mm、9.8 mm 的滴管滴制，滴速为 80 滴/分，滴入含 43%煤油的液体石蜡(外层为冰水浴)冷凝液中冷凝成丸，然后用液体石蜡洗丸至无煤油味，用毛边纸吸去黏附的液体石蜡，即得。

【注解】 ①灰黄霉素难溶于水，对热稳定，熔点为 218～224 ℃；PEG6000 的熔点为 54～60 ℃，以 1∶9 的比例混合，在 135 ℃时可以成为两者的固态溶液。因此，在 135 ℃以下保温，滴入冷凝液中骤冷，形成固体分散体，从而大大提高灰黄霉素的生物利用度，其剂量仅为普通微粉制剂的 1/2。②灰黄霉素系口服抗真菌药，对头癣等疗效明显，但不良反应较多，制成滴丸可提高其生物利用度，降低剂量，从而减弱其不良反应，提高疗效。

问题：滴丸的基质和冷凝液有哪些类型？灰黄霉素制成滴丸有何优势？

第二节 小 丸

一、概述

小丸(pellet)俗称微丸，是指一种直径为 0.5～2.5 mm 的球形或类球形固体制剂，一般装入空胶囊中、袋中或者压制成片剂使用。

根据释药速率，小丸主要分为速释小丸与缓(控)释小丸。速释小丸是药物与辅料制成的具有较快释药速率的小丸，一般情况下，30 min 溶出度不得少于 70%。缓(控)释小丸是指在

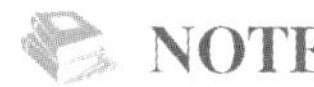

体内缓慢释药的小丸。根据是否包衣，小丸可分为普通小丸和包衣小丸。根据所用包衣材料的类型，包衣小丸又分为亲水性薄膜衣小丸、不溶性薄膜衣小丸及肠溶型包衣小丸。

小丸是一种剂量分散型剂型，一个剂量由多个分散单元组成，即由几十乃至一百多个小丸组成。与由一个单元组成的剂型比较，具有如下特点：①局部刺激小。小丸能广泛均匀分布在胃肠道内，可以避免局部浓度过高，从而降低药物的刺激性。②个体差异小。小丸在胃肠道内的转运不受食物输送节律的影响，直径小于 2 mm 的小丸，在幽门括约肌闭合时仍能够通过。因此，小丸的口服吸收一般不受胃排空影响，减小了药物吸收的个体间差异。③释药稳定。小丸粒径一定时，具有较固定的表面积，且球体具有较好的抗压能力，不易因胃肠道蠕动的挤压而破碎，释药面积较颗粒剂、片剂恒定。④载药量高。小丸在制备过程中，由于外力作用，其内部较为坚实，在填充胶囊时比粉末或颗粒有更大的装量。⑤缓（控）释小丸在释药重现性以及调节释药速率的灵活性等较缓（控）释片有优势（具体见第十三章第二节）。

二、小丸的常用辅料

丸芯的辅料主要有稀释剂和黏合剂；小丸包衣膜的辅料有成膜材料、增塑剂，有时需加致孔剂、着色剂、抗黏剂和避光剂等。小丸常用的丸芯辅料有蔗糖、乳糖、淀粉、微晶纤维素、聚维酮、甲基纤维素（MC）、羟丙纤维素（HPC）、羟丙甲纤维素（HPMC）等。

常用的包衣材料有乙基纤维素、聚丙烯酸树脂类（Eudragit RL、RS、L100 和 S100 等）、邻苯二甲酸醋酸纤维素（CAP）、羟丙甲纤维素邻苯二甲酸酯（HPMCP）等。常用的抗黏剂有滑石粉、微粉硅胶、硬脂酸镁等。常用的致孔剂有 HPMC、HPC、PEG、MC 等。

三、小丸的制备

（一）挤出-滚圆法

将药物与辅料如微晶纤维素、乳糖等混合均匀，加入水或 PVP、HPC、HPMC 等溶液作为黏合剂，将粉料制成具有一定可塑性的湿润均匀的物料，置于挤压机内，通过挤出螺旋杆的挤压作用使其通过具有一定直径的孔或筛，挤压成圆柱形条状挤出物。待挤出物进入滚圆筒内，在滚圆机的自转摩擦板上不停地滚动，逐渐滚圆成丸。此法所得颗粒大小均匀、力度分布窄、药物含量均匀。挤出-滚圆机如图 6-3 所示。

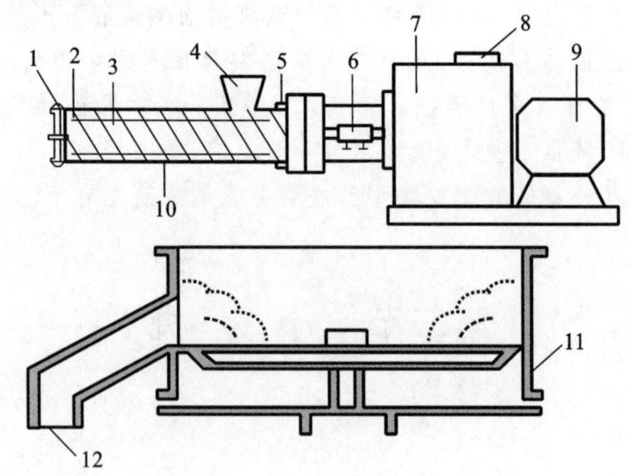

图 6-3　挤出-滚圆机

1. 压盖；2. 挤出模板；3. 螺杆；4. 进料口；5. 连接螺栓；6. 联轴器；7. 变速器；8. 调速手柄；9. 电机；10. 套筒；11. 滚圆机；12. 出口

NOTE

（二）离心造粒制丸法

离心造粒制丸法集造粒、制丸和包衣技术于一体，离心造粒的主机是一台具有流化作用的离心机，制丸时将药物与辅料的混合粉料投入离心机流化床内并鼓风，在离心力和摩擦力的作用下，形成涡旋运动的粒子流，通过喷枪喷入雾化的黏合剂，粉粒凝聚成粒，继续喷入雾化黏合剂并加入药粉，使母核增大成丸，最后得到圆整度良好的小丸。干燥后可喷入雾化的包衣液，得到包衣小丸。此法制得的丸粒均匀致密，表面光洁，药粉黏锅少，省时省力，但对一些流动性差、黏度大的药粉难以起模和成丸。BZJ-360M Ⅱ型离心造粒机如图 6-4 所示。

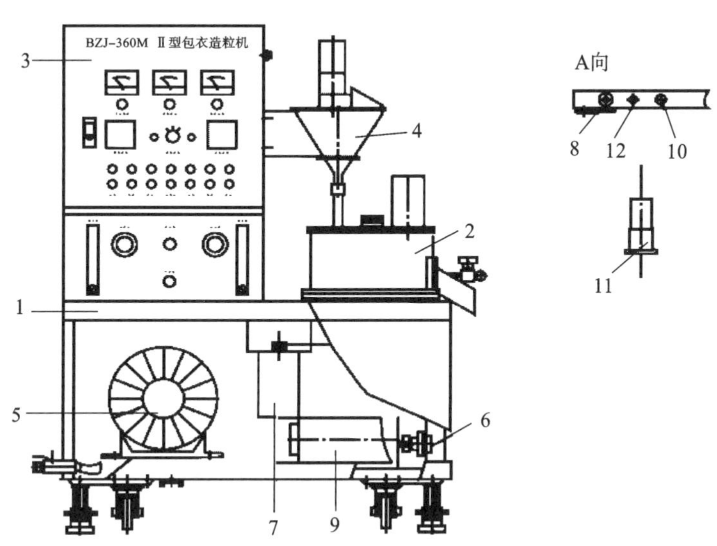

图 6-4 BZJ-360M Ⅱ型离心造粒机

1. 机架；2. 主机；3. 控制箱；4. 供粉器；5. 鼓风机；6. 蠕动泵；7. 主电机；8. 排水阀；9. 电加热器；10. 电源电缆；11. 吸尘器；12. 气源

（三）层积制丸法

层积制丸法是药物以溶液、混悬液或干燥粉末的形式沉积在丸核表面而制备成丸的方法，包括液相层积法和粉末层积法两种工艺技术。

1. 液相层积法 药物以溶液或混悬液的形式沉积在丸核表面的方法。液相处方中可以加入黏合剂，也可以不加。

2. 粉末层积法 药物以粉末的形式层积在丸核表面的方法。将黏合剂溶液喷洒在丸核上，随后加药物或赋形剂粉末，潮湿的丸核在液体毛细管作用下，将粉末粒子附在表面，形成细粉层，随着黏合液的不断喷入，更多的粉末黏附在丸核上，直至制得适宜大小的小丸。

（四）流化床造粒制丸法

利用空气气流使粉末物料悬浮呈沸腾状，再喷入雾状黏合剂使粉末结合成粒，进而得到干燥的小丸。流化床造粒过程中的喷雾方式按照喷嘴位置的不同分为顶部喷雾、切线喷雾和底部喷雾。采用流化床技术制备的小丸圆整度好、粒径分布均匀，适合于进一步的包衣。目前，上市的很多小丸品种均采用流化床技术制备而成，流化床如图 6-5 所示。

四、小丸的质量评价

1. 外观 外观应圆整均匀、色泽一致，无粘连现象。

2. 堆密度 取 100 g 小丸缓缓通过玻璃漏斗倾倒至量筒内，测出小丸的堆体积，即可计算出小丸的堆密度。

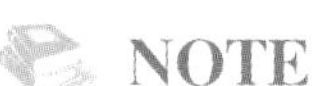

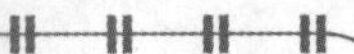

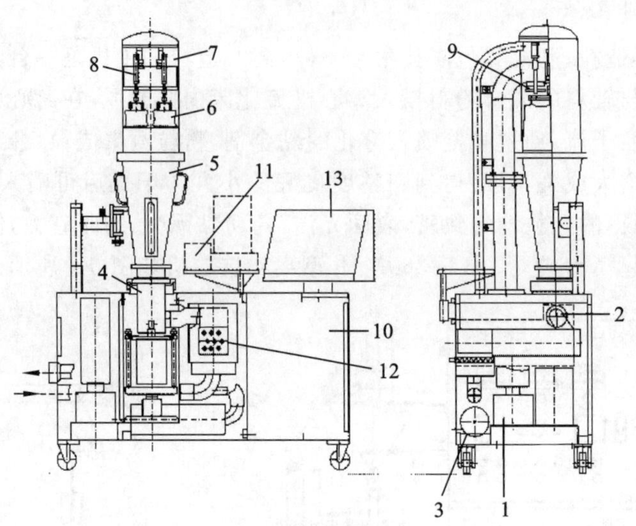

图 6-5　流化床总布局图

1. 风扇；2. 空气过滤器；3. 消音器；4. 压缩空气输入管；5. 造粒插入件；6. 过滤袋；7. 过滤袋腔室；8. 抖袋汽缸；9. 物料槽；10. 控制面板；11. 喷雾泵；12. 加热器；13. 操作面板

3. 脆碎度　测定小丸的脆碎度可评价小丸物料剥落的趋势。测定脆碎度的方法因使用仪器不同可能有不同的规定。比如取 10 粒小丸和 25 粒直径为 7 mm 的玻璃珠一起放在脆碎仪中旋转 10 min，然后将物料置于孔径为 26 目的筛中，置于振荡器中振摇 5 min，收集并称量通过的细粉量，计算细粉占小丸重量的百分数。

4. 溶出度或释放度　小丸中药物的溶出或释放是小丸的重要特性，小丸的组成、载药量、硬度等都与药物的溶出或释放有关。小丸的溶出度或释放度试验可参照 2020 年版《中国药典》四部通则 0931 溶出度与释放度测定法，以及通则 9013 缓释、控释和迟释制剂指导原则的相关规定进行。

第三节　膜　　剂

一、概述

膜剂(film)是指原料药物与适宜的成膜材料经加工制成的膜状制剂。供口服或黏膜用。

膜剂制备工艺简单，无粉尘飞扬；药物在成膜材料中分布均匀，含量准确，稳定性好；多层复方膜剂可以解决药物之间的配伍禁忌；体积小，重量轻，应用、运输、携带都较方便。其主要缺点是载药量小，仅适用于小剂量的药物。

根据不同的成膜材料，可以制成速释膜剂或缓、控释膜剂。

二、成膜材料

（一）成膜材料的质量要求

理想的成膜材料应具备以下条件：①生理惰性、无毒、无刺激性、无不良臭味；②性质稳定，与原料药兼容性良好，不降低主药的药效，不干扰含量测定；③成膜和脱膜性能良好，成膜后有足够的强度和柔软性；④用于口服、腔道、眼用膜剂的成膜材料应具有良好的水溶性或可降解，外用膜剂的成膜材料应能迅速、完全释放药物；⑤来源丰富、价格便宜。

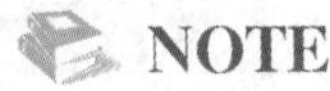
NOTE

（二）常用的成膜材料

膜剂常用的成膜材料有聚乙烯醇、聚丙烯酸树脂、纤维素衍生物及其他高分子材料。

1. 聚乙烯醇(polyvinyl alcohol,PVA) 由醋酸乙烯酯聚合后，再经醇解后制得的结晶性高分子材料，为白色或黄白色粉末状颗粒，因聚合度与醇解度不同而有不同的规格与性质。国内常用PVA有05-88和17-88，其中"05"和"17"分别表示平均聚合度为500～600和1700～1800；"88"表示醇解度为(88±2)%。两种成膜材料均能溶于水，PVA05-88聚合度小，水溶性大，柔韧性差；PVA17-88聚合度大，水溶性小，柔韧性好。两者以适当比例(如1：3)混合使用则效果更佳。PVA有较佳的成膜性、水溶性和吸湿性，膜的抗张强度和柔韧性较好，因此PVA是目前国内最常用的膜剂成膜材料。PVA对眼黏膜和皮肤无毒、无刺激性，是一种安全的外用辅料。口服后在消化道中很少吸收，80%的PVA在48 h内可由大便排出。PVA在体内不分解，亦无生理活性。

2. 聚丙烯酸树脂 由甲基丙烯酸钠、丙烯酸酯、甲基丙烯酸等单体按不同的比例共聚而成，是一类安全、无毒的药用高分子材料。其常用药用规格商品名有Eudragit L30D(肠溶Ⅰ号)、Eudragit L100(肠溶Ⅱ号)、Eudragit S100(肠溶Ⅲ号)、Eudragit E30D(胃崩型)、Eudragit El00(胃溶Ⅵ号)、Eudragit RL100(高渗透型)、Eudragit RS100(低渗透型)等。本品易溶于甲醇、乙醇、异丙醇等极性有机溶剂，在水中溶解度取决于树脂结构中侧链基团和溶液的pH。聚丙烯酸树脂均具有一定的成膜性，丙烯酸酯的含量越高，成膜性越好；丙烯酸酯的碳链越长和不含支链时，柔性越大；含丙烯酸丁酯的树脂较含丙烯酸乙酯或甲酯的树脂有更好的成膜性；胃崩型和胃溶型树脂一般可以不加或只需少量增塑剂即可用于膜剂的制备，其他规格的树脂则需加入适量增塑剂才能形成性能较好的膜剂。

3. 纤维素衍生物 主要包括羟丙甲纤维素、羧甲纤维素钠、甲基纤维素、乙基纤维素、羟丙纤维素等。

4. 其他 明胶、阿拉伯胶、海藻酸钠、琼脂、淀粉和糊精等天然高分子材料，成膜性较差，常与其他成膜材料合用。可用作膜剂成膜材料的合成高分子材料还有乙烯-醋酸乙烯酯共聚物(ethylene-vinylacetate copolymer,EVA)、聚维酮、聚乳酸和聚乙烯胺类等。EVA无毒、无臭、无刺激性，对人体组织有良好的相容性，不溶于水，能溶于二氯甲烷、三氯甲烷等有机溶剂，成膜性能良好、膜柔软、强度大，常用于制备眼、阴道、子宫等控释膜剂。

（三）其他辅料

1. 增塑剂 常用的增塑剂有甘油、山梨醇等。这些增塑剂能使膜剂柔软性增强，并有一定的抗拉强度。增塑剂质量标准应符合药典要求。

2. 着色剂、表面活性剂、遮光剂和矫味剂 膜剂中常用着色剂为无毒的食用色素；表面活性剂常用吐温80，遮光剂常用二氧化钛(TiO_2)。除此以外，口服膜剂有时还要加蔗糖、甜蜜素等矫味剂。这些辅料应无毒性，无刺激性，性质稳定，与主药不起作用。

三、膜剂的制备

（一）膜剂的处方组成

膜剂的处方组成一般包括主药0～70%(*W*/*W*)，PVA等成膜材料30%～100%，甘油、山梨醇等增塑剂0～20%，吐温80、十二烷基硫酸钠、磷脂等表面活性剂1%～2%，$CaCO_3$、SiO_2、淀粉等填充剂0～20%，着色剂0～2%，液体石蜡等脱膜剂适量。

（二）制备方法

1. 匀浆制膜法 匀浆制膜法又称溶剂浇铸法或流延法，常用于制备以PVA为成膜材料

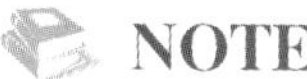

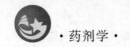

的膜剂。将成膜材料溶于水或其他溶剂，过滤，加入主药，充分搅拌溶解(不溶于水的主药可以预先制成微晶或粉碎成细粉，用搅拌或研磨等方法均匀分散于浆液中)，脱去气泡。小量制备时倾于平板玻璃上涂成宽厚一致的涂层，大量生产可用涂膜机涂膜。烘干后根据主药含量计算单剂量的面积，剪切成单剂量的小格。

2. 热塑制膜法 将药物细粉和成膜材料(如 EVA 颗粒)相混匀，用橡皮滚筒混炼，热压成膜。或将成膜材料在热熔状态下加入药物细粉，使溶解或混合均匀，涂膜，再冷却成膜。

3. 复合制膜法 以不溶性的成膜材料(如 EVA)为外膜，分别制成具有凹穴的下外膜带和上外膜带，另以水溶性的成膜材料(如 PVA)用匀浆制膜法制成含药的内膜带，剪切后置于下外膜带的凹穴中。也可用挥发性溶剂制成含药溶剂，定量注入下外膜带的凹穴中。经吹风干燥后盖上外膜带，热封即成。此法一般用于缓释膜的制备。

膜剂制备的注意事项：①不溶于水的主药应预先制成微晶或粉碎成细粉，再均匀分散于成膜材料中；②根据主药剂量，将膜剂剪成单剂量小格以分剂量；③膜剂的内包装材料常为聚乙烯薄膜，膜剂所用的包装材料应无毒性、能防止污染、方便使用，且不能与原料药物或成膜材料发生理化作用。

四、膜剂的质量评价

除控制主药含量合格外，应符合下列质量要求。

1. 外观 膜剂外观应完整光洁、厚度一致、色泽均匀、无明显气泡。多剂量的膜剂，分格压痕应均匀清晰，并能按压痕撕开。

2. 微生物限度检查 除另有规定外，膜剂宜密封保存，防止受潮、发霉、变质，并应符合微生物限度检查要求。

3. 重量差异 按 2020 年版《中国药典》四部通则 0125 膜剂项下的方法进行检查，应符合规定(表 6-2)。凡进行含量均匀度检查的膜剂，一般不再进行重量差异检查。

表 6-2 膜剂重量差异

平均重量	重量差异限度
0.02 g 及以下	±15%
0.02 g～0.2 g	±10%
0.2 g 以上	±7.5%

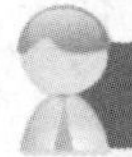

案例分析与讨论 6-2

壬苯醇醚膜剂

【处方】 壬苯醇醚 35 g，PVA05-88 187 g，PVA17-88 187 g，甘油 20 g，羟苯乙酯 0.4 g，纯化水加至 1000 mL。

【制法】 将 PVA05-88、PVA17-88、甘油、羟苯乙酯和纯化水混合，搅拌溶胀，90 ℃水浴加热使溶解完全。再加入壬苯醇醚，搅拌使溶解，静置除尽气泡。于涂膜机上涂布制成厚约 0.3 mm 的膜，并于 80 ℃干燥，分割成大小为 5 cm×7 cm 的膜，用紫外灯灭菌 30 min(正反面各 15 min)，即得。每片膜剂含壬苯醇醚 50 mg。

【注解】 ①本品为阴道用短效避孕药膜；②处方中 PVA 为成膜材料，甘油为增塑剂，羟苯乙酯为抑菌剂，水为溶剂。

问题：膜剂的处方是由哪些成分组成的？膜剂制备有哪些方法？本品用的是哪一种？

NOTE

本章小结

本章介绍了滴丸剂的概念、基质、冷凝液、制备方法、设备、影响滴丸成型的因素、质量检查，小丸的概念、类型、常用辅料、制备方法、质量评价，膜剂的概念、成膜材料、制备方法、质量评价。

复习思考题

目标检测

推荐阅读文献

1. 什么是滴丸剂？滴丸剂具有什么特点？滴丸剂常用基质和冷凝液有哪些？
2. 简述滴丸的制备工艺流程和影响滴丸成型的因素。
3. 简述小丸的含义、特点、辅料和制备方法。
4. 简述膜剂的含义、特点、成膜材料和制备方法。

参考文献

[1] 方亮. 药剂学[M]. 8 版. 北京：人民卫生出版社，2016.
[2] 崔福德. 药剂学[M]. 7 版. 北京：人民卫生出版社，2011.
[3] 平其能，屠锡德，张钧寿，等. 药剂学[M]. 4 版. 北京：人民卫生出版社，2013.
[4] 张志荣. 药剂学[M]. 2 版. 北京：高等教育出版社，2014.
[5] 龙晓英，房志仲. 药剂学(案例版)[M]. 北京：科学出版社，2009.
[6] 潘卫三. 药剂学[M]. 北京：化学工业出版社，2017.
[7] 陆彬. 药物新剂型与新技术[M]. 2 版. 北京：人民卫生出版社，2005.

（陈娇婷）

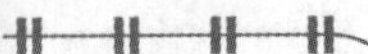

第七章　软膏剂、乳膏剂、凝胶剂、糊剂与涂膜剂

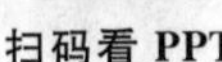

扫码看 PPT

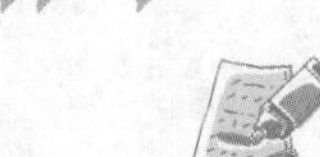

学习目标

1. 掌握：软膏剂的常用基质、附加剂及制备方法；乳膏剂常用基质、附加剂及制备方法；流变学基本概念、流体类型及特点。

2. 熟悉：凝胶剂、糊剂与涂膜剂的常用基质与制备方法；流变性质的测定方法。

3. 了解：软膏剂、乳膏剂、凝胶剂、糊剂与涂膜剂的质量检查；弹性、黏性、黏弹性的特点及其模型；流变学在药剂学中的应用。

软膏剂、乳膏剂、凝胶剂及糊剂均属于半固体制剂，具有“软”这一共同的特征，在轻度外力作用下易于发生流动和变形，便于包装、贮存和使用；涂膜剂在使用过程中同样存在流动和变形的现象。因此，本章对软膏剂、乳膏剂、凝胶剂、糊剂及涂膜剂的概念、特点、基质、制备方法进行介绍，结合典型案例对处方设计、制备工艺及质量控制等方面需要考虑的问题进行分析，并介绍相关流变学理论及其在药剂学领域尤其是在上述剂型中的应用，以期进一步从理论的高度理解上述剂型。

第一节　软　膏　剂

一、概述

软膏剂（ointment）是指原料药物与油脂性或水溶性基质混合制成的均匀的半固体外用制剂。软膏剂可长时间铺展或黏附于用药部位，主要使药物在局部发挥治疗作用，如抗感染、止痒、消毒、麻醉等，也可吸收后发挥全身治疗作用。

软膏剂在我国具有悠久的历史，是一种古老的剂型。随着科学的发展，许多新的基质、新型吸收促进剂、新型药物载体不断涌现，生产的机械化和自动化程度不断提高，推动了软膏剂的进一步发展。

按药物在基质中不同的分散状态，软膏剂可分为溶液型和混悬型两类。溶液型软膏剂为药物溶解（或共熔）于基质或基质组分中制成的软膏剂；混悬型软膏剂为药物细粉均匀分散于基质中制成的软膏剂。不同类型的软膏剂均应符合以下质量要求：①均匀、细腻，涂布于皮肤或黏膜上无粗糙感；②黏稠度适宜，易于涂布，但不熔化，黏稠度随季节变化很小；③性质稳定，无酸败、异臭、变色、变硬、油水分离等变质现象；④药物有良好的释放性能，能保证药物疗效的发挥；⑤无刺激性、过敏性及其他不良反应；⑥用于创面的软膏剂应无菌。

二、软膏剂的基质与附加剂

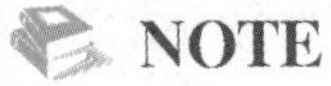

软膏剂主要由药物和基质组成，此外还常加入抗氧剂、防腐剂、保湿剂、吸收促进剂等附加

剂。基质是软膏剂成型和发挥药效的重要组成部分,对软膏剂的质量有很大的影响。

(一) 软膏剂常用基质

理想的软膏剂基质应满足以下条件:①性质稳定,与主药或附加剂等无配伍禁忌;②均匀、细腻,具有适宜的稠度、润滑性和涂展性,对皮肤或黏膜无刺激性;③有吸水性,能吸收伤口的分泌物;④无生理活性,不影响皮肤的正常功能与伤口的愈合;⑤有良好的释药性能;⑥易于洗除,不污染皮肤和衣服等。目前尚没有能够同时具备上述要求的基质,实际应用中,应根据药物和基质的性质以及用药目的合理选择,必要时加入附加剂,以保证制剂的质量和临床需要。

软膏剂基质有油脂性基质和水溶性基质两类。在 2000 年及 2000 年以前版本的《中国药典》中,软膏剂还包括乳膏剂,即乳膏剂属于软膏剂的一种,软膏剂的基质还包括乳剂型基质。2005 年版《中国药典》开始将使用乳剂型基质的乳膏剂从软膏剂中分出,列为独立的剂型。

1. 油脂性基质 该类基质的特点是对皮肤的润滑、保护作用较其他基质强,性质稳定,不易霉变,涂布于皮肤上能形成封闭性的油膜,促进皮肤的水合作用,使皮肤柔润,防止干裂。缺点是释药性能差,疏水性强,不易用水洗除,不易与水性液体混合,因此不适合用于有渗出液的创面、脂溢性皮炎、痤疮等。主要用于遇水不稳定的药物。

(1) 烃类 从石油中得到的各种烃的混合物,大多数为饱和烃。

凡士林(vaseline):又名软石蜡,是液体与固体烃类的混合物,熔程为 38～60 ℃,有黄、白两种,后者是由前者漂白而得。凡士林具有适宜的黏稠性和涂展性,可单独用作软膏剂基质;无刺激性,性质稳定;能与多种药物配伍,特别适合对水不稳定的药物(如某些抗生素等)。由于油腻性大、吸水性差,凡士林不适合用于急性且渗出液较多的患处。可通过加入适量的羊毛脂或鲸蜡醇、硬脂醇等改善其吸水性能。

固体石蜡(paraffin):固体饱和烃类混合物,熔程为 50～65 ℃,主要用于调节软膏的稠度。

液体石蜡(liquid paraffin):液体烃类的混合物。主要用于调节软膏的稠度;还可作为加液研磨的液体,与药物粉末一起研磨,以利于药物与基质混合。

(2) 类脂类 高级脂肪酸与高级脂肪醇化合而成的酯及其混合物。具有一定的吸水性,多与其他油脂性基质合用。

羊毛脂(lanolin):通常指无水羊毛脂,为淡黄色黏稠半固体,主要成分为高分子醇(如胆固醇、异胆固醇、十二醇和十六醇)的脂肪酸酯类,熔程为 36～42 ℃,有较强的吸水性,能吸收 2 倍量的水形成 W/O 型乳剂型基质。羊毛脂的性质与皮脂接近,有利于药物渗透进入皮肤,但因过于黏稠,不宜单独作为基质,常与凡士林合用,以改善凡士林的吸水性和渗透性。含 30% 水分的羊毛脂称为含水羊毛脂,黏性低,便于使用。

蜂蜡(bees wax)与鲸蜡(spermaceti wax):蜂蜡有黄、白之分,白蜂蜡是由黄蜂蜡精制而成。蜂蜡的主要成分为棕榈酸蜂蜡醇酯,含有少量游离醇及游离酸,熔程为 62～67 ℃。鲸蜡的主要成分为棕榈酸鲸蜡醇酯,还含有少量游离醇类,熔程为 42～50 ℃。蜂蜡和鲸蜡因具有弱的表面活性,可用作 W/O 型乳化剂,还常在 O/W 型乳剂型基质中起增加稳定性的作用。

(3) 油脂类 从动物或植物中得到的高级脂肪酸甘油酯及其混合物。动物油常用豚脂(lard),熔程为 36～42 ℃,释放药物较快,易酸败,可加入 1%～2%苯甲酸或 0.1%没食子酸丙酯防止酸败。植物油(vegetable oil)常用花生油、麻油、菜籽油等,常与熔点较高的蜡类基质合用,制得稠度适宜的基质。另外,由于植物油分子结构中存在不饱和键,稳定性欠佳,长期贮存过程中易氧化,一般需加抗氧剂。氢化植物油(hydrogenated vegetable oil)为植物油在催化作用下加氢而成的饱和或近饱和的脂肪酸甘油酯,比植物油稳定。

(4) 合成(半合成)油脂性基质 由各种油脂或原料加工合成,不仅组成和原料油脂相似,

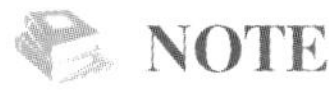
NOTE

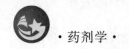

保持其优点，而且在稳定性、皮肤刺激性和皮肤吸收性等方面都有明显改善。常用的有角鲨烷、羊毛脂衍生物、硅酮、脂肪酸、脂肪醇、脂肪酸酯等。

角鲨烷(squalane)：由鲨鱼肝中取得的角鲨烯加氢反应制得。为无色、无臭的油状液体，主要成分为六甲基二十四烷(异十三烷)及其纯度较高的侧链烷烃。具有良好的皮肤渗透性、润滑性和安全性。

羊毛脂衍生物：为克服羊毛脂的缺陷(如色泽及气味不佳，储存过久出现色泽、气味及黏着性发生改变等)，对羊毛脂进行改性，制得羊毛醇、乙酰化羊毛脂、聚氧乙烯羊毛脂、氢化羊毛脂等。羊毛醇是羊毛脂的水解产物，也可以通过皂化反应(碱水溶液中)制得，为黄色至黄棕色油膏或蜡状固体，熔程为45～75 ℃，广泛用于软膏剂等外用产品。乙酰化羊毛脂由羊毛脂与醋酐反应制得，熔程为30～40 ℃，具有羊毛脂的优点，有较好的抗水性能和油溶性能，能形成抗水薄膜，保持皮肤水分。聚氧乙烯羊毛脂由羊毛脂醇与环氧乙烷加成而得，为非离子型表面活性剂，对皮肤无毒无刺激性，可作为乳化剂、分散剂。氢化羊毛脂由羊毛脂经氢化钠还原而得，熔程为48～54 ℃，颜色浅、气味低、无黏性、稳定性高、吸水性好，可代替天然羊毛脂。

二甲基硅油(dimethicone)：简称硅油，又称硅酮(silicone)，是一系列不同分子量的聚二甲基硅氧烷的总称；为无色或淡黄色透明油状液体，无臭、无味；黏度随平均分子量的增加而增大，软膏中常用的黏度为$(50\sim1000)\times10^6\ m^2/s$。二甲基硅油对皮肤无毒性，无刺激性，化学性质稳定，疏水性强，表面张力小，易于涂布，有很好的润滑作用，不污染衣物。本品常用于制备防护性乳膏，以保护皮肤免受水性物质(酸、碱等)的刺激或腐蚀。二甲基硅油对药物的释放和穿透性较豚脂、羊毛脂及凡士林快。本品对眼睛有刺激性，不宜作为眼膏基质。

脂肪酸、脂肪醇及其酯：脂肪酸主要和氢氧化钾或三乙醇铵等合并使用，生成新生皂作为乳化剂，常用的有棕榈酸、硬脂酸、异硬脂酸等。脂肪醇主要为$C_{12}\sim C_{18}$的高级脂肪醇，常用的有鲸蜡醇、硬脂醇等。脂肪酸酯多为高级脂肪酸与低分子量的一元醇酯化而成，与油脂可互溶，黏度低，延展性好，皮肤渗透性好。

2. 水溶性基质 由天然或合成的水溶性高分子材料溶解于水中而制成的半固体软膏基质。此类基质无油腻性，易与水性物质或渗出液混合，易洗除，药物释放较快。该类基质可用于湿润或糜烂的创面，也常用于腔道黏膜或防油保护性软膏，但不宜用于遇水不稳定的药物的软膏。

软膏剂水溶性基质主要有聚乙二醇(PEG)。PEG分子量700以下是液体，分子量1000和1500(PEG1000、PEG1500)是半固体，分子量2000以上为固体。固体PEG与液体PEG适当比例混合可得稠度适宜的软膏基质。此类基质易洗除，能与渗出液混合，能耐高温，不易霉败。缺点是其吸水性较强，用于皮肤常有刺激感；对皮肤的保护润滑作用差，久用可引起皮肤干燥，对炎症组织稍有刺激性；还会降低季铵盐类、羟苯酯类及某些酚类药物的抑菌活性。目前，PEG基质已逐渐被水性凝胶基质代替。

此外，软膏剂水溶性基质还有脂肪醇丙二醇(fatty alcohol-propylene glycol，FAPG)基质。FAPG基质是一种无水无油基质，国外应用较多。其基本组成是硬脂醇15%～45%，丙二醇45%～85%，聚乙二醇0～15%，还可能含有增黏剂(甘油或硬脂酸)或吸收促进剂。FAPG基质的特点：①无水，适用于易水解的药物；②铺展性、黏附性好，可形成封闭性的薄膜；③不易水解，不易酸败，容易洗除。以FAPG为基质制备的软膏剂润滑、白皙、柔软，带有珠光。

(二) 软膏剂常用附加剂

除药物和基质外，软膏剂常根据需要添加抗氧剂、防腐剂、保湿剂、经皮吸收促进剂等附加剂。抗氧剂、防腐剂和经皮吸收促进剂在本书其他章节有介绍，这里不再重复。水溶性基质的

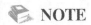
NOTE

软膏剂由于水分易蒸发失散而使软膏变硬，常需加入适宜的保湿剂(humectant)。保湿剂一般为亲水性物质，在较低湿度范围内具有结合水的能力。它还可通过控制产品与周围空气之间水分的交换使皮肤维持在高于正常水含量的平衡状态，起到减轻皮肤干燥的作用。软膏剂常用的保湿剂有甘油、丙二醇、山梨醇等。

三、软膏剂的制备

软膏剂的制备方法有研和法(incorporation method)和熔融法(fusion method)，应根据药物与基质的性质、制备量以及设备条件选择具体方法。

软膏剂的制备工艺流程如图 7-1 所示。

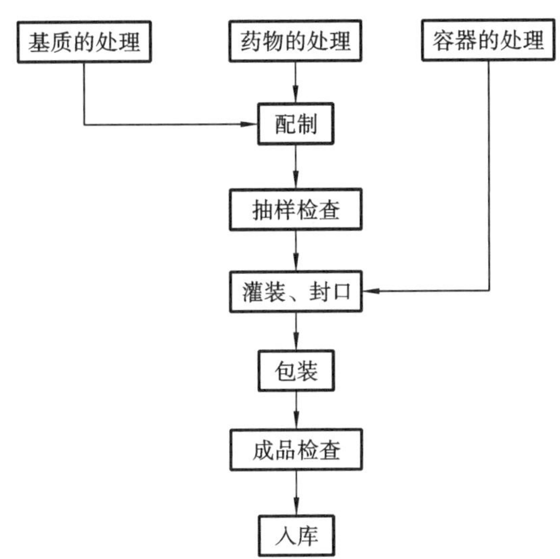

图 7-1　软膏剂的制备工艺流程图

1. 基质的处理　对于油脂性基质，需进行加热过滤及灭菌处理。常将基质加热熔融后趁热过滤，除去杂质，再加热至 150 ℃灭菌 1 h 以上，并除去水分。

2. 药物的处理和加入方法　为了减少软膏对用药部位的机械性刺激，提高药物疗效，制备过程中常需对药物进行适当的处理。

(1) 不溶性固体药物　需研成细粉过六号筛后使用，药物细粉先与少量基质研匀或与液体成分研成糊状，再与其余基质研匀；或将药物细粉在不断搅拌下加到熔化的基质中，继续搅拌至冷凝。

(2) 可溶于基质的药物　对于能在基质的某组分中溶解的药物，应先用该组分溶解药物，再与其他基质混匀，制成溶液型软膏。油溶性药物(如樟脑、薄荷油、松节油等)溶于熔化的基质中制成油脂性溶液型软膏；水溶性药物溶于少量水后，再与水溶性基质混匀制成水溶性溶液型软膏。

(3) 可溶于少量溶剂的药物　可先将药物溶于少量适宜溶剂中，再与基质混合。例如，生物碱盐类可先溶于少量水中，用羊毛脂吸收后再与其余基质混匀。

(4) 半固体黏稠性药物　如鱼石脂，可直接与基质混合，必要时可先与少量羊毛脂或蓖麻油混匀，再与凡士林等油脂性基质混匀；煤焦油可加少量聚山梨酯 80 促使其与基质混合均匀。

(5) 中药浸出物　液体中药浸出物(如煎膏、流浸膏等)，可先浓缩至稠浸膏，再加至基质中混匀；固体浸膏可与少量水或稀醇等先研成糊状，再与基质混匀。

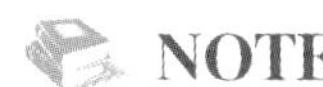

(6) 共熔组分　如樟脑、薄荷、麝香等挥发性的低共熔组分，可先使其共熔，再与冷却至 40 ℃以下的基质混匀。

(7) 对热敏感的药物或挥发性药物　应在基质温度降至 40 ℃左右时加入。

3. 制备方法

(1) 研和法　适用于不耐热且不溶于基质的药物。先将药物研细过筛后，与适宜基质研成糊状，再按等量递增法与其余基质混合研匀。小量制备时可采用软膏板与软膏刀研和；当有液体组分时可采用研钵研磨，大量生产时采用机械研磨，常用三辊研磨机(图 7-2)。

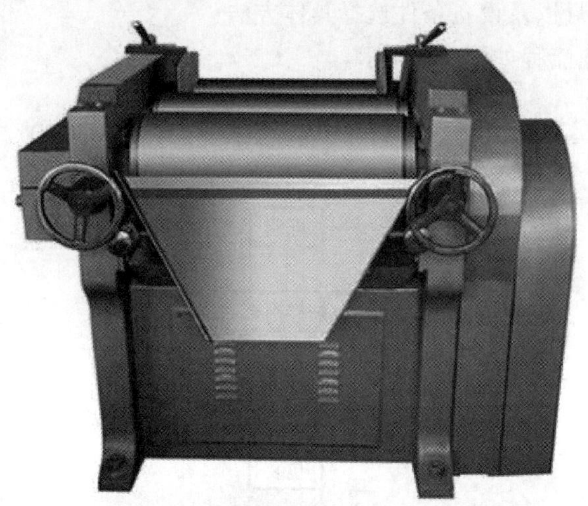

图 7-2　三辊研磨机

(2) 熔融法　由熔点较高的组分组成的软膏基质常温下不能均匀混合，须用该法制备。实验室小剂量制备时，熔融过程常通过水浴或加热套加热，在烧杯或搪瓷盘中完成；工业生产多用蒸汽夹层锅加热来熔融油脂性基质，在软膏搅拌机中完成制备(图 7-3)。具体操作方法：先将熔点最高的基质加热熔化，然后按熔点由高到低顺序依次加入其余的基质，最后加入液体成分，再经过灭菌、过滤，然后将药物溶解或混悬于其中，不断搅拌，均匀冷却至膏状即可。生

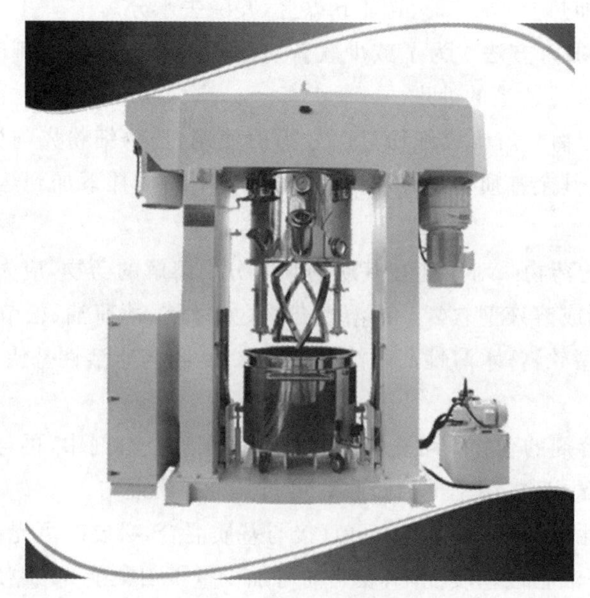

图 7-3　软膏搅拌机

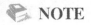
NOTE

产含有不溶性药物粉末的软膏剂，多使用搅拌机进行混合，并通过齿轮泵回流数次以使之均匀；若不够均匀细腻，可通过胶体磨或三辊研磨机进一步研磨。熔融法制备软膏剂注意事项：①冷却过程中需要不断搅拌，以防止不溶性药粉下沉，导致分散不均匀；②冷凝成膏状后应停止搅拌，以免带入过多气泡；③冷却速率不能太快，以免基质中高熔点组分呈块状析出；④对热敏感或挥发性成分应待基质冷却至接近室温时加入。

案例分析与讨论 7-1

清凉油软膏

【处方】 薄荷脑 80 g，樟脑 80 g，薄荷油 50 g，石蜡 105 g，桉叶油 50 g，蜂蜡 45 g，凡士林 100 g，10%氨溶液 3 mL。

【制备】 将薄荷脑与樟脑一起研磨使其共熔，再与薄荷油、桉叶油混匀；另将石蜡、蜂蜡、凡士林加热至 110 ℃，以除去水分，过滤，放置冷却至 70 ℃左右，加入芳香油等搅拌，最后加入氨溶液，混匀即得。

【注解】 本品为油脂性基质软膏剂，具有止痛止痒的作用，适用于伤风、头痛、蚊虫叮咬等。处方中基质的黏稠度受温度影响，由于不同地区不同气候条件下温度不同，因此必须灵活调节石蜡、蜂蜡和凡士林的用量配比，使制得的清凉油软膏剂黏稠度符合要求。

问题：本品是用研和法还是用熔融法制备的？

案例分析与讨论 7-2

复方水杨酸软膏

【处方】 水杨酸 60 g，苯甲酸120 g，十六醇20 g，PEG400125 g，甘油100 g，PEG4000525 g，二甲基亚砜 50 mL。

【制备】 取水杨酸、苯甲酸、PEG400、甘油和二甲基亚砜混合，室温下不断搅拌使其完全溶解至澄清(A 液)；取十六醇、PEG4000 加热溶解至澄清，并不断搅拌使其冷至约 50 ℃(B 液)，将 B 液缓慢加入 A 液，不断搅拌至均匀，冷凝，即得。

【注解】 本品为水溶性基质软膏剂，适用于头癣、足癣及局部角质增生等。

问题：软膏剂的基质有哪些类型？本品处方中各成分的作用是什么？

四、软膏剂的质量评价

按照 2020 年版《中国药典》四部通则 0109，软膏剂除另有规定外，应进行粒度、装量、微生物限度等检查，用于烧伤或严重创伤的软膏剂还应进行无菌检查。此外，软膏剂的外观性状、主药含量应按照《中国药典》具体品种项下的要求进行检查。对软膏剂进行质量研究时，还可根据具体情况，通过以下指标，如软膏剂的物理性质(熔点、黏度和稠度、pH 等)、刺激性、稳定性以及体外释药、皮肤穿透和体内吸收等对软膏剂进行全面评价。

(一) 粒度

除另有规定外，混悬型软膏剂、含饮片细粉的软膏剂照下述方法检查，应符合规定。取供试品适量，置于载玻片上涂成薄层，薄层面积相当于盖玻片面积，共涂 3 片，按照粒度和粒度分布测定法(通则 0982 第一法)测定，均不得检出大于 180 μm 的粒子。

(二) 装量

按照最低装量检查法(通则 0942)检查，应符合规定。

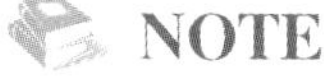

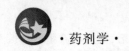

（三）无菌

用于烧伤[除程度较轻的烧伤（Ⅰ°或浅Ⅱ°）]或严重创伤的软膏剂，按照无菌检查法（通则1101）检查，应符合规定。

（四）微生物限度

除另有规定外，按照微生物计数法（通则1105）和控制菌检查法（通则1106）及非无菌药品微生物限度标准（通则1107）检查，应符合规定。

五、软膏剂的包装与贮藏

软膏剂的包装容器有塑料盒、塑料管、锡管和铝管。塑料管性质稳定，不和药物与基质发生相互作用，但因有透湿性，长期贮存软膏可能失水变硬。包装用的金属管一般内涂环氧树脂隔离层，避免软膏成分与金属发生作用。工业上采用软膏自动灌装、轧尾、装盒联动机进行灌封与包装。

除另有规定外，软膏剂应避光密封贮存。贮存温度一般为室温，不宜过高或过低，以免基质分层或药物降解而影响均匀性和疗效。

第二节 乳　膏　剂

一、概述

乳膏剂（cream）是指原料药物溶解或分散于乳状液型基质中形成的均匀半固体制剂。根据基质不同，分为水包油（O/W）型乳膏剂和油包水（W/O）型乳膏剂。乳膏剂的质量要求除应符合软膏剂的有关质量规定外，还不得有油水分离及胀气现象。

二、乳膏剂的基质

乳膏剂的基质属于乳剂型基质，由油相、水相、乳化剂三部分组成，是在一定温度下，加热熔融的油相与水相借助乳化剂的作用形成乳剂，最后在室温下形成半固体的基质。常用的油相室温下为固体或半固体，如硬脂酸、石蜡、蜂蜡、高级脂肪醇、凡士林等，有时还可加入液体（如液体石蜡等）调节稠度。乳剂型基质常用的乳化剂见表7-1。

表7-1　乳剂型基质常用的乳化剂

类型	名称		常用品种	作用
阴离子型	肥皂类	一价皂	一价金属（钠、钾、铵）的氢氧化物、硼酸盐或三乙醇胺等有机碱与脂肪酸（如硬脂酸或油酸）反应生成的皂	O/W型乳化剂
		多价皂	二、三价的金属（钙、镁、锌、铝）的氢氧化物与脂肪酸反应生成的皂	W/O型乳化剂
	脂肪醇硫酸酯		十二烷基硫酸钠	O/W型乳化剂
	磷酸酯		十二烷基聚氧乙烯醚磷酸单乙醇胺，月桂醇磷酸酯钾（HR-S）	O/W型乳化剂

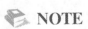

续表

类型	名称		常用品种	作用
非离子型	高级脂肪醇		鲸蜡醇、硬脂醇	弱W/O型乳化剂，可增加乳剂的稳定性和稠度
	多元醇酯类	聚乙二醇脂肪酸酯	聚乙二醇-7-硬脂酸酯、聚乙二醇20-硬脂酸酯	O/W型乳化剂
		脂肪酸甘油酯	硬脂酸甘油酯	弱W/O型乳化剂，不能用作主要乳化剂；与O/W型乳化剂合用，增加乳剂的稳定性和稠度
			聚乙二醇-7-氢化蓖麻油	W/O型乳化剂
		脂肪酸山梨坦类	油酸山梨坦(司盘80)、硬脂酸山梨坦(司盘60)	W/O型乳化剂，常与O/W型乳化剂合用，已取得较好的乳化效果
		聚山梨酯类	聚山梨酯80、聚山梨酯20	O/W型乳化剂
	聚氧乙烯醚衍生物	脂肪醇聚乙烯醚	脂肪醇聚氧乙烯醚(平平加O)、山嵛醇聚氧乙烯醚	O/W型乳化剂
		烷基酚聚氧乙烯醚	乳化剂OP	O/W型乳化剂

乳剂型基质分为W/O型和O/W型两类。O/W型乳剂型基质无油腻性，易涂布、洗除，色白如雪，俗称“雪花膏”。由于外相含水较多，易霉变，常需加防腐剂；同时水分也易挥发使软膏变硬，常加入保湿剂，一般用量为5%～20%。需要注意的是，当O/W型乳剂型基质用于分泌物较多的皮肤(如湿疹)时，分泌物可重新进入皮肤而使炎症恶化。W/O型乳剂型基质比油脂性基质油腻性小，容易涂布，其水分只能缓慢从皮肤表面蒸发，对皮肤有缓和的冷爽感，故有“冷霜”之称。乳剂型基质中乳化剂的表面活性作用可促进药物与皮肤接触，通常O/W型乳剂型基质中药物的释放和经皮渗透比W/O型乳剂型基质或油脂性基质快。

遇水不稳定的药物，如金霉素、四环素等，不宜制成乳膏剂。通常乳剂型基质适用于亚急性、慢性、无渗出液的皮肤破损和皮肤瘙痒症，忌用于糜烂、溃疡、水疱和脓疱症。

三、乳膏剂的制备及乳剂型基质举例

(一) 乳膏剂的制备

乳膏剂的制备采用乳化法，通常包括熔化、乳化和冷却三个过程，其制备工艺流程如图7-4所示，具体步骤如下：将处方中油脂性和油溶性组分混合，加热至80 ℃左右使其熔化，趁热过滤，作为油相；将水溶性组分溶于水，过滤，并加热至与油相同温或略高于油相温度，作为水相；搅拌条件下将水相和油相混合、乳化得到乳剂，不停搅拌，冷却至室温，即得。

乳膏剂制备过程中有以下几点需要注意：①水相温度要等于或略高于油相温度，否则，可能导致部分油相组分在完全乳化前过早凝固，使得所制备乳膏外观粗糙。若所制备乳膏基质不够细腻，可在温度降至约30 ℃时通过胶体磨或软膏研磨机研磨使乳膏基质更细腻。大量生产时可使用具有夹层加热的真空乳化机。②油相和水相混合时，尽量避免产生气泡，否则，乳膏剂的体积增大，且可能导致贮存过程中乳膏剂不稳定，产生相分离和酸败。③油相和水相的

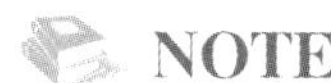

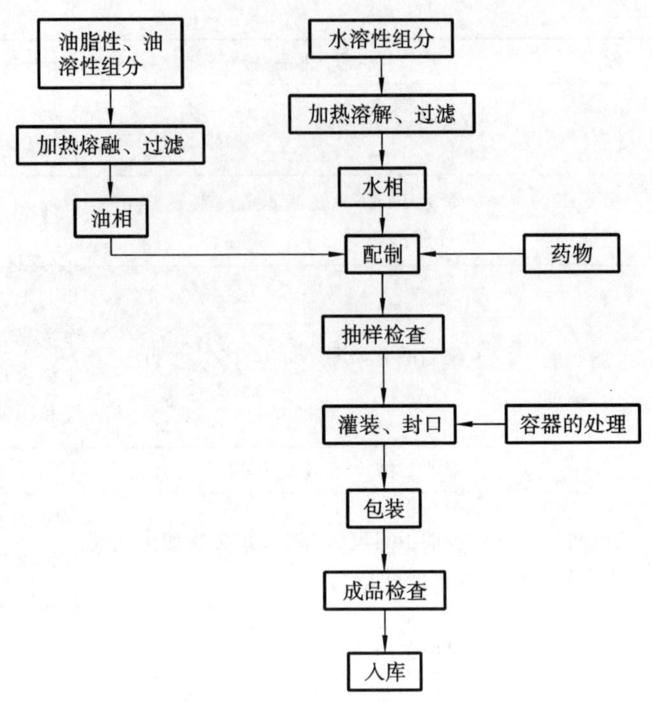

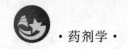

图 7-4　乳膏剂的制备工艺流程图

混合方法有三种。两相同时掺和，适用于配备输液泵和连续混合装置的乳膏生产线；分散相加入连续相中，适用于分散相体积较小的乳膏基质；连续相加入分散相中，适用于大多数乳膏基质，混合过程中乳剂发生转型，使分散相粒子更为细小。④药物的加入方法。如药物能够溶于某一组分，或者水相或油相，可在乳化前将药物溶于相应的组分中；若药物在油相或水相中均不溶，则应先将药物粉碎至适宜粒度，在油水两相混合、乳化完成后，在适当的温度下将药物均匀分散在基质中。

（二）乳膏剂基质举例

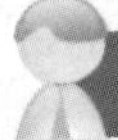

案例分析与讨论 7-3

以有机胺皂为主要乳化剂的基质

【处方】　硬脂酸 160 g，三乙醇胺 20 g，蓖麻油 300 g，单硬脂酸甘油酯 50 g，丙二醇 28 g，氮酮 40 g，尼泊金乙酯 0.2 g，蒸馏水加至 600 g。

【制备】　取处方量硬脂酸、单硬脂酸甘油酯和蓖麻油，水浴加热至 70～80 ℃，使其熔化；将氮酮、丙二醇、三乙醇胺和蒸馏水置另一烧杯中，搅拌溶解，将水相加热至与油相同温度后加入油相中，边加边搅拌，搅拌均匀，冷凝，即得 O/W 型乳剂型基质。

【注解】　本基质中油相成分为硬脂酸（部分）、单硬脂酸甘油酯和蓖麻油，蒸馏水为水相。另一部分硬脂酸与三乙醇胺生成有机胺皂作为 O/W 型乳化剂，1 份三乙醇胺可以中和 1.9 份硬脂酸。单硬脂酸甘油酯同时也是一种较弱的 W/O 型乳化剂，具有增加基质稳定性的作用。丙二醇为保湿剂，尼泊金乙酯为防腐剂，防止所制备乳剂基质变干变硬和霉变。氮酮与冰片为经皮吸收促进剂，其经皮吸收促进作用较强。本 O/W 型乳剂型基质具有油腻性小或无油腻感，稠度适宜，易于涂布，能与水或油混合，易于清洗，有利于药物与皮肤的接触并促进药物的经皮渗透，不妨碍皮肤分泌物的分泌与水分的蒸发，对皮肤正常生理影响较小等优点。但不适用于遇水不稳定的药物及分泌物较多的皮肤疾病。

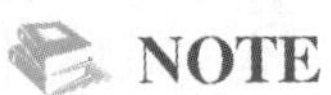

问题：本品为何种类型的乳剂型基质？处方中各成分的作用是什么？

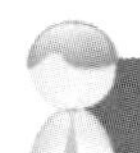

案例分析与讨论 7-4

以多价皂为主要乳化剂的基质

【处方】 硬脂酸 12.5 g,地蜡 75 g,单硬脂酸甘油酯 17 g,蜂蜡 5 g,氢氧化钙 1 g,双硬脂酸铝 10 g,白凡士林 67 g,液体石蜡 410 mL,尼泊金乙酯 1 g,蒸馏水加至 1000 g。

【制备】 取处方量的硬脂酸、单硬脂酸甘油酯、蜂蜡和地蜡,水浴加热至熔化,再加入白凡士林,液体石蜡和双硬脂酸铝,加热至 70～80 ℃;另将氢氧化钙和尼泊金乙酯溶于纯化水中,将水相加热至与油相同温度后加入油相中,边加边搅拌,搅拌均匀,冷凝,即得 W/O 型乳剂型基质。

【注解】 本基质中氢氧化钙与硬脂酸作用,生成的硬脂酸钙为二价皂,与处方中的双硬脂酸铝均为 W/O 型乳化剂,在本乳剂型基质形成过程中起主要作用。本基质较 O/W 型基质油腻性大。

问题:以多价皂为乳化剂制备的乳膏剂与以一价皂为乳化剂制备的乳膏剂有何异同?

案例分析与讨论 7-5

以十二烷基硫酸钠为主要乳化剂的基质

【处方】 白凡士林 120 g,十八醇 80 g,单硬脂酸甘油酯 20 g,甘油 70 g,羟苯乙酯 2 g,十二烷基硫酸钠 10 g,纯化水加至 1000 g。

【制备】 取处方量白凡士林、十八醇和单硬脂酸甘油酯,水浴加热至 70～80 ℃使其熔化;将十二烷基硫酸钠、甘油和羟苯乙酯溶于纯化水中,加热至 70～80 ℃,在同温度下将水相以细流加到油相中,边加边搅拌至冷凝,即得 O/W 型乳剂型基质。

【注解】 本基质中十二烷基硫酸为主要乳化剂,在乳剂形成过程中起主要作用;单硬脂酸甘油酯为较弱的 W/O 型乳化剂,起辅助乳化、稳定和增稠的作用。

问题:制备 O/W 型和 W/O 型乳膏剂对乳化剂的 HLB 值有何要求?

案例分析与讨论 7-6

以油酸山梨坦和乳化剂 OP 为乳化剂的基质

【处方】 白凡士林 50 g,石蜡 100 g,单硬脂酸甘油酯 100 g,液体石蜡 500 g,乳化剂 OP 5 g,油酸山梨坦 5 g,尼泊金乙酯 1 g,蒸馏水加至 1000 g。

【制备】 取锉成细末的石蜡、单硬脂酸甘油酯、白凡士林、液体石蜡、油酸山梨坦、乳化剂 OP 和尼泊金乙酯,水浴加热熔化并保持 80 ℃,细流加入同温度的水,边加边搅拌,直至冷凝,即得 W/O 型乳剂型基质。

【注解】 本基质中油酸山梨坦和乳化剂 OP 作为混合乳化剂,以调节得到适宜 HLB 值的乳化剂,在本乳剂型基质形成过程中起主要作用。

问题:混合乳化剂的 HLB 值如何计算?

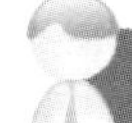

案例分析与讨论 7-7

以聚山梨酯为主要乳化剂的基质

【处方】 硬脂酸 240 g,石蜡 25 g,单硬脂酸甘油酯 80 g,白凡士林 80 g,甘油 80 g,液体石蜡 40 g,聚山梨酯 80100 g,山梨酸 2 g,纯化水加至 1000 g。

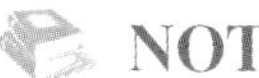

【制备】 取硬脂酸、单硬脂酸甘油酯、石蜡、液体石蜡和聚山梨酯 80 混合为油相，加热至 80 ℃，另取甘油、山梨酸溶于水中作为水相，加热至相同温度，然后将水相加入油相中，边加边搅拌，搅拌均匀，冷凝，即得白色乳剂型基质。

【注解】 本基质中聚山梨酯 80 为 O/W 型乳化剂，起主要乳化作用，硬脂酸、石蜡、液体石蜡、单硬脂酸甘油酯和白凡士林作为油相，甘油为保湿剂，山梨酸为防腐剂。

问题：本品为何种类型的乳剂型基质？处方中各成分的作用是什么？

（三）乳膏剂举例

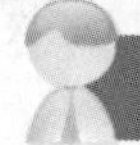
案例分析与讨论 7-8

氯霉素乳膏

【处方】 氯霉素 6 g，硬脂酸 9.5 g，甘油 45 g，单硬脂酸甘油酯 13.5 g，十八醇 36 g，HR-S 13.5 g，液体石蜡 11.4 g，纯化水加至 600 g。

【制备】 按处方量称取单硬脂酸甘油酯、硬脂酸、十八醇、轻质液体石蜡，混合加热，熔化，保持 80 ℃，作为油相；另按处方量称取氯霉素，加入适量纯化水中，搅拌溶解，然后加入甘油、乳化剂 HR-S 后混匀，保持 80 ℃，作为水相；搅拌条件下将水相缓慢加入油相中，搅拌均匀后冷却至 30 ℃，乳化机均质 25 min，冷却，即可。

【注解】 本品为 O/W 型乳膏剂，手感细腻，不油腻，易于涂抹。本品用于治疗脂溢性皮炎、毛囊炎、疥疮和痤疮等。

问题：请写出乳膏剂的制备工艺流程。在乳膏剂制备过程中，药物加入的方法有哪几种？本品是如何加入药物的？

四、乳膏剂的包装、贮藏与质量评价

乳膏剂的包装同软膏剂。乳膏剂应避光密封置 25 ℃以下贮存，不得冷冻。其质量评价与软膏剂基本相同，应按照 2020 年版《中国药典》四部通则 0109，进行粒度、装量、无菌、微生物限度等检查，乳膏剂另需注意乳剂的稳定性，是否有破乳、油水分离和胀气等现象。

第三节 凝 胶 剂

一、概述

凝胶剂(gel)是指原料药物与能形成凝胶的辅料制成的具凝胶特性的稠厚液体或半固体制剂。通常凝胶剂限局部用于皮肤及体腔，如鼻腔、阴道和直肠等。

凝胶剂包括溶液型、混悬型和乳状液型三种。乳状液型凝胶剂又称为乳胶剂(emulgel)。由高分子基质(如西黄蓍胶)制成的凝胶剂也可称为胶浆剂。小分子无机药物(如氢氧化铝)凝胶剂是由分散的药物小粒子以网状结构存在于液体中，属两相分散系统，也称混悬型凝胶剂。混悬型凝胶剂可具有触变性，静止时形成半固体而搅拌或振摇时则成为液体。

凝胶剂在生产与贮藏期间应符合以下要求：①混悬型凝胶剂中胶粒应分散均匀，不应下沉、结块；②凝胶剂应均匀、细腻，在常温时保持胶状，不干涸或液化；③根据需要可加入保湿剂、抑菌剂、抗氧剂、乳化剂、增稠剂和透皮促进剂等；④一般应检查 pH；⑤除另有规定外，凝胶剂应避光、密闭贮存，并应防冻；⑥用于烧伤治疗如为非无菌制剂的，应在标签上标明“非无

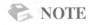

菌制剂”，产品说明书中应注明“本品为非无菌制剂”，同时在适应证下应明确“用于程度较轻的烧伤（Ⅰ°或浅Ⅱ°）”；注意事项下规定“应遵医嘱使用”。

近年来，随着制剂新技术以及凝胶材料的发展，出现了一系列新型凝胶剂，如脂质体凝胶剂、微乳凝胶剂、温度敏感凝胶剂、pH 敏感凝胶剂等原位凝胶剂（in situ gel），它们在增加药物经皮吸收、眼部给药等方面具有显著优势，成为近年来的研究热点。

二、凝胶基质

凝胶剂基质属单相分散系统，分为水性基质和油性基质。水性凝胶基质一般由水、甘油或丙二醇与纤维素衍生物、卡波姆、明胶、西黄蓍胶、淀粉和海藻酸盐等构成；油性凝胶基质由液体石蜡、聚乙烯甘油酯、脂肪油、胶体二氧化硅、铝皂、锌皂等构成。临床上应用较多的是水性基质的凝胶剂，亦称为水凝胶，这将在本节内容中重点讲述。

水性凝胶基质的优点是涂展性好、无油腻感、易于清除，稠度小、利于药物释放，能吸收组织渗出液，不影响皮肤正常功能。缺点是润滑性较差、易失水和霉变，常需加入较大剂量的保湿剂和防腐剂。

水性凝胶基质大多由高分子材料组成。这些高分子材料遇水可吸水膨胀，吸收的水分束缚在高分子链交联（可以是物理交联也可以是化学键交联）而形成的三维网格中，形成凝胶。水性凝胶基质有天然的、半合成的和合成的三类。常用的有聚丙烯酸类（如卡波姆、聚丙烯酸等）、纤维素衍生物、明胶、果胶、海藻酸盐、淀粉及其衍生物、聚维酮和聚乙烯醇等。

1. 卡波姆（carbomer） 商品名为卡波普（carbopol），是丙烯酸与烯丙基蔗糖或烯丙基季戊四醇交联形成的高分子聚合物，按黏度不同常分为 934、940、941 等规格，是一种引湿性很强的白色疏松状粉末。卡波姆的理化性质与聚丙烯酸类似，可在水中迅速溶胀，但不溶解，黏性较低。由于分子结构中存在羧酸基团，其水分散液呈酸性，如 1%水分散液的 pH 为 2.5～3.0。当用碱中和时，卡波姆逐渐溶解，黏度迅速增大，浓度增加时由澄明溶液逐渐转变为具有一定强度和弹性的半透明状的凝胶。pH 在 6～11 时，卡波姆水分散液有最大的黏度和稠度。中和使用的碱以及卡波普的浓度不同，其溶液的黏度变化也有所区别。一般情况下，中和 1 g 卡波姆约消耗 1.35 g 三乙醇胺或 400 mg 氢氧化钠。卡波姆凝胶具有显著的塑性流变性质。以卡波姆为基质制备的凝胶剂无油腻感，易于涂展，润滑舒适，特别适宜于治疗脂溢性皮肤病。与聚丙烯酸相似，盐类电解质可使卡波姆凝胶的黏性下降，碱土金属离子以及阳离子聚合物等均可与之结合成不溶性盐，强酸也可使卡波姆失去黏性，因此，须避免与盐类电解质、碱土金属离子、阳离子聚合物、强酸等配伍使用。

2. 纤维素衍生物 常用的有甲基纤维素（MC）、羟丙甲纤维素（HPMC）、羧甲纤维素钠（CMC-Na）等。因分子量、取代度和介质的不同，在水中溶胀或溶解后，具有不同的稠度，因此，需调节纤维素衍生物的用量以形成适宜的稠度作为水溶性软膏基质，常用浓度为 2%～6%。MC 溶于冷水，不溶于热水，但在热水中湿润、放置冷却后可溶解，在冷水中膨胀形成澄明或乳白色的黏稠胶体溶液，在 pH 为 2～12 时稳定，与氯甲酚、鞣酸及硝酸银有配伍禁忌。CMC-Na 在冷、热水中均能溶解形成透明胶状溶液，在 pH 小于 5 或大于 10 时溶液黏度显著降低，在 pH 小于 2 时，CMC-Na 溶解度显著降低，可能产生沉淀，1%的 CMC-Na 水溶液的 pH 为 6～8，高浓度呈凝胶状。CMC-Na 与硝（醋）酸苯汞或其他重金属盐等防腐剂有配伍禁忌，也不宜与阳离子型药物配伍，否则会形成不溶性沉淀物。HPMC 溶于冷水能够形成具有一定黏性的溶液，在 pH 为 3～11 时稳定，不溶于热水。此类基质涂布于皮肤时有较强黏附性，较易失水，干燥后有不适感，常需加入 10%～15%的甘油作保湿剂。

NOTE

三、凝胶剂的制备

凝胶剂的处方组成包括药物、凝胶基质和附加剂（防腐剂、抗氧剂、保湿剂、经皮吸收促进剂等）。水凝胶剂的制备常采用溶胀胶凝法，即将水性凝胶材料加水溶胀形成凝胶基质，再将药物加入基质中。水溶性药物可先溶于水或甘油中，水不溶性药物粉末与水或甘油研磨分散后，再混于基质中搅匀。

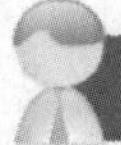

案例分析与讨论 7-9

双氯芬酸钠凝胶剂（卡波姆为凝胶基质）

【处方】 双氯酚酸钠 1 g，PEG1000 10 g，羟苯乙酯 0.2 g，卡波姆 941 1 g，泊洛沙姆 188 0.5 g，NaOH 适量，乙醇适量，纯化水加至 100 g。

【制备】 称取处方量卡波姆 941，加入适量纯化水，放置过夜，使其充分溶胀，搅拌条件下缓慢加入适量 NaOH（约 0.4 g），调节 pH 至 7，得到无色透明凝胶基质；另将处方量的羟苯乙酯溶于少量（约 5 mL）乙醇中，将处方量 PEG1000、泊洛沙姆 188 和双氯酚酸钠用适量纯化水溶解，将这二者缓慢加入凝胶基质中，再加入纯化水至 100 g，搅拌均匀，即得无色透明的凝胶。

【注解】 采用碱法中和法以制备卡波姆凝胶基质，可减少对皮肤的刺激，并使其有一定黏度。PEG 用作经皮吸收促进剂，可使药物经皮渗透量提高 2.5 倍。本品具有缓解肌肉、软组织和关节轻至中度疼痛的作用，也可用于治疗骨关节炎。

问题：凝胶剂的基质有哪些？使用卡波姆制备凝胶剂时为何要用碱中和？

案例分析与讨论 7-10

双氯芬酸钠凝胶剂（CMC-Na 为凝胶基质）

【处方】 双氯酚酸钠 1 g，CMC-Na 6 g，羟苯乙酯 0.2 g，PEG1000 10 g，泊洛沙姆 188 0.5 g，乙醇适量，甘油 15 g，纯化水加至 100 g。

【制备】 称取处方量 CMC-Na 与甘油，研匀，加入适量纯化水，加热至 40～50 ℃，放置过夜，使其充分溶胀，得到凝胶基质；另将羟苯乙酯溶于少量（约 5 mL）乙醇中，将聚乙二醇 1000、泊洛沙姆 188 和双氯酚酸钠用适量纯化水溶解，将这二者缓慢加入凝胶基质中，再加入纯化水至 100 g，搅拌均匀，即得乳白色凝胶。

问题：凝胶剂常用什么方法制备？CMC-Na 加水溶胀形成凝胶之前，为何要先将 CMC-Na 与甘油研匀？

四、凝胶剂的质量检查

按照 2020 年版《中国药典》四部通则 0114，凝胶剂应进行粒度、装量和微生物限度等检查，用于较重烧伤或严重创伤的凝胶剂还应进行无菌检查。

第四节 糊 剂

一、概述

糊剂（paste）是指大量的原料药物固体粉末（一般 25％以上）均匀地分散在适宜的基质中

NOTE

所组成的半固体外用制剂。糊剂中固体粉末含量较高，甚至高达 70%。糊剂可分为含水凝胶性糊剂和脂肪糊剂。含水凝胶性糊剂是以水性凝胶为基质，脂肪糊剂以凡士林、羊毛脂或其混合物等为基质。糊剂基质应均匀、细腻，涂于皮肤或黏膜上应无刺激性。

二、糊剂的制备

糊剂制备时应根据剂型的特点、原料药物的性质、制剂的疗效和产品的稳定性选择适宜的基质。糊剂的制备通常是先将药物粉碎成细粉，再与基质搅匀成糊状，即得。

案例分析与讨论 7-11

复方氧化锌水杨酸糊剂

【处方】 氧化锌 250 g，淀粉 250 g，水杨酸 10 g，羊毛脂 250 g，凡士林 250 g。

【制备】 氧化锌、淀粉和水杨酸分别过 100 目筛，备用。精密称取处方量氧化锌、淀粉和水杨酸混合均匀，另取羊毛脂和凡士林加热熔化，冷却至 60 ℃后，缓慢加入上述药物粉末混合物，搅拌研匀，即可。

【注解】 本糊剂中固体粉末成分大于 50%，体温下软化而不熔化，能在皮肤上保留较长时间，可吸收分泌液使皮肤保持干燥，大量粉末的存在使得基质具有一定的空隙，不影响皮肤的正常生理，适用于亚急性皮炎和湿疹。处方中含有羊毛脂，使得所制备糊剂细腻，同时具有增加吸收分泌液的作用。处方中固体成分多，硬度大，采用热熔法制备时，氧化锌与淀粉使用前需干燥，以免受潮、结块，应将基质温度降低后再加入固体粉末，以免淀粉糊化（淀粉糊化温度为 68～72 ℃）。冬季气温较低时可用适量液体石蜡代替凡士林调节稠度和硬度。

问题：从本品处方可以看出，糊剂的处方有什么特点？

三、糊剂的贮存与质量检查

除另有规定外，糊剂应避光密闭贮存；置 25 ℃以下贮存，不得冷冻。在贮存期间应无酸败、异臭、变色与变硬现象。

按照 2020 年版《中国药典》四部通则 0110，除另有规定外，糊剂应进行装量和微生物限度等检查。

第五节 涂 膜 剂

一、概述

涂膜剂（paint）是指原料药物溶解或分散于含成膜材料的溶剂中，涂搽患处后形成薄膜的外用液体制剂。涂膜剂用时涂布于患处，有机溶剂迅速挥发，形成薄膜保护患处，并缓慢释放药物起治疗作用。一般用于无渗出液的损害性皮肤病等。涂膜剂具有制备工艺简单、不用裱背材料、无需特殊机械设备、使用方便、耐磨性能好、不易脱落、容易洗脱、不污染衣物、患者依从性好等特点。

除另有规定外，涂膜剂应采用非渗透性容器和包装，避光、密闭贮存，在启用后最多可使用 4 周。

二、涂膜剂的制备

涂膜剂的处方由药物、成膜材料和挥发性有机溶剂等组成。常用的成膜材料有聚乙烯醇

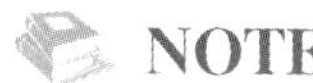

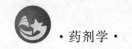

(PVA)、聚维酮(PVP)、乙基纤维素(EC)、聚乙烯醇缩甲乙醛、乙烯-醋酸乙烯共聚物(EVA)、羟丙纤维素(HPC)和羟丙甲纤维素(HPMC)等;增塑剂有甘油、丙二醇、三乙酸甘油酯、邻苯二甲酸二甲酯等;挥发性溶剂有乙醇、丙酮、乙酸乙酯、二甲基亚砜等,或使用不同比例的混合溶剂。必要时可加抑菌剂、抗氧剂等其他附加剂,所加附加剂对皮肤或黏膜应无刺激性。

涂膜剂的制备方法较简单,先将成膜材料用适当溶剂溶解,再加入药物即可。药物如能溶于溶剂,则直接加入溶解;如不能溶于溶剂,则先用少量溶剂充分研细后加入;如为中草药,则应先制成乙醇提取液或其提取物的乙醇-丙酮溶液,再加到成膜材料溶液中。

案例分析与讨论 7-12

复方酮康唑涂膜剂

【处方】 酮康唑 10 g,丙酸氯倍他索 0.25 g,硫酸新霉素 500 万 U,PVA124 30 g,氮酮 15 mL,丙二醇 10 mL,亚硫酸钠 2 g,EDTA 0.5 g,丙酮 100 mL,无水乙醇 550 mL,纯化水加至 1000 mL。

【制备】 将酮康唑、丙酸氯倍他索溶解于无水乙醇和丙酮的混合溶剂中,再加入氮酮,得溶液 A;另将 PVA124、丙二醇和适量纯化水水浴加热溶解,再加入硫酸新霉素、亚硫酸钠和 EDTA,搅拌溶解,得溶液 B;将溶液 A 加至溶液 B 中,加纯化水至全量,搅匀,即得。

【注解】 PVA124 为成膜材料。亚硫酸钠为抗氧剂,EDTA 为金属离子络合剂,以防止酮康唑氧化。氮酮、丙二醇为经皮吸收促进剂。本品具有抗真菌、止痒的作用,用于手足癣、体癣、股癣等。

问题:涂膜剂的处方是由哪些成分组成的?本品处方中各成分的作用是什么?

三、质量检查

按照 2020 年版《中国药典》四部通则 0119,涂膜剂应进行装量、微生物限度等质量检查,用于较重烧伤或严重创伤的涂膜剂还应进行无菌检查。

第六节 流变学基础

一、概述

流变学(rheology)是研究物质的变形和流动的一门科学,包括流体的流动和固体的变形两方面内容。"rheology"来源于希腊语,由"rheo(流动)"+"logy(学/学科)"组成。流变学属于力学的一个新分支,它主要研究材料在应力、应变、温度、湿度、辐射等条件下与时间因素有关的变形和流动的规律。

变形是固体的性质,流动是液体的性质,流变学的研究对象是具有固体和液体双重性质的物质,比如软膏剂等半固体制剂在放置时可保持一定的固体形态,搅拌时则显示流体的流动和变形。混悬剂、乳剂、胶体溶液、软膏剂、乳膏剂、凝胶剂和栓剂等多种制剂的处方设计、质量评价以及制备工艺的研究都涉及流变学理论,因此流变学对这些制剂的研发和质控具有重要的指导意义。

(一) 变形与流动

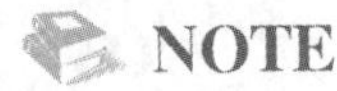

对某一物体施加一定外力,其内部各部分形状和体积发生变化的过程,称为变形。物体在

外力的作用下发生变形，当解除外力后可逆性地恢复原状的性质称为弹性(elasticity)，这种可逆性的变形称为弹性变形(elastic deformation)，而非可逆性的变形称为塑性变形(plastic deformation)。流动是液体和气体的主要性质之一，流动也可视为一种非可逆性变形过程，流动的难易程度与流体本身的黏性有关。黏性(viscosity)是指流体在外力的作用下质点间相对运动而产生的阻力。对于软膏剂或硬膏剂等半固体，施加较小的外力时观察不到变形，而施加较大外力时才会发生变形，且解除外力后该变形不能恢复原来的状态，这种性质称为塑性(plasticity)，引起变形或流动的最小应力称为屈服值(yield value)。

(二) 剪切应力与剪切速率

假设一个立方体可以发生形变，固定其底面 B，当对顶面 A 沿着切线方向施加力 F 时，物体以一定速度 v 发生形变，这种变形称为剪切应变(shear strain，γ)，如图 7-5 所示。此时，单位面积上的作用力 F/A 称为剪切应力(shear stress，S)。在理想的固体中，剪切应力与剪切应变的关系符合胡克定律(Hooke's law)，如式(7-1)所示。

$$\frac{S}{\gamma}=G \tag{7-1}$$

式中，G 为剪切模量(shear modulus)，单位为 N/m^2，其物理意义是物体单位剪切应变所需的剪切应力。

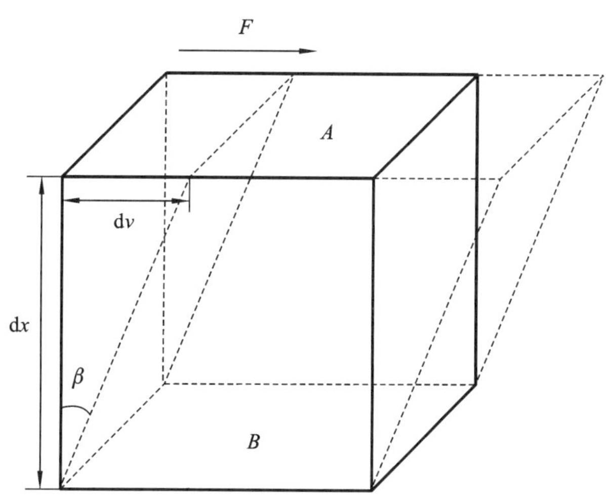

图 7-5 牛顿黏性模型(剪切应变 $\gamma=\tan\beta$)

如果将同样的剪切力 F 施加到液体上，液体就会以一定速度 v 流动，而且带动下层液体流动，此时在 A、B 两液层间产生速度梯度 dv/dx，或称剪切速率(shear rate，D)。对于理想液体，剪切应力 S 与剪切速率 D 成正比，符合牛顿黏性定律(Newton's law of viscosity)，如式(7-2)所示。

$$S=\eta\frac{dv}{dx}=\eta D \quad 或 \quad \eta=\frac{S}{D} \tag{7-2}$$

式中，η 为黏度，单位 Pa·s，其物理意义是速度梯度为 $1\ s^{-1}$，面积为 $1\ cm^2$ 时 A、B 两液层间的内摩擦力。遵循牛顿黏性定律的流体称为牛顿流体或黏性流体，黏性是物质的固有性质。

(三) 黏弹性

黏弹性(viscoelasticity)是指物体具有黏性和弹性的双重特性，具有这种性质的物体被称为黏弹体(viscoelastic body)。如软膏剂、凝胶剂等半固体制剂均具有黏弹性。黏弹体的力学性质不仅仅是应力与应变的关系，还与力的作用时间有关。物体在瞬时变形后，保持一定应

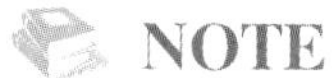

力，在物体外形不变的情况下，其内部的应力随时间延长而减小，即外应力不变，内应力逐渐减小，这种现象即应力松弛（stress relaxation），也称为应力缓和。而施加一定大小的力于黏弹体时，随着作用时间的延长，物体的形变逐渐增加，这种现象称为蠕变（creep）。应力松弛曲线和蠕变曲线如图 7-6 和图 7-7 所示。松弛时间和推迟时间分别是应力松弛和蠕变的特性参数，常作为半固体制剂的质量评价指标。

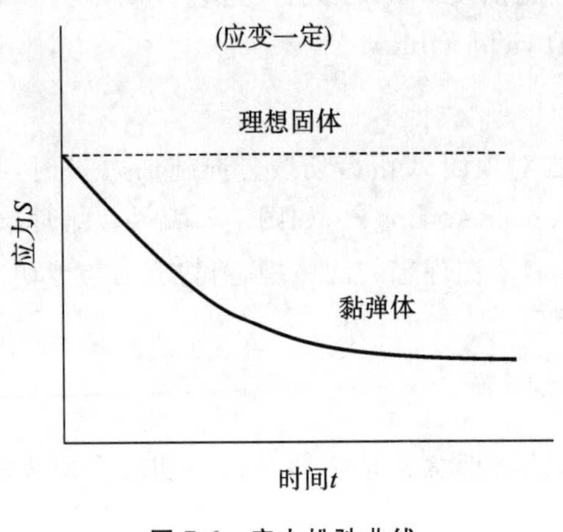

图 7-6　应力松弛曲线

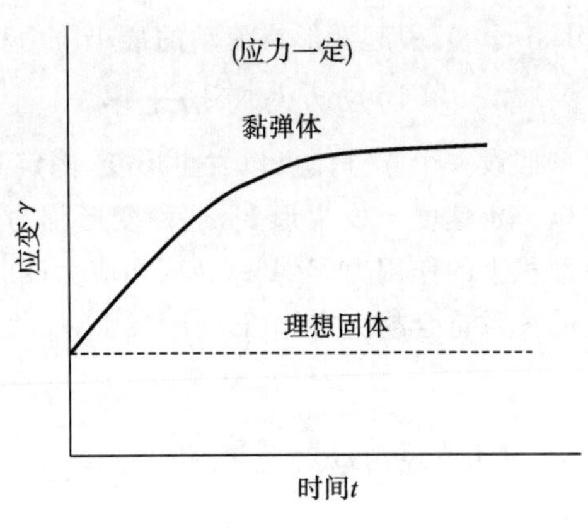

图 7-7　蠕变曲线

应力松弛曲线方程：

$$S = S_0 e^{-t/\tau} \tag{7-3}$$

式中，τ 为松弛时间，$\tau = \eta/G$。

蠕变曲线方程：

$$\gamma = \frac{S}{G}(1 - e^{-t/\lambda}) \tag{7-4}$$

式中，λ 为推迟时间，$\lambda = \eta/G$。

二、流体的基本性质

根据流变特性通常将流体分为两类：牛顿流体（Newtonian fluid）和非牛顿流体（non-Newtonian fluid）。牛顿流体遵循牛顿黏性定律，一定温度下具有恒定的黏度，非牛顿流体不遵循牛顿黏性定律。

（一）牛顿流体

牛顿黏性定律（Newton's law of viscosity）可用式(7-5)来表示，即剪切速率 D 与剪切应力 S 成正比，遵循该定律的流体称为牛顿流体。水、酒精等大多数纯液体、轻质油、低分子化合物溶液以及低速流动的气体等均为牛顿流体。

$$S = \frac{F}{A} = \eta D \quad 或 \quad D = \frac{S}{\eta} \tag{7-5}$$

式中，F 为面积 A 上施加的力；η 为黏度（viscosity），是表示流体黏性的物理常数，其单位为Pa·s。

将流体的剪切速率 D 随剪切应力 S 的变化绘制成曲线，该曲线即为流变曲线，各种类型流体的流变曲线如图 7-8 所示。牛顿流体的剪切速率 D 与剪切应力 S 呈直线关系，且直线经过原点[图 7-8(a)]，这时直线斜率表示黏度，黏度与剪切速率无关，一定温度下，黏度是恒定的。常用的牛顿流体在 20 ℃条件下的黏度见表 7-2。

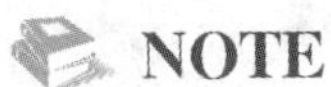

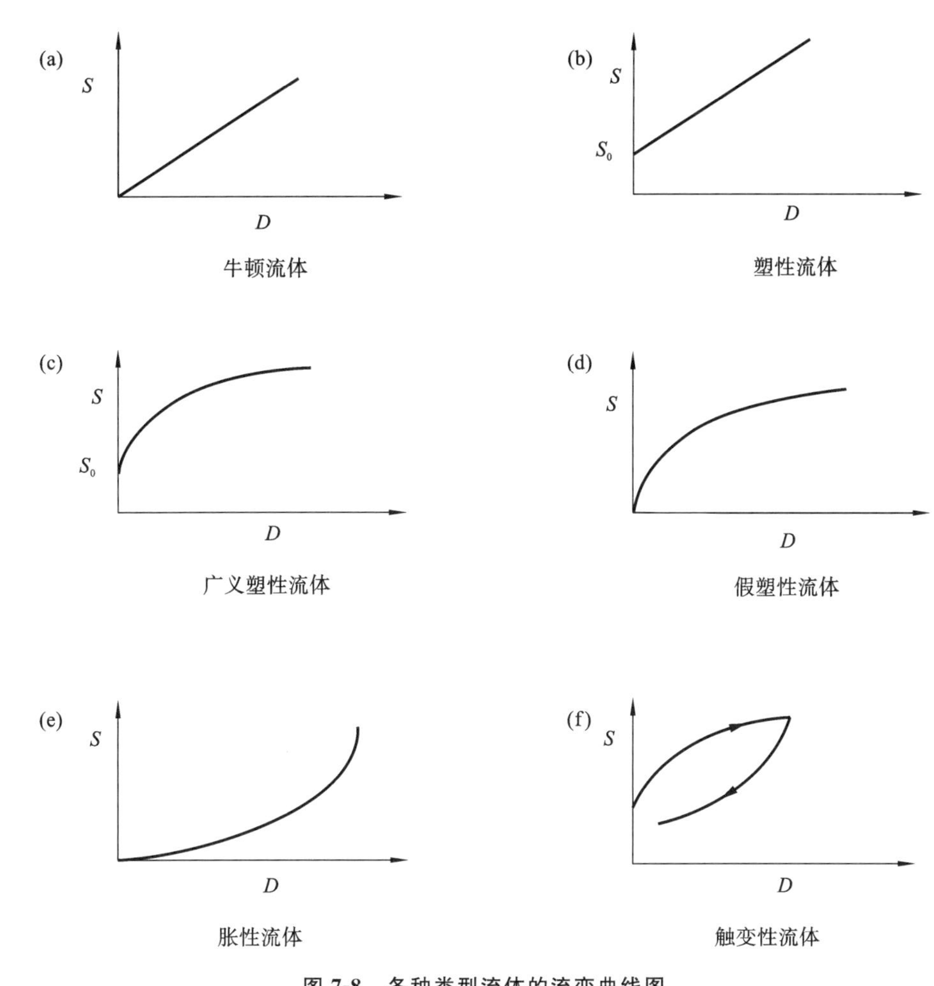

图 7-8 各种类型流体的流变曲线图

表 7-2 20 ℃条件下牛顿流体的绝对黏度

液　体	黏度/(mPa·s)	液　体	黏度/(mPa·s)
水	1.00	20%糖浆	2.00
蓖麻油	1030	40%糖浆	6.20
橄榄油	84	60%糖浆	5809
乙醇	1.20	正丙醇	2.26
40%乙醇	2.91	正丁醇	2.95
甘油	1500	蜂蜜	10000
95%甘油	545	氯仿	0.563

(二) 非牛顿流体

大多数流体，如高分子溶液、胶体溶液、乳剂、混悬剂、软膏以及固-液的不均匀体系等均不遵循牛顿黏性定律，均为非牛顿流体。根据流体的黏弹性来分，非牛顿流体分为黏性流体和黏弹性流体，其中黏弹性流体是介于黏性流体与弹性固体之间的一种流体类型，本章内容重点介绍黏性流体。

根据流体黏度随剪切速率 D 或剪切应力 S 的变化关系，黏性流体分为塑性流体(宾汉塑性流体)、广义塑性流体(广义宾汉塑性流体)、假塑性流体和胀性流体。某些流体的黏度不仅与剪切速率有关，而且与系统遭受切变的时间长短有关，它们是时间依赖性流体。此种流体又

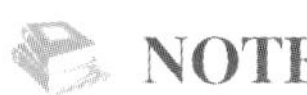

可分为触变性流体(thixotropic fluid)和震凝性流体(rheopectic fluid)。触变性流体维持流体以恒定剪切速率流动的剪切应力随时间而减小;震凝性流体在一定剪切速率下,剪切应力随时间而增加。绝大多数时间依赖性流体是触变性流体。

在一定温度下,非牛顿流体的黏度不是一个常数,而是随着剪切速率的变化而变化的,其流动状态方程可用经验式表示:

$$S = kD^n (0 < n < 1, 1 < n < \infty) \tag{7-6}$$

式中,k 为黏性常数,一般与液体浓度有关,也称为浓度系数;n 为流动特性指数。当 $n=1$ 时,即为牛顿流体的流动状态方程,此时,$k=\eta$,即 k 表示黏度。

设

$$\eta_a = kD^{n-1} \tag{7-7}$$

则式(7-6)可表示为

$$S = \eta_a D \tag{7-8}$$

式中,η_a 为表观黏度(apparent viscosity),与 η 具有相同的量纲,η_a 是非牛顿流体在某一特定剪切速率下的黏度。

1. 塑性流体(plastic fluid) 当剪切应力小于一定值(即屈服值)时,流体在剪切应力作用下不发生流动,只发生弹性变形;当剪切应力大于屈服值时,液体开始流动,剪切速率 D 和剪切应力 S 呈直线关系,液体的这种变形称为塑性流动。具有塑性流动特征的流体称为塑性流体,其流动曲线如图 7-8(b)所示,该曲线与剪切应力 S 轴有交点(S_0),此点为流体能够发生流动的最小值,即屈服值。

塑性流体的流动公式可以用式(7-9)表示:

$$D = \frac{S - S_0}{\eta} \tag{7-9}$$

式中,η 为塑性黏度(plastic viscosity);S_0 为屈服值。

产生塑性流动现象的原因可用图 7-9 来说明。静止时粒子聚集形成网状结构,当应力超过 S_0 时,导致体系网状结构被破坏,开始流动。加入表面活性剂或反絮凝剂,会减少粒子间的引力(范德华力)和斥力(短距离斥力),进而减少或消除屈服值。在制剂中表现为塑性流动的剂型有软膏剂、凝胶剂和浓度较高的乳剂、混悬剂、单糖浆、涂剂等。如从软膏管中挤软膏,用力较小时($S<S_0$),膏体不流出,只从管口凸出,松手时又缩回,若用力较大($S>S_0$),则膏体就会从管口流出,而涂在皮肤上后又不流动(剪切应力消失),这就是软膏剂为塑性流体具有屈服值的实例。

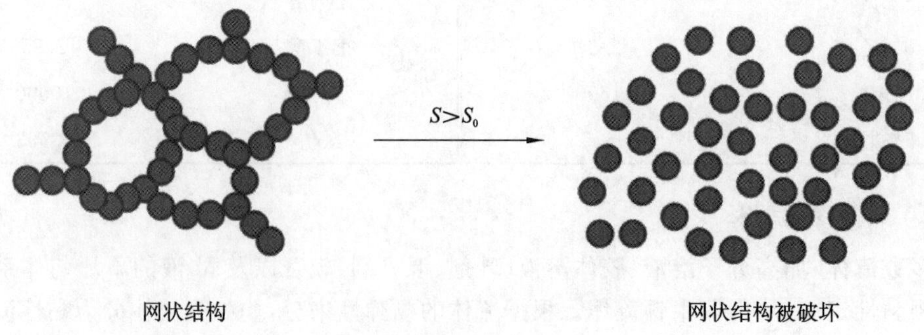

图 7-9 塑性流动概念模型

2. 广义塑性流体(generalized plastic fluid) 广义塑性流体的流动曲线如图 7-8(c)所示,与塑性流体一样,广义塑性流体的流动曲线与剪切应力 S 轴有交点(S_0),即屈服值,但是流体流动时,剪切速率(D)与剪切应力(S)并不呈直线关系,即黏度不恒定,而是随着 S 的增大而下

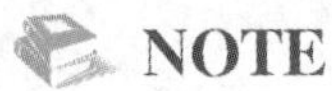

降，即表观黏度随着搅拌程度增加而减小，这种现象称为剪切稀化或切变稀化。剪切稀化流动在非牛顿流体的流动状态方程[式(7-6)]中 $0<n<1$。大多数含有长链大分子聚合物或形状不规则颗粒的分散体系属于广义塑性流体，如甲基纤维素、羧甲纤维素等多数高分子溶液的流动表现为广义塑性流动。

剪切稀化的原理概念模型可用图 7-10 来表示。静止状态下，由于长链分子或不规则颗粒取向各异，互相勾挂缠结，表观黏度较大；在剪切应力的作用下，其分子的长轴按流动方向会呈现出一定程度的定向排列，使得流动阻力减小，即表观黏度降低，而且剪切应力越大，定向排列程度越高，流动阻力越小，黏度越低，表现出剪切稀化效应。剪切稀化的程度与分子链的长短和线型有关，由直链高分子聚合物形成的广义塑性流体，一般来说分子量越大，广义塑性程度越高。

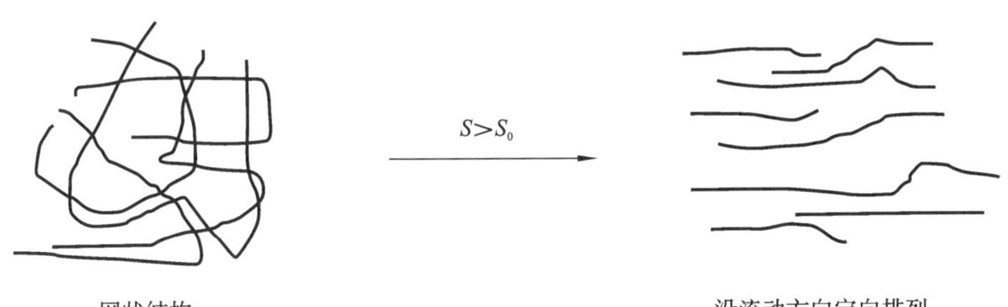

图 7-10　剪切稀化原理概念模型

3. 假塑性流体(pseudo-plastic fluid)　如图 7-8(d)所示，假塑性流体的流动曲线过原点，无屈服值，且随着剪切应力 S 的增大，其表观黏度减小，具有剪切稀化或切变稀化效应。甲基纤维素、西黄蓍胶、海藻酸钠等链状高分子溶液，浓度为 1%时属于假塑性流体。

4. 胀性流体(dilatant fluid)　流动曲线经过原点，且随着剪切应力的增大，其黏性也随之增大，表现为向剪切速率 D 轴方向突起的曲线称为胀性流动(dilatant flow)曲线，如图 7-8(e)所示，具有该类型流动曲线的流体称为胀性流体。随着剪切应力 S 或剪切速率 D 的增大，表观黏度也随之增大的现象称为剪切稠化或切变稠化，胀性流动也称为剪切增稠流动(shear thickening flow)。胀性流动在非牛顿流体的流动状态方程[式(7-6)]中 $1<n<\infty$。

剪切稠化效应可以用胀容现象来说明，其原理的概念模型如图 7-11 所示。具有剪切稠化效应的流体，其粒子一般处于紧密充填状态，其空隙被分散介质(一般为水)充填，当剪切应力较小，如对混悬液进行缓慢搅拌时，流体缓慢流动，粒子的充填状态不发生紊乱，由于水的润滑和流动作用，流体黏性阻力较小。但如果用力搅动，即剪切应力较大时，粒子的紧密充填状态被搅乱，形成疏松的填充状态。这时原来的水分不能填满粒子之间的空隙，导致粒子之间水的润滑作用减小或消失，因而黏性阻力增大，流体的流动性降低甚至消失。因为粒子在强烈的剪

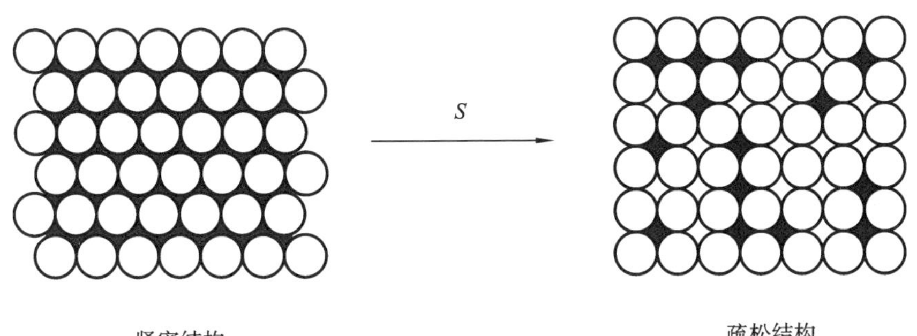

图 7-11　胀容现象概念模型

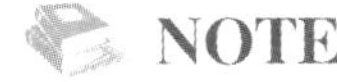

切作用下成为疏松排列结构，引起外观体积增大，所以称之为胀容现象。

通常胀性流体需要满足两个条件：一是粒子必须是分散的，不能聚结；二是分散相浓度较高，且只有在一个狭小的范围内才呈现出胀性流动，即在分散相较低时，表现为牛顿流动，分散相浓度较高时，表现为塑性流动，分散相浓度更高时才表现出胀性流动。如淀粉浆只有在浓度为40%～50%时才表现出明显的胀性流动。

5. 触变性流体 触变性(thixotropy)是由两个希腊词语"thixis"(搅拌、振动)和"trepo"(变化、改变)组合而成的。在一定温度下，非牛顿流体的黏度随着剪切应力增大而下降，剪切应力减小或消除后，其黏度随着时间的延长缓慢地恢复到原来状态的一种性质称为触变性。具有触变性的流体称为触变性流体。触变性流体的流动曲线如图7-8(f)所示，其流动曲线的特性表现为剪切速率增加时的曲线与减小时的曲线不重合，具有明显的与流动时间有关的滞后环(hysteresis loop)。滞后环面积的大小反映流体的触变性强弱。触变性流体内的质点间形成结构，流动时结构破坏，停止流动时结构恢复，但结构破坏与恢复都不是立即完成的，需要一定的时间，因此系统的流动性质有明显的时间依赖性。普遍认为触变性是流体结构可逆转变的一种现象，如恒温下，"凝胶—溶胶—凝胶"之间的相互转变。触变性是由温度、pH或其他影响因素诱发黏性的时间依赖性改变而引起的，体系的体积不会发生变化。

产生触变性的机制可以用图7-12中的概念模型进行解释。可以理解为流体中粒子间具有一定的结构，随着剪切应力的增加，粒子间形成的结构被破坏，剪切应力使质点定向流动，黏性减小；剪切应力撤销后，被拆散的粒子靠布朗运动移动，使颗粒相互碰撞才能重新恢复原有结构，粒子恢复原有结构需要一定的时间，从而表现出时间依赖性，即触变性。触变性是一个较为复杂的问题，许多机制尚不清楚，例如，石英粉的水悬浮液本来没有触变性，但加入一些极细的Al_2O_3粉末后即出现触变性，其机制还不明确。

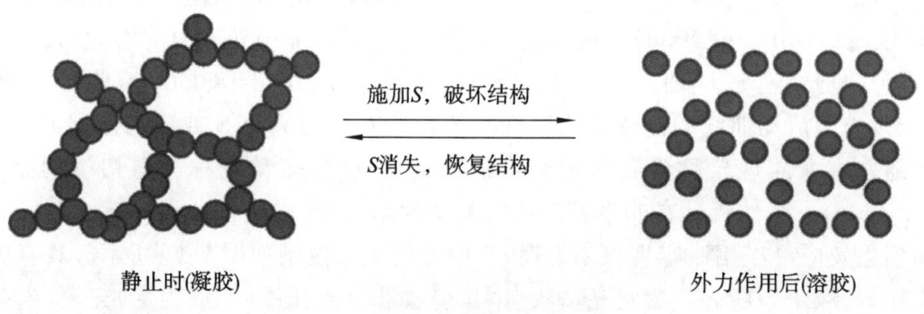

图7-12 触变性概念模型

触变性在药剂领域有许多实际应用。如某些凝胶为半固体，无流动性，在恒温下振动则内部结构被破坏，体系黏度下降，形成能流动的溶胶，而停止振动后，溶胶黏度逐渐变大，最后恢复为不能流动的凝胶，具有明显的触变性；高浓度混悬剂、乳剂与亲水性高分子溶液在一定条件下都有可能存在触变性，如卡波姆与聚丙烯酸混合物(2∶1)的处方具有较高的黏性，具有显著的触变性。

三、流变性的测定

黏度和稠度的测定是研究和评价高分子溶液等液体制剂和软膏剂等半固体制剂的流变学性质的重要手段之一，测定方法快速易行。

(一) 黏度的测定

1. 黏度的表示方法 黏度的表示方法有动力黏度(dynamic viscosity)、运动黏度(kinematic viscosity)、相对黏度(relative viscosity)、增比黏度(specific viscosity)、比浓黏度

(reduced viscosity)、特性黏度(intrinsic viscosity)等,相关概念见表 7-3。2020 年版《中国药典》四部通则 0633 黏度测定法用动力黏度、运动黏度或特性黏度表示。

表 7-3 黏度的常用表示方法

名 称	定 义	含 义
动力黏度(η)	$\frac{S}{D}$	剪切应力(S)与剪切速率(D)之比(针对非牛顿流体时又称为表观黏度)
运动黏度(η_v)	$\frac{\eta}{\rho}$	牛顿流体的动力黏度(η)与其同温下密度(ρ)之比
相对黏度(η_r)	$\frac{\eta}{\eta_0}$	溶液黏度(η)与溶剂黏度(η_0)之比
增比黏度(η_{sp})	$\eta_r - 1$	溶液黏度比溶剂黏度增加的百分比,代表溶质对黏度的贡献
比浓黏度($\eta_{比浓}$)	$\frac{\eta_{sp}}{C}$	单位浓度的溶质对黏度的贡献
特性黏度([η])	$\lim\limits_{C\to 0}\frac{\eta_{sp}}{C}$	单个溶质分子对黏度的贡献

2. 影响黏度的因素

(1) 温度 液体的黏度 η 与绝对温度 T 的关系可用 Andrade 式表示,随着温度的升高,黏度降低。

$$\eta = A\mathrm{e}^{\Delta E/RT} \tag{7-10}$$

式中,A、ΔE 分别为常数;R 为气体常数。

(2) 压力 液体的黏度随着压力的增大而呈指数形式增加,然而,这种变化极小,在大气压下很难检测到。

(3) 分散相 黏度受分散相的浓度、黏度、形状、粒子大小等影响。

(4) 分散介质 黏度受分散介质的化学组成、极性、pH 及电解质浓度等影响。

3. 黏度测定 常用黏度计测定流体的黏度,常用的黏度计有毛细管黏度计、旋转式黏度计和落球式黏度计等。毛细管黏度计依据流体在毛细管中流出的速度来测定黏度,常用的有平氏黏度计与乌氏黏度计两种。旋转黏度计根据在转动过程中作用于液体介质的剪切应力大小来测定黏度。落球黏度计是根据 Stokes 定律设计的,通过记录球珠在流体中自由落下的速度来测定黏度。黏度计的详细介绍和黏度的具体测定方法见 2020 年版《中国药典》四部通则 0633 和知识链接 7-1。

(二) 黏稠度和涂展性的测定

知识链接 7-1

2020 年版《中国药典》四部通则 0983 收载了锥入度测定法,用来测定软膏剂等半固体制剂的黏稠度(consistency),以控制其软硬度和黏稠度等性质,避免影响药物的涂布延展性。锥入度是指利用自由落体运动,在 25 ℃下,将一定质量的锥体(有Ⅰ、Ⅱ和Ⅲ号三种)由锥入度仪[图 7-13(a)]向下释放,测定锥体释放后 5 s 内刺入供试品的深度。以锥入度单位表示,1 个锥入度单位等于 0.1 mm。合格的软膏制剂通常规定在 200～300 个单位范围内。

可用平行板伸展仪[图 7-13(b)]来测定并评价软膏剂的涂展性。将样品夹在平行板之间,施加一定压力,样品横向扩展,根据扩展速度来评价样品的涂展性。

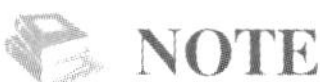

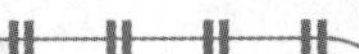

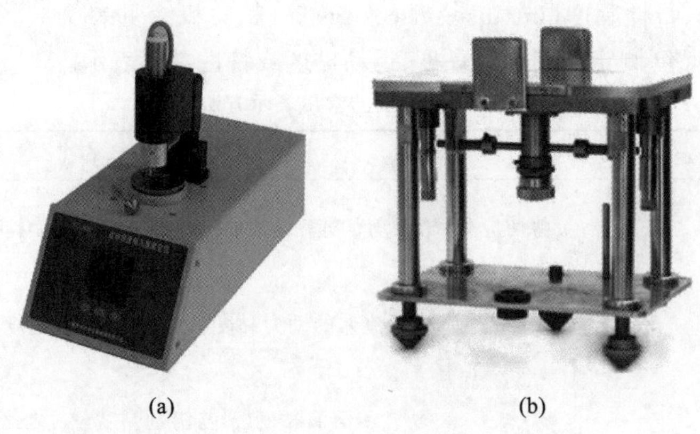

(a) (b)

图 7-13 锥入度仪(a)和平行板伸展仪(b)

四、流变学在药剂学中的应用

流变学理论在乳剂、混悬剂、高分子溶液剂、软膏剂、乳膏剂和凝胶剂等药物制剂以及新型药物传递系统中应用广泛。流变学性质常与药物制剂的性质、质量和药理作用等密切相关。通过流变学性质的研究可以控制制剂质量,还可以为制剂的处方设计、制备工艺及设备选择、贮存稳定性、包装材料的选择提供相关依据。

(一) 流变学性质对药物制剂性质的影响

药物制剂的流变学性质主要包括黏性、弹性、黏弹性、硬度、屈服值及触变性等,通过这些参数可以评价产品的质量,并指导处方与工艺的设计、筛选与优化。与流变特性有关的制剂性质有稳定性(乳剂、混悬剂)、可挤出性、涂展性、通针性、滞留性、控释性等。

1. 稳定性 乳剂属于热力学不稳定体系,作为分散相的乳滴有自发聚结的趋势,从而引起合并、破裂。控制连续相的流变特性是使乳剂保持稳定的一种方法。通过增加连续相的黏度并使其具有一定的屈服值,可增加乳剂稳定性。如向含有双氯芬酸二乙胺的 W/O/W 型复乳中加入少量 PEG-30 二聚羟基硬脂酸酯,体系的黏度显著提高,从而显示出良好的稳定性。混悬剂的触变程度和沉降速度有关,触变性越强,沉降速度越小,稳定性越高。

2. 可挤出性 软膏剂、乳膏剂、凝胶剂等半固体制剂的可挤出性,决定了患者用药是否方便。产品从软管中挤出时会遇到一定的阻力,阻力太大或太小均不便使用。上述制剂在开盖时不应自动流出,而当挤压时应缓慢地由软管挤出,停止挤压就不流出。可通过选用具有触变性的体系并调节适宜的触变性,得到可挤出性符合要求的制剂。

3. 涂展性 软膏剂、乳膏剂、凝胶剂、搽剂等多用于皮肤涂敷,其涂展性和表观黏度、触变性有关,通过应用具有触变性的辅料,调节药品的黏度和触变性,可使药品易于涂展并黏附于皮肤上。如凝胶剂的常用基质卡波姆 934、卡波姆 1342 和玻璃酸钠。卡波姆 934 和卡波姆 1342 都具有假塑性流体特性,即随着外力增加黏度下降,但是二者对抗金属离子和有机溶剂的能力不同,原因在于卡波姆 1342 分子中含有疏水性修饰基团,对羧基具有保护作用。玻璃酸及其盐是生物体内普遍存在的酸性黏多糖,在水溶液中,玻璃酸钠的长链可缠绕在一起,从而具有一定的机械强度,同时由于其高度的水合作用而使黏度随浓度呈指数上升。玻璃酸钠凝胶也具有假塑性流体特性,其同一浓度的溶液在不同切变力下黏度可相差数千倍。假塑性流体特性有利于制剂在皮肤表面涂布和黏附。

4. 通针性 注射剂应有良好的通针性,以保证给药顺利。高浓度的普鲁卡因青霉素注射用混悬剂(40%~70%)中含少量的枸橼酸钠和聚山梨酯 80,该制剂具有明显的触变性和剪切稀化效应,皮下注射时,挤压使得药品通过针头时结构被破坏,黏性降低,注射到皮下后结构重

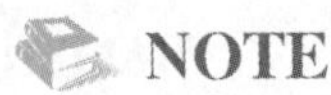
NOTE

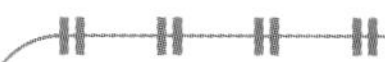

组，黏性增加，从而使药物在体内形成贮库，具有缓释效果。

5. 滞留性 普通滴眼液具有角膜前流失较多、疗效差异大等缺点，而利用凝胶剂触变性开发出来的新型眼用制剂则可以对环境变化做出相应的反应，如液体制剂滴入眼部后会在结膜穹窿内发生相转变，形成具有黏弹性的凝胶。据报道，水溶性聚丙烯酸凝胶在家兔眼部给药可滞留 4～6 h，这是因为该凝胶具有较高的屈服值，使其能抵抗眼睑和眼球运动而引起的剪切作用。离子敏感型的原位凝胶与人工泪液以一定比例混合后具有较强的胶凝能力，其黏性和弹性随着人工泪液量的增加而增大，这有助于药物在眼部黏附，减少药物从眼部清除。

传统的直肠栓剂在体内软化后，易从腔道流出，损失药物，同时也给患者带来不适感；肛门给药后，无黏附性的固体栓剂可逐渐自动进入直肠深部，导致肝首过效应。新型的原位凝胶制剂具有适宜的胶凝温度，给药前为液体，给药后在直肠温度下迅速转变为半固体的黏稠凝胶，不易从肛门漏出，且具有较强的生物黏附性。

6. 释药特性 药物从制剂产品中释放出来后才能发挥疗效。软膏剂、乳膏剂和凝胶剂等制剂的流变特性（比如黏度）影响药物释放速率。大多数情况下，黏度增加会降低药物扩散速度，因而降低释药速率。比如注射用原位凝胶（见第十三章第五节），注入体内后溶液迅速转变为高黏度半固态的凝胶，可控制药物在体内数月内持续释放。亲水凝胶骨架缓释片（见第十三章第二节）口服遇消化液后，片剂表面形成凝胶层，凝胶层的厚度、黏度及牢固程度等因素影响此类缓释片的释药特性。

（二）流变学在制剂设计和生产中的应用

1. 流变学在半固体制剂中的应用 流变学在软膏剂、乳膏剂、凝胶剂和栓剂等半固体制剂的研究中极其重要，软膏剂、乳膏剂和凝胶剂基质的选择、处方设计、制备工艺、含量均匀性、稠度、涂展性、黏附性等都与流变性有关。在半固体制剂以及乳剂、混悬剂等液体制剂的生产中，流动性是一个需要充分考虑的因素。一般在常温时其流动性并不足以满足半固体制剂灌装和传输的需求，此时温度和切变力对半成品黏度的影响必须加以研究和考察。考虑到升温降低黏稠度对药物稳定性的不利影响，若制剂半成品有良好的触变性或塑性，具有剪切变稀的流变曲线，在达到一定的振动强度时，黏度大幅下降，有利于生产的顺利进行。

屈服值与产品的流动性有关。软膏剂、乳膏剂等应具有适宜的屈服值，一方面保证不易从容器中自动流出，一方面又保证易于挤出并均匀涂展于皮肤上。基质组分的变化对屈服值的影响很大，如液体石蜡能调节凡士林稠度，液体石蜡比例越大，其稠度越小，表观黏度越小，屈服值越低。因此，可根据不同物质的流变学特性设计具有最佳屈服值和黏度特性的软膏处方和制备工艺过程。

2. 流变学在混悬剂中的应用 混悬剂是热力学不稳定体系，为了得到稳定性好且易于使用的制剂，要求静止时和经振摇从容器中倒出时混悬剂的流变性质是不同的。理想的混悬液应在静止状态下具有较高的黏度，降低分散粒子的沉降速率，而振摇后，随剪切应力增加，显示出较低的黏度，易于把制剂从容器中倒出，即需要混悬剂为具有切变稀化效应的假塑性流体。表现为假塑性流动的西黄蓍胶、海藻酸钠、羧甲纤维素钠等物质能够满足上述要求。另外常选用甘油作为悬浮粒子的助悬剂，黏度适宜。白皂土和膨润土具有较强的触变性，白皂土和 CMC-Na 的混合液，表现出假塑性流动和触变性双重性质，在静止状态下可形成凝胶，具有很好的稳定性，经振摇后转变为液状，黏度降低，便于使用。因此，通过调节处方组分及比例，可以制备出理想的混悬剂基质。

3. 流变学在乳剂中的应用 乳剂的制备、稳定性和使用是否方便等都受乳剂的流变学特性影响。如皮肤用乳剂必须调节和控制好制剂的铺展性，注射用乳剂需要具有良好的通针性，而黏度及粒径等一定程度上决定了乳剂的稳定性。除了被稀释成很稀的溶液以外，大部分乳

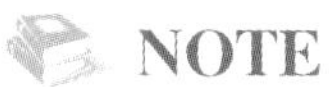

剂表现为非牛顿流动。相体积比、粒径和乳化剂的类型等都会影响乳剂的流变学特性，如一般认为分散相体积比低于0.05时，该乳剂表现出牛顿流动，此时乳剂稳定性最好；随着相体积比逐渐增加，系统的流动性下降，表现为假塑性流动和塑性流动。粒径分布同样影响系统的黏度，一般来讲，在平均粒径相同的条件下，粒度分布宽的系统比粒度分布狭的系统黏度低。乳化剂的类型会影响粒子的絮凝作用和粒子间的引力，从而改变其流动性。通常认为乳化剂的浓度越高，制剂的黏度越大，所形成乳化膜的物理学特性和电学性质也会影响乳剂的黏度。

4. 流变学在制剂工艺与设备选择中的应用 流变性关系到药物制剂生产的每一道工序。以混合这一工序为例，在混合过程中，黏度较低的产品易于混合均匀，且对设备的要求相对较低，而黏度较高的产品则不易混合均匀，且随着混合过程中施加外力，不同产品的流变性会发生不同的变化，对整个混合过程及设备的要求是不同的。如生产具有剪切稀化效应且触变性强的制剂时，混合和输送所施加的剪切作用常常将其黏度降低至可接受的极限值以下。通常可以用更换设备、采用低剪切泵的方法解决。如果产品具有剪切稀化效应，且具有较高的屈服值，小叶桨可能只引起接近桨叶的小部分液体流动，这是因为剪切稀化效应，接近桨叶的液体黏度降低，进而发生流动，而离桨叶较远的液体由于具有较高的屈服值，则仍滞留原处，可用大螺旋桨叶、涡轮式桨叶代替小叶桨来解决这一问题。生产具有剪切稠化效应的产品时，黏度太高时则会使混合作用变得无效，且热传递速率降低，混合罐的冷却速度降低。因此混合设备选型时必须考虑液体的流变性。剪切稠化产品的黏度也会影响泵送速度，在单元操作中选择泵时，应考虑被泵送液体的流变特性，如产品在泵送时变得稠厚，可能引起泵送困难，如有产品滞留在设备内，甚至可能造成泵的损坏。

5. 流变学在制剂工艺放大试验中的应用 一般而言，对于具有牛顿流体特征的液体制剂（如溶液剂等）较容易实现由小试放大至规模生产，而对于非牛顿流体制剂（如软膏剂、混悬剂、乳剂等）的生产工艺放大就有一定难度，这是因为大规模生产时，这类制剂的黏度、稳定性等都可能与实验室小试样品显著不同。了解制剂流变学性质和影响其特性的因素，可能对解决工艺过程放大问题有很大帮助。

在乳剂的放大生产过程中，中试研究十分必要，一般中试的量不应小于实际生产量的1/10。在中试过程中，虽然设定混合容器桨叶的转动速度（角速度）与小试相同，但由于混合器叶桨的直径不同，大叶桨末端的速度（线速度）比小叶桨大，产生的剪切应力较大，因此会引起生产过程中样品的流变性发生改变。生产上使用的设备与实验室中试设备差别也很大，因此，大规模生产中制得的产品可能在外观和内在质量方面与实验室中试样品不同。此外，制备过程中温度的变化也可能影响乳剂的流变特性。由于小混合罐的单位体积热传输表面比大混合罐大，其冷却速度较快，若要补偿这类差别，必须对搅拌速度和温度等工艺参数进行调节。

乳剂由不相混溶的油相和水相组成，呈非平衡状态。生产过程中的变量可能对平衡状态产生较大的影响，引起流变特性的改变，因此必须考虑生产过程中各阶段的温度（乳化前两相的温度、混合时的温度、冷却介质的温度、混合罐泵出的温度、储存和灌装时的温度）。机械功是在混合、均质时液体通过管道、阀门、泵桨叶和灌装嘴等各阶段的另一参数。这些参数并非独立的，常常相互影响。触变性乳剂复原速度很小，在生产过程中应降低机械功，防止剪切变稀。降低剪切的方法是减慢混合速度，然而这样可能导致冷却效率差，以至需要较长的冷却时间，此外，减慢混合速度需要延长混合时间以达到混合效果，这可能会降低剪切稀化产品黏度，造成不良后果。因此，在放大生产中应综合考虑各因素的影响，选择适宜的生产工艺。

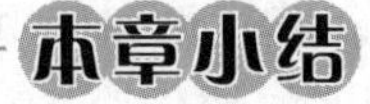

本章小结

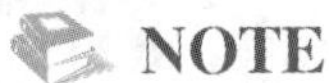

本章主要介绍了软膏剂、乳膏剂、凝胶剂、糊剂和涂膜剂五种半固体制剂和在半固体制剂

领域应用较多的流变学理论。半固体制剂部分，重点介绍了各剂型的概念、常用基质、附加剂、制备方法和质量评价，并通过典型处方和具体案例做了进一步分析，其中常用基质和制备方法是需要重点掌握的内容。流变学理论重点介绍了各种类型流体的特点及其在药剂学领域的应用。

目标检测

推荐阅读文献

复习思考题

1. 什么是软膏剂？软膏剂的基质有哪些？举例说明。
2. 如何制备软膏剂？研和法制备软膏剂时药物的加入方法有哪些？
3. 什么是乳膏剂？简述乳剂型基质的组成、分类及制备过程中的操作要点和注意事项。
4. 简述软膏剂和乳膏剂的质量要求。
5. 什么是凝胶剂？举例说明凝胶剂基质的类型。
6. 什么是糊剂？
7. 什么是涂膜剂？简述涂膜剂的组成和制备方法。
8. 请简要说明牛顿流体、塑性流体、假塑性流体、胀性流体及触变性流体的特点。
9. 简述触变性的概念及影响触变性的因素。
10. 影响黏度的因素有哪些？
11. 简述流变学在药剂学中的应用。

参考文献

[1] 方亮.药剂学[M].8版.北京：人民卫生出版社，2016.
[2] 崔福德.药剂学[M].5版.北京：人民卫生出版社，2006.
[3] 平其能，屠锡德，张钧寿，等.药剂学[M].4版.北京：人民卫生出版社，2013.
[4] 潘卫三.药剂学[M].2版.北京：化学工业出版社，2017.
[5] 张志荣.药剂学[M].2版.北京：高等教育出版社，2014.
[6] Allen L V，Popvich N G，Ansel H C. Ansel's pharmaceutical dosage forms and drug delivery systems[M]. 9th ed. New York：Lippincott Williams & Wilkins，2011.
[7] 薛棱芬，殷雅卓，谢兴亮，等.苦参碱直肠原位温敏凝胶的制备及性能评价[J].中草药，2018，49(6)：1311-1316.
[8] 崔福德.药剂学实验指导[M].3版.北京：人民卫生出版社，2011.

（和素娜）

NOTE

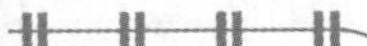

第八章　经皮给药贴剂与贴膏剂

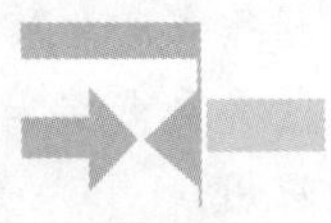

扫码看 PPT

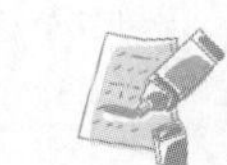

学习目标

1. 掌握：经皮给药系统的概念、特点；药物经皮吸收的途径、影响因素和促进药物经皮吸收的方法；经皮给药贴剂的定义、分类；贴膏剂的定义、分类。
2. 熟悉：皮肤的基本生理构造；贴剂和贴膏剂的基本制备工艺、质量检查方法。
3. 了解：经皮给药系统的研究现状；贴剂的辅助材料；贴剂临床使用注意事项。

第一节　概　　述

经皮给药系统（transdermal drug delivery system，TDDS）或经皮治疗系统（transdermal therapeutic system，TTS）是指可贴在完整皮肤表面上，能将药物输送穿过皮肤进入血液循环系统并达到有效浓度，实现疾病的治疗或预防的一类制剂。从广义上说，TDDS 包括软膏剂、硬膏剂、气雾剂、凝胶剂、涂剂、涂膜剂、贴剂、贴膏剂等可以起全身作用或皮肤局部作用的剂型，但从狭义上说，只界定于起全身作用的制剂。本章所讲的经皮给药制剂主要是贴剂（patch）和贴膏剂（adhesive plaster）。

一、基本概念和特点

TDDS 作为一种全身给药的剂型，属于第三代药物制剂。经皮给药是一种简单、方便和行之有效的无创伤性给药途径，与其他给药途径相比有以下特点：①TDDS 可避免口服给药的肝首过效应，避免胃肠道酸碱、食物、酶等因素导致的药物的灭活以及药物与食物、饮料和其他口服药物的相互作用，药物可长时间持续扩散进入血液循环，从而提高药物的生物利用度。②TDDS可按需要的速率进入体内，维持时间长、可控和稳定的血药浓度或药理效应，避免口服或注射给药引起的血药浓度的峰谷现象，减轻药物的毒性和不良反应。③TDDS 可延长药物作用时间，延长给药间隔，减少给药次数。一般的口服缓控释制剂，能够维持有效作用的时间为 12～14 h，而 TDDS 一次给药可维持 1～2 天以上，甚至更长的时间。如国外上市销售的避孕贴片的药效可持续一周，且没有任何副作用。④TDDS 使用在皮肤表面，使用方便，患者可自主用药，顺应性好。TDDS 还可用于婴儿、老人以及不宜口服药物、需长期频繁用药的患者。当用药过程中出现任何不适，可随时中断给药。

TDDS 用于药物的输送，有其优势，同时也有其局限性。作为经皮给药，因皮肤的屏障作用，药物的扩散吸收速度慢，造成药物透过量小，较适用于强效类药物。TDDS 对药物的要求高，那些分子量小、脂溶性大的药物才易于透过皮肤吸收，不适用于剂量大（大于 5 mg）和对皮肤有刺激的药物，药物应用受限。此外为了达到有效治疗浓度，需要增大给药面积，容易增加

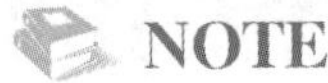

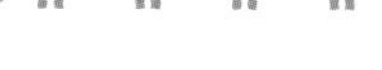

对皮肤的刺激性和过敏性，影响患者的顺应性。TDDS 通过皮肤扩散吸收也会受到皮肤代谢酶的影响，使部分药物代谢失活。长时间用药的皮肤可以储存部分药物，使药物被缓慢吸收，起到贮库作用，造成药物的蓄积。

二、经皮给药系统的研究现状

1979 年，美国食品药品监管局（FDA）批准了首个经皮给药产品——东莨菪碱贴片（Transderm scop ®）上市，用于治疗晕动病，可三天用药一次。经过四十年的发展，经皮给药领域取得了重大进展，能够经皮给药的药物类型也不断扩大，国内外各大制药企业竞相研发生产经皮给药制剂。目前，通过经皮给药方式治疗的疾病主要包括心血管病（心绞痛、高血压、充血性心力衰竭）、疼痛（癌症疼痛、慢性疼痛、麻醉后疼痛）、避孕（男性避孕、女性避孕）、运动病、男女性功能障碍、呼吸道疾病、神经或精神疾病（帕金森病、老年痴呆等）和戒烟等。已上市的经皮贴剂药物包括东莨菪碱、可乐定、硝酸甘油、芬太尼、雌二醇、睾酮、利多卡因、吲哚美辛、硝酸异山梨酯等，此外还有 50 多种 TDDS 正在进行研究和试验中。

美国在 TDDS 研发上一直处在世界前列，其研发的经皮给药系统药物占全球该类药物份额的 56%，欧洲占 32%，日本占 7%。早在 2004 年，FDA 批准的 TDDS 在美国市场的年销售额就已超过 30 亿美元，市场潜力巨大。而近年来亚洲的日本、韩国和印度等国也在 TDDS 的研发上加大投入。众多企业的参与和竞争，大大推动了经皮控释技术的发展，使新产品不断推出。目前国外已上市的 TDDS 产品已有四十多种。

我国对于 TDDS 的研究始于 20 世纪 80 年代，1980 年首个批准的 β 射线敷贴剂被用于治疗难治性皮肤病，之后上市产品日益增多，到目前已有二十多个品种上市，如吡罗昔康贴片、可乐定透皮贴片、吲哚美辛贴片、硝酸甘油贴片、曲安奈德新霉素贴片等。相对于国外的 TDDS，我国的产品多以仿制为主，原研产品不多，目前只有少数中药复方贴剂如香麻寒喘贴等是我国自主研发的产品。

知识链接 8-1

近年来随着 TDDS 产品的不断增多，在临床中的作用更加明显，但其作为口服和皮下注射给药替代途径的潜力仍未得到充分发挥。四十年来，TDDS 的发展经历了三个阶段：第一阶段的 TDDS 产品在临床上主要用于输送分子量小的、亲脂性的和低剂量的药物，产品的数量逐年增加；第二个阶段的 TDDS 产品主要采用化学（经皮吸收促进剂）和离子电渗疗法等方法来促进药物的吸收，相关产品也已经上市；第三阶段 TDDS 产品的研究重点是增加皮肤渗透性，皮肤特别是角质层是药物吸收的主要屏障，可通过使用微针、热消融、微晶磨削、电穿孔和超声空化等方法去影响角质层的屏障层，提高药物的转运。目前已有报道成功运用了微针、热消融等方法将大分子药物和疫苗（如胰岛素、甲状旁腺激素和流感疫苗）进行经皮输送，有些已进入临床试验。

TDDS 的发展主要依赖新理论、新技术、新辅料和新设备的研究突破。目前有些 TDDS 的新剂型已经上市，比如盐酸奥昔布宁透皮凝胶（Gelnique）、雌二醇透皮喷雾（Evamist）、舒马曲坦离子渗透经皮给药系统（Zecuity）、胰岛素微泵经皮控释贴剂（Solo® MicroPump Insulin Delivery System）等。高分子材料在经皮给药制剂中同样发挥着越来越重要的作用，除了在贴剂、膜剂、霜剂等不同经皮给药系统中具有的赋型、药物贮库、控制释放等基本功能外，高分子材料领域新近发展起来的两亲性嵌段共聚物、超支化聚合物及纳米材料等在促进药物经皮传递方面呈现出新的功能性。随着 TDDS 的不断发展，贴剂的生产设备也不断更新发展，贴片生产系统、贴剂涂布系统等新设备的运用促进了产业化联动发展，实现了规模化生产，大大提高了生产效率。

NOTE

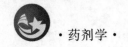

第二节　促进药物经皮吸收的方法

一、皮肤的基本生理构造

皮肤是覆盖于人体表面的一个重要器官，是保护人体抵御外界刺激和伤害的一道天然屏障。除了可以保护体内的脏器和组织外，皮肤还有很多重要功能。皮肤具有两个方面的屏障作用：一方面防止体内水分电解质和其他物质的丢失；另一方面阻止外界有害物质的侵入。成年人的皮肤表面积一般为 1.5～2.0 m^2，皮肤总重量约为体重的 5%，若包括皮下组织，总重量达体重的 16%，所以它是人体最大的器官。皮肤的厚度随性别、年龄、部位等有所不同。一般来说，男性皮肤比女性皮肤厚，成人皮肤平均厚度约 2 mm，儿童皮肤仅为 1 mm。

皮肤由三层组成：表皮，真皮和皮下组织；还有一些相关的附属物：汗腺、毛囊、皮脂腺和指（趾）甲，见图 8-1。

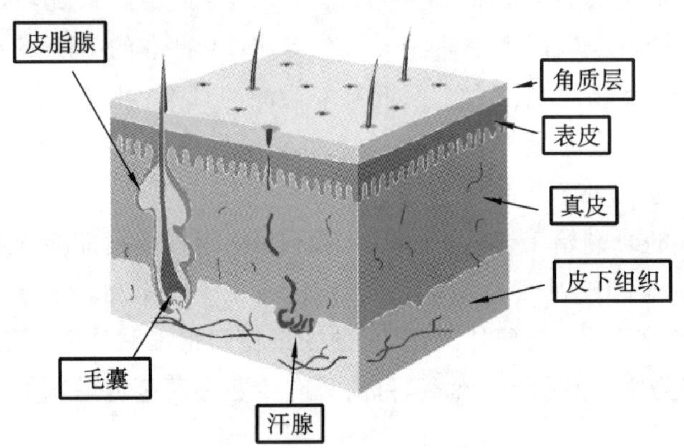

图 8-1　皮肤的生理构造

（一）表皮

表皮（epidermis）是皮肤最外面的一层，平均厚度约为 0.2 mm，根据细胞的不同发展阶段和形态特点，表皮由外向内可分为五层：角质层、透明层、颗粒层、棘细胞层和基底层。除角质层外的其他四层被称为生长表皮层。

角质层（stratum corneum）是表皮的外层，是大多数物质经皮转运的最主要障碍。角质层由 10 至 20 层扁平、无细胞核的死亡角质细胞组成，总厚度为 10～15 μm。当角质层细胞脱落时，底下位于基底层的细胞会被推上来，形成新的角质层细胞进行更新，这个过程约为 21 天。表皮的角质层具有类似“砖墙”结构，其中角质细胞类似砖墙结构中的“砖块”。角质层细胞膜是一种脂质双层结构，具有封包膜的作用，可维持稳定的水合状态。角质层中的细胞间脂质包括神经酰胺、脂肪酸、胆固醇，它像“灰浆”一样把“砖块”紧密黏合在一起，形成皮肤的稳定结构，保证皮肤的屏障功能。在角质层外面还有一层皮脂层，主要由皮脂腺分泌而成，包括甘油三酸酯、脂肪酸、胆固醇、尿酸以及乳酸等。因皮脂与水具有较强的亲和性，很容易与皮肤中的水混合而产生流动性，所以对药物的经皮吸收不产生障碍。生长表皮层（viable epidermis）又称为活性表皮，处于角质层和真皮之间，厚度为 50～100 μm，由活细胞组成。其细胞内主要由水性蛋白质溶液组成，水分含量约为 90%。相对于角质层是亲水性药物经皮吸收的屏障，活性表皮则是脂溶性药物经皮吸收的屏障。

（二）真皮和皮下组织

真皮(dermis)介于表皮层和皮下组织之间，为表皮提供支持，起到调节温度、压力和疼痛的作用。真皮层的厚度约为 0.2 cm，又可分为三层，即乳头层、乳头下层及网状层等，大部分由胶原蛋白及弹性蛋白组成，其他则是神经、毛细血管、汗腺及皮脂腺、淋巴管及毛根等组织。从表皮转运至真皮的药物可以迅速向全身转移而不形成屏障，但是一些脂溶性较强的药物也可能在该层组织的脂质中蓄积。

皮下组织(subcutaneous tissue)位于真皮之下，是一种脂肪组织，具有皮肤血液循环系统、汗腺和毛孔，可作为脂溶性药物的贮库，一般不成为药物吸收的屏障。

（三）皮肤附属器

皮肤附属器包括汗腺、毛囊、皮脂腺等。皮脂腺与毛囊共存，开口于表皮，并从表皮一直到达真皮底部。汗腺处于皮下脂肪内，开口于表皮。毛孔、汗腺和皮脂腺总面积与皮肤总表面积的比值低于 1%，一般不成为主要吸收途径，但极性大分子药物以及离子型药物可能由此途径转运。

二、药物经皮吸收途径

药物经皮吸收是指药物从经皮吸收制剂中释放出来，穿过皮肤进入血液循环的过程。药物经皮吸收有两条途径：一是透过角质层，直接由表皮进入真皮层或皮下组织，即所谓表皮途径，是药物经皮吸收的主要途径；二是经由皮肤附属器（如毛囊、汗腺、皮脂腺等）进入皮肤深部。药物经皮吸收途径见图 8-2。

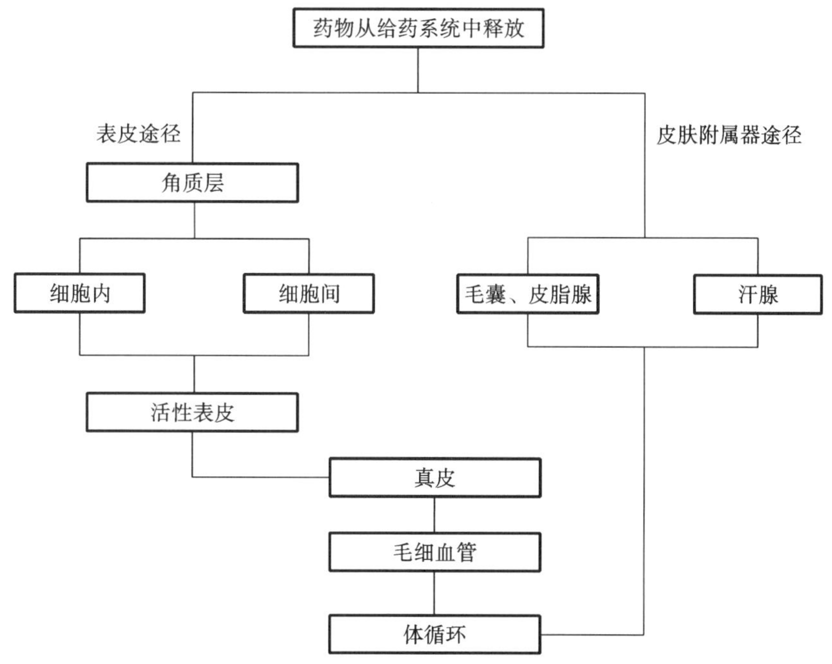

图 8-2　药物经皮吸收途径

表皮途径（主要途径）分为细胞途径和细胞间质途径。药物可以穿过角质层细胞到达活性表皮，也可以通过角质层细胞间到达活性表皮。由于角质层细胞扩散阻力大，所以药物分子主要由细胞间扩散通过角质层。虽然细胞间隙总面积较细胞膜总面积小得多，仅占角质层面积的 0.01%～1%，但因结构比较疏松，其总容积则为整个角质层的 30%左右。在间隙中纤维蛋白成分占 70%以上，形成基本骨架，在骨架中镶嵌着大量类脂质，形成双分子排列。因此其脂

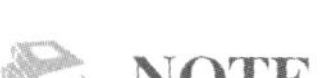
NOTE

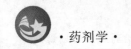

质成分被认为是吸收的重要决定因素。类脂分子的亲水部分结合水分子形成水性区，而类脂分子的烃链部分形成疏水区。极性药物分子经角质层细胞间的水性区渗透，而非极性药物分子经由疏水区渗透。一旦穿过角质层，药物分子可能穿过更深的表皮组织并进入真皮。当药物到达血管化的真皮层时，它可被吸收进入全身循环。

皮肤附属器途径中药物通过皮肤附属器的穿透速率要比表皮途径快，但皮肤附属器在皮肤表面所占的面积只有 0.1%，因此不是药物经皮吸收的主要途径。当药物渗透开始时，药物首先通过皮肤附属器途径吸收，当药物通过表皮途径到达血液循环后，药物经皮渗透达稳态，则附属器途径的作用可被忽略。对于一些离子型药物及水溶性大分子，由于难以通过富含类脂的角质层，表皮途径的渗透速率很慢，因此通过皮肤附属器途径的吸收也是重要的。在离子导入过程中，皮肤附属器是离子型药物通过皮肤的主要通道。

三、影响药物经皮吸收的因素

（一）生理因素

1. 皮肤的水合作用 角质层中角蛋白与水有一定结合能力，角质层吸收水分后使皮肤水化，引起角质层细胞膨胀，使结构变得疏松，皮肤渗透性变大。当角质层含水量从正常值 10%～40%增加到 50%～70%时，厚度也增加到 48 μm；当含水量达 50%以上时，药物的透过性可增加 5～10 倍。水合作用能增加亲脂性分子的通透性，对亲水性分子影响不大。

2. 部位 人体不同部位角质层的厚度不同，大致的顺序：足底和手掌＞腹部＞前臂＞背部＞前额＞耳后和阴囊。一般认为药物在身体部位(头部和生殖器区域)比其他部位(四肢)更易渗透。不同药物的渗透可能有部位选择性。东莨菪碱经皮给药系统（Transderm scop ®）就是根据耳后皮肤的透皮速率设计的。

3. 年龄、性别和种族 角质层厚度的差异也与年龄和性别等多种因素有关。老人和男性的皮肤较儿童、女性的渗透性要低。皮肤细胞层数不随年龄变化，但厚度随年龄增长而减小。此外，随着年龄增长，皮肤逐渐干燥、表皮连接逐渐平坦、微循环和附属器功能逐渐下降。老年皮肤的水合水平和脂质含量降低可能是造成皮肤渗透性降低的原因。不同种族人皮肤的渗透性也有差异。与白人相比黑人的角质层有较高的细胞内聚力、脂质含量和电阻。但并非所有药物的经皮吸收都有种族的差异，如拉美裔人与白人经皮给予烟酸盐后的药效无显著差别，而烟酸甲酯在完整皮肤中的渗透性大小顺序：亚洲人＞白人＞黑人。

人体试验无疑是研究化合物经皮吸收的最理想方法，但碍于大量化合物有高潜在毒性，人体离体皮肤又较难获得，故往往用动物试验代替。一般认为实验动物家兔和大鼠的经皮吸收率很高；小猪和罗猴皮肤的通透性与人类接近，有较大的人体吸收预测价值。但这并不意味用其他动物做的研究是毫无意义的，只是所获得的结果必须在所用方法和动物种属范围内予以详细解释，在做出其结果对人的相关性预测时要极其谨慎。

4. 皮肤条件 角质层受损时其屏障功能也相应受到破坏，用有机溶剂对皮肤预处理亦有类似效果(角质层类脂被提取形成通路)。皮肤有明显炎症时(如湿疹、溃疡或烧烫伤，尤其是急性渗出、糜烂性皮损)，皮肤血流加快，使表皮与深层组织间的药物浓度差加大，加快药物的经皮吸收，如色素沉着因子(8-MOP)在牛皮癣皮肤上的通透性是正常皮肤的两倍多。某些皮肤疾病如硬皮病和老年角化病等使皮肤角质层致密，减少药物的透过性。皮肤疾病还可引起皮肤内酶的活性改变，如牛皮癣皮肤中芳香烃羟化酶的活性比正常皮肤低得多，痤疮皮肤中睾丸素的分解比正常人高 2～20 倍。

5. 皮肤温度 皮肤温度的升高对亲水性和亲脂性药物的经皮吸收均有促进作用，温度每上升 10 ℃，其通透性提高 1.4～3.0 倍。其原因可能是升高温度使血管舒张、血流增加，同时

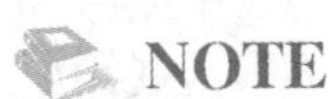

药物活度系数下降 1/5～1/3，从而使药物溶解度增加，当温度上升到角质层相变范围(42～70 ℃)时其流动性提高。

6. 皮肤的结合作用与代谢作用 皮肤结合作用是指药物与皮肤蛋白质或脂质等的可逆性结合作用。结合作用可延长药物透过的时间，也可能在皮肤内形成药物贮库。药物与组织结合力越强，时滞和贮库的维持时间也越长。

药物可在皮肤内酶的作用下发生氧化作用、水解作用、结合作用和还原作用等，但皮肤内酶含量很低，血流量只为肝脏的 7%，且制剂面积小，皮肤吸收一般不会产生首过效应。皮肤上的酶在数量和活性上与肝脏中的酶不同，一般来说，皮肤中许多代谢过程中酶的活性比肝脏低得多，但某些酶如 *N*-乙酰转移酶和参与还原过程的酶，也有相当高的活性。

（二）药物的性质

1. 分子大小及形状 分子量大于 600 的物质较难通过角质层。药物的扩散系数与分子量的平方根或立方根成正比，分子量越大，分子体积越大，扩散系数越小。药物的分子量与药物的透皮速率之间呈“Z”形图，分子量可分为三段：100～250、255～300、300～400，每一段内总趋势是分子量增大，透皮速率增加；但分子量继续增大，则透皮速率显著下降。目前，被动经皮给药系统的开发都局限在小分子药物，上市品种分子量最小的是尼古丁(分子量为 162)，最大的是奥昔布宁(分子量为 359)。同时研究表明线性分子通过角质细胞间类脂双分子层结构的能力明显强于非线性分子，如分子量相同、分子体积和表面积相近的正己烷和环己烷，前者透皮速率明显高于后者。

2. 溶解度、分配系数和 pK_a 药物最好在油相及水相中均有较大溶解度。经皮吸收的药物在水及在油中的溶解度最好比较接近。一般来说，透皮系数开始随油水分配系数的增大而增大，但油水分配系数大到一定程度时，透皮系数反而下降。溶于类脂的物质由于细胞膜含有类脂物能容易被通过，而水溶性物质需要在蛋白质离子水合后才能通过。亲脂性强的药物可聚集在角质层而不被吸收。离子型药物与分子型药物相比吸收较慢。表皮内的 pH 为 4.2～5.6，属于弱酸性环境，而真皮内的 pH 约为 7.4，故可根据药物的 pK_a 来调节 TDDS 基质的 pH，使其离子型和分子型的比例发生改变，提高其透过性。

（三）剂型因素

1. 给药系统的性质 剂型会影响药物释放性能，药物从给药系统中越容易释放，越有利于药物吸收。一般凝胶剂、乳膏剂中药物释放较快，而骨架型经皮贴片药物释放较慢。

2. 制剂处方的影响 制剂中的成分如表面活性剂、药物浓度与系统面积都会影响药物经皮吸收过程中的溶解和分散。药物的基质影响药物溶解度、释放、药物在给药系统和皮肤之间的分配，有的介质还会影响皮肤渗透性、介质在穿透皮肤过程中与皮肤相互作用从而改变皮肤屏障性能。经皮给药系统中常用到一些高分子材料作为基质，高分子材料的聚合度和用量都会影响到基质的结构和黏性，聚合度过高或用量过大会导致药物扩散系数小，从而影响药物的释放。处方中运用的吸收促进剂，其种类和用量也会影响药物经皮吸收的速率。

四、促进药物经皮吸收的方法

经皮给药系统在临床使用过程中常遇到药物难以吸收或吸收缓慢的问题，对大分子药物经皮吸收就更难。几十年来，发展了一系列促进药物经皮吸收的新技术和新方法，大致可分为化学法、物理法和药剂学法等三类。

（一）化学法

化学法主要是采用经皮吸收促进剂达到增加药物通透性的目的。经皮吸收促进剂(简称促进剂)是指能够渗透进入皮肤，降低药物通过皮肤阻力，降低皮肤的屏障性能，加速药物穿透

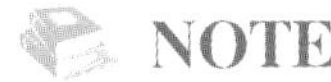
NOTE

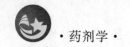

皮肤的物质。理想的渗透促进剂应具有以下特性:①具有化学惰性和稳定性,无药理活性;②无毒,无刺激性,无过敏性,无变态反应;③起效快,作用时间可预测;④可逆地改变皮肤特性,撤去促透剂后,角质层完全恢复屏障功能;⑤皮肤屏障功能单向降低,内源性物质不能通过皮肤向外扩散;⑥药物和基质无配伍禁忌;⑦在皮肤上易于铺展,无不适感,与皮肤有良好的相容性;⑧无色、无味、无臭、价廉。

经皮吸收促进剂的研究始于1970年,直到1985年促进剂才逐渐受到重视,大量新型促进剂被开发出来。目前已发现300多个化合物能够改变皮肤的渗透能力,但促渗效果、刺激性和过敏性均符合要求的促进剂并不多。传统的促进剂主要有表面活性剂类、亚砜类、吡咯烷酮类、月桂氮䓬酮及其类似物、萜烯类、胺类、酰胺类、环糊精类、氨基酸及其酯、大环化合物、有机溶剂类、磷脂类及磷酸盐类等。促进剂可单独使用,也可以与其他促渗方法联合使用。

常用的经皮吸收促进剂有以下几类。

1. 亚砜类及其相似物 二甲基亚砜(DMSO)是研究最早也是使用最广泛的促进剂,它无色、无味并具较强吸湿性,在药剂学中应用极其广泛,有"万能溶剂"之称。DMSO对亲水性药物和亲脂性药物都具有促渗功能,因此已被应用到抗病毒药物、类固醇以及抗生素的经皮给药中。DMSO作用迅速,其促渗效果极强,但具有浓度依赖性,为了达到最佳促渗效果,共溶剂中DMSO至少应占60%。在如此高的浓度下,会导致皮肤红斑以及角质层的风疹症状,甚至引起某些蛋白质的变性。一些化学结构和DMSO相似的物质也可作为促进剂,如二甲基乙酰胺(DMAC)和二甲基甲酰胺(DMF)。与DMSO相比,两者的促渗范围更加广泛,皮质醇、利多卡因和纳洛酮等药物,都可以被它们显著促渗。

2. 月桂氮䓬酮 简称氮酮(azone),是Nelson公司1976年开发的产品,是目前最常用的一类促进剂。氮酮无色、无味、油滑且无油腻感觉,熔点为−7 ℃,可以溶解在大多数有机溶剂中,如乙醇、丙二醇等。氮酮对皮肤的刺激性很小,药理学活性和毒性也很低(小鼠的口服半数致死量为9 g/kg)。氮酮在低浓度(0.1%~5%,通常使用的浓度范围是1%~3%)下可显著提高药物的渗透量。氮酮发挥促渗作用和其与角质层中脂质的相互作用有关,其化学结构中有一个较大的极性基团和脂质烷基链,可进入脂质双分子层中破坏它的有序结构。

3. 吡咯酮类 和月桂氮䓬酮及其他促进剂相比,吡咯酮及其衍生物的促渗作用更广泛,但其对亲水性药物的促渗效果要大于亲脂性药物,一般用量为2%~5%。以*N*-甲基吡咯烷酮(NMP)和2-吡咯酮(2P)为代表。NMP是极性溶剂,通常是从油脂、石蜡或者动物饲料中萃取的芳香物质。吡咯酮可作为大多数亲水性(如甘露醇、氟尿嘧啶及磺胺脒等)和亲脂性药物(如倍他美松17-苯甲酸酯、皮质醇及黄体酮等)的促进剂。

4. 醇类 乙醇是在经皮给药制剂中应用最广泛的短链醇。乙醇是极性溶剂,能改变角质层细胞间类脂质的结构。研究表明,40%的乙醇水溶液对于环孢霉素A的促渗效果最佳。脂肪醇(也称为链醇)也有促渗作用,通常和丙二醇共同使用(1%~10%)。脂肪醇的促渗效果与结构密切相关。从辛醇到十四醇,促渗效果呈现抛物线形状,促渗效果最明显的是癸醇。

5. 表面活性剂 表面活性剂的作用是使亲脂性药物增溶,在药物的经皮给药中也可以增加亲脂性药物的渗透量。阴离子表面活性剂的促渗作用强于阳离子和非离子型表面活性剂。其中阴离子表面活性剂代表物质是十二烷基磺酸钠(SDS),阳离子表面活性剂用的相对较少。多数阴离子和阳离子表面活性剂都可以破坏角质层并且使其膨胀,大大增加皮肤内水分的流失。阴离子的瞬时作用效果不是十分明显。非离子表面活性剂相对安全。表面活性剂促渗效果很好,但通常会产生慢性毒性。

为了达到更好的促渗效果,在传统促进剂的基础上开发新型具有更佳促渗透效果的促进剂成为近年的研究热点。壬代环戊双醚、*N*-三甲基壳聚糖、油酸树状大分子、6-氨基己酸衍生物等相继被用于促渗的研究,相比传统促进剂有较好的促渗性或生物相容性。

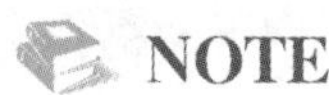

中药或天然药物大多属于芳香类,具有挥发性,本身有一定的促渗作用,且具有效果好、不良反应小等优点。目前研究较多的有薄荷、桉叶、冰片、丁香、柠檬、肉桂等多种中药挥发油或提取物,主要是萜烯类化合物,例如含有柠檬油的贴片的透皮效果就明显优于普通贴片。但天然经皮吸收促进剂在应用于制剂时会影响一些制剂的外观,且工艺较复杂。此外,多种经皮吸收促进剂的配合具有协调作用,既能减少促进剂的用量,也能减少或降低不必要的副作用,又可使主药量少而疗效增大。

目前已开发出不同种类的促进剂,但对于其促渗机制的研究尚不完善,主要包括:①提高药物在处方和皮肤中的溶解度,改变药物的热力学活性。如乙醇由于其较强的渗透性和挥发性,可以提高药物在处方中的溶解度,同时可能改变药物在处方中的热力学活性。②与角质层脂质双分子层相互作用。氮酮类、醇类、脂肪酸类、亚砜类以及萜烯类等促进剂的促渗透作用与角质层脂质双分子层有关,其通过增加脂质双分子层的流动性,降低液晶脂质相变温度,从而促进药物通过细胞间扩散。某些促进剂还能够提取脂质,为药物渗透创造新的通道。③与角质层蛋白相互作用。角质细胞在多数溶质(或溶剂)中不溶,所形成的障碍迫使局部应用的溶质难以通过脂质途径扩散,促进剂通过与角化细胞中的角蛋白作用,破坏角蛋白致密的结构,从而提高药物的扩散系数,促进剂与脂质双层中的其他蛋白也可能发生作用。④与药物形成脂溶性离子对。离子型的药物与反离子形成亲脂性的离子对,离子对的脂溶性足以使其溶于角质层等脂溶性基质中,因此促进药物的皮肤渗透,但应选高脂溶性、体积小的反离子,并选择合适的 pH 及低介电常数的促进剂。不同种类的化学促进剂可能涉及不同的促透机制,促进剂的促透作用往往是几种不同的机制叠加的结果。

(二) 物理法

除化学手段外,也可以使用一些物理方法来促进药物经皮吸收。物理方法具有可减轻皮肤刺激性反应及过敏反应等优点。

1. 离子导入法(iontophoresis) 常用的促进药物经皮吸收的物理方法,它利用直流电(通常是 0.5 mA/cm^2)将离子型药物粒子经电极导入皮肤,进入体循环,以此增加药物经皮渗透速率。一般将含药物的电极贴在皮肤表面作为工作电极(由药物性质决定其正负极),另一个相反电极置于相邻位置,构成电流回路。该法使 TDDS 系统的适用范围扩展至水溶性药物、离子型药物、多肽和蛋白质等药物,且能通过调整电流大小调整药物透皮的转运速率。

该法主要通过皮肤附属器(如毛孔、汗腺)促进药物渗透,作用机制可能有三个方面:①电场作用下,通过产生的电势梯度促使带电药物透过皮肤;②电流本身改变了皮肤的正常组织结构,改变皮肤的渗透性而使药物易于透过;③在电场作用下产生的电渗流,推动带电或中性粒子透过皮肤。

用于局部麻醉的利多卡因/肾上腺素复方离子导入药(商品名 Iontocaine,Iomed 公司)已于 1995 年经 FDA 批准上市。该药物由电池、药液(含 0.01 mg/mL 肾上腺素和 2%盐酸利多卡因)和带电极的水凝胶三部分组成,可迅速产生局部麻醉效应,适用于儿科治疗。

随着医学技术的发展,中药离子导入疗法已成为中医治疗的重要手段。中药离子导入是利用电流将药物离子通过皮肤或穴位导入人体,达到活血化瘀、软坚散结、抗炎镇痛等作用的一种操作方法。但离子导入装置的研发过慢,各人体质对电流的耐受不同,不能精确计算导入药物剂量,不易到达作用部位等,以上问题还需进一步研究。

2. 电致孔法(electroporation) 又称电穿孔法,是采用瞬时高电压脉冲电场(10 μs~100 ms,100~1000 V)在细胞膜等脂质双分子层形成暂时、可逆的亲水性孔道而增加药物渗透性的方法。该法可改变皮肤角质层脂质分子的定向排列,断电后孔道关闭,皮肤对药物的阻滞作用逐渐恢复。这种暂时通道的存在,可极大地缩短药物经皮给药的迟滞时间,克服普通经皮给

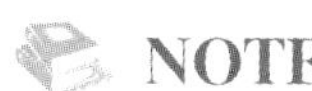

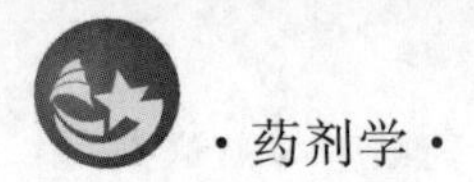

药制剂的一大弱点。电致孔技术除可辅助小分子药物透皮，还可能用于其他带电或不带电的大分子药物。电致孔过程包括两个步骤：首先，瞬时脉冲电压作用下产生渗透性孔道；然后，在脉冲时间和脉冲数的作用下继续维持或扩大这些孔道，以促使药物分子在电场力作用下转运。以色列 TransPharma Medical 公司使用无线电频率的交流电在角质层中产生直径约 100 μm 的亲水性通道（商品名 ViaDerm），这是目前唯一一项应用无线电频率转运药物的技术，它无痛且费用低，可广泛用于电子治疗领域。利用 ViaDerm 系统开发的格拉司琼经皮给药系统，在给药 9 h 后达到稳态血药浓度，贴片取掉后治疗水平仍可以维持 24 h。相比于不通过 ViaDerm 系统的格拉司琼经皮贴剂组，该系统血药浓度无峰谷现象。

3. 超声波导入法（sonophoresis） 药物分子在超声波（1 MHz，1～3 W/cm^2）的作用下，通过皮肤渗透进入组织的一种物理促渗方法。该法具有在短时间内即可增加药物的经皮吸收的特点。一般超声波距离皮肤越近，促渗效果越好，超声频率增加，药物渗透率相应增加，但增加到一定程度后渗透率反而下降。

超声波导入法促透作用机制：①致热作用。超声波传递导致皮肤表面温度升高，细胞膜通透性改变，药物吸收增加。②机械作用。超声波高速振动过程中，改变角质层脂质层有序结构，增加渗透性。③声微流作用。在超声波作用下，使周围微粒和液体发生旋转和流动，产生声微流促使药物向皮肤及其附属器的通道流动和转运。④空化作用。施加超声时，角质层中的气泡中心不断振动，造成角质层脂质双分子层结构排列的无序化，药物进入无序化的脂质区域形成的暂时性水性通道。

4. 激光促透法 通过激光能量改变机体组织的分子排列，形成密集的孔道，从而提高药物透皮率的方法。激光的波长、脉冲时间和光强度对渗透效果有影响。激光对亲水性药物的促渗作用比对亲脂性药物的促渗作用明显，这可能是由于激光与细胞间脂质相互作用打开了细胞间通道。研究发现，激光强度越大越有利于促透效率程度提高。激光促透可精确控制角质层剥蚀，且对角质层的融蚀是可逆的，因而也是一种较有前景的促透方法。

5. 微针法 微针（microneedle）阵列贴片表面是由长 10～2000 μm、直径 10～50 μm 的微针组成，该长度既可透过经皮给药的最大障碍角质层，又不触及痛觉神经。微针的制作材料包括硅、玻璃、聚合物，以及钛合金、镍、不锈钢等金属材料。

微针法的促渗机制是通过微针的穿刺作用，在皮肤角质层上形成直径为微米级的孔洞，从而实现对药物的导入。由于微针细而尖，一般的穿刺深度仅在角质层，未接触到神经末梢，其长度亦大幅度减低了针尖接触到神经末梢的概率，减少了对机体相应附属组织的损伤程度，不产生痛觉，因此属于无痛给药方式。该技术也可以结合离子导入法使用。微针分为空心和实心两种，空心微针可直接加载药物，刺入皮肤后通过微孔道释药。实心微针的表面可包覆药物实现载药，通过诱导皮肤产生微通道从而增加药物的渗透。促透机制为微针阵列作用于皮肤上产生数百条穿越皮肤角质层的微通道，有效降低皮肤的屏障作用，增加了药物的渗透力。目前该方法已成功运用于胰岛素、干扰素、促红细胞生成素、抗体等生物药品及疫苗等大分子药物的经皮给药。

美国 Alza 公司开发了适合大分子药物经皮给药的 Macroflux 技术。该微针的材质是钛合金，针长 330 μm，190 针/cm^2。微针扎入皮肤后，药物寡核苷酸通过微针进入皮肤。该产品与离子导入贴片合用比后者单用时，药物的渗透速率提高了 100 倍。

（三）药剂学法

1. 脂质体 脂质体与皮肤角质层脂质有高度的相容性，一般认为有两个作用：①黏附在皮肤表面，增加药物在皮肤局部的积累。②与皮肤脂质相互作用，增加皮肤脂质的流动性。近年来，许多新的技术和方法应用于脂质体，开发了一些新型脂质体，如变形脂质体（传递体）、含

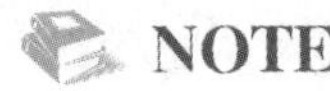

醇脂质体(醇脂体)等。

2. 传递体 一种自凝聚囊泡,由普通脂质体经处方改进而得到,即在脂质磷脂和胆固醇成分基础上加入适量的表面活性剂。传递体是高柔性双层脂质体,不仅能通过角质层,而且能穿透到皮肤深层,甚至到达血管。传递体的发现,使得渗透进入皮肤的药物分子量界限达到100万,使大分子药物经皮肤吸收入血起全身作用成为可能。传递体促透作用机制主要用两种:①皮肤角质层存在水化梯度,非闭合条件下,传递体以水化梯度为驱动力,携带药物通过角质层屏障;②传递体的变形作用,凭借高度形变性和较强的穿透能力,改变角质层结构,促进药物通透。文献报道用薄膜分散法制备槲皮素传递体,体外渗透实验表明,24 h药物累积渗透量和皮内滞留量明显高于药物的丙二醇溶液。

3. 醇脂体 由磷脂、乙醇和水构成的具有类脂双分子层的结构的囊泡。醇脂体是一种新型的脂质体,最早由Touitou等首先提出,用较高浓度的乙醇(20%~50%)代替脂质体中使用的胆固醇,得到了渗透性与包封率良好的脂质囊泡,该剂型与普通的脂质体相比,不仅结构稳定,且无毒性,并具有长效性,更容易载药透过角质层,发挥较好的疗效,对亲水性和亲脂性分子的经皮均有较强的促透作用。

4. 纳米乳 纳米乳中的表面活性剂可降低角质层的阻碍作用,同时分散相内可以载入药物,提高纳米乳与皮肤间的药物浓度梯度,增加透皮速率。纳米乳可使难溶药物在制剂中的溶解度显著增大,还可使活性物质的渗透速率增加,吸收明显加快。

5. 聚合物胶束 Spemath等将磷脂胶束用于促进双氯芬酸透皮吸收,因胶束具有的两亲性使药物的透皮速率有显著提高,透皮时滞明显缩短。

脂质体、纳米乳和聚合物胶束等药物传递系统的介绍详见第十二章。

第三节 经皮给药贴剂

贴剂(patch)是指原料药物与适宜的材料制成的供贴敷在皮肤上的,可产生全身性或局部作用的一种薄片状柔性制剂。贴剂可用于完整皮肤表面,也可用于有疾患或不完整的皮肤表面。其中用于完整皮肤表面能将药物输送透过皮肤进入血液循环系统起全身作用的贴剂称为经皮贴剂,也称透皮贴剂。经皮贴剂通过扩散而起作用,其释放速度受到药物浓度的影响。

一、药物的选择

理想的经皮吸收药物应具备以下理化性质:①剂量小于20 mg/d;②分子量小于400;③分配系数对数值为1~4;④皮肤渗透系数大于0.5×10^{-3} cm/h;⑤水溶解度大于1 mg/mL;⑥熔点低于200 ℃;⑦饱和水溶液的pH为5~9。

二、经皮给药贴剂的种类

贴剂通常由含有活性物质的支撑层和背衬层以及覆盖在药物释放表面上的保护层(防粘层)组成。贴剂可分为三种:黏胶分散型贴剂、贮库型贴剂(膜控释型)和周边黏胶骨架型贴剂(骨架扩散型)。

1. 黏胶分散型贴剂 将药物分散或溶解在压敏胶中成为药物贮库,均匀涂布在不渗透背衬层上,加保护膜而制成的贴剂。该贴剂厚度薄、生产方便,与皮肤接触的表面都可输出药物。由于药物扩散通过含药胶层的厚度随释药时间延长而不断增加,故释药速度随之下降。为了保证恒定的释药速度,可以将黏胶分散型贴剂按照适宜浓度梯度制备成多层含不同药量及致孔剂的压敏胶层。黏胶分散型贴剂的结构见图8-3。

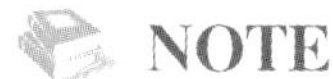

2. 贮库型贴剂(膜控释型) 由背衬层、药库层、控释膜层、黏胶层和防粘层(保护层)五部分组成。背衬层多为软铝塑材料或不透性塑料膜,如聚苯乙烯、聚乙烯和聚酯等。药物或经皮吸收促进剂被控释膜或其他控释材料包裹成贮库,由控释膜或控释材料的性质控制药物的释放速率。贮库型贴剂的结构见图 8-4。

图 8-3 黏胶分散型贴剂的结构　　图 8-4 贮库型贴剂的结构

3. 周边黏胶骨架型贴剂(骨架扩散型) 常用亲水性聚合物作为骨架,药物分散在骨架中,在含药骨架周围涂上压敏胶,贴在背衬层上,加防粘层即成。亲水性聚合物骨架能与皮肤紧密结合,通过湿润皮肤促进药物吸收。这类系统的药物释放速率受聚合物骨架组成与药物浓度影响。周边黏胶骨架型贴剂的结构见图 8-5。

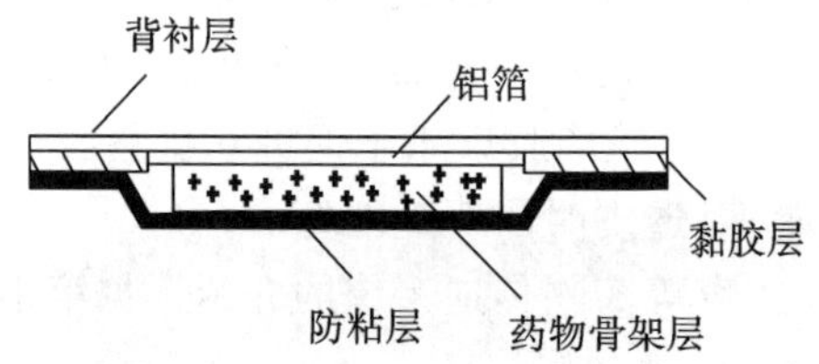

图 8-5 周边黏胶骨架型贴剂的结构

三、贴剂的辅助材料

(一) 压敏胶

贴剂常用压敏胶(pressure sensitive adhesive,PSA)基质,是经皮吸收系统中的关键材料。是指在轻微压力下即实现粘贴,同时又容易剥离的一类胶黏材料。其作用是使给药系统与皮肤紧密结合并可作为载药贮库或控释材料,调节药物释放的速度。压敏胶应具有良好的生物相容性,对皮肤无刺激性,不引起过敏反应,具有足够强的黏附力和内聚强度,化学性质稳定,对温度和湿气稳定,且应具有能黏接不同类型皮肤的适应性,能容纳一定量的药物与经皮吸收促进剂而不影响化学稳定性与黏附力。

1. 聚异丁烯类压敏胶 异丁烯作为压敏胶的主要成分,是无定形线性聚合物,其性能稳定,耐热耐水,抗老化性好,并具有安全无毒、药物包容量大、释药性能独特、黏度可控、基质性能稳定、可以规模生产等优势。分子量低的聚异丁烯在压敏胶中主要起增黏作用和改善黏胶层的柔软性和韧性,改进对基质的润湿性;分子量高的聚异丁烯主要增加压敏胶的剥离强度和内聚强度。不同分子量的聚异丁烯配合使用或添加适量增黏剂、增塑剂、填充剂等可扩大其使用范围。

2. 聚丙烯酸酯类压敏胶 具有良好的耐寒性、耐热性,性质稳定,无公害。这类压敏胶被广泛地应用于经皮吸收贴剂,经过结构改造后,可以大幅度提高药物的溶解度,并具有易扩散性等优点。

3. 硅酮压敏胶 通常由有机硅橡胶、MQ 硅树脂、填料、有机溶剂和其他添加剂等组成,为无晶体固体,无熔点,有耐寒性、耐热性以及耐化学性,具有良好的柔性,软化点接近皮肤温度，贴于皮肤后变软并粘贴于皮肤，经 30 min 后具有足够的黏附力。硅酮压敏胶应用安全，但价格较昂贵，这种压敏胶较为柔软，没有橡皮膏硬，剥离效果略逊于橡皮膏。

（二）骨架及贮库材料

贮库材料必须使药物能适当地扩散和释放，不与药物发生化学反应，载药量大，与人体皮肤有相容性。可选用天然或合成聚合物，可使用单一材料，也可使用由多种材料配制而成的软膏、水凝胶、溶液等，较为常用的有卡波姆、聚维酮、羟丙甲纤维素和聚乙烯醇等。此外，压敏胶和骨架膜材也可作为贮库材料。

（三）控释膜材料

乙烯-醋酸乙烯酯共聚物（ethylene-vinyl acetate copolymer，EVA）是最常用的药用高分子材料，它具有较好的亲水性，生物相容性好，无毒、无刺激性，柔软性好，性质稳定，易于加工成型，机械性能好，但耐油性差。此外，多孔聚丙烯膜、聚乙烯膜、多孔乙烯膜等也常被用作控释膜材料。

（四）背衬材料

背衬材料除了要有一定强度支撑给药系统外，还应有一定的柔软性，使应用于皮肤上较为舒适。背衬材料还应不与药物发生作用，耐水、耐有机溶剂，药物在其中不扩散。常用的背衬材料有聚氯乙烯、聚乙烯、铝箔、聚丙烯、聚苯乙烯、铝箔-聚乙烯复合膜等。

（五）保护层材料

保护层起防粘和保护制剂的作用，通常为防粘纸、塑料或金属材料。一般来说，凡是表面自由能低于压敏胶表面自由能的材料均可用作保护层材料，如聚乙烯、聚苯乙烯、聚丙烯、石蜡或甲基硅油处理的防粘纸等。当保护层被除去时，应不会引起贮库及粘贴层等的剥离。贴剂的活性成分不能透过保护层，通常水也不能透过。

四、经皮给药贴剂的制备工艺

（一）黏胶分散型贴剂的生产工艺流程

黏胶分散型贴剂是将药物分散于压敏胶溶液中，经脱气后，涂抹于背衬膜上，加上保护膜，切割包装后即得。该生产工艺流程见图 8-6。

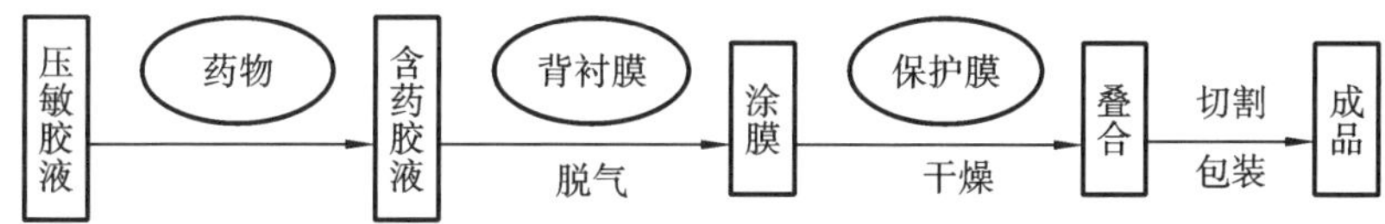

图 8-6 黏胶分散型贴剂的生产工艺流程图

（二）贮库型贴剂的生产工艺流程

贮库型贴剂是将药物混悬液定量注入背衬膜和控释膜之间，加上保护膜，包装即得成品。该生产工艺流程见图 8-7。

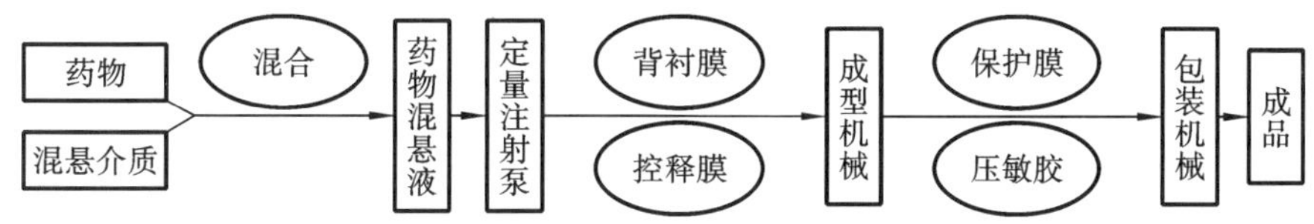
药物
混悬介质
混合
药物混悬液
定量注射泵
背衬膜
控释膜
成型机械
保护膜
压敏胶
包装机械
成品

图 8-7 贮库型贴剂的生产工艺流程图

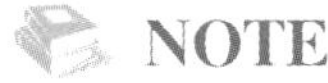
NOTE

（三）周边黏胶骨架型贴剂的生产工艺流程

周边黏胶骨架型贴剂是将药物和亲水胶等加热后形成含胶液，经浇铸冷却后形成凝胶，凝胶经切割形成圆片，贴上背衬膜和保护膜，包装即得成品。该生产工艺流程见图 8-8。

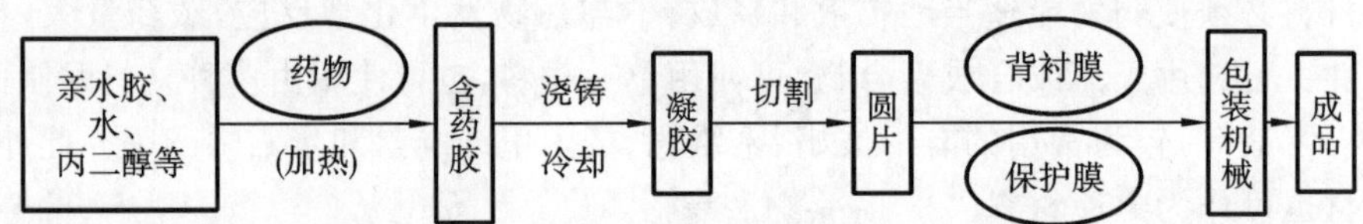

图 8-8 周边黏胶骨架型贴剂的生产工艺流程图

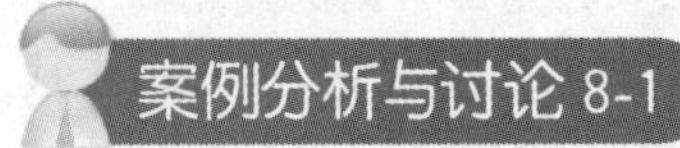

可乐定透皮贴剂

1985 年，第一个用于高血压的透皮贴剂可乐定透皮贴剂（Catapres-TTS）上市。可乐定因脂溶性强、表观分布容积大和强效而适合于经皮给药，可维持 7 天药物的释放。可乐定透皮贴剂有多种规格，释放的药物量与贴片的大小成正比。为确保在 7 天的使用期内持续释放，药物含量需大于药物释放总量。该贴片使用时贴于上身外臂或无毛区域的胸部皮肤。给药后，贴剂黏合层中的可乐定首先使皮肤部位饱和，然后逐渐从贮药层开始通过控释膜和皮肤进入体循环。患者首次使用后 2～3 天体内血药浓度可达到治疗水平。7 天后在皮肤另一部位再次给药可维持治疗血药浓度。即使该贴剂被移除时没有再次给药，血液中药物浓度仍能持续约 8 h，然后在数天内缓慢下降，随即血压逐渐恢复到治疗前水平。

问题：可乐定透皮贴剂是属于什么类型的贴剂？写出该类贴剂的生产工艺流程。

五、贴剂的质量控制

（一）体外评价方法

贴剂体外评价最常用的方法是通过体外透皮扩散试验测定药物透皮速率。透皮扩散试验也是贴剂处方筛选时选择吸收促进剂和高分子材料等辅料的依据之一，其操作简单，结果易于重复，但不能完全真实反映体内生物环境。

体外透皮扩散试验采用的主要方法是扩散池法。该法是将离体皮肤去除皮下脂肪后，剪成合适大小夹在扩散池中，离体皮肤将扩散池隔离成供给室和接受室，角质层朝向供给室，真皮层朝向接受室，并使接受池中的接受液恰好与真皮层接触。药物应用于供给室紧贴角质层，然后在设定的时间点取一定体积的接受液，测定接受液中药物的浓度，从而分析药物的经皮吸收特点。

扩散池主要有三种：单室扩散池、双室扩散池（图 8-9）和流通扩散池。单室扩散池是立式扩散池，主要是 Franz 扩散池和改良的 Franz 扩散池（也称 Keshary-Chien 扩散池，K-C 池）。双室扩散池最常用的是 Valia-Chien 扩散池，亦称卧式扩散池。它是由 2 个对称的玻璃半室组成，2 个半室都有恒温水浴夹层，使供给室与接受室都能很好地控制温度。双室扩散池的 2 个玻璃半池都是密闭状态且温度可控；而单室扩散池的供给室敞开，只能使接受室保持恒温状态。流通扩散池可与自动监测装置连接，连续测定接受液中的药物浓度，特别适合于溶解度小的药物。

人体皮肤是开展体外透皮扩散试验所用的最佳皮肤，但较难获得，体外透皮扩散研究所用的皮肤多为动物皮肤，大部分来自健康大鼠、小鼠、家兔、豚鼠和裸鼠。虽然动物皮肤与人体皮肤差别较大，但动物皮肤在现阶段经皮给药制剂的体外评价中仍具有重大意义。除了动物皮

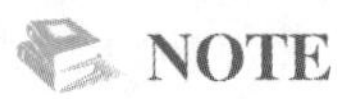

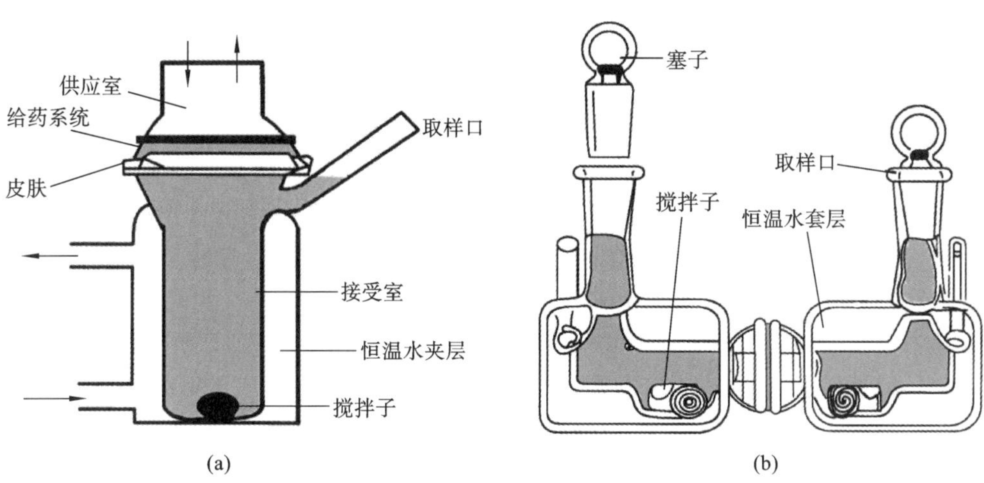

图 8-9 单室扩散池(a)和双室扩散池(b)

肤，人工膜（醋酸纤维膜、硅胶膜等）亦可用于体外透皮扩散试验。但人工膜与人体皮肤相差甚远，在模拟药物透皮扩散时存在较大缺陷。

扩散池法所采用的接受液应在满足漏槽条件的基础上尽可能接近人体皮肤微环境。目前国内外常用的接受液有生理盐水、林格液和等渗磷酸盐缓冲液等。另外，体外透皮扩散试验通常需要进行 24 h 甚至更长时间，为了防止微生物腐蚀试验用皮肤，通常可加入一些不与药物发生相互作用且不影响药物透皮性的防腐剂，如聚乙二醇 400（PEG400）和庆大霉素等。

在体外透皮扩散试验中，扩散池水浴温度应接近皮肤表面温度 32 ℃。

（二）体内评价方法

贴剂体内评价主要测定其生物利用度。生物利用度的测定方法有血药法、尿药法和血药加尿药法，通常在大鼠及比格犬体内进行，药物进入临床试验后可以在人体内进行。其关键在于对体液中药物浓度的测定，如血样或尿样。由于体液中的药物浓度较低（一般为 10^{-12} ～ 10^{-9} $g \cdot mL^{-1}$），常规的光谱方法灵敏度低，不适用于测定药物浓度低的生物样品，可以采用色谱分析法，包括高效液相色谱法（HPLC）、气相色谱法（GC）及其与质谱（MS）联用的方法（HPLC-MS、GC-MS），以及毛细管电泳色谱法（HPCE）；免疫分析法，包括放射免疫分析法（RIA）、酶免疫分析法（EIA）和荧光免疫分析法（EIA）；同位素标记法等直接测定血浆或尿中的原形药物的量，求出血药浓度-时间曲线下面积（AUC），计算生物利用度。

（三）质量要求

1. 外观 贴剂外观应完整光洁，有均一的应用面积，冲切口应光滑无锋利的边缘。

2. 残留溶剂含量 粘贴层使用有机溶剂涂布的贴剂，应对其残留溶剂进行检查。

3. 含量均匀度 除另有规定或来源于动、植物多组分且难以建立测定方法的贴剂外，按照含量均匀度检查法（2020 年版《中国药典》四部通则 0941）测定，应符合规定。

4. 释放度 除另有规定或来源于动、植物多组分且难以建立测定方法的贴剂外，按照溶出度与释放度测定法（通则 0931 第四、五法）测定，应符合规定。贴剂的体外释放度试验应控制在 32 ℃±0.5 ℃，以模拟表皮温度。

5. 黏附力 当用于干燥、洁净、完整的皮肤表面时，用手或手指轻压，贴剂应能牢牢地贴于皮肤表面，从皮肤表面除去时应不对皮肤造成损伤，或引起制剂从背衬层剥离。因此，贴剂的黏附力应符合要求。2020 年版《中国药典》四部通则 0952 采用初黏力、持黏力、剥离强度和黏着力四个指标测定贴剂和贴膏剂的黏附力。

6. 重量差异 未进行含量均匀度检查的中药贴剂，应进行重量差异检查。

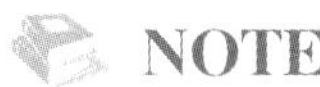

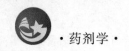

7. 微生物限度 除另有规定外，按照非无菌产品微生物限度检查（通则 1105、通则 1106 和通则 1107），应符合规定。

六、贴剂临床使用注意事项

贴剂临床使用时应注意以下事项：①给药部位正确。药物的经皮吸收会随着给药部位不同而产生不同的药效。每个制剂的说明书中一般会注明该制剂首选的作用部位，应按照说明书中所讲的使用部位进行给药。②贴剂适用于清洁、干燥的皮肤，这些皮肤相对没有毛发，不油腻、皮肤表面不破损。过于湿润的皮肤可以加速药物渗透，甚至超过我们预期的速度。油性皮肤会影响贴片的粘连。若给药部位有毛发，应予以剪除，但不宜使用脱毛剂，因脱毛剂会除去角质层的最外层皮质，影响药物渗透的速度和程度。③给药部位应避免使用护肤液，因为护肤液会影响皮肤水合作用，并会改变药物与皮肤之间的分配系数。④TDDS 不应进行随意切割（如试图减少剂量），因为这会破坏贴剂各层的完整性。⑤根据制剂产品说明书中规定的时间段使用 TDDS，在这段时间之后，应将其移除，并按照说明更换为新的贴剂。⑥应用 TDDS 前后，患者或帮助患者给药的亲属应进行双手的彻底清洁，且在操作时应注意不要揉搓眼睛或触摸嘴巴。

例如，芬太尼透皮贴剂使用方法：①芬太尼透皮贴剂应在躯干或上臂非刺激及非辐射的平整表面应用。使用部位的毛发（最好是无毛发部位）应在使用前予以剪除（不需用剃须刀剃净）。在使用芬太尼透皮贴剂前若需清洗应用部位，则需使用清水，不能使用肥皂、油剂、洗剂或其他制剂，因其可能会刺激皮肤或改变芬太尼透皮贴剂的特性。在使用本贴剂前皮肤应完全干燥。②芬太尼透皮贴剂应在打开密封袋时立即使用。在使用时应用手掌用力按压 30 s，以确保贴剂与皮肤完全接触，尤其应注意其边缘部分。③芬太尼透皮贴剂可以持续贴敷 72 h。在更换贴剂时，应在另一部位使用新的芬太尼透皮贴剂。几天后才可在相同的部位上重复使用。

第四节 贴 膏 剂

贴膏剂（adhesive plaster）是指将原料药物与适宜的基质制成膏状物，涂布于背衬材料上供皮肤贴敷，可产生全身性或局部作用的一种薄片状柔性制剂。

贴膏剂包括凝胶贴膏（原巴布膏剂或凝胶膏剂）和橡胶贴膏（原橡胶膏剂）。

一、凝胶贴膏

（一）概述

凝胶贴膏是指原料药物与适宜的亲水性基质混匀后涂布于背衬材料上制成的贴膏剂。2000 年版、2005 年版《中国药典》收载为巴布膏剂，2010 年版后称为凝胶膏剂。该制剂于 20 世纪 70 年代首先在日本开发成功，由于深受患者的欢迎，于 20 世纪 80 年代打入欧美市场。

凝胶贴膏一般分为三层，即背衬层：贴剂表面的一层聚酯保护膜；储药层：含水分子和药物的水溶性高分子框架结构；支持层：容许空气流通的无纺布。

与传统贴膏剂相比，凝胶贴膏以水溶性高分子材料为基质，具有以下的优点：与药物的相容性好，基质载药量大，特别适合中药多组分、大剂量的用药；与皮肤生物相容性好，易使皮肤角质层软化，有利于药物的透皮吸收；对皮肤无过敏、刺激反应；透气性、耐汗性、贴敷性、保湿性好；使用方便，剥离后无残留物，不污染衣物；不使用汽油和其他有机溶剂，既避免了挥发性

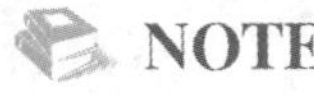
NOTE

成分在生产中造成的损伤，也避免了对环境的污染。

(二) 基质的组成

常用基质主要由黏合剂、保湿剂、填充剂、促进剂和其他附加剂组成。

1. 黏合剂 一般有天然、半合成和合成的高分子材料三大类。常用的有明胶、西黄蓍胶、阿拉伯胶、羧甲基纤维素钠(CMC-Na)、甲基纤维素钠、羟丙基纤维素钠、聚丙烯酸、聚丙烯酸钠、PVA、PVP、聚乙二醇、聚异丁烯、聚醋酸乙烯、邻苯二甲酸酯、丙烯酸或甲丙烯酸共聚物、丙烯酸酯等，其中最常用的有聚丙烯酸钠、CMC-Na、明胶、PVA 等，一般用量为 0.5%～50%，最好为 5%～25%。

2. 保湿剂 凝胶贴膏的含水量很大程度上决定基质的黏着性、赋形性、释放度。常用的保湿剂有甘油、丙二醇、山梨醇、聚乙二醇等，也可用其混合物，可改善凝胶基质的稠度，避免贴敷后膏面干燥而结成硬膜。保湿剂用量范围为 1%～70%，最佳范围为 10%～60%。

3. 填充剂 填充剂的选择是凝胶贴膏成型的关键，用量一般在黏性基质的 20%以上。常用的填充剂有微粉硅胶、高岭土、白陶土、硅藻土、氧化锌、碳酸钙、二氧化钛等。

(三) 凝胶贴膏的制备工艺

凝胶贴膏的制备工艺流程图见图 8-10。

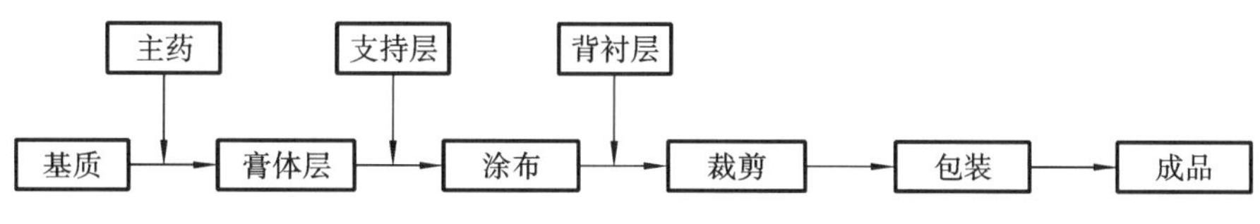

图 8-10 凝胶贴膏的制备工艺流程图

案例分析与讨论 8-2

祛风骨痛巴布膏

【处方】 川乌 67 g，红花 25.1 g，草乌 67 g，桃仁 25.1 g，天南星 67 g，细辛 25.1 g，皮子药 67 g，没药 16.8 g，当归 41.9 g，乳香 16.8 g，川芎 25.1 g，黄柏 16.8 g，石菖蒲 41.9 g，羌活 16.8 g，白芷 41.9 g，三棱 16.8 g，干姜 33.5 g，莪术 16.8 g，泽兰 33.5 g，独活 16.8 g，冰片 41.9 g，冬青油 33.5 g，薄荷脑 16.8 g，甘油 1365 g，明胶 91 g，共制成 1000 片。

【制备】 以上二十三味药材，除冰片、薄荷脑、冬青油外，将其余川乌等二十味药材粉碎成粗粉，加乙醇回流提取二次，每次 4 h，合并提取液，过滤，滤液回收乙醇，制成浸膏。另取明胶和甘油制成基质，与上述浸膏及冰片、薄荷脑、冬青油搅匀，过滤，涂膏，盖衬，切段，即得。

【注解】 本品可祛风散寒、舒筋活血、消肿止痛。用于风寒湿痹引起的疼痛。

问题：凝胶贴膏基质是由哪些成分组成的？写出凝胶贴膏的制备工艺流程。本品处方中的甘油、明胶分别起什么作用？

(四) 凝胶贴膏的质量检查

2020 年版《中国药典》四部通则 0122 规定，凝胶贴膏应检查以下项目。

1. 外观检查 膏料应涂布均匀，膏面应光洁，色泽一致，无脱膏、失黏现象；背衬面应平整、洁净、无漏膏现象。

2. 含膏量 取供试品 1 片，除去盖衬，精密称定，置烧杯中，加适量水，加热煮沸至背衬与膏体分离后，将背衬取出，用水洗涤至背衬无残留膏体，晾干，在 105 ℃干燥 30 min，移至干燥器中，冷却 30 min，精密称定，减失重量即为膏重，按标示面积换算成 100 cm^2 的含膏量，应符合各品种项下的规定。

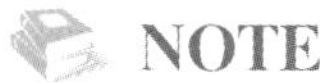

3. 赋形性 取供试品1片，置于37 ℃、相对湿度为64%的恒温恒湿箱中30 min，取出，用夹子将供试品固定在一平整钢板上，钢板与水平面的倾斜角为60°，放置24 h，膏面应无流淌现象。

4. 黏附力 除另有规定外，按照凝胶贴膏剂黏附力测定法（通则0952第一法）测定，应符合各品种项下的有关规定。

5. 微生物限度 除另有规定外，按照微生物限度检查法检查，应符合规定。

二、橡胶贴膏

（一）概述

橡胶贴膏是指原料药物与橡胶等基质混匀后涂布于背衬材料上制成的贴膏剂。橡胶贴膏起源于1870年美国约翰逊兄弟发明的橡皮膏，我国1958年开始生产含药橡皮膏剂。目前，橡皮贴膏是使用最为广泛的中药外用贴膏剂，橡皮贴膏具有制备工艺简单、疗效确切、黏附性强、不污染衣物、携带使用方便等优点。但同时橡胶贴膏具有透气性差、载药量小、维持时间短、易引起皮肤过敏、易造成环境污染且具有安全隐患的缺点，严重制约了其发展。

（二）基质的组成

橡胶贴膏的结构主要有以下几个部分组成。

1. 背衬材料 一般采用漂白细布，也可用聚乙烯或软聚氯乙烯。

2. 膏料 由药物、基质及其他辅料组成药物层，也叫膏料层，作为橡胶贴膏的主要部分。

3. 膏面覆盖物 采用塑料薄膜、硬质纱布及玻璃纸等，以避免膏片互相黏着及防止挥发性药物挥散。

橡胶贴膏常用溶剂为汽油和正己烷，常用基质有橡胶、热塑性橡胶、松香、松香衍生物、凡士林、羊毛脂和氧化锌等。也可用其他适宜溶剂和基质。

（三）橡胶贴膏的制备方法

橡胶贴膏的制备方法常用的有溶剂法和热压法。

1. 溶剂法 天然橡胶轧成丝网状于汽油中浸泡溶解，加入松香（增黏剂）、氧化锌（填充剂）和油脂类（软化剂），于40 ℃搅拌混合制成胶浆，涂布，烘干，盖衬，切片，即得。

2. 热压法 将天然橡胶、氢化松香（增黏剂）、液体石蜡（软化剂）、立德粉（填充剂）、油脂类（软化剂）、2,6-二叔丁基对甲酚（抗氧化剂），于80 ℃热融混合制成胶浆，将胶浆恒温涂布，盖衬，切片，即得。

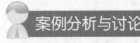

案例分析与讨论 8-3

宝珍橡胶膏

【处方】 麝香2.8 g，芸香浸膏200 g，乳香（制）20 g，没药（制）20 g，丁香20 g，荆芥112 g，肉桂126 g，甘松140 g，独活100 g，广陵香40 g，香加皮40 g，青皮40 g，辛夷40 g，排草40 g，牡丹皮70 g，桂枝20 g，川芎20 g，木香20 g，大黄320 g，细辛90 g，姜黄90 g，山柰90 g，白芷150 g，胡椒46 g，高良姜90 g，当归60 g，羌活60 g，麻黄60 g，防风60 g，赤芍60 g，地黄60 g，玄参60 g，黄柏60 g，黄芩60 g，乌药60 g，骨碎补（鲜）60 g，官桂40 g，马钱子30 g，檀香28 g，樟脑30 g，薄荷脑15 g，冰片15 g，橡胶344.8 kg，氧化锌431 g，松香344.8 g，共制成1000片。

【制法】 以上四十二味药材，麝香、樟脑、薄荷脑和冰片研细，备用；除芸香浸膏外，香加皮等三十七味药材粉碎成粗粉，加水煎煮二次，第一次2.5 h，第二次2 h，合并煎液，过滤，滤液

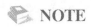

浓缩至相对密度为1.20～1.30(80 ℃)的清膏，加3倍量95%乙醇，静置24 h，过滤，滤液回收乙醇，并浓缩至相对密度为1.10～1.20(80 ℃)的清膏，加入芸香浸膏和由橡胶、松香等制成的基质，混匀，再加入麝香、樟脑、薄荷脑、冰片等细粉，搅拌均匀，制成涂料，涂膏，盖衬，即得。

【注解】 本品可除湿祛风，温经行滞。用于风寒湿痹，腰膝酸软，跌打损伤及筋脉拘挛疼痛等。

问题：在制剂处方和制备工艺上，橡胶贴膏和凝胶贴膏有何异同？两种贴膏各有哪些优缺点？

（四）橡胶贴膏的质量检查

2020年版《中国药典》四部通则0122规定，橡胶贴膏应检查以下项目。

1. 外观检查 膏料应涂布均匀，膏面应光洁，色泽一致，无脱膏、失黏现象；背衬面应平整、洁净、无漏膏现象。

2. 含膏量 取供试品2片(每片面积大于35 cm^2的应切取35 cm^2)，除去盖衬，精密称定，置于有盖玻璃容器中，加适量有机溶剂(如三氯甲烷、乙醚等)浸渍，并时时振摇，待背衬与膏料分离后，将背衬取出，用上述溶剂洗涤至背衬无残附膏料，挥去溶剂，在105 ℃干燥30 min，移至干燥器中，冷却30 min，精密称定，减失重量即为膏重，按标示面积换算成100 cm^2的含膏量，应符合各品种项下的规定。

3. 耐热性 除另有规定外，取供试品2片，除去盖衬，在60 ℃加热2 h，放冷后，背衬应无渗油现象；膏面应有光泽，用手指触试应仍有黏性。

4. 黏附力 按照黏附力测定法(通则0952第二法)测定，均应符合各品种项下的规定。

5. 微生物限度 除另有规定外，按照微生物限度检查法检查，每10 cm^2不得检出金黄色葡萄球菌和铜绿假单胞菌。

本章小结

本章首先从广义和狭义上介绍了经皮给药系统的概念，介绍了经皮给药系统的特点及其国内外研究现状。对促进药物经皮吸收的方法进行了介绍，根据皮肤的基本构造，讲解了影响药物经皮吸收的生理因素、药物性质和剂型因素，重点介绍了化学、物理和药剂学三大类促进药物经皮吸收的方法。

经皮给药贴剂是经皮给药系统中最常用的一种剂型，贴剂的种类、辅助材料、制备工艺和质量控制(体外和体内评价方法)在本章中都有所介绍，同时还介绍了贴剂临床使用方法并进行举例说明。

除了贴剂外，经皮给药系统还有一个重要的剂型就是贴膏剂，贴膏剂包括凝胶贴膏和橡胶贴膏，本章也对凝胶贴膏和橡胶贴膏的基质组成、制备工艺和质量检查进行了介绍。

复习思考题

1. 什么是经皮给药系统？经皮给药与其他给药方式相比有何特点？
2. 试述影响药物经皮吸收的因素和促进药物经皮吸收的方法。
3. 简述经皮给药贴剂类型、辅助材料和制备工艺。
4. 简述贴剂的质量要求。
5. 简述凝胶贴膏的定义、特点、基质组成和制备工艺。
6. 何为橡胶贴膏？橡胶贴膏的制备方法有哪些？

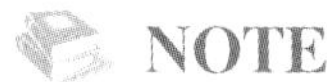

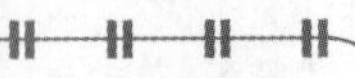

目标检测

推荐阅读文献

参考文献

[1] 全国科学技术名词审定委员会. 药学名词[M]. 2 版. 北京：科学出版社，2014.

[2] 方亮. 药剂学[M]. 8 版. 北京：人民卫生出版社，2016.

[3] 平其能，屠锡德，张钧寿，等. 药剂学[M]. 4 版. 北京：人民卫生出版社，2013.

[4] Allen L V, Popovich N G, Ansel H C. Ansel's Pharmaceutical Dosage Forms and Drug Delivery Systems[M]. 9th edition. New York: Lippincott Williams & Wilkins, 2011.

[5] Gibson M. Pharmaceutical Preformulation and Formulation: A Practical Guide from Candidate Drug Selection to Commercial Dosage Form[M]. 2nd edition. Boca Raton: CRC Press, 2009.

[6] Prausnitz M R, Langer R. Transdermal Drug Delivery[J]. Nature Biotechnology, 2008, 26(11): 1261-1268.

[7] Tiwary A K, Sapra B, Jain S. Innovations in Transdermal Drug Delivery: Formulations and Techniques[J]. Recent Patents on Drug Delivery & Formulation, 2007, 1(1): 23-36.

[8] Subedi R K, Oh S Y, Chun M K, et al. Recent Advances in Transdermal Drug Delivery [J]. Archives of Pharmacal Research, 2010, 33(3): 339-351.

[9] Kalia Y N, Merino V, Guy R H. Transdermal Drug Delivery: Clinical Aspects [J]. Dematologic Clinics, 1998, 16(2): 289-299.

[10] 罗华菲，林国钡，朱壮志，等. 经皮给药系统产业化开发的关键问题探讨[J]. 药学进展，2016，40(7)：490-497.

[11] 张建华，邓联东，董岸杰. 高分子材料的结构与其在经皮给药系统中的作用[J]. 中医外治杂志，2007，16(5)：3-6.

[12] 薛冰心，吴纯洁. 影响药物经皮吸收的客观因素[J]. 中国现代医学杂志，2010，20(16)：2479-2483，2487.

[13] 鲁应军，朱涛. 经皮给药系统应用的研究进展[J]. 医学综述，2012，18(8)：1219-1221.

[14] 李磊，赵秀丽，陈大为，等. 化学促渗剂在经皮给药系统中的应用进展[J]. 中南药学，2007，5(6)：532-535.

[15] 俞文英，张亮，陈国神，等. 混合促进剂在经皮给药中的应用研究进展[J]. 中国临床药理学与治疗学，2013，18(1)：103-109.

[16] 詹晓平，陈思静，王钰文，等. 促进药物经皮吸收的物理学方法研究进展[J]. 中国医药工业杂志，2007，38(2)：135-139.

[17] 张超，韩丽，张定堃，等. 经皮给药系统促透方法及其联用研究进展[J]. 中国实验方剂学杂志，2014，20(7)：231-235.

[18] 赵林，刘树滔，潘剑茹. 经皮给药促透方法的研究进展[J]. 海峡药学，2008，20(3)：4-10.

[19] 杜丽娜，金义光. 经皮给药系统研究进展[J]. 国际药学研究杂志，2013，40(4)：379-385.

[20] 殷文娟. 贴剂的研究进展[J]. 中国中医药现代远程教育，2010，8(9)：93-94.

[21] 刘成，胡晋红，朱全刚. 透皮吸收制剂基质的研究进展[J]. 中国新药杂志，2002，11(8)：601-604.

[22] 傅静娟，刘志辉，罗会盛，等. 凝胶膏剂的研究进展[J]. 中国民族民间医药，2011，20(13)：12-13.

[23] 沈静，郭立玮，潘林梅. 中药巴布剂的研究进展[J]. 时珍国医国药，2005，16(1)：52-54.

[24] 李华. 橡胶膏剂制备工艺比较[J]. 医药工程设计，2009，30(2)：24-25.

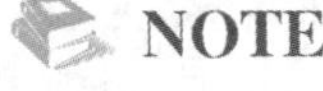

[25] 田璐，张蜀，林华庆，等. 经皮给药制剂体外透皮扩散试验方法的研究进展[J]. 中国药房，2012，23(29)：2761-2764.

[26] 钱丽萍，林绥，阙慧卿. 近年来贴剂的研究进展[J]. 海峡药学，2009，21(6)：26-29.

[27] 吴久鸿，薛克昌. 经皮给药系统的临床使用[J]. 临床药物治疗杂志，2008(6)：58-62.

[28] 都慧慧. 经皮给药系统基质应用现状及研究进展[J]. 齐鲁药事，2011，30(2)：111-113.

[29] 潘冰冰，程智刚，杨文茜，等. 药物透皮给药系统研究进展[J]. 中国实用医药，2009，4(20)：241-244.

（黄兴振）

NOTE

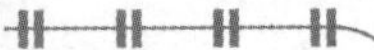

第九章　栓　剂

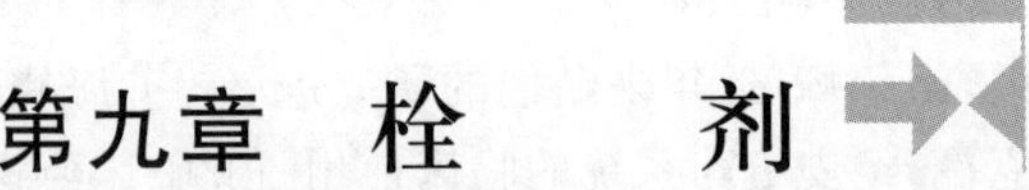

扫码看 PPT

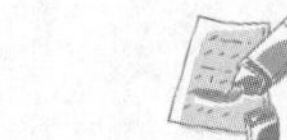

学习目标

1. 掌握：栓剂概念与分类，栓剂的特点，栓剂基质种类、性质及选用原则。

2. 熟悉：栓剂的常用附加剂、制备方法、质量要求、临床应用、质量评价；置换价的计算方法。

3. 了解：新型栓剂的特点。

第一节　概　　述

一、栓剂的概念与分类

（一）栓剂的概念

栓剂（suppository）是指原料药物与适宜基质等制成供腔道给药的固体制剂。栓剂在常温下为固体，塞入人体腔道后，在体温下迅速软化、熔融或溶解于体液内，逐渐释放药物产生局部或全身作用。

（二）栓剂的分类

1. 根据给药途径　栓剂因施用腔道的不同，分为直肠栓、阴道栓和尿道栓。阴道栓可分为阴道普通栓和阴道膨胀栓。阴道膨胀栓是指含药基质中插入具有吸水膨胀功能的内芯后制成的栓剂。膨胀内芯是以脱脂棉或粘胶纤维等经加工、灭菌制成。

2. 根据栓剂外形　不同给药途径的栓剂形状和大小各不相同。直肠栓的形状有鱼雷形、圆锥形、圆柱形等；阴道栓的形状有鸭嘴形、球形、卵形等；尿道栓一般为棒状，一端稍尖。栓剂形状如图 9-1 和图 9-2 所示。近年也出现了置于肛门内使用的直肠用软胶囊。

3. 根据制备工艺和释药特点　除传统工艺制备的普通栓剂外，为满足临床需要，还可利用特殊的制备工艺制备成双层栓、中空栓、微囊栓、渗透泵栓等。

4. 根据作用性质　可分为全身作用的栓剂和局部作用的栓剂。栓剂最初作为肛门、阴道等部位的用药，主要以局部作用为目的，如润滑、收敛、抗菌、杀虫、局麻等作用。后期发现通过直肠给药可以避免肝首过作用和胃肠道的影响，且适用于不便口服或吞咽困难的患者用药，因此栓剂的全身治疗作用逐渐受到重视。由于性能优良基质的不断涌现及工业化生产的可行性，栓剂的种类和数量日益增加。目前，以局部作用为目的的栓剂主要有消炎药、局部麻醉药和杀菌剂等，以全身作用为目的的栓剂有解热镇痛药、抗生素类药、肾上腺皮质激素类药和恶性肿瘤治疗药物等。

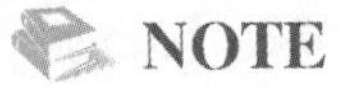

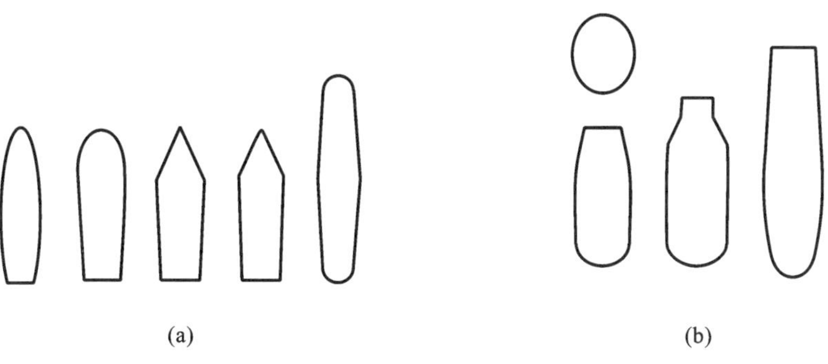

图 9-1　栓剂的形状示意图

（a）直肠栓外形；（b）阴道栓外形

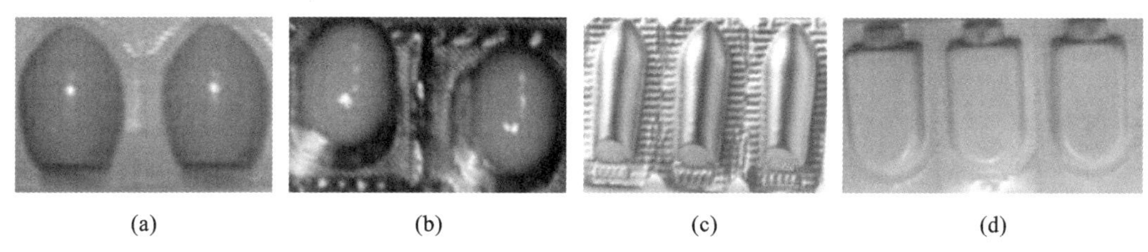

图 9-2　不同形状的栓剂

（a）圆锥形栓剂；（b）卵形栓剂；（c）鱼雷形栓剂；（d）鸭嘴形栓剂

二、栓剂的特点

栓剂常温下为固体，可用于软膏剂不易给药的腔道中，将药物释放、分散到腔道黏膜表面，药物被吸收后发挥治疗作用；制备栓剂的基质还具有缓和药物刺激性的作用。

栓剂的优点：①可避免药物对胃肠道的刺激性；②给药部位适当可避免肝首过消除作用；③药物不受胃肠道 pH 或酶的破坏，适用于不宜口服给药的药物；④适用于不能口服给药或吞咽困难的患者，如婴幼儿、呕吐或昏迷的患者；⑤可在腔道起润滑、抗菌、杀虫、收敛、止痛、止痒和消炎等局部作用。

栓剂的缺点：①使用不如口服方便；②受传统习惯和观念影响，不易被人们接受；③生产成本高，生产效率低等。

三、栓剂的质量要求

栓剂在生产与贮藏期间应符合以下规定：①栓剂中的原料药物与基质应混合均匀，其外形应完整光滑；②放入腔道后应无刺激性，应能融化、软化或溶化，并与分泌液混合，逐渐释放出药物，产生局部或全身作用；③应有适宜的硬度，以免在包装或贮藏时变形；④栓剂所用内包装材料应无毒性，并不得与原料药物或基质发生理化作用；⑤阴道膨胀栓内芯应符合有关规定，以保证其安全性；⑥除另有规定外，应在 30 ℃以下密闭贮存和运输，防止因受热、受潮而变形、发霉、变质。

第二节　栓剂的基质及附加剂

一、栓剂基质的要求

栓剂基质不仅赋予药物成型，而且影响药物的释放、吸收及药效。理想的基质应符合以下

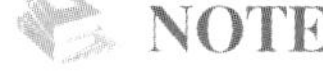

要求：①在室温时应有适当的硬度和韧性，塞入腔道时不易变形或碎裂，在体温时易软化、融化或溶解，熔点与凝点差距小；②药物在基质中的释药速率应符合治疗要求，起局部作用的栓剂一般要求释放缓慢而持久，全身作用则要求引入腔道后能迅速释药；③对黏膜无刺激性、毒性和过敏性；④本身理化性质稳定，不易霉变，与主药或附加剂等无配伍禁忌；⑤油脂性基质的酸价在 0.2 以下，皂化值为 200～245，碘价低于 7；⑥具有润湿或乳化能力，能吸纳较多的水；⑦适用于冷压法及热熔法制备栓剂，且易于脱模。

二、栓剂基质的类型

栓剂基质主要分油脂性和水溶性两大类。

（一）油脂性基质

1. 天然脂肪酸酯类

(1) 可可豆脂(cocoa butter)　从梧桐科(*Sterculiaceae*)植物可可树(theobroma cacao)种仁中得到的一种固体脂肪。主要是含硬脂酸、棕榈酸、油酸、亚油酸和月桂酸的甘油酯。可可豆脂为白色或淡黄色、脆性蜡状固体。有 α、β、β′、γ 四种晶型，其中以 β 型最稳定，熔点为 34 ℃。通常应缓缓升温加热待熔化至 2/3 时，停止加热，让余热使其全部熔化，以避免上述异物体的形成。每 100 g 可可豆脂可吸收 20～30 g 水，若加入 5%～10% 的吐温 61 可增加吸水量，且还有助于药物混悬于基质中。

(2) 香果脂　樟科植物香果树的成熟种仁压榨提取得到的固体脂肪，或成熟种子压榨提取的油脂经氢化后精制而成，为白色结晶性粉末或淡黄色块状物，质轻，气微，味淡。本品在氯仿或乙醚中易溶，在无水乙醇中溶解，在水中不溶。熔点为 30～36 ℃，无毒性和刺激性，其软化点较低，抗热性能较差，可与乌桕脂合用以克服此缺点。

(3) 乌桕脂　乌桕树果实外皮固体脂肪纯化而成，为白色至深绿色的固体脂肪，有特臭而无刺激性气味，熔点为 38～42 ℃，软化点为 31.5～34 ℃，乌桕脂与纯可可脂的主要成分结构相同，所含脂肪酸成分主要是亚麻子油酸和次亚麻子油酸。脂溶性药物可降低乌桕脂熔点及软化点。药物从乌桕脂中释放的速率较可可豆脂缓慢。

2. 半合成或全合成脂肪酸甘油酯　由椰子或棕榈种子等天然植物油水解、分馏所得 C_{12}～C_{18} 游离脂肪酸，经部分氢化再与甘油酯化而得的三酯、二酯、一酯的混合物，称为半合成脂肪酸酯。也有直接合成的符合栓剂基质要求的全合成栓剂基质。由于所含的不饱和碳链较少，该类基质化学性质稳定，成型性良好，具有保湿性和适宜的熔点，不易酸败，为取代天然油脂的较理想的栓剂基质。国内已生产的有半合成椰油酯、半合成山苍子油酯、半合成棕榈油酯、硬脂酸丙二醇酯等。

(1) 半合成椰油酯　由椰子油加硬脂酸再与甘油酯化而成。本品为乳白色块状物，熔点为 33～41 ℃，凝固点为 31～36 ℃，有油脂臭味，在水中不溶，吸水能力大于 20%，刺激性小。

(2) 半合成山苍子油酯　由山苍子油水解，分离得到月桂酸再加硬脂酸与甘油经酯化而得到的油酯。也可直接用化学品合成，称为混合脂肪酸酯。三种单酯混合比例不同，产品的熔点也不同，其规格有 34 型(33～35 ℃)、36 型(35～37 ℃)、38 型(37～39 ℃)、40 型(39～41 ℃)等，其中栓剂制备中最常用的为 38 型。本品的理化性质与可可豆脂相似甚至更优，为黄色或乳白色块状物。半合成山苍子油酯已作为许多品种栓剂的基质，特别适用于热熔法制备栓剂。

(3) 半合成棕榈油酯　以棕榈仁油经碱处理而得的皂化物，再经酸化得棕榈油酸，加入不同比例的硬脂酸、甘油经酯化而得的油酯。本品为乳白色固体，抗热能力强，酸价和碘价低，对直肠和阴道黏膜均无不良影响。

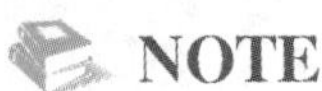
NOTE

(4) 硬脂酸丙二醇酯　硬脂酸丙二醇单酯与双酯的混合物，为乳白色或微黄色蜡状固体，稍有脂肪臭。水中不溶，遇热水膨胀，熔点为 35～37 ℃，对腔道黏膜无明显刺激性，安全、无毒。

3. 氢化植物油　由植物油部分或全部氢化得到的白色半固体或固体脂肪，如氢化花生油、氢化棉籽油、氢化椰子油等，此类基质性质稳定，不易酸败，无毒性和刺激性，但释药性较差，需要加入适量表面活性剂以改善释药速度。

(二) 水溶性基质

1. 甘油明胶　明胶、甘油和水按一定的比例在水浴上加热融合，蒸去大部分水，放冷凝固而制得的栓剂基质。本品有弹性，不易折断，塞入腔道后在体温下不融化，但能软化并缓慢溶于分泌液中而缓慢释放药物。其溶解速度与明胶、甘油、水三者比例有关，甘油与水的含量越高越易溶解。明胶、甘油和水的常用比例为 70∶20∶10，水分过多成品变软。因含有水分，易发生霉变，应加入适量防腐剂，防止霉变。甘油具有保湿作用，能防止栓剂干燥变硬。本品多用作阴道栓剂基质。明胶是胶原的水解产物，凡能与蛋白质产生配伍变化的药物，如鞣酸、重金属盐等均不能用甘油明胶作基质。

2. 聚乙二醇　易溶于水，熔点较低，PEG1000、PEG4000 和 PEG6000 的熔点分别为 37～40 ℃、50～58 ℃、55～63 ℃，通常将两种(或两种以上)分子量的 PEG 加热熔融制得栓剂。若处方适当则夏季无需用冰箱贮存，但吸湿性较强，受潮后易变形，包装应注意防潮。PEG 为基质的栓剂体温下不熔化，但能缓缓溶于体液中而释放药物。PEG 基质对黏膜有一定刺激性，加入约 20%的水可减轻刺激性，为避免刺激还可在纳入腔道前先用水湿润或在栓剂表面涂一层蜡醇或硬脂醇薄膜。PEG 基质不宜与银盐、鞣酸、奎宁、水杨酸、乙酰水杨酸、苯佐卡因、氯碘喹啉、磺胺类配伍。

3. 聚氧乙烯(40)单硬脂酸酯　聚乙二醇的单硬脂酸酯和二硬脂酸酯的混合物，商品名为 Myrj 52，商品代号为 S-40，为白色或微黄色、无臭或稍有脂肪臭味的蜡状固体。熔点为 39～45 ℃。可溶于水、乙醇、丙酮等，不溶于液体石蜡。可以与 PEG 混合使用，制得崩解、释放性能较好的栓剂。

4. 泊洛沙姆　乙烯氧化物和丙烯氧化物的嵌段聚合物，易溶于水，能与许多药物形成空隙固溶体。有多种型号，随聚合度增大，物态从液体、半固体至蜡状固体，栓剂基质常用泊洛沙姆 188 和泊洛沙姆 407 等型号。本品能促进药物吸收并具有缓释的作用。

5. 聚山梨酯 61　为聚氧乙烯脱水山梨醇单硬脂酸酯，淡琥珀色可塑性固体，熔点为 35～39 ℃，皂化值为 95～115，有润滑性，可分散到水中。除苯酚、鞣酸及焦油类外，本品可与大多数药物配伍，且对腔道黏膜无毒性和刺激性。

三、栓剂的附加剂

为增加栓剂的稳定性，便于成型、识别，甚至增加药物吸收，在栓剂的制备过程中会加入一些附加剂，常见栓剂附加剂有以下几种。

1. 硬化剂　若制得的栓剂在贮藏或使用时过软，可加入硬化剂，如白蜡、鲸蜡醇、硬脂酸、巴西棕榈蜡等。

2. 增稠剂　当药物与基质混合时，因机械搅拌不良或因生理上需要时，栓剂中可酌加增稠剂，常用的增稠剂有单硬脂酸甘油酯、氢化蓖麻油、硬脂酸铝等。

3. 乳化剂　当栓剂处方中含有与基质不能相混合的液相，尤其是在此相含量较高时(大于 5%)可加适量的乳化剂。

4. 吸收促进剂　起全身治疗作用的栓剂，为增加药物吸收，可加入吸收促进剂以促进药

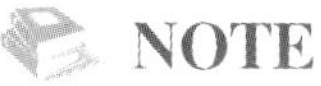

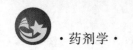

物经直肠等腔道黏膜吸收。常用的吸收促进剂有表面活性剂、氮酮(azone)、水杨酸钠、尿素、苯甲酸钠、脂肪酸、脂肪醇和脂肪酸酯类等。

5. 着色剂 可选用脂溶性着色剂或水溶性着色剂。加入水溶性着色剂时,须注意加水后对 pH 和乳化剂乳化效率的影响,还应注意控制脂肪的水解和栓剂中的色移现象。

6. 抗氧剂 当药物易氧化时,应加入抗氧剂,如叔丁基羟基茴香醚(BHA)、叔丁基对甲酚(BHT)、没食子酸酯类等。

7. 防腐剂 当栓剂中含有植物浸膏或水性溶液时,常需加入防腐剂和抑菌剂,如对羟基苯甲酸酯类。

第三节 栓剂的处方设计

栓剂处方设计时应考虑以下几点:①用药目的,即发挥局部作用还是全身作用,以及用于何种疾病的治疗;②用药部位,即栓剂是用于直肠还是阴道或其他腔道;③药物的理化性质;④基质和添加剂等对药物释放、吸收的影响。

一、全身作用的栓剂

全身作用的栓剂是指经腔道施药后,药物经黏膜吸收进入体循环,进而分布到全身组织、器官及作用部位,发挥药理作用的栓剂。人体可施药的腔道主要有鼻腔、阴道、肛门等,因鼻腔吸收面积较小,阴道受性别限制,临床常选经肛门施药,故全身作用的栓剂以直肠栓最常见。

(一) 直肠的结构与药物吸收

直肠位于消化道末端,人的直肠长 12～20 cm,最大直径为 5～6 cm。直肠体液量为 2～3 mL,酶活性较低,pH 为 7.3 左右,pH 缓冲能力弱。直肠黏膜由上皮层、黏膜固有层和黏膜肌层构成。上皮层系由排列紧密的柱状细胞组成。上皮细胞下分布有淋巴结,黏膜固有层中分布有浅表小血管,黏膜肌层由平滑肌细胞组成,分布有较大血管。直肠黏膜无绒毛,褶皱较少,液体容量低,吸收面较小,药物吸收比较缓慢。

药物经直肠黏膜上皮细胞吸收的主要途径:①药物经直肠上静脉、门静脉入肝脏,在肝脏代谢后转运至全身。②通过直肠中静脉、直肠下静脉和肛管静脉,经髂内静脉绕过肝脏进入下腔静脉而进入体循环。栓剂引入直肠的深度越浅,药物不经过肝脏的量就越多,栓剂在应用时以塞入距肛门口约 2 cm 处为宜,这样 50%～75%的药物可不经过肝脏直接进入体循环。③经直肠淋巴系统吸收部分药物。

(二) 影响药物直肠吸收的因素

1. 生理因素 ①栓剂引入的深度:为避免肝首过效应,栓剂应注意用药部位,引入深度为距肛门口约 2 cm 比较适宜,为避免塞入的栓剂逐渐自动进入直肠深部,可设计成双层栓剂,其前端由能迅速吸收膨胀形成凝胶而抑制栓剂向上移动的基质组成,药物置于后端。②直肠液的 pH:直肠液的 pH 几乎无缓冲能力,药物进入直肠后的 pH 取决于溶解的药物,pH 可影响药物的解离度而影响吸收。用缓冲剂改变直肠液的 pH,减少药物解离度,可增加药物吸收。③直肠内容物:直肠内容物会阻碍药物的扩散、减少药物与直肠黏膜接触,使用栓剂前排便有助于药物吸收。

2. 药物的理化性质 具有一定溶解度与脂溶性的非解离型药物易透过直肠黏膜吸收进入血液。$pK_a>4.3$ 的弱酸性药物以及 $pK_a<8.5$ 的弱碱性药物易被直肠吸收。难溶性药物在基质中呈混悬状态分散时,粒度影响药物的扩散和溶解速度,进而影响药物吸收。

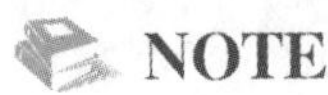

3. 基质与附加剂 基质种类和性质不同，药物的释放速度亦不同。栓剂基质的选择需根据临床治疗作用。发挥全身作用的栓剂，要求药物释放迅速，一般选择与药物溶解性相反的基质。如脂溶性药物应选择水溶性基质，水溶性药物应选择脂溶性基质。对于油脂性基质制备的栓剂，若药物为水溶性，则药物能快速释放于体液，起效迅速；若药物为脂溶性，则药物必须先从油相转入水相体液中才能发挥作用，转相速度与药物的油水分配系数有关。为了提高药物在基质中的均匀性，可用适当的溶剂将药物溶解或者将药物粉碎成细粉后再与基质混合。基质中的附加剂如表面活性剂可增加直肠内难以吸收药物的吸收量，但也可能抑制药物的吸收。

（三）直肠吸收栓剂的处方设计

根据影响栓剂吸收的因素，结合药物性质，充分考虑基质、吸收促进剂和药物分散程度等进行处方设计。

二、局部作用的栓剂

局部作用的栓剂，通常药物不需要被吸收，仅在用药局部发挥作用，如痔疮药、局麻药及消毒剂等。与全身作用的栓剂相反，局部作用的栓剂应尽量减少全身吸收，故应选择融化或溶解、释药速度慢的栓剂基质。水溶性基质制成的栓剂因腔道中液体量有限，溶解速度受限，释药缓慢，较脂溶性基质更有利于发挥局部作用，如甘油明胶常用于局部杀虫、抗菌的阴道栓剂基质。栓剂局部作用通常在半小时内起效，至少持续 4 h。但基质液化时间不宜超过 6 h，否则会使患者感到不适，而且很可能在药物没有充分利用之前就被排出体外。

第四节 栓剂的制备

一、栓剂的置换价与基质用量的确定

制备栓剂所用的栓模的容量是固定的，但它会因基质或药物密度的不同而容纳不同的重量。一般栓模容纳重量（如 1 g 或 2 g 重）是指以可可豆脂为代表的基质重量。加入药物会占有一定体积，特别是不溶于基质的药物。为保持栓剂原有体积，需引入置换价的概念。

药物的重量与同体积基质重量的比值称为该药物对基质的置换价（displacement value, DV）。置换价可采用以下方法测定：取基质制备空白栓，称得平均重量为 G，另取基质与药物定量混合制成含药栓，称得含药栓平均重量为 M，每枚含药栓中药物的平均重量为 W。$M-W$ 为含药栓中基质的重量，而 $G-(M-W)$ 为空白栓与含药栓中基质重量之差，即与药物同体积的基质的重量，因此可用式(9-1)计算求得药物对基质的置换价（DV）。

$$\mathrm{DV}=\frac{W}{G-(M-W)} \tag{9-1}$$

制备含药栓所需基质的重量 X 可通过式(9-2)计算：

$$X=\left(G-\frac{Y}{\mathrm{DV}}\right)\cdot n \tag{9-2}$$

式中，Y 为处方中药物的剂量；n 为拟制备栓剂的枚数。

二、栓剂的制备方法

栓剂中药物可溶于基质中，也可混悬于基质中。供制栓剂的固体药物，除另有规定外，应预先用适宜方法制成细粉或最细粉。对于油脂性基质，油溶性药物可直接加入基质溶解，需要

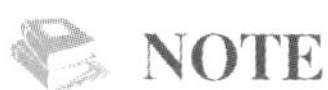

注意的是加入量较大时，可能降低基质的熔点，使栓剂变软；水溶性药物则可加少量水溶解成浓溶液，用适量羊毛脂吸收后再与基质混合；若药物不溶于油脂、水或基质的某一组分，可先将药物制成细粉，再与基质混匀。可根据施用腔道和使用需要，制成各种适宜的形状。

栓剂一般采用搓捏法、冷压法和热熔法制备。搓捏法适用于油脂性基质的小量制备。下面对冷压法和热熔法进行介绍。

（一）冷压法

冷压法又称挤压成型法。先将药物与基质粉末置于容器内，混合均匀，然后装于制栓机的圆筒内，通过模具挤压成一定形状。冷压法适用于大量生产油脂性基质栓剂。

（二）热熔法

热熔法又称模制成型法。将基质加热熔化，加入药物溶解或均匀分散于基质中，然后倾入已冷却并涂有润滑剂的栓模中，至稍为溢出模口为度，冷却，待完全凝固后，用刀削去溢出部分，开启模具取出栓剂。

油脂性基质的栓剂应选择水溶性润滑剂脱模，常用软肥皂、甘油和95%乙醇按1∶1∶5混合所得溶液作润滑剂。水溶性基质的栓剂宜用油性润滑剂，如液体石蜡或植物油等。有的基质本身有润滑性，不粘模具，如可可豆脂或聚乙二醇类，可不用润滑剂。

热熔法适用于油脂性基质和水溶性基质栓剂的制备，应用较广泛。实验室制备小量栓剂一般用不同规格和形状的栓剂模具(图9-3)。工厂生产可采用自动化模制机，灌注、冷却和取出均由机器完成。亦可采用塑料或铝箔包装使栓剂灌注、冷却成型、包装一次性完成，塑料或铝箔不仅是包装材料，又是栓剂的模具，此种包装不仅方便了生产，而且所得栓剂即使在气温高时熔化，冷却后还能保持原来模子的形状，因此不需冷藏保存。

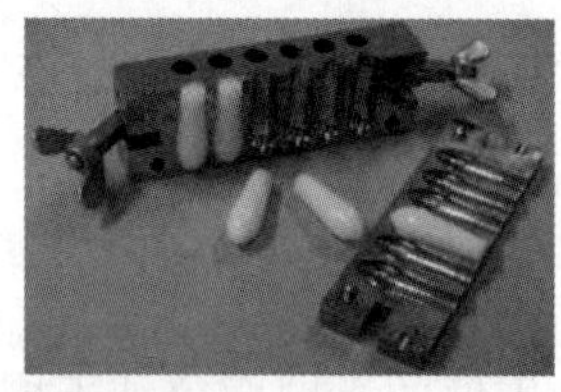
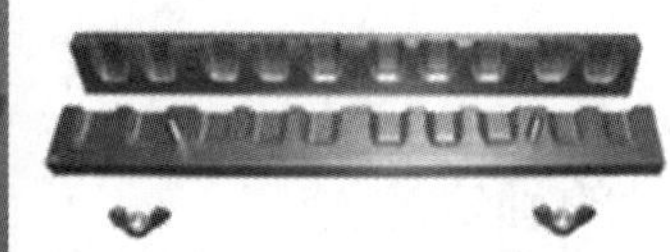
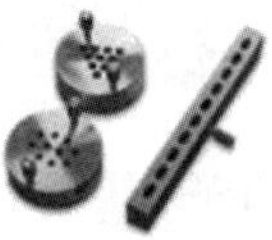
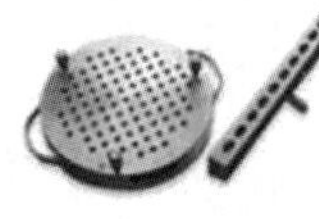

图 9-3　栓剂的模具

案例分析与讨论 9-1

吲哚美辛栓

【处方】　吲哚美辛(100目)1 g，PEG400 5 g，PEG6000 15 g，制成10枚。

【制法】　称取处方量的PEG400与PEG6000置蒸发皿中，于水浴加热熔融混匀；加入研细的吲哚美辛，溶解，混匀；趁热倾入栓模中，冷却凝固，刮平，脱模即得。

【注解】　本品具有镇痛消炎作用，用于小儿解热、风湿性关节炎、类风湿关节炎、强直性脊椎炎、骨关节炎、急性痛风发作等。

问题：栓剂的基质有哪些类型？栓剂制备有哪些方法？本品用的是哪种？

案例分析与讨论 9-2

呋喃西林栓

【处方】　呋喃西林粉10 g，维生素E 10 g，维生素A 20万U，羟苯乙酯0.5 g，50%乙醇50 mL，聚山梨酯80 10 mL，甘油明胶加至1000 g，共制240枚。

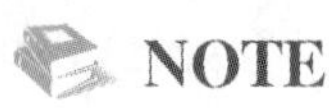

【制法】 称取明胶、甘油及水适量，于水浴中加热溶解，制成甘油明胶基质适量；取呋喃西林粉加乙醇煮沸溶解，加入羟苯乙酯搅拌溶解，再加适量甘油搅匀，缓缓加入甘油明胶基质中，保温待用；另取维生素 E 及维生素 A 混合后加入聚山梨酯，搅拌均匀后，缓缓搅拌下加至上述保温基质中，充分搅拌，保温 55 ℃，灌模，每枚重 4 g。

【注解】 本品用于治疗宫颈炎，7～10 天为一疗程。

问题：水溶性栓剂基质有哪些？应用范围如何？

第五节 新型栓剂

在普通栓剂的基础上，以控制栓剂中药物的释放速度为目的，相继研发出了多种新型栓剂，如以速释为目的的中空栓剂、泡腾栓剂，以缓释为目的的渗透泵栓剂、微囊栓剂和凝胶栓剂，既有速释又有缓释部分的双层栓剂等。

一、中空栓剂

中空栓剂(hollow type suppository)是日本人渡道善造于 1984 年首先研制成功的。中空栓剂的中间有一空心部分，可填充各种不同类型的药物。中空栓剂放入体内后外壳基质迅速融化破裂，使填充在中空部分的药物暴露而快速释放药物。中空栓剂中心的药物还可添加适当赋形剂或制成固体分散体使药物快速或缓慢释放，从而具有速释或缓释作用。

二、双层栓剂

双层栓剂(two-layer suppository)主要有内外双层栓剂和上下双层栓剂。内外双层栓剂的内外两层含有不同药物，可先后释药而达到特定的治疗目的。上下双层栓剂有三种：①将两种或两种以上理化性质不同的药物分别分散于脂溶性基质或者水溶性基质中，制成含有上下两层的栓剂，以便于药物的吸收或避免药物发生可能的配伍禁忌；②用空白基质和含药基质制成上下两层，利用上层空白基质阻止药物向上扩散，并避免塞入的栓剂逐渐自动进入直肠深部，以减少药物自直肠上静脉吸收，提高药物生物利用度；③将同一种药物分别分散于脂溶性基质和水溶性基质中，制成上下两层，使栓剂同时具有速释和缓释的作用。

三、凝胶栓剂

凝胶栓剂(gel suppository)是以亲水凝胶为基质制成的栓剂。亲水凝胶去掉水分后较坚硬，可注模、成型，遇水后吸收水分，体积膨胀，柔软而富有弹性，可以避免栓剂纳入体腔后所产生的异物感。凝胶栓剂具有缓释性能，其释药速率与亲水凝胶的组成、重新水化速率等因素有关。

四、微囊栓剂

微囊栓剂(microcapsule suppository)是先将药物制成微囊，再与栓剂基质混合制成的栓剂。微囊栓兼备栓剂和微囊的优势，具有缓释作用。

五、渗透泵栓剂

渗透泵栓剂(osmotic pump suppository)是一种具有栓剂外形，用于腔道给药的渗透泵控释制剂。其特点是以渗透压作为驱动力控制药物恒速释放。

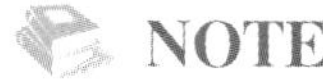

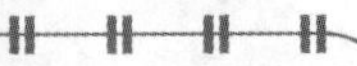

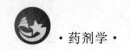

六、其他缓控释栓剂

还可通过改进栓剂基质、添加合适的辅料和采用聚合物包衣等方法，制备缓控释栓剂。

第六节　栓剂的质量评价

2020 年版《中国药典》四部通则 0107 规定，栓剂应进行重量差异、融变时限、膨胀值和微生物限度等项目的检查。此外，可根据需要测定栓剂中药物的溶出度或释放度、体内吸收行为、栓剂的黏膜刺激性，并进行稳定性试验，对栓剂进行体内外评价。

一、重量差异

按下述方法检查，应符合规定。取供试品 10 粒，精密称定总重量，求得平均粒重后，再分别精密称定每粒的重量。每粒重量与平均粒重相比较（有标示粒重的中药栓剂，每粒重量应与标示粒重比较），按表中的规定，超出重量差异限度的不得多于 1 粒，并不得超出限度 1 倍。栓剂重量差异限度如表 9-1 所示。

表 9-1　栓剂重量差异限度表

平均粒重或标示粒重/g	重量差异限度/(%)
1.0 以下至 1.0	±10
1.0 以上至 3.0	±7.5
3.0 以上	±5

凡规定检查含量均匀度的栓剂，一般不再进行重量差异检查。

二、融变时限

该检查是测定栓剂在体温 37 ℃±0.5 ℃下融化、软化或溶解的时间。取 3 粒栓剂，按药典四部通则 0922 的方法检查，应符合规定。除另有规定外，脂肪性基质的栓剂应在 30 min 内全部融化、软化或触压时无硬心；水溶性基质的栓剂应在 60 min 内全部溶解。

三、膨胀值

除另有规定外，阴道膨胀栓应检查膨胀值，并符合规定。

四、微生物限度

除另有规定外，按非无菌产品微生物限度检查（通则 1105、通则 1106 和通则 1107），应符合规定。

五、药物溶出度或释放度

可参考 2020 年版《中国药典》四部通则 0931 溶出度与释放度测定法进行测定。测定时设定温度 37 ℃±0.5 ℃，选用水或缓冲液等作为释放介质。对于油脂性基质制备的栓剂，需要考虑油脂性的基质与水性释放介质不易亲和，不能规则地融化扩散，同时脂溶性栓剂扩散后形成混浊液，影响含量测定等问题，有研究采用篮法，将栓剂置于垫有微孔滤膜的转篮中进行测定，也可用透析法、透析槽法、流动池法、搅拌法和循环法等。

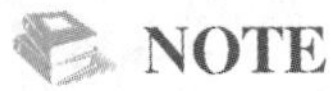

六、动物体内吸收

可用家兔或犬等动物进行试验。给药后按一定时间间隔抽取血液或收集尿液，测定药物浓度，描绘血药浓度(或尿药量)-时间曲线，计算动物体内药物吸收的动力学参数。

七、黏膜刺激性

一般用动物进行试验。将栓品的粉末、溶液或栓剂，施于家兔的眼黏膜上，或纳入动物的直肠、阴道，观察有何异常反应。在动物试验基础上，临床试验多在人体肛门或阴道中观察用药部位有无红肿、灼痛、刺激及不适感觉等反应。

八、稳定性

栓剂应在 30 ℃±2 ℃、相对湿度为 65%±5%的条件下进行加速稳定性试验；在 25 ℃±2 ℃、相对湿度为 60%±5%或 5 ℃±3 ℃下进行长期稳定性试验，定时取样，检查外观性状、主药含量、融变时限以及有关物质，评价其稳定性。

本章小结

本章重点介绍了栓剂的概念、分类、特点及常用的基质类型及栓剂处方设计的原则，栓剂制备中如何通过置换价确定基质用量，栓剂的制备方法及适用的药物。为了学生更好地学习栓剂的内容，第五节介绍了新型栓剂的类型及特点。最后介绍了栓剂的质量评价。

复习思考题

目标检测

推荐阅读文献

1. 简述栓剂的概念、分类和特点。
2. 简述栓剂基质的种类和栓剂制备时润滑剂的选择。
3. 栓剂的制备方法有哪些？如何选择？
4. 简述影响栓剂直肠吸收的因素。
5. 简述新型栓剂的种类和特点。

参考文献

[1] 方亮. 药剂学[M]. 8 版. 北京：人民卫生出版社，2016.

[2] 崔福德. 药剂学[M]. 7 版. 北京：人民卫生出版社，2011.

[3] 平其能，屠锡德，张钧寿，等. 药剂学[M]. 4 版. 北京：人民卫生出版社，2013.

[4] 孟胜男，胡容峰. 药剂学[M]. 北京：中国医药科技出版社，2016.

[5] 孙敏哲，赵健铤，李修琴，等. 栓剂的研究与应用进展[J]. 广州化工，2016，44(13)：1-3，28.

[6] 林立. 复方对乙酰氨基酚中空栓的溶出度及生物利用度研究[J]. 海峡药学，2013，25(5)：16-17.

[7] 谢星辉，顾林金，袁榴华，等. 栓剂溶出度的研究[J]. 医药工业，1986，17(5)：8-12.

[8] Liu G，Dong L，Lu K，et al. Preparation and in Vivo Pharmacokinetics of the Tongshu Suppository[J]. BioMed Research International，2016，2016：1691579.

(王 秀)

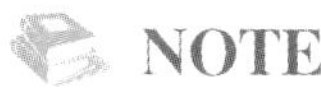

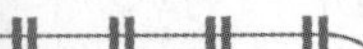

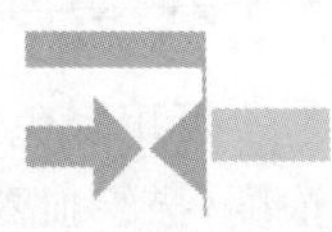

第十章 气雾剂、喷雾剂与粉雾剂

扫码看 PPT

学习目标

1. 掌握：气雾剂的含义、种类与特点。
2. 熟悉：气雾剂的组成；药物经肺吸收的机理。
3. 了解：喷雾剂与粉雾剂的含义、分类。

第一节 概 述

气雾剂、喷雾剂与粉雾剂可通过口腔、鼻腔、呼吸道、阴道或皮肤等多种途径给药，是一类可发挥局部或全身作用的制剂。近年来，气雾剂、喷雾剂与粉雾剂发展较快，产品种类不断增加，从抗哮喘药物增加到抗病毒药物、抗菌药物、心血管药物、外用消炎镇痛药物、局麻药物以及激素类药物等，我国还开发了中成药气雾剂。此外，一些疫苗和生物制品的喷雾给药系统也在研究中。

一、肺部的生理结构

肺由气管、支气管、细支气管、肺泡管和肺泡组成，其中肺泡的数目多达 3 亿～4 亿个，总表面积可达 70～100 m^2，为体表面积的 50 倍。肺泡壁由单层上皮细胞构成，这些细胞紧靠着丰富的毛细血管网。此外，肺血流量大，从右心室泵出的血液几乎全部通过肺部，肺泡是气体与血液进行快速扩散交换的直接部位。

二、药物的肺部吸收机制及特点

肺部具有丰富的毛细血管，经肺部的血流量大，大量肺泡的存在为药物提供了巨大的可供吸收的表面积，且肺泡到毛细血管转运距离短，因此肺部给药后药物吸收迅速。肺部的化学降解和酶降解活性低，适合大分子如蛋白、核酸类药物给药。药物经肺部给药后直接进入血液循环，避免肝脏首过效应，可提高药物的生物利用度。

三、微粒粒径对肺部沉积的影响

微粒的粒径直接影响其在肺部的沉积形式和部位。粒径大于 5.0 μm 的颗粒会产生惯性碰撞并沉积在咽、喉及上呼吸道；粒径为 1.0～5.0 μm 的粒子主要以重力沉积形式到达呼吸道深部，沉积在气管、支气管和肺泡表面；粒径为 0.5～1.0 μm 的粒子沉积于呼吸性细支气管及肺泡壁；粒径小于 0.5 μm 的粒子由于布朗运动随气体呼出体外，通常 80%被排出，基本不在呼吸道沉积。2020 年版《中国药典》四部通则 0111 规定，吸入制剂中原料药物粒度大小通常应控制在 10 μm 以下，其中大多数应在 5 μm 以下。

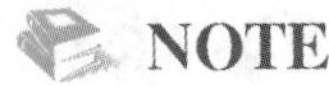

NOTE

四、影响药物肺部吸收的因素

（一）呼吸气流

正常人每分钟呼吸 15～16 次，每次吸气量为 500～600 cm^3，其中约有 200 cm^3 存在于咽、气管及支气管之间，气流呈湍流状态，呼气时可被呼出。当空气进入支气管以下部位时，气流速度逐渐减慢，多呈层流状态，易使气体中所含药物微粒沉积。此外，药物进入呼吸系统的分布还与呼吸频率有关。通常粒子的沉积率与呼吸量成正比而与呼吸频率成反比。

（二）微粒大小

粒子大小是影响药物能否深入肺泡的主要因素。较粗的微粒大部分落在上呼吸道黏膜上，因而吸收慢，而微粒太细，则大部分由呼气排出，而在肺部的沉积率也很低。

（三）药物性质

吸入的药物最好能溶解于呼吸道的分泌液中，否则成为异物，对呼吸道产生刺激。药物从肺部吸收是被动扩散，吸收速率与药物的分子量及脂溶性有关。①小分子药物易通过肺泡表面的小孔，因而吸收快，而分子量大的药物难以由肺泡吸收；②脂溶性药物经肺泡脂质双分子膜扩散吸收，少部分由小孔吸收，故油水分配系数大的药物，吸收速度快；③若药物吸湿性大，微粒通过湿度很高的呼吸道时会聚集增大，妨碍药物吸收。

第二节　气　雾　剂

一、概述

气雾剂(aerosol)是指原料药物或原料药物和附加剂与适宜的抛射剂共同装封于具有特制阀门系统的耐压容器中，使用时借助抛射剂的压力使内容物呈雾状喷出，用于肺部吸入或直接喷至腔道黏膜、皮肤的制剂。药物喷出状态多为雾状气溶胶，雾滴大小一般小于 50 μm。气雾剂可在呼吸道、皮肤或其他腔道发挥局部治疗作用，也可经肺、鼻腔黏膜、皮肤吸收发挥全身治疗作用。临床上气雾剂主要用于平喘、祛痰、血管扩张、强心、利尿以及治疗耳、鼻、喉等疾病。

（一）气雾剂的特点

气雾剂的优点：①具有速效和定位作用。气雾剂喷出物为雾粒或雾滴，分散度大，可直达吸收或作用部位，起效迅速，尤其在治疗呼吸道疾病方面具有其他剂型不能代替的优势，如治疗哮喘的异丙肾上腺素气雾剂，吸入后 2 min 即能起效。②药物严封于密闭容器，避免与外界接触，不易被微生物污染，可提高药物的稳定性。③通过阀门控制剂量，喷出的雾粒小且分布均匀，用药剂量较准确。④可避免药物的胃肠道不良反应，防止药物在胃肠道被破坏，避免药物的首过效应。⑤外用气雾剂对创面的机械性刺激小。⑥使用方便，有助于提高患者的顺应性。

知识链接
10-1

气雾剂的缺点：①气雾剂的包装需耐压容器和阀门系统，制备时需冷却和灌装的特殊机械设备，生产成本较高。②气雾剂遇热或者受到猛烈碰撞后易发生爆炸，也可能因抛射剂渗漏而失效。③抛射剂高度挥发具有制冷效应，多次使用可产生不适感和刺激作用。④吸入气雾剂给药时存在手揿与吸气的协调问题，直接影响到达有效部位的药量，尤其对儿童和老年患者影响较大。

（二）气雾剂的分类

1. 按分散系统分类　按照药物在耐压容器中存在的状态，气雾剂可分为溶剂型、混悬型

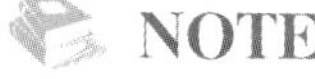

和乳剂型三类。

(1) 溶液型气雾剂　固体或液体药物溶解在抛射剂中,或加入少量潜溶剂等制得均匀澄明的液体,喷出后抛射剂挥发,药物以固体或液体微粒状态达到作用部位。

(2) 混悬型气雾剂　固体药物以微粒状态分散在抛射剂中形成混悬液,喷出后抛射剂挥发,药物以固体微粒状态达到作用部位,因此也称为粉末型气雾剂。混悬型气雾剂常加入适量润湿剂、分散剂等增加制剂的物理稳定性,如表面活性剂(聚山梨酯80、泊洛沙姆、磷脂等)、矿物油等。处方中应严格控制含水量(应在0.03%以下,通常控制在0.005%以下),以免药物微粒遇水聚结;药物粒度应在5 μm以下,不得超过10 μm;在不影响生理活性的前提下,选用在抛射剂中溶解度最小的药物衍生物,以免在贮存过程中药物微晶变大,可通过使用混合抛射剂或者加入助悬剂的方法来减小固液之间的密度差,从而增加混悬型气雾剂的稳定性。

(3) 乳剂型气雾剂　药物、抛射剂和适宜的乳化剂按一定比例混合并形成O/W型或W/O型乳剂。O/W型乳剂以泡沫状态喷出,因此又称为泡沫气雾剂;W/O型乳剂喷出时形成液流。乳剂型气雾剂多用于局部给药,如阴道泡沫气雾剂、直肠泡沫气雾剂等。

2. 按气雾剂组成分类　按容器中存在的相数可分为以下两类。

(1) 二相气雾剂　一般指溶液型气雾剂,由气液两相组成。气相是抛射剂所产生的蒸气;液相为药物与抛射剂所形成的均相溶液。

(2) 三相气雾剂　一般指混悬型气雾剂与乳剂型气雾剂,由气-液-固或气-液-液三相组成。在气-液-固中,气相是抛射剂所产生的蒸气,液相是抛射剂,固相是不溶性药物微粒;在气-液-液中的液-液两相为互不相溶的药物水溶液和抛射剂形成的O/W型或W/O型乳剂。

3. 按医疗用途分类

(1) 吸入用气雾剂　药物与抛射剂呈雾状喷出后随呼吸进入肺部的制剂,可发挥局部或全身治疗作用。

(2) 皮肤和黏膜用气雾剂　皮肤用气雾剂主要起保护创面、清洁消毒、局部麻醉及止血等作用。黏膜用气雾剂如阴道黏膜用气雾剂,多为O/W型泡沫气雾剂,主要用于治疗微生物、寄生虫等引起的阴道炎,也可用于避孕。鼻黏膜用气雾剂主要用于鼻炎的治疗和一些多肽和蛋白质类药物的给药。

(3) 空间消毒用气雾剂　主要用于杀虫、驱蚊及室内空气消毒。喷出的粒子极细(直径不超过50 μm),一般在10 μm以下,能在空气中悬浮较长时间。

4. 按给药定量与否分类

(1) 定量气雾剂　每次喷出一定量的药物,主要用于口腔和鼻腔。采用定量阀门系统控制的吸入气雾剂又称为定量吸入气雾剂(metered-dose inhalation aerosol,MDI)。

(2) 非定量气雾剂　可以任意连续喷雾,主要用于局部,包括皮肤、阴道等局部给药。

二、气雾剂的组成

气雾剂是由抛射剂、药物与附加剂、耐压容器和阀门系统所组成。抛射剂与药物(必要时加附加剂)一同灌封于耐压容器内,打开阀门时,药物、抛射剂一起喷出形成气雾给药。雾滴的大小取决于抛射剂的类型、用量、阀门和揿钮的类型以及药液的黏度等。

(一) 抛射剂

抛射剂(propellant)是喷射药物的动力,有时兼有药物溶剂的作用。抛射剂多为液化气体,在常压下沸点低于室温。因此,需装入耐压容器内,由阀门系统控制。在阀门开启时,借抛射剂的压力将容器内药液以雾状喷出到达用药部位。理想的抛射剂应具备以下特性:①在常温下饱和蒸气压大于大气压;②无毒、无致敏反应和刺激性;③惰性,不与药物等发生反应;

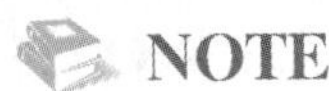

④不易燃易爆；⑤无色、无臭、无味；⑥价廉易得。

1. 抛射剂的分类 目前常用的抛射剂主要有以下几类。

(1) 氢氟烷烃类(hydrofluoroalkane,HFA) HFA 为一类饱和烷烃,极性小,毒性低,生理惰性,不易燃易爆,几乎不与任何物质产生化学反应,室温及正常压力下可以按任何比例与空气混合。此外,HFA 结构中不含氯原子,故不破坏大气层中的臭氧层。HFA 作为一种新型的抛射剂,对许多化合物有良好的溶解性,国际药用气雾剂协会于 1994 年和 1995 年组织和完成了四氟乙烷与七氟丙烷的安全性评价,1995 年以四氟乙烷作为抛射剂的第一个药用吸入气雾剂(HFA-MDI)硫酸沙丁胺醇气雾剂在欧洲上市。

(2) 碳氢化合物 作为抛射剂的主要品种有丙烷、正丁烷和异丁烷。此类抛射剂虽然稳定,毒性不大,密度低,沸点较低,但易燃、易爆,不宜单独使用。

(3) 压缩气体 主要有二氧化碳、氮气和一氧化氮等。其化学性质稳定,不与药物发生反应,不燃烧。但常温时蒸气压过高,对容器耐压性能的要求高(需小钢球包装)。该类抛射剂在气雾剂中基本不用,主要用于喷雾剂。

(4) 二甲醚(dimethyl ether,DME) 二甲醚具有稳定的化学性质、优良的物理性能以及低毒性而使其成为制备性能优越气雾制的抛射剂。然而 DME 属可燃性气体,FDA 目前尚未批准它用于吸入气雾剂。

2. 抛射剂的用量 抛射剂的用量及其蒸气压,决定了气雾剂喷射能力(喷射力及持续时间)的强弱,可直接影响雾粒的大小、干湿及泡沫状态。

在溶液型两相气雾剂中,抛射剂的用量若为 30%(g/g),则蒸气压应为 196～294 Pa,喷雾时可得直径为 1～50 μm 的雾粒。若用于表面给药的气雾剂,抛射剂的用量为 6%～10%(g/g),使用时产生的雾粒直径为 50～200 μm,因此制冷效应较低。三相气雾剂抛射剂用量一般较多,如用于腔道给药时,抛射剂用量为 30%～45%(g/g),用于吸入时,抛射剂的用量可达 99%(g/g)。

(二) 药物与附加剂

1. 药物 液态、半固态及固态药物均可开发成气雾剂,不溶性的药物需先微粉化。目前应用较多的药物有呼吸系统用药、解痉药及烧伤用药等,近年来蛋白质和多肽类药物的气雾剂给药系统已成为研究热点。

2. 附加剂 为制备质量稳定的气雾剂,应加入适宜的附加剂,如潜溶剂、润湿剂、乳化剂、稳定剂,必要时还添加矫味剂、抗氧剂、防腐剂等。溶液型气雾剂可加入乙醇、丙二醇等作潜溶剂,也可加入表面活性剂和某些助溶剂,溶液型 HFA-MDI 中还可以加入适量水以增加药物的溶解度。混悬型气雾剂可加固体润湿剂,如滑石粉、胶体二氧化硅等,也可加入适量的稳定剂,如油酸、月桂醇等。对于乳剂型气雾剂,若药物不溶于水或在水中不稳定时,可将药物溶于甘油、丙二醇类溶剂中,加入适宜的乳化剂,乳化剂的选择很重要,其乳化性能好坏的指标:在振摇时应完全乳化成很细的乳滴,外观白色,较稠厚,至少在 1 min 内不分离,并能保证抛射剂与药液同时喷出。

(三) 耐压容器

气雾剂耐压容器的基本要求包括耐压性、抗撞击性、不与药物和抛射剂起作用、轻便、价廉等。目前耐压容器主要由金属、玻璃和塑料等作为容器材料。

1. 金属容器 特点是耐压力强,质地较轻,携带与运输均方便,但价格较贵且对药液不稳定,须在容器的内壁涂环氧树脂或聚乙烯等有机物质,以增强其耐腐蚀性能。

2. 玻璃容器 特点是化学性质稳定,耐腐蚀和抗渗漏性强,易于加工成型,价廉易得,但其耐压和耐撞击性差,多用外壁搪塑的玻璃瓶,一般用于压力和体积不大的气雾剂。

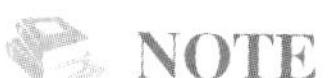

3. 塑料容器 特点是质轻、牢固,能耐受较高的压力,具有良好的抗撞击性和耐腐蚀性。但塑料容器通透性高,且其中含有的附加剂可能会影响药物的稳定性。

(四) 阀门系统

阀门系统是气雾剂的重要组成部分,是控制药物和抛射剂从容器中喷出的主要部件。其种类较多,目前定量吸入气雾剂阀门系统使用广泛,一般由封帽、推动钮、阀门杆、橡胶封圈、弹簧、定量室、浸入管组成。目前使用较多的定量吸入气雾剂阀门系统结构和组成部件如图 10-1 所示。

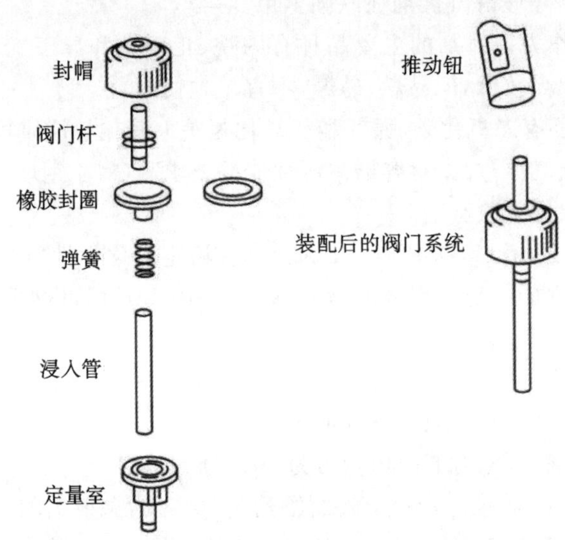

图 10-1 定量吸入气雾剂阀门系统和组成部件示意图

1. 封帽 通常是铝制品,内镀锡或涂以环氧树脂薄膜。其作用是将阀门固定于容器。

2. 推动钮 位于阀门杆顶端,是开启或关闭气雾剂阀门的装置。具有各种形状,上有一个小孔与喷嘴相连,小孔的大小与喷射率和粒子大小有关。

3. 阀门杆 阀门的轴芯,由塑料或不锈钢制成。上端有内孔和膨胀室,下端有一细槽(引液槽),供药液进入定量室。①内孔:阀门沟通容器内外的极细小孔,通常被弹性橡胶封圈封住,使容器内外不通。当揿动推动钮时,内孔与药液相通,药液通过内孔进入膨胀室而喷射出来。②膨胀室:位于内孔之上阀门杆内。当药液由内孔进入此室时,骤然膨胀,使抛射剂汽化,连同药物一起呈雾状喷出。

4. 橡胶封圈 由丁腈橡胶或氯丁二烯橡胶制成。其作用是随着阀门杆的上下移动而封闭或打开阀门内孔。

5. 弹簧 一般用不锈钢制成。位于阀门杆下部,当推动钮按下或放开时,使阀门处于开启或关闭状态。

6. 定量室 也称定量小杯。其容量为气雾剂每揿一次的剂量(一般为 0.05～0.2 mL)。它决定了气雾剂每次用药剂量的大小。

7. 浸入管 用聚乙烯或聚丙烯制成。其作用是将容器中的内容物通过浸入管输送至阀门内。若不用浸入管,则使用时将容器倒置,按下推动钮即可喷出雾液。

三、气雾剂的制备

气雾剂的生产环境、用具和整个操作过程,应注意避免微生物的污染。气雾剂的制备工艺流程:容器与阀门系统的处理与装配→药物的配制与分装→抛射剂的填充,最后经质量检查合格后为气雾剂成品。

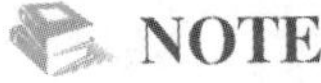
NOTE

(一) 容器与阀门系统的处理与装配

目前国内气雾剂大多用玻瓶搪塑的容器,容积约 30 mL。搪塑液多由苯二甲酸二丁酯、聚氯乙烯树脂、硬脂酸锌和适量色素组成。

1. 容器的处理 先将玻璃瓶洗净烘干,预热至 120～130 ℃,趁热浸入塘塑液中,使瓶颈以下黏附一层浆液,倒置,在 150～170 ℃下烘干约 15 min,备用。对塑料涂层的要求:能够均匀紧密的包裹玻璃瓶,且外表应平整、美观。

2. 阀门系统的处理与装配 将阀门系统的各部分零件分别处理:橡胶制品可在 75%乙醇中浸泡 24 h,烘干备用;塑料及尼龙零件洗净后再浸泡于 95%乙醇中备用;不锈钢弹簧在 1%～3%碱溶液中煮沸 10～30 min,水洗至无油腻为止,浸泡在 95%乙醇中备用;封帽用热水洗净,烘干备用。最后将上述已处理好的零件,按照阀门结构进行装配。

(二) 药物的配制与分装

根据处方组成和气雾剂类型配制药液。溶液型气雾剂应制成澄清的溶液后进行分装;混悬型气雾剂应将药物微粉化,并保持干燥状态;乳剂型气雾剂应制备成均匀稳定的乳剂。

将配制好的合格药物分散系统定量分装于气雾剂容器内,安装阀门,轧紧封帽。

(三) 药物的分装与抛射剂的填充

抛射剂的充填有压灌法和冷灌法两种方法。

1. 压灌法 先将配好的药液在室温下灌入容器内,再将阀门装上,轧紧封帽,抽去容器内空气,然后通过压装机压入一定量抛射剂,如图 10-2 所示。压灌法设备简单,不需低温操作,抛射剂损耗较少,目前国内多用此法生产。但该法生产速度较慢,且受阀门影响,抛射剂进入容器后,同体积的空气无法排出,使成品压力较高,且在使用过程中压力的变化幅度较大。

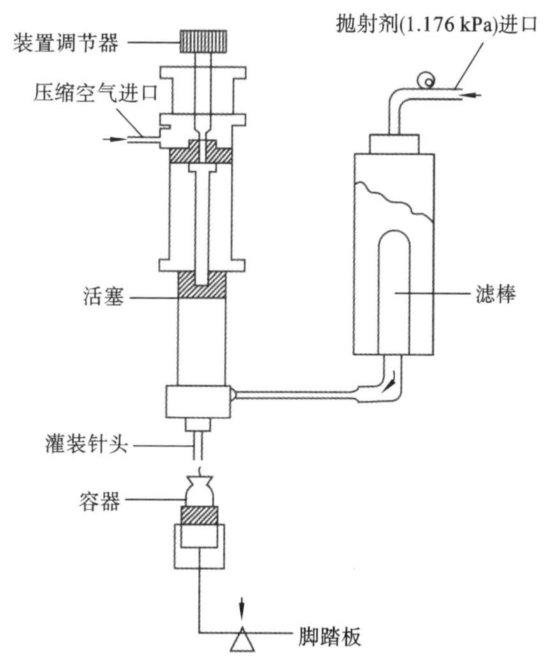

图 10-2 抛射剂压装机示意图

2. 冷灌法 药液借助冷灌装置中的热交换器冷却至－20 ℃左右,抛射剂冷却至沸点以下至少 5 ℃。随后将冷却的药液灌入容器中,随即加入已冷却的抛射剂;也可将药液和抛射剂同时灌入。灌入之后,立即装阀并轧紧。需迅速操作,以减少抛射剂损失。该法生产速度快,对阀门无影响,成品压力较稳定,适用于任何阀门系统,且生产过程基本不受压力影响。但该

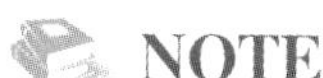

法需使用制冷设备及低温操作，抛射剂损耗较多。含水产品不宜采用此法填充抛射剂。

四、气雾剂的质量检查

气雾剂内压力较大，应进行泄漏检查，确保使用安全。定量气雾剂应标明每罐总揿次和每揿主药含量或递送剂量，确保释出的主药含量准确、均一，喷出的雾滴（粒）均匀。二相气雾剂应为澄清溶液，三相气雾剂应将微粉化（或乳化）原料药物和附加剂充分混合制得混悬液和乳状液。在制备过程中，必要时应严格控制水分，防止水分混入。

气雾剂应放置于阴凉暗处保存，避免暴晒、受热、敲打、撞击。2020 年版《中国药典》四部通则 0113 规定气雾剂应进行以下检查。吸入气雾剂应符合吸入制剂（通则 0111）及其中的吸入气雾剂的相关要求。鼻用气雾剂除符合气雾剂项下要求外，还应符合鼻用制剂（通则 0106）相关项下要求。

1. 每罐总揿次　取气雾剂 1 罐，揿压阀门，释放内容物至废弃池中，每次揿压间隔不少于 5 s，每罐总揿次应不少于标示总揿次。吸入气雾剂和其他定量气雾剂照此方法检查，应符合规定。

2. 递送剂量均一性　吸入气雾剂和其他定量气雾剂按照通则 0111 相关项下方法检查，递送剂量均一性应符合规定。

3. 每揿主药含量　吸入气雾剂和其他定量气雾剂按照通则 0113 相关项下方法检查，每揿主药含量应为每揿主药含量标示量的 80%～120%。凡规定测定递送剂量均一性的气雾剂，一般不再进行每揿主药含量的测定。

4. 微细粒子剂量　除另有规定外，吸入气雾剂应检查微细粒子剂量，按照吸入制剂微细粒子空气动力学特性测定法（通则 0951）检查，按照各品种项下规定的装置和方法，依法测定，计算微细粒子剂量，应符合各品种项下的规定。除另有规定外，微细药物粒子百分比应不少于标示剂量的 15%。

5. 喷射速率　非定量气雾剂按照通则 0113 相关项下方法检查，喷射速率应符合规定。

6. 喷出总量　非定量气雾剂按照通则 0113 相关项下方法检查，每罐喷出量均不得少于其标示装量的 85%。

7. 每揿喷量　定量气雾剂按照通则 0113 相关项下方法检查，应符合规定。凡进行每揿递送剂量均一性检查的气雾剂，不再进行每揿喷量检查。

8. 粒度　除另有规定外，混悬型气雾剂应按照通则 0113 相关项下方法进行粒度检查，应符合各品种项下规定。

9. 装量　非定量气雾剂按照最低装量检查法（通则 0942）检查，应符合规定。

10. 无菌　除另有规定外，用于烧伤[除程度较轻的烧伤（Ⅰ度或浅Ⅱ度）]、严重创伤或临床必须无菌的气雾剂，按照无菌检查法（通则 1101）检查，应符合规定。

11. 微生物限度　除另有规定外，按照非无菌产品微生物限度检查，应符合规定。

案例分析与讨论 10-1

盐酸异丙肾上腺素气雾剂

【处方】　盐酸异丙肾上腺素 2.5 g，维生素 C 1.0 g，乙醇 294 g，丙二醇 2.5 g，HFA-134a 适量，共制成 1000 g。

【制法】　将盐酸异丙肾上腺素和维生素 C 一起溶解于乙醇和丙二醇中，得澄明溶液，分装于气雾剂容器中，安装阀门，轧紧封帽，用压灌法灌注 HFA-134a，即得。

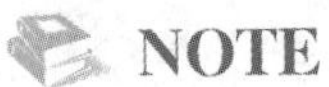

【注解】　处方中盐酸异丙肾上腺素为主药，丙二醇和乙醇为潜溶剂，维生素 C 为抗氧剂，

HFA-134a 为抛射剂。本品为溶液型气雾剂，用于治疗哮喘。

问题：气雾剂的处方是由哪些成分组成的？本品是属于什么类型的气雾剂？处方中各成分分别起什么作用？

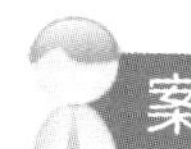

案例分析与讨论 10-2

硫酸沙丁胺醇气雾剂

【处方】 硫酸沙丁胺醇 1.313 g，磷脂 0.368 g，Myrj 52 0.263 g，HFA-134a 998.060 g，共制 1000 g。

【制法】 将硫酸沙丁胺醇、磷脂、Myrj 52 与溶剂混合在一起后进行超声，使粒子平均粒径达到 0.1～5 μm。然后通过冷冻干燥或喷雾干燥制备成干燥粉末，随后将该粉末悬浮在部分 HFA-134a 后，安装阀门，轧紧封帽，用压灌法灌注 HFA-134a，即得。

【注解】 本品水分不超过 $5\times10^{-5}\%$。处方中硫酸沙丁胺醇为主药，磷脂和 Myrj 52 为表面活性剂，HFA-134a 为抛射剂。将药物用磷脂和表面活性剂包裹制成 0.1～5 μm 的微粒，可达到以下目的：①调节药物微粒的密度，使其与抛射剂的密度相当，减小混悬颗粒的上浮或沉降，使药物微粉均匀分散；②使药物颗粒具有适宜的极性和表面张力，避免颗粒聚结，从而获得稳定的药物悬浮液。本品用于缓解哮喘或慢性阻塞性肺部疾病患者的支气管痉挛，或其他过敏原诱发的支气管痉挛。

问题：本品是属于什么类型的气雾剂？为提高制剂的稳定性，该类气雾剂制备时应注意哪些问题？

案例分析与讨论 10-3

大蒜油气雾剂

【处方】 大蒜油 10.0 mL，甘油 10.0 mL，聚山梨酯 80 30.0 g，HFA-134a 962.5 g，十二烷基硫酸钠 20.0 g，油酸山梨坦 80 35.0 g，蒸馏水加至 1400.0 mL。

【制法】 将大蒜油与乳化剂等混合均匀，在搅拌下加水制成乳剂后，分装于耐压容器中，安装阀门后压入抛射剂，密封即得。

【注解】 处方中大蒜油为主药，聚山梨酯 80、油酸山梨坦 80 及十二烷基硫酸钠均为乳化剂，甘油用于调节黏度，有利于泡沫的稳定；HFA-134a 为抛射剂。大蒜油有抗真菌作用，临床用于治疗真菌性阴道炎。

问题：本品是属于什么类型的气雾剂？该类气雾剂应如何进行处方设计？

第三节 喷 雾 剂

一、概述

喷雾剂(spray)是指原料药物或与适宜辅料填充于特制的装置中，使用时借助手动泵的压力、高压气体、超声振动或其他方法将内容物呈雾状物释出，用于肺部吸入或直接喷至腔道黏膜、皮肤等的制剂。有别于气雾剂，喷雾剂无需抛射剂作为动力，无大气污染，生产处方与工艺简单，产品成本较低，可作为非吸入用气雾剂的替代形式，具有很好的应用前景。按用药途径，喷雾剂可分为吸入喷雾剂、鼻用喷雾剂及用于皮肤、黏膜的喷雾剂；按给药定量与否，喷雾剂可

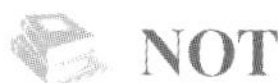
NOTE

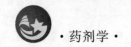

分为定量喷雾剂和非定量喷雾剂;按内容物的分散状态,喷雾剂可分为溶液型、乳剂型和混悬型喷雾剂。由于喷出的雾滴较大,喷雾剂一般不适用于肺部给药。早期研制的喷雾剂多用于局部给药,如体表、口腔及鼻腔等局部疾病的治疗。近年来,随着喷射装置的改进,喷雾剂的应用越来越广泛,用于全身治疗作用的喷雾剂也陆续问世,如通过鼻腔给药的降钙素喷雾剂等。

二、喷雾剂的装置

1. 传统喷雾装置 喷雾装置中组成部件均应采用无毒、无刺激性、性质稳定、与药物不起作用的材料制造。喷雾剂给药装置通常由两部分组成,一部分为喷射药物的喷雾装置,其主要结构为喷射用阀门系统(手动泵);另外一部分为载药容器,常用的载药容器有塑料瓶和玻璃瓶两种。

2. 新型喷雾装置 根据雾化药物动力的不同,分为喷射式和超声波式两种。

喷射式装置以空气压缩器或高压氧为喷射动力使药物溶液微粒化。如图 10-3 所示,在喷射式雾化装置中,流动于管道中的气体,在管道狭窄处流速增大,导致侧压下降,当侧压低于大气压时,储液罐中的雾化液可经毛细管吸出,经高速气流的碰撞,破碎成微小液滴,悬浮于气流中,形成气溶胶。药物微粒的产生量及粒径与压缩气体或高压氧流量有关,表面活性强、易发泡的药物不适用此类装置。

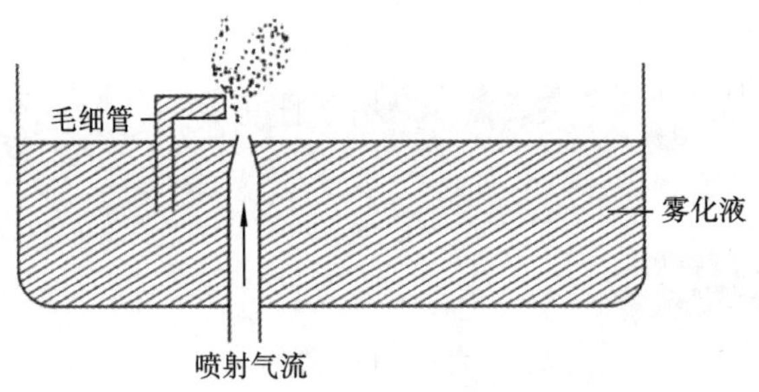

图 10-3 喷射式雾化装置产生气溶胶原理示意图

超声波式喷雾装置是通过超声波使药物溶液表面产生振动波,利用振动波的冲击力使药物溶液微粒化,如图 10-4 所示。超声波式喷雾装置能产生粒径均一的药物微粒,但遇超声波易分解、浓度高、黏性大的药物不适用此类装置。目前应用的新型喷雾器有 Halolite 喷雾器、AERx 喷雾器和超声波喷雾器等。

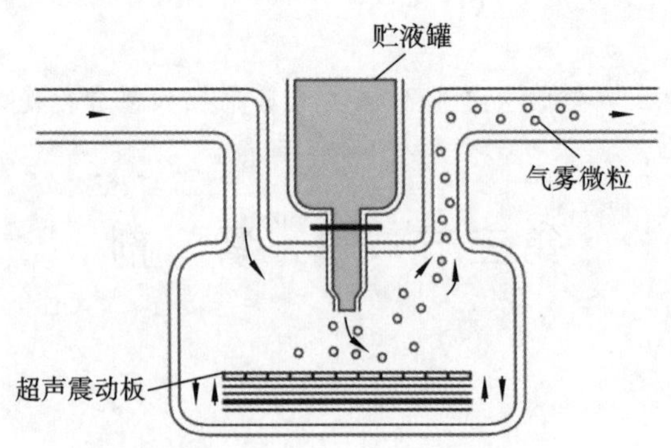

图 10-4 超声波式喷雾装置示意图

三、喷雾剂的制备

喷雾剂制备方法简单,先将药物与附加剂混合并分装于容器中,然后安装喷雾泵系统即

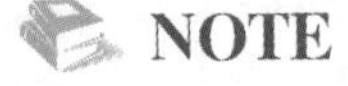

可。配制喷雾剂时，可按需求加入适宜的助溶剂、抗氧剂、防腐剂等附加剂，所有附加剂应对用药部位安全无刺激。整个制备过程应注意防止微生物的污染。烧伤、创伤或者溃疡用喷雾剂应在无菌条件下配制。

四、喷雾剂的质量检查

溶液型喷雾剂的药液应澄清；乳状型喷雾剂的液滴在液体介质中应分散均匀；混悬型喷雾剂应将原料药物细粉和附加剂充分混匀、研细，制成稳定的混悬液。2020年版《中国药典》四部通则0112要求喷雾剂应进行每瓶总喷次、每喷喷量、每喷主药含量、递送剂量均一性、装量差异、装量、无菌和微生物限度等检查，检查结果应符合规定。鼻用喷雾剂除符合喷雾剂项下要求外，还应符合鼻用制剂（通则0106）相关项下要求。吸入喷雾剂应符合吸入制剂（通则0111）相关要求。

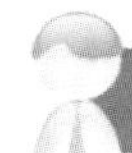

案例分析与讨论 10-4

糠酸莫米松喷雾剂

【处方】 糠酸莫米松0.5 g，聚山梨酯80 18.0 g，甘油26.0 g，苯扎溴铵0.2 g，羧甲纤维素钠20.0 g，枸橼酸钠3.0 g，枸橼酸2.0 g，纯化水加至1000 g。

【制法】 取处方量的纯化水，加入苯扎溴铵，搅拌使之溶解，加入羧甲纤维素钠，乳匀机高速搅拌5～10 min，依次加入甘油、聚山梨酯80、枸橼酸、枸橼酸钠，充分搅拌，最后加入药物，搅拌得到白色混悬药液，分装至喷雾装置中即得。

【注解】 处方中糠酸莫米松为主药，加入聚山梨酯80作为润湿剂有利于药物分散均匀，羧甲纤维素钠为助悬剂，甘油作为增稠剂有利于混悬剂的稳定，苯扎溴铵为防腐剂，枸橼酸和枸橼酸钠为pH调节剂，使药液与鼻黏膜pH接近。本品为混悬型喷雾剂，用于鼻腔给药，治疗季节过敏性或常年性鼻炎。

问题：在制剂处方和制备工艺上，喷雾剂与气雾剂有何不同？

第四节 粉 雾 剂

一、概述

粉雾剂（powder aerosol）是指一种或一种以上的药物粉末，装填于特殊的给药装置，以干粉形式将药物喷雾于给药部位，发挥全身或局部作用的一种药物剂型。粉雾剂是在传承气雾剂优点的基础上，综合粉体学技术而发展起来的新剂型，由于其具有使用方便、不含抛射剂、药物呈粉状、稳定性好、干扰因素少等优点，日益受到人们的重视。

粉雾剂可分为吸入粉雾剂和非吸入粉雾剂，其中研究最深入、应用最广泛的是吸入粉雾剂。吸入粉雾剂（inspirable powder aerosol）是指固体微粉化原料药物单独或与合适载体混合后，以胶囊、泡囊或多剂量贮存形式，采用特制的干粉吸入装置，由患者吸入雾化药物至肺部的制剂，亦称为干粉吸入剂（dry power inhalation）。吸入粉雾剂中的药物粒度大小应控制在10 μm以下，其中大多数应在5 μm左右。为改善吸入粉雾剂的流动性，可加入适宜的载体和润滑剂，所有附加剂均应为生理可接受物质，且对呼吸道黏膜或纤毛无刺激性。粉雾剂应置于凉暗处保存，以保持粉末细度和良好流动性。

吸入粉雾剂具有以下优点：①由患者主动吸入，易于使用；②药物到达肺部后直接进入体

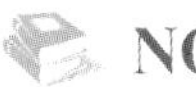

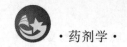

循环发挥全身治疗作用；③起效快、无肝脏首过效应；④无胃肠道刺激或降解作用；⑤可用于小分子药物，也可用于大分子药物；⑥不含抛射剂；⑦药物为干粉，稳定性好。

二、吸入粉雾剂的装置

自1971年英国的Bell研制的第一个干粉吸入装置(Spinhaler®)问世以来，粉末吸入装置已由第一代的胶囊型(单剂量，如Rotahaler®)发展至第二代的贮库型和泡囊型(多剂量，如Turbuhaler®、Diskhaler®)以及第三代的主动式吸入型(如Exubera®)。粉雾剂的上市品种也已由当初的色甘酸钠粉雾剂发展到多个治疗领域。临床上常用的吸入粉雾剂有重组人粒细胞集落刺激因子粉雾剂、噻托溴铵吸入粉雾剂、布地奈德吸入粉雾剂等。活性药物由单方向复方发展，也有将药物制成脂质体后吸入给药的研究报道。

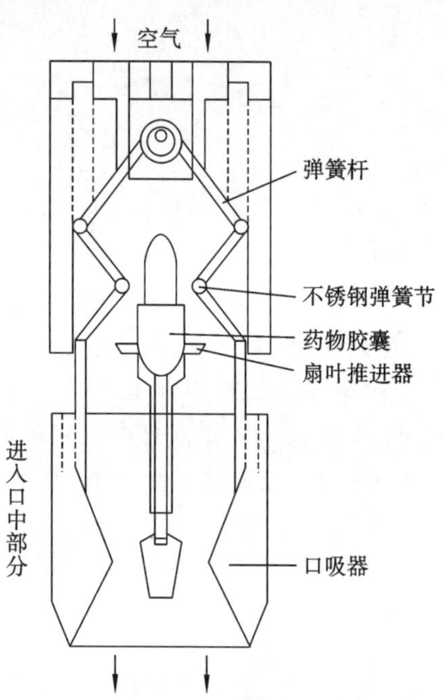

图10-5　Rotahaler®胶囊型粉末吸入装置示意图

(一) 第一代吸入装置

第一代吸入装置多采用被动、单剂量方式，如图10-5所示。每个剂量的药物与载体粉末被灌封在胶囊中，吸入时采用特殊的装置，通过挤压、滑动、旋转或穿刺的方式将药物与载体从胶囊中释放到装置里，再利用患者吸气时产生的气流将药物吸出。在这个装置中药物粉末装在胶囊中，装置中有两根针刺入囊壳并将其固定，吸入时迅速将胶囊旋开。气流带动涡轮使药物分散并被吸入。

第一代吸入装置设计简单，成本低廉，适合工业生产，目前仍广泛用于临床治疗，特别适合儿童或呼吸有困难的患者使用。

(二) 第二代吸入装置

第二代吸入装置普遍采用了多剂量设计，免除了患者反复装填药物的麻烦。分为贮库型多剂量给药装置和泡囊型多剂量给药装置。前者每次从药物贮库中分散出一定剂量的药粉给予患者，可方便地调节每次给药剂量，如阿斯利康公司的Turbuhaler®。泡囊型多剂量给药装置则通过将多个单剂量分装在独立的泡罩、碟、凹槽或条带上并整合至吸入装置中，如GSK公司的Diskhaler®，如图10-6所示。Diskhaler®含有4～8个独立双铝泡罩包装的含药小囊，患者在使用时滑动小盘使泡罩到达装置内小针下方，刺破泡罩后吸入其中的单剂量药粉，该装置还可显示剩余剂量。

第二代吸入装置发明了贮库型和泡囊型多剂量的给药方式，方便患者使用。同时通过对内部设计的改进，第二代装置的肺部传递效率有较大提升。

(三) 第三代吸入装置

第三代吸入装置在设计时采用了主动吸入技术，并不借助呼吸气流，而是利用外加能量如压缩空气或马达驱动的涡轮，或利用电压来分散和传递药物。这类主动吸入装置可实现与呼吸气流和频率无关、准确定量的药物传递，且重现性良好。第一个被批准的第三代吸入装置是辉瑞公司的Exubera®。该装置通过压缩空气分散并将胰岛素粉末传递至肺部，但压缩空气单元使该装置的体积十分庞大，患者使用很不方便，因此Exubera®上市后不久即自行撤出市场。但Exubera®的出现也为新一代吸入装置提供了设计思路和理念。主动式吸入技术由于其良

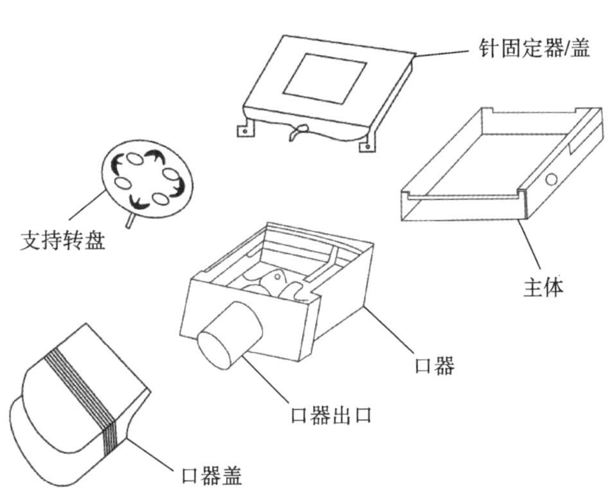

图 10-6 Diskhaler® 结构示意图

好的干粉分散和气流控制表现，已成为未来吸入装置的发展方向。

三、粉雾剂的制备

粉雾剂的制备通常是将药物先微粉化，然后再加入载体和附加剂制成胶囊或泡囊。环境的湿度和物料的表面电性等对粉雾剂的制备过程有较大影响。粉雾剂易吸潮，应置于阴凉、干燥处保存。

四、吸入粉雾剂的质量检查

根据 2020 年版《中国药典》四部通则 0111，除另有规定外，吸入粉雾剂应进行递送剂量均一性、微细粒子剂量、多剂量吸入粉雾剂总吸次、微生物限度等检查，检查结果应符合规定。

案例分析与讨论 10-5

色甘酸钠粉雾剂

【处方】 色甘酸钠 20 g，乳糖 20 g，制成 1000 粒。

【制法】 将色甘酸钠研磨粉碎，与乳糖充分混匀，分装到空心胶囊中，使每粒胶囊含色甘酸钠 20 mg，即得。

【注解】 本品为胶囊型粉雾剂，用时需装入相应的装置中，供患者吸入使用。处方中色甘酸钠在胃肠道内仅吸收 1%左右，而肺部吸收较好，吸入后 10～20 min 血药浓度即可达峰值，生物利用度可达 8%～10%，处方中乳糖为载体。本品为抗变态反应药，可用于预防各种类型的哮喘发作。

问题：吸入粉雾剂有何优势？

本章小结

气雾剂、喷雾剂和粉雾剂均需特殊的装置实现药物的雾化，其制剂由载药容器和给药装置组成。其中气雾剂的喷射动力来源于抛射剂，喷雾剂借助手动机械泵和超声波等将药物雾化喷出，而粉雾剂则通过特殊的装置由患者主动吸入。本章重点：气雾剂、喷雾剂和粉雾剂的基本概念及各自的特点、分类、组成、应用以及三种剂型的区别；肺部吸收特点与影响因素；抛射剂的特点、分类及填充方法；气雾剂的处方设计及制备工艺。本章难点：气雾剂的制备工艺、附

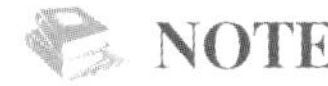
NOTE

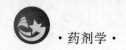

加剂的添加原则、制备工艺流程及抛射剂填充方法。

目标检测

推荐阅读文献

复习思考题

1. 什么是气雾剂？有何特点？由哪几部分组成？
2. 试述药物在肺部快速吸收的主要原因及影响吸收的因素。
3. 气雾剂按分散系统可分为哪几类？
4. 气雾剂处方设计时应考虑的因素有哪些？
5. 试述气雾剂、喷雾剂和粉雾剂的区别。
6. 吸入粉雾剂的给药装置有哪些？

参考文献

[1] 方亮.药剂学[M].8版.北京:人民卫生出版社,2016.

[2] 周四元,韩丽.药剂学[M].北京:科学出版社,2017.

[3] 平其能,屠锡德,张钧寿,等.药剂学[M].4版.北京:人民卫生出版社,2013.

[4] 孟胜男,胡容峰.药剂学[M].北京:中国医药科技出版社,2016.

[5] 崔福德.药剂学[M].7版.北京:人民卫生出版社,2011.

[6] 王建新,杨帆.药剂学[M].2版.北京:人民卫生出版社,2015.

[7] 张志荣.药剂学[M].2版.北京:高等教育出版社,2014.

[8] 孟博宇,许向阳,王青松.干粉吸入给药装置的研究进展[J].中国医药工业杂志,2010,41(9):698-703.

[9] 蔡兴诗,杨阳,谢向阳,等.粉雾剂的体内评价研究进展[J].中国药学杂志,2014,49(20):1778-1781.

[10] 王健,王伟.口腔喷雾剂的研究概况[J].中国医药工业杂志,2011,42(9):704-709.

[11] 魏农农.吸入粉雾剂的处方研究和制备工艺[J].中国新药杂志,2008,17(22):1986-1989.

(叶威良)

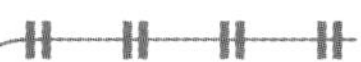

第十一章 固体分散体和包合物

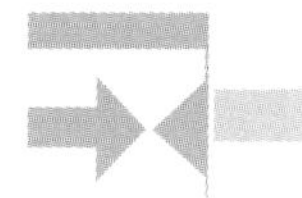

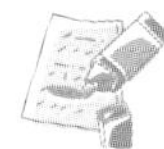

学习目标

1. 掌握：固体分散体及包合物的定义、分类和特点。

2. 熟悉：固体分散体及包合物常用的载体材料、制备方法；固体分散体的速释和缓释原理；固体分散体稳定性的影响因素及提高稳定性的方法；包合物形成的影响因素。

3. 了解：固体分散体及包合物的物相鉴定方法。

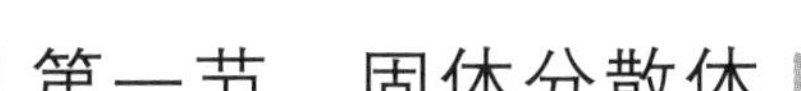

第一节 固体分散体

一、概述

固体分散体(solid dispersion)是指利用一定的方法（如熔融法、溶剂法）将药物高度分散在适宜的载体材料中所形成的一种固态物质。将药物制成固体分散体所用的制剂技术称为固体分散技术。

为了提高药物的溶出速率，通常采用机械粉碎法或微粉化等技术来减小药物颗粒粒度，增加药物比表面积，以加速其溶出。而固体分散体中药物以分子、无定形、微晶等状态高度分散，能够显著促进药物的溶出和吸收，因此固体分散技术是增加难溶性药物溶解度和溶出速率，提高药物的生物利用度的有效方法。

固体分散体的优点：①固体分散体中药物的分散度高，当以水溶性载体材料制备固体分散体时，可显著提高药物的溶解度及溶出速率，从而提高药物生物利用度，适当降低给药剂量，降低某些药物的毒副作用；②以水不溶性聚合物、脂质材料及肠溶性材料等作为载体材料制备固体分散体，可以制备药物的缓释制剂或肠溶制剂；③由于载体材料的包蔽作用，可防止某些药物的水解和氧化，提高药物的稳定性；④掩盖药物的不良气味，降低刺激性；⑤使液态药物固态化。

固体分散体存在的问题：①物理稳定性差，会出现老化现象。固体分散体中药物高度分散，有自发聚集的趋势，并由亚稳态转化为稳定晶型，或由于贮存温度过高、湿度过大以及久贮等，致使固体分散体的溶出速率下降，称为老化。②载药量小。固体分散体中需要载体所占比例较大，才能实现理想的溶出效果，因此药物含量较小，不适用于剂量较大的药物。

二、固体分散体的载体材料

载体材料的性质决定了固体分散体的释药速度，常用的载体材料分为水溶性载体材料、难溶性载体材料及肠溶性载体材料，分别用于制备速释型固体分散体、缓控释型固体分散体及肠溶型固体分散体。

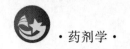

（一）水溶性载体材料

1. 聚乙二醇类(PEG) 具有良好的水溶性，也可溶于多种有机溶剂，常用的 PEG 熔点低于 65 ℃，适合以熔融法制备固体分散体，化学性质稳定，可与多种药物配伍，常用作固体分散体载体材料的有 PEG4000、PEG6000、PEG10000 等，不同的载体材料可联合使用。

2. 聚维酮类(PVP) 无定型高分子聚合物，易溶于水及多种有机溶剂，熔点较高，对热稳定，并且对多种药物有较强的抑晶作用，但易吸湿，可导致药物结晶析出，因此以 PVP 为载体的固体分散体贮存时应注意防潮。PVP 可增加药物的润湿性，从而促进药物溶出，但 PVP 的玻璃化温度较高，不适用于熔融法制备固体分散体，多采用共沉淀法。多种不同分子量的 PVP 均可作为固体分散体的载体材料，常用的有 PVP-K15、PVP-K30、PVP-K90 等，PVP 的分子量越大，黏度越高，释药速度越慢，不同分子量的 PVP 联用，可通过改变 PVP 的比例来调节释药速度。

3. 表面活性剂类 该类载体材料溶于水及多种有机溶剂，载药量大，可阻止药物结晶析出，是较为理想的速释载体材料。主要通过增加药物的润湿或溶解性来提高药物的溶出，作为固体分散体载体材料的表面活性剂通常含有聚氧乙烯基，常用的有泊洛沙姆 188 等，但许多表面活性剂对黏膜有刺激性，通常需要与其他载体材料联合使用。

4. 糖类与醇类 该类材料毒性小，水溶性强，因分子中含有多个羟基，可与药物形成氢键，适用于剂量小、熔点高的药物。以糖类为载体材料的固体分散体增溶作用明显，但熔点较高，限制了其应用。糖类作为载体材料常用的有壳聚糖、半乳糖、右旋糖酐和蔗糖等，也可与 PEG 联用，以克服 PEG 释药时形成富含药物的表面层而阻止药物的进一步释放的缺点；醇类常用的有甘露醇、山梨醇及木糖醇等。

5. 有机酸类 属结晶性载体材料，分子量较小，易溶于水，不溶于有机溶剂，形成的固体分散体多为低共熔混合物。不适用于对酸敏感的药物，抑制药物结晶的能力较弱。

6. 尿素 最早使用的固体分散体载体材料，极易溶于水，稳定性好，但具有利尿作用，限制了其应用，多用于制备难溶性利尿药的固体分散制剂。

7. 其他 某些水溶性纤维素类，如羟丙甲纤维素(HPMC)；以及聚乙烯醇(PVA)、聚维酮-聚乙烯醇共聚物(PVP-PVA)等，也可作为制备固体分散体的水溶性载体材料。

（二）难溶性载体材料

1. 纤维素类 溶于有机溶剂，无毒，黏度较大，性质稳定，不易老化，载药量大，是理想的水不溶性载体材料。常采用溶剂蒸发法制备固体分散体。结构中含有羟基，能与药物形成氢键。乙基纤维素(EC)较为常用，以 EC 为载体材料制备的固体分散体，药物主要以扩散的方式释放，影响释药速度的主要因素：EC 的分子量、黏度及用量，EC 的黏度越大，水越难渗透，释药速度越慢。制备时可加入 PEG、PVP 等水溶性材料作为致孔剂，调节释药速度；也可加入适量的表面活性剂增加载体的可润湿性，来调节药物释放速度。

2. 聚丙烯酸树脂类 含有季铵基的聚丙烯酸树脂 Eudragit E、Eudragit RL、Eudragit RS 等，在胃中可溶胀，在肠中不溶解，不吸收，广泛用于制备缓释型固体分散体。常采用溶剂蒸发法制备固体分散体。制备过程中可加入适量水溶性载体材料，调节药物释放速度。

3. 脂类 作为水不溶性载体材料可延缓药物的释放，多采用熔融法制备固体分散体。常用的有胆固醇、胆固醇硬脂酸酯、巴西棕榈蜡、蜂蜡、蓖麻油等。

（三）肠溶性载体材料

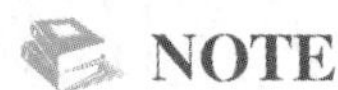

1. 纤维素类 在胃液 pH 环境下稳定，肠道 pH 环境下溶解，在肠道释放药物。常用的有

邻苯二甲酸醋酸纤维素(CAP)、羟丙甲纤维素邻苯二甲酸酯(HPMCP)等。常采用溶剂蒸发法制备固体分散体。

2. 聚丙烯酸树脂类 常用的有 Eudragit L 和 Eudragit S。Eudragit L100 在 pH 大于 6 的介质中溶解，Eudragit S100 在 pH 大于 7 的介质中溶解。常采用溶剂蒸发法制备固体分散体。

三、固体分散体的类型

按照固体分散体中药物的分散状态，可将固体分散体分为简单低共熔混合物、共沉淀物、固态溶液等。

(一) 简单低共熔混合物

两种或两种以上药物以特定的比例混合后，出现润湿或液化现象的混合物，称为低共熔混合物(eutectic mixture)，即两种或两种以上物质形成的熔点最低的混合物。如药物与载体材料以形成低共熔混合物的比例混合，冷却时药物与载体材料可同时析出晶体，由于迅速固化带来的空间阻滞作用，这些晶核不能进一步生长形成更大的晶体，因此药物以微晶的形式均匀地分散在载体材料中，但不能或很少形成固体溶液。但如果两组分的配比不是形成低共熔混合物的特定比例，则在冷却过程中一种物质先析出晶体，并且在另一种物质的溶液中继续生长成较大的晶体，当温度进一步降低，周围溶液开始结晶并填充在先析出晶体的空隙中，这样所形成的晶体较大，表面积大大减小，使增溶效果明显降低。

(二) 固态溶液

药物在载体材料中以分子状态分散称为固态溶液(solid solution)。按药物与载体材料的互溶情况，分为完全互溶(连续型)与部分互溶(非连续型)；按晶体结构，分为置换型和填充型。

1. 置换型固态溶液 当药物分子与载体分子大小接近时，一种分子可以代替另一种分子进入其晶格结构中产生置换型固态溶液。这种情况下，药物与载体能够以各种组分比例形成固态溶液，又称为完全互溶固态溶液。

2. 填充型固态溶液 当药物分子与载体分子大小差异较大时，一种分子只能填充进入另一分子晶格结构的空隙中，形成填充型固态溶液，这种溶液只能在特定的组成比例下形成，又称为部分互溶固态溶液。

(三) 共沉淀物

共沉淀物(coprecipitate)也称共蒸发物，是由药物与载体材料以适当比例混合溶解于有机溶剂中，除去溶剂共沉淀形成的无定型物。在共沉淀物中药物通常以分子形式分散，有时也可观察到微晶，因此药物的溶解速度较快。常用载体材料为多羟基化合物，如 PVP、纤维素的衍生物、枸橼酸、蔗糖等。

在固体分散体的制备过程中选择不同载体材料、药物与载体材料的比例以及制备工艺等，可形成不同类型的固体分散体。

四、固体分散体的速释与缓释原理

(一) 速释原理

1. 药物的高度分散状态 药物在固体分散体中所处的状态是影响药物溶出速率的重要因素。药物以分子状态、胶体状态、微晶态、亚稳定态以及无定形态存在于载体材料中。药物以高度分散的状态存在，表面积较大，并且载体材料可阻止已分散的药物再聚集，有利于药物溶出。

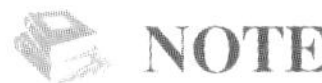

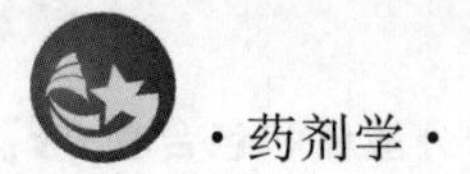

在固体分散体中，当药物以分子状态分散时，溶出速率最快；若采用熔融法制备固体分散体，由于从高温骤冷，黏度迅速增大，分散的药物难以聚集、合并、长大，有些药物易形成胶体等亚稳定状态，或呈无定形分散状态，这些亚稳态或无定形态的药物处于高能状态，溶解度和溶出速率高于晶体状态。因此，固体分散体中药物的溶出速率大小顺序：分子状态＞亚稳态/无定形态＞微晶态。

2. 载体材料的作用

（1）载体材料保证药物的高度分散性　固体分散体中，高度分散的药物被足够的载体材料包围，使药物分子不易再聚集，保证了药物的高度分散性，从而加快药物的溶出与吸收。如硝苯地平与 PVP-K30 质量比为 2∶1 时，PVP-K30 的量偏少，不足以包围药物并保持其高度分散性；当质量比为 1∶6 时，PVP-K30 的量足够多，则能较有效地包围药物，具有较高的药物释放速率。

（2）载体材料能够提高药物的可润湿性　疏水性或亲水性弱的难溶性药物被可溶性载体材料包围，能够增加药物与水的接触，增强药物的可润湿性，使溶出速率提高。

（3）载体材料对药物的抑晶作用　采用溶剂法制备固体分散体时，在溶剂蒸发过程中，药物和载体材料（如 PVP 等）形成氢键或发生络合作用，抑制药物晶核的形成及长大，使药物以无定形态分散于载体材料中。例如，磺胺异噁唑与 PVP 以 1∶4 混合制备固体分散体时，能够形成稳定的络合共沉淀物，抑制磺胺异噁唑结晶的生成，促进药物的溶出。

（二）缓释原理

采用疏水性或脂质类载体材料与药物制成的固体分散体均具有缓释作用。这是由于载体材料形成网状骨架结构，药物以分子或微晶等状态分散于骨架结构中，疏水性载体材料阻碍了药物与溶出介质的接触，药物必须首先通过载体材料的网状骨架扩散才能够溶出，从而起到缓释作用。

五、固体分散体的制备方法

药物固体分散体的常用制备方法有熔融法、溶剂蒸发法、溶剂-熔融法、研磨法、溶剂-喷雾（冷冻）干燥法、双螺旋挤压法等。不同药物采用何种制备方法可根据药物的性质和载体材料的结构、性质、熔点及溶解性能等进行选择。

（一）熔融法

熔融法（melting method）是指将药物与载体材料均匀混合，加热至熔融，于剧烈搅拌下迅速冷却成固体，或将熔融物倾倒在不锈钢板上形成薄层，用冷空气或冰水使其骤冷成固体。再将此固体在一定温度下放置变脆成易碎物，不同的品种放置的温度及时间不同。

熔融法操作简便，适用于对热稳定的药物及熔点较低的药物和载体（如 PEG、枸橼酸、糖类等），为缩短药物加热时间，也可将载体材料先加热熔融后，再加入药物粉末。熔融法的关键在于需由高温迅速冷却，达到高度过饱和状态，使胶态晶核迅速形成，不再聚集形成粗晶，以达到使药物高度分散的目的。熔融法制备固体分散体不需使用有机溶剂，但加热温度较高，不适用于热敏性药物。

滴制法（dropping method）和热熔挤出法（hot-melt extrusion，HME）为改良型熔融法。滴制法是将药物与载体材料的熔融混合物滴入不相溶的冷凝液中，使之迅速收缩、凝固成丸，制成的固体分散体，俗称滴丸。常用冷凝液有液体石蜡、植物油、甲基硅油以及水等。热熔挤出法是指将药物与载体材料在熔融挤出机中加热熔融并混合均匀，之后以一定的压力、速度挤

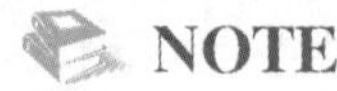

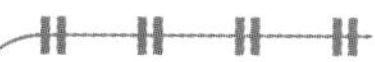

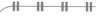

出并形成一定的形状(片状、颗粒、棒状),经冷凝形成固体分散体。热熔挤出法与传统熔融法相比,药物和载体在熔融挤出机中停留的时间较短,受热时间较短,有利于药物的稳定,且工艺简单,自动化程度高。

(二)溶剂蒸发法

溶剂蒸发法(solvent evaporation method),常简称为溶剂法,亦称共沉淀法(coprecipitation method),是指将药物与载体材料共同溶解于有机溶剂中,蒸去有机溶剂后使药物与载体材料同时析出,即可得到药物与载体材料混合而成的共沉淀物,经干燥即得固体分散体。蒸除有机溶剂时,可在稍高的温度下蒸发至呈黏稠状,迅速冷冻固化;对溶剂法进行改良,可用喷雾干燥或冷冻干燥的方法除去有机溶剂,即溶剂-喷雾干燥法、溶剂-冷冻干燥法。溶剂-喷雾干燥法常用的溶剂为 $C_1 \sim C_4$ 的低级醇或其混合物。溶剂-冷冻干燥法适用于对热不稳定的药物及易氧化的药物,该法操作时为密闭抽真空的环境,因此污染少,产品含水量可低于 0.5%。常用的载体材料为 PVP 类、PEG 类、纤维素类、甘露醇、乳糖、聚丙烯酸树脂类、水解明胶、β-环糊精等。

溶剂法制备固体分散体时能够避免高热,适用于对热不稳定的药物,但有机溶剂的用量较大,成本较高,且易造成有机溶剂残留。常用的有机溶剂有氯仿、无水乙醇、95%乙醇、丙酮等。选用不同的有机溶剂制得的固体的分散体的分散度亦不同,如螺内酯分别使用乙醇、乙腈和氯仿为溶剂制备固体分散体时,以乙醇为溶剂制得的固体分散体的分散度最大,溶出速率也最高,而用氯仿制得的固体分散体的分散度最小,溶出速率也最低。

(三)溶剂-熔融法

溶剂-熔融法(melting-solvent method)是指将药物溶于少量溶剂,再加入已熔融的载体材料中,混合均匀,按熔融法进行冷却。本法适用于对热不稳定的药物,也适用于液态药物(如鱼肝油),但药物溶液在固体分散体中通常不超过 10%,否则难以形成脆而易碎的固体,难以进一步粉碎。

(四)研磨法

研磨法(milling method)是指将药物与载体混合,不添加其他溶剂,强力而持久地研磨一定时间,借助机械力减小药物粒径,或使药物与载体材料以氢键结合,形成固体分散体。制备的关键因素有药物与载体的比例及研磨时间。研磨法常用的载体材料有 PVP 类、PEG 类、微晶纤维素、乳糖等。

六、固体分散体的稳定性

固体分散体中药物的分散程度高,而且多以不稳定状态存在,药物有从不稳定状态转化为稳定结晶态的趋势,加之固体分散体在制备和贮存过程中容易发生性质的改变,造成固体分散体的稳定性下降,从而制约了固体分散体的工业化生产和使用。

(一)影响固体分散体稳定性的因素

1. 热力学因素

(1)饱和度　药物的载体溶解度是指载体作为"溶剂"能够溶解结晶态药物的能力。如药物在载体中的浓度小于它在载体中的溶解度,药物能够高度分散在载体中,该固体分散体较稳定,溶出速率较快;反之,当药物浓度超过了载体的溶解限度时,则会降低固体分散体的稳定性,影响固体分散体的溶出速率。如以不同的药物载体比例制备难溶性药物泊沙康唑固体分散体,最初,当增大药物浓度时,其溶出度也随之增大,但当药物和载体比到达一定程度时,过

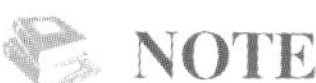
NOTE

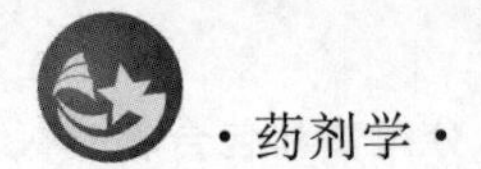

高的载药量超出了药物在载体材料中的溶解度，导致其稳定性降低，造成溶出度降低。但一味增大载体的用量，也未必能改善药物的溶出，如制备非诺贝特固体分散体时，载体材料PEG6000、PVP-K30、泊洛沙姆188的用量不同，制得的固体分散体的药物溶出度差别较大，当非诺贝特与载体的质量比为1∶2时，药物溶出度较小；当质量比为1∶4时，药物溶出度达到最大值，继续增加载体的比例，药物的溶出度反而减小，这是由于过多的载体在药物周围形成了扩散层，使药物难以从载体中释放出来。因此，制备固体分散体时应选择适宜的药物载体比例，以增加固体分散体的稳定性。

(2) 玻璃化转变温度　玻璃化转变温度(glass transition temperature，T_g)是药物分子迁移率高低的分界线。当环境温度在T_g以上，无定形分子处于剧烈运动的状态时，固体分散体重结晶的趋势就会随分子运动速率和范围的增大而增大。当固体分散体的T_g远大于贮存温度时，无定形分子运动速率减慢，固体分散体重结晶的趋势减弱，老化过程较慢，相对稳定，因此，T_g是评价固体分散体稳定性的重要指标。如硝苯地平和PVP-K30制备无定形固体分散体，并把固体分散体贮存于温度低于或高于T_g的环境中，通过固体分散体表面的结晶度来评估物理稳定性的变化。当环境温度远低于药物的T_g时，固体分散体的分子迁移率变慢，其结晶速率相应减小，稳定性增加，能长时间贮存；当环境温度高于T_g时，固体分散体的贮存时间相应缩短，稳定性变差。因此，储存温度应低于固体分散体载体材料的T_g，或选择具有较高T_g的载体材料制备固体分散体，如采用具有较高T_g的PVP和HPMC制备的二元载体固体分散体，由于具有更高的T_g，不易发生相分离，其稳定性要优于T_g较低的载体材料制备的固体分散体。

(3) 药物与载体的相互作用　固体分散体中药物和载体之间发生的相互作用主要有氢键和化学结合作用，在一定程度上能提高药物的稳定性。

2. 动力学因素

(1) 分子迁移率　温度、药物与载体的相互作用、药物的结构等均可影响固体分散体中分子的振动频率，导致分子迁移并聚集，影响固体分散体的稳定性。固体分散体的老化过程，就是分子运动、迁移引起药物和载体自发聚集的现象。药物与载体材料之间形成氢键，降低温度等都能降低分子的迁移率，有助于提高固体分散体的稳定性。因此，在固体分散体的制备和贮存的过程中，要考虑药物分子的运动对固体分散体稳定性的影响，避免因分子迁移率增大导致稳定性降低。

(2) 相分离与成核　固体分散体的相分离与晶核形成受到药物和载体之间相容性的影响以及体系所处的外界条件(如相对湿度、温度、贮存时间等)影响。固体分散体中药物与载体材料发生相分离时，载体材料对药物的抑晶作用减弱，稳定性下降。

(二) 提高稳定性的方法

1. 选择优良的载体材料、多元载体及适宜的载药比例　选用固体分散体载体材料应根据相似相溶的原则。载体的性质在一定程度上决定了固体分散体的溶出速率，优良的载体材料能够通过与药物发生相互作用来提高玻璃化转变温度(T_g)、降低分子迁移率，通过抑制相分离和成核来抑制药物的结晶，提高固体分散体的稳定性。载体应价廉易得，物理、化学性质稳定，对药物有较强的分散能力，无生理活性等。选择适宜的载药比例，可以避免由于药物在载体材料中过饱和或载体材料的比例过大而造成的稳定性降低。

2. 改善固体分散体的制备工艺　应根据药物及载体材料的特性，选择适宜的制备方法。不同的制备方法制得的固体分散体，药物的分散度、饱和度、分子迁移率以及固体分散体的性状等均不同，直接影响固体分散体的稳定性及药物的溶出度；制备过程中一些关键因素，也会影响固体分散体的稳定性。如分别采用热熔挤出法、溶剂蒸发法、熔融冷却法制备厚朴总酚固

NOTE

体分散体，3 种方法制备的固体分散体都能有效提高药物的溶出度，加速稳定性和溶出试验结果则表明，不同工艺固体分散体的稳定性排序为热熔挤出法＞溶剂蒸发法＞熔融冷却法，即热熔挤出法制得的固体分散体物理稳定性、抗老化能力均优于溶剂蒸发法和熔融冷却法，这是因为热熔挤出法制得的固体分散体致密紧实，溶剂蒸发法制得的固体分散体疏松多孔，易吸湿结晶。因此，制备固体分散体时选择适宜的制备工艺，能获得更加稳定的固体分散体制剂。另外，制备过程中一些关键因素，也会影响固体分散体的稳定性，熔融法制备对乙酰氨基酚固体分散体时，冷却速度对老化现象有显著影响，缓慢冷却老化现象较少，因为它生成了热力学上更稳定的形式。

3. 添加剂的影响 在制备固体分散体过程中加入添加剂，如表面活性剂、促渗剂、崩解剂、增塑剂、阻滞剂等，能够改善药物在固体分散体中的分散程度，影响分子迁移率，增强药物与载体的相互作用，改善药物与载体的相分离度，提高药物的饱和度，在一定程度上优化了固体分散体的性质，增强固体分散体的稳定性。

4. 湿度、温度的影响 固体分散体中残留的水分，可增加分子迁移率，降低 T_g，使无定型药物的结晶速率和程度增大，稳定性降低。贮存温度过高，如高于 T_g，会导致分子迁移率增大，结晶速率加快，稳定性降低。因此，无论是在固体分散体的制备过程中，还是在贮存过程中，都应当保持相对干燥和温度适宜，防止固体分散体老化。

七、固体分散体的物相鉴定

常用的固体分散体的物相鉴定方法有溶解度和溶出速率测定法、热分析法、X 射线衍射法、红外光谱法、核磁共振法等，可选用其中一种或几种方法进行验证。

（一）溶解度和溶出速率测定法

将药物制成固体分散体后，溶解度和溶出速率会有所改变，因此可通过测定药物、药物与载体材料的物理混合物及药物与载体材料形成的固体分散体的溶解度和溶出速率来判断是否形成固体分散体。如以 PVP-K30 为载体材料制备非洛地平固体分散体，二者质量比为 1∶4 的物理混合物，以及非洛地平与 PVP-K30 质量比分别为 1∶4、1∶6、1∶8、1∶10、1∶12 的固体分散体的溶出情况如图 11-1 所示。非洛地平从固体分散体中的溶出速率和程度明显大于其物理混合物，且随着载体比例增大，溶出速率加快。当非洛地平与 PVP-K30 质量比为1∶10 时，1 h 内非洛地平在介质中的累积溶出量是相同条件下其原料药的 10 倍左右，但继续增加载

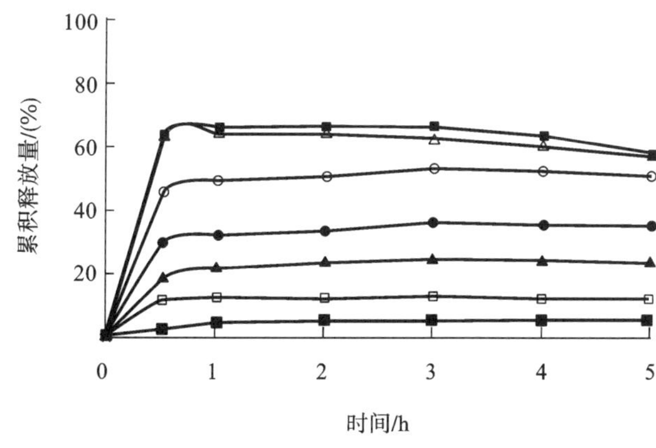

图 11-1 非洛地平、非洛地平与 PVP-K30 物理混合物及固体分散体的累积释放曲线

–■–非洛地平原料药；–□–非洛地平与 PVP-K30 质量比为 1∶4 的物理混合物；–▲–非洛地平与 PVP-K30 质量比为 1∶4 的固体分散体；–●–非洛地平与 PVP-K30 质量比为 1∶6 的固体分散体；–○–非洛地平与 PVP-K30 质量比为 1∶8 的固体分散体；–△–非洛地平与 PVP-K30 质量比为 1∶10 的固体分散体；–■–非洛地平与 PVP-K30 质量比为 1∶12 的固体分散体

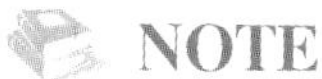

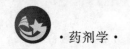

体的比例，对溶出速率的改善不大。

(二) 热分析法

常用的热分析方法有差热分析法(differential thermal analysis，DTA)和差示扫描量热法(differential scanning calorimetry，DSC)，分别测定药物、载体材料、二者物理混合物及固体分散体的DSC曲线，对比药物、固体分散体等的DSC曲线，根据固体分散体中药物特征吸热峰的改变或消失来判断固体分散体的形成。如图11-2所示，非洛地平原料药在142.78 ℃处有吸热峰，为非洛地平熔点峰；PVP-K30在67.99 ℃处有吸热峰；药物与载体PVP-K30物理混合物的DSC曲线中，均存在非洛地平及PVP-K30的吸热峰，而在二者形成的固体分散体DSC曲线中，药物的吸热峰消失，在72.59 ℃处出现一吸热峰，表明药物在分散体中的晶型发生了改变，可能形成非结晶性无定形物。

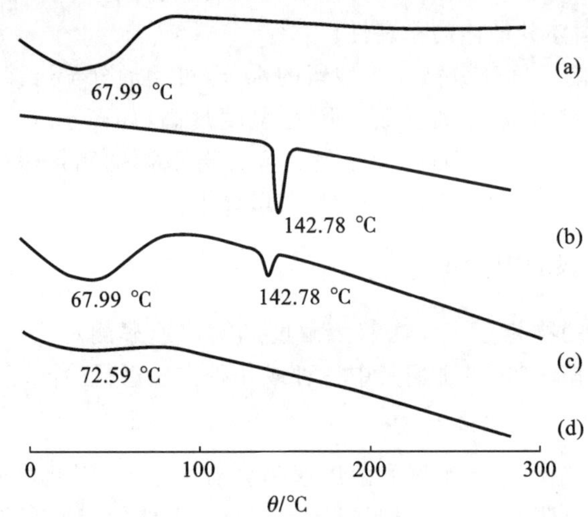

图 11-2 非洛地平、载体材料、二者物理混合物及固体分散体的 DSC 曲线

(a) PVP-K30；(b) 非洛地平；(c) 物理混合物；(d)固体分散体

(三) X射线衍射法

X射线衍射法是一种鉴定晶体物质的常用技术，各晶体物质在相同角度处具有不同的晶面间距，从而在X射线衍射图谱中显示不同的衍射峰。以PVPP为载体材料制备非洛地平固体分散体，分别测定非洛地平、PVPP、二者物理混合物、固体分散体的X射线衍射谱图，如图11-3所示。非洛地平在10.209°和23.258°处吸收强度最大，在10.824°、26.441°处也有较强吸收；空白辅料PVPP无结晶峰；物理混合物在9.774°、23.227°、10.170°、26.543°处有吸收，与原料药结晶峰位置接近，但峰强度变化较大，且略有位移，可能是辅料与药物发生了相互作用，而固体分散体的药物结晶峰消失，证明药物以无定形状态存在，非洛地平与PVPP形成了固体分散体。

(四) 红外光谱法

红外光谱法可用于确定固体分散体中是否有分子间相互作用(如氢键)或复合物形成。当药物与载体之间有氢键或复合物形成时，药物和载体的某些吸收峰会消失或位移。如尼群地平与HPMCP制备固体分散体，为了验证固体分散体的形成，分别测定了尼群地平、HPMCP、二者的物理混合物及尼群地平与HPMCP形成的固体分散体的红外光谱图，如图11-4所示。尼群地平和物理混合物谱图中尼群地平仲氨基的伸缩振动峰分别位于3316 cm^{-1}、3317.4 cm^{-1}，HPMCP中羟基的伸缩振动峰位于3498 cm^{-1}，而固体分散体中尼群地平仲氨基和HPMCP羟基的伸缩振动峰均消失，由此推测，在形成固体分散体的过程中，尼群地平的仲氨基与HPMCP中的羟基形成了分子间氢键。

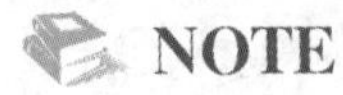

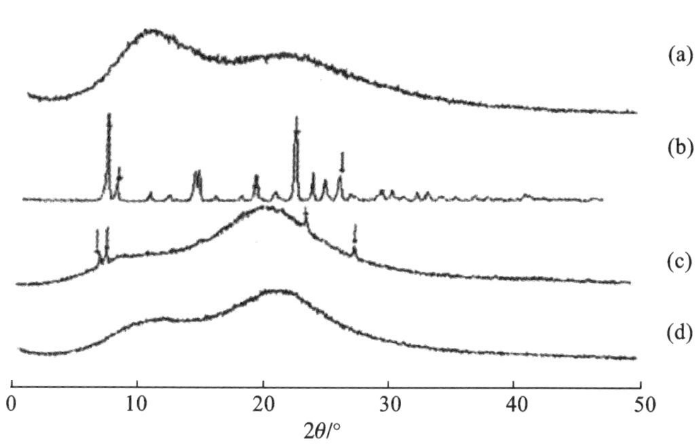

图 11-3 非洛地平、PVPP、二者物理混合物及固体分散体的 X 射线衍射谱图

(a) PVPP；(b) 非洛地平；(c) 物理混合物；(d) 固体分散体

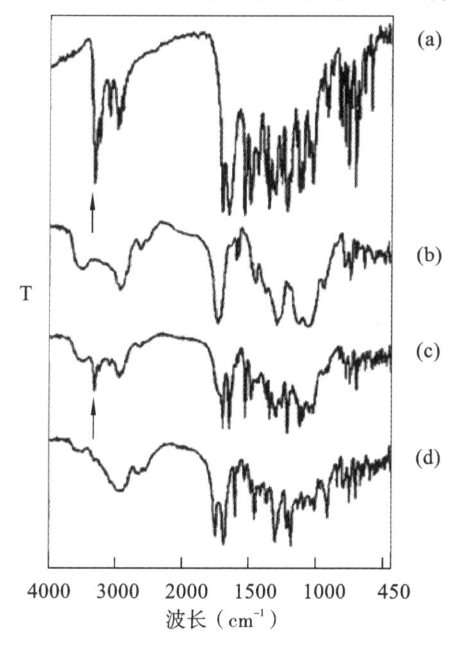

图 11-4 尼群地平原料药、HPMCP、二者的物理混合物及尼群地平与 HPMCP 形成固体分散体的红外光谱图

(a) 尼群地平；(b) HPMCP；(c) 物理混合物；(d) 固体分散体

（五）核磁共振法

药物与载体材料形成固体分散体后，在核磁共振氢谱中可出现共振峰的消失或位移。如制备醋酸棉酚-PVP 固体分散体时，测得醋酸棉酚核磁共振谱图中 $\delta=15.2$ ppm 处有共振尖峰，为醋酸棉酚分子内氢键产生的化学位移。而当醋酸棉酚与 PVP 形成固体分散体后，$\delta=15.2$ ppm 处共振峰消失，于 14.2、16.2 ppm 处出现两个钝形峰，与重水交换后两峰消失，提示 PVP 破坏了醋酸棉酚的分子内氢键，而形成了 PVP 与醋酸棉酚分子间氢键，证明了固体分散体的形成。

第二节 包合物

一、概述

包合物(inclusion complex)是指一种分子被全部或部分包嵌于另一种分子的空穴结构内

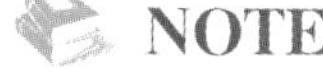

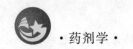

形成的复合物。这种包合物是由包合剂即主分子(host molecule)和被包合剂即客分子(guest molecule)组成。具有包合作用的外层主分子具有较大的空穴结构,能将客分子即小分子药物全部或部分容纳在内,形成分子囊(molecule capsule)。

包合过程不存在化学反应,为物理过程,包合物是否形成及稳定存在,主要取决于主、客分子的立体结构及二者的极性,客分子需与主分子的空穴结构、大小及极性相适应才能形成稳定的包合物。包合物的稳定性主要取决于主、客分子间的范德华力,包合物中主分子与客分子的比例可以在较大范围内变化。

(一) 包合物的分类

根据主分子的结构可将包合物分为以下几种。①单分子包合物:单个主分子包合单个客分子,常用的包合材料有环糊精等。②多分子包合物:多个主分子由氢键连接,按一定的方向排列形成晶格空穴,客分子包合于其中,常用的包合材料有尿素、去氧胆酸等。③大分子包合物:天然或人工形成的大分子多孔结构,可容纳一定的客分子,常用的包合材料有葡聚糖凝胶、纤维素等。根据主分子空穴的几何形状又可分为管形包合物、笼形包合物和层状包合物。

(二) 包合物的特点

药物作为客分子经包合后,其物理性质会发生显著变化,具有如下优点:①提高药物的溶出度。难溶性药物经包合后,其溶解度增大,溶出速率加快,以利于增加药物吸收,提高生物利用度。如难溶性药物吡罗昔康制备成β-环糊精包合物后,其溶解度显著提高。②提高药物稳定性。如维生素C的β-环糊精包合物在高温、高湿、光照条件下的稳定性明显高于未包合状态。③掩盖药物的不良气味。如鱼腥草素β-环糊精包合物不仅增加了鱼腥草素的溶解度、促进药物溶出,提高稳定性,同时能够掩盖鱼腥草的不良气味;包合物还能够掩盖熊胆的腥苦味以及穿心莲的不良气味及苦味。④防止挥发性药物的挥发,使液态药物固态化。许多中药含有大量的挥发油,中药制剂中的挥发油成分久储易损失,将挥发油成分制成包合物,可将挥发油与周围环境阻隔,防止挥发,同时还可将液态药物粉末化。⑤调节药物释放速度,降低药物刺激性与毒副作用。熊胆β-环糊精包合物能降低熊胆对胃肠道的刺激性;雷公藤是一种有毒植物,但具有显著的抗炎及免疫抑制作用,其有效成分经β-环糊精包合后在体内释放缓慢,可有效降低药物毒副作用。

二、常用的包合材料

(一) 环糊精

环糊精(cyclodextrin,CD)是淀粉经环糊精葡萄糖基转移酶作用,酶解环合后得到的由6～12个D-葡萄糖分子,以1,4-糖苷键结合而成的环状低聚糖化合物,为水溶性、非还原性白色结晶,空间结构为略呈锥形的中空圆筒立体环装结构,在空洞结构中,较大开口端由C_2和C_3位仲羟基构成,较小开口端由C_6位伯羟基构成,具有亲水性,空腔内由于C—H键的屏蔽作用而形成疏水区,因此,环糊精外缘亲水而内腔疏水。其中,研究最多且具重要实际应用价值的有α、β、γ三种类型,分别由6、7、8个葡萄糖组成(表11-1)。三种CD的空穴内径及结构有较大差别,α-CD分子空洞较小,通常只能包合分子较小的客体,应用范围较窄,γ-CD分子空洞较大,但生产成本高,工业上不能大量生产,使其应用受到限制。

作为药物载体,β-CD的空穴大小适中(结构见图11-5),生产成本较低,水中溶解度最小,易从水中结晶析出,并随水温升高溶解度逐渐增大,当温度为20、40、60、80、100 ℃时,β-CD的溶解度分别为18.5、37、80、183、256 g/L;水中加入20%乙醇,常温下溶解度可增大到5.5%,这些性质均为β-CD包合物的制备提供了有利条件。

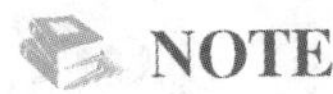
NOTE

表 11-1 α、β、γ 三种 CD 的性质

项　目	α-CD	β-CD	γ-CD
葡萄糖数	6	7	8
分子量	973	1135	1297
分子空间直径(内径)/nm	0.45～0.6	0.7～0.8	0.85～1.0
分子空间直径(外径)/nm	14.6±0.4	15.4±0.4	17.5±0.4
空穴深度/nm	0.7～0.8	0.7～0.8	0.7～0.8
比旋光度$[\alpha]_D^{25}(H_2O)/(°)$	+150.5±0.5	+162.5±0.5	+177.4±0.5
溶解度(25 ℃)/(g/100 g 水)	14.5	1.85	23.2
结晶形状	针状	棱柱状	棱柱状

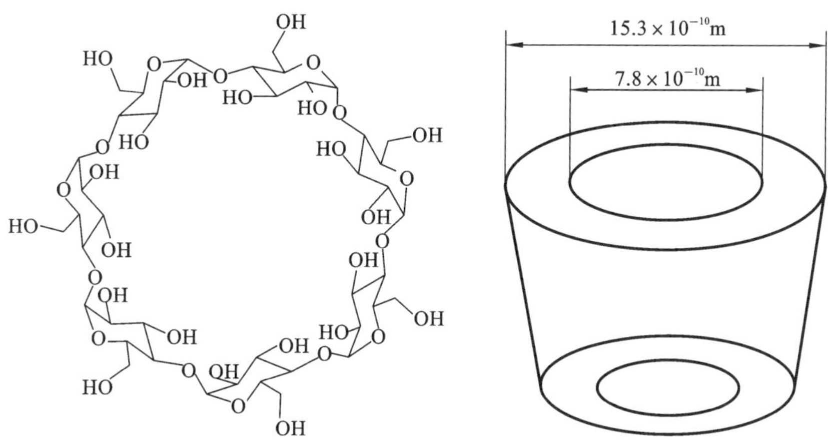

图 11-5 β-CD 的平面及立体结构示意图

（二）环糊精衍生物

在 β-CD 的圆筒两端，7 个伯羟基和 14 个仲羟基形成的分子内或分子间氢键阻止了水分子的水化，因而 β-CD 的溶解性较小，这限制了它在药学领域的应用，为了克服 β-CD 在应用中的缺陷，可对 β-CD 用不同方法进行改性，扩大其应用范围。在保持 β-CD 大环基本结构不变的情况下，引入修饰基团，得到具有不同性质和功能的产物，改性后的环糊精称为环糊精衍生物。β-CD 环状骨架中的羟基可以通过化学方法进行修饰，优化其物理化学性质，如将甲基、乙基、羟乙基、羟丙基等基团引入 β-CD 分子中，与羟基进行烷基化反应，破坏分子内氢键，可增大 β-CD 的溶解度。环糊精的衍生物可分为亲水性、疏水性和两亲性衍生物。

1. 亲水性环糊精衍生物

(1) 羟烷基 CD　如羟乙基-β-CD、羟丙基-β-CD 等。

(2) 甲基化 CD　如 2,6-二甲基-β-CD 和 2,3,6-三甲基-β-CD，甲基化后的 β-CD 都比母体 β-CD 的水溶性好，但溶解度随温度的升高反而降低，在有机溶剂中的溶解度增大。

(3) 分支化支链 CD　分支链是糖的取代产物，有葡萄糖基 CD、麦芽糖基 CD、麦芽三糖基 CD，其溶解度都显著高于母核 CD，其中较为常用的有葡萄糖基-β-CD。

在亲水性环糊精衍生物中，较为常用的有羟丙基-β-环糊精(HP-β-CD)和磺丁基醚-β-环糊精(SBE-β-CD)等。HP-β-CD 是 β-CD 的 C_2、C_3、C_6 位羟基被羟丙基取代得到的衍生物，HP-β-CD 比 β-CD 在水中溶解性好，25 ℃时 HP-β-CD 在水中的溶解度为 750 g/L。SBE-β-CD 是 β-CD 与 1,4-丁烷磺内酯反应生成的 β-CD 衍生物。常用的有取代度为 4 或 7 的 $(SBE)_{4m}$-β-CD、

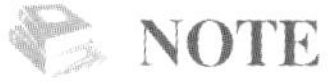

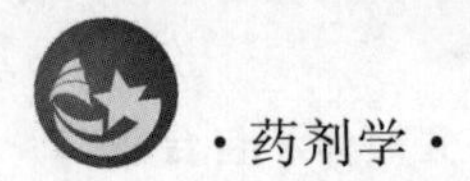

$(SBE)_{7m}$-β-CD，$(SBE)_{7m}$-β-CD 在水中的溶解度为 900 g/L，SBE-β-CD 比 β-CD 具有更好的溶解性、安全性、稳定性及增溶能力。

2. 疏水性环糊精衍生物 CD 分子中羟基的 H 被乙基或酰基取代的衍生物，如乙基-β-CD，可作为水溶性药物的包合材料，起到一定的缓释作用。

3. 两亲性环糊精衍生物 在 CD 分子的外侧嫁接疏水性侧链，使 CD 衍生物既具有亲水性又具有亲脂性，可在水溶液中形成胶束，作为靶向制剂的载体材料。

三、包合作用的影响因素

包合作用的影响因素：①主客分子的大小。客分子的大小和形状应与主分子空穴的大小及结构相适应，才能形成较稳定的包合物。若客分子过大，则难以全部嵌入主分子空穴内，可能只有客分子的侧链部分被包合，形成的包合物不稳定；若客分子过小，则不能充满主分子内部空穴，包合作用力较弱，形成的包合物不稳定。通常药物分子的原子数应大于 5，如有稠环，稠环数应小于 5，药物的分子量在 100～400 较为合适。②药物的极性。环糊精的空穴内部为疏水性结构，因此非极性分子更容易进入疏水性空穴，即疏水性、非解离型药物更易于进入环糊精空穴内形成稳定的包合物。③主客分子的比例。当主客分子的比例为 1∶1 时，形成单分子包合物的稳定性较好。如环糊精用量少，可造成包合不完全；如环糊精用量过多，则包合物的载药量降低。④包合条件。采用不同的包合物制备方法，选择不同的包合温度、搅拌速度、包合时间、干燥方法等都会影响包合效率。⑤包合作用的竞争性。在水溶液中，包合物与客分子药物处于一种动态平衡状态，溶液中的其他物质或有机溶剂会与客分子产生竞争性包合作用，可将原包合物中的药物分子置换出来，影响包合效率。

四、包合物的制备方法

（一）饱和水溶液法

饱和水溶液法又称为重结晶法或共沉淀法，将环糊精配制成饱和水溶液，将饱和水溶液与客分子药物以一定比例混合，在一定温度下搅拌或震荡至包合物形成，经冷藏、浓缩或加入沉淀剂，使包合物沉淀析出，之后过滤、洗涤、干燥即得。制备过程中，影响包合率的主要因素有投料比、包合温度、包合时间、搅拌方式等。

（二）研磨法

在环糊精中加入 2～5 倍水混匀，加入客分子药物并充分研磨至糊状，药物可先溶于少量有机溶剂再与 CD 混合，经低温干燥，用适宜溶剂洗涤除去未包合的药物，再干燥，即得包合物。该方法中影响包合率的主要因素包括主客分子的比例和研磨提供能量的大小。

（三）超声波法

在环糊精饱和水溶液中加入客分子药物，混合后置于超声波发射器中，经适当强度的超声波处理以代替搅拌，将析出的沉淀以适宜溶剂洗涤，干燥即得包合物。

（四）冷冻干燥法

适用于干燥过程中受热易分解或制得的包合物易溶于水，不易析出沉淀的情况。将包合材料与客分子药物在适当溶剂中进行包合，之后采用冷冻干燥法除去溶剂。该法制得的包合物疏松易溶，可用于制备注射用无菌粉末。

（五）喷雾干燥法

将包合材料与客分子药物在适当溶剂中进行包合，之后采用喷雾干燥法除去溶剂。适用于遇热较稳定，难溶性、疏水性药物包合物的制备，该法适用于大批量生产。

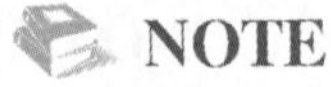

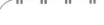

五、包合物的物相鉴定

(一) X射线衍射法

由于晶体物质在相同的衍射角 θ 处具有不同的晶面距离，从而在X射线衍射图谱中显示不同的衍射峰。如萘普生与β-CD的物理混合物谱图中显示二者的衍射峰重叠，而萘普生包合物谱图中无药物衍射峰，说明药物已进入β-CD空穴内，并处于无定型状态，证明药物与β-CD形成了包合物。

(二) 红外光谱法

药物包合前后红外吸收峰的变化，可以证明包合物的形成。此法主要用于含羰基药物的检测。分别将药物、环糊精、二者物理混合物及包合物的红外光谱图进行比较，如萘普生在1725～1685 cm^{-1} 处有羰基吸收峰，萘普生与β-CD物理混合物的红外光谱图中此峰不变，并与β-CD的吸收峰重叠，但萘普生-β-CD包合物的红外光谱图显示此峰明显降低，这是由于包合过程中萘普生分子间氢键断裂造成的。

(三) 核磁共振法

根据核磁共振谱中氢原子、碳原子化学位移的大小，可以验证包合物的形成。含有芳香环的药物可采用 ^{1}H-NMR法，不含有芳香环的药物采用 ^{13}C-NMR法，例如辣椒碱经β-CD包合后，包合物中辣椒碱的 H_3～H_8 的化学位移与自由辣椒碱相比移向高场，证明辣椒碱中异丙基端的 H_3～H_8 部分进入到β-CD的疏水腔内，形成了辣椒碱-β-CD包合物。

(四) 荧光光度法

此法通过比较药物与包合物的荧光光谱曲线中，吸收峰的强度和位置的变化来验证包合物的形成。如诺氟沙星与β-CD形成包合物后，荧光强度明显增强。

(五) 圆二色谱法

非对称分子对组成平面偏振光的左旋和右旋圆偏振光的吸收系数不相等，称为圆二色性。以不同波长平面偏振光的波长为横坐标，以吸收系数之差为纵坐标作图，得到的图谱即圆二色谱。维生素A酸溶于二甲基亚砜后有明显的圆二色性，β-CD为对称分子，无圆二色性，维生素A酸与β-CD形成包合物后虽有圆二色性，但与维生素A酸的圆二色性有显著差异，可证明包合物形成。

(六) 紫外分光光度法

通过包合前后紫外吸收曲线中吸收峰的位置及峰高的变化，可判断是否形成包合物。甘松挥发油在波长250 nm左右有最大吸收峰，甘松挥发油与β-CD物理混合物也有此吸收峰，而甘松挥发油-β-CD包合物在此波长处无吸收峰，且吸收曲线与β-CD吸收曲线相似，表明甘松挥发油进入β-CD空穴内形成了包合物。

(七) 热分析法

分别测定药物、环糊精、二者物理混合物及包合物的DSC曲线，经包合后，药物的结晶程度大大降低或消失，对比曲线可以发现包合物的热分析图谱中药物结晶的热吸收峰消失，证明了包合物形成。

(八) 薄层色谱法

将适宜的固定相涂布于玻璃板上，成一均匀薄层，待点样、以适当的展开剂展开后，根据样品的比移值(Rf值)与对照物按同法所得比移值对比，可进行药品的鉴别、杂质检查或含量测定。如在油樟叶挥发油-β-环糊精包合物验证过程中，分别取油樟叶挥发油1 mL，包合物适量

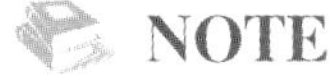

按药典法提取挥发油，另取包合物和β-环糊精各 1 g，用无水乙醇溶液 20 mL 溶解；将 4 个样品点于硅胶 G 薄层板上，用甲苯-乙酸乙酯（9∶1）为展开剂展开，以 5%香草醛硫酸溶液为显色剂，烘干显色。结果可见，挥发油和包合物中提取出的挥发油的层析点分别有 4 个，并且位置一致，说明油樟叶挥发油包合前后的主要成分基本一致，挥发油没有发生变化；而包合物和β-环糊精在相应位置未见层析点，说明油樟叶挥发油-β-环糊精包合物已经形成。

本章小结

固体分散体和包合物的主要应用是增加难溶性药物溶解度和溶出速率。固体分散体常用的载体材料有水溶性、难溶性及肠溶性三类，分别用于制备速释型、缓控释型及肠溶型固体分散体。固体分散体中药物分散状态决定了药物溶出速率，药物溶出速率大小顺序：分子状态＞亚稳定态、无定形态＞微晶态。可采用熔融法、溶剂蒸发法、溶剂-熔融法、研磨法、溶剂-喷雾（冷冻）干燥法、双螺旋挤压法等方法制备固体分散体，其稳定性受多种因素的影响，在制备和储存过程中可通适宜的方法来提高固体分散体的稳定性，并防止老化。包合物是指一种分子被包嵌于另一种分子的空穴结构内而形成的复合物。常用的包合材料有环糊精及其衍生物。应注意多种因素会影响包合效率。可选用饱和水溶液法、研磨法等方法制备包合物。固体分散体和包合物的形成可选用溶解度和溶出速率测定法、热分析法（DTA、DSC）、X 射线衍射法、红外光谱法、核磁共振法等方法进行鉴定。

目标检测

推荐阅读文献

复习思考题

1. 简述固体分散体的定义、类型、不同类型固体分散体的药物分散状态及释药速率。
2. 分析固体分散体的优缺点。
3. 简述固体分散体的载体材料和制备方法。
4. 简述固体分散体的速释和缓释原理及所使用的载体材料。
5. 分析如何提高固体分散体的稳定性？
6. 固体分散体的验证方法有哪些？
7. 何为包合物？包合物有何特点？
8. 简述包合物的类型、包合材料及影响包合的因素。
9. 简述包合物的制备方法。如何验证是否形成包合物？

参考文献

[1] 方亮. 药剂学[M]. 8 版. 北京：人民卫生出版社，2016.

[2] 崔福德. 药剂学[M]. 7 版. 北京：人民卫生出版社，2011.

[3] 孟胜男，胡容峰. 药剂学[M]. 北京：中国医药科技出版社，2016.

[4] 平其能，屠锡德，张钧寿，等. 药剂学[M]. 4 版. 北京：人民卫生出版社，2013.

（刘　佳　吕晓洁）

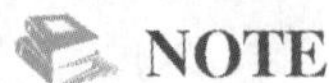

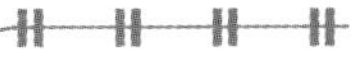

第十二章　微粒给药系统与靶向制剂

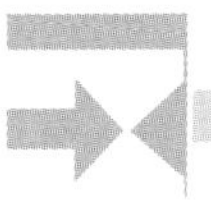

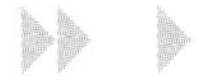

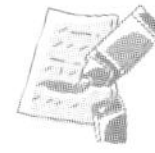

学习目标

1. 掌握：药物微粒分散体系的概念、分类及性质（粒径大小、分布、絮凝与反絮凝）；脂质体、聚合物胶束、纳米粒、纳米乳、微囊与微球的概念和特点；靶向制剂、被动靶向、主动靶向和物理化学靶向的概念及其特点。

2. 熟悉：微粒分散体系物理稳定性的各种理论；脂质体的组成、成膜材料、制备方法及质量评价方法；聚合物胶束、纳米粒、纳米乳的制备及质量评价方法；微囊与微球的释药机制及影响因素、常用的制备与质量评价方法；被动靶向制剂、主动靶向制剂和物理化学靶向制剂的设计原理及靶向性评价。

3. 了解：药物微粒分散体系性质的测定方法；微粒给药系统在制剂中的应用；类脂囊泡的概念及其特点；靶向制剂的发展前沿。

扫码看 PPT

第一节　微粒分散体系与微粒给药系统

一、概述

（一）微粒分散体系的概念

分散体系（disperse system）是一种或几种物质分散在某种介质中所形成的体系。被分散的物质称为分散相（disperse phase），而连续的介质称为分散介质（disperse medium）。分散体系按分散相粒子的粒径大小可分为分子分散体系（粒径小于 1 nm）、胶体分散体系（粒径为 1～100 nm）和粗分散体系（粒径大于 100 nm），参见表 12-1。根据分散相和分散介质之间亲和力不同，将胶体分散体系分为亲液胶体（lyophilic colloid）和疏液胶体（lyophobic colloid）。高分子溶液属于亲液胶体；溶胶（sol）是多相分散体系，在介质中不溶，有明显的相界面，属于疏液胶体。高分子溶液有些性质和溶胶类似，但它是均匀分散的真溶液，是热力学稳定、可逆的体系，因此和溶胶有本质的区别。

表 12-1　按照分散相质点的粒径对分散体系分类

类　型	粒　径	微粒特点
粗分散体系（混悬液、乳剂等）	＞100 nm	一般显微镜下可见，不能透过滤纸和半透膜，不扩散
胶体分散体系（高分子溶液剂、溶胶剂）	1～100 nm	超微显微镜如电镜下可见，能透过滤纸，不能透过半透膜，扩散慢

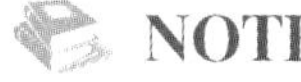

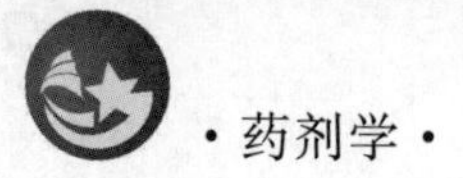

续表

类型	粒径	微粒特点
分子分散体系（低分子溶液剂）	<1 nm	超微显微镜下不可见，能透过滤纸和半透膜，扩散快

通常将粒径为 1 nm～500 μm 的粒子统称为微粒(microparticle)，由微粒作为分散相构成的分散体系则统称为微粒分散体系(microparticulate disperse system)。

（二）微粒分散体系的基本特性

微粒分散体系研究的重点是不均匀的多相分散体系，它们有如下共同的基本特性。

1. 分散性 微粒分散体系的性质和分散度直接相关。例如胶粒的布朗运动、扩散慢、沉降、不能透过半透膜等性质，皆由微粒分散体系特殊的分散度决定。粒子大小为 1～100 nm 的分散体系才会有 Tyndall 现象和动力学稳定性，分散度较大的粗分散体系则不具备这些特点。

2. 多相性 微粒分散体系是不均匀的，其多相性表现在分散相粒子和介质之间有明显的相界面，而溶液体系是均匀分散的单相体系，两者的性质完全不同，多相性是它们之间的根本性区别。

3. 聚结不稳定性 随分散相微粒直径的减小，微粒比表面积显著增大，使微粒具有相对较高的表面自由能。体系有缩小表面积、降低表面能的自发趋势，是热力学不稳定体系。体系中分散相粒子自发聚结的趋势称为聚结不稳定性。

微粒分散体系的分散性、多相性和聚结不稳定性之间是相互关联的，它们是微粒分散体系的基本特点。

（三）微粒给药系统及其在药剂学中的应用

微粒分散体系应用于药剂学学科，逐渐发展为微粒给药系统。微粒给药系统(microparticulate drug delivery system，MDDS)，又称微粒制剂，是指药物或与适宜载体(一般为生物可降解材料)，经过一定的分散包埋技术制得具有一定粒径(微米级或纳米级)的微粒组成的固态、液态、半固态或气态药物制剂。微粒给药系统中常见的微粒有微球、微囊、脂质体、囊泡、纳米乳、亚微乳、聚合物胶束、纳米粒等微粒药物载体以及药物纳米晶等。其中，属于微米分散体系的微粒给药系统主要包括微球、微囊等，分散相粒径为 1～500 μm；属于纳米分散体系的微粒给药系统主要包括脂质体、囊泡、纳米乳、亚微乳、聚合物胶束、纳米粒和药物纳米晶等，分散相粒径一般小于 1000 nm。

随着现代制剂技术的发展，微粒给药系统已逐渐用于临床，其给药途径包括外用、口服与注射等。外用和口服微粒制剂一般有利于药物渗透皮肤、黏膜等生物膜，注射用微粒制剂一般具有缓释、控释或靶向作用。微粒给药系统在药剂学中具有以下重要意义：①由于粒径小、分散度大，有助于提高难溶性药物的溶解度，提高药物的生物利用度；②有利于提高药物在分散介质中的分散性；③药物被包封在载体中，可改善药物的稳定性；④不同大小的微粒在体内分布具有一定的选择性，如一定大小的微粒在体内容易被网状内皮系统吞噬，可达到肝脾等器官的被动靶向；⑤微球和微囊等微粒能控制药物的释放速度，具有明显的缓释作用，可以延长药物在体内的作用时间，降低毒副作用等。

微粒给药系统因具有上述独特的性质，在缓控释和靶向制剂的研究中发挥着重要的作用。微粒药物载体能改善药物的理化性质和生物学性质，可作为小分子药物以及蛋白质和多肽、疫苗、基因等大分子药物的递送载体，在药物制剂领域具有广阔的应用前景。

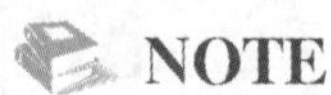

二、微粒分散体系的性质

（一）微粒大小

微粒大小是微粒分散体系的重要参数，对其体内外的性能有十分重要的影响。微粒大小对微粒分散体系的稳定性等体外性质有重要影响。不同大小的微粒分散体经口服后，其体内吸收行为也有很大的差别。不同大小的微粒分散体系静脉注射给药时，在体内具有不同的分布特征：①小于 50 nm 的微粒能够穿透肝脏内皮，通过毛细血管末梢或通过淋巴传递进入骨髓组织；②静脉注射、腹腔注射 0.1～3.0 μm 的微粒分散体系能很快被网状内皮系统（RES）的巨噬细胞所吞噬，最终多数药物微粒浓集于巨噬细胞丰富的肝脏和脾脏等部位；③人肺毛细血管直径为 2 μm，大于肺毛细血管直径的粒子被滞留下来，小于该直径的微粒则通过肺而到达肝、脾，被巨噬细胞清除；④若注射大于 50 μm 的微粒至肠系膜动脉、门静脉、肝动脉或肾动脉，可使微粒分别截留在肠、肝、肾等相应部位。

（二）微粒分散体系的动力学性质

1. 布朗运动 1827 年布朗（Brown）在显微镜下对水中悬浮的花粉进行了观察，发现花粉微粒在不停地无规则移动和转动，并将这种现象命名为布朗运动（Brownian motion）。

研究表明，布朗运动是液体分子热运动撞击微粒的结果。如果微粒较大，如大于 10 μm 时，在某一瞬间液体分子从各个方向对微粒的撞击可以彼此抵消；但如果微粒很小，如小于 100 nm 时，某一瞬间液体分子从各个方向对微粒的撞击就不能彼此抵消，某一瞬间在某一方向上获得较大冲量时，微粒就会向此方向做直线运动，在另一瞬间又向另一方向运动，即表现为布朗运动。

布朗运动是微粒扩散的微观基础，而扩散现象又是布朗运动的宏观表现。正是由于布朗运动使很小的微粒具有了动力学的稳定性。

爱因斯坦根据分子运动论导出了布朗运动的公式：

$$\Delta = \sqrt{\frac{RTt}{L3\pi\eta r}} \tag{12-1}$$

式中，Δ 为在 t 时间内粒子在 x 轴方向的平均位移；η 为介质的黏度；r 为粒子半径；T 为系统的热力学温度；L 为阿伏伽德罗常数。r 越小，η 越小，T 越高，则 Δ 越大，布朗运动越明显。布朗运动的本质是质点的热运动。

2. 扩散与渗透压 作为布朗运动的结果，胶体质点可自发地从高浓度区域向低浓度区域扩散（图 12-1），扩散速率遵从菲克第一定律（Fick's first law）：

$$\frac{\mathrm{d}m}{\mathrm{d}t} = -DA\frac{\mathrm{d}C}{\mathrm{d}x} \tag{12-2}$$

式（12-2）中，设胶体分散系的浓度梯度为 $\mathrm{d}C/\mathrm{d}x$，沿浓度梯度方向各平行界面的浓度不同，但在任一截面上的浓度是均匀的；设通过截面 S 扩散的胶粒质量为 m，扩散速率为 $\mathrm{d}m/\mathrm{d}t$，则扩散速率与浓度梯度及截面 S 的面积 A 成正比；D 为扩散系数，是指单位浓度梯度下单位时间内通过单位截面积的胶粒质量，单位是 m^2/s。由于扩散方向与浓度梯度的方向相反，在公式上加上负号以使扩散速率为正值。

爱因斯坦导出了布朗运动的位移与扩散系数之间的关系：

$$\Delta = \sqrt{2Dt} \tag{12-3}$$

根据式（12-3），可以通过测定布朗运动的位移求出扩散系数。将式（12-1）代入式（12-3）中得

$$D = \frac{RT}{L} \times \frac{1}{6\pi\eta r} \tag{12-4}$$

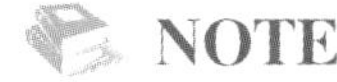
NOTE

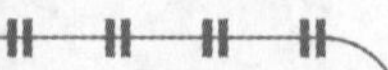

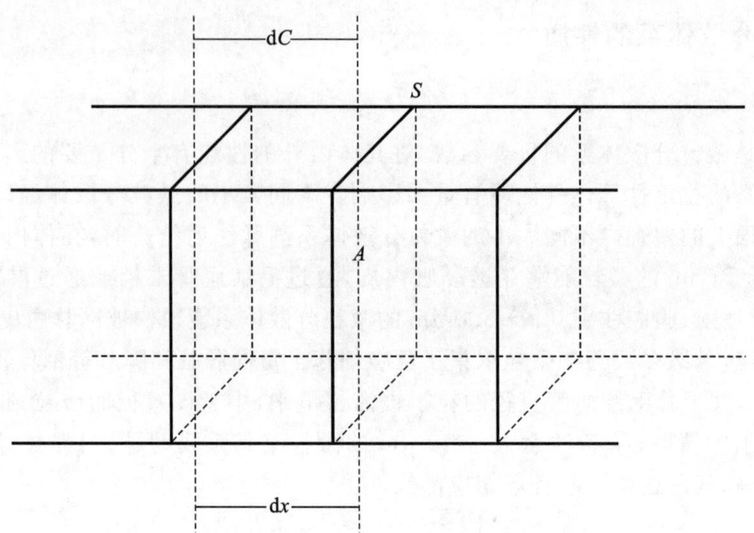

图 12-1　扩散示意图

从式(12-4)可见，粒子的扩散能力和粒子的大小成反比，粒径越大，扩散能力越弱。通过扩散系数的大小，可求出质点的粒径。若已知粒子的密度，可求出粒子的摩尔质量。

将只允许溶剂分子通过而不允许溶质分子通过的半透膜的两侧分别放入溶液和纯溶剂，这时纯溶剂侧的溶剂分子通过半透膜扩散到另一溶液侧，这种现象称为渗透(osmosis)。爱因斯坦指出扩散作用和渗透压之间有着密切的联系。如果没有半透膜，溶质分子将从高浓度向低浓度方向扩散，这种扩散力和溶剂分子通过半透膜从低浓度向高浓度方向的渗透力大小相等、方向相反。胶体粒子比溶剂分子大得多，不能通过半透膜，因此在溶胶和纯溶剂之间会产生渗透压(osmotic pressure)，渗透压的大小可用稀溶液的渗透压公式计算：

$$\pi = cRT \tag{12-5}$$

式中，π 为渗透压；c 为溶胶的浓度；R 为气体常数；T 为绝对温度。

由于稳定性的缘故，一般溶胶的浓度较低，其渗透压也很低，因而很难测定。高分子溶液可以配制成高浓度的溶液，因此它的渗透压较大，可以测出来。渗透压法是测定高分子摩尔质量的一个常用方法。

3. 沉降与沉降平衡　分散体系中微粒粒子的密度如果大于分散介质的密度，就会发生沉降(sedimentation)。如果是粗分散体系，粒子较大，经过一段时间后，粒子会全部沉降到容器的底部。如果粒子比较小，布朗运动明显，粒子一方面受到重力作用而沉降，另一方面由于沉降使上、下部分的浓度发生变化，引起扩散作用，使浓度趋向于均匀。当沉降和扩散这两种方向相反的作用力达到平衡时，体系中的粒子以一定的浓度梯度分布，这种平衡称作沉降平衡(sedimentation equilibrium)。达到平衡后，体系的最下部浓度最大，随高度的上升浓度逐渐减小。

在一个截面积为 A 的圆柱形容器内(图 12-2)，装有某种分散体系，设分散微粒为大小均匀的球形粒子，半径为 r，微粒和介质的密度分别为 ρ、ρ_0，微粒在高度为 h_1 和 h_2 处的浓度分别为 C_1 和 C_2，微粒在介质中所受的重力 $F_{重} = \frac{4}{3}\pi r^3(\rho-\rho_0)g$，粒子在分散介质中的扩散力可以用渗透压公式表示。在一个浓度不均匀的溶液中，若任一截面上放置一个半透膜，溶剂分子通过半透膜从低浓度向高浓度方向迁移的渗透力和溶质分子从高浓度向低浓度迁移的扩散力大小相等、方向相反。则在高度为 $\mathrm{d}h$ 的体积内粒子所受到的总扩散力：

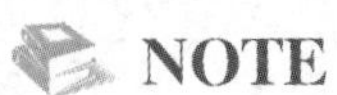
NOTE

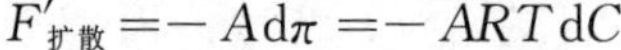

$$F'_{扩散} = -A\mathrm{d}\pi = -ART\mathrm{d}C$$

粒子总数：

$$LC\,\mathrm{d}V = LCA\,\mathrm{d}h$$

每一个粒子所受到的扩散力：

$$F'_{扩散} = \frac{-ART\,\mathrm{d}C}{LCA\,\mathrm{d}h} = \frac{-RT}{LC} \cdot \frac{\mathrm{d}C}{\mathrm{d}h}$$

达到平衡时，重力和扩散力大小相等、方向相反：

$$F'_{扩散} = \frac{-RT}{LC} \cdot \frac{\mathrm{d}C}{\mathrm{d}h} = \frac{4}{3}\pi r^3(\rho - \rho_0)g$$

将上式积分，得

$$\ln\frac{C_2}{C_1} = -\frac{L}{RT} \cdot \frac{4}{3}\pi r^3(\rho - \rho_0)g(h_2 - h_1) \tag{12-6}$$

式(12-6)即为高度分布公式，反映了微粒分散体系达到沉降平衡后体系浓度和高度的关系。

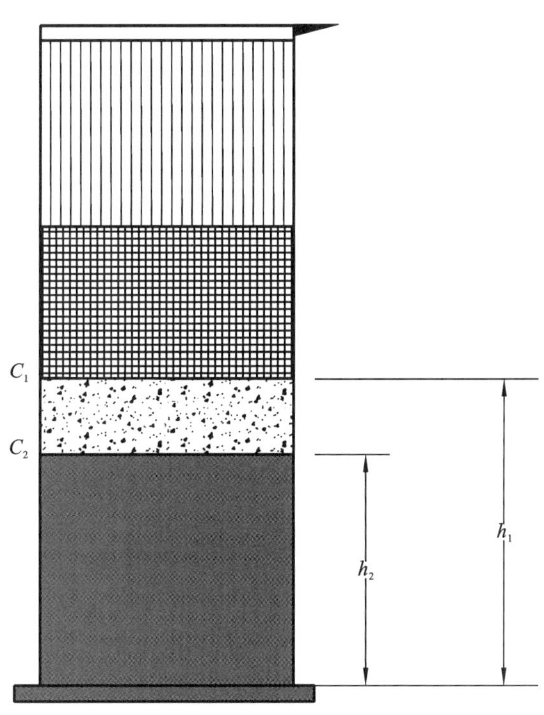

图 12-2 沉降平衡示意图

Perrin、Westgren 等人观察不同粒子的高度分布，用实验验证了式(12-6)的正确性。由式(12-6)可知，粒子浓度随高度的变化程度和粒子的大小及密度有关。相同物质的微粒分散体系，微粒越大，浓度随高度的变化越大；不同种类物质的微粒分散体系，物质的密度越大，浓度随高度的变化越大。

粒径较大的微粒受重力作用，静置时会自然沉降，其沉降速度服从 Stokes 定律（见第二章第七节）。沉降速度 v 可用来评价粗分散体系的动力学稳定性，v 越小说明体系越稳定，反之则越不稳定。

（三）微粒分散体系的光学性质

光是一种电磁波，当一束光照射到一个微粒分散体系时，可以出现光的吸收、反射和散射等现象。光的吸收主要由微粒的化学组成与结构所决定；光的反射与散射主要取决于微粒的大小。微粒的粒径小于光的波长，会出现光散射现象，而粒径较大的粗分散体系只有光的反射。微粒由于大小不同表现出不同的光学现象，从而可以根据光学现象进行微粒大小的测定。

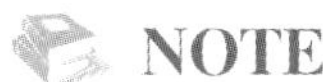

丁达尔(Tyndall)效应正是微粒散射光的宏观表现。在暗室内将一束光线通过微粒分散体系，则在其侧面可以观察到明显的乳光，这就是丁达尔效应。在纳米级大小的微粒分散体系中，即使在正常的室内光线下，也可以观察到明显的乳光，事实上，这已经成为判断纳米分散体系的一个简单的方法。

同样条件下，粗分散体系以反射光为主，不能观察到丁达尔效应；而低分子溶液的真溶液则是以透射光为主，同样也观察不到乳光。

（四）微粒分散体系的电学性质

微粒分散体系的电学性质主要是由微粒表面发生的电离、吸附或摩擦等而产生的电荷所表现的性质。

1. 电泳 如果将两个电极插入微粒分散体系的溶液中，再通以电流，则分散于溶液中的微粒可向阴极或阳极移动，这种在电场作用下微粒的定向移动就叫电泳(electrophoresis)。

设有一个半径为 r 的球形微粒，表面电荷密度为 σ，在电场强度为 E 的电场作用下移动，其恒速运动速度为 v，此时微粒受两种作用力，一种是静电力(F_e)，另一种是摩擦阻力(F_s)，而且这两种力在恒速运动时大小相等，即

$$F_e = \sigma E \tag{12-7}$$

$$F_s = 6\pi\eta r v \tag{12-8}$$

$$\sigma E = 6\pi\eta r v \tag{12-9}$$

故

$$v = \frac{\sigma E}{6\pi\eta r} \tag{12-10}$$

可见微粒在电场作用下移动的速度与其粒径大小成反比，其他条件相同时，微粒越小，移动越快。

2. 双电层结构 当固体粒子混悬于液体中时，固体粒子可以从溶液中选择性地吸收某种离子，也可以是其本身发生电离作用而以离子形式进入溶液中，以致固液两相分别带有不同符号的电荷，在界面上形成了双电层结构。

对于双电层的具体结构，不同学者提出了不同的看法。1879 年 Helmholz 提出平板型双电层模型，1910 年 Gouy 和 1913 年 Chapman 修正了平板型双电层模型，提出了扩散双电层模型，后来 Stern 又提出了 Stern 模型。

(1) Helmholz 平板双电层模型 Helmholz 认为固体的表面电荷与溶液中带相反电荷的离子(即反离子)构成平行的两层，如同一个平板电容器，如图 12-3 所示。双电层之间的距离 δ 很小，约等于反离子的半径。在双电层内粒子的表面电势 ψ_0 直线下降，距离 δ 处的电势降为零。在外电场的作用下，带有不同电荷的胶粒和介质分别向不同的电极运动。该模型过于简单，由于离子的热运动，反离子不可能形成平板电容器。

(2) Gouy-Chapman 扩散双电层模型 Gouy 和 Chapman 认为，由于正、负离子静电吸引和热运动两种效应的结果，溶液中的反离子只有一部分紧密地排在固体粒子表面附近，相距 1～2 个离子厚度称为紧密层；与紧密层相邻，随着距离增加反离子较少，离子按一定的浓度梯度扩散到溶液主体中，称为扩散层，如图 12-4 所示。在电场中，固液之间发生相对位移时，所移动的切动面为 AB 面。胶粒表面到液体内部的总电势称为表面电势或热动力电势(electrothermodynamic potential，ψ_0)，从切动面到液体内部电中性处的电势称为动电势(electrokinetic potential)或 ξ 电势(Zeta potential)。ξ 电势在固液相之间出现相对位移时才能表现出来，因此称为动电势。热力学电势不受液体中离子浓度的影响，但 ξ 电势会受离子浓度的影响。溶液中的离子浓度增加，更多的反离子挤入切动面，使 ξ 电势下降。Gouy-

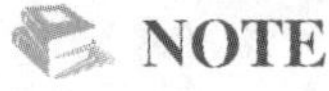

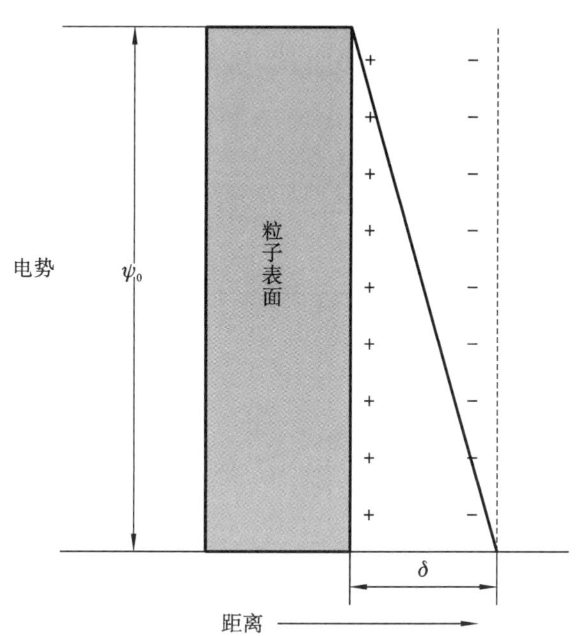

图 12-3 Helmholz 平板双电层模型

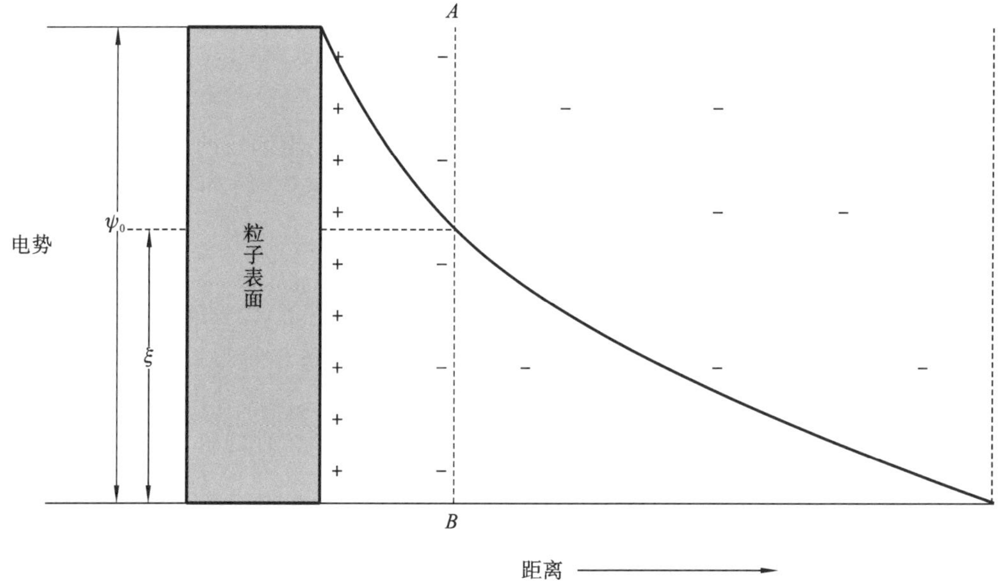

图 12-4 Gouy-Chapman 扩散双电层模型

Chapman 扩散双电层模型区分了热动力电势 ψ_0 和 ξ 电势，但没有给出 ξ 电势的明确物理意义，不能解释加入电解质后，有时 ξ 电势会超过表面电势的现象。

（3）Stern 扩散双电层模型　1924 年，Stern 对扩散双电层模型进行了进一步修正，他认为吸附在固体表面的反电荷离子形成扩散双电层，即在粒子表面吸附的固定层和紧邻的可以自由运动的扩散层。固定层称为 Stern 层，在扩散层中反离子电性中心构成的面称为 Stern 面，其他反离子扩散到溶液内部[图 12-5(a)]。Stern 平面的净电势为 ψ_d，称为 Stern 电势，固体的表面电势为 ψ_0。

从固体表面至 Stern 面，电势从 ψ_0 直线降低至 ψ_d，电势的变化趋势与平板双电层相似。扩散层电势从 ψ_d 一直降为 0，规律与 Gouy-Chapman 扩散双电层相似。

在 Stern 层的反离子与胶粒一起运动，溶液中的反离子都是水合离子，这部分水分子在电

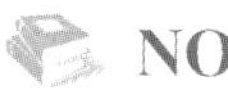
NOTE

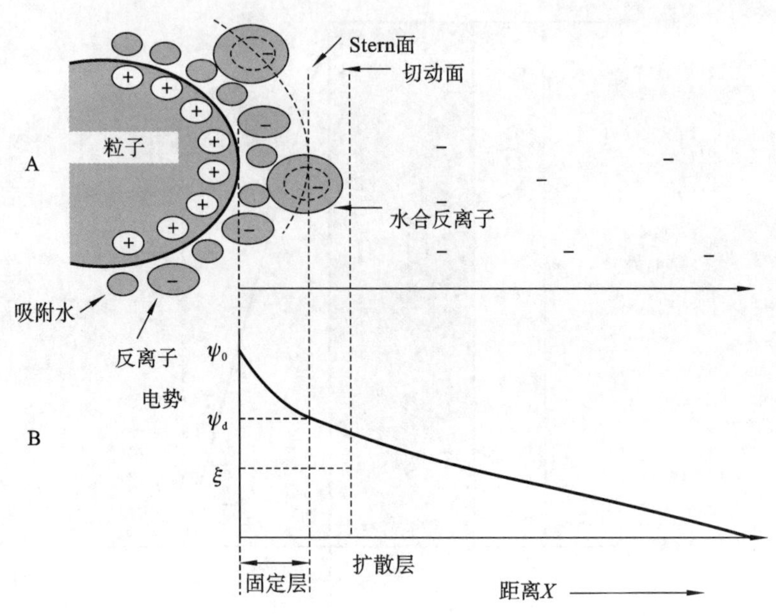

图 12-5　Stern 扩散双电层模型

场中和胶粒与反离子作为一个整体一起运动。因此，切动面的位置在 Stern 面以外，ξ 电势略小于 ψ_d[图 12-5(b)]。ξ 电势与电解质浓度有关，电解质浓度越大，扩散层越薄，ξ 电势越小。当电解质浓度足够大时，可使 ξ 电势为零，称为等电态，此时电泳、电渗速度为零，溶胶很容易聚沉。

ξ 电势与微粒的物理稳定性关系密切。ξ 电势除了与介质中电解质的浓度、反离子的水化程度等有关外，也与微粒的大小有关。根据静电学，ξ 电势与球形微粒的半径 r 之间有如下关系：

$$\xi = \sigma\varepsilon / r \tag{12-11}$$

式中，σ 为表面电荷密度；ε 为介质的介电常数。可见在相同条件下，微粒越小，ξ 电势越高。

Stern 扩散双电层模型赋予了 ξ 电势较为明确的物理意义：ξ 电势是切动面与溶液内部电中性处的电势差，它是 Stern 电势 ψ_d 的一部分。该模型解释了电解质对 ξ 电势的影响，并对高价离子和表面活性剂大离子使 ξ 电势改变或升高的现象给予了合理的解释。但是，仍有一些实验事实难以得到解释，双电层理论仍在发展中。

三、微粒分散体系物理稳定性相关理论

微粒分散体系的物理稳定性直接关系到微粒给药系统的应用。在宏观上，微粒分散体系的物理稳定性主要表现为微粒粒径的变化，微粒的絮凝、聚结、沉降、乳析和分层等。影响微粒分散体系稳定性的因素十分复杂，而研究这些因素将有利于改善微粒分散体系的物理稳定性。

（一）絮凝与反絮凝

微粒表面具有扩散双电层，使微粒表面带有同种电荷，在一定条件下因相互排斥而稳定。双电层的厚度越大，则相互排斥的作用力就越大，微粒就越稳定。如在体系中加入一定量的某种电解质，可能中和微粒表面的电荷，降低表面带电量，降低双电层的厚度，使微粒间的斥力下降，出现絮状聚集体，但振摇后可重新分散均匀。这种现象称为絮凝，加入的电解质称为絮凝剂。

将电解质加入微粒分散体系时，离子被选择性地吸附于微粒表面，中和电荷而影响微粒的带电量及双电层厚度，从而形成絮凝。因此，电解质的离子强度、离子价数、离子半径等都会对絮凝产生影响。一般离子价数越高，絮凝作用越强，如化合价为 2、3 价的离子，其絮凝作用分

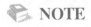

别约为1价离子的10倍和100倍。当絮凝剂的加入使ξ电位降至20～25 mV时，形成的絮凝物疏松、不易结块，而且易于分散。

如果在微粒体系中加入某种电解质使微粒表面的ξ电位升高，静电排斥力增加，阻碍了微粒之间的碰撞聚集，这个现象称为反絮凝，加入的电解质称为反絮凝剂。对于粒径较大的微粒粗分散体系，如果出现反絮凝，就不能形成疏松的纤维状结构，微粒之间没有支撑，沉降后易产生严重结块，不能再分散，对物理稳定性是不利的。

同一电解质可因加入量的不同，在微粒分散体系中起絮凝作用(降低ξ电位)或反絮凝作用(升高ξ电位)。如枸橼酸盐或酸式枸橼酸盐、酒石酸盐或酸式酒石酸盐、磷酸盐和一些氯化物(如三氯化铝)等，既可做絮凝剂又可做反絮凝剂。

絮凝和反絮凝主要应用于提高微粒分散体系的物理稳定性。如果微粒体系能够呈絮凝状态，或者一直保持反絮凝状态而不沉淀，那么此体系就具有良好的物理稳定性。因此，为了使微粒体系具有最佳的物理稳定性，可以通过以下三种方法实现：①使用絮凝剂使微粒保持絮凝状态而防止出现结块现象。②在系统中加入水溶性高分子材料，使微粒分散于高分子溶液中，形成反絮凝状态。水溶性高分子材料常用甲基纤维素、羧甲纤维素、卡波姆等。这些高分子材料还可以改变分散体系的黏度从而减小微粒的沉降速度，维持微粒的稳定状态。③加入絮凝剂并将微粒分散体系与高分子溶液混合，可使整个体系达到最佳稳定体系。

(二) DLVO理论

微粒之间普遍存在范德华(van der Waals)吸引作用，但粒子相互接近时又因双电层的重叠而产生排斥作用，微粒的稳定性就取决于微粒之间吸引与排斥作用的相对大小。在20世纪40年代，苏联学者Derjauin、Landau与荷兰学者Verwey、Overbeek分别独立提出了溶胶稳定性理论，称为DLVO理论。理论提出了两个质点间的相互吸引能和双电层排斥能的计算方法，该理论是目前为止对胶体稳定性及电解质对稳定性的影响解释得较为完善的理论。

1. 微粒间的吸引势能 分子之间的范德华力指的是以下三种涉及偶极子的长程相互作用力：①两个永久偶极之间的相互作用力；②永久偶极与诱导偶极间的相互作用力；③诱导偶极之间的色散力。上述三种相互作用力都是负值，即表现为吸引，其大小与分子间距离的六次方成反比。除了少数的极性分子外，色散力在三种作用中占主导地位。

微粒可以看作是大量分子的集合体。Hamaker假设，微粒间的相互作用等于组成微粒的各分子之间的相互作用的和。对于同一物质，半径为a、距离很近的两个球形微粒之间的引力势能：

$$\Phi_A = -\frac{A}{12} \times \frac{a}{H} \tag{12-12}$$

式中，H为两球之间的最短距离；A为Hamaker常数，是物质的重要特征常数，与单位体积内的原子数、极化率、分子之间的相互作用有关，其值为10^{-20}～10^{-19}。Hamaker常数是在真空条件下测得的，如果是在分散介质中的微粒，必须用有效Hamaker常数代替。

式(12-12)适用于微粒大小比微粒间距离大得多的情形，若微粒非常小，则必须考虑对球半径的校正，所得的公式比较复杂，但仍可以得到引力势能和距离之间的关系：

$$\Phi_A \propto \frac{1}{H^2} \tag{12-13}$$

同物质微粒间的范德华力永远是相互吸引，介质的存在能减弱吸引作用，而且介质与微粒的性质越接近，微粒间的相互吸引就越弱。

2. 双电层的排斥势能 微粒表面双电层的结构如前述。当微粒彼此的双电层尚未接触时，两个带电微粒之间并不存在静电斥力作用，只有当微粒接近到它们的双电层发生重叠，并改变了双电层电势与电荷分布时，才产生排斥作用。计算双电层的排斥作用能的最简便的方

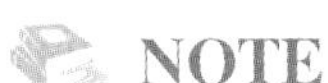

法是采用 Langmuir 方程，将排斥力当作是在两双电层重叠之处过剩离子的渗透压所产生的，如果是低电势，则两球之间的在单位面积上的排斥能 Φ_R 可用式(12-14)表达。

$$\Phi_R = \frac{1}{2}\varepsilon a \Psi_0^2 \exp(-kH_0) \tag{12-14}$$

式中，ε 为介电常数；a 为微粒半径；ψ_0 为微粒表面电势；H_0 为两粒子球面间的最短距离；k 为玻尔兹曼常数。

式(12-14)表明，微粒之间的排斥能随微粒表面电势 ψ_0 和粒子半径 a 的增加而升高，随离子间距 H_0 的增加呈指数下降。

3. 微粒间总相互作用势能 微粒间的总相互作用能 $\Phi_T = \Phi_A + \Phi_R$。以 Φ_T 对微粒间距离 H 作图，即得总势能曲线，如图 12-6 所示。从式(12-12)可知，当 H 逐渐减小时，Φ_A 的绝对值无限增加；当 H 很小时，吸引大于排斥，Φ_T 为负值；当微粒间距离 H 增大时，Φ_R 和 Φ_A 都下降，其中 Φ_R 随距离增加而呈指数下降，因此在 H 很大时，Φ_T 也是负值；若距离再增加，Φ_T 趋近于零。在中间地段，即距离与双电层厚度同数量级时，Φ_R 有可能超过 Φ_A，从而 Φ_T-H 曲线出现峰值，即势垒(voltage barrier)。若势垒足够高，则可以阻止微粒相互接近，不至于聚沉。然而，Φ_R 也可能在所有距离上都小于 Φ_A，则微粒的相互接近没有任何阻碍，很快聚沉。还应该指出，虽然在 H 很小时吸引大于排斥，但在微粒间相距很近时，由于电子云的相互作用而产生 Born 排斥能，总势能又急剧上升为正值。因此，Φ_T-H 曲线的一般形状如图 12-6 所示，在距离很小与很大时各有一势能极小值出现，分别称为第一与第二极小值。在中等距离则可能出现势垒，势垒的大小是微粒能否稳定的关键。

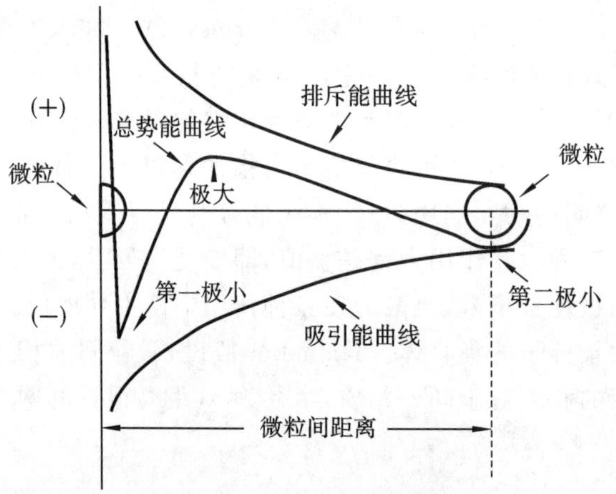

图 12-6 两个粒子间的势能曲线

前已述及，增加溶液电解质浓度或离子价数，则可能降低排斥能 Φ_R，在总势能曲线中，势垒也随之减少，则体系的稳定性下降。

4. 临界聚沉浓度 微粒的物理稳定性取决于总势能曲线上势垒 Φ_{max}(图 12-6)的大小，可以将势垒当作判断微粒稳定与否的标准。势垒 Φ_{max} 随溶液中电解质浓度的增加而降低，当电解质浓度达到某一数值时，势能曲线的最高点恰为零(即 $\Phi_{max}=0$)，此时势垒消失，体系由稳定转为聚沉，这就是临界聚沉状态，这时的电解质浓度即为该微粒分散体系的聚沉值(coagulation value)。由于处于临界聚沉状态的势能曲线在最高处必须满足两个条件，即 $\Phi_T = \Phi_A + \Phi_R = 0$ 与 $\frac{d\Phi_T}{dH} = \frac{d\Phi_R}{dH} + \frac{d\Phi_A}{dH} = 0$，这样得到：

$$聚沉值 = C \times \frac{\varepsilon^3 (kT)^5 \gamma_0^4}{A^2 Z^6} \tag{12-15}$$

NOTE

式中,C 为常数;ε 为介质的介电常数;Z 为离子的价数;γ_0 为与微粒表面电势有关的参数;k 为玻尔兹曼常数;T 为热力学温度;A 为 Hamaker 常数。

这是 DLVO 理论得出的关于电解质聚沉作用的重要结果。聚沉值具有如下特征:①在表面电势较高时,聚沉值与反离子价数的六次方成反比;②聚沉值与介质的介电常数的三次方成正比;③当规定零势垒为临界聚沉条件时,聚沉值与微粒大小无关。

通常,在势垒为零或很小时才发生聚沉,微粒凭借动能克服势垒的障碍,一旦越过势垒,微粒间相互作用的势能彼此接近而降低,最后在势能曲线的第一极小值处达到平衡。如果在微粒之间相互作用的势能曲线有较高的势垒,足以阻止微粒在第一极小值处聚结,但其第二极小值足以抵挡微粒的动能,则微粒可以在第二极小值处聚结。由于此时微粒间相距较远,这样形成的聚集体必定是一个松散的结构,容易破坏和复原,表现出触变性质。习惯上,将第一极小值处发生的聚结称为聚沉(coagulation),而将在第二极小值处发生的聚结称为絮凝(flocculation),聚沉和絮凝均是不稳定的表现。

（三）空间稳定理论

DLVO 理论的核心是微粒的双电层因重叠而产生排斥作用。但是,在非水介质中双电层的排斥作用相当模糊,即使在水体系中,加入一些非离子型表面活性剂或高分子能降低微粒的 ξ 电势,但其稳定性反而提高了。这些事实表明,除了双电层的静电作用外,还有其他的稳定因素起作用,即微粒表面上吸附的大分子从空间上阻碍了微粒相互接近,进而阻碍了它们的聚结,因此称这一类稳定作用为空间稳定作用。

空间稳定作用很早以前就得到应用,在我国古代向墨汁中掺入树胶,可使碳粉不致聚结。现代工业上制造油漆、照相乳剂等均加入高分子作为稳定剂。这种稳定作用的理论是 20 世纪 60 年代之后才逐渐发展起来的,虽然现在还未发展成统一的定量理论,但其发展很快,已成为近年来微粒稳定性研究的重要课题之一。

1. 经验规律

(1) 分子稳定剂的结构特点　作为有效的稳定剂,高分子一方面必须和微粒具有很强的亲和力,以便能牢固地吸附在微粒表面上,另一方面又要与溶剂有良好的亲和性,以便分子链充分伸展,形成厚的吸附层,达到保护微粒不聚结的目的。

(2) 高分子的分子量与浓度的影响　一般来说,分子量越大,高分子在微粒表面上形成的吸附层越厚,稳定效果越好。许多高分子还有临界分子量,低于此分子量的高分子无保护作用。高分子浓度的影响比较复杂,吸附的高分子要能覆盖微粒表面才能起到保护作用,即需要在微粒表面上形成一个包围层,再多的高分子并不能增加它的保护作用,但若高分子的浓度过低,微粒表面不能被完全覆盖,则不但起不到保护作用,反而使胶体对电解质的敏感性增加。由于高分子链起了“桥联”作用,它把邻近微粒吸附在链节上,促使微粒聚集下沉,所以这种作用称为敏化作用(sensitization)。

(3) 溶剂的影响　在良溶剂中高分子链段能伸展,吸附层变厚,稳定作用增强。在不良溶剂中,高分子的稳定作用变差。实验中发现,若在介质中逐渐加入不良溶剂,在介质刚好转变为高分子的不良溶剂时,分散微粒开始聚沉。对于一种溶剂而言,改变温度相当于改变它对高分子的溶剂性能。用高分子稳定的分散体系,其稳定性常随温度而变。

2. 理论基础　与电解质聚沉理论不同,空间稳定理论至今尚未形成成熟的定量关系,主要包括两个理论,即体积限制效应理论和混合效应理论。

(1) 空间稳定理论　①体积限制效应理论(theory for volume restriction effect):吸附在微粒表面上的高分子长链有多种可能构型。两微粒接近时,彼此的吸附层不能互相穿透,因此,对于每一吸附层都造成了空间限制[图 12-7(a)],从而产生排斥作用。排斥能的大小可以

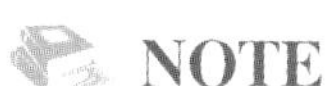

从构型熵随微粒间距离的变化计算得出。②混合效应理论(theory for mixing effect):微粒表面上的高分子吸附层可以相互穿透[图 12-7(b)]。吸附层之间的这种交联可以看作是两种浓度的高分子溶液的混合,其中高分子链段之间及高分子与溶剂之间的相互作用发生变化。从高分子溶液理论和统计热力学出发,可以分别计算混合过程的熵变与焓变,从而得出吸附层交联时自由能变化的符号和大小。若自由能变化为正,则微粒相互排斥,起保护作用;若自由能为负,则起絮凝作用,吸附层促使微粒聚结。

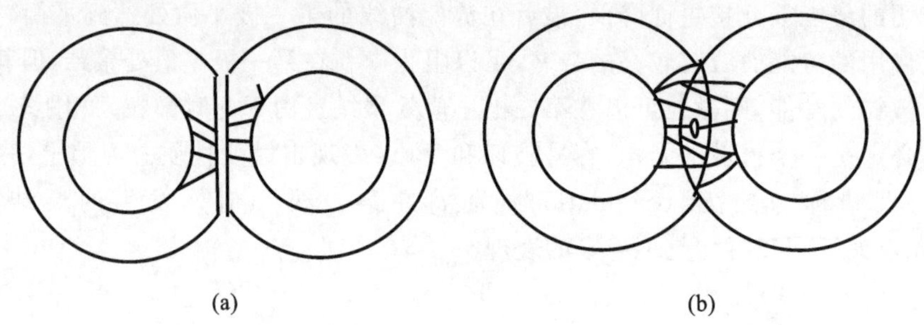

图 12-7　高分子吸附层效应

(a) 体积限制效应(压缩而不穿透); (b) 混合效应(穿透而不压缩)

(2) 微粒稳定性的判断　无论排斥作用因何而起,我们总可以将微粒接近时因吸附层相互作用而产生的自由能的变化 ΔG_R 分为熵变和焓变两个部分,由热力学定律得到:

$$\Delta G_R = \Delta H_R - T\Delta S_R \tag{12-16}$$

若使胶粒稳定,则 $\Delta G_R > 0$,有如下三种情况:①ΔH_R、$\Delta S_R > 0$,但 $\Delta H_R > T\Delta S_R$,焓变起稳定作用,对此系统进行加热时,随着温度 T 的上升,ΔG_R 值逐渐变小,当 ΔG_R 降为负值时,容易聚沉,体系不稳定;②ΔH_R、$\Delta S_R < 0$,但 $|\Delta H_R| < |T\Delta S_R|$,熵起稳定作用,加热时会使体系趋于稳定;③$\Delta H_R > 0$、$\Delta S_R < 0$,无论是焓变还是熵变均不会对体系的稳定性产生影响,即微粒的稳定性不受温度影响。

由于空间稳定效应的存在,微粒间的相互作用能 Φ_T 应写成:

$$\Phi_T = \Phi_A + \Phi_R + \Phi_S \tag{12-17}$$

式中,Φ_R 为静电排斥能;Φ_A 为吸引能;Φ_S 为空间稳定效应产生的排斥能。总势能曲线的形状依然如图 12-6 所示。由于在微粒相距很近时 Φ_S 趋于无穷大,故在第一极小值处的聚沉不大可能发生,微粒的聚结多表现为较远距离上的絮凝。与双电层排斥作用相比,空间稳定作用受电解质浓度的影响很小,它在水体系及非水体系中均可起作用,能够使很浓的分散体系稳定,这些都是空间稳定作用的特点。

知识链接
12-1

四、微粒给药系统的质量评价

对微粒给药系统(微粒制剂)进行质量评价,应参考 2020 年版《中国药典》四部 9014 微粒制剂指导原则。

1. 粒子形态　微粒制剂的粒子形态(morphology)可采用光学显微镜、扫描或透射电子显微镜等观察,均应提供照片。

2. 粒径及其分布　应提供粒径(particle size)的平均值及其分布的数据或图形。粒径的平均值、粒度分布的表示方法和粒径的测定方法见第四章第四节。常用激光散射法测定微粒制剂的粒径。粒子大小的均一性除了可以用第四章第四节介绍的几何标准偏差(σ_g)或分布跨度(span)来评价之外,还常用多分散指数(polydispersity index,PDI)来评价。

$$\mathrm{PDI} = \frac{\mathrm{SD}}{d} \tag{12-18}$$

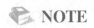

式中，d 为平均粒径；SD 为粒径的标准偏差。PDI 通常为 0.1～0.5，越小表示粒子大小越均一，在 0.1 以下则非常均一。PDI 可由仪器自动计算而得。

3. 表面电位(Zeta 电位) 对于微粒粒径小于 1000 nm 的纳米分散体系，一般需测定 Zeta 电位。表面电性对其药物包封率、稳定性、体内分布及靶向作用有显著影响。测定方法有显微电泳法、激光散射法和荧光法等。激光散射法除常用于粒径测定，也可测定 Zeta 电位，是目前测定 Zeta 电位最常用的方法。一般 Zeta 电位绝对值越高(大于 15 mV)，微粒制剂越不易沉降，凝结或聚集，体系稳定性越好；反之，Zeta 电位绝对值越低，微粒制剂越容易聚集。

4. 载药量和包封率 微粒制剂应提供载药量(drug loading)和包封率(encapsulation efficiency)的数据。载药量是指微粒制剂中所含药物的重量百分率[式(12-19)]，包封率是指微粒制剂中包封的药量占总药量的百分数[式(12-20)]。

$$载药量=\frac{微粒制剂中所含药物量}{药物制剂的总量}\times 100\% \tag{12-19}$$

$$包封率=\frac{微粒制剂中包封的药量}{微粒制剂中包封与未包封的总药量}\times 100\% \tag{12-20}$$

根据药典规定，微粒制剂的包封率一般不得低于 80%。

此外，亦可计算包封产率：

$$包封产率=\frac{微粒制剂中包封的药量}{投药总量}\times 100\% \tag{12-21}$$

5. 体外释放与突释效应 应根据微粒制剂的具体临床用药要求或者设计要求确定适宜药物的释放速率。体外释放(*in vitro* drug release)试验方法可采用 2020 年版《中国药典》四部通则 0931 收载的溶出度测定方法中第二法(桨法)，亦可将试样置于薄膜透析袋内，按第一法(篮法)进行试验，或采用第六法(流池法)。药物在微粒制剂中的情况一般有三种，即吸附、包入和嵌入。在体外释放试验时，表面吸附的药物会快速释放，称为突释效应。药典规定微粒制剂开始 0.5 h 内的释放量要求低于 40%。

6. 渗漏率 若微粒制剂产品在液体介质中贮存，应检查渗漏率。渗漏率表示微粒制剂在贮存期间包封率的变化情况，是衡量微粒制剂稳定性的重要指标。可用式(12-22)表示。

$$渗漏率=\frac{产品在贮存一定时间后渗漏到介质中的药量}{产品在贮存前包封的药量}\times 100\% \tag{12-22}$$

7. 再分散性 以冻干品形式贮存的微粒制剂一般应检查再分散性。纳米制剂一般为冻干品，其外观应为细腻疏松的块状物，色泽均匀；加一定量水振摇，应立即均匀分散成几乎澄清或半透明的胶体或混悬液。再分散性是指冻干微粒制剂再分散于水或缓冲液中形成均匀胶体溶液的能力，可通过考察冻干前和冻干后再分散的纳米粒形态、粒径及分布等进行检查。

8. 氧化程度 含有磷脂、植物油等容易被氧化载体辅料的微粒制剂，需进行氧化程度的检查。在含有不饱和脂肪酸的脂质混合物中，磷脂的氧化分三个阶段：单个双键的偶合、氧化产物的形成、乙醛的形成及键断裂。因为各阶段产物不同，氧化程度很难用一种试验方法评价。磷脂、植物油或其他易氧化载体辅料应采用适当的方法测定其氧化程度，并提出控制指标。

9. 靶向性 具有靶向作用的微粒制剂应提供靶向性的数据，如药物体内分布数据及体内分布动力学数据等。靶向性评价方法见本章第八节。

10. 稳定性 微粒制剂稳定性研究应包括药品物理和化学稳定性以及微粒完整性等，并应符合 2020 年版《中国药典》四部 9001 原料药物与制剂稳定性指导原则的要求。

11. 有害有机溶剂的限度 在生产过程中引入有害有机溶剂时，应按残留溶剂测定法(2020 年版《中国药典》四部通则 0861)测定。凡未规定限度者，可参考 ICH，否则应制定有害有机溶剂残留量的测定方法与限度。

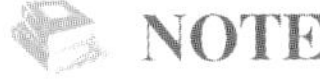

12. 其他规定 微粒制剂除应符合上述要求外，还应分别符合药典有关制剂通则（如片剂、胶囊剂、注射剂、眼用制剂、鼻用制剂、贴剂、气雾剂等）的规定。若微粒制剂制成缓释、控释、迟释制剂，则应符合药典四部9013缓释、控释和迟释制剂指导原则的要求。

第二节 脂质体与囊泡

一、概述

当两性分子如磷脂分散于水相时，分子的疏水尾部倾向于聚集在一起，避开水相，而亲水头部暴露在水相，形成具有双分子层结构的封闭囊泡（vesicle），在囊泡内水相和双分子膜内可以包裹多种药物，类似于超微囊结构。药物被类脂双分子层包封成的微小囊泡称为脂质体（liposome）。

脂质体与由表面活性剂构成的胶束不同，胶束是由单分子层所组成，而脂质体由双分子层所组成。脂质体的组成成分包括磷脂、胆固醇等。磷脂为两性物质，其结构中含有亲水基团（磷酸基团和含氨的碱基）及疏水基团（两个较长的烃链）。胆固醇的疏水性较亲水性强，嵌在磷脂形成的双分子膜中间。脂质体的示意图如12-8所示。

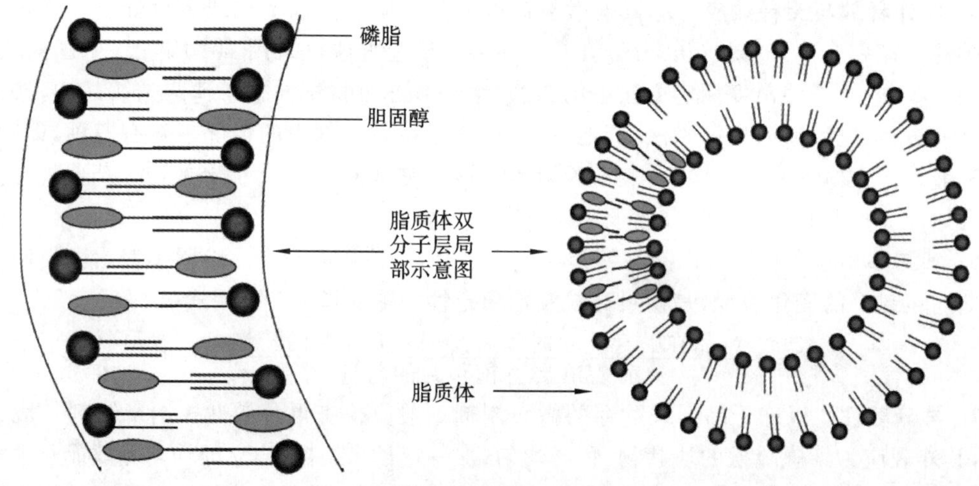

图 12-8 脂质体的示意图

脂质体最早于1965年由英国的Bangham等提出，他们发现当磷脂分散在水中时形成多层封闭囊泡，类似于洋葱结构。20世纪70年代初，脂质体首次用于人体注射给药，并进行了安全性、体内分布等研究。1985年G. Lopez-Berestein将两性霉素B脂质体注入病人身体，得到了良好的治疗效果。脂质体注射剂的稳定性、灭菌、工业化生产问题的解决，使脂质体作为药物载体得到了快速的发展。第一个上市用于皮肤病治疗的益康唑脂质体凝胶（Pevaryl Lipogel）于1988年由瑞士Cilag制药公司注册，现已在瑞士、意大利、比利时等国上市销售。第一个上市用于治疗真菌感染的注射用两性霉素B脂质体（AmBisome，美国NeXstar制药公司）于1990年底首先在爱尔兰得到批准上市销售。第一个抗癌药物脂质体——阿霉素脂质体（Doxil，美国Sequus制药公司）于1995年底在美国获得FDA批准。近年，以脂质体为载体包封的抗癌药、疫苗、酶系统疾病治疗药、生物技术药物等相继上市。

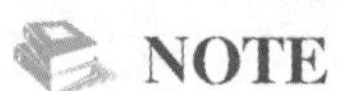

当前脂质体的研究主要集中在以下四个领域：①模拟生物膜的研究，脂质体也被称为人工生物膜；②药物的可控释放和体内靶向性研究；③作为非病毒载体用于基因（DNA、RNA等）

的细胞内传递；④高档化妆品。

脂质体作为微粒给药系统，具有以下特点：①靶向性。普通脂质体进入体内可被巨噬细胞作为异物吞噬，能选择性地集中于单核吞噬细胞系统，具有淋巴系统趋向性和被动靶向性，可用于治疗肿瘤和防止肿瘤扩散转移，以及防治寄生虫病、利什曼病等单核-吞噬细胞系统疾病。经过单克隆抗体、糖基和配体等修饰的脂质体具有主动靶向性，如某种肿瘤表达某一特异性抗原，用该抗原对应的特异性抗体与脂质体偶联，可使载药脂质体向肿瘤部位浓集。此外，还可采用适当的方法制成 pH 敏感、温度敏感和磁性等脂质体，使脂质体具有物理化学靶向性。②缓释性。将药物包封于脂质体中，可减慢药物的排泄和代谢，延长药物在血液中的滞留时间，使药物在体内缓慢释放，从而延长药物作用时间，达到长效作用。③降低药物毒性。药物被脂质体包封后，主要被单核-巨噬细胞系统所摄取，可浓集于肝脾和骨髓等吞噬细胞较丰富的器官中，而使药物在心、肾中的累积量明显降低，从而降低药物对心和肾的毒性。④提高药物稳定性。一些不稳定的药物被脂质体包封后，受到脂质体双层膜的保护，可提高其稳定性。⑤细胞亲和性与组织相容性。因脂质体是类似生物膜结构的囊泡，对正常细胞和组织无损害和抑制作用，因此具有细胞亲和性与组织相容性，并可长时间吸附于靶细胞周围，使药物能充分向靶细胞、靶组织渗透，还可通过融合进入细胞内，发挥相应作用。⑥水溶性药物和亲脂性药物均可选择脂质体作为药物载体。一般而言，水溶性药物常常包含在脂质体的水性隔室（内水相）中，亲脂性药物则包含在脂质体的脂质双分子层中。

二、脂质体的膜材料

脂质体的膜材料主要是磷脂。为使脂质体荷正电，可添加一些正电荷脂质。制备脂质体时还常添加胆固醇以改善脂质双层膜的流动性。

1. 磷脂 根据来源不同，磷脂可分为天然磷脂、半合成和合成磷脂。天然磷脂可从蛋黄和大豆中提取，多为不饱和磷脂，容易在制备和储存的过程中发生氧化，常用的天然磷脂为卵磷脂即磷脂酰胆碱。半合成磷脂多为天然磷脂经氢化后的饱和磷脂，相比较于天然磷脂不易被氧化，可以大大降低药物在体内循环系统的渗漏率。合成磷脂有二硬脂酰磷脂酰胆碱（distearoyl phosphatidylcholine，DSPC）、二棕榈酰磷脂酰胆碱（dipalmitoyl phosphatidylcholine，DPPC）、二油酰磷脂酰胆碱（dioleoyl phosphatidylcholine，DOPC）等。根据荷电性不同，磷脂可分为中性磷脂和负电荷磷脂。

（1）中性磷脂　磷脂酰胆碱（phosphatidylcholine，PC）是最常见的中性磷脂，是细胞膜的主要磷脂成分，也是脂质体的主要组成成分。天然来源的磷脂酰胆碱是多种磷脂酰胆碱的混合物，每一种磷脂酰胆碱具有不同长度、不同饱和度的脂肪链。人工合成的磷脂酰胆碱有二棕榈酰磷脂酰胆碱、二硬脂酰磷脂酰胆碱、二肉豆蔻酰磷脂酰胆碱（dimyristoyl phosphatidylcholine，DMPC）等。

除了 PC 外，其他中性磷脂还有鞘磷脂（sphingomyelin，SM）或烷基醚磷脂酰胆碱类似物。在鞘磷脂结构中，酰胺键和羟基之间形成氢键。因此它与 PC 相比具有更高秩序的胶相。

另一种较常见的中性磷脂是磷脂酰乙醇胺（phosphatidylethanolamine，PE），这种脂质具有一个不可置换的胺基团，在中性 pH 条件下发生质子化。与 PC 比较，它有两个不同点：①头部基团比磷脂酰胆碱的小；②在膜上与其邻近基团相互作用发生氢键结合。饱和 PE 比 PC 的相变温度高 20 ℃。非饱和 PE 与 PC 的相变温度相似，在低 pH 情况下，由于 PE 的氮发生质子化，氢键强度减弱，因而饱和 PE 的相变温度亦与 PC 相似。

（2）负电荷磷脂　又称为酸性磷脂，常用的有磷脂酸（phosphatidic acid，PA）、磷脂酰甘油（phosphatidylglycerol，PG）、磷脂酰肌醇（phosphatidylinositol，PI）、磷脂酰丝氨酸（phosphatidylserine，PS）等。在负电荷磷脂中，有三种力共同调节双分子层膜头部基团的相

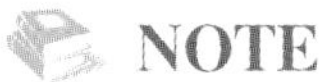

互作用，这三种力为空间屏障位阻、氢键和静电荷。

由酸性磷脂组成的膜能与阳离子发生非常强烈的结合，尤其是二价离子如钙和镁。由于此结合降低了头部基团的静电荷，使双分子层排列紧密，从而升高了相变温度。在适当的环境温度下，加入阳离子能引起相变。在由酸性和中性脂质组成的膜中加入阳离子能引起相分离。

2. 正电荷脂质 脂质体所用的正电荷脂质(positively-charged lipid)均为人工合成产品。其基本结构为一个带正电荷的亲水基团连接在一个疏水基团上，其中亲水基团一般是胺基、铵基或酰胺基，疏水基团则主要有脂肪酰链和胆固醇两类。目前常用的正电荷脂质：①硬脂酰胺(stearamide)；②脂肪胺衍生物，如 *N*-[1-(2，3-二油酰基)丙基]-*N*，*N*，*N*-三甲基氯化铵(DOTMA)，溴化三甲基-2，3-二油酰氧基丙基铵(DOTAP)，*N*-[1-(2，3-二油酰氧基)丙基]-*N*-[2-(精氨酸基酰胺)乙基]-*N*，*N*-二甲基三氟乙酸铵(DOSPA)，双十八烷基二甲基溴化铵(DDAB)；③胆固醇衍生物，如 3β-[*N*-(*N*′，*N*′-二甲基胺乙烷)-胺基甲酰基]胆固醇盐酸盐(DC-Chol)等。

3. 胆固醇 胆固醇(cholesterol)是生物膜的重要组成成分之一。它是一种中性脂质，亦属于两亲性分子，但是亲油性大于亲水性。胆固醇本身不能形成脂质双分子层结构，但它作为两性分子能嵌入磷脂膜，其羟基基团朝向亲水面，甾环及脂肪链朝向并平行于磷脂双分子层中心的烃链。嵌入磷脂膜的胆固醇具有调节膜流动性的作用。

三、脂质体的理化性质

1. 相变温度 当升高温度时，脂质双分子层中的酰基侧链从有序排列变为无序排列，这种变化引起脂膜的物理性质发生一系列变化，可由“胶晶”态变为“液晶”态。此时，膜的横切面增加，双分子层厚度减小，膜的流动性增加。这种转变时的温度称为相变温度(phase transition temperature，T_c)。所有磷脂都具有特定的 T_c，这依赖于极性基团的性质、酰基链的长度和不饱和度。一般酰基侧链越长或链的饱和度越高，相变温度就越高。磷脂纯度越高，相变温度范围越窄。当磷脂发生相变时，可有液态、液晶态和胶晶态共存，出现相分离，使膜的流动性增加，易导致内容物的泄漏。脂质体的相变行为影响其通透性以及融合、聚集和与蛋白质的结合的能力，从而影响脂质体的稳定性和在生物系统中的行为。

2. 膜的通透性 脂质体膜是半通透性膜，不同离子、分子跨膜扩散的速率有极大的不同。对于在水和有机溶液中溶解度都非常好的分子，易于穿透磷脂膜。极性分子如葡萄糖和高分子化合物通过膜非常慢，而电中性小分子如水和尿素能很快跨膜。荷电离子的跨膜通透性有很大差别。质子和羟基离子穿过膜非常快，可能是由于水分子间形成氢键导致的；钠和钾离子跨膜则非常慢。在体系达到相变温度时，质子的通透性增加，并随温度的升高而进一步提高。钠离子和大部分物质在相变温度时通透性最大。

由于磷脂膜的半渗透性，膜两侧的物质浓度的不同会产生渗透压，当脂质体包裹较高浓度的物质，而该物质在外相的浓度较低时，由于水分子的渗入而引起脂质体的膨胀，扩大了相邻脂质分子间的空间，磷脂膜的面积也随之增大，在这种情况下，包裹在脂质体内的分子量较小的物质的渗漏就会增加，有时渗透压还可能导致磷脂膜的破裂。

3. 膜的流动性 膜的流动性是磷脂分子热运动的表现，升高温度时膜的流动性增加，液晶态较凝胶态膜的流动性大，被包裹在脂质体内的药物具有较大的释放速率，因而膜的流动性直接影响脂质体的稳定性。胆固醇具有调节膜流动性的作用，磷脂与胆固醇的摩尔比为 1∶1 时，脂质体膜相变消失，因此胆固醇也被称为流动性缓冲剂(fluidity buffer)。在低于相变温度时，磷脂中加入胆固醇可使膜分子排列的有序性降低，膜的流动性和通透性增加；高于相变温度时，磷脂中加胆固醇则可使膜排列的有序性增加，膜的流动性和通透性降低。

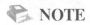

4. 脂质体的荷电性 仅由中性磷脂(如磷脂酰胆碱)制得的脂质体显电中性，其 Zeta 电

位为 0，称为中性脂质体。含酸性脂质如磷脂酸(PA)和磷脂酰丝氨酸(PS)的脂质体荷负电，Zeta 电位小于 0，称为负电荷脂质体或阴离子脂质体；含正电荷脂质的脂质体荷正电，Zeta 电位大于 0，称为正电荷脂质体或阳离子脂质体。脂质体的表面电性与其包封率、稳定性、靶器官分布及对靶细胞的作用有关。

四、脂质体的分类

(一) 按脂质体的结构类型分类

(1) 单室脂质体(unilamellar vesicle) 由一层双分子脂质膜形成的囊泡(图 12-9)，又分为小单室脂质体(small unilamellar vesicle，SUV)和大单室脂质体(large unilamellar vesicle，LUV)。小单室脂质体的粒径小于 100 nm，一般为 20～80 nm。通常小单室脂质体也可称为纳米脂质体。大单室脂质体的粒径一般为 0.1～1 μm。单室脂质体中水溶性药物的溶液被一层类脂双分子层所包封，脂溶性药物则分散于双分子层中。LUV 与 SUV 相比，LUV 对水溶性药物的包封率较高、包封容积较大。

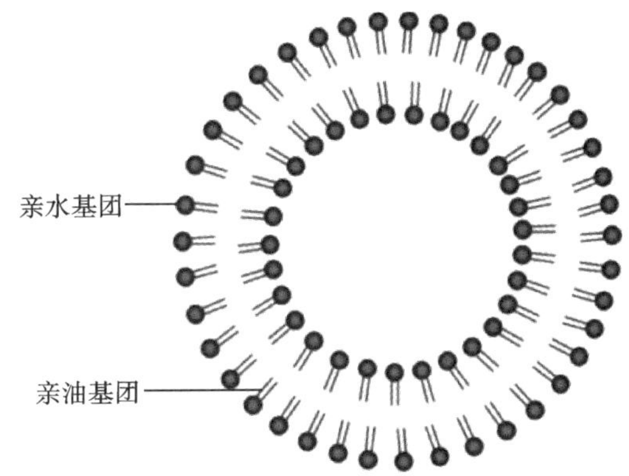

图 12-9 单室脂质体结构示意图

(2) 多室脂质体(multilamellar vesicle，MLV) 双分子脂质膜与水交替形成的多层结构的囊泡(图 12-10)，一般由两层或两层以上的磷脂双分子层组成多层同心层(concentric lamellae)。仅仅由较少层数的同心层组成的囊泡(如 2～4 层的多层脂质体)又称为寡层脂质体(oligolamellar vesicle，OLV)。MLV 的粒径一般为 1～5 μm。多室脂质体中，双分子层被含水溶性药物的水膜隔开，脂溶性药物则分散于双分子层中。

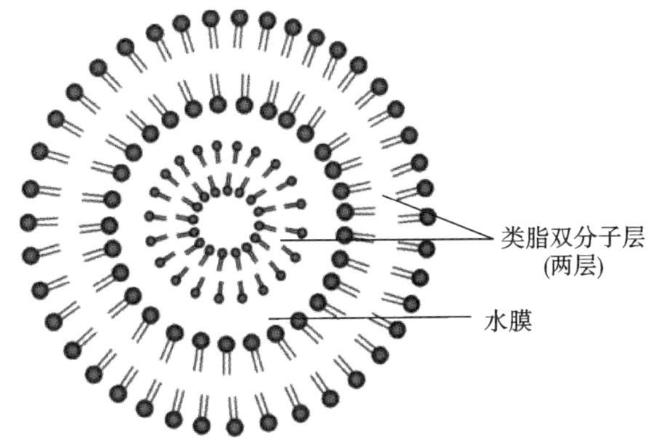

图 12-10 多室脂质体结构示意图

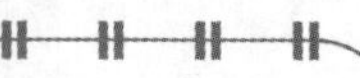

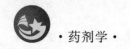

（二）按脂质体荷电性分类

脂质体按其荷电性分为中性脂质体、阴离子脂质体和阳离子脂质体。

（三）按脂质体的性能分类

（1）普通脂质体　由普通脂质组成，表面未经修饰且没有赋予其特殊功能的脂质体。

（2）长循环脂质体　也称为隐形脂质体。脂质体被神经节苷脂(GM1)、磷脂酰肌醇、聚乙二醇等在脂质体表面高度修饰，交错重叠覆盖在脂质体表面，形成致密的构象云，也称为空间稳定脂质体(sterically stabilized liposome)。这种立体保护作用取决于聚合物的柔性、位阻、亲水性等，阻止脂质体不被血液中的调理素(opsonin)识别，降低网状内皮系统(reticuloendothelial system，RES)的快速吞噬或摄取，从而使脂质体在体内的清除速率减慢，在血液中的驻留时间延长，使药物作用时间延长。

（3）特殊功能脂质体　利用特殊的脂质材料赋予脂质体特殊的性能。热敏脂质体：药物释放对温度敏感的脂质体，可采用相变温度稍高于体温的磷脂制得；pH 敏感脂质体(pH-sensitive liposome)：药物释放对 pH(特别是低 pH)敏感的脂质体，如 DOPE/PC/Chol 脂质体，当 pH 小于 6.0 时脂质体释放其内容物；配体修饰脂质体：掺入具有靶向功能的配体或将该配体通过化学键连接到脂质体表面，形成配体修饰脂质体；免疫脂质体(immunoliposome)：掺入抗体或将抗体通过化学键连接到脂质体表面，形成被抗体修饰的具有免疫活性的脂质体。

五、脂质体的靶向性

很多药物在到达体内作用部位之前被降解代谢或消除，到达作用部位并发挥疗效的药物浓度水平只占很少的部分。另外，药物在全身分布，不但作用于靶组织，也作用于非靶组织，引起毒副作用。脂质体的靶向性治疗就是利用脂质体载体，改变药物的体内分布，使药物仅作用于病变部位或靶细胞，避免对正常细胞的作用。载药脂质体的靶向性可改变体内分布，提高疗效，降低毒副作用，使药物长效化等。脂质体作为药物载体的靶向性主要包括被动靶向性、主动靶向性和物理化学靶向性，具体靶向机制将在本章第八节详述。

六、脂质体进入细胞的机制

1. 吸附(adsorption)　脂质体作用的开始。在适当的条件下，脂质体通过静电、疏水等作用，非特异性吸附到细胞表面，或通过脂质体上的特异性配体与细胞表面的受体结合而特异性吸附到细胞表面。吸附使细胞周围药物浓度增加，药物可缓慢地渗透到细胞内。

2. 脂质交换(lipid exchange)　吸附于细胞表面的脂质体的脂质成分与细胞膜进行脂质交换。脂质交换为分子热运动的结果，也可以通过细胞表面特异性蛋白介导。交换过程中脂质体膜通透性增加，药物释放加快。

3. 内吞/吞噬(endocytosis/phagocytosis)　脂质体的主要入胞机制。具有吞噬功能的细胞摄取脂质体进入细胞，或通过受体介导的内吞等手段使靶细胞特异性摄取脂质体进入细胞。脂质体经内吞/吞噬途径进入细胞后形成早期内涵体(endosome)，进而与细胞内的溶酶体(lysosome)融合，形成晚期内涵体(pH 4～5)，随后脂质体被溶解、消化，释放药物，磷脂被水解成脂肪酸，同时也可能导致包封的药物失活，易失活的药物最好在形成晚期内涵体前从脂质体中释放，这可通过设计 pH 敏感脂质体等方法实现。

细胞内吞作用与脂质体的粒径有关。例如，MLV 可与各种细胞作用，LUV 在体外只与 Kupffer 细胞作用，易发生内吞作用的 LUV 的大小是 50～100 nm。脂质体静脉给药，易浓集于网状内皮细胞丰富的组织如肝、脾等，用于治疗网状内皮系统的疾病也许有效，但脂质体很难突破网状内皮系统进入并定位到其他靶区。可以预先给予空白脂质体，饱和网状内皮细胞

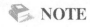
NOTE

或使用粒径小于 30 nm 的脂质体，使其按照低密度脂蛋白的形式转运而不被内吞，有望提高脂质体的靶向性。内吞作用还与脂质体表面理化性质密切相关。例如，脂质体表面 PEG 化可阻碍内吞作用。

4. 融合(fusion) 脂质体膜与细胞膜相结合而融为一体，从而可将包封的药物直接传递到细胞内，药物不经历溶酶体降解过程，这是有效的入胞传递方式。对于蛋白质、多肽、基因等稳定性差的药物，融合是理想的递送方式。

七、脂质体的制备方法

制备脂质体时，温度应控制在相变温度以上，磷脂分散于水溶液后通过分子自动排列(也称自组装)可自发形成脂质体，因此制备脂质体强调的不是膜的组装而是如何形成大小适宜、包封率高、渗漏率低、稳定性好的脂质体。目前制备脂质体的方法较多，这里将常用的方法分述如下。

1. 薄膜分散法(thin-film hydration method) 最早由 Bamgham 报道，至今仍然常用。是将磷脂等膜材溶于适量的三氯甲烷或其他有机溶剂中，脂溶性药物可加在有机溶剂中，然后通过减压旋转蒸发仪除去溶剂，使脂质在器壁上形成均匀的薄膜，加入水相(可以为水或缓冲液，水溶性药物可溶于水相)并用手或涡旋振荡器振摇，使磷脂薄膜分散在水中得到脂质体。该法脂质体形成机理示意图见图 12-11。除去有机溶剂在器壁上所得到的干燥磷脂膜，是磷脂(或磷脂与胆固醇)定向排列形成的由多个脂质双分子层组成的平板状薄膜，加水振摇后，脂质双分子层卷曲、闭合形成球状的脂质体。因此，薄膜分散法制得的脂质体一般为多层脂质体，其粒径范围多数为 1～5 μm。

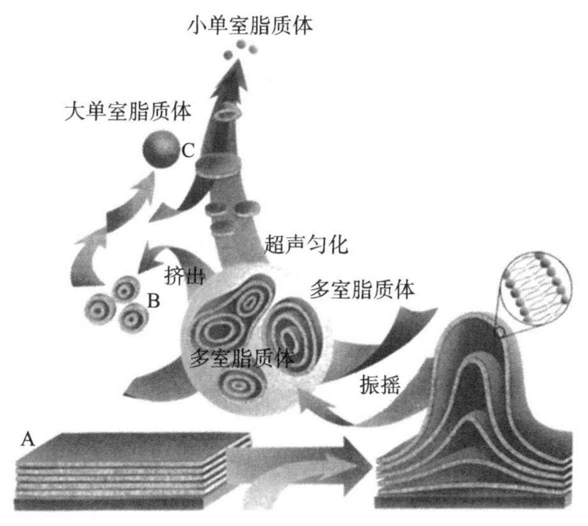

图 12-11 薄膜分散法制备形成脂质体的机理

由于通过水化制备的脂质体太大且粒径不均匀，为减小粒径并使粒经均匀，将多层脂质体转变成大单层脂质体或小单层脂质体，设计了不同的匀化方法，据此还可将薄膜分散法分成薄膜超声法、薄膜匀化法、挤压过膜法、French 挤压法等。

(1) 薄膜超声法 将薄膜分散法制得的大多层脂质体用超声波仪超声处理。根据所采用超声的强度和时间不同可获得 0.25～1 μm 的单层(unilamellar)脂质体。有两种超声方法即探针型和水浴型超声。当小量脂质的混悬液，浓度高或较黏稠，需要高能量时用探针型超声，水浴型更适合于大量的稀释脂质。因超声时会产生热，应注意水浴的温度，防止对温度敏感的药物受到破坏。

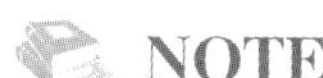

(2) 薄膜-匀化法　将薄膜分散法制备的较大粒径脂质体通过组织捣碎机或高压乳匀机匀化成较小粒径的脂质体。

(3) 挤压过膜法　将薄膜分散法制得的脂质体通过不同孔径(如1、0.8、0.6、0.4、0.2、0.1 μm)的聚碳酯膜,通过人工或气压挤压,一般按聚碳酯膜孔径由大至小的顺序将大粒径脂质体通过挤压器,即可得到粒径均一的小粒径的脂质体。

(4) French挤压法　将经过薄膜分散法形成的大脂质体放入French压力室(French pressure cell),高压(如20000 psi)挤压使脂质体通过小孔,可得到30～80 nm的单层或寡层脂质体。

2. 逆相蒸发法(reverse-phase evaporation method)　将磷脂等膜材溶于有机溶剂如三氯甲烷、乙醚等,加入待包封药物的水溶液进行短时超声,直至形成稳定的W/O型乳剂,减压蒸发有机溶剂,形成脂质体。用逆相蒸发法制备的脂质体一般为大单层脂质体。

逆相蒸发法的制备过程:①脂质加入50 mL茄形瓶中,加入3 mL三氯甲烷或乙醚溶解后,加入1 mL含水溶性物质的缓冲液形成两相系统。②在水浴型超声仪上超声至混合物形成均匀的W/O型乳剂,放置30 min不分层。③将W/O型乳剂在旋转蒸发仪上减压蒸发去除有机溶剂至凝胶形成。④继续减压蒸发5～10 min,形成水性悬浊液即脂质体悬液,或在混匀器上机械振荡,凝胶块崩溃转成液体。如果第一次不发生崩溃,继续上述干燥过程,再次机械振荡至形成液体。⑤悬液形成后,继续在蒸发器上干燥5～10 min,进一步去除残留有机溶剂,充氮气至醚味消失。⑥最后通过透析去除残余的痕量有机溶剂。

3. 乙醇注入法(ethanol injection method)　将磷脂和胆固醇等溶于乙醇中,然后在一定温度和搅拌条件下注入水相中,通过适宜的方法除去乙醇,即得脂质体。药物可根据其溶解性溶于乙醇或水中。实验室可用减压蒸发法或透析法除去乙醇,工业生产常用交叉流透析法除去乙醇。磷脂的乙醇溶液注入水中时,乙醇很快溶于水,而磷脂分子则排列在空气-水的界面,极性部分在水中,而非极性部分则伸向空气中,空气-水界面布满了磷脂分子后,则转入水中,被水完全包围时,其极性基团面向两侧水相,而非极性的烃链彼此面对面缔合成双分子层,从而形成脂质体。乙醇注入法若所用的条件(如磷脂和胆固醇浓度、温度、注入速度等)适宜,可制得单室脂质体。该方法用于工业生产时一次可制备较大量的脂质体,生产效率较高。

4. 化学梯度法　一种主动载药法,该法使制备水溶性药物的高包封率脂质体成为可能,但其应用与药物的结构密切相关,不能推广到任意结构的药物。主动载药技术包括三个步骤:①首先制备空白脂质体,所采用的水相为特定的缓冲液,形成脂质体的内水相;②采用透析或加入酸碱等方法使缓冲溶液在膜内外形成特定的浓度梯度;③将药物溶解于外水相,适当温度孵育,使在外水相中未解离的药物通过脂质体膜载入内水相中。

根据缓冲物质的不同,主动载药技术分为pH梯度法、硫酸铵梯度法和醋酸钙梯度法。对于弱碱性药物可采用pH梯度法或硫酸铵梯度法,对于弱酸性的药物可采用醋酸钙梯度法。

(1) pH梯度法　根据弱酸、弱碱药物在不同pH介质中的解离度不同,通过控制脂质体膜内外的pH梯度,可使药物以离子形式包封于脂质体的内水相中。该法的优点是包封率特别高。如阿霉素脂质体的制备,先用逆相蒸发法、薄膜分散法等方法制备内水相为枸橼酸溶液(pH为4)的空白脂质体。再将脂质体混悬液的外水相pH调节至7.8,将阿霉素用Hepes缓冲液(pH为7.8)溶解并保温在60 ℃,将空白脂质体混悬液倒入,60 ℃孵育15 min,即得。在外水相pH为7.8的条件下,阿霉素呈中性分子状态而易进入脂质体膜被包封,进入pH为4的内水相后,阿霉素同H^+结合成为离子型,难以从脂质体膜穿透出来。包封率可达90%以上。

(2) 硫酸铵梯度法　制备过程与pH梯度法非常相似。首先使用硫酸铵缓冲液制备空白脂质体,然后采用透析法等手段除去脂质体外水相的硫酸铵,形成脂质体膜内外的硫酸铵梯

NOTE

度，再与药物溶液一起孵育，达到载药的目的。

5. 其他制备方法 制备脂质体的方法还有很多，如前体脂质体法、钙融合法等。前体脂质体(proliposome)是指脂质体的前体形式，磷脂通常以薄膜的形式吸附在以山梨醇等辅料为骨架的粒子表面形成的粉末或以分子状态分散在适宜溶剂中形成的溶液，应用前与稀释剂水合即可溶解或分散重组成脂质体。钙融合法(Ca^{2+}-induced fusion)是将磷脂酰丝氨酸等带负电荷的磷脂中加入 Ca^{2+}，使之相互融合成蜗牛壳圆桶状，加入络合剂 EDTA，除去 Ca^{2+}，即产生单层脂质体。此方法的特点是形成脂质体的条件非常温和，可用于包封 DNA、RNA 和蛋白质等生物大分子。

八、脂质体与未包封药物的分离

脂溶性药物可掺入到脂质体的双分子层膜中，其包封率取决于脂溶性药物在脂质中的溶解度。对于多数具有适当脂溶性的药物来说，包封率可高达 90%以上。脂质体包载水溶性药物时，能够被包封的水溶性药物往往只是一部分，对于未包封的药物，常用如下方法将脂质体与未包封的药物进行分离。

1. 透析法 适合于分离小分子物质，不适合用于除去大分子药物。透析法的优点是不需要复杂昂贵的设备，能除去几乎所有游离药物。透析过程是缓慢的，在室温条件下，不断更换外部介质(透析袋外面的透析液)，在 10～24 h 内可以除去脂质体中 95%以上的游离药物。需要注意的是，在透析过程中，所用的洗涤液的渗透压与脂质体混悬液的渗透压应相同，否则，会引起脂质体的内水相体积发生变化，导致被包封的药物泄漏。脂质体浓度高时，装入透析袋和从中取出时，在试管、枪头和透析袋中都有脂质体的黏附，造成损失。

2. 柱色谱分离法 常用葡聚糖凝胶柱(如 Sephadex G-50)，该法又被称为凝胶过滤法。当溶质分子(被分离的物质)在一个流动液体中通过多孔粒子固定床时，药物分子渗入小孔的程度高，而粒径较大的脂质体渗入小孔的程度低，因此脂质体更易从柱上洗脱。其结果是粒径大的脂质体先从凝胶柱上流出，粒径小的游离药物后流出。分离时应注意选用的凝胶颗粒的大小，分离小分子物质时可选用 Sephadex G-50，分离大分子物质时可选用 Sepharose 4B。柱层析分离脂质体中未包封的药物或其他杂质时应注意以下两点：①葡聚糖凝胶表面的许多位点能与脂质体膜结合并互相作用，尽管这种作用不影响脂质体通过柱的流动过程，但可能有小量的脂质体损失。膜不稳定时引起通透性改变会导致包裹物质的泄漏。如果脂质体浓度低，这种现象特别明显。因此，可在装柱前或装柱后用与实验样品同样脂质成分的空白脂质体预先饱和柱的表面，避免由于吸附造成的脂质体丢失现象的发生。②如果凝胶颗粒直径太小或胶床内含有许多细小的颗粒，较大脂质体(粒径大于 0.4 μm)可能会停留在柱内。直径在 50～150 μm 的葡聚糖颗粒用于 MLV 层析效果比细颗粒更好，而所有各种直径的凝胶颗粒都适用于 SUV。

3. 离心法 分离脂质体与游离药物的有效方法。沉淀脂质体的离心力依赖于脂质体的组成、粒径以及脂质体与分散介质的密度差，一般需超速离心才可达到有效分离。

4. 鱼精蛋白凝聚法 鱼精蛋白中碱性氨基酸占有较大比例，因此鱼精蛋白带正电，会与带负电或中性的脂质体产生凝聚作用，从而通过常规离心即可将脂质体和游离药物分离。

5. 微型柱离心法 将脂质体加入装有葡聚糖凝胶的微型柱(可用预先去芯后塞入一块 Whatman GF/B 滤纸垫的 1 mL 塑料注射器)，通过常规离心快速洗脱分离出脂质体和游离药物(分子量须小于 7000 Da)。该法方法简单、快速有效，适用于少量样品的分离。

九、脂质体的灭菌

脂质体灭菌是保证脂质体质量的重要因素之一，灭菌方法的选择与混悬介质、保护气体、

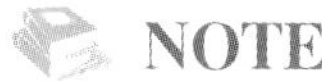

磷脂组成和纯度等因素有关，常用脂质体灭菌方法有以下几种。

1. 热压灭菌法

适合于少数脂质体药物。以 103.4 kPa，121 ℃加热灭菌可以造成脂质体不可恢复的破坏，但不同溶媒中脂质体耐加热灭菌能力不同。经 121 ℃灭菌 20 min 后，发现在生理盐水中脂质体易发生凝聚，继而出现相分离，而在等渗糖溶液和多羟基化合物溶液中未观察到凝聚。100 ℃流通蒸气灭菌适用于饱和磷脂制备的脂质体。

2. ^{60}Co 射线灭菌 对脂质体灭菌是较好的选择之一，但也有研究表明，γ 射线可破坏脂质体膜。

3. 过滤除菌 0.22 μm 或更小的脂质体可通过过滤法除菌，将脂质体加压挤压通过 0.22 μm 聚碳酸酯膜，可以同时完成粒径的调整和除菌，但加压过滤可能导致脂质体及其内容物的损失。

4. 无菌操作 将制备脂质体的脂质成分、缓冲液、药物和水分别进行过滤除菌或热压灭菌，所用的容器及制备仪器均须经过灭菌，在无菌环境下制备脂质体。工业生产时一般利用无菌操作和过滤除菌相结合的方法获得无菌脂质体。

十、脂质体的质量评价

1. 粒子形态观测 除可用普通光学显微镜、透射电子显微镜外，还可用冷冻蚀刻(freeze etching)法。将标本置于－100 ℃的干冰或－196 ℃的液氮中进行冷冻，然后用冷刀骤然将标本断开，升温后，冰在真空条件下立即升华，暴露出断面结构，称为蚀刻(etching)。蚀刻后，向断面以 45°角喷涂一层蒸气铂，再以 90°角喷涂一层碳，加强反差和强度，然后用次氯酸钠溶液消化样品，把碳和铂的膜剥下来，此膜即为复膜(replica)。复膜显示出了标本蚀刻面的形态，在电镜下得到的影像即代表标本中脂质体断裂面处的结构。

2. 磷脂质量检测 磷脂分子易水解和氧化，产生游离脂肪酸、溶血磷脂、过氧化物等物质。因此，脂质体制剂中用到的磷脂，无论是天然、半合成或合成的，都应明确游离脂肪酸、过氧化物、溶血磷脂等关键质量属性。

(1) 磷脂的水解　磷脂分子中的甘油酰基受到酸、碱催化，容易水解脱去一条酰基链，形成单链溶血磷脂。溶血磷脂可以采用高效液相色谱法(HPLC)或薄层扫描色谱法(TLC)进行检测。

(2) 磷脂的氧化　含有不饱和碳链的磷脂易发生氧化反应，产生过氧化物、醛类、溶血磷脂等有害物质。氧化指数是检测双键偶合的指标。氧化偶合后的磷脂在波长为 233 nm 处具有紫外吸收峰，有别于未氧化的磷脂。将磷脂溶于无水乙醇，配制成一定浓度的澄明溶液，分别测定其在波长为 233 nm 及 215 nm 处的吸光度，计算两者比值，即 A_{233}/A_{215}，作为氧化指数。磷脂的氧化指数一般应低于 0.2。磷脂氧化所产生的丙二醛(MDA)具有较强的溶血、细胞毒性，在酸性条件下可与硫巴比妥酸(TBA)反应，生成具有红色发色团产物(TBA-pigment)，在波长为 532 nm 处有特征吸收，吸收值反映磷脂的氧化程度，以此为依据可对磷脂氧化反应进行定量检测。

3. 稳定性研究 应包括药品物理和化学稳定性以及微粒完整性等，并应符合 2020 年版《中国药典》四部 9001 原料药物与制剂稳定性试验指导原则的要求。此外，还应注意相变温度对药品状态的变化，不同内包装形式的脂质体药品的稳定性试验条件，以及标签和说明书上合理使用等内容。

4. 其他 脂质体制剂属于微粒制剂，其质量评价还包括粒径及其分布、Zeta 电位、载药量和包封率、突释效应、渗漏率、再分散性、靶向性、有害有机溶剂的限度等项目，请参考本章第一节的相关内容。

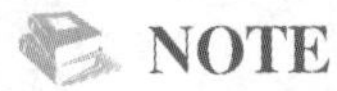

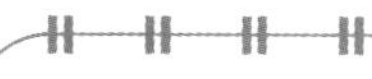

十一、类脂囊泡

（一）类脂囊泡的概念

类脂囊泡(niosome)又称非离子表面活性剂囊泡(nonionic surfactant vesicle)，是非离子型表面活性剂形成的双分子层闭合球状或近似球状结构的囊泡(图 12-12)。作为类脂囊泡的载体材料，非离子表面活性剂结构中含有极性的亲水基团和非极性的疏水基团，与形成脂质体的膜材料磷脂类似。所以类脂囊泡在结构组成和物理性质方面与脂质体相似，但稳定性高于脂质体。

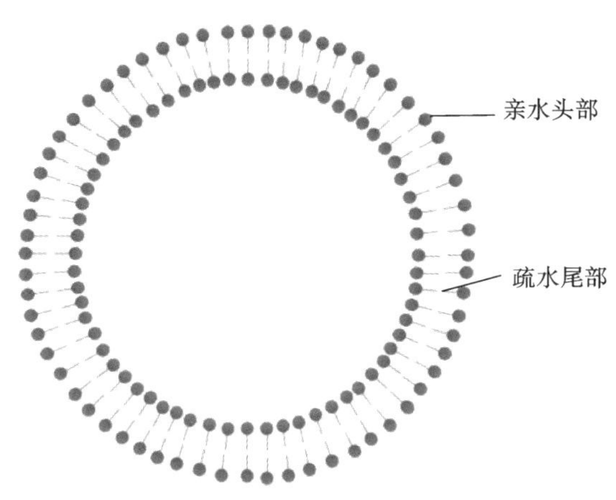

图 12-12 类脂囊泡结构示意图

（二）类脂囊泡的分类

类脂囊泡的分类方法及其具体类型与脂质体一致。

（三）类脂囊泡的载体材料

类脂囊泡的主要制备材料是非离子型表面活性剂。形成类脂囊泡的表面活性剂应具有合适的两亲性基团，疏水性烷基链的长度一般为 C_{12}～C_{18}。此外，还常添加胆固醇等附加剂，通过胆固醇的空间排斥作用阻止囊泡的聚集。

1. 非离子型表面活性剂

(1) 多元醇型 脱水山梨醇脂肪酸脂类(司盘)。

(2) 聚乙二醇型 聚氧乙烯脂肪酸酯(卖泽)、聚氧乙烯脂肪醇醚(苄泽)。根据聚合度不同，有卖泽 45、49、51、52、53 等以及苄泽 30、35 等不同型号。

(3) 聚氧乙烯-聚氧丙烯共聚物 结构中聚氧乙烯是亲水性的，而聚氧丙烯是疏水性的。常用的有 Poloxamer 188(商品名 Pluronic 68)。

(4) 其他 如脂肪酸蔗糖酯、蔗糖醚等。

2. 附加剂

(1) 胆固醇 用于调节双分子膜的流动性。

(2) 电荷调节剂 如添加硬脂酸胺(SA)或二鲸蜡醇磷酸酯(DCP)使类脂囊泡带正电或负电。

（四）类脂囊泡的形成机制及影响因素

1. HLB 值 类脂囊泡的形成机制与脂质体具有一定的相似性，但所用的主要材料为非离子表面活性剂，当所用的非离子表面活性剂浓度超过其临界胶束浓度时会以囊泡形式存在。非离子表面活性剂的一个重要参数是亲水亲油平衡值(HLB 值)，该值可以较好地预测该分子

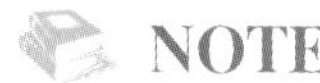

能否形成类脂囊泡。例如，HLB值为4～8的司盘类可形成较好的类脂囊泡。

2. 临界聚集参数 Israelachvili通过对两亲性分子的聚集行为的分析，提出了临界聚集参数(critical packing parameter,CPP)的概念，即用无量纲的数值描述两亲性分子在聚集时形成胶束还是囊泡结构。临界聚集参数定义为

$$\mathrm{CPP}=\frac{V}{l_c a_0} \tag{12-23}$$

式中，V为分子中脂肪链的体积；l_c为分子中脂肪链在无约束条件下的伸长长度；a_0为亲水性基团的截面积。

当两亲性分子的CPP<0.5时，形成胶束；0.5<CPP<1时，形成双分子层的囊泡；CPP>1时，形成反向胶束。

（五）类脂囊泡的制备及质量评价

类脂囊泡的结构与脂质体相似，大多可采用与脂质体类似的制备方法，主要有薄膜分散法、反相蒸发法、乙醇注入法等。

类脂囊泡质量评价参照脂质体的评价方法。

十二、脂质体和类脂囊泡作为药物载体的应用

脂质体药物制剂的研究与开发已经成为当前微粒分散体系十分活跃的领域。现用于临床的脂质体制剂有益康唑脂质体凝胶(Pevaryl Lipgel)、两性霉素B脂质体(AmBisome)、多柔比星脂质体(Doxil)、柔红霉素脂质体(DaunoXome)、阿糖胞苷脂质体(DepoCyt)、制霉菌素脂质体(Nyotran)、甲肝疫苗脂质体(Epaxal)等(表12-2)。

表12-2 已上市的脂质体制剂

商品名	药物	剂型	适应证
AmBisome	两性霉素B	脂质体冻干粉	真菌感染
Abelcet	两性霉素B	脂质复合物混悬液	真菌感染
Amphotec	两性霉素B	脂质复合物冻干粉	真菌感染
Daunoxome	柔红霉素	脂质体乳状液	血管瘤
Doxil	多柔比星	PEG化脂质体混悬液	波济肉瘤，卵巢癌/乳腺癌
Lipo-dox	多柔比星	PEG化脂质体混悬液	波济肉瘤，卵巢癌/乳腺癌
Myocet	多柔比星	脂质体冻干粉	与环磷酰胺联合治疗转移性乳腺癌
Visudyne	维替泊芬	脂质体冻干粉	与年龄相关的黄斑变性，病理性近视，眼组织胞质菌病
Depocyt	阿糖胞苷	脂质体混悬液	脊膜瘤，脊膜淋巴瘤
Depodur	硫酸吗啡	脂质体混悬液	疼痛
Epaxal	甲肝疫苗	脂质体混悬液	甲肝
Inflexal V	流感疫苗	脂质体混悬液	流感

（一）脂质体作为抗癌药物的载体

第一个抗癌药物脂质体——多柔比星脂质体(Doxil，商品名楷莱，美国Sequus制药公司)于1995年在美国及欧洲相继获批上市。此脂质体中含有聚乙二醇(PEG)与二硬脂酸磷脂酰乙醇胺(distearoyl phosphatidylethanolamine,DSPE)的衍生物(PEG-DSPE)，这种PEG修饰的脂质体称为长循环脂质体(long-circulating liposome)，也称为隐形脂质体(stealth

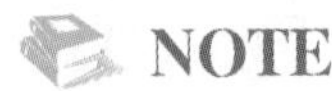

liposome)。PEG 修饰避免了巨噬细胞对脂质体的吞噬作用，有效地延长了脂质体在血液中的循环时间，有利于借助肿瘤部位毛细血管通透性的增加，即 EPR 效应(见本章第八节)，增加脂质体在肿瘤部位的渗透性和蓄积量。近些年来，我国也相继有多个抗癌药物脂质体获批上市，主要有紫杉醇脂质体、注射用两性霉素 B、盐酸多柔比星脂质体等。

（二）脂质体作为抗菌药物和抗病毒药物的载体

脂质体与生物细胞膜具有较强的亲和力，将抗菌药物和抗病毒药物包封在脂质体内可明显提高药物的抗菌和抗病毒效果。注射用两性霉素 B 脂质体(AmBisome，美国 NeXstar 制药公司)是第一个批准上市并用于治疗真菌感染的脂质体产品，该制剂在提高药物抗感染作用的同时，能有效地降低两性霉素 B 引起的急性肾毒性。

（三）脂质体作为基因治疗药物的载体

基因治疗是一种从基因层次干预疾病发生源头的全新治疗方法，随着人类基因组学研究和分子生物学研究的不断深入，基因药物在干预和治疗疾病方面表现出巨大的应用潜力。

在体内环境中，基因类药物(DNA 和 RNA)分子非常容易被核酸酶降解，稳定性较差。由于它们分子量大，还带有大量负电荷，水溶性好，几乎没有脂溶性，与传统的小分子药物在体内的吸收、分布、代谢的机制完全不同。由于基因药物的作用靶点都是在细胞内甚至细胞核内，药物的递送还必须跨越细胞膜和核膜的壁垒。除了一些有限的局部给药外，基因药物的体内应用需借助药物载体，基因药物载体的研究是实现基因药物成功递送的关键。

脂质体作为基因药物载体有其独特的优势：①磷脂成分生物可降解、生物相容性好、无免疫原性；②可运载不同大小的基因片段，其装载量大大超过其他载体；③可有效保护 DNA 免受核酸酶的降解；④可以通过内吞、融合和脂交换等作用方式进入细胞，体外转染效率相对较高；⑤制备工艺简单等。

阳离子脂质体是目前应用最多的非病毒基因药物载体，由阳离子脂质和中性脂类组成。常用的阳离子脂质有 DOTMA、DOTAP、DC-Chol 等；常用的中性脂类有二油酰基磷脂酰乙醇胺(DOPE)、DOPC 等。阳离子脂质体通过自身携带的正电荷与带有负电荷的核酸分子通过静电作用结合，形成脂质体与核酸分子的复合物，用于核酸分子的体内递送。目前已有若干阳离子脂质体实现了商品化，如 Lipofection 2000 和 Lipofect AMINE，分别由阳离子脂质 DOTMA、DOSPA 与中性脂质 DOPE 构成，但主要用作转染试剂。

（四）其他

脂质体在装载药物作为抗寄生虫、原虫药物和解毒剂的载体方面，也显示出了良好的应用前景。

类脂囊泡与脂质体的应用范围基本一致，但临床上尚没有类脂囊泡产品应用，文献报道的类脂囊泡主要用于抗感染药物、抗肿瘤药物、抗炎药物和诊断造影剂的载体。

第三节 聚合物胶束

一、概述

聚合物胶束(polymeric micelle)是指由两亲性共聚物在水中自组装形成的胶束，属于热力学稳定体系。两亲性嵌段共聚物同时具有亲水段和疏水段，在水溶液中疏水段通过疏水相互作用自动缔合形成胶束的疏水内核，而亲水段则形成胶束的亲水外层，从而组装形成稳定的聚

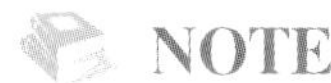

合物胶束体系。聚合物胶束除可用于难溶性药物的增溶外，还可用作药物载体，以延缓药物释放，提高药物的靶向性，从而提高药物的疗效，降低药物的毒副作用。

二、聚合物胶束的分类与载体材料

1. 嵌段聚合物胶束 聚合物可分为均聚物(homopolymer)和共聚物(copolymer)两大类。共聚物又分为嵌段共聚物(block copolymer)和接枝共聚物(graft copolymer)。两亲性嵌段共聚物(amphiphilic block copolymer)同时具有亲水嵌段和疏水嵌段，可在水性环境中自组装形成具有核壳结构的胶束，是制备聚合物胶束最常用的材料。

两亲性嵌段共聚物主要有二嵌段和三嵌段两类。二嵌段为AB型，一端为疏水链段，一端为亲水链段，在水溶液中自发组装形成胶束[图 12-13(a)]。三嵌段多为ABA型，即疏水链段的两端为亲水链段，如聚氧乙烯-聚氧丙烯-聚氧乙烯(PEO-PPO-PEO)组成的泊洛沙姆，在水溶液中以疏水链作为疏水内核，亲水链为外壳形成聚合物胶束[图 12-13(b)]。

两亲性嵌段共聚物亲水段材料一般用聚乙二醇(PEG)、聚氧乙烯(PEO)、聚维酮(PVP)、壳聚糖和透明质酸等；疏水段材料主要有聚乳酸、聚己内酯、聚氨基酸、聚丙烯、聚苯乙烯、精胺或短链磷脂等。对于亲水段为PEG的两亲性嵌段共聚物，若要获得稳定的聚合物胶束，PEG段分子量通常要求在1000～15000，疏水段的分子量与此相当或稍小。

2. 接枝聚合物胶束 两亲性接枝共聚物通常由疏水(或亲水)的骨架主链与亲水(或疏水)的支链构成，在水溶液中可自组装形成具有核-壳结构的胶束。如图 12-13(c)所示，此两亲性接枝共聚物由疏水骨架链和亲水支链构成，其内核由疏水骨架链组成，外壳则是由亲水的支链组成。

3. 聚电解质胶束 将含有聚电解质链的嵌段共聚物与带相反电荷的另一聚电解质共聚物在水溶液中混合时，通过带相反电荷嵌段之间的静电相互作用，形成以聚电解质复合物为疏水内核，以不带电荷的亲水嵌段为壳的聚电解质胶束。例如，在中性pH下将聚乙二醇-聚天冬氨酸共聚物(PEG-PAsp)与聚乙二醇-聚赖氨酸共聚物(PEG-PLys)水溶液混合，荷负电的聚天冬氨酸嵌段与荷正电的聚赖氨酸嵌段通过静电作用聚集形成疏水的聚电解质复合物内核，胶束外壳由亲水的PEG组成[图 12-13(d)]。

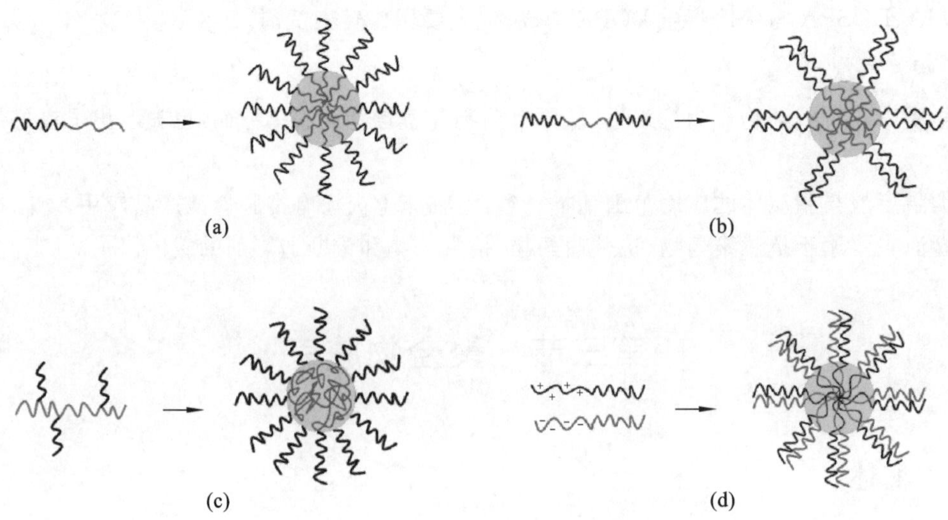

图 12-13 不同类型的聚合物胶束示意图

(a) 二嵌段聚合物胶束；(b) 三嵌段聚合物胶束；(c) 接枝聚合物胶束；(d)聚电解质胶束

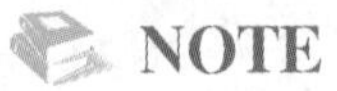

三、聚合物胶束的形成机理

聚合物胶束的形成机理与小分子表面活性剂胶束相似。当两亲性共聚物在水相中浓度很小时，聚合物分布在水的表面，疏水嵌段向外，亲水性嵌段向内。当水表面的聚合物达到饱和时，继续增加聚合物浓度，聚合物分子会转入溶液内部，由于水分子间强大的偶极引力，使其疏水嵌段受到排斥产生疏水相互作用，诱导疏水段聚集，从而自组装形成聚合物胶束(图 12-14)。两亲性聚合物形成聚合物胶束的最低浓度称为临界胶束浓度(critical micelle concentration，CMC)，与小分子表面活性剂胶束的 CMC 类似，但聚合物胶束的 CMC 很低，且其疏水核芯更稳定，静注给药经血液稀释后不易解聚合，故聚合物胶束可用作药物载体。

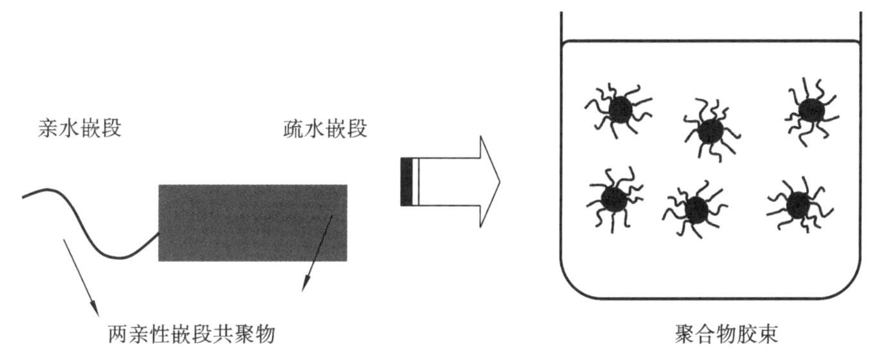

图 12-14　聚合物胶束的自组装示意图

四、聚合物胶束的制备方法

聚合物胶束的载药方法主要有物理包载、化学结合和静电作用等方式。

1. 物理包载法　适用于疏水性药物。聚合物胶束对疏水性药物的物理包载一般是通过其疏水内核与药物的疏水相互作用来实现的。物理包载法工艺简单，可规模化生产。

(1) 直接溶解法　水溶性较好的两亲性聚合物可直接溶于水，浓度大于 CMC 后即形成空白胶束溶液，再将药物用合适的溶剂溶解后加入空白胶束溶液中，得到载药聚合物胶束。

(2) 透析法　将材料溶解在可与水相互混溶的有机溶剂中，溶解后加入疏水性药物，再将上述溶液置于透析袋中，用水透析，除去有机溶剂后得到载药聚合物胶束。

(3) 自组装溶剂挥发法　将两亲性聚合物与药物溶于可与水相互混溶的有机溶剂中，再逐渐加入搅拌的水中形成胶束后，加热将有机溶剂挥发除去，即得。

(4) 乳化-溶剂挥发法　将疏水性药物溶于与水不互溶的有机溶剂中，形成有机相；聚合物溶解于有机相或水相，在搅拌或超声条件下，将有机相与水相混合，乳化形成 O/W 型乳液，继续搅拌使有机溶剂挥发除去，即得载药聚合物胶束。

(5) 薄膜分散法　将药物、聚合物共同溶解于有机溶剂，然后除去有机溶剂形成聚合物与药物的薄膜。通过超声或搅拌，将薄膜重新分散于水中，即得载药聚合物胶束。

2. 化学结合法　利用药物与聚合物疏水链上的活性基团发生化学反应，将药物共价结合在聚合物上，形成两亲性聚合物前药，在水中自组装形成聚合物前药胶束。这种共价偶联载药法的载药量较高，质量易控制，可有效避免药物的突释效应，还可通过肿瘤细胞内的特殊环境诱导偶联药物的化学键断裂，使药物响应性释放。常见的共价偶联方式主要有腙键、二硫键、酯键、酰胺键等，如多柔比星的羰基可通过腙键偶联于聚天冬氨酸侧链，从而将药物负载于胶束内核。目前，已有紫杉醇、多柔比星、表柔比星等通过该法制得载药聚合物胶束。但该法要求药物和聚合物均具有可反应的活性基团，使其应用范围受到较大的限制。

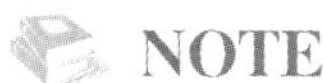

3. 静电吸附法　利用带电荷的药物(如 DNA)与带相反电荷的聚合物嵌段之间的静电相互作用,形成聚合物胶束的内核,得到载药聚合物胶束。这种方法的优点是制备简单,无需使用有机溶剂,特别适用于 DNA、siRNA 等荷电大分子药物的包载。例如,阳离子的 PEG-PLys 与荷负电的 DNA 结合后,形成载 DNA 的聚合物胶束,可有效降低 DNA 在血液中的酶解,延长 DNA 的血液循环时间,增强其在细胞内的蓄积,提高转染效果。

五、聚合物胶束的释药机制

物理包载法制备的胶束常通过扩散作用释药。此法制备的胶束比化学偶联法制备的胶束释药更快,其释药速度与多个因素有关:①药物与疏水内核的相容性,胶束内核与药物良好的相容性可明显地延缓药物的释放;②氢键相互作用,胶束内核与药物之间的氢键相互作用可以延缓药物释放,如疏水区含有游离羧基的胶束,随着羧基浓度提高,其释药速率降低,可能是因为胶束疏水内核和药物的氢键作用增强所致;③药物的极性及其在胶束内的分布等其他因素也对胶束的释药速率产生影响,如极性较大的药物易于释放。

化学结合法制备的载药胶束主要通过两种方式释药:聚合物胶束降解后,胶束结合药物的共价键断裂释药;胶束结合药物的共价键因水解或酶解断裂,药物从胶束中扩散释药。

静电吸附法制备的胶束通过药物与生理介质中的离子进行交换而释放出药物。较疏水的胶束内核可加强核与药物的静电作用,使药物与介质中的离子交换受阻而达到缓释效果。

六、聚合物胶束的质量评价

1. 形貌、粒径及其分布　聚合物胶束的形貌表征通常采用透射电镜(TEM)、扫描电镜(SEM)、原子力显微镜(AFM)等方法直接观测。测定形貌的方法不同,其结果差异较大,如聚合物胶束经负染后,TEM 观测的形貌是其疏水内核的形态;而 SEM 和 AFM 观测的结果是胶束的整体形貌。此外,上述方法侧重形态的表征,因观测的胶束数量有限,所测得的粒径有局限性。聚合物胶束的平均粒径及其分布常采用激光粒度仪(动态光散射法)进行测定。

2. 临界胶束浓度的测定　聚合物胶束的 CMC 的测定方法包括芘荧光探针法、表面张力法等。常用芘荧光探针法,芘被波长为 355 nm 的光激发后,其荧光发射光谱中的第 1、3 个发射峰的强度之比(I_1/I_3)与其所处环境的极性有关。在聚合物胶束形成时,芘从水相进入非极性内核中,其环境由极性转为非极性,导致 I_1/I_3 产生显著变化,从而显示出聚合物胶束的 CMC 值。

3. 其他　聚合物胶束属于微粒制剂,其质量评价还包括 Zeta 电位、载药量和包封率、突释效应、渗漏率、氧化程度、再分散性、靶向性、有害有机溶剂的限度等项目,请参考本章第一节的相关内容。

七、聚合物胶束作为药物载体的应用

聚合物胶束因具有结构可调控、载药范围广、体内稳定性好且滞留时间长、组织渗透性强、能使药物有效到达靶点等优点受到广泛关注,其制剂产品相继进入临床试验和获批上市。聚合物胶束作为药物载体的研究正逐步深入主动靶向、细胞内药物的智能释放与转运、逆转耐药性、协同治疗等方面,在靶向治疗领域具有良好的应用前景。

1. 聚合物胶束用作小分子药物的载体　近年来,大量研究集中于聚合物胶束在肿瘤靶向治疗中的应用,目前已有多个载药聚合物胶束上市或进入临床试验阶段(表 12-3)。紫杉醇的胶束化纳米制剂 Genexol-PM 是韩国 Samyang 公司开发,世界上第一个成功上市的聚合物胶束制剂产品,主要用于乳腺癌和肺癌等恶性肿瘤的治疗。与紫杉醇传统化疗制剂泰素注射液相比,Genexol-PM 在临床应用上表现出了高效低毒的优势。

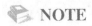

表 12-3 上市及进入临床试验阶段的聚合物胶束药物

名 称	药 物	聚 合 物	临床进展	研发公司
Genexol-PM	紫杉醇	PEG-PLA	已上市	Samyang
NC-4016	奥沙利铂	PEG-PAsp	Ⅰ期	Nanocarrier
NC6300	表柔比星	PEG-P(Asp-hydrazone)	Ⅰ期	Nanocarrier
NK012	SN-38	PEG-PGlu	Ⅱ期	Nippon Kayaku
NK911	多柔比星	PEG-PAsp	Ⅱ期	Nippon Kayaku
SP1049C	多柔比星	泊洛沙姆	Ⅱ期	Supratek Pharma
NC-6004	顺铂	PEG-PGlu	Ⅲ期	Nanocarrier
NK-105	紫杉醇	PEG-PAsp	Ⅲ期	Nippon Kayaku

注:SN-38 为 7-乙基-10-羟喜树碱,PLA 为聚乳酸,PAsp 为聚天冬氨酸,PGlu 为聚谷氨酸。

2. 聚合物胶束用作基因药物的载体 聚离子复合物胶束,带电的嵌段或接枝共聚物可以与带有相反电荷基因药物通过静电作用形成聚离子复合物胶束。它作为载体的一个显著优点就是胶束的核能够作为基因药物的微储存器,并且能够调节基因药物的性质。目前聚合物胶束作为基因药物的载体,还需解决胶束到达细胞后如何避开溶酶体、突破细胞核膜的障碍等问题,若这些问题得到解决,这种基因治疗方法将有可能应用于临床。

3. 聚合物胶束用作蛋白质类药物的载体 蛋白质类药物由于其结构特点,对外界温度、pH、离子强度等较为敏感,在体内酶存在下极易失活,且凭其自身理化性质难以跨细胞膜转运。利用带有电荷的聚合物自组装形成的聚离子复合物胶束包载蛋白质药物,可以保护蛋白质药物的活性,提高其跨膜转运的效率。

第四节 纳米乳与亚微乳

一、概述

纳米乳(nanoemulsion)是由油、水、乳化剂和助乳化剂等自发形成,乳滴粒径小于 100 nm,具有各向同性,外观透明或半透明的热力学稳定的胶体分散体系。纳米乳的形成一般需大量的乳化剂和助乳化剂,纳米乳的乳化剂用量一般为油相用量的 20%~40%,而普通乳剂中乳化剂用量大多低于油相用量的 10%;纳米乳在较大温度范围内保持热力学稳定,可经热压灭菌或离心后仍不分层;纳米乳在一定条件下可自发(或轻微振摇)形成,无须外力做功;纳米乳由于内部同时存在亲油、亲水区域,能显著增大药物的溶解度;为促进曲率半径很小的乳滴的形成,处方中除加入乳化剂外还需要加入助乳化剂。纳米乳可分为水包油(O/W)型、油包水(W/O)型和双连续型等。其中常用作药物载体的是 O/W 型纳米乳,用于包载疏水性药物。

由于纳米乳可自发形成,因此可制备成自乳化给药系统(self-emulsifying drug delivery system,SEDDS)。SEDDS 是在没有水相存在的情况下,由药物、油相、乳化剂和助乳化剂形成的口服液体或固体制剂(一般分装于软胶囊或硬胶囊中),在胃肠道轻微蠕动或温和搅拌下可自发形成 O/W 型乳剂。如果自发形成的是 O/W 型纳米乳,则又称为自纳米乳化给药系统(self-nanoemulsifying drug delivery system,SNEDDS)。

亚微乳(submicroemulsion)为乳滴粒径在 100~600 nm,外观不透明或呈乳状的乳剂。亚

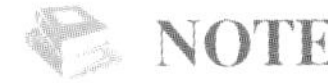

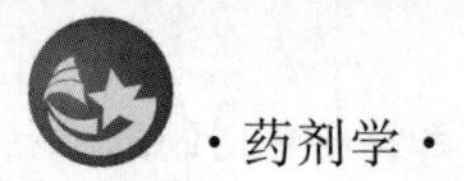

微乳的形成仅需少量的乳化剂，亚微乳属于热力学不稳定体系，其制备过程需要高速剪切或高压均质等作用，其稳定性介于纳米乳与普通乳(乳滴粒径为 1～100 μm)之间，可热压灭菌，但热压灭菌时间太长或重复灭菌，亚微乳会分层。

亚微乳或纳米乳可经冷冻干燥等技术制得固体制剂，该制剂称为干乳剂。该类产品经适宜稀释剂水化或分散后可得到均匀的亚微乳或纳米乳。

二、常用的乳化剂和助乳化剂

1. 乳化剂

(1) 天然乳化剂　如阿拉伯胶、西黄蓍胶、明胶、白蛋白、酪蛋白、大豆磷脂、蛋黄卵磷脂及胆固醇等。这些天然乳化剂降低界面张力的能力不强，但它们易形成高分子膜而使乳滴稳定。明胶及其他蛋白质类乳化剂荷电受 pH 影响，在其等电点时乳滴稳定性最小。

(2) 合成乳化剂　分为离子型、非离子型两大类，纳米乳常用非离子型乳化剂，如脂肪酸山梨坦、聚山梨酯、聚氧乙烯脂肪酸酯类、聚氧乙烯脂肪醇醚类、聚氧乙烯聚氧丙烯共聚物类、蔗糖脂肪酸酯类和单硬脂酸甘油酯等。

2. 助乳化剂　助乳化剂具有以下作用：①助乳化剂可协助乳化剂将油水界面张力 γ 进一步降低，甚至转变为负值，并且可调节乳化剂的 HLB 值，使乳化剂溶解度增大；②改变油水界面的曲率，促进曲率半径很小的膜的形成；③增加界面膜的流动性和柔顺性，降低膜的刚性，以上均有利于纳米乳的形成和热力学稳定。有效的助乳化剂可使乳化剂的用量成倍地减少。常用的助乳化剂通常是小分子的醇类，包括含 2～10 个碳的醇及二醇类，也可以是有机氨类、中短链醇类、低分子量的聚乙二醇类等，具有不饱和双键的表面活性剂也有类似助乳化剂的作用。助乳化剂的链长适中，有利于纳米乳的形成。

三、纳米乳的形成机制

1. 混合膜理论　又称为界面理论，最早由 Hoar 和 Schulman 提出，该理论认为乳化剂和助乳化剂在油水界面中将界面张力降至足够低，从而引发纳米乳的自发形成。油相和水相位于乳化剂的两侧，形成水膜和油膜组成的双层膜。纳米乳形成的条件为

$$\gamma_t = \gamma_{(o/w)_a} - \pi_f < 0 \tag{12-24}$$

式中，γ_t 为暂时界面张力；$\gamma_{(o/w)_a}$ 为表面活性剂存在时的油水界面张力；π_f 为平板膜(未弯曲)的界面压；当暂时界面张力 $\gamma_t<0$ 时，纳米乳自发形成。

2. 增溶理论　增溶理论认为，油相被乳化剂和助乳化剂增溶于水相而形成胶束，当增溶到一定粒径范围时形成纳米乳。尽管增溶理论可以解释非离子表面活性剂组成的纳米乳形成机制，以及温度、电解质等对纳米乳形成的影响。但此理论无法解释为何只要表面活性剂浓度大于临界胶束浓度即可产生增溶作用，而此时并不一定形成纳米乳。

3. 热力学理论　形成纳米乳的自由能取决于乳化剂降低油水界面表面张力的程度和体系的熵变。

$$\Delta G_f = \gamma \Delta A - T\Delta S \tag{12-25}$$

式中，ΔG_f 为形成自由能；γ 为油水界面表面张力；ΔA 为纳米乳形成时表面积的变化；ΔS 为分散过程中体系的熵变；T 为热力学温度。在乳化剂和助乳化剂的作用下，γ 变得非常小时，$\gamma\Delta A$ 将小于 $T\Delta S$，即分散过程的熵变大于分散体表面积增加所需的能量，此时 $\Delta G_f<0$，纳米乳可自发形成。

上述三种理论均只是在一定程度上阐明纳米乳的形成机制。目前多数人认为纳米乳是介于普通乳和胶束溶液之间的一种热力学稳定的分散系统。

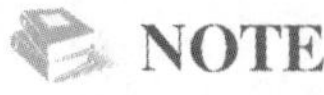

四、纳米乳的处方设计与制备

（一）纳米乳的处方设计

1. 纳米乳形成的基本条件 ①油水界面上存在短暂的负表面张力；②有高流动的界面膜；③油相与界面膜上乳化剂分子之间能相互渗透。为满足这些基本条件，乳化剂、助乳化剂及油相的选择至关重要。

2. 乳化剂的选择 所选乳化剂可作用于油水界面，能有效降低油水界面张力，促进纳米乳的形成。因纳米乳的粒径小，表面积大，需大量的乳化剂吸附于油水界面，以稳定纳米乳。乳化剂的亲水亲油平衡值（HLB值）为3～6时，通常易形成W/O型纳米乳，而HLB值为8～18时倾向于形成O/W型纳米乳。乳化剂的复配可发挥协同效应，乳化能力强于单一乳化剂。乳化剂的种类应根据油相对HLB值的要求和给药途径等来确定，并与适当的助乳化剂混合使用，以提高乳化效率，降低乳化剂的用量。

3. 助乳化剂的选择 助乳化剂应在油相、乳化剂中等具有良好的溶解性，其使用量一般为5%～20%，与乳化剂的比例范围为1∶（4～1）。此外，还应根据给药途径选择合适的助乳化剂，如丙二醇具有较好的皮肤促渗能力，适用于透皮给药用的纳米乳制剂。

4. 油相的选择 油相应对人体无毒、无刺激性，对药物具有良好的溶解能力。油相分子的分子量越小溶解能力越强，碳链越长安全性更好，但碳氢链过长不易形成纳米乳。因此需综合考虑油相对纳米乳形成及对药物的溶解能力等因素的影响。为了提高主药在油相中的溶解度，增大纳米乳的形成区域，应选用链长较短的油相。常用的注射油相有大豆油、玉米油、肉豆蔻酸异丙酯、棕榈酸异丙酯、中链（C_8～C_{10}）脂肪酸甘油三酯（如Miglyol 812）等。

5. 其他因素 一些具有一定表面活性的药物或辅料可对纳米乳的形成产生一定的影响，如布洛芬可改变纳米乳的形成区域。另外，温度、pH等对纳米乳的形成具有一定的影响。在制备载药纳米乳时，应综合考虑上述因素对纳米乳形成区域的影响。

（二）纳米乳的制备

1. 纳米乳的处方筛选 纳米乳由油相、乳化剂、助乳化剂和水四种成分组成，各组分的含量与纳米乳的形成关系可用相图表示。可通过其中两种因素的组合，简化为伪三元相图（图12-15）。纳米乳处方筛选和优化时可通过滴定法制得伪三元相图，由此确定纳米乳的形成范围，即油、乳化剂、助乳化剂、水等各组分的含量范围，从中获得乳化剂用量小的纳米乳处方。

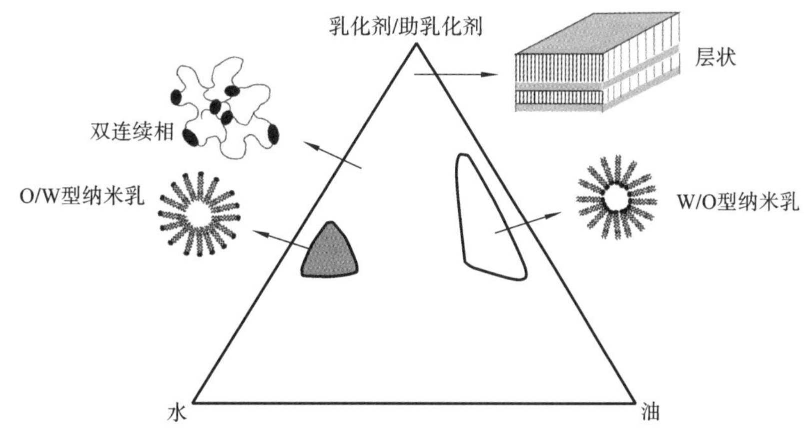

图12-15 形成纳米乳的伪三元相图

如图12-15所示，纳米乳有三种类型。①油包水（W/O）型：微小水滴分散于油中，水滴表面覆盖一层乳化剂和助乳化剂分子构成的界面膜。脂肪链位于油相一侧，而极性基团位于水

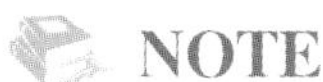

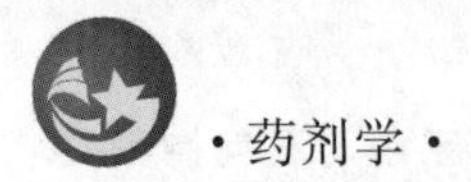

相一侧。②水包油(O/W)型:其结构与 W/O 型相反,微小油滴分散于水相中,油水界面排列为乳化剂和助乳化剂组成的界面膜。③双连续型:当油水两相比例合适时,任一部分的油相形成的液滴被水相包围,同时与其他油滴一起组成连续油相,包围体系中的水滴,油水间界面不断波动使其具有各向同性,类似于海绵状结构,称为双连续型纳米乳。

2. 纳米乳的制备 纳米乳的制备无需外部能量作用即可自发形成,通常通过简单的搅拌即可形成均匀的纳米乳溶液。根据相图确定的处方组成,将疏水性药物、表面活性剂和助表面活性剂等溶解于油相,在搅拌条件下加入定量的水相,搅拌均匀后即得载药纳米乳。

五、亚微乳的制备与影响因素

(一) 亚微乳的处方组成

亚微乳的处方组成与纳米乳类似,包括水相、油相、乳化剂、助乳化剂等。除此之外,由于亚微乳属于热力学不稳定体系,其稳定性不如纳米乳,因此制备时还需加入稳定剂如油酸、油酸钠等。注射用亚微乳还需加入抗氧剂、等渗(等张)调节剂、pH 调节剂等。

(二) 亚微乳的制备技术

亚微乳的粒径一般认为应比微血管小才不会发生血管栓塞。亚微乳的制备一般采用高能乳化法,如高速剪切搅拌乳化、胶体磨乳化法、高压均质法和超声波乳化法等。高压均质法适合规模化生产,是目前工业生产中广泛使用的方法。一般先通过高速混合器制得粗乳,再将粗乳用高压均质机乳化数次直到乳滴的粒径符合要求。该方法制得的亚微乳粒径小、粒径分布窄,如由磷脂等制备的稳定的亚微乳可用于静脉注射给药。具体制备过程包括以下四步。①将药物和(或)乳化剂溶于水相或油相。实现这一步骤有三种方法。a. 将水溶性成分溶于水中,将油性成分溶于油相中,本法最常用;b. 将水不溶性的乳化剂溶于醇中,加水,蒸发完全除去醇,得到在水相中呈细分散的乳化剂;c. 先制备脂质体的分散系统,将磷脂及药物溶于甲醇、二氯甲烷或氯仿或其混合液,减压蒸发得到的薄膜,再在水相中用超声处理,加热至 70 ℃,油相过滤后亦加热至 70 ℃,将两者混合再电磁搅拌。②将油相及水相于 70～80 ℃用组织捣碎机制得粗乳。③将粗乳迅速冷却至 20 ℃以下,再用两步高压均质机乳化,即得细分散的亚微乳。④调节 pH,过滤除粗乳滴与碎片,可进一步保证亚微乳的质量。

(三) 影响亚微乳形成的因素

1. 乳化剂的影响 乳化剂的主要作用是在分散相液滴界面形成致密的乳化膜,提高乳剂稳定性。当乳化剂浓度过低时,液滴界面不能达到饱和吸附,不足以形成致密界面膜。所以制备亚微乳,必须加入足够量的乳化剂。另外,有效的助乳化剂可使乳化剂的用量大大减少,从而降低了大量乳化剂带来的潜在毒性。

2. 稳定剂的影响 常用的稳定剂油酸、油酸钠、胆酸或胆酸盐等能在亚微乳中形成稳定的复合凝聚膜,增大膜的强度,同时增加药物的溶解度,增大亚微乳的 Zeta 电位,从而提高乳滴之间的静电斥力,阻止乳滴聚集,提高亚微乳的稳定性,有时还可以提高载药量。

3. 附加剂的影响 常用的附加剂有 pH 调节剂、等张调节剂、抗氧剂等。维生素 E 和维生素 C 是常用的抗氧剂,甘油是最常用的等张调节剂,盐酸或氢氧化钠是常用的 pH 调节剂,可调节 pH 至 7～8。

六、纳米乳与亚微乳的质量评价

(一) 理化性质

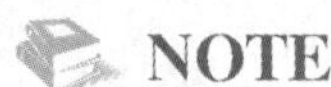

1. 黏度 黏度的要求因给药途径而异,如注射用乳剂需控制适宜的黏度,黏度过大不仅

不利于制备，也给临床使用带来不便。依照2020年版《中国药典》四部通则0633的方法测定黏度。

2. 折光率 纳米乳与亚微乳的折光率一般使用阿贝尔折光仪测定，依照药典四部通则0622的方法测定折光率。

黏度和折光率可以用于检查纳米乳的纯杂程度。

3. 电导率 电导率是鉴别纳米乳和亚微乳结构类型的重要方法。对于纳米乳，W/O型因含水量低，电导率值很小，相当于或者大于油的电导率；水含量增至一定比例时，电导率急剧上升，体系由W/O型渐变为油水两相均呈连续相的双连续相型。当水含量继续增至一定数值时，电导率达到峰值后下降（因为水增加后离子浓度下降），说明纳米粒转为O/W型。可参照药典四部通则0681的方法测定电导率。

（二）乳滴粒径及其分布

乳滴粒径是评价纳米乳和亚微乳的重要质量指标。对于亚微乳，药典规定静脉用乳状液90%的乳滴粒径应在1 μm以下，不得有大于5 μm的乳滴。

（三）磷脂氧化程度的检查

含有磷脂、植物油等容易被氧化的物质的纳米乳和亚微乳制剂，需进行氧化程度的检查。检查方法参照脂质体质量检查项下磷脂氧化程度的检查。

（四）稳定性考察

稳定性研究包含物理稳定性和化学稳定性，前者主要通过测定粒径、浊度、电导、黏度和Zeta电位的变化进行评价。化学稳定性主要通过考察pH、药物及有关物质的含量变化进行评价，可参照药典稳定性试验指导原则（乳剂稳定性重点考察项目为性状、含量、分层现象、有关物质等）对制备的纳米乳和亚微乳进行稳定性评价。

七、纳米乳和亚微乳作为药物载体的应用

纳米乳或亚微乳是一种性能优良的药物载体，在难溶性药物的制剂开发中，具有重要地位。目前，已有环孢素A（Cyclosporine A）、沙奎那韦（Saquinavir）以及利托那韦（Ritonavir）等多个载药口服自乳化制剂上市。早期的亚微乳中不加入药物，仅作为脂肪乳用于高能量的胃肠外营养。近些年来，亚微乳作为一种载药体系日益受到重视。上市的亚微乳制剂有地西泮、异丙酚、依托咪酯、前列腺素E和脂溶性维生素等静脉注射用亚微乳产品。

1. 口服给药 纳米乳、自乳化给药系统和亚微乳可提高药物的口服生物利用度。

案例分析与讨论 12-1

环孢素自乳化软胶囊

【处方】 环孢素50 g，无水乙醇25 g，1,2丙二醇85 g，中链三酰甘油（MCT）100 g，脱水山梨醇单油酸酯100 g，Cremophor RH40100 g，共制成100粒。

【制备】 ①称取处方量的环孢素、MCT、脱水山梨醇单油酸酯、Cremophor RH40、1,2-丙二醇与乙醇，在50 ℃水浴中以50 r/min搅匀混合，至形成黄色均一透明的液体，即得到环孢素自乳化内容物；②将上述内容物溶液用旋转模压机压制成软胶囊，乙醇洗去表面油层，于24 ℃通风干燥，即得环孢素自乳化软胶囊。

【注解】 环孢素在水中几乎不溶，口服生物利用度较低（30%或更低），且个体之间的差异很大（4%～60%），在长时间大剂量给药时会出现肾、肝毒性等严重的副作用。采用自乳化给药系统制备环孢素软胶囊可提高环孢素的生物利用度并减小个体差异，提高环孢素的临床疗

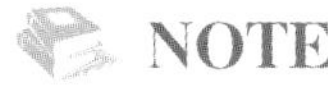

效,减少服用量以及减少肾、肝毒性等严重的副作用,同时提高药物稳定性。

问题:口服自乳化给药系统有何优势?哪些口服药物可以考虑制成自乳化软胶囊?

2. 注射给药 纳米乳和亚微乳乳滴粒径小,不易堵塞静脉血管,可用于静脉注射给药,其优势在于:①稳定性好,可热压灭菌,也可过滤灭菌;②黏度较小,注射时不引起疼痛、过敏和静脉炎;③可实现缓释和靶向给药,降低毒副反应等。例如,镇静安眠药地西泮(diazepam)的可注射亚微乳制剂,其处方中包括大豆油卵磷脂、甘油等,可显著降低药物对静脉血管的刺激性。

3. 透皮给药 纳米乳或亚微乳可促进药物的透皮吸收,其机制可能如下:①纳米乳或亚微乳对脂溶性药物有较高的溶解度,可提供较高的药物浓度梯度,促进药物透皮吸收;②一些纳米乳或亚微乳的乳化剂(如磷脂等)、油相(如油酸等)和助乳化剂(如乙醇等)具有透皮促渗作用;③纳米乳或亚微乳的油相成分可改变药物的分配系数,有利于药物进入角质层,且粒径较小的液滴可通过毛囊等皮肤附属器进入皮肤,从而提高药物的透皮速率。

4. 眼部给药 纳米乳具有透明、折光系数低、黏度小等特点,可用于眼部给药。例如,用于治疗眼干燥症的环孢素纳米乳液(Restasis),由蓖麻油、聚山梨酯、卡波姆、甘油、环孢素A等组成,用于治疗眼干燥症。该制剂可增加环孢素的溶解度,提高生物利用度,降低局部不良反应。

第五节 微囊与微球

一、概述

微囊(microcapsule)是指固态或液态药物被载体辅料包封成的微小胶囊。将药物制备成载药微囊简称为微囊化(microencapsulation),用于制备微囊的载体材料又称囊材。微球(microsphere)则是指药物溶解或分散在载体辅料中形成的微小球状实体。微囊和微球的粒径通常在1～250 μm,其大小因使用目的而异。

微囊与微球只是制剂的中间体,药物制备成微囊或微球后,可再根据需要制备成不同剂型,如注射剂、胶囊剂和植入剂等。将药物微囊化或微球化的目的:①使药物达到缓释长效作用;②掩盖药物的不良气味与口味;③使液态药物固体化;④减少复方药物的配伍变化;⑤提高药物的稳定性;⑥使药物具有靶向性;⑦用于肿瘤的化疗栓塞等。目前国内研制上市的微球产品有肌内注射的丙氨瑞林微球,植入的黄体酮微球,口服的阿昔洛韦微球、布洛芬微球等。微囊与微球的主要缺点是其载药量有限、生产工艺和质量控制较为复杂等。

二、微囊与微球的载体材料

微囊和微球的载体材料应符合以下要求:①性质稳定;②有适宜的释药速率;③无毒、无刺激性;④能与药物配伍,不影响药物的药理作用及含量测定;⑤成型性好,有一定的强度、弹性及可塑性;⑥具有符合要求的黏度、渗透性、亲水性和溶解性等。

(一)天然高分子材料

天然高分子材料性质稳定、无毒、成膜性好,是制备微囊和微球常用的载体材料。天然高分子材料在体内具有良好的生物相容性和生物降解性,常用的有明胶、阿拉伯胶、海藻酸盐、壳聚糖、蛋白质(如白蛋白)、淀粉等。

1. 明胶(gelatin) 从动物的皮、白色结缔组织和骨中获得的胶原蛋白经部分水解而得到的产品。根据水解方法的不同,分为A型和B型。A型明胶是酸水解产物,等电点为7～9;B

NOTE

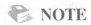

型明胶是碱水解产物，等电点为 4.7～5.0。可依据药物对 pH 的要求选用 A 型或 B 型。明胶不溶于冷水，能溶于热水形成澄明溶液，冷却后则成为凝胶。在体内可生物降解。用于制备微囊的用量为 20～100 g/L，制备微囊时加入 10%～20% 甘油或丙二醇可改善明胶的弹性，加入低黏度的乙基纤维素可减少膜壁细孔。

2. 阿拉伯胶(arabic gum) 一种天然植物胶，由多糖和蛋白质组成，多糖占多数(大于 70%)。多糖是以共价键与蛋白质肽链中的氨基酸相结合，与蛋白质相连接的多糖是酸性多糖，主要有半乳糖、阿拉伯糖、葡萄糖醛酸、鼠李糖等。在阿拉伯胶主链中由半乳糖通过糖苷键相连接。阿拉伯胶不溶于乙醇，在室温下可溶于 2 倍量的水中，溶液呈酸性，带有负电荷。阿拉伯胶中含有过氧化酶，易与氨基比林及生物碱等起变色反应。一般常与明胶等量配合使用，用量为 20～100 g/L。亦可与蛋白质配合作为复合材料。

3. 海藻酸盐(alginate) 多糖类化合物，常用稀碱从褐藻中提取而得。海藻酸钠可溶于不同温度的水中，不溶于乙醇、乙醚及其他有机溶剂，不同产品的黏度有差异。可与甲壳质或聚赖氨酸合用作复合材料。海藻酸钠在水中与 $CaCl_2$ 反应生成不溶于水的海藻酸钙，通常用此法制备微囊。

4. 壳聚糖(chitosan) 由甲壳质(chitin)经去乙酰化制得的一种天然聚阳离子多糖，在水及有机溶剂中均难溶解，但可溶于酸性水溶液，无毒、无抗原性，在体内能被葡萄糖苷酶或溶菌酶等酶解，具有优良的生物降解性和成囊、成球性，在体内可溶胀成水凝胶。

5. 蛋白质 用作囊材的有白蛋白(如人血清白蛋白、小牛血清白蛋白)、玉米蛋白、鸡蛋白等，可生物降解，无明显的抗原性。常用不同的温度加热交联固化或加化学交联剂(甲醛、戊二醛等)固化，通常用量为 300 g/L 以上。

6. 淀粉 常用玉米淀粉，因其杂质少、色泽好、取材方便、价格低廉，普遍被用作制剂辅料。淀粉无毒、无抗原性，在体内可由淀粉酶降解，因其不溶于水，故淀粉微球常用作动脉栓塞微球来暂时阻塞小动脉血管。

（二）半合成高分子材料

多为纤维素衍生物，其特点是毒性小、黏度大、成盐后溶解度增大，由于易水解，故不宜高温处理，需临用现配。

1. 羧甲纤维素钠(CMC-Na) 属阴离子型高分子电解质，常与明胶配合作复合材料，一般分别配制 1～5 g/L 的 CMC-Na 及 30 g/L 的明胶，再按体积比 2∶1 混合。CMC-Na 遇水溶胀，体积可增大 10 倍，在酸性溶液中不溶。水溶液的黏度大，有抗盐能力和一定的热稳定性，不会发酵，也可以单独用作成球材料。

2. 乙基纤维素(EC) 化学稳定性高，适用于多种药物的微囊化，但需加增塑剂改善其塑性。不溶于水、甘油和丙二醇，可溶于乙醇，遇强酸易水解，故不适合强酸性药物。

3. 甲基纤维素(MC) 在水中溶胀成澄清或微浑浊的胶体溶液；在无水乙醇、三氯甲烷或乙醚中不溶。用作成球材料的用量为 10～30 g/L，亦可与明胶、羧甲纤维素、聚维酮(PVP)等配合作复合囊材。

4. 羟丙甲纤维素(HPMC) 溶于水及大多数极性溶剂和适当比例的乙醇-水、丙醇-水、二氯乙烷等，在乙醚、丙酮、无水乙醇中不溶，在冷水中溶胀成澄清或微浊的黏性胶体溶液。HPMC 水溶液具有表面活性，透明度高，性能稳定，因其具有热凝胶性质，加热后可形成凝胶析出，冷却后再次溶解。

5. 邻苯二甲酸醋酸纤维素(cellulose acetate phthalate, CAP) 又称纤维醋法酯(cellacefate)。在强酸中不溶解，可溶于 pH 大于 6 的水溶液，分子中含游离羧基，其相对含量决定其水溶液的 pH 及 CAP 溶解性。用作成球材料时可单独使用，用量一般在 30 g/L 左右，

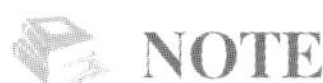

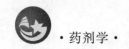

也可与明胶配合使用。

6. 羟丙甲纤维素邻苯二甲酸酯(hydroxylpropylmethyl cellulose phthalate,HPMCP) 易溶于丙酮、丙酮-乙醇、甲醇-二氯甲烷和碱溶液,不溶于水和酸溶液,常用于肠溶微囊的制备。物理化学性质稳定,成膜性好,无毒副作用。

上述纤维素衍生物在体内不可生物降解。

(三)合成高分子材料

分为在体内可生物降解和不可生物降解的两类。可生物降解材料应用较广的有聚乳酸、乙交酯-丙交酯共聚物、聚氨基酸、聚酸酐、聚羟基丁酸酯等;不可生物降解的材料有聚酰胺、聚乙烯醇、聚丙烯酸树脂、硅橡胶等。下面仅介绍聚酯类、聚酸酐和聚酰胺。

1. 聚酯类 多为羟基酸及其内酯的聚合物。常用的羟基酸是乳酸(lactic acid)和羟基乙酸(glycolic acid)。乳酸包括 D-型、L-型及 DL-型,直接由其中一种缩合得到的聚乳酸[poly(lactic acid),PLA]分别用 P(D)LA、P(L)LA 和 P(DL)LA 表示。由羟基乙酸缩合得到的聚羟基乙酸[poly(glycolic acid)]用 PGA 表示。聚酯类常用聚乳酸和乳酸-羟基乙酸共聚物两种。

低分子量 PLA 可以利用乳酸直接缩聚得到,而高分子量 PLA 是用丙交酯(lactide)作为原料缩聚得到的,丙交酯是乳酸的环状二聚体。PLA 的分子量越高,在体内的分解越慢。PLA 不溶于水和乙醇,可溶于二氯甲烷、三氯甲烷、三氯乙烯和丙酮,无毒、安全,在体内可慢慢降解为乳酸,最后降解为水和二氧化碳。

乳酸-羟基乙酸共聚物或乙交酯-丙交酯共聚物[poly(lactic-co-glycolic acid)或 poly(lactide-co-glycolide),PLGA]是将乳酸与羟基乙酸(或丙交酯与乙交酯)共聚得到的。PLGA 不溶于水,能溶解于三氯甲烷、四氢呋喃、丙酮和乙酸乙酯等有机溶剂中。

PLA 和 PLGA 是美国 FDA 批准的药用辅料,可用于注射。

2. 聚酸酐(polyanhydride) 聚酸酐的基本结构是$(\text{—CO—R}_1\text{—COO—})_x$、$(\text{—CO—R}_2\text{—COO—})_y$,其中 R_1、R_2 的单体有链状和环状两种类型,有脂肪族聚酸酐、芳香族聚酸酐、不饱和聚酸酐、可交联聚酸酐等。聚酸酐的平均分子量为 2000~200000。聚酸酐也是生物可降解的,不溶于水,可溶于有机溶剂二氯甲烷、三氯甲烷等,制备微球时也可采用加热熔化的方法。

3. 聚酰胺(polyamide) 由二元酸与二胺类或由氨基酸在催化剂的作用下聚合而制得的聚合物,也称尼龙(nylon)。对大多数化学物质稳定,无毒、安全,在体内不分解,不吸收,常供动脉栓塞给药。聚酰胺可溶于苯酚、甲酚、甲酸等,不溶于醇类、酯类、酮类和烃类,不耐高温,在碱性溶液中稳定,在酸性溶液中易被破坏。

三、微囊与微球的制备方法

1. 物理化学法 一种将囊心物与囊材在一定条件下形成新相析出制备微囊的方法,也称为相分离法。包括囊心物的分散、囊材的加入、囊材的沉积和微囊的固化等四个步骤,如图 12-16所示。根据形成新相的方法不同,相分离法又可分为单凝聚法、复凝聚法和溶剂-非溶剂法等方法。

(1) 单凝聚法(simple coacervation) 在高分子材料中加入凝聚剂以降低囊材的溶解度而凝聚成囊的方法。

基本原理:以一种高分子化合物为囊材,将囊心物分散在囊材中,然后加入凝聚剂,如乙醇、丙醇等强亲水性的非电解质或饱和硫酸钠溶液、硫酸铵溶液等强亲水性的电解质,由于囊材分子水合膜中的水与凝聚剂结合,使囊材溶解度降低,析出、凝聚形成微囊。但是这种凝聚是可逆的,一旦解除形成凝聚的这些条件,就可发生解凝聚,使形成的微囊很快消失。因此,还

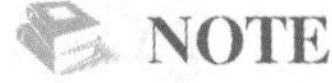

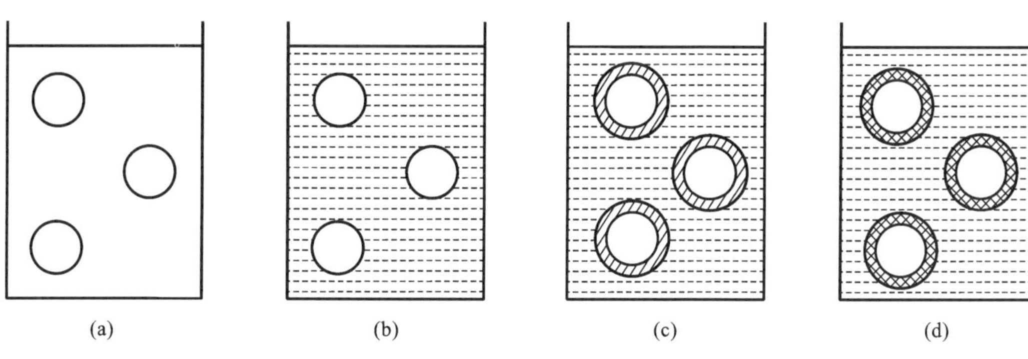

图 12-16 在液相中微囊化的示意图

(a)囊心物分散在液体介质中;(b)加入囊材;(c)囊材的沉积;(d)微囊的固化

需要根据囊材性质,使凝聚囊材固化,使之长久地保持囊形,不凝结、不粘连,成为不可逆的微囊。

以制备明胶为囊材的左炔诺孕酮-雌二醇微囊为例,其工艺如下:将左炔诺孕酮与雌二醇加到明胶溶液中混悬均匀,加入饱和硫酸钠溶液(凝聚剂),形成凝聚囊。然后加入硫酸钠稀释液,其浓度为凝聚囊系统中已有硫酸钠浓度(a)加 1.5%(即 a+1.5%),稀释液体积为凝聚囊总体积的 3 倍,静置使凝聚囊沉降,过滤,重复 3 次,以除去体系中游离的明胶分子。最后加甲醛或戊二醛与明胶发生氨醛缩合反应,使凝聚囊交联固化,水洗、过滤、干燥,即得。交联固化的反应式如下:

$$R—NH_2+HCHO+NH_2—R' \longrightarrow R—NH—CH_2—NH—R'+H_2O$$

或 $RNH_2+OHC—(CH_2)_3—CHO+H_2NR' \longrightarrow RN═CH—(CH_2)_3—CH═NR'+2H_2O$

使明胶凝聚形成凝聚囊的方法除可加饱和硫酸钠外,还可通过降低温度使溶液脱水析出凝聚,也可采用在其他电解质或醇类、丙酮等存在下使明胶发生凝聚等方法。

单凝聚法常用的囊材除明胶外,还可用 CAP、白蛋白、EC 等。

(2) 复凝聚法(complex coacervation) 利用两种具有相反电荷的高分子材料作为复合囊材,将囊心物分散、混悬或乳化在囊材的水溶液中,在一定条件下,两种高分子材料因带相反电荷,通过静电结合形成溶解度小的复合物而凝聚成微囊的方法。

可用作复凝聚法制备微囊的复合材料有明胶与阿拉伯胶(或 CMC-Na、CAP 等)、海藻酸盐与聚赖氨酸(或壳聚糖)、海藻酸与白蛋白、白蛋白与阿拉伯胶等。

例如以明胶和阿拉伯胶作囊材,复凝聚法形成微囊的原理如下:明胶分子结构中的氨基酸在水溶液中可以离解形成$—NH_3^+$ 和$—COO^-$,pH 在等电点以上,明胶分子带负电荷,pH 在等电点以下,明胶分子带正电荷;而在水溶液中阿拉伯胶分子仅解离形成$—COO^-$,其在任意 pH 时阿拉伯胶均带负电。在 pH 大于明胶等电点时将明胶溶液和阿拉伯胶溶液混合,将囊心物分散、混悬或乳化在上述两种材料的溶液中,调节 pH 至小于明胶等电点,使明胶由带负电荷转为带正电荷,与仍然带负电荷的阿拉伯胶结合成为不溶性复合物,凝聚形成微囊。

(3) 溶剂-非溶剂法(solvent-nonsolvent method) 将载体材料溶液加至一种对该聚合物不溶的液体(非溶剂)中,引起相分离而制得微球或微囊的方法。

2. 液中干燥法 从乳状液中除去分散相中的挥发性溶剂以制备微囊和微球的方法称为液中干燥法,也称为乳化-溶剂挥发法。包括两个主要步骤:①制备 O/W、O/O 或 W/O/W 型乳液。一般先将材料溶解在易挥发的溶剂中,将药物溶解或分散在材料溶液(或 W/O/W 型复乳的内水相)中,乳化后材料溶液处于乳状液的分散相中,与连续相不混溶,但材料溶剂对连续相应有一定的溶解度。②除去分散相中的挥发性有机溶剂。含载体材料和药物的乳滴随着有机溶剂的挥发,溶解度降低而逐渐固化,形成含药微囊或微球。液中干燥法如所用的材料的

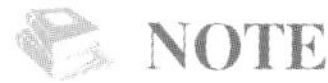

溶剂亦能溶解药物，则制得的是微球，否则得到的是微囊，复乳法制得的是微囊，其粒径可以通过控制制备乳液时的搅拌速度、溶剂挥发速度而到达需要的状态。液中干燥法常用于制备聚酯类微球，如 PLGA 微球。

3. 乳化交联法 将天然高分子材料（如白蛋白、明胶、壳聚糖、淀粉等）溶解于分散相中，与含乳化剂的连续相乳化形成 W/O、O/W 或 O/O 型乳状液，再加入化学交联剂（如甲醛或戊二醛），使分散相中的高分子材料发生交联反应形成微球或微囊。

4. 改变温度法 通过控制温度制备微球或微囊。如用白蛋白作载体材料时，先制成 W/O 型乳剂，再升高温度将其固化；用蜡类物质作载体材料时，可先在高温下熔融，药物溶解于或混悬于其中，制备 O/W 型乳剂，然后降温固化得到微球或微囊。

5. 物理机械法 借助机械设备，将药物和载体材料的混合液同时分散成雾滴并迅速蒸发或冻结而形成微球或微囊的方法。常用的机械方法有喷雾干燥法、喷雾冷凝法、多孔离心法、流化床包衣法等。喷雾干燥法凭借其产率高、易于扩大规模、受药物和高分子的溶解度参数影响较小等优势，适用于多种类型药物，包括水溶性、水不溶性和热敏感性药物的微粒化。

6. 化学法 利用溶液中的单体或高分子化合物的聚合反应或缩合反应而形成微囊或微球的方法。本法的特点是在液相中进行，不加凝聚剂，常先制成 W/O 或 O/W 型乳状液，再使单体发生聚合反应或缩合反应，或通过化学反应或用射线辐照使高分子材料交联固化。主要分为乳化聚合法、界面缩聚法和辐射交联法等。

7. 超临界流体法 超临界流体是液态和气态之间的一种状态。常用的介质通常是二氧化碳，它不仅无毒、价廉、不燃烧，液态时对药物的溶解能力强，而且其临界温度低（T_c=31.3 ℃），可处理对热敏感的药物；临界压力也较低（P_c=7.38 MPa），可降低设备成本、增加安全性。在接近临界状态时，温度、压力的微小变化就可以改变其密度，从而改变其溶解能力，可用于多成分药物中某特定成分的分离以及聚合物与单体的分离或残余有机溶剂的去除。该法不仅简便（一步完成），而且溶剂等能够循环使用，具有明显的经济效益和环保价值。利用超临界流体的溶解-增强分散（solution-enhanced dispersion）能力，可以制备微球。将药物溶液通过超临界流体装置的喷头分散于超临界流体中，有机溶剂溶解于超临界流体中而被萃取，药物即形成微球。其中有机溶剂的残留量通常低于 3 ng/g。

知识链接 12-2

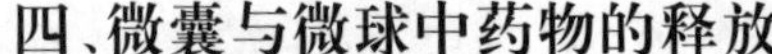

四、微囊与微球中药物的释放

（一）微囊与微球中药物的释放机制

药物微囊或微球化后，要求药物能定时定量地从微囊与微球中释放出来以发挥药效。微囊或微球的释药机制通常有以下三种。

1. 扩散 微囊或微球进入体内后，体液渗入囊壁或骨架中，逐渐溶解其中的药物并使其通过扩散从囊壁或骨架中释出。已溶解或黏附在囊壁或微球外层中的少量药物，发生初期的快速释放，即突释，然后才是内部药物溶解成饱和溶液而扩散出微囊或微球。

2. 囊壁或骨架溶解 微囊或微球进入体内后，囊壁或骨架溶解，释放出其中的药物。囊壁或骨架溶解属于物理过程，不包括酶的作用。其速率主要取决于囊材或骨架的性质，体液的体积、组成、pH 及温度等。

3. 囊壁或骨架的消化与降解 微囊或微球进入体内后，囊壁或骨架通过水解等反应而降解或受体内各种酶的消化降解，同时使药物释放出来。囊壁或骨架的溶解、消化与降解统称为溶蚀。如果微囊或微球的溶蚀速率低，药物则主要是通过扩散释放。

（二）影响微囊与微球中药物释放的因素

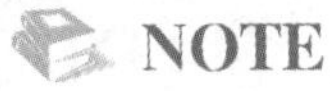

1. 微囊与微球的粒径和囊壁厚度 在载体材料相同的情况下，微囊或微球的粒径越小，

释药速度越快。微囊的囊壁越厚，释药速度越慢。

2. 药物的性质 在载体材料相同时，在体液中溶解度大的药物释放较快。例如，用乙基纤维素为载体材料，分别制成巴比妥钠、苯甲酸及水杨酸微囊，由于巴比妥钠在水中的溶解度最大，因此药物的释放速度也最快。另外，药物在载体材料与水之间的分配系数也影响释放速度，分配系数越小，释放速度越快。

3. 载体材料的理化性质 孔隙率小、水溶性小、降解速度慢的载体材料，其形成的微球或微囊释药速率慢。常用几种载体材料形成的微囊或微球释药速率从快到慢的顺序：明胶>乙基纤维素>苯乙烯-马来酐共聚物>聚酰胺。载体材料中加入附加剂，不仅可以改变成囊或成球的条件，还可以调节药物的释放速率。

4. 释放介质的影响 在不同 pH 的释放介质中，微囊或微球的释药速度不同。释药速率与微囊或微球在不同 pH 介质中的稳定性及药物在不同 pH 介质中的溶解度有关。在不同离子强度的释放介质中，微囊或微球的释药速度也不同。

5. 工艺条件 制备微囊或微球时采用不同工艺，释药速度亦不相同。例如，冷冻干燥或喷雾干燥制备的微囊或微球，其释药速度比采用烘箱干燥制备的要快。

6. 附加剂的性质 加入疏水性材料如硬脂酸、蜂蜡、十六醇等，可使药物缓释。

五、微囊与微球的质量评价

微囊与微球制剂属于微粒制剂，其质量评价包括粒子形态、粒径及其分布、表面电位、载药量和包封率、体外释放行为、突释效应、渗漏率、稳定性、有害有机溶剂的限度等项目，请参考本章第一节的相关内容。由于一些注射用载药微球缓释持续时间较长，有的达数个月甚至一两年，因此特别需要关注其释药行为，减少或避免突释效应。

对微球和微囊制剂进行评价时，还需测定微球或微囊给药部位残余药量，并进行体内血药浓度测定和体内组织分布实验等。

六、微囊与微球作为药物载体的应用

由于注射用微球可缓释 1～3 个月，打破了注射剂速效的观念，长效缓释注射用微球受到广泛的关注。注射用微球适合用于剂量小、毒性小、疗效确切的蛋白质和多肽类药物。蛋白质和多肽类药物在胃蛋白酶和胃肠道 pH 下极不稳定，口服给药生物利用度极低。采用注射给药，其体内半衰期很短，频繁给药令患者难以接受。近年来，蛋白质和多肽类药物的长效注射用微球制剂的研究十分活跃，有许多产品上市(表 12-4)。主要是采用聚酯类为载体材料，如 PLA 和 PLGA。人工合成多肽-促性腺素释放激素(GnRH)，亦称促黄体激素释放激素(LHRH)，其类似物的可生物降解给药系统的开发获得了极大的成功。第一个上市的 LHRH 类似物是曲普瑞林微球，商品名是 Decapepty(Debiopharm 公司产品)，用于治疗前列腺癌。该制剂采用 PLGA(50∶50)共聚物为骨架材料，包载曲普瑞林而成。每次注射(含药 3.75 mg)可在体内缓释 1 个月，改善了普通注射剂每天注射带来的不便。

表 12-4 美国 FDA 批准上市的蛋白质和多肽类微球制剂

药 物	类 型	厂 商	上市时间	所用材料
帕瑞肽	多肽	Novartis	2014 年	聚天冬氨酸
艾塞那肽	多肽	Alkermes & Amylin	2012 年	PLGA
阿巴瑞克	多肽	Praecis	2004 年	PLGA
生长激素	蛋白质	Genentech	1998 年	PLGA

NOTE

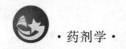

续表

药　物	类　型	厂　商	上市时间	所用材料
奥曲肽	多肽	Novartis	1998 年	PLGA
亮丙瑞林	多肽	Takeda	1995 年	PLGA
布舍瑞林	多肽	Sanofi-Aventis	1986 年	PLGA
曲普瑞林	多肽	Ipsen	1986 年	PLGA

第六节　纳　米　粒

一、概述

纳米粒(nanoparticle)是指药物与载体辅料经纳米化技术分散形成的粒径小于 500 nm 的固体粒子。纳米粒根据药物在载体材料中的分散状况可分为骨架实体型的纳米球(nanosphere)和膜壳药库型的纳米囊(nanocapsule),根据载体材料分为聚合物纳米粒、固体脂质纳米粒和无机纳米粒等。载药纳米粒可进一步制备成适宜的剂型,如注射剂等。

药物纳米粒主要有如下特点:①作为蛋白质和多肽类药物的载体时可显著增加药物在消化道中的稳定性,提高药物的口服生物利用度;②作为肿瘤靶向载体时,可通过表面修饰具备长循环特性和主动靶向或物理化学靶向作用,提高药物在肿瘤部位的蓄积,增强抗肿瘤作用;③用于透皮给药时,可增加药物的透皮速率或在皮肤中的蓄积,实现良好的透皮给药或皮肤局部治疗作用;④用于黏膜给药时,可通过调控纳米粒表面的黏附能力,增强药物在黏膜(如眼角膜)表面的吸附,延长药物的作用时间,提高药物的生物利用度;⑤纳米粒在脑靶向传输、免疫佐剂等方面也有重要的应用。

二、载体材料

根据纳米粒的不同给药途径,如静脉注射、口服、眼部给药等,其材料的选择与要求均不同。根据材料的来源可分为以下几种。

1. 天然高分子材料　具有良好的生物相容性,是常用的药物制剂辅料,一些材料已用于载药纳米粒的制备,如多糖、蛋白质等。

2. 合成高分子材料　通过化学合成的生物可降解高分子材料,如聚氰基丙烯酸烷酯、聚乳酸(PLA)和聚乳酸-羟基乳酸共聚物(PLGA)等。

3. 脂质材料　一些动植物来源的小分子脂质材料,如硬脂酸、棕榈酸、山嵛酸及脂肪酸酯等。

4. 无机材料　如二氧化硅等。

三、载药纳米粒的制备

载药纳米粒的制备方法因给药途径、用药目的、载体材料及药物等因素的不同而异,常用的方法有以下几种。

1. 乳化聚合法　将单体分散于含乳化剂的水相中形成胶束或乳滴,单体遇 OH^-、其他引发剂或经高能辐射可发生聚合,胶束及乳滴作为提供单体的仓库,而乳化剂起到防止聚合物纳米粒聚集的作用。聚合反应终止后即得纳米粒。采用本法制备的纳米粒的药物包封率为

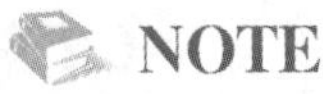

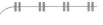

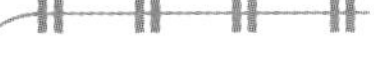

15%～90%，一般情况下，亲脂性药物的包封率较高。

2. 凝聚法 采用加热变性、化学交联以及盐析脱水而使高分子材料凝聚形成纳米粒的方法。如白蛋白纳米粒的制备，先制备乳状液之后，采用加热变性法固化乳滴的制备技术。将药物溶解或分散于200～500 g/L的白蛋白溶液中作为水相，取40～80倍于水相体积的棉籽油或液体石蜡作为油相。把水相加入油相中搅拌或超声使其形成W/O型乳状液，然后快速滴加到100～200 mL的热油(100～180 ℃)中，并保温10 min，使白蛋白变性而固化，形成含药纳米粒，搅拌冷却至室温，用乙醚洗去油相，离心分离得纳米粒。制备的关键是快速将乳状液滴加入热油时的操作。用本法制得纳米粒的粒径分别为560 nm(棉籽油作油相)和820 nm(液体石蜡作油相)。

3. 乳化-溶剂挥发法 步骤和微囊、微球制备的乳化-溶剂挥发法基本一致，关键是控制分散相乳滴的大小，其影响因素包括表面活性剂的种类、加入量以及乳化方法(超声乳化、高压乳化)等。

4. 纳米沉淀法 药物和高分子材料溶解于与水互溶的有机溶剂(如乙醇、丙酮等)中，在搅拌或超声等条件下将药物和高分子溶液分散于含2%聚乙烯醇或表面活性剂的水溶液中。由于有机溶剂在水中的快速扩散，使有机溶剂中的高分子材料和药物共沉而形成纳米粒。由于水相中的PVA或表面活性剂吸附于纳米粒表面，可阻止纳米粒的粘连与合并。

5. 超临界流体法

(1) 超临界流体快速膨胀法 将聚合物溶于一种超临界流体中，该溶液经导管引入并由一喷嘴快速喷出，由于超临界流体迅速膨胀汽化，使聚合物以纳米粒的形式迅速沉降。这种技术适合用于小分子聚合物(分子量小于10000)纳米粒的制备，药物可以均匀分散于聚合物基质中，而且不存在残留溶剂的问题，在聚乳酸纳米粒的制备中已得到应用。对于大分子聚合物来说，因其在超临界流体中的溶解度小甚至不溶，而不宜使用这项技术。

(2) 超临界反溶剂法 将聚合物溶解在一种适宜的溶剂中，然后通过导管快速引入一种超临界流体中，由于超临界流体可以完全提取溶解聚合物的溶剂而使聚合物沉降，形成极细微粒，该技术也称作气体反溶剂技术，已成功用于微球及纳米粒的制备。

纳米粒的制备都是在液相中进行，而纳米粒在水中易出现诸如纳米粒聚集沉淀、聚合物材料降解、纳米粒形态变化、药物泄漏和变质等不稳定现象。因此，通常将纳米粒冷冻干燥或喷雾干燥，以提高其稳定性。

四、固体脂质纳米粒

固体脂质纳米粒(solid lipid nanoparticle，SLN)是20世纪90年代发展起来的一种新型脂质载药系统，因其良好的生物相容性和可规模化工业生产的特点而受到广泛关注。固体脂质纳米粒是指以天然或合成的高熔点固体脂质(如饱和脂肪酸甘油酯、硬脂酸、混合脂质等)为载体材料制成的纳米粒。固体脂质纳米粒的优点包括：①可靶向、缓释给药；②可增加药物稳定性；③载体安全无毒，可规模化生产等；④可应用于静脉给药、口服给药、透皮给药、眼部给药等多种给药途径的制剂开发。

(一) 固体脂质纳米粒的组成

固体脂质纳米粒的主要成分为以下几种。

1. 固体脂质 脂肪酸甘油酯类，包括三硬脂酸甘油酯、三棕榈酸甘油酯、山嵛酸甘油酯等；脂肪酸类，包括硬脂酸、棕榈酸等；其他还有蜂蜡、鲸蜡等。

2. 乳化剂和助乳化剂 乳化剂如磷脂、泊洛沙姆、聚山梨酯等；助乳化剂如中短链醇类等。

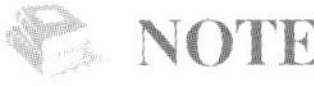

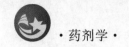

3. 药物 通常为亲脂性药物，在熔融脂质中具有较好的溶解度。

(二) 固体脂质纳米粒的制备方法

1. 熔融-匀化法(melt homogenization) 制备固体脂质纳米粒的经典方法。将固体脂质加热至其熔点 10～15 ℃以上融化，加入药物使其溶解或混合均匀，再将含药的熔融液与相同温度含稳定剂的水相混合，经高速剪切搅拌形成初乳；再通过高压均质机将初乳循环乳化多次，冷却后即得载药固体脂质纳米粒。此法的优点是所得固体脂质纳米粒的粒径较小、粒度分布较窄，无需使用有机溶剂，可工业化生产。

2. 冷却-匀化法(cold homogenization) 先将脂质材料加热熔融，加入药物使其溶解或混合均匀，置于干冰或液氮中迅速冷却，进一步将其研磨或粉碎成微粒(50～100 μm)，随后加入含稳定剂的冷溶液中，在低于脂质熔点 5～10 ℃的温度下高压均质。此法适用于对热不稳定的药物，但制得的纳米粒粒径较大，粒度分布较不均一。

3. 乳化-溶剂挥发法 固体脂质纳米粒的制备也可采用乳化-溶剂挥发法。将脂质和药物溶解于有机溶剂，然后与含稳定剂的水相进行混合、均质乳化，挥干有机溶剂后，即制得载药固体脂质纳米粒。该法制得的纳米粒粒径小、分布均匀，可在常温操作，用于热不稳定药物的包载。

4. 纳米乳法 将适宜比例的乳化剂、助乳化剂、药物等加入熔融的脂质材料中，制成热油相，并与同温度的水溶液混合制成纳米乳；再将该热纳米乳分散于冷水(2～8 ℃)，即可得到载药固体脂质纳米粒。与高压均质法相比，该方法工艺简单、物理稳定性好、粒径小(小于 100 nm)，但乳化剂用量大。

(三) 固体脂质纳米粒的冷冻干燥

固体脂质纳米粒是热力学不稳定体系，易出现粒径增大、颗粒聚集、胶凝等现象，一般可通过冷冻干燥将其制成冻干粉末，为提高冻干品的再分散性，可添加适量的冻干保护剂如山梨醇、甘露糖、海藻糖、葡萄糖等。喷雾干燥因操作温度较高，易造成脂质熔化，仅适用于具有较高熔点的固体脂质纳米粒的干燥。

(四) 固体脂质纳米粒的灭菌

当固体脂质纳米粒用于注射给药或肺部给药时，需进行灭菌。高压灭菌过程中的物理稳定性取决于制剂的处方。如以卵磷脂为乳化剂可经受高压灭菌，而对于 Poloxamer 类乳化剂，由于灭菌温度(121 ℃)接近其昙点，会破坏其界面膜造成粒子聚集，所以需降低灭菌温度，并相应延长灭菌时间。对于有特定释药曲线的固体脂质纳米粒，高压灭菌时由于粒子发生熔融或重结晶，可能会改变其原有的释药曲线。固体脂质纳米粒可采用过滤灭菌或无菌操作，以避免以上情况的发生。γ 射线灭菌也是固体脂质纳米粒较常用的灭菌方法。

五、纳米粒的质量评价

纳米粒属于微粒制剂，应根据 2020 年版《中国药典》四部 9014 微粒制剂指导原则对其进行质量评价。质量评价指标包括粒子形态、粒径及其分布、表面电位(Zeta 电位)、载药量和包封率、体外释放行为、突释效应、渗漏率、再分散性、靶向性、稳定性、有害有机溶剂的限度等项目，具体请参考本章第一节的相关内容。

六、纳米粒作为药物载体的应用

近年来，纳米粒在药物制剂开发中取得了快速发展，许多纳米粒的制剂产品已进入临床研究阶段。目前纳米粒的一个主要应用方向是用于装载抗肿瘤药物，实现抗肿瘤药物在肿瘤部位的高效递送，如白蛋白结合型紫杉醇纳米粒混悬注射液(Abraxane)已被美国 FDA 批准上

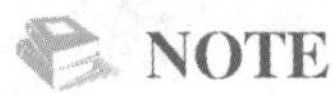

市，用于转移性乳腺癌联合化疗失败后或辅助化疗 6 个月内复发的乳腺癌。尽管有关纳米粒制剂的研究开发取得了一定的进展，但仍面临着较大的挑战，如理想的载体材料较少、纳米粒规模化生产及质量控制困难等，尚需进一步深入研究。

第七节　药物纳米晶

一、概述

难溶性药物的口服生物利用度低是药物制剂研发中的难点问题。据统计，来源于化学合成的候选药物中约 60% 是难溶性药物。因此，增加药物的溶解度及溶出速率，提高其生物利用度是制剂学研究的重要任务。纳米结晶技术将难溶性药物制备成药物纳米晶（drug nanocrystal），是提高难溶性药物溶解度的一种新型制剂技术。纳米结晶也称为纳米混悬剂（nanosuspension），即以表面活性剂或聚合物为稳定剂，将纳米尺寸（平均粒径小于 1 μm）的药物微粒分散在液体分散介质中形成的分散体系。当药物从微米晶转化为纳米晶时，其扩散层厚度、表面积、饱和溶解度等发生巨大变化，从而显著提高药物的溶出速率。纳米晶是加入适宜表面活性剂的纳米级“纯药物”的微粒分散体系，其特点如下：①纳米晶是纳米尺寸的药物微粒；②纳米晶分散在分散介质中，不存在载体材料。需要说明的是，在药物纳米晶的制备过程中，由于制备方法的不同，也可能会产生无定形的药物纳米晶。

药物纳米晶是一种制剂中间体，可进一步加工制备成注射剂、滴眼剂或喷雾剂，也可通过喷雾干燥、冷冻干燥或流化床技术得到纳米晶粉末，进一步制备成胶囊、片剂等口服制剂。

二、药物纳米晶的制备

利用表面活性剂等稳定剂的稳定作用，将药物颗粒分散在水中，通过粉碎或结晶技术可制成稳定的药物纳米晶。药物纳米晶的制备方法一般可分为以下两类。①自上而下法（top-down method）：将大颗粒的药物分散成纳米尺度的结晶，通过机械研磨的方式将微米级的药物颗粒粒径减小至纳米级。②自下而上法（bottom-up method）：从药物溶液中利用结晶技术制备纳米尺度的结晶，从分子态沉淀结晶形成药物纳米晶体。为了制备稳定的药物纳米晶，需要加入一些稳定剂，防止纳米晶粒子聚集，增强其物理稳定性。常用的稳定剂有表面活性剂、高分子聚合物、缓冲液、盐、多元醇、渗透压调节剂或抗冻剂等。

目前，制备药物纳米晶的主要方法可归纳为机械粉碎法和纳米沉淀法两类。

（一）机械粉碎法

机械粉碎法是一种“自上而下”的方法，它通过机械外力将微粉化药物颗粒直接粉碎成药物纳米晶。湿法研磨和高压均质是最常用的工业化生产方法。

1. 湿法研磨法　含有药物微粒、稳定剂的溶液在研磨珠的作用下，形成粒径更小的颗粒，通过多次循环研磨后，可得到药物纳米晶。该方法可通过稳定剂的种类及用量、研磨工艺参数的优化等控制药物纳米晶的粒径及其分布。常用的稳定剂有十二烷基硫酸钠、卵磷脂、泊洛沙姆、聚山梨酯等。研磨过程中应尽量减少药物的损耗，避免研磨介质（如钢珠、陶瓷珠、氧化锆珠等）对药物的污染。

2. 高压均质法　该法已经用于生产注射用乳剂等产品，且技术较为成熟，适用于大规模生产，正逐步应用于药物纳米晶的生产。药物微粒在高压驱动下，通过一个细小狭缝，在高速剪切、高频震荡、空穴现象和对流撞击等作用下使药物颗粒粉碎。可通过调节均质压力、循环

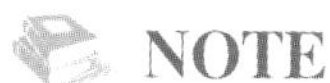

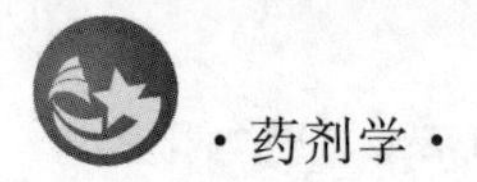

次数等控制其粒径及其分布。此外，基于微射流技术的均质机也逐步应用于药物纳米晶的生产，其原理是两股液流对射碰撞，使微粒的粒径降低。

机械粉碎法制得的药物纳米晶在溶液中可能发生奥斯特瓦尔德熟化(Ostwald ripening)，引起粒径增大，导致纳米晶稳定性下降。因此，通常采用冷冻干燥、喷雾干燥等方法制成药物纳米晶的干燥粉末，并进一步制成片剂、胶囊或其他制剂。例如，将药物纳米晶的粉末直接压片或制粒后进行压片，即可得到用于口服的片剂。

（二）纳米沉淀法

纳米沉淀法是一种“自下而上”的制备方法，是在溶有药物的有机溶剂中加入不良溶剂，诱导药物的溶解度显著下降，促进药物分子的成核及生长，在稳定剂(如 HPMC、PVP 等)的作用下，形成药物纳米晶。该方法制备工艺简单，无须高能输入，但常使用有机溶剂，规模化生产较为困难，部分药物可能处于无定型和(或)亚稳态。

另外，机械粉碎法和纳米沉淀法结合使用，能进一步优化药物纳米晶的制备。例如，通过纳米沉淀法制得药物纳米晶后，再经湿法研磨或高压均质进一步粉碎，可获得粒径小、分布均匀的药物纳米晶。同时，高压均质或研磨可诱导药物从无定型态转变为稳定的结晶态，增强药物晶型的稳定性。

三、药物纳米晶的质量评价

1. 晶型 药物纳米晶的晶型影响制剂的溶出速率和物理稳定性等。差示扫描量热法(differential scanning calorimetry，DSC)等热分析法和 X 射线衍射法(X-ray diffractometry，XRD)常用于研究药物及其制剂的结晶性质。

2. 其他 可通过扫描电镜(SEM)、透射电镜(TEM)等观测药物纳米晶的结晶形态；通过激光粒度分析仪等仪器测定纳米晶的粒径和 Zeta 电位；还可测定纳米混悬剂的黏度等性质。对许多水难溶性药物而言，胃肠液中药物的溶出速率常为其吸收的首要和限速步骤。因此，可通过溶出度和饱和溶解度试验初步预测药物在体内的药动学行为。

四、药物纳米晶在药剂中的应用

药物纳米晶不仅能解决药物溶解度和溶出度的问题，还能改变药物的体内药代动力学特征，从而改善药物的安全性和有效性，解决开发难溶性药物所存在的关键问题。因此，通过纳米晶继续挖掘已上市药物的潜力和赋予新化学实体良好的体内行为，从而满足临床需求，具有重要的意义和广阔的发展前景。迄今为止，已有多种难溶性药物通过纳米结晶技术开发成为上市产品(表 12-5)。第一个市售的药物纳米晶制剂是免疫抑制药西罗莫司片剂。第二个利用纳米晶技术上市的药物是 2001 年上市的抗呕吐药阿瑞匹坦胶囊，该药物的含量达 125 mg，由于含量高，为了避免纳米晶在压缩过程中聚集而将其制成胶囊。2004 年上市的调血脂药非诺贝特纳米晶制剂，减少了食物对吸收的影响。2005 年短效避孕药醋酸甲地孕酮口服纳米混悬制剂上市，口服剂量仅是普通制剂的 1/4。2009 年抗精神病药棕榈酸帕利哌酮的注射型纳米混悬剂上市，该剂型载药量高、安全性好，每月只需肌内注射 1 次。

表 12-5 利用纳米结晶技术制备的上市药物纳米晶制剂

商品名	药物名称	适应证	制备技术	研发公司
Rapamune®	西罗莫司	器官移植排异反应	湿法研磨	Wyeth
Emend®	阿瑞匹坦	恶心、呕吐	湿法研磨	Merck
Tricor®	非诺贝特	高脂血症	湿法研磨	Abbott Laboratories

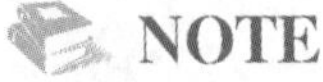

续表

商品名	药物名称	适应证	制备技术	研发公司
Triglide®	非诺贝特	高脂血症	高压均质	Skye Pharma
Megace ES®	醋酸甲地孕酮	厌食症	湿法研磨	Par Pharmaceutical
Avinza®	硫酸吗啡	重度疼痛	湿法研磨	King Pharmaceuticals
Focalin® XR	盐酸右哌甲酯	过动症	湿法研磨	Novartis
Ritalin® LA	盐酸哌甲酯	过动症	湿法研磨	Novartis
Zanaflex Capsule™	盐酸替扎尼定	疼痛性肌痉挛	湿法研磨	Acorda

第八节　靶向制剂

一、概述

靶向制剂亦称为靶向给药系统（targeted drug delivery system，TDDS），是指采用载体将药物通过循环系统浓集于或接近靶器官、靶组织、靶细胞和细胞内特定结构的一类新型制剂。靶向制剂可提高疗效，降低对其他组织、器官及全身的毒副作用。

随着生物药剂学和药物动力学的发展，人们发现药物在必要的时间、以必要的量到达病灶部位时才能发挥最大疗效，而分布到其他部位的药物不但不能起到治疗作用，反而可能产生毒副作用。尤其是化疗药物，对正常细胞具有较大的毒副作用。若采用常规制剂，药物自由地被细胞、组织或器官摄取而体内分布不具有选择性，加之蛋白质结合、排泄、代谢、分解等体内过程，只有少部分药物到达病灶部位（可能是脏器或器官，也可能是细胞），往往通过提高剂量增加病灶部位的药物浓度，势必增加药物毒副作用；相反，TDDS 通过与病灶组织、细胞的特定结构和靶点识别，达到靶向定位的作用，提高疗效，避免药物作用于其他组织而造成的毒副作用。此外，通过脂质体、微囊、微球、纳米粒、聚合物胶束等靶向载体的包载，可以改善某些药物药剂学方面的稳定性低或溶解度小等问题；也可以改善某些药物生物药剂学方面的低吸收或生物学不稳定的缺陷。总体来讲，靶向制剂具有提高药物的安全性、有效性、可靠性和患者顺应性的优点。

二、靶向制剂的分类

（一）根据药物到达靶部位的水平分类

根据靶向制剂递送药物到达靶部位的水平不同，将靶向制剂分为三级。

1. 一级靶向制剂　以特定器官和组织为靶标递送药物的制剂。例如，通过吸入作用于肺组织的靶向制剂。

2. 二级靶向制剂　以特定细胞为靶标递送药物的制剂。例如，针对肝实质细胞的药物输送、针对肝肿瘤细胞的药物输送以及针对肝内 Kupffer 细胞的药物输送。一级靶向是二级靶向的基础。

3. 三级靶向制剂　以细胞内特定部位或细胞器为靶标递送药物的制剂。例如，靶向到细胞内线粒体的制剂。三级靶向制剂是建立在一级靶向和二级靶向基础之上的靶向制剂。

（二）根据靶向机制分类

根据靶向机制，将靶向制剂分为被动靶向制剂、主动靶向制剂和物理化学靶向制剂三类。

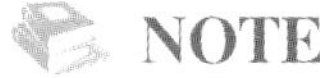

1. 被动靶向制剂(passive targeting preparation) 将药物包裹或镶嵌入各种类型的微粒中,根据机体内不同的组织、器官或细胞对不同微粒具有不同的滞留性而靶向富集的制剂。所采用的微粒包括乳剂、脂质体、纳米粒、微球、微囊等,它与主动靶向制剂最大的区别在于这些载体上未修饰具有分子特异性作用的配体、抗体等,因此表面修饰有PEG等"隐形"分子的微粒也属于被动靶向制剂。另外,这些微粒的粒径大小和表面性质(疏水性、电荷等)对体内分布起着重要的作用。

2. 主动靶向制剂(active targeting preparation) 用修饰的药物载体作为"导弹",制备的具有主动识别靶组织、靶细胞或靶细胞内特定亚细胞结构的载体制剂,可将药物定向地运送到靶区发挥药效。载体的修饰分子可以是受体的配体、单克隆抗体等,载药载体可因连接有特定的配体或单克隆抗体与靶细胞特异结合,将药物主动运送至特定细胞。亦可将药物修饰成前体药物,在特定靶区被激活释放出母体药物而发挥治疗作用。

3. 物理化学靶向制剂(physical and chemical targeting preparation) 通过设计特定的载体材料和结构,使其能够响应于某些物理或化学条件而释放药物。较为常用的物理化学方法包括磁、温度和pH等,比如在载药微球或微囊中同时包裹磁性物质,给药后即可通过体外磁场将这些载体导向到特定部位;以十七烷酸磷脂为膜材可制备pH敏感脂质体,肿瘤部位的pH低于正常组织导致脂肪酸羧基脂质化成六方晶相的非相层结构,从而使膜融合,释放药物;采用二棕榈酸磷脂和二硬脂酸磷脂按一定比例混合可制备热敏脂质体,静脉注射后,用微波加热肿瘤部位至42 ℃,高于二棕榈酸磷脂的相变温度,引起脂质双分子层的流动性增加,药物于肿瘤部位释放;用栓塞微球阻断靶区的血供与营养,同时释放药物起到协同作用,也属于物理化学靶向制剂。

三、被动靶向制剂

被动靶向递药的机制主要在于体内的单核吞噬细胞系统具有丰富的吞噬细胞(肝脏的Kupffer细胞、肺部的吞噬细胞和循环系统中的单核细胞等),可以将一定大小的微粒作为异物而吞噬,通过正常的生理过程运送至肝、脾等器官,一些较大的微粒由于不能通过毛细血管床,也可被机械截留于某些部位。因此,循环系统生理因素和微粒自身性质均有可能影响体内分布。

(一)循环系统基本生理

1. 体循环 体循环包括血液循环和淋巴循环,血液循环流动速度非常快,是淋巴循环流速的200～500倍,因此,血液循环是决定药物分布的主要因素,但药物的淋巴转运有时也十分重要。

组织的血流速度是影响血液循环中药物分布的主要因素。通常血流量大、血液循环好的器官和组织药物分布较多,反之则较少。毛细血管的通透性也会影响微粒向组织的分布。毛细血管的通透性主要取决于管壁的类脂屏障和管壁上的微孔,不同脏器的毛细血管具有不同的通透性。肝窦的毛细血管管壁上有很多缺口,微粒比较容易通过;脑和脊髓的毛细血管内壁结构较为致密,细胞间隙极少,形成连续性无膜孔的毛细血管壁(血脑屏障),因此虽然脑部血液循环速度较快,但由于血-脑屏障的存在,普通纳米粒也无法更多地富集于脑内。

淋巴循环是循环系统的重要辅助部分,为组织液从组织间隙经毛细淋巴管进入淋巴系统而形成的单向流路,因此是血管系统的补充。毛细淋巴管存在于组织间隙,其内皮细胞上有允许小分子通过的小孔且细胞间有缺口,因此通透性非常大。由于血流速度远远高于淋巴流速,组织间隙中的水和小分子物质主要通过毛细血管转运,但是大分子物质无法进入毛细血管,只能通过淋巴系统进行转运。因此,淋巴循环具有蛋白质回收、脂肪运输、调节血浆和组织液之

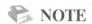

间的液体平衡等重要功能。正常组织间隙中分布的微粒也可能进入淋巴循环被清除。

肿瘤部位的循环系统与正常组织有所不同。为了满足快速生长的需求，肿瘤部位的血管生成较快，因此血管壁结构的完整性差，有较宽的间隙，循环中的纳米微粒可能穿透这些间隙而更多地进入肿瘤组织。同时肿瘤组织的淋巴回流功能并不完善或者缺失，造成大分子类物质和微粒的滞留。这种现象被称作增强渗透性与滞留效应(enhanced permeability and retention effect,EPR 效应)(图 12-17)。需要注意的是，EPR 效应尚存在争议，尚未在人体肿瘤部分验证 EPR 效应。

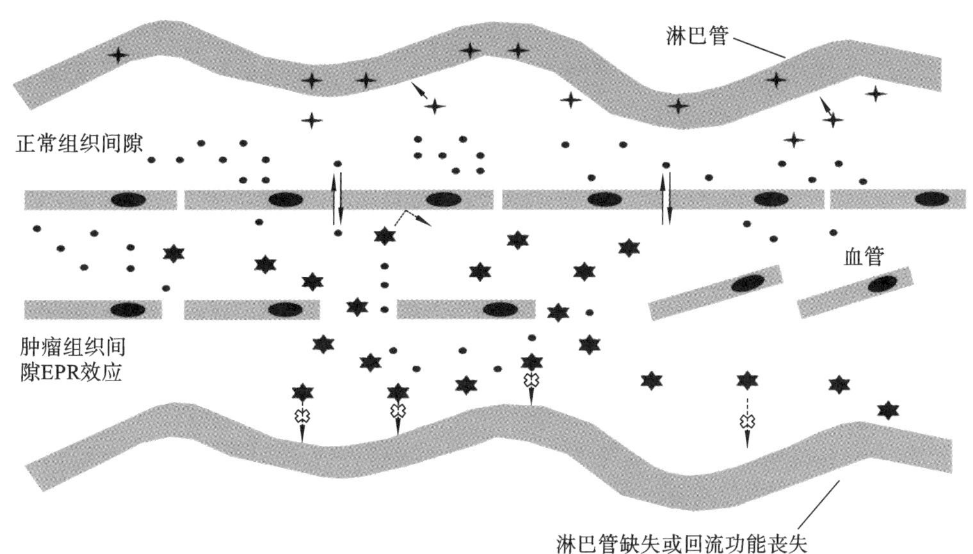

图 12-17　正常组织外渗和淋巴通路以及肿瘤组织的 EPR 效应

2. 细胞摄取　载药微粒向细胞内的转运是其发挥作用的关键，也可能影响其体内分布，具体的内化方式主要包括内吞(endocytosis)和融合(fusion)(图 12-18)。

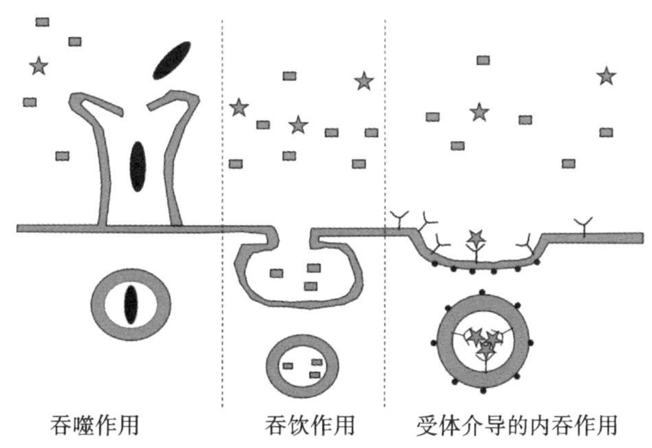

图 12-18　细胞对药物的内吞作用

(1) 内吞　是通过质膜的变形运动将细胞外物质转运入细胞内的过程。一般微粒和血液中的有关物质发生相互作用，如被免疫球蛋白 IgG 和补体 C3b 等血液中的特殊物质调理，可被吞噬细胞识别并结合到细胞膜上，并通过细胞的内吞作用进入细胞形成内吞体。该内吞体在胞质中可能进入溶酶体，在溶酶体酶的作用下释放药物。

根据入胞物质的不同大小以及入胞机制的不同，可将内吞作用分为三种类型：吞噬作用、吞饮作用、受体介导的内吞作用。

(2) 融合　主要是针对脂质体的细胞摄取而言的，是指脂质体的膜插入细胞膜的脂质层

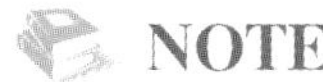
NOTE

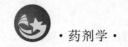

中，而将内容物释放到细胞内的过程。脂质体膜中的磷脂与细胞膜的组成成分相似，因此可与细胞膜完全混合。在脂质体膜中加入溶血磷脂、磷脂酰丝氨酸或表面活性剂等融合因子可促进融合。

（二）影响因素

粒径是影响被动靶向制剂体内分布的首要因素。较大的微粒往往由于机械截留作用分布到相应组织，如粒径大于 7 μm 的微粒通常被肺部毛细血管截留，被单核细胞摄取进入肺组织或肺泡；粒径小于 7 μm 的微粒一般被肝、脾中的巨噬细胞吞噬而富集于这两个组织；粒径为 100～200 nm 的微粒很快被巨噬细胞吞噬，最终富集于肝 Kupffer 细胞溶酶体中；粒径为 200～400 nm 的微粒集中于肝脏后迅速被清除；粒径为 50～100 nm 的微粒可进入肝实质细胞中；粒径小于 50 nm 的微粒可通过肝内皮细胞或通过淋巴传递到脾和骨髓中。

微粒的表面性质对于体内分布也有较为重要的作用。单核吞噬细胞系统对微粒的识别和摄取主要通过微粒表面的调理素和吞噬细胞上的受体完成。而微粒的表面性质决定了吸附调理素的成分和吸附程度，进而决定了吞噬的途径。若微粒表面为亲水性，则不易被调理素调理，能在血液中长期循环，但若吸附了免疫球蛋白，则其表面具有疏水性，易于被吞噬而迅速从血中消除。带负电的微粒易被肝的单核巨噬细胞系统吞噬而滞留于肝，带正电的微粒易被肺毛细血管截留而滞留于肺。

（三）隐形化原理

常规设计的微粒易于被调理素调理而被吞噬细胞识别和吞噬，血液中消除很快，并分布于单核巨噬细胞丰富的组织，要到达其他靶部位较为困难。但是若增加微粒表面的亲水性、微粒的柔韧性及其空间位阻，则可避免被调理素所调理，避免被吞噬细胞吞噬，延长在循环系统中的循环时间，并可利用肿瘤部位的 EPR 效应更多地分布于肿瘤组织中。目前最常用的隐形化原理就是采用表面修饰的方法增加微粒表面的亲水性，引入空间位阻，防止被调理素调理而达到“隐形”的效果。常用的亲水性修饰分子包括 PEG、Poloxamer、Tween 80 等。以物理吸附或化学键合的方式进行修饰。例如，PEG 的修饰可通过酰胺键、酯键与微粒的载体材料（如 PLGA）偶联，在肿瘤靶向治疗中通过 EPR 效应被动靶向至肿瘤组织，增强疗效。因此，微粒给药系统（脂质体、微球、微囊、乳剂、纳米粒等）可通过上述原理延长其在血液循环中的滞留时间，从而更加有效地浓集在实体瘤部位，更好地发挥被动靶向作用。

四、主动靶向制剂

主动靶向制剂可分为药物载体的修饰和药物结构的修饰（前体药物）两大类。

（一）药物载体的修饰

药物载体的修饰是利用某些细胞上特殊的受体可与其特异的配体或抗体发生专一性结合的特点，将药物载体与这些配体或抗体结合，从而将其所装载的药物导向特定的靶组织，主要包括抗体修饰的微粒载体和配体修饰的微粒载体。抗体修饰纳米粒是纳米粒与单克隆抗体或基因抗体共价结合而成的，亦称免疫纳米粒。免疫纳米粒借助抗体与靶细胞表面抗原或受体的结合作用进入靶细胞，释放包载的药物，从而达到靶向治疗的目的。配体修饰纳米粒是将纳米粒表面用配体修饰，可使纳米粒导向相对应的靶细胞（受体），从而可改变纳米粒的体内分布。不同的细胞表面具有特异性受体，而与之结合的配体也不同，配体与受体间有强烈的亲和力。常用的配体有半乳糖、叶酸、转铁蛋白等。

1. 糖类配体 肿瘤细胞通常会过量表达一些特殊的糖类受体，某些糖类如透明质酸和半乳糖等可与其特异性结合。透明质酸是一种由重复的二糖结构组成的线性材料，有良好的生物相容性和生物可降解性。透明质酸的某些特异性受体，包括 CD44 和 CD168 等，在多种具

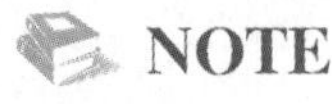

有高转移性的恶性肿瘤细胞表面都过度表达。

2. 蛋白质类配体 蛋白质类配体中最具有代表性的为各种抗体，它们与其对应的抗原有着极高的特异性和亲和力。例如，表皮生长因子受体家族中的 Her1 与 Her2 都是抗体类肿瘤靶向配体的重要靶点，它们在多种实体瘤中过度表达，因此它们的抗体被广泛用于肿瘤靶向治疗的研究。在非抗体的蛋白质类靶向配体中，转铁蛋白（transferrin）与乳铁蛋白（lactoferrin）较为常用。转铁蛋白的受体在某些恶性肿瘤细胞中的表达量远高于正常细胞，常用于肿瘤细胞靶向药物输送（图 12-19）。乳铁蛋白的受体在神经胶质瘤细胞中过度表达，因此乳铁蛋白多用于神经胶质瘤的靶向药物递送。

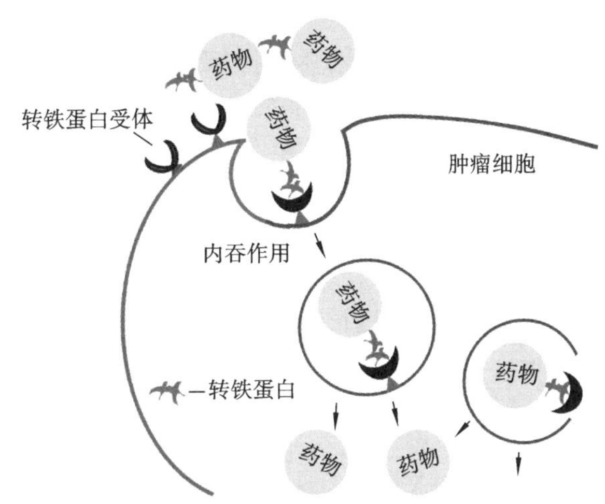

图 12-19 转铁蛋白修饰的给药系统靶向输送药物原理示意图

3. 多肽类配体 与蛋白质类配体相比，多肽类配体性质比较稳定，也易于大规模生产。由于尺寸较小，被修饰微粒的理化性质不易因多肽的引入而受到影响。RGD 是一类常用的靶向修饰多肽类配体，含有精氨酸-甘氨酸-天冬氨酸（Arg-Gly-Asp），能特异性地识别在多种类型肿瘤细胞表面过量表达的整合素 $\alpha_v\beta_3$。另外，黄体生成素释放激素（LHRH）受体在卵巢癌细胞和乳腺癌细胞高表达，LHRH 修饰的给药系统可识别 LHRH 受体高表达的卵巢癌细胞和乳腺癌细胞。

4. 其他小分子类配体 一些小分子物质也有其特异性的受体。这些物质主要包括叶酸、生物素和甘草甜素等，它们的分子量通常小于 1000 Da。这些小分子类配体的价格便宜、毒性低、无免疫原性且易于改造，因此也被广泛用于靶向微粒的修饰。例如，利用很多肿瘤细胞表面叶酸受体高表达的特点，可将载药脂质体与叶酸结合，从而将药物特异性地输送到肿瘤细胞。

（二）前体药物

前体药物（prodrug），也称前药、药物前体等，是指药物经过化学结构修饰后得到的在体外无活性或活性较小，在体内经酶或非酶作用释放出活性药物而发挥药效的化合物。前体药物可增加药物的生物利用度，加强靶向性，降低药物的毒性和不良反应。

通过前体药物实现靶向递药的机制包括：①利用靶区特有的酶体系，当前体药物分布至病灶靶区时，被靶区的相关酶转化为有活性的母体药物而发挥作用；②在药物分子中引入特殊基团，改变药物的极性，随之改变其体内分布行为，使前体药物进入母体药物难以进入的靶区；③通过控制分子量，使药物只能进入某些特定的病灶；④利用一些化合物对某些组织或器官有特殊的亲和性，将其作为“子弹头”把药物输送到靶区。

1. 肿瘤靶向前体药物 利用肿瘤组织中某些酶的水平升高，这些酶可以活化前体药物释

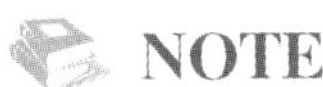
NOTE

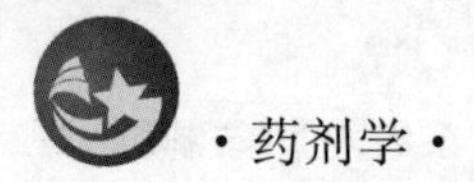

放出有活性的母体药物。如采用对肿瘤细胞表面抗原有特异性结合的单克隆抗体修饰 N-(2-羟丙基)-甲基丙烯酰胺聚合物(PHPMA)-多柔比星大分子药物复合物可特异性地识别肿瘤细胞并通过内吞进入肿瘤细胞溶酶体，在溶酶体的酸性环境(pH 为 4.5～5)中，PHPMA 与多柔比星之间的腙键断裂，释放出活性药物多柔比星。

2. 脑靶向前体药物 由于血脑屏障(blood brain barrier，BBB)的存在，限制了许多药物在脑部发挥作用，对此，有研究者提出将药物制成前体药物，改善其通过 BBB 的能力。

脑靶向前体药物通常是以一些与细胞生长有关的或参与体内代谢的生理活性物质如氨基酸、羧酸、杂环等为载体，将其介入药物分子中，以增加药物的脂溶性，使之容易透过 BBB，最后经酶解释放原药起效。一般来说，含—OH、—NH_2、—COOH 结构的脂溶性差的药物可通过酯化、酰胺化等化学反应制成脂溶性大的前体药物，易透过血脑屏障。进入中枢神经系统后，其亲脂性基团被水解而释放出活性药物。这种方法在增加脂溶性和改善透过血脑屏障的同时，也可由其他途径转化为有毒性的物质而产生不良反应等问题。另外，增加脂溶性不仅可促进药物的脑吸收，还可增强脑内活性泵出系统的外排功能，使药物在靶部位滞留时间缩短，生物效应降低。

为了克服以上不足，20 世纪 80 年代开始了化学给药系统(chemical delivery system，CDS)的研究。CDS 是将药物与脂溶性载体化合物结合，渗透入脑后载体转变成非脂溶性分子，产物将无法排出脑外，即达到“锁死”状态。如果相同转变也可在体内其他位置发生，由于亲水性增加，加速外周系统的消除过程，提高药物的靶向性，并降低外周毒副作用。理想的脑靶向 CDS 须具有足够的亲脂性，它在外周神经系统消除应迅速；最后，停留于中枢神经系统的中间物必须能够降解并持续释放出活性药物。如今 CDS 的设计内容更加广泛，不仅适用于小分子药物，而且已经用于多肽等大分子药物。

3. 结肠靶向前体药物 详见第十三章第三节。

五、物理化学靶向制剂

(一) 物理靶向制剂

物理靶向制剂(physical targeting preparation)是在药物进入体内到达病灶部位时，体外给予温度、磁场、超声波和光照等物理刺激导致载体解聚，从而触发药物释放的靶向制剂(图 12-20)。物理靶向制剂的基础是选择对相应外加条件敏感并可在外加条件下解聚释放药物的载体，如热敏靶向载体、磁性靶向载体、超声靶向载体和光敏靶向载体等。

1. 热敏靶向制剂 通过外部热源对靶区进行加热，使靶区的温度稍高于周围未加热区，实现载体中的药物在靶区内释放的一类制剂。以热敏脂质体为例说明热敏靶向制剂的靶向原理。热敏脂质体设计的一个方法是利用脂质体的相变温度。它取决于磷脂的种类，比如二棕榈酰磷脂酰胆碱(DPPC)的相变温度为 41 ℃，二硬脂酰磷脂酰胆碱(DSPC)的相变温度为 55 ℃。将不同比例的 DPPC 和 DSPC 混合即可制得具有不同相变温度的热敏脂质体，静脉注射后，于肿瘤部位红外照射至局部温度高于脂质体的相变温度，即可引起此部位的脂质体释放药物达到热敏靶向递送的目的。也可以将 NH_4CO_3 包载于脂质体内水相制得热敏脂质体，当肿瘤局部的温度升高至 40 ℃时，NH_4CO_3 分解释放的 NH_3 和 CO_2 使磷脂双分子层破裂，释放药物，也能达到热敏靶向递送的目的。当然，热敏靶向制剂并不局限于热敏脂质体，采用其他温敏材料制成的热敏凝胶、胶束等制剂均能实现热敏靶向的作用。

2. 磁性靶向制剂 将磁性物质包裹于载药微粒中，在体外磁场的作用下，使载药微粒在体内定向移动、定位浓集，从而富集于病变部位发挥疗效的一类制剂。常用的磁性物质有 $FeO \cdot Fe_2O_3(Fe_3O_4)$磁粉或磁流体。前者通过 Fe^{3+} 和 Fe^{2+} 在碱性条件下反应制备，所得的

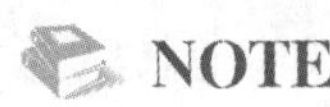
NOTE

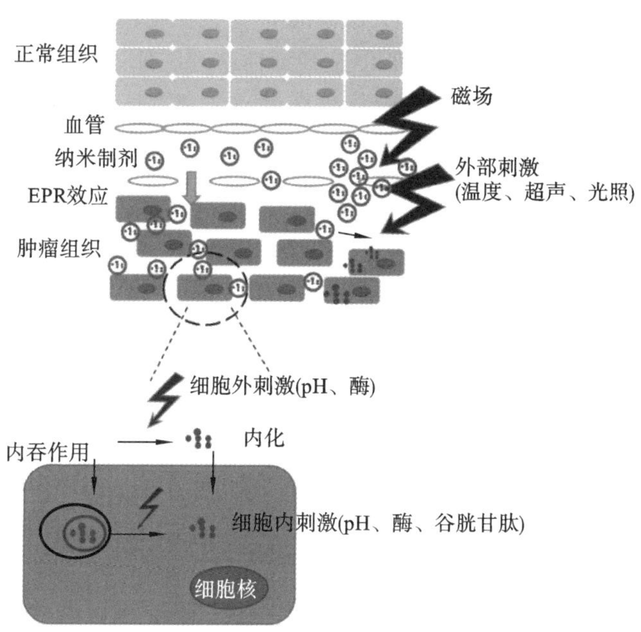

图 12-20 物理化学靶向制剂示意图

$FeO \cdot Fe_2O_3$亦可进一步变为Fe_2O_3，为黑色胶体溶液，由粒径为 2～15 nm 的超细球形粒子组成，亦称磁流体。

(1) 磁性微球 可用一步法制备，即在成球前加入磁性物质，成球时将磁性物质包裹；也可用两步法制备，即先制成微球，再将微球磁化。比如磁性明胶微球的制备即采用一步法，将超细磁流体分散于明胶溶液中，成乳后用甲醛交联固化，得磁性明胶微球，静脉注射后，并于头颈部加磁场作用 20 min，磁性微球在靶区分布的量为未加磁场时的 15 倍。

除了用于实体瘤的治疗以外，磁性微球还可用于骨髓净化，以除去骨髓中的癌细胞，便于自身骨髓移植。比如采用二步法首先制得多孔聚苯乙烯微球，微球经硝化后，用 $FeSO_4$ 将微球磁化，并于磁性微球表面偶联单克隆抗体；在患者的骨髓中加入该微球后，微球通过单抗与骨髓中的癌细胞结合，并通过外加磁场将癌细胞清除。

(2) 磁性纳米粒 将磁性物质包载于纳米粒中制备的磁性纳米粒，可以具有一般纳米粒不具备的优点，比如可在磁场作用下更有效地避免巨噬细胞的吞噬；可以作为实体瘤的显像剂；在磁场部位超向聚集，在微血管中形成栓塞，阻断肿瘤供血，而在非磁区则无此效应。

磁性靶向制剂要想广泛用于临床还有两大问题需要解决：①体外磁场的性质应与药物和机体相适应，如磁场强度、磁场使用时间等都会影响靶向性，如何选取体外磁场对磁性靶向制剂的应用有较大影响；②进一步优化磁性靶向制剂的性能，如利用调节粒径或表面修饰等来提高载药率、稳定性，增加靶向性，防止磁性颗粒聚集阻塞血管等。

3. 超声靶向制剂 利用超声波的机械化学效应、热效应及空化效应，使含有气泡的微囊在超声部位爆破，促进药物释放并摄取入胞。目前已开发出了包括微泡、脂质体、胶束、相变乳化液和负载微泡的水凝胶等多种类型的载体结构。超声波具有良好的方向性和组织穿透性，这使得药物释放更加集中和精确，并且超声不会对人体造成伤害，被视为一种安全的刺激方式。由于超声靶向制剂无定向转运能力，所以目前实验研究将主动靶向功能的修饰物修饰于载体表面，以增加药物的定向运输能力。

4. 光敏靶向制剂 将药物通过光敏感键连接至载体上，或者使用对光敏感的聚合物或纳米载体装载药物，待药物到达肿瘤部位时给予适当波长的光照射，使光敏感键发生断裂或者光敏聚合物载体迅速发生相变，从而释放药物。根据激发光的波长不同，光敏靶向制剂主要分为

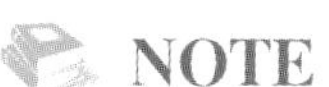
NOTE

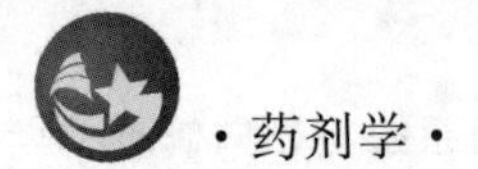

紫外光敏感靶向制剂、可见光敏感靶向制剂及近红外光敏感靶向制剂。临床应用中优先选择具有深部组织穿透能力和低光散射性及低细胞光毒性的近红外光源（700～1000 nm），如在近红外光的照射下释放药物的阿霉素金纳米颗粒在提高阿霉素抗肿瘤作用的同时降低了系统毒性。

（二）化学靶向制剂

化学靶向制剂（chemical targeting preparation）利用肿瘤部位的低 pH、高还原性、高酶的特异性微环境而达到靶向释放药物的目的，可分为 pH 敏感靶向制剂、氧化还原敏感靶向制剂、酶敏感靶向制剂。常见的响应性基团有 pH 响应基团（腙键、缩醛键等）、酶响应基团（二硫键）等，这些基团通过化学偶联法与微粒的载体材料连接，从而赋予微粒响应性解离能力，促进药物的快速释放。

1. pH 敏感靶向制剂 疾病状态会改变病理组织（炎症、感染、肿瘤组织等）的 pH，如实体瘤细胞外的 pH 为 6.5，明显低于生理 pH(7.4)；溶酶体囊泡内的 pH 也明显低于细胞质的 pH；另外，消化道的不同部位也呈现不同的 pH 范围。因此，利用这些 pH 差异，选择合适的载体材料即可将药物选择性地靶向到特定的组织、细胞或细胞内的特定位置。

pH 敏感靶向制剂的主要释药机制：①通过载药微粒基团发生质子化或去质子化，改变载药微粒的疏水性、荷电性或稳定性，促进药物释放；②pH 改变引发化学键的断裂而释放药物。

(1) pH 敏感脂质体　一种具有细胞内靶向和控制释药的功能性脂质体，其原理是在低 pH 时，所用的脂质材料发生质子化而引起六角晶相的形成，导致膜融合释药。例如，采用 DPPC、十七烷酸磷脂为脂质材料制备脂质体，在 pH 从 7.4 降为 5.0～6.0 时，pH 敏感脂质体发生结构改变，促使脂质体膜与内涵体、溶酶体膜的融合，将携带的药物释放于靶细胞中，增加了组织对药物的摄取量。但稳定性限制了 pH 敏感脂质体的应用，如在储存中可自发转变成六角晶相，从而诱发聚集、融合及药物渗漏；进入体内后，受血浆成分的影响，也易导致脂质体不稳定，药物渗漏增加。为了提高 pH 敏感脂质体的体内外稳定性和进一步提高其靶向性，人们研制出 pH 敏感免疫脂质体、pH 敏感长循环脂质体、pH 敏感前体脂质体以及多聚物 pH 敏感脂质体等新型脂质体。

(2) pH 敏感胶束　大多数聚合物和药物的偶合物胶束都过于稳定，无法在病灶释放足够发挥治疗作用的药物；而物理包埋的聚合物胶束往往释药过早，不能达到安全有效治疗的目的。大多数实体瘤的 pH(低于 6.5)都低于周围正常组织（pH 为 7.4），而细胞内涵体和溶酶体的 pH 为 5.0～6.0，利用这两种 pH 梯度变化可设计 pH 敏感的释药系统。例如，通过对酸敏感的化学键将亲脂聚合物与亲水聚合物连接形成双亲性聚合物，该聚合物形成的胶束可在特定的 pH 环境中解聚，释放出其中包封的药物。

2. 氧化还原敏感靶向制剂 由于代谢作用异常，肿瘤细胞内含有高浓度的还原型谷胱甘肽（glutathione，GSH），其所含 GSH 浓度是正常细胞（含 GSH 浓度为 2～10 $mmol \cdot L^{-1}$）的 4～10 倍，是细胞外液及循环系统（含 GSH 浓度为 2～20 $\mu mol \cdot L^{-1}$）的上千倍，呈现强还原性环境。氧化还原敏感靶向制剂的主要设计特点是在载体主链、侧链或交联剂中引入二硫键。二硫键在细胞外较弱的还原性环境中可稳定存在，而在肿瘤细胞内易与高浓度的还原性物质发生反应，例如二硫键与 GSH 发生巯基-二硫键交换反应，可导致载体中二硫键发生断裂，继而解聚，释放所载药物，从而可达到对肿瘤细胞靶向释药的目的。

3. 酶敏感靶向制剂 利用肿瘤部位多种酶过表达的特点，构建含有可被酶特异性降解底物的纳米载药系统，使其在血液循环中稳定存在，到达肿瘤部位后，在酶特异性作用下释放药物。如肿瘤基质和肿瘤细胞内涵体及溶酶体中含有的蛋白酶（如基质金属蛋白酶）、糖苷酶、明胶酶、透明质酸酶等。酶敏感靶向制剂能够利用肿瘤组织局部高浓度的酶，切断药物载体或载

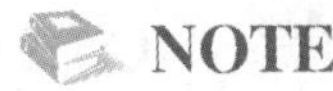

体与表面修饰之间的序列从而暴露药物，实现靶向作用。

（三）动脉栓塞靶向制剂

肿瘤动脉栓塞疗法（动栓疗法）是将抗癌药物制剂（动栓制剂）选择性注入癌组织的微动脉内，使微动脉发生机械性栓堵，以阻断癌细胞增殖所需营养供给，并定向释出药物，杀伤癌细胞的治疗方法。因此，栓塞制剂含有抗肿瘤药物时具有栓塞和靶向性化疗双重作用。动栓制剂多为含抗癌药物的微球或微囊，其载体材料有乙基纤维素、聚乳酸、白蛋白、淀粉、硅橡胶及琼脂聚糖等。制备动栓制剂的载体材料有以下要求：①具有一定机械强度和理化稳定性；②具有缓释性，在靶区较长时间维持治疗药物浓度；③具有良好的生物相容性，长时间滞留于栓塞部位，无抗原性和毒副作用等。

六、靶向制剂的评价

靶向制剂的评价应该根据靶向的目标来确定。如对于组织靶向的制剂，需要测定组织中的药物浓度；对于细胞靶向的制剂，需要测定特定细胞内药物的浓度；对于细胞器靶向的制剂，则需要测定细胞器中药物浓度。根据测定的结果，可以计算以下三个参数来进行定量分析。

1. 相对摄取率（r_e）

$$r_e=(AUC_i)_p/(AUC_i)_s \tag{12-26}$$

式中，AUC_i 是由药物浓度-时间曲线求得的第 i 个器官或组织的药时曲线下面积，下标 p 和 s 分别表示药物制剂和药物溶液。r_e 表示靶向制剂对某一组织或器官的选择性。$r_e>1$ 表示靶向制剂对该器官或组织有靶向性，r_e 越大说明对该组织或器官的靶向效果越好；$r_e\leqslant 1$ 表示该靶向制剂对该组织或器官无靶向性。

2. 靶向效率（t_e）

$$t_e=(AUC)_{靶}/(AUC)_{非靶} \tag{12-27}$$

$t_e>1$ 表示药物制剂对靶器官比某非靶器官有选择性，t_e 越大，表示选择性越强；药物制剂的 t_e 与药物溶液的 t_e 的比值，表示与药物溶液相比药物制剂靶向性增强的倍数。

3. 峰浓度比（C_e）

$$C_e=(C_{max})_p/(C_{max})_s \tag{12-28}$$

式中，C_{max} 为峰浓度；下标 p 和 s 分别表示药物制剂和药物溶液。C_e 反映不同制剂对于同一组织或器官的选择性。每个组织或器官中的 C_e 反映药物制剂改变药物分布的效果，C_e 越大，表明该制剂改变药物分布的效果越明显。

以上三个参数可以准确反映药物在体内靶向分布效率，但由于在靶组织、靶细胞或者靶细胞器中取样测定药物浓度具有创伤性，对于一些关键器官特别是在人体实验中不可能操作，所以近年来在靶向制剂研究中广泛采用活体影像学的方法，直接或间接标记药物或载体系统，三维成像后通过数据处理，也能得到类似的靶向性参数。

七、靶向制剂的研究趋势与前景

靶向制剂可以增加药物在靶部位的浓度、降低药物在非靶部位的浓度、延长药物在靶部位的停留时间，从而提高给药后的疗效。靶向制剂是目前国内外开发研制新制剂的热点，尤其是抗肿瘤药的靶向制剂已获得重大进展，是药剂学的前沿研究领域。目前药剂学研究者已经开始设计更为复杂的自适应性靶向给药系统或智能型靶向给药系统。通过对给药载体进行多重复合设计（包括使用智能型材料），使其能够随时间或体内环境的变化而发生自我调节，或者对外部刺激产生响应，从而顺利通过体内各种复杂屏障，实现更好的靶向效果。

随着靶向制剂理论研究的不断深入与制剂工艺手段及辅料的发展，靶向制剂的优越性必

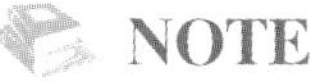
NOTE

将引起人们更大的兴趣。预计在不久的将来，将会有更多的靶向制剂产品走向临床。

本章小结

本章介绍了现已相对成熟并开始用于临床的脂质体与类脂囊泡、聚合物胶束、纳米乳和亚微乳、微囊与微球、纳米粒、纳米晶等微粒给药系统。这些给药系统可以达到改变药物释放速率和作用部位、提高药物稳定性、掩盖药物不良气味或口味、减少药物的刺激性、提高药物生物利用度、减少药物毒副作用等目的，进一步得到速效、长效、具有靶向特性、毒副作用小的制剂。微粒的载体材料、载药量、粒径、形状、表面亲疏水性、电位等物理化学特性能够影响其药代动力学行为以及其与细胞或靶点的相互作用。本章重点介绍了这些微粒给药系统的结构特点、载体材料、制备方法和质量评价。

靶向制剂是指借助载体、配体或抗体将药物通过局部给药或全身血液循环选择性地输送到靶组织、靶器官、靶细胞或亚细胞结构的给药系统。靶向制剂给药后能将药物最大限度地递送到病灶部位，提高病灶部位药物浓度，同时减少药物在非病灶部位的分布，达到提高药物疗效，降低药物毒副作用的目的。根据药物到达靶部位的水平不同，靶向制剂可分为一级靶向制剂、二级靶向制剂及三级靶向制剂。根据靶向机制不同，靶向制剂分为被动靶向制剂、主动靶向制剂和物理化学靶向制剂。

复习思考题

目标检测

推荐阅读文献

1. 简述微粒分散体系的概念、分类和特点。
2. 简述沉降和沉降平衡的概念，阐述粒子浓度、粒子大小与密度之间的关系。
3. 什么是双电层结构？简述 Stern 扩散双电层模型的含义。
4. 简述絮凝与反絮凝的概念。
5. 简述脂质体的概念、分类、特点和制备方法。
6. 简述影响脂质体药物包封率的因素。
7. 简述类脂囊泡的概念并比较其与脂质体的异同点。
8. 聚合物胶束与普通表面活性剂胶束有何区别？
9. 简述聚合物胶束的载药方法及其释药机制。
10. 纳米乳和普通乳剂有何异同？纳米乳形成的条件是什么？
11. 简述微囊与微球的概念以及药物微囊化或微球化的目的。
12. 微囊与微球有哪些制备方法？简述不同方法的原理和工艺流程。
13. 简述纳米粒和药物纳米晶的概念、特点和制备方法。纳米粒和药物纳米晶有何区别？
14. 什么是靶向制剂？被动靶向制剂、主动靶向制剂和物理化学靶向制剂有何区别？主动靶向制剂和物理化学靶向制剂设计的原理是什么？靶向制剂如何评价？

参考文献

[1] 方亮. 药剂学[M]. 8 版. 北京：人民卫生出版社，2016.

[2] 崔福德. 药剂学[M]. 7 版. 北京：人民卫生出版社，2011.

[3] 崔福德. 药剂学[M]. 6 版. 北京：人民卫生出版社，2007.

[4] 周四元，韩丽. 药剂学[M]. 北京：科学出版社，2017.

[5] 朱盛山. 药物新剂型[M]. 北京：化学工业出版社，2004.

[6] 梅兴国. 药物新剂型与制剂新技术[M]. 北京：化学工业出版社，2007.

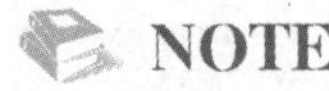

[7] 方亮，龙晓英.药物剂型与递药系统[M].北京：人民卫生出版社，2014.
[8] 陆彬.药物新剂型与新技术[M].2版.北京：人民卫生出版社，2005.
[9] 王思玲，苏德森.胶体分散药物制剂[M].北京：人民卫生出版社，2006.
[10] 杨祥良.纳米药物[M].北京：清华大学出版社，2007.
[11] 杨明，李小芳.药剂学[M].北京：中国医药科技出版社，2014.

（刘艳华）

NOTE

第十三章　缓控释制剂

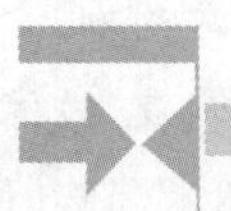

扫码看 PPT

扫码看视频

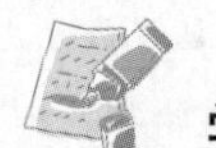

学习目标

1. 掌握：缓控释制剂的概念、特点；各种口服缓控释、迟释制剂的定义、特点、处方、制备工艺和释药机制。

2. 熟悉：缓控释制剂的体内外评价方法。

3. 了解：缓控释制剂的设计原则；各种注射用缓控释制剂、植入剂的定义、特点、处方和制备方法。

第一节　概　　述

一、缓控释制剂的概念

缓控释制剂是近年来发展较快和使用较为广泛的新型给药系统。缓控释制剂包括缓释(sustained-release)制剂和控释(controlled-release)制剂。缓释制剂是指在规定释放介质中，按要求缓慢地非恒速释放药物，与相应的普通制剂比较，给药频率减少一半或有所减少，且能显著增加患者用药依从性的制剂。控释制剂是指在规定释放介质中，按要求缓慢地恒速释放药物，与相应的普通制剂比较，给药频率减少一半或有所减少，血药浓度比缓释制剂更加平稳，且能显著增加患者用药依从性的制剂。缓释制剂与控释制剂的主要区别在于缓释制剂非恒速释药，而控释制剂按零级速率释药，即控释制剂释药不受时间影响，恒速释放，可以得到更为平稳的血药浓度，峰谷波动更小。

广义上讲，控释制剂不仅包括控制药物释放的速率，还包括控制药物释放的方向和时间的制剂。因此，靶向制剂、透皮给药制剂和速释制剂等都属于控释制剂的范畴。药剂学著名的学术期刊 *Journal of Controlled Release* 中的 controlled release 就属于广义的控释。

广义的控释制剂还包括迟释(delayed-release)制剂。迟释制剂是指在给药后不立即释放药物的制剂，包括肠溶制剂、结肠定位制剂和脉冲制剂等。

缓释、控释和迟释制剂可归于调释(modified-release)制剂。调释制剂是指通过技术手段调节药物的释放速率、释放部位或释放时间的一大类制剂。

缓控释制剂可以通过多种途径给药，如口服、注射、植入等。本章主要介绍口服缓控释制剂、口服定时(属于迟释制剂)和定位释药制剂、注射用缓控释制剂以及植入剂。

二、缓控释制剂的特点

制备缓控释制剂的主要目的：减少给药次数，提高患者顺应性；获得平稳的血药浓度，减少药物不良反应。与普通制剂相比，缓控释制剂的主要特点是药物释放缓慢，吸收入血后可维持

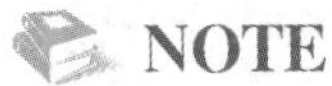

较长时间的有效治疗血药浓度，其典型的血药浓度经时曲线如图 13-1 所示。

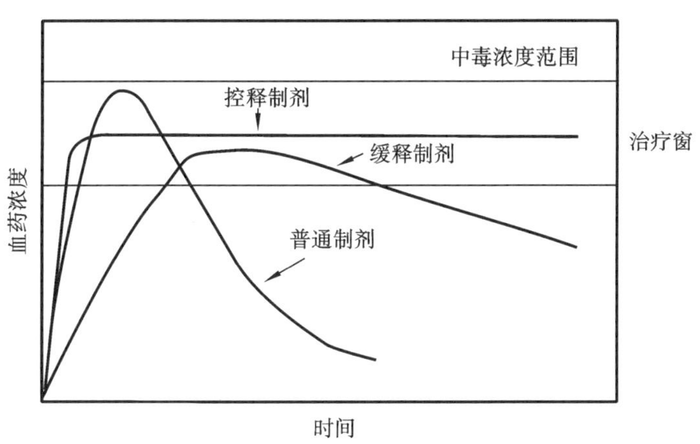

图 13-1　缓释制剂、控释制剂和普通制剂的血药浓度-时间曲线

缓控释制剂的优点：①对半衰期短或需要频繁给药的药物，缓控释制剂可以减少给药次数，提高患者的用药依从性，如普通片剂通常每天需要口服 3 次，制成缓控释片则可每天给药 1～2 次，方便患者用药，减小患者漏服药物的可能性，尤其适合心绞痛、高血压、糖尿病、哮喘等慢性疾病患者的长期用药。②缓控释制剂血药浓度“峰谷”波动小，血药浓度较平稳，既降低因药物超过最低中毒浓度而带来的中毒风险，特别是对治疗窗较窄的药物，又能使体内药物保持在有效治疗浓度范围内以维持疗效，发挥最佳治疗效果。③某些缓控释制剂可以按要求定时、定位释药，更适合特定疾病的治疗。

然而，缓控释制剂也有一些缺点：①给药方案调节的灵活性较差。首先是给药剂量调节的灵活性较差，缓控释制剂单次给药剂量一般比常规制剂大，遇到某些特殊情况（如出现较大的副作用），体内已摄入的药物不能立刻减少或撤除。其次，缓控释制剂一般是基于健康人群的群体药动学参数而设计的，当药动学受疾病状态的影响而有所改变时，往往难以灵活调节给药方案。上述情况可通过增加剂量规格来解决，如硝苯地平缓释片有 20、30、40、60 mg 等规格。②缓释、控释制剂通常不能分开或者咀嚼服用，不利于婴幼儿或吞咽困难的患者服药。③缓控释制剂的剂量常常是普通制剂的数倍，如有不慎，药物释放不符合要求，甚至出现药物突释，就有药物中毒风险。因此，为了既能获得可靠的治疗效果又不引起因药物突释所带来的毒副作用，缓控释制剂在设计、试制、生产等环节应避免或减少突释。④缓控释制剂对辅料的一致性要求较高，一些缓控释制剂的生产工艺较为复杂，使其成本较高。

三、缓控释制剂的设计

（一）药物的选择

1. 药物的剂量　口服制剂剂量较大会给服用和制备带来不便，其剂量大小有一个上限，一般认为 0.5～1.0 g 是普通口服制剂单次给药的最大剂量，这同样适用于口服缓控释制剂。通常认为，单次给药剂量过大的药物不宜设计成缓控释制剂，但随着制剂技术的发展和异形片的出现，目前也有一些已上市的口服缓控释制剂超出此限，可采用一次服用多片的方法降低每片含药量，也有将剂量大的药物制备成缓控释的颗粒剂。对于注射用缓控释制剂，如注射用微球，受载药量、单次可注射容量以及缓释周期等限制，对剂量的要求更为严格。

2. 药物的生物药剂学性质

（1）半衰期　过去一般认为，半衰期适中的药物（$t_{1/2}$ 为 2～8 h）比较适合制成缓控释制

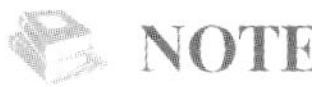
NOTE

剂。半衰期太短的药物($t_{1/2}<1$ h,如呋塞米、左旋多巴等)不宜制成缓控释制剂。因为这些药物在体内消除很快,只有通过加大给药剂量才能维持治疗浓度,这会导致制剂单位重量或体积增加,造成制备困难并影响患者的顺应性。而半衰期较长的药物($t_{1/2}>24$ h,如苯妥英、地高辛和华法林等)本身已具有缓释效果,制成缓释制剂意义不大。但目前一些半衰期较短或较长的药物也开发成了缓控释制剂,如半衰期分别为 22 h 和 32 h 的非洛地平和地西泮已有每日 1 次的缓释片进入临床研究和应用。

(2) 吸收　缓控释制剂一般通过控制药物的释放速度来控制药物的吸收速度,因此,药物吸收速度不宜慢于释药速度。药物的吸收部位对口服缓控释制剂的设计也非常重要,一般需要药物能在小肠下端吸收,在肠中无"特定部位"主动吸收,最好在整个消化道都吸收良好。如药物有特定的吸收部位或者是通过主动转运来吸收,应延长其在吸收部位的时间,制成胃或者肠道滞留型缓控释制剂,如胃漂浮制剂或生物黏附制剂。口服吸收不完全、吸收无规律或吸收易受影响的药物不宜制备成缓控释制剂。

(3) 代谢　缓控释制剂的肝代谢常常大于普通制剂,对于肝首过效应大的药物,如普萘洛尔、美托洛尔等,制成缓控释制剂时,药物生物利用度会降低,但当其普通制剂的首过效应未达饱和时,两者生物利用度无显著性差异。过去曾认为首过效应强的药物不宜制成缓控释制剂,但目前这类药物也有通过增加给药剂量、部分饱和肝药酶等策略而开发的缓控释制剂。如盐酸普罗帕酮缓释胶囊采用增加剂量来提高生物利用度,普通片(150 mg/片)每日给药 3 次,每次 150 mg,每日总剂量 450 mg;缓释胶囊(325 mg/粒)每日 2 次,每次 325 mg,每日总剂量 650 mg。另外,由于个体间存在药物代谢速率的差异,代谢酶活性因人而异,理论上不同患者需要不同的释药速率,不能期望同一缓控释制剂的一种给药方案对每个患者都适宜,因此,理想的缓控释制剂的剂量和释药速率需要多样化、个体化设计。

(4) 药物与蛋白质(或组织)的结合率　药物会与血液中的蛋白质结合,药物与蛋白质的结合物可缓慢释放出游离药物,产生长效作用。药物与蛋白质结合率高或表观分布容积大的药物,易造成药物在体内的蓄积,在设计缓控释制剂时需要考虑药物与蛋白质或组织结合的影响。

3. 药物的理化性质

(1) 溶解度　制备缓控释制剂的目的通常是通过控制药物释放的速度,从而控制药物的吸收速度。对于渗透泵控释制剂,以及释药机制为扩散和溶出的缓控释制剂,药物的溶解度对释药速率具有较大影响,溶解度太大或太小可能导致释药太快或太慢。溶解度也可能对口服缓控释制剂药物体内吸收产生影响。口服缓控释制剂多为固体制剂,需要考虑药物在胃肠道中的溶解和吸收,药物在吸收部位以溶液的形式存在时更易被吸收进入体内。通常水溶性较大的药物更适合制成缓控释制剂,水溶性较小的药物(小于 0.01 mg/mL)本身具有缓释作用。将难溶性药物制成缓控释制剂时,因其溶出是药物释放和吸收的限速步骤,所以常需采取一定的技术(如固体分散体、环糊精包合物等)提高药物的溶解度。

(2) 解离常数 pK_a　大多数药物呈弱酸性或弱碱性,具有解离型和非解离型两种存在形式,通常非解离的分子型药物更易通过生物膜,因此了解药物的 pK_a 和吸收环境的 pH 之间的关系很重要。

(3) 油水分配系数　由于生物膜的类脂质特性,药物的油水分配系数对其能否通过胃肠道生物膜起决定性作用,油水分配系数过高的药物脂溶性太大,会与生物膜产生较强的结合力而不易进入血液循环。油水分配系数太小的药物亲水性强,不易透过生物膜。只有油水分配系数适中的药物才可以较好地通过生物膜进入血液循环。

(4) 稳定性　有些药物口服易被胃肠道酸碱水解或酶降解。在胃中不稳定的药物,宜制成肠溶制剂。如果药物在小肠中不稳定,药物释放后即被降解,制成缓控释制剂后其生物利用

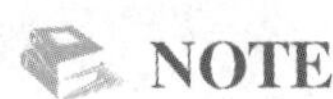

度可能会降低，需要对药物的剂量、剂型或给药途径等进行重新设计。

4. 其他 对于治疗指数小，治疗浓度的安全范围窄，剂量需要精密调节的药物，如果制剂设计和制备工艺不周密，有可能造成批次间差异，或导致药物突释或释药过快，使血药浓度超过最低中毒浓度，引起毒副反应，因此，设计这类药物的缓控释制剂时需要精确控制药物的释放，并严格控制制备工艺。另外，血药浓度与药效没有相关性的药物不宜制成缓控释制剂。抗生素类药物，如果其抗菌效果依赖于峰浓度，一般也不宜制成缓控释制剂。

（二）设计要求

1. 生物利用度 缓控释制剂应与相应的普通制剂生物等效。即相对生物利用度为普通制剂的 80%～125%。

2. 峰谷浓度比值 缓控释制剂稳态时峰浓度和谷浓度之比（也可用波动百分数表示）应小于或等于相应的普通制剂。根据这一要求，半衰期短、治疗窗窄的药物，可设计为每 12 h 给药 1 次；而半衰期长、治疗窗宽的药物可设计成每 24 h 给药 1 次。

（三）药物剂量的设计

缓控释制剂的剂量，一般依据普通制剂的剂量来设定。例如，某药物普通制剂每日给药 2 次，每次 5 mg，若改为缓控释制剂，每日给药 1 次，则每次 10 mg。但是，许多心血管药物和内分泌药物往往存在最低起始剂量，因此，制成缓控释制剂时，往往将最低起始剂量设定为制剂的剂量，具体用药时，可视病情酌情添加服用剂量。也可采用药动学参数计算来设定缓控释制剂的剂量，但由于涉及因素较多，计算结果往往只作为参考。

第二节 口服缓控释制剂

根据结构特征和释药机制，口服缓控释制剂分为骨架、渗透泵、膜控和离子交换等类型。

一、骨架型缓释片

骨架型缓释片是指将药物与一种或多种骨架材料及其他辅料混合，通过压制或融合等技术制成的缓释片。该缓释片在水中或生理体液中能够维持或转变为整体式骨架结构。药物以分子或结晶状态均匀分散在骨架结构中，通过在骨架结构微孔孔道中的扩散等机制缓慢释放。骨架型缓释片具有开发周期短、生产工艺简易、适合大生产等特点。

根据骨架材料的性质，骨架型缓释片主要分为亲水凝胶骨架片、脂质类骨架片和不溶性骨架片三种类型。

（一）亲水凝胶骨架片

案例分析与讨论 13-1

卡托普利亲水凝胶骨架片

【处方】 卡托普利 25 g，HPMC K4M 60 g，乳糖 15 g，硬脂酸镁适量。

【制备】 将卡托普利、HPMC K4M、乳糖和硬脂酸镁（均过 80 目筛）按等量递加法初混，再过 80 目筛 3 次充分混匀后，用 9 mm 浅凹冲粉末直接压片，共制成 1000 片。

【注解】 该缓释片体外释放曲线经 Peppas 方程拟合后 n 约等于 0.5，表明其释药机制为溶蚀和扩散相结合且以扩散为主。

问题：在制剂处方和制备工艺上，亲水凝胶骨架片与普通片剂有何异同？

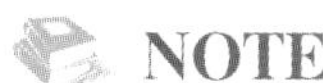

一些材料遇水后相互交联(物理交联或化学交联),形成空间网络状结构(图 13-2),该结构中充满了作为分散介质的水分子,这种半固体状的分散体系称为亲水凝胶。亲水凝胶骨架片(hydrogel matrix tablet)是以遇水能形成亲水凝胶的亲水性高分子材料作为缓释骨架材料,将药物均匀地分散在该材料中制成的骨架型缓释片。

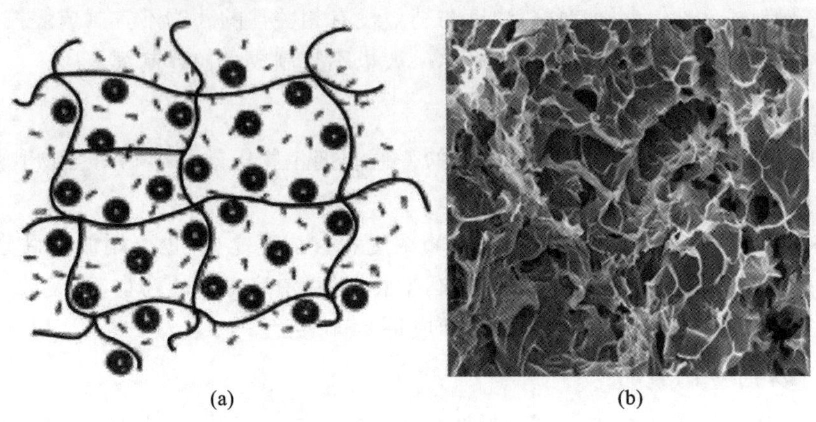

图 13-2　亲水凝胶的结构

(a) 含药凝胶二维平面示意图;(b) 亲水凝胶的扫描电镜图(×80)

1. 释药机制　亲水性凝胶骨架片的药物释放过程包含以下阶段:①亲水凝胶骨架片润湿、吸水;②亲水材料水化、溶胀并形成凝胶层,药物溶出;③已溶药物扩散及凝胶层溶蚀。亲水性凝胶骨架片吸水后,其表面形成凝胶层,该片剂从内到外由片芯(未溶胀及未形成凝胶)、溶胀层和凝胶层组成(图 13-3),由凝胶层控制药物的释放,且保护片芯内部不受溶媒的影响而发生崩解。随着时间的推移,外层凝胶层不断溶解,内部再形成凝胶层,再溶解直至片芯溶解在溶出介质中。通过已溶药物在凝胶层中的扩散和凝胶层的溶蚀,达到延缓控制药物释放的目的。因此,亲水凝胶骨架片中药物释放是药物的扩散、凝胶骨架的溶蚀两种机制的综合效应。如果药物在水中难溶,则主要表现为溶蚀机制;如果药物在水中溶解度较大,则其释放机制是药物的扩散和凝胶层的溶蚀相结合。

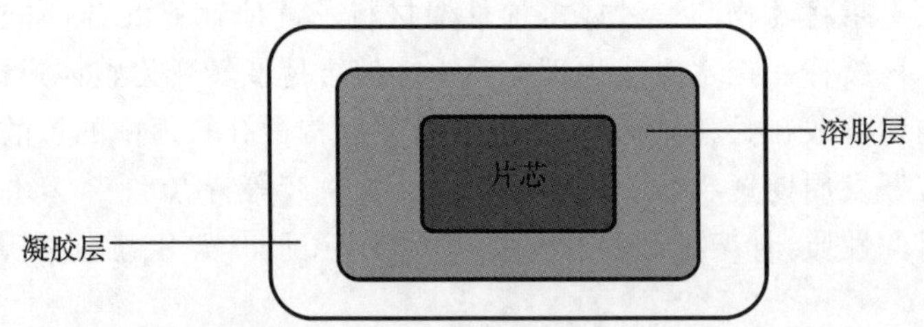

图 13-3　亲水凝胶骨架片遇水后的结构示意图

早在 20 世纪 60 年代,Higuchi 在菲克扩散定律基础上提出了药物累积释放百分率(Q)与释药时间(t)的平方根呈线性关系的 Higuchi 方程:

$$Q = kt^{1/2}(k\text{ 为常数}) \tag{13-1}$$

Ritger 和 Peppas 在大量实验基础上总结了一个经验式,即著名的 Peppas 方程:

$$Q = kt^n \tag{13-2}$$

式(13-2)的等式两边取对数可得到:

$$\ln Q = \ln k + n\ln t \tag{13-3}$$

式中,n 为释放指数,可用来解释骨架型缓释制剂的释药机制,具体见表 13-1。

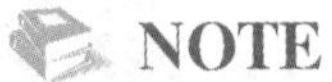

表 13-1 不同几何形状骨架型缓释制剂的释放指数 *n* 与药物释放机制

释放指数 n			释放机制
薄片状	圆柱体	球体	
0.5	0.45	0.43	扩散
$0.5<n<1$	$0.45<n<0.89$	$0.43<n<0.85$	扩散、溶蚀
1.0	0.89	0.85	溶蚀

2. 亲水凝胶骨架材料 遇水或消化液后能够膨胀，形成凝胶屏障，从而控制药物释放的材料。分为四类：①天然高分子材料类，如海藻酸钠、琼脂和西黄蓍胶等。②纤维素衍生物，如羟丙甲纤维素(HPMC)、甲基纤维素(MC)、羟乙纤维素(HEC)、羟丙纤维素(HPC)、羧甲纤维素钠(CMC-Na)等。③非纤维素多糖，如壳聚糖、半乳糖甘露聚糖等。④丙烯酸及乙烯聚合物，如卡波姆、聚乙烯醇等。

目前最常用的亲水凝胶骨架材料是 HPMC。HPMC 根据其甲氧基和羟丙基两种取代基含量的不同，可分为多种型号，如 K、F 和 E 系列，均可用于骨架型制剂，以 K 和 E 系列应用较多。常用的 HPMC K4M 和 K15M 的黏度分别为 4000 和 15000 mPa・s。

3. 制备方法 与普通片剂制备方法相近，常采用湿法制粒压片、干法制粒压片以及粉末直接压片等方法，但由于亲水凝胶骨架片的处方中加有亲水凝胶骨架材料，其制备过程与普通片剂略有区别。

(1) 湿法制粒压片 由于亲水凝胶骨架材料本身黏度较大，湿法制粒过程中多数情况下不需另加黏合剂。亲水凝胶骨架材料吸水后迅速膨胀，黏度增大，容易产生结块现象，难以过筛，因此，处方中常采用 60%～95%的乙醇溶液作为润湿剂。

(2) 干法制粒压片 适用于热敏性、遇水易分解的药物。在亲水凝胶骨架片的制备上应用较少。

(3) 粉末直接压片 适用于对湿热不稳定的药物。对物料有较高的要求，如药物粉末要有合适的粒度、结晶形态和良好的可压性，辅料应有适当的黏结性、流动性和可压性。亲水凝胶骨架材料的可压性一般较好，HPMC 具有较好的流动性，可用于粉末直接压片。

4. 影响药物释放速率的因素 影响亲水凝胶骨架片中药物释放速率的因素较多，如药物的理化性质及在处方中的含量，骨架材料的理化性质、用量、水化速度、黏度、粒径，其他辅料的性质及用量，制备工艺及片剂大小等。

(1) 药物性质的影响 药物在水中溶解度大时药物释放较快。

(2) 骨架材料的影响 不同种类的骨架材料具有不同的性质，从而导致骨架片释药速率不同。一般地，亲水凝胶骨架片释药速率随 HPMC 等骨架材料用量的增加而减慢，当 HPMC 用量较低时，片剂表面形成的凝胶层为非连续性的，反而导致片剂局部膨胀，甚至起到崩解剂的作用。骨架材料的水化速率对释药速率影响很大，同一黏度的 HPMC，亲水性的羟丙基含量大，则水化速率也大，使所得骨架片药物释放减慢。亲水凝胶骨架片的释药速率随骨架材料黏度的增加而下降。骨架材料的粒度对释药速率也有影响，粒子小，比表面积大，则水化速率大，药物释放延缓。

(3) 其他辅料的影响 其他辅料的性质和用量可影响骨架材料的水化速率和凝胶的形成速率，如疏水性润滑剂硬脂酸镁、滑石粉可使片剂表面具有一定的疏水性而使释药速率减慢，亲水性辅料可与骨架材料竞争片剂表面的水分而减慢水化。辅料还可能对凝胶黏度产生影响，如月桂醇硫酸钠可与 HPMC 结合，增加凝胶黏度，从而延缓药物释放。

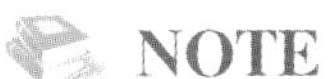

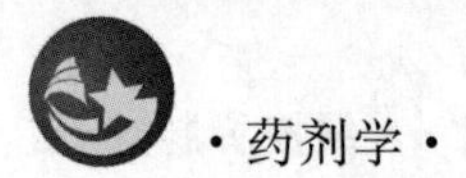

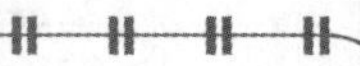
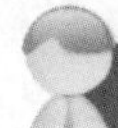

案例分析与讨论 13-2

头孢克洛亲水凝胶骨架片

【处方】 头孢克洛 375 g,HPMC(50 cPa·s)50 g,乳糖 60 g,硬脂酸镁 20 g,80%乙醇适量。

【制备】 原、辅料干燥后分别过 80 目筛,头孢克洛、HPMC 和乳糖充分混匀后加入适量 80%乙醇溶液制软材,过 22 目筛制粒,40~50 ℃干燥 2~3 h,过 20 目筛整粒,加硬脂酸镁混匀,压片,共制成 1000 片,片重 520 mg,硬度 5~7 kg。

【注解】 头孢克洛血浆消除半衰期短,仅为 0.6~0.9 h,其普通口服制剂每天需给药 3~4 次。头孢克洛为时间依赖型杀菌药物,在药物浓度达到一定值以后,提高药物浓度杀菌效果并没有显著提高。口服头孢克洛普通制剂 500 mg 和 1000 mg 后,可维持高于 0.5 $mg \cdot L^{-1}$ 血浆浓度的时长分别约为 3 h 和 4 h,而本缓释片 375 mg 口服后,可维持高于 0.5 $mg \cdot L^{-1}$ 血浆浓度约 5 h,且一天仅须服药 2 次。因此,头孢克洛缓释片可使血药浓度较长时间维持在有效浓度以上,既提高疗效,又节省给药量,且减少给药次数,提高患者依从性。

问题:哪类抗生素可以制成缓控释制剂?该类抗生素制成缓控释制剂有何优势?

(二) 脂质类骨架片

脂质类骨架片(lipid matrix tablet),也称蜡质骨架片(wax matrix tablet),是指以蜂蜡、巴西棕榈蜡、硬脂酸等固体脂质或蜡质材料作为骨架材料制成的骨架型缓释片。脂质骨架材料在水中不溶解,但在消化液中可溶蚀,因此脂质类骨架片属于一种生物溶蚀性骨架片。

1. 释药机制 通过已溶药物在孔道中的扩散与脂质材料的溶蚀控制药物的释放,其中溶蚀常占主要地位。由于脂质材料为疏水性物质,不能吸收水分凝胶化及在水中溶解,但可被胃肠液溶蚀,并逐渐分散为小颗粒,从而释放出其所含的药物。在释药过程中,由于骨架的释药面积随时间在不断变化,故药物难以达到零级释放,而常以一级动力学过程释放。

2. 脂质骨架材料 常用的有巴西棕榈蜡、蜂蜡、鲸蜡;脂肪醇,如硬脂醇、鲸蜡醇;脂肪酸,如硬脂酸;脂肪酸酯,如单硬脂酸甘油酯、氢化蓖麻油、聚乙二醇单硬脂酸酯、蔗糖酯、甘油三酯等。

3. 制备方法 可采用湿法制粒压片法制备。将药物和固体脂质等辅料混匀,加入适量黏合剂或润湿剂制粒、压片,然后在一定温度下放置熟化几小时。由于脂质材料的熔点往往较低,若单独使用或用量过高,则在高速压片时往往会出现材料熔融的现象,因此,脂质材料常与亲水凝胶材料混合使用。此外,脂质类骨架片也常采用下述方法制粒,然后压片制备。

(1) 溶剂蒸发法 将药物与辅料的溶液加入熔融的脂质相中,然后蒸发除去溶剂,干燥、混合、制成团块,再制成颗粒。

(2) 熔融法 将药物与辅料加入熔融的脂质中,然后将熔融的物料铺开冷凝、固化、粉碎,或者倒入一旋转的盘中使成薄片,再粉碎过筛形成颗粒。

(3) 热熔挤出法 将药物及固体脂质等辅料混合后加入可逐段控温的双螺旋杆挤出系统,药物和辅料在双螺旋杆推进下前移,并逐步软化、熔融、捏制混合、挤出,最后经切割制得颗粒。此法物料混合均匀,不使用有机溶剂,机械化程度高。

4. 影响药物释放速率的因素 影响脂质类骨架片释放速率的因素较多,如骨架材料的性质、用量,药物的性质及在处方中的含量,药物颗粒的大小,其他辅料的性质和用量,片剂大小及制备工艺过程等。若用可水解的酯作骨架,则药物释放速率与酯的水解速率呈平行关系,例如,棕榈酸甘油酯对磺胺的缓释效果是按单酯、双酯、三酯的次序递增的。此外,胃肠道的 pH

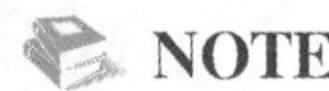
NOTE

和消化酶能很大程度地影响脂肪酸酯类骨架材料的水解。脂质材料的疏水性较强,环境中的水分无法迅速浸入片芯溶解及释放药物,为改善药物的释放,可加入少量表面活性剂调节药物释放速率。

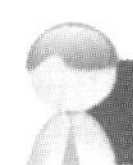

案例分析与讨论 13-3

硝酸甘油缓释片

【处方】 硝酸甘油 0.26 g(10%乙醇溶液 2.95 mL),硬脂酸 6.0 g,十六醇 6.6 g,聚维酮(PVP)3.1 g,微晶纤维素 5.88 g,微粉硅胶 0.54 g,乳糖 4.98 g,滑石粉 2.49 g,硬脂酸镁 0.15 g。

【制备】 采用熔融法制备。将 PVP 溶于硝酸甘油乙醇溶液中,加微粉硅胶混匀,加硬脂酸与十六醇,水浴加热到 60 ℃使熔融。将微晶纤维素、乳糖、滑石粉的混匀物加入上述熔融系统中,搅拌 1 h。将黏稠的混合物摊于盘中,室温放置 20 min,待成团块时,用 16 目筛制粒。30 ℃干燥,整粒,加入硬脂酸镁压片,共制 100 片。

【注解】 本品 12 h 释放 76%,开始 1 h 释放 23%,以后接近零级释放。

问题:在制剂处方和制备工艺上,脂质类骨架片与亲水凝胶骨架片有何不同?本品处方中各成分的作用是什么?

(三) 不溶性骨架片

不溶性骨架片(water-insoluble matrix tablet)是指以不溶于水或水溶性极小的高分子材料为骨架材料制成的骨架型缓释片。该骨架材料不溶于水和消化液,且在水和消化液中不发生溶蚀。

1. 释药的机制与影响因素 不溶性骨架片药物释放的机制为扩散。口服后,胃肠液渗入骨架孔隙,药物溶解并通过骨架中错综复杂的孔径极细的通道,缓慢向外扩散而释放。在整个释药过程中,骨架在胃肠液中不崩解,片子形状几乎不发生改变,最终整体从粪便排出体外。

不溶性骨架片的药物释放速率不符合零级动力学。这主要是由于药物释放以后在骨架中形成了一个中空区,骨架中的药物必须通过此中空区才能到达释放的界面,而且随着时间的增加,此中空区越来越大,药物在中空区中扩散的路径也越来越长,所需的时间也越来越多,故释药速率随时间延长而减小。一般释药速率与时间的平方根成反比。

不溶性骨架片药物释放大致可分为三步:消化液渗入骨架孔内、药物溶解、药物自骨架孔道扩散释出。其中孔道扩散为限速步骤,符合 Higuchi 方程:

$$Q = \left[D_s C_s \frac{p}{\lambda}(2C_0 - pC_s)t \right]^{1/2} \tag{13-4}$$

式中,Q 为单位面积在时间 t 内的释药量;D_s 和 C_s 分别为药物在释放介质中的扩散系数和溶解度;p 为骨架的孔隙度;λ 为骨架中孔道的弯曲因子;C_0 为单位体积骨架内含药物的总量。

当式(13-4)的右边除释药时间 t 外都保持恒定时,该式可以简化为

$$Q = k_H t^{1/2} \tag{13-5}$$

式中,k_H 为常数,即药物释放量与时间的平方根成正比。

根据式(13-4),不溶性骨架片药物释放的影响因素:①骨架材料的种类、规格和用量。②骨架片的孔隙率、孔径和孔道弯曲程度。为调节释药速率,可在处方中加入一些水溶性、溶胀性的辅料或致孔剂,如氯化钠、氯化钾等无机盐,乳糖、蔗糖、果糖、甘露醇等糖类物质,HPMC、CMC-Na 等亲水凝胶材料,其用量有时可达片重的 10%。③药物的溶解性。难溶性药物从不溶性骨架片中释放的速率很慢,有时释放不完全,药物量较大时会包含在骨架中不能释放,所以不溶性骨架片一般只适合水溶性较好的小剂量药物。

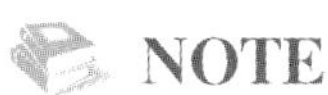

2. 不溶性骨架材料 常用的有乙基纤维素(EC)、聚丙烯酸树脂、硅橡胶、聚乙烯、乙烯-醋酸乙烯共聚物(EVA)等。

3. 制备方法

(1) 粉末直接压片 将药物和不溶性骨架材料等辅料的粉末混匀后直接压片。

(2) 湿法制粒压片 药物、不溶性骨架材料及其他辅料混合后,常以有机溶媒(如乙醇、异丙醇、丙酮等)为润湿剂,以溶于有机溶媒的骨架材料或其他高分子材料(如 PVP 等)的溶液为黏合剂,进行湿法制粒压片。

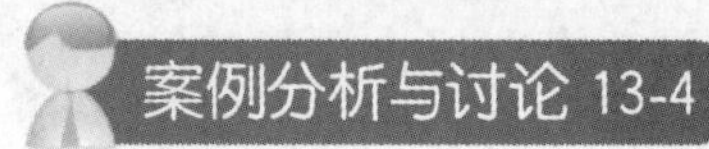

咪唑斯汀缓释片

【处方】 咪唑斯汀 10 g,乳糖 115 g,乙基纤维素 50 g,氢化蓖麻油 25 g,柠檬酸 10 g,PVP K30 适量,硬脂酸镁 2 g,微粉硅胶 2 g。

【制备】 药物与辅料分别过 80 目筛,将咪唑斯汀、乳糖、乙基纤维素、氢化蓖麻油、柠檬酸混合均匀,加入适量 PVP K30 水溶液制软材,过筛制粒,60 ℃烘干颗粒,加硬脂酸镁和微粉硅胶混匀,压片,共制 1000 片。

【注解】 咪唑斯汀消除半衰期为 6.1～25.0 h,平均 13.7 h,其普通片剂每天仅需给药 1 次。但普通片剂口服后,可能出现与较高的血药浓度峰值相关的镇静作用等副反应。柠檬酸用量对药物释放速率尤其是后期释放速率影响较大,可能是咪唑斯汀结构中含弱碱性基团,在酸性环境中溶解度较大造成的。

问题:

(1) 在制剂处方和释药机制上,不溶性骨架片与亲水凝胶骨架片有何不同?

(2) 影响不溶性骨架片药物释放的因素是什么?

(3) 消除半衰期长的药物制成缓控释制剂有何意义?

二、渗透泵控释制剂

渗透泵控释制剂(osmotic-controlled release oral delivery system, OROS)是以渗透压作为驱动力,控制药物均匀恒速释放的一种控释制剂。渗透泵控释制剂具有恒速释放药物,释药动力学为零级,释药行为不受介质和环境的 pH、胃肠蠕动和食物等因素的影响,体内外释药相关性较好等优点,是迄今为止口服缓控释制剂中最为理想的一种。

根据渗透泵控释制剂的结构特点,可将其分为单层渗透泵片、双层渗透泵片、液态药物渗透泵系统、微孔渗透泵片等不同类型。

(一) 单层渗透泵片

单层渗透泵片又称初级渗透泵片(elementary osmotic pump tablet, EOP),其结构见图 13-4,由片芯、半透膜及释药小孔组成。片芯外面用水不溶性聚合物包衣,成为半透膜(其特点是水能透过,药物和其他溶质不能透过),在半透膜顶部用激光或机械方式打一细孔,即释药小孔。

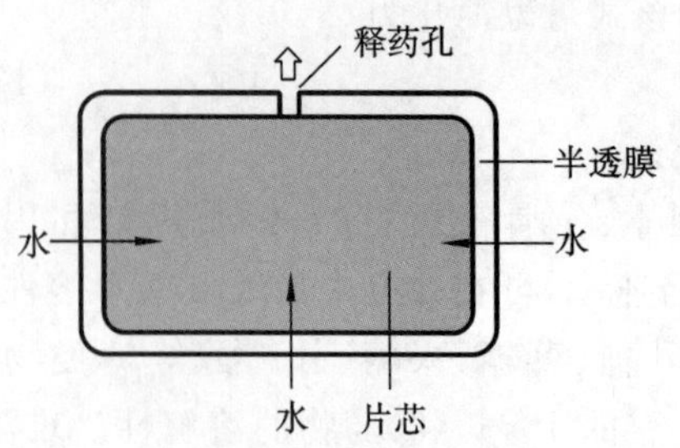

图 13-4 单层渗透泵片的结构示意图

1. 处方组成 单层渗透泵片的片芯中一般含有药物和渗透压促进剂。渗透压促进剂又称渗透活性物质,溶于水后产生渗透压,起调节渗透压的作用,其性质和用量关系到零级释药时间的长短。

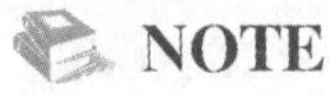

常用的渗透压促进剂有乳糖、果糖、葡萄糖、甘露糖、蔗糖、山梨醇、甘露醇、NaCl 以及水溶性高分子材料等。

常用的半透膜包衣材料为无活性并在胃肠液中不溶解的成膜聚合物，如醋酸纤维素、乙基纤维素、聚丙烯酸树脂（Eudragit RL100、Eudragit RS100）、丙酸纤维素、醋酸丁酸纤维素等。半透膜材料中常添加增塑剂，用于增加膜的柔韧性。常用的增塑剂有 PEG400、600、1500、4000，甘油，邻苯二甲酸酯，甘油酯，苯甲酸酯，酒石酸酯等。

2. 制备方法 单层渗透泵片的制备工艺与普通薄膜包衣片制备工艺类似，仅需在薄膜包衣后，额外在包衣膜上打出一个释药小孔。

3. 释药的机制与影响因素 单层渗透泵片口服后，消化道中的水分即通过半渗透膜渗入片芯，药物和渗透压促进剂溶解成为饱和溶液，使半透膜内始终保持恒定的渗透压（可达 4～5 MPa，而体液渗透压仅为 0.7 MPa）。由于膜内外渗透压的差别，水分持续渗入半透膜，药物饱和溶液由释药小孔持续流出，其量与渗透进入膜内的水量相等，直到片芯内的药物溶解完全为止。水渗透进入膜内的流速（$\mathrm{d}V/\mathrm{d}t$）可用下式表示：

$$\frac{\mathrm{d}V}{\mathrm{d}t}=\frac{kA}{L}(\Delta\pi-\Delta p) \tag{13-6}$$

式中，k 为膜的渗透系数；A 为膜的面积；L 为膜的厚度；$\Delta\pi$ 为渗透压差；Δp 为流体静压差。当小孔的孔径足够大时（$\Delta\pi\gg\Delta p$），流体静压差可以忽略，式（13-6）可简化为

$$\frac{\mathrm{d}V}{\mathrm{d}t}=\frac{kA}{L}\Delta\pi \tag{13-7}$$

因此，水渗透进入膜内或从释药小孔中流出的速率只取决于膜的渗透性能和片芯的渗透压。如以 $\mathrm{d}Q/\mathrm{d}t$ 表示药物通过小孔的释放速率，C_s 表示膜内药物饱和溶液的浓度，则

$$\frac{\mathrm{d}Q}{\mathrm{d}t}=\frac{\mathrm{d}V}{\mathrm{d}t}C_s=\frac{kA}{L}\Delta\pi C_s \tag{13-8}$$

在 k、A、L 和 $\Delta\pi$ 不变的情况下，只要膜内药物维持饱和状态（即 C_s 保持不变），释药速率就恒定，即以零级速率释放药物。

从式（13-6）和式（13-8）中可以看出，单层渗透泵片的释药速率不受胃肠道生理、食物等因素的影响，影响该制剂药物释放的因素如下。①药物溶解度。溶解度适中的药物易获得理想的释药速率。②渗透压促进剂的种类和用量。③包衣膜材料的种类和用量。包衣膜材料不同，其渗透性也不同；包衣膜材料用量或膜厚度越大，水渗透进入膜内的速度越慢。④释药孔大小。释药孔太小，可能产生静压，影响药物释放速率，甚至导致系统变形；释药孔太大，部分药物可能从释药孔中扩散出来，导致药物不是恒速释放。

案例分析与讨论 13-5

硫酸沙丁胺醇渗透泵片

【处方】 ①片芯：硫酸沙丁胺醇 9.6 mg，氯化钠 189 mg，PVP K30 1.2 mg，CMC-Na 0.2 mg，硬脂酸镁适量。②包衣液：醋酸纤维素（乙酰化率 39.8%）适量，PEG1500 适量。

【制备】 ①压制片芯：将片芯各成分分别过 40 目筛后混匀，加 75% 乙醇制软材，过 20 目筛制粒，40 ℃干燥 12 h，18 目筛整粒，加适量硬脂酸镁混匀，压片。②包衣：将醋酸纤维素与 PEG1500 溶解于丙酮-乙醇（95：5）的混合溶媒中，使 PEG1500 浓度为 4 mg/mL。将片芯置于包衣锅内，吹入热空气。待温度约为 50 ℃后，进行包衣。包衣液输入速度为 0.6 mL/s，压力为 24.4 kPa，包衣锅内温度为 40 ℃，直至包衣膜增重达到 7 mg 为止，继续吹入热空气 0.5 h，然后将包衣片在干燥箱中 40 ℃下干燥 48 h。③打孔：用 KJ-1 型控释片剂激光打孔机在包衣片一侧打一孔径为 0.4 mm 的小孔，即得。

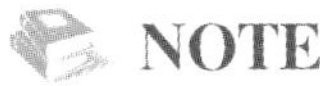

【注解】 片芯中氯化钠为渗透压促进剂，黏合剂 PVP 和 CMC-Na 的用量须控制在一定范围内，因 PVP 和 CMC-Na 遇水膨胀，如过量则会使片芯崩解。该制剂遵从以渗透压为驱动力的释药模式，8 h 内呈现良好的零级释放特征，释药速率为(0.94±0.03)mg/h。

问题：在制剂处方、制备工艺和释药机制上，单层渗透泵片与亲水凝胶骨架片有何不同？本品处方中各成分的作用是什么？

（二）双层渗透泵片

对于难溶于水的药物，直接制成单层渗透泵片药物释放速率可能太慢且在释药周期内释放不完全，可通过增加药物溶解度等方法解决这一问题，也可考虑制成双层渗透泵片。

双层渗透泵片[图 13-5(a)]，又称推拉式渗透泵片(push-pull osmotic pump tablet, PPOP)，该制剂由含药层、助推层、包衣膜和释药孔组成。含药层中含有药物和渗透活性物质，助推层中含有助推剂和渗透活性物质。在双层片芯外包上半透膜，含药层上的半透膜用激光打一小孔。双层渗透泵片的上一代产品，是在含药层与助推层之间用弹性隔膜将药物与助推剂分隔，即双室渗透泵片[图 13-5(b)]。双层或双室渗透泵片在释药过程中，水透过包衣膜进入片芯，含药层、助推层由外向内逐渐水化，助推层逐渐膨胀，将含药层水化形成的混悬液经释药孔推出，直至释药完全。

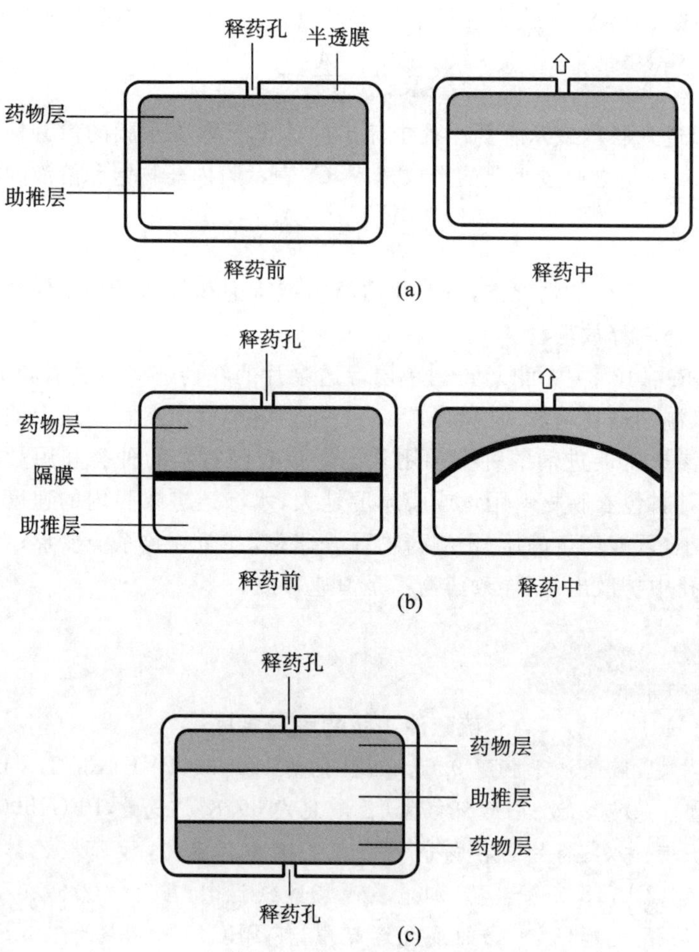

图 13-5 双层、双室和三层渗透泵片的结构示意图

(a) 双层；(b) 双室；(c) 三层

如需同时释放两种药物，也可制备为三层渗透泵片[图 13-5(c)，又称夹芯渗透泵片、三明治型渗透泵片]，其片芯为三层片，中间一层为助推层，上下两层为含药层，外面包半透膜，并在

NOTE

上下两面打孔，释药过程中上下两含药层受中间层助推剂的膨胀挤压同时释药。

1. 处方组成 与单层渗透泵片相比，双层渗透泵片多一层含有助推剂的助推层。助推剂也称膨胀剂，能吸水膨胀，产生推动力，将含药层中的药物推出释药小孔。一般选用高分子量聚氧乙烯(PEO，分子量为 6×10^5、8×10^6 等)、交联羧甲纤维素钠(CCMC-Na)、交联聚乙烯比咯烷酮(PVPP)、低取代羟丙纤维素(L-HPC)、羧甲淀粉钠(CMS-Na)、羧甲纤维素钠(CMC-Na)、卡波普(Carbopol)等。

2. 制备方法 相比单层渗透泵片，双层渗透泵片的制备工艺较为烦琐，对生产设备的性能要求较高。制备片芯时，需采用特殊的压片机，先将药物与渗透活性物质压制成含药层，然后加入助推剂与渗透活性物质，在含药层上进行二次压制。制得片芯后，以半透性衣膜材料对片芯进行薄膜包衣。由于含药层在释药过程中将形成高分子和药物的混悬液，其黏度通常比水溶液大得多，因此所需释药动力要比单层渗透泵片高，为保证安全有效释药，防止衣膜破裂导致药物突释，双层渗透泵片包衣膜的厚度要大于单层渗透泵片，这造成双层渗透泵片包衣工艺操作冗长，同时也可能导致释药初期"时滞"过长的问题。

3. 释药机制 双层渗透泵片口服后，在渗透压的作用下，消化道水分通过半透膜进入含药层，使含药层润湿并由外向内水化，形成含药混悬液。同时，水分也使助推层由外向内水化，助推层中高分子的卷缩链逐渐伸展，形成膨胀状态，将含药层混悬液经释药孔推出。

案例分析与讨论 13-6

硝苯地平渗透泵片

【处方】 ①含药层：硝苯地平 100 g，聚氧乙烯(分子量为 20 万)355 g，HPMC 25 g，氯化钾 10 g，乙醇 250 mL，异丙醇 250 mL，硬脂酸镁 10 g。②助推层：聚氧乙烯(分子量为 500 万)170 g，氯化钠 72.5 g，甲醇 250 mL，异丙醇 150 mL，硬脂酸镁适量。③包衣液：醋酸纤维素(乙酰化率 39.8%)95 g，PEG4000 5 g，三氯甲烷 1960 mL，甲醇 820 mL。

【制备】 ①片芯含药层的制备：前 4 种固体物料分别过 40 目筛，置于混合器中混合 15～20 min，将处方中的混合溶剂 50 mL 喷入搅拌的辅料中，然后缓慢加入其余溶剂继续搅拌 15～20 min，过 16 目筛，湿粒于室温下干燥 24 h，加入硬脂酸镁混匀，压片。②片芯助推层的制备：制备方法同含药层，含药层压好后，即压上助推层。③包衣打孔：片芯用流化床包衣，再于 50 ℃下处理 65 min，然后用 0.26 mm 孔径的激光打孔机打孔。

【注解】 硝苯地平的普通制剂临床上用于治疗高血压和心绞痛，半衰期短(2～3 h)，易引起血压波动和反射性致心率加快，短而强的扩血管作用还可能增加冠心病的发病率。硝苯地平为水难溶性药物，其单层渗透泵片释药速率慢且药物释放不完全。本品每片含药 30 mg，含药层重 150 mg，助推层重 75 mg，半透膜包衣厚 0.17 mm，片径为 8 mm。口服后以恒定的速率释药，产生平稳的血药浓度。

问题：在制剂处方、制备工艺和释药机制上，单层渗透泵片与双层渗透泵片有何不同？硝苯地平制成渗透泵控释片有何优势？为何设计成双层渗透泵片？

(三) 液体药物渗透泵系统

液体药物渗透泵系统主要包括软胶囊式、硬胶囊式两类。

1. 软胶囊式 在含药软胶囊外依次包隔离层、渗透促进层和半透膜层，在这三层膜上打一释药小孔[图 13-6(a)]。隔离层主要由聚丙烯酸树脂等高分子材料组成，起分隔软胶囊壳与渗透促进层的作用。释药时，水分透过半透膜层，使渗透促进层中的渗透活性物质溶解或膨胀，系统静压升高，促使药液挤破释药孔部位的软胶囊层并从释药孔流出。

2. 硬胶囊式 将药液、隔离层和渗透促进层置于硬胶囊壳内，胶囊壳外用控释半透膜包衣，在胶囊含药液一端的半透膜上打一释药小孔[图 13-6(b)]。与水接触后，水分透过半透

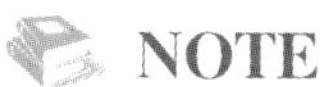

膜，硬胶囊壳溶解，渗透促进层吸水膨胀，挤压隔离层，推动药液经小孔释放。

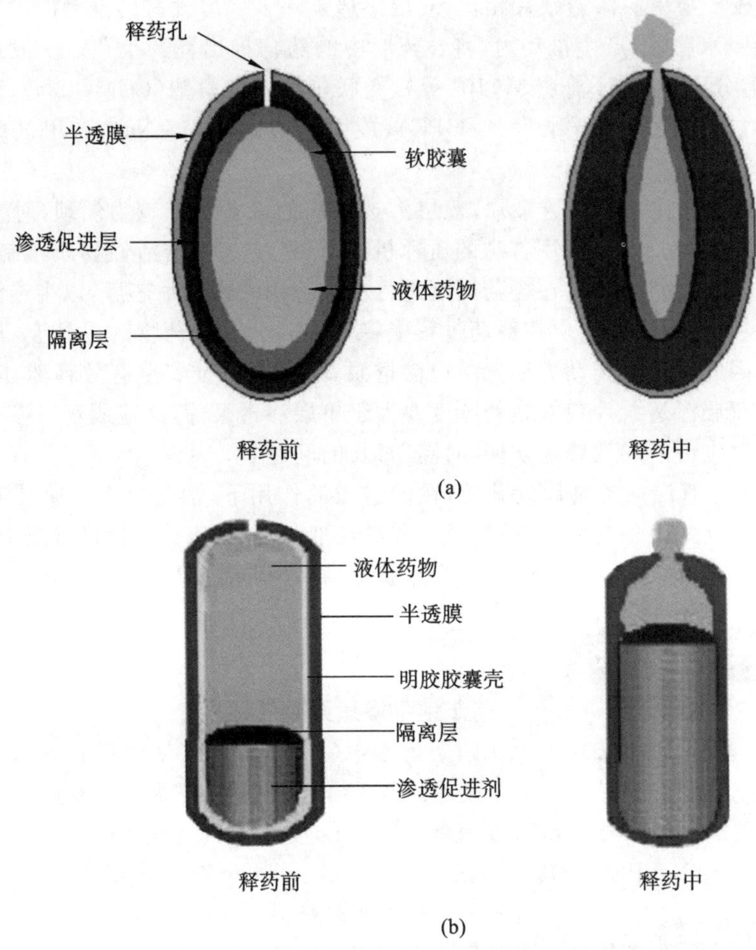

图 13-6　液态药物渗透泵制剂结构示意图

(a) 软胶囊式渗透系统；(b) 硬胶囊式渗透系统

（四）微孔渗透泵片

微孔渗透泵片(micro-porous osmotic pump tablet，图 13-7)与其他渗透泵片的不同之处仅在于它无需使用激光或其他机械设备在衣膜上打孔，而是在衣膜中加入水溶性致孔剂(主要为多元醇及其衍生物或水溶性高分子，如山梨醇、乳糖、PEG400、PVP 和低分子量 HPMC 等)。口服后，衣膜中的致孔剂在体内遇水溶解形成微孔，药物在渗透压的作用下通过微孔恒速释放。微孔渗透泵片弥补了传统渗透泵片工艺复杂的缺陷，且可避免或减缓因激光打孔膜灼烧而可能造成的孔径大小不一，单一释药孔释药造成药物局部浓度过高而引起局部刺激，以及单一释药孔在胃肠道中被堵塞导致衣膜被胀破而引起药物突释等问题。

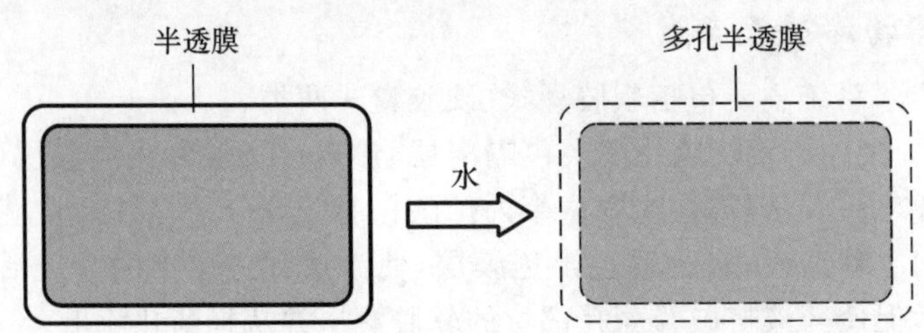

图 13-7　微孔渗透泵片释药前与释药过程中的结构示意图

三、膜控型缓释片

膜控型缓释片属于膜控型缓释制剂的一种。膜控型缓释制剂是指用一种或多种包衣材料对片剂、颗粒或小丸进行包衣，通过衣膜控制药物的溶出和扩散的一种缓释制剂。设计制备该类制剂时可在片芯或丸芯外面包多层衣料，如包两层衣料，内层为控释膜使药物缓释，外层为含药的水性衣料使药物速释；也可对骨架片、骨架小丸或药树脂包衣以获得更好的缓控释效果。广义的膜控释制剂包括片芯中含有渗透活性物质，片芯外包裹控释半透膜，以渗透压驱动药物释放的渗透泵控释片以及采用 pH 敏感材料包衣的肠溶制剂。这里主要讨论以不溶性高分子材料包衣且片芯中不含渗透活性物质，释药机制为膜扩散的膜控型缓释片。

（一）包衣材料与包衣技术

膜控型缓释片常用的包衣材料有醋酸纤维素、乙基纤维素和丙烯酸树脂等。常用的包衣技术有传统的有机溶剂包衣技术和近年来逐渐兴起的水性包衣技术。有机溶剂包衣技术是将高分子材料溶解于有机溶剂中，再加入增塑剂、致孔剂等辅料制成包衣液，使用包衣设备（如包衣锅、流化床等）将包衣液喷到制剂表面形成包衣膜的技术。该技术操作简易，但包衣液黏度较大且有机溶剂大多具有毒性并且易燃易爆，对环境、操作人员造成危害，在包衣膜中的残留也对服药患者有害，目前已逐渐被水性包衣技术所替代。水性包衣技术是一种使用水作为分散介质的新型包衣技术，水性包衣材料包括水溶液、水混悬液和水分散体三种类型。目前市场上有两种类型的缓释包衣水分散体，一类是乙基纤维素水分散体（Aquacoat® 和 Surelease®）；另一类是丙烯酸树脂水分散体（Eudragit® L30D-55 和 Eudragit® RL30D）。

（二）释药机制

膜控型缓释片口服遇消化液后，水透过膜材渗入片芯使药物溶解，溶解的药物通过完整的衣膜向外扩散。膜控型缓释片的药物释放主要取决于包衣膜的性质。根据包衣膜的特性，膜控型缓释片的包衣膜可分为水不溶性包衣膜和含水性孔道包衣膜两种类型。

1. 水不溶性包衣膜 水不溶性衣膜包衣的缓释片药物释放速率符合菲克第一定律：

$$\frac{\mathrm{d}Q}{\mathrm{d}t}=\frac{ADK\Delta C}{L} \tag{13-9}$$

式中，$\mathrm{d}Q/\mathrm{d}t$ 为释放速度；A 为表面积；D 为扩散系数；K 为药物在膜与片芯之间的分配系数；L 为包衣层厚度；ΔC 为膜内外药物的浓度差。若 A、L、D、K 与 ΔC 保持恒定，则释放速度就是常数，为零级释放过程。若其中一个或多个参数改变，就是非零级过程。

2. 含水性孔道的包衣膜 在包衣液中掺入致孔剂，包衣缓释片口服进入消化液后，由于致孔剂迅速溶解，在包衣膜表面形成大量细小孔道。其释药速率可表示为

$$\frac{\mathrm{d}Q}{\mathrm{d}t}=\frac{AD\Delta C}{L} \tag{13-10}$$

式(13-10)中各项参数的意义与式(13-9)相同，与式(13-9)相比，式(13-10)少了参数 K。

四、多单元释药系统

多单元释药系统（multiple-unit drug release system）是由多个含药单元组成的释药系统。与一个单元组成的制剂（如普通缓释片）相比，多单元释药系统具有以下优势：①释药行为是多个小单元释药行为的总和，个别小单元制备工艺上的缺陷不会对制剂整体的释药行为产生严重的影响；②可将几种不同释药规律的小单元组合成多单元系统，以获得理想的释药速率；③不同的药物可分别制成小单元，再组合成复方制剂；④口服后在胃肠道中均匀分散，可减少胃肠道刺激，与胃肠道黏膜的接触面积大且受胃排空速率的影响较小，可提高生物利用度，减

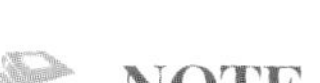

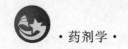

小个体差异。常见的多单元释药系统有小丸、颗粒和小片，其药物释放可以是速释、缓释等，下面介绍用于药物缓控释的小丸和小片。

（一）缓控释小丸

缓控释小丸俗称缓控释微丸，是指将药物与缓释骨架材料等辅料混合制丸或先制成普通丸芯后包控释衣膜而得到的直径小于 2.5 mm 的小球或颗粒。

缓控释小丸可以通过填充胶囊或压制成片剂的形式给药。压制成片剂时需要采用缓冲性能较好的辅料，如 MCC 等，以保证缓释骨架和衣膜的完整性。这种片剂口服后在胃中崩解成原有颗粒，类似于胶囊剂，不仅具有缓控释胶囊的优点，同时也具有片剂的长处。

与缓控释片剂相类似，根据处方、工艺和释药机制的不同，缓控释小丸分为以下三类。

1. 骨架型小丸 药物和骨架材料混合，或再加入其他辅料（如用于调节释药速率的糖类、PEG 和表面活性剂等），经适当方法制成颗粒或光滑圆整的小丸，即骨架型小丸。骨架型小丸与骨架型缓释片所用的骨架材料相类似，也可分为亲水凝胶、脂质、不溶性骨架小丸三种类型。骨架型小丸可采用包衣锅滚制法、挤出-滚圆法、热熔挤出法、离心造粒法、流化床造粒法等方法制备，也可采用微球制备技术制得。

2. 膜控释小丸 先制备丸芯，然后再对丸芯包控释衣膜而得到缓控释小丸。

3. 骨架与膜控结合型小丸 在骨架型小丸的基础上，进一步包控释衣膜，从而获得更好的缓控释效果。

（二）缓控释小片

小片又称微片（mini-tablet），是指经特制的压片机模冲压制而成的直径不大于 3 mm 的微型片剂。小片可填充胶囊使用，每粒胶囊可装几十片，如德国 Nordmark 公司生产的胰液素小片（Panzytrat®，图 13-8），2 号胶囊可装 22～26 个，1 号胶囊可装 44～54 个，0 号胶囊可装 56～65 个。根据处方、工艺和释药机制的不同，缓控释小片也可分为骨架型、膜控型等类别。缓控释小片与缓控释小丸一样，属于多单元释药系统，具有多单元释药系统的优点。相比于小丸，小片形状、大小更均匀一致，也更有利于质量控制。其缺点是对器械和制备工艺的要求较高，比如对微型模具（主要包括冲头和模孔，图 13-9）的加工和耐用性，以及对压片颗粒或粉末流动性的要求较高。

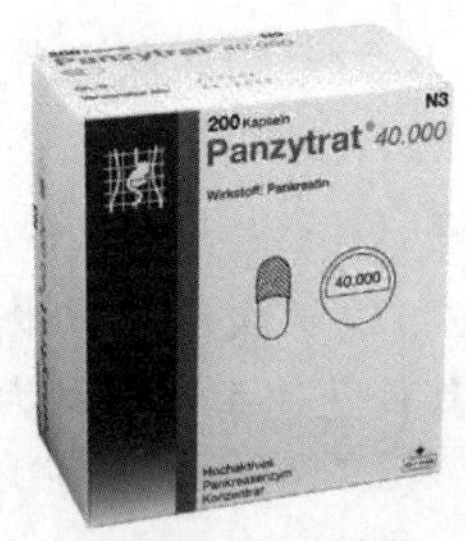

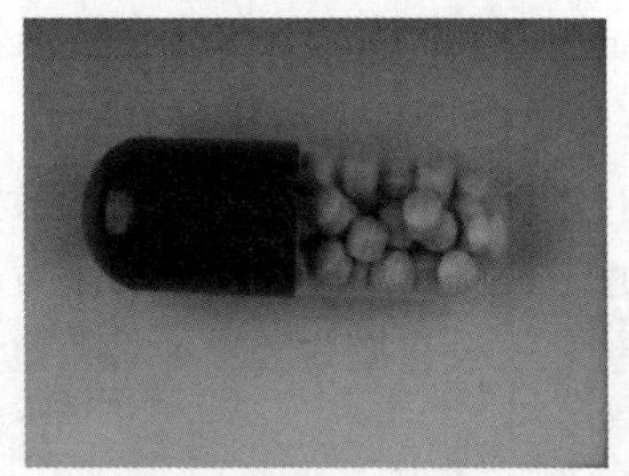

图 13-8 德国 Nordmark 公司生产的胰液素小片（Panzytrat®）

案例分析与讨论 13-7

茶碱微孔膜控释小片

【处方】 ①片芯：茶碱 15 g，5% CMC-Na 浆液适量，硬脂酸镁 0.1 g，共制成 1000 片；②包衣液 1：乙基纤维素（EC）0.6 g，聚山梨酯 20 0.3 g；③包衣液 2：Eudragit RL100 0.3 g，Eudragit RS100 0.6 g。

【制备】 ①制小片：茶碱粉末用 5% CMC-Na 浆液制成颗粒，干燥后加入 0.5%硬脂酸镁，压成直径 3 mm 的小片，每片含茶碱 15 mg，片重 20 mg。②流化床包衣：分别用两种不同

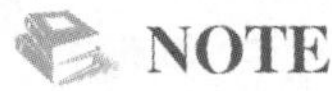

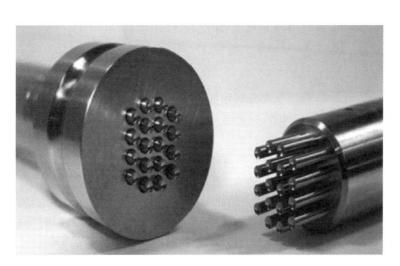

图 13-9 生产小片的冲模

的包衣液包衣。一种包衣材料为 EC，以聚山梨酯 20 为致孔剂，异丙醇和丙酮为溶剂；另一种包衣材料为 Eudragit RL100 和 Eudragit RS100。③将 20 片小片装于同一硬胶囊。

【注解】 体外释药试验表明，用聚丙烯酸树脂包衣的小片释药时滞短，释药速率恒定。犬体内药动学试验表明，用 10 片不包衣小片和 10 片聚丙烯酸树脂包衣的小片填装的胶囊既具有缓释作用，又具有生物利用度高的特点。

问题：缓控释小片有何优缺点？

五、离子交换型缓控释制剂

离子交换型缓控释制剂是指利用离子交换原理，使离子药物以离子键的形式吸附在离子交换树脂(所形成的药物-树脂复合物又称药树脂)或其他载体材料上而制得的具有缓释作用的制剂。药树脂口服后，胃肠道中的钠、钾、氢、氯等离子能可逆地与药树脂中的药物交换而使药物释放。在储存过程中，药树脂中的药物不会从去离子水中释放出来，因此药树脂可以混悬于水性介质中，制成稳定性良好的液体缓控释制剂，供儿童及有吞咽困难的老年人服用。其不足之处：①药树脂的制备和药物释放都依靠离子交换，因此只适合解离型药物；②树脂交换容量不大，剂量大的药物不适合制备药树脂；③长期口服药树脂易造成消化系统离子环境紊乱。目前国内外已有复方苯丙醇胺扑尔敏、复方可待因扑尔敏、依托度酸、氢溴酸右美沙芬等多种药物的药树脂缓释混悬剂上市。

（一）载体材料

1. 离子交换树脂 一种具有网状立体结构的高分子交联聚合物。其分子一般由三部分组成：①具有三维空间立体结构的网状骨架。根据骨架合成原料的种类，分为苯乙烯、丙烯酸、酚醛树脂、环氧、乙烯吡啶、脲醛和氯乙烯等系列。②与网状骨架以共价键结合而不能移动的功能基团。阳离子交换树脂大都含有磺酸基($—SO_3^-$)、羧基($—COO^-$)、苯酚基($—C_6H_4O^-$)等酸性基团，阴离子交换树脂含有季铵基($—NR_3^+$，R 为烷基)、氨基($—NH_3^+$)、仲胺基($—NH_2R^+$)、叔胺基($—NHR_2^+$)等碱性基团。③与功能基团以离子键结合，电荷与功能基团相反的离子，即可交换离子，如 H^+、Na^+、OH^-、Cl^- 等。例如，聚苯乙烯磺酸型树脂，其骨架是聚苯乙烯高分子，功能基团是磺酸基，可交换离子是 H^+ 或 Na^+。

2. 其他 通过离子交换作用释放药物也可以不采用离子交换树脂，而使用其他载体。如多柔比星羧甲基葡萄糖微球，以 $RCOO^-NH_3^+R'$ 表示，药物在水中不释放，置于氯化钠溶液中则释放出多柔比星阳离子 $R'NH_3^+$[式(13-11)]，并逐步达到平衡。在体内该微球与体液中的

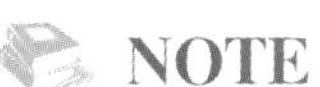

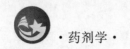

阳离子进行交换，缓慢释放出药物多柔比星而达到缓释长效的目的。

$$RCOO^- NH_3^+ R' + Na^+ \longrightarrow RCOO^- Na^+ + R'NH_3^+ \tag{13-11}$$

（二）释药机制

药树脂口服后，胃肠道中与药物电荷相同的生理性离子通过离子交换作用将药物置换出来而逐渐释放药物，其过程可以用式(13-12)或式(13-13)描述。

$$\text{树脂}^+\text{-药物}^- + X^- \longrightarrow \text{树脂}^+\text{-}X^- + \text{药物}^- \tag{13-12}$$

$$\text{树脂}^-\text{-药物}^+ + Y^+ \longrightarrow \text{树脂}^-\text{-}Y^+ + \text{药物}^+ \tag{13-13}$$

X^- 和 Y^+ 代表消化道中的离子，如氯、钠、钾和氢离子。药物从药树脂中释放的速率不仅受扩散面积、扩散路径和树脂的刚性（为树脂制备过程中交联剂用量的函数）的影响，而且还受释药环境中离子种类和强度的影响，其中胃肠道 pH 及电解质浓度是影响药物释放速率的主要因素，但药树脂释药速率不受胃肠道酶活性和胃肠液体积等因素的影响。

（三）制备工艺

1. 药树脂的制备

（1）静态交换法　将树脂浸泡于药物溶液中进行离子交换。该法操作简单，设备要求低，但随着离子交换的进行，氢离子或氢氧根离子浓度不断增加，从而增加与药物离子竞争树脂的机会，减少药物的吸附量或交换不完全，树脂有一定损耗。

（2）动态交换法　药物在流动的状态下与离子交换树脂进行交换，一般在层析柱中进行。动态交换法能将交换后的溶液及时与树脂分离，使溶液在整个树脂层中进行多次交换。因而可交换完全，提高树脂载药量，但操作工序较长。

2. 包衣或微囊化　由于离子交换为一平衡过程，因此药树脂具有一定的缓释作用。但简单的药物-树脂复合物通常不能达到满意的缓释效果，需要在这种复合物微粒之外用合适的阻滞材料包衣或微囊化以进一步控制药物的释放速率。如未包衣的氯苯那敏-羧酸树脂复合物，在 1 h 内药物释放接近平衡，而用醋酸-丁酸纤维素包衣后，药物释放 50%需要 8.1 h。

六、口服缓控释制剂使用注意事项

口服缓控释制剂除须严格按照说明书规定的剂量和给药频率服用外，还需要注意的是许多缓控释制剂服用时不能破坏制剂的完整性。除说明书特别标明可掰断使用外，患者口服缓控释制剂时要整个吞服，不能掰断、压碎或嚼碎服用，以免破坏制剂结构使其失去缓释作用，造成药物突释，引起药物中毒。某些缓控释制剂用药期间不宜饮酒或大量摄入高脂食物，已发现高脂饮食会引起茶碱缓释胶囊药物突释而使患者中毒。腹泻时也不宜口服使用缓控释制剂。另外，某些缓控释制剂口服后在胃肠道中不会被破坏，最后随粪便排出形状完整的药片，药师须提前告知患者，以免其产生误解。

第三节　口服定时和定位释药制剂

时辰生物学、时辰病理学、时辰药理学和时辰治疗学等方面的研究进展表明，人体的许多生理现象如血压、心率、血糖、胃酸分泌、激素分泌以及某些疾病如牙痛、心绞痛、高血压、哮喘和风湿性关节炎的发作均存在着明显的周期性节律变化。胃溃疡患者的胃酸在夜间分泌增多；牙痛在夜间到凌晨时更为明显；血压和心率在凌晨睡醒时急剧升高，最易出现心脏病发作和局部缺血；哮喘在凌晨发作的概率是白天的 100 多倍等。然而，长期以来，药物剂型的设计一直是基于 Claude Bernard 的生物体内环境自身平衡理论，大多数治疗药物被设计成等间隔、

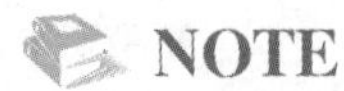
NOTE

等剂量多次给药的普通或缓控释剂型，以获得体内平稳的血药浓度，这些剂型已无法满足对上述节律性变化疾病的临床治疗要求，口服定时释药系统由此而出现。

口服定时（择时）释药系统（oral chronopharmacologic drug delivery system）是根据人体的生物节律变化特点，按照生理和治疗的需要而定时定量释药的一种新型给药系统。该系统可选择在预定时间和疾病发作的关键时刻释放有效治疗剂量的药物，从而获得最佳疗效并减少毒副作用，增加患者的顺应性。口服定时释药系统包括两类：一类是给药后在预定的时间（时滞）不释药，然后在很短的时间内迅速释放一定剂量的药物，这类定时释药制剂又称脉冲制剂；另一类是在预定的时滞后，恒速或非恒速缓慢释放药物。

口服定位释药系统（oral site-specific drug delivery system）是指口服后能将药物选择性地输送到胃肠道某一特定部位释放的给药系统。其主要目的：①改善口服药物在胃肠道的吸收，避免某些药物在胃肠生理环境中失活；②对于用来治疗胃肠道局部疾病的药物，可提高疗效，降低全身性毒副作用；③改善缓控释制剂因受胃肠道运动的影响而造成药物吸收不完全、个体差异大等现象。根据释药位置的不同，口服定位释药系统主要包括胃、小肠和结肠定位释药系统。小肠和结肠定位释药系统，以及口服定时释药系统都是给药后不立即释放药物的制剂，这类制剂又称为迟释（delayed-release）制剂。

一、口服定时释药系统

口服定时释药系统定时释药的机理有多种，常见的有膨胀、溶蚀和渗透压等。

（一）膨胀型定时释药系统

用具有吸水膨胀性能的高分子材料（膨胀剂）制成含药片芯或丸芯，外面包被半透性的衣膜，当水进入膜内时，膜内膨胀剂吸水膨胀，胀破衣膜而释放药物。药物定时释放的时间（时滞时间）取决于衣膜被胀破的时间，由膨胀剂的吸水膨胀能力、衣层的组成和厚度等因素控制。膨胀剂可选用交联聚维酮（PVPP）、低取代羟丙纤维素（L-HPC）、羧甲淀粉钠（CMS-Na）和高分子量的羟丙甲纤维素（HPMC）等。例如，将盐酸地尔硫䓬和交联 PVP 混合、制粒、压片，然后在片芯外用 EC 和 Eudragit L 包衣，制成盐酸地尔硫䓬脉冲片。可通过包衣层的厚度来控制该片剂药物的释放时间，包衣增重百分数 W（%）和延迟释放的时间 t_{lag} 之间存在线性关系：$t_{lag}=0.7958W-2.5233$，$r=0.9999$。将其给予志愿者口服后，血药浓度经时曲线具有明显的延时效果。

还可在明胶胶囊外包 EC，胶囊底部打出大量小孔（400 μm），胶囊内下部由 L-HPC 组成膨胀层，膨胀层上层是药物贮库，含有药物和填充剂，最后盖帽并用 EC 封口，制成定时爆释胶囊（图 13-10）。给药后，水分子通过底部小孔进入，L-HPC 吸水膨胀，胀破胶囊壳而释放药物。

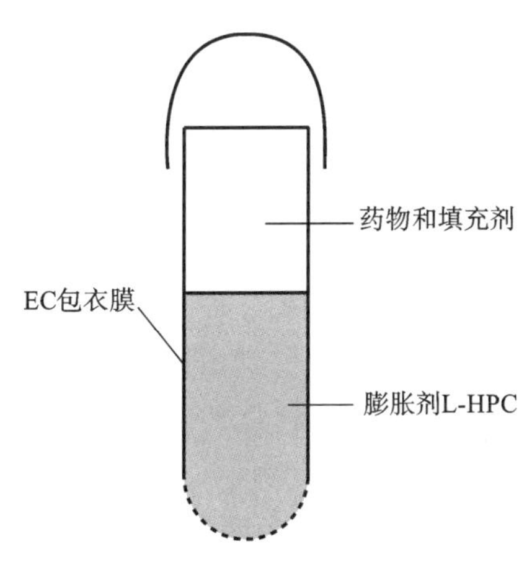

图 13-10 定时爆释胶囊示意图

此外，也可制成膨胀柱塞型定时释药胶囊（图 13-11），该胶囊由水不溶性胶囊壳体、药物贮库、膨胀型柱塞和水溶性胶囊帽组成，胶囊壳体由不溶于水、水也不能渗入的聚丙烯组成，膨胀型柱塞由 HPMC、聚氧乙烯（PEO）等材料压制而成，柱塞遇水膨胀，蹦出胶囊体而释药。

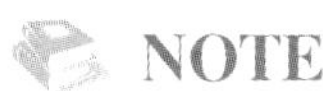

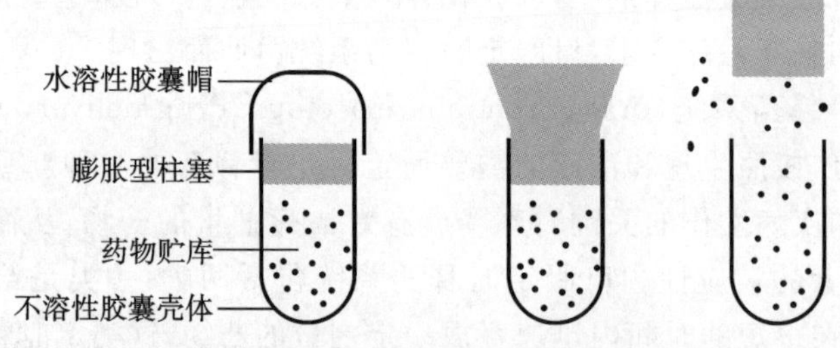

图 13-11 膨胀柱塞型定时释药胶囊

（二）溶蚀型定时释药系统

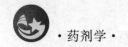

将含药片芯或丸芯用溶蚀性材料包衣可制成溶蚀型脉冲释药系统（corrosion pulsed-release system），包衣层在胃肠道中通过溶解、消化降解或酶解等方式缓慢溶蚀，待包衣层完全溶蚀后，核芯中的药物释放。可通过调节包衣膜的组成和厚度来调节包衣层的溶蚀时间，从而达到特定的释药时滞。常用的溶蚀性包衣材料有亲水性凝胶材料（如低黏度 HPMC）和蜡质材料等，可采用普通薄膜包衣和压制包衣等技术进行包衣。

溶蚀型定时释药系统也可制成柱塞型胶囊的形式，其结构类似膨胀柱塞型定时释药胶囊（图 13-11），只是起定时作用的柱塞为溶蚀型或酶降解型柱塞。溶蚀型柱塞可用 L-HPMC、PVP、PEO 等压制而成；酶降解型柱塞有单层和双层两种，单层柱塞由底物和酶混合组成（如果胶和果胶酶），而双层柱塞由底物层和酶层分别组成，遇水时，底物在酶的作用下分解。

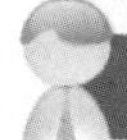
案例分析与讨论 13-8

硫酸沙丁胺醇定时释药系统

【处方】 ①片芯：硫酸沙丁胺醇 4.8 mg，乳糖 6.12 mg，PVP 3 mg，玉米淀粉 30 mg，硬脂酸镁 1 mg；②包衣液：巴西棕榈蜡 3.5%，蜂蜡 1.5%，吐温 80 0.5%，HPMC 5%。

【制备】 将硫酸沙丁胺醇、乳糖、PVP、玉米淀粉和硬脂酸镁混合制粒后压成直径为 5.5 mm，片重为 100 mg 的片芯；将巴西棕榈蜡、蜂蜡、吐温 80、HPMC 和去离子水制成混悬液，并通过薄膜包衣技术对片芯进行包衣，即得。

【注解】 在释放介质中，外层膜溶蚀分散后片芯崩解，释放药物。

问题：硫酸沙丁胺醇为何制成定时释药系统？该系统是如何实现定时释药的？

（三）渗透压控制型定时释药系统

将药物与渗透活性物质组成片芯和丸芯，并用半透膜材料对片芯或丸芯包衣，不打释药孔，可制得渗透压控制型定时释药系统。口服后，消化液通过半透膜渗入片芯或丸芯，产生渗透压，由于没有释药孔道，一开始并无药物释放，当渗透压增大到一定程度时胀破半透膜，药物迅速释放。也可以制成胶囊的形式，其结构与膨胀柱塞型定时释药胶囊（图 13-11）相似，只是胶囊壳为半透膜材料，胶囊内装有药物与渗透压促进剂，塞子为不溶性材料。当水分透过半透膜囊壳进入胶囊到一定时间产生足够的渗透压时，将塞子顶出而释放药物。

（四）其他定时释药系统

除上述机制可实现定时释药外，还可通过其他机制。例如，通过改变膜的渗透性来实现定时释药，其衣膜由 Eudragit RS 组成，片芯含有机酸和药物，口服后水渗入片芯，溶解的有机酸与 Eudragit RS 发生相互作用，使衣膜通透性增加而释放药物。

二、口服胃定位释药系统

NOTE

口服胃定位释药系统主要通过延长药物在胃内的滞留时间来实现，因此又称胃滞留制剂。

适合制成口服胃定位释药制剂的药物：①在酸性环境中溶解或在胃中吸收良好的药物；②在肠道环境中不稳定的药物；③具有小肠上部吸收窗的药物；④治疗胃、十二指肠溃疡等疾病的药物。根据实现胃滞留的途径，口服胃定位释药系统主要分为以下几类。

（一）胃黏附释药系统

胃黏附释药系统是采用具有生物黏附性的辅料制成的释药系统。常用的生物黏附性材料有卡波姆、HPC、CMC-Na 和壳聚糖等。这些材料可通过高分子链串联和缠绕，或通过静电、疏水、氢键和二硫键等方式与黏蛋白相互作用而使制剂黏附于胃黏膜，达到延长制剂在胃内时滞的目的。

案例分析与讨论 13-9

氯噻嗪胃肠道黏附片

【处方】 氯噻嗪 50 mg，白蛋白-卡波姆(3∶7)。

【制备】 以白蛋白与卡波姆为黏附骨架材料和药物混合、制粒、压片。

【注解】 体内实验证明，口服该制剂 6 h 后近 90%白蛋白-卡波姆仍存留在胃中。

问题：生物黏附片的制剂处方有何特点？

（二）胃漂浮释药系统

胃漂浮(intragastric floating)释药系统是根据流体动力学平衡原理设计的，口服后可维持自身密度小于胃内容物密度(约 1.004 g/cm^3)，而在胃液中呈漂浮状态，延缓胃排空，从而延长制剂在胃中的滞留时间。一般要用到密度较小的甘油酯类、脂肪醇类、脂肪酸类或蜡类等辅料，即助漂剂，如单硬脂酸甘油酯、十八醇、硬脂酸、蜂蜡等。还可加入发泡剂如碳酸盐或碳酸氢盐与有机酸，遇胃液产生 CO_2 气体，减小制剂密度，使制剂能在胃中漂浮。

案例分析与讨论 13-10

硫酸庆大霉素胃漂浮片

【处方】 硫酸庆大霉素 4 g，HPMC K4M 11 g，HPMC E50 5.5 g，十八醇 15 g，聚丙烯酸树脂Ⅱ号 2.5 g，硬脂酸镁适量，蒸馏水适量。

【制备】 各组分过 80 目筛，将辅料(除十八醇外)混合均匀，取 2/3 与主药混匀，加入熔融的十八醇充分混合，趁热过 20 目筛，置冷后与剩余辅料混匀，加入黏合剂，制软材，过 18 目筛制粒，40～50 ℃烘干，加入硬脂酸镁混匀，用 10 mm 浅凹冲模压片，共压制 100 片，片剂硬度控制在 40～50 kg/cm^2。

【注解】 将硫酸庆大霉素制成胃漂浮片，大大延长了胃内滞留时间，药物长时间持续释放并杀死幽门弯曲菌，从而大大提高了治疗胃炎、胃溃疡以及十二指肠溃疡的疗效。

问题：胃漂浮片一般要用到哪些辅料？本品处方中各成分的作用是什么？

（三）胃膨胀释药系统

胃膨胀释药系统可在胃内迅速膨胀，以致体积太大无法通过幽门，从而滞留在胃中。有人设计了一种可避免堵塞幽门的螺旋式胃膨胀释药系统(图 13-12)，中心是药物贮库，四周附有多个由纤维类物质制成的能够保持药物滞留在胃中的滞留臂。口服时，剂型呈圆柱形，进入胃后，滞留臂展开形成一个大于 3 cm 的圆盘，药物完全释放后滞留臂会逐渐软化降解。

（四）磁导向定位释药系统

将磁性物质加入药物载体中，口服给药后通过外加磁场使其滞留定位在胃中。

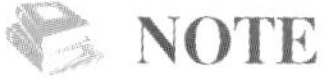

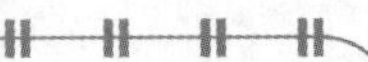

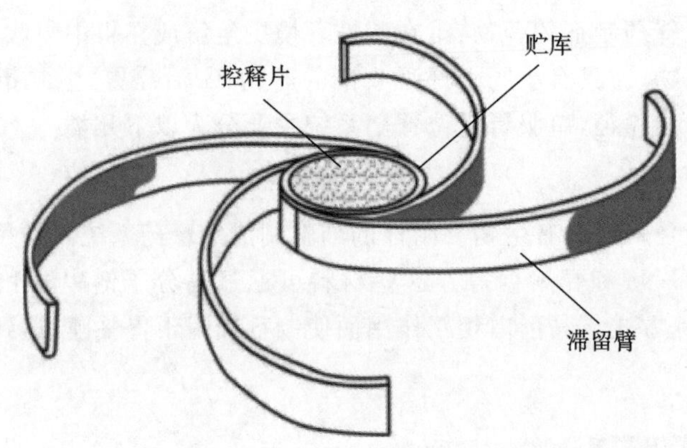

图 13-12　螺旋式胃膨胀释药系统

三、口服小肠定位释药系统

为了防止药物在胃中失活或对胃的刺激性，可制成口服小肠定位释药系统。该释药系统口服后在胃内不释放药物，进入小肠后能按要求释放药物。主要设计为肠溶包衣制剂。也可以设计成口服定时释药系统，通过控制制剂口服后药物释放的时滞来控制药物释放的位置。由于胃排空时间的影响，仅通过控制释药系统的时滞不一定能完全达到小肠定位释药的目的，为此可将定时释药和肠溶包衣两种技术相结合。

四、口服结肠定位释药系统

口服结肠定位释药系统（oral colon-specific drug delivery system，OCDDS），也称口服结肠定位制剂，是指口服后在胃肠道上部基本不释放，而在结肠内大部分或全部释放的制剂。

OCDDS 的优点：①提高结肠局部治疗的药物浓度，提高药效，有利于治疗结肠局部病变，如溃疡性结肠炎、克罗恩病、结肠癌和便秘等；②结肠给药可以避免首过效应；③结肠部位的蛋白或肽酶数量少、活性低，且结肠丰富的淋巴组织有利于蛋白质和多肽类药物的吸收；④固体制剂在结肠中的转运时间很长，可达 20～30 h，对于日服 1 次的口服缓控释制剂的研究具有指导意义；⑤结肠定位释药可延迟药物吸收时间，对于受时间节律性影响的疾病如哮喘、高血压等有一定意义。

根据释药原理可将 OCDDS 分为以下几种类型。

（一）时间控制型 OCDDS

药物经口服后到达结肠的时间约为 6 h，因此，用适当的方法制备具有一定时滞的时间控制型制剂，也即通过设计口服定时释药系统达到结肠定位释药的目的。

（二）pH 依赖型 OCDDS

结肠的 pH 为 6.5～7.5，比胃和小肠的 pH 略高，可采用在结肠 pH 环境下溶解的 pH 依赖性高分子材料，如聚丙烯酸树脂（Eudragit S100，pH＞7.0 时溶解）或邻苯二甲酸醋酸纤维素（CAP）等，使药物在结肠部位释放。

（三）压力控制型 OCDDS

由于结肠内大量的水分和电解质被吸收，导致结肠内容物的黏度增大，结肠蠕动时会对物体产生较大的压力，使物体破裂。如依此原理设计的一种压力控制型胶囊，将药物用 PEG 溶解后注入内表面涂有乙基纤维素（EC）的明胶胶囊内，口服后明胶层溶解，此时内层的 EC 呈球状（含有药物），到达结肠后由于肠压的增大而崩解，释放出药物。

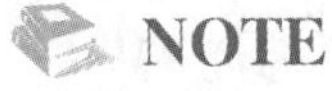

（四）酶解或细菌降解型 OCDDS

酶解或细菌降解型 OCDDS 是根据结肠内含有大量的细菌及独特的酶系（如偶氮降解酶、糖苷酶等）从而达到结肠定位释药的目的，有以下几种类型。

1. 前体药物型 OCDDS 将药物与能被结肠酶或细菌降解的高分子材料连接成前药，口服后由于在胃和小肠中缺乏降解高分子材料的酶或细菌，前药只在结肠内被降解而使母体药物释放出来。常见的有偶氮双键前体药物、葡聚糖前体药物等。

2. 包衣型 OCDDS 选用能被结肠酶或细菌降解的材料进行包衣，以达到结肠定位释药的目的。常用的包衣材料有多糖类（如壳聚糖、环糊精、直链淀粉和果胶等）、偶氮聚合物、二硫化物聚合物等。

3. 骨架片型 OCDDS 将药物与可被结肠酶或细菌降解的载体材料制成骨架片，以达到结肠定位释药的目的。

（五）复合型 OCDDS

药物的胃排空时间在不同情况下有很大差异，但通过小肠的时间相对稳定，平均约为 4 h。胃肠的 pH 除在胃中较低外，小肠和结肠的 pH 差异较小，由于结肠菌群的作用以及在病理条件下甚至可能出现结肠 pH 比小肠低的情况，用单一的释药原理很难达到结肠定位的目的。可同时应用上述释药原理中的两种或两种以上来设计 OCDDS，以提高结肠定位的准确性，如设计时间控制和 pH 依赖相结合、时间控制和酶解相结合的 OCDDS。

第四节　口服缓释、控释和迟释制剂的评价

根据 2020 年版《中国药典》四部 9013“缓释、控释和迟释制剂指导原则”，口服缓释、控释和迟释制剂的质量控制研究项目主要包括形状、鉴别、释放度、重（装）量差异、含量均匀度、有关物质、微生物限度、含量测定等。缓释、控释和迟释制剂的评价主要包括体外释放度试验、体内试验和体内-体外相关性等。该指导原则以口服缓释、控释和迟释制剂为重点，也可供其他给药途径的相关制剂参考。

一、体外释放度试验

体外释放度试验是在模拟体内消化道条件下（如温度、介质的 pH、搅拌速率等），测定制剂的药物释放速率，并最后制订出合理的体外药物释放度标准，以监测产品的生产过程及对产品进行质量控制。结合体内外相关性研究，体外释放度可以在一定程度上预测产品的体内行为。对于释放度方法可靠性和限度合理性的评判，可结合体内研究数据进行综合分析。

1. 仪器装置 仪器装置的选择，应考虑具体的剂型及可能的释药机制。除另有规定外，缓释、控释和迟释制剂的体外药物释放度试验可采用溶出度测定仪进行。如采用其他特殊仪器装置，需提供充分的依据。

2. 温度 缓释、控释和迟释制剂的体外释放度试验应控制在 37 ℃±0.5 ℃，以模拟体温。

3. 释放介质 释放介质的选择依赖于药物的理化性质（如溶解性、稳定性、油水分配系数等）、生物药剂学性质以及吸收部位的生理环境（如胃、小肠、结肠等）。一般推荐选用水性介质，包括水、稀盐酸（0.001～0.1 mol/L）或 pH 为 3～8 的醋酸盐或磷酸盐缓冲液等；对难溶性药物通常不宜采用有机溶剂，可加适量的表面活性剂（如十二烷基硫酸钠等）；必要时可考虑加入酶等添加物。由于不同 pH 条件下药物的溶解度、缓控释辅料的性质（如水化、溶胀、溶蚀速度等）可能不同，建议对不同 pH 条件下的释放行为进行考察。释放介质的体积一般应符合漏

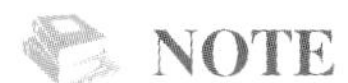

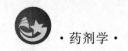

槽条件。

4. 取样时间点 除迟释制剂外，体外释放度试验应能反映出受试制剂释药速率的变化特征，且能满足统计学处理的需要，释药全过程的时间不应低于给药的间隔时间，且累积释放百分率要求达到90%以上。除另有规定外，通常将释药全过程的数据作累积释放百分率-时间的释药曲线图，以制订出合理的释放度检查方法和限度。缓释制剂从释药曲线图中至少选出3个取样时间点，第一点为开始0.5～2 h的取样时间点，用于考察药物是否有突释；第二点为中间的取样时间点，用于确定释药特性；最后的取样时间点，用于考察释药是否基本完全。控释制剂取样时间点不得少于5个。迟释制剂可根据临床要求设计释放度的取样时间点。

5. 转速 缓释、控释和迟释制剂在不同转速下的释放行为可能不同，故应考察不同转速对其释放行为的影响。一般不推荐过高或过低转速。

6. 释药模型的拟合 缓释制剂的释药数据可用一级方程[式(13-14)]和Higuchi方程[式(13-15)]等拟合，控释制剂的释药数据可用零级方程[式(13-16)]拟合。

$$\ln(1-M_t/M_\infty)=-kt\text{（一级方程）} \tag{13-14}$$

$$M_t/M_\infty=kt^{1/2}\text{（Higuchi 方程）} \tag{13-15}$$

$$M_t/M_\infty=kt\text{（零级方程）} \tag{13-16}$$

式(13-14)、式(13-15)、(13-16)中，M_t 为 t 时间的累积释放量；M_∞ 为时间为∞时的累积释放量；M_t/M_∞ 为 t 时累积释放百分率。拟合时以相关系数(r)最大而均方误差(MSE)最小为最佳拟合结果。

7. 其他 多于一个活性成分的产品，要求对每一个活性成分均按以上要求进行释放度测定。如在同一种方法下不能有效测定每个成分的释放行为，则需针对不同成分，选择建立不同的测定方法。对不同规格的产品，可以建立相同或不同的测定方法。

知识链接
13-1

二、体内试验

对缓释、控释和迟释制剂的安全性和有效性进行评价，应通过体内的药物动力学和药效学试验。

缓释、控释和迟释制剂体内药物动力学评价的主要意义在于用动物或人体验证该制剂控制药物释放性能的优劣，评价体外试验方法的可靠性，计算药动学参数，以证实制剂的缓控释特征符合设计要求，并为临床用药提供可靠的依据，主要包括生物利用度和生物等效性评价。生物利用度与生物等效性评价试验须参考2020年版《中国药典》四部9011“药物制剂人体生物利用度和生物等效性试验指导原则”进行，考察比较受试缓释、控释和迟释制剂与参比制剂在单次给药后药物的吸收速度和程度，以及多次连续给药达稳态时的药物吸收程度、稳态血药浓度和波动情况等。参比制剂一般应选用国内外上市的同类缓控释制剂的主导产品，若受试制剂为创新的缓控释制剂，则推荐采用药物的普通制剂(静脉用或口服溶液，或经批准的其他普通制剂)。

药物的药效学性质应反映在足够广泛的剂量范围内药物浓度与临床响应值(治疗效果或副作用)之间的关系。此外，应对血药浓度和临床响应值之间的平衡时间特性进行研究。如果在药物或药物的代谢物与临床响应值之间已经有很确定的关系，缓释、控释和迟释制剂的临床表现可以由血药浓度-时间关系的数据进行预测。如果无法得到这些数据，则应进行临床试验和药动学-药效学试验。

非口服的缓释、控释和迟释制剂还需对其作用部位的刺激性和(或)过敏性等进行试验。

三、体内-体外相关性

NOTE

体内-体外相关性(*in vitro-in vivo* correlation，IVIVC)是指由制剂产生的生物学性质或由生物学性质衍生的参数（如 t_{max}、C_{max} 或 AUC），与同一制剂的物理化学性质（如体外释放行为）之间建立的合理定量关系。缓释、控释和迟释制剂要求进行体内外相关性的试验，它应反映整个体外释放曲线与血药浓度-时间曲线之间的关系。只有当体内外具有相关性时，才能通过体外释放曲线预测体内情况。

体内外相关性可归纳为三种：①体外释放曲线与体内吸收曲线（由血药浓度数据去卷积而得到的曲线）上对应的各个时间点分别相关，这种相关简称点对点相关，表明两条曲线可以重合或者通过使用时间标度重合；②应用统计矩分析原理建立体外释放的平均时间与体内平均滞留时间之间的相关。由于能产生相似的平均滞留时间可有很多不同的体内曲线，因此体内平均滞留时间不能代表体内完整的血药浓度-时间曲线；③一个释放时间点（$t_{50\%}$、$t_{90\%}$ 等）与一个药物动力学参数（如 AUC、C_{max} 或 t_{max}）之间单点相关，它只说明部分相关。

2020 年版《中国药典》四部 9013“缓释、控释和迟释制剂指导原则”中规定：缓释、控释和迟释制剂的体内外相关性，是指体内吸收相的吸收曲线与体外释放曲线之间对应的各个时间点回归，得到直线回归方程的相关系数符合要求，即可认为具有相关性。

（一）体内-体外相关性的建立

1. 基于体外累积释放百分率-时间的体外释放曲线 如果缓释、控释和迟释制剂的释放行为随体外释放度试验条件（如装置的类型、介质的种类和浓度等）变化而变化，就应该另外再制备两种供试品（一种比原制剂释放更慢，另一种更快），研究影响其释放快慢的体外释放度试验条件，并按体外释放度试验的最佳条件，得到基于体外累积释放百分率-时间的体外释放曲线。

2. 基于体内吸收百分率-时间的体内吸收曲线 根据单剂量交叉试验所得血药浓度-时间曲线的数据，对体内吸收呈现单室模型的药物，可获得基于体内吸收百分率-时间的体内吸收曲线，体内任一时间药物的吸收百分率（F_a）可按 Wagner-Nelson 方程计算：

$$F_a = (C_t + k\mathrm{AUC}_{0\to t})/(k\mathrm{AUC}_{0\to\infty}) \times 100\% \tag{13-17}$$

式中，C_t 为 t 时间的血药浓度；k 为由普通制剂求得的消除速度常数。

双室模型药物可用简化的 Loo-Riegelman 方程计算各时间点的吸收百分率。

可采用非模型依赖的反卷积法将血药浓度-时间曲线的数据换算为基于体内吸收百分率-时间的体内吸收曲线。

（二）体内-体外相关性检验

当药物释放为体内药物吸收的限速因素时，可利用线性最小二乘法回归原理，将同批供试品体外释放曲线和体内吸收相吸收曲线上对应的各个时间点的释放百分率和吸收百分率进行回归，得直线回归方程。如直线的相关系数大于临界相关系数（$P<0.001$），可确定体内外相关。

第五节 注射用缓控释制剂

一、概述

注射用缓控释制剂是指经皮下、肌肉、局部或静脉注射等途径给药，在局部或全身产生缓

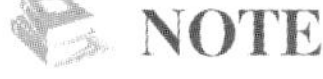

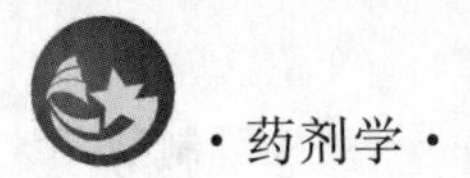

释或控释作用的注射剂。粒径较小的纳米粒、单室脂质体、纳米乳和聚合物胶束等经静脉注射给药后，除可发挥靶向等作用外，通常也具有一定的缓控释作用。本节主要介绍经皮下、肌肉以及其他部位局部注射等途径给药的缓控释制剂。

注射用缓控释制剂的主要优点：①通常可数日甚至数月注射一次，显著减少给药次数，提高患者用药依从性，尤其是对于需长期注射给药的患者；②长时间维持平稳的有效血药浓度，可提高药物疗效且减少不良反应；③某些缓控释注射剂直接注入治疗部位，可降低药物的全身毒性。其主要缺点：①某些药物在体内长时间滞留可能会增强毒性；②一旦药物突释，可造成比口服给药更为严重的后果；③一些制剂制备工艺复杂。

二、注射用混悬剂和油性溶液

注射用混悬剂通过降低药物溶解度的方法，将药物制备为混悬剂，以达到缓释长效作用的目的。其优点是制备工艺相对简单、成熟，使用的辅料相对较少。混悬剂产生长效缓释作用的机理是药物注射入人体后在注射部位形成一个药物贮库，通过药物的缓慢溶解而释药。也即注射用混悬剂的释药机制为溶出，根据 Noyes-Whitney 方程（见第四章第一节），其释药速率受药物的溶解度、粒径以及扩散系数（与介质黏度等有关）等因素影响。

注射用油性溶液可通过肌肉或皮下注射等方式给药，给药后油性溶液会在局部形成贮库，药物从油性贮库中分配进入周围组织水性间隙，随后进入体循环发挥治疗作用，其释药速率受药物的油水分配系数、注射部位、注射体积及给药后的分散程度等因素影响。

目前，市面上已有醋酸地塞米松、醋酸甲泼尼龙、曲安奈德、醋酸甲羟孕酮、阿立哌唑、月桂酰阿立哌唑、帕利哌酮、双羟萘酸奥氮平等药物的注射用混悬剂，其缓释时间从几天到几个月。制成了油性溶液的药物有庚酸炔诺酮等。庚酸炔诺酮油性溶液所用溶剂为蓖麻油，可 2 个月注射给药 1 次。

三、注射用微球

注射用微球制剂的缓释时间一般为几天至几个月，长的可达一两年。目前国内外有十几个注射用微球产品上市，多以 PLGA 为骨架材料，涉及的药物除利培酮和纳曲酮等小分子化学药外，主要以蛋白质和多肽等生物技术药物为主。国内有亮丙瑞林、利培酮和奥曲肽等药物的注射用微球产品上市。

四、多囊脂质体

多囊脂质体（multivescular liposome，商品名 DepoFoam）与普通单室、多室脂质体的主要区别如下。①在组成上，多囊脂质体除含有磷脂和胆固醇外，还需使用三甘油酯。②在粒径上，典型的多囊脂质体的粒径一般为 5～50 μm，较普通脂质体大一到两个数量级。③在形态结构上，多囊脂质体没有相同的圆心，是一种非同心的脂质体，其内部有许多大小不一、形状不规则的小囊，小囊之间被脂质双层膜隔开（图 13-13）。④在制备方法上，多囊脂质体一般只能采用复乳法制备。首先，将含有药物的水相与含有脂质的有机相混合、乳化制备 W/O 初乳，有机相中的有机溶剂常用氯仿、二氯甲烷及其与乙醚的混合液，脂质为磷脂、胆固醇和三甘油酯；然后，将 W/O 初乳与第二水相的缓冲液混合、乳化制备 W/O/W 复乳；最后，用氮气除去复乳中的有机溶剂，形成多囊脂质体。

多囊脂质体局部注射可用于药物的缓控释，缓释时间为几天至几个星期，其药物释放的主要机制是扩散、溶蚀等。目前国内外已有阿糖胞苷、吗啡等药物的多囊脂质体注射剂上市。吗啡多囊脂质体（DepoDur®）用于手术前或期间腰部硬膜外注射以解除术后疼痛，注射后 3 h 起效并可持续 48 h，这段时间正是手术后疼痛的高峰期。将阿糖胞苷制成多囊脂质体

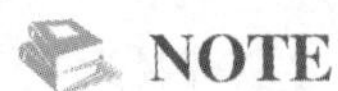

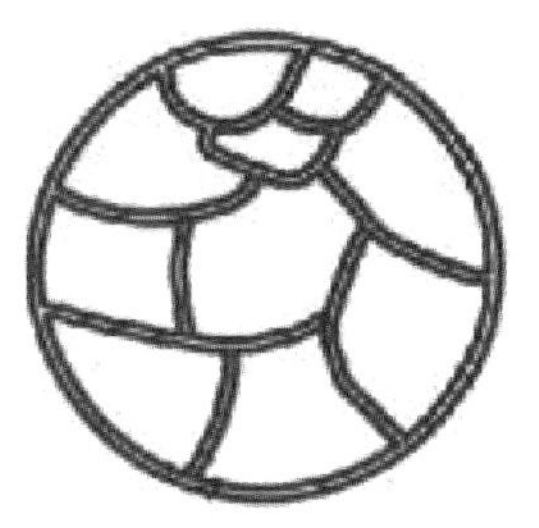
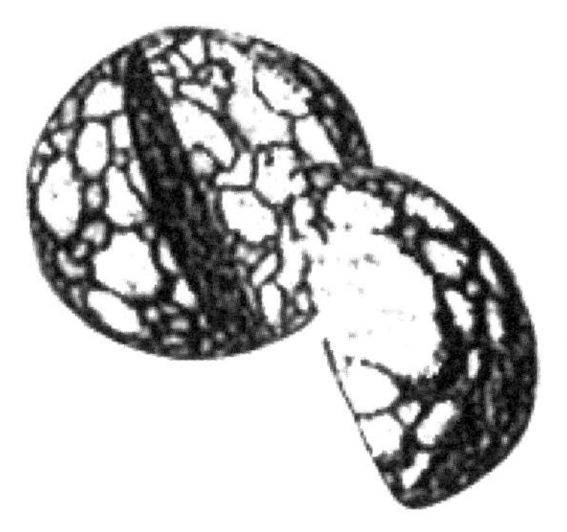

图 13-13 多囊脂质体的形态结构

(Depocyt®)后,给药次数从 2 天 1 次减少为 3 周 1 次。

五、原位成型注射给药系统

(一) 溶剂交换型原位成型注射给药系统

溶剂交换型原位成型注射给药系统是指将水不溶性生物可降解的高分子聚合物(常用 PLGA 和 PLA)和药物溶于适宜的亲水性有机溶剂形成可注射的高分子溶液,注射进入体内后,有机溶剂迅速向周围组织液扩散,聚合物由于不溶于水,在给药部位凝结、固化、沉淀而成型,形成包裹药物的贮库,随着聚合物的降解,药物缓慢释放。该系统可用于肌肉、皮下以及病变部位的局部注射给药。

目前已有亮丙瑞林(Eligard®)、多西环素(Atridox®)和丁丙诺啡(Sublocade®)等药物利用这一技术达到注射后的缓释长效作用。如每月给药 1 次的 Sublocade® 是一种含有 PLGA 和 N-甲基吡咯烷酮的溶液,注入体内后溶剂 N-甲基吡咯烷酮扩散到周围组织液中,使药物和 PLGA 析出,析出的药物被包裹在 PLGA 中,随着 PLGA 的降解再缓慢释放出来。

(二) 原位凝胶

原位凝胶(in situ gel)给药前通常为生物可降解高分子材料的溶液,以溶液状态给药后,由于所处环境改变,能在给药部位发生相转变,由液态转变为非化学交联的半固态凝胶。除用于注射给药达到缓释长效等作用外,原位凝胶还可用于眼部、鼻腔和直肠等途径给药。根据形成机制,原位凝胶可分为温度敏感、pH 敏感和离子敏感型原位凝胶等。

1. 温度敏感型原位凝胶 一类对温度变化敏感的凝胶,在室温下呈液态,给药后在体温下发生相转变,成为半固态的凝胶。温度敏感型原位凝胶的形成机制可能是由于温度改变后氢键或疏水作用也随之改变,导致高分子材料的物理状态发生改变。低分子量的 PLGA-PEG-PLGA 三嵌段共聚物是一种可注射的温敏凝胶材料,将其溶解在 pH 为 7.4 的磷酸盐缓冲液中即可制得温敏型原位凝胶;聚 N-异丙基丙烯酰胺(PNIPAM)凝胶也是一种典型的温敏型凝胶;此外,壳聚糖与甘油单油酸酯、壳聚糖与甘油磷酸钠、泊洛沙姆 407 型与泊洛沙姆 188 型等联用也可用作温敏凝胶材料。

2. pH 敏感型原位凝胶 因 pH 变化而诱发高分子材料溶液由液体状态转化为半固体的凝胶。注射用 pH 敏感型原位凝胶被注射进入机体组织后,可在 pH 约为 7.4 的体液中胶凝,形成药物贮库,缓慢持久地释放药物。制备该类凝胶常用的 pH 敏感材料有丙烯酸类聚合物(卡波姆)、邻苯二甲酸醋酸纤维素(CAP)和壳聚糖及其衍生物等。卡波姆由于分子中存在大量羧基,可在水中溶解形成低黏度的溶液。在碱性溶液中羧基离子化,负电荷相互排斥使分子链膨胀、伸展并相互缠结形成凝胶。若卡波姆单独使用作为原位凝胶的材料,需要较高的浓度,易对机体产生刺激性,因此常将卡波姆和 HPMC 等合用,降低胶凝的浓度并提高凝胶

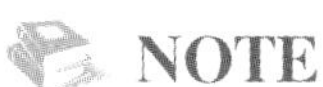

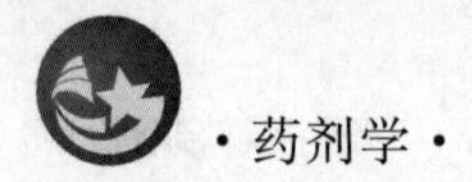

强度。

3. 离子敏感型原位凝胶 某些多糖类阴离子高分子材料(如海藻酸盐、去乙酰结冷胶等)能够与体液中的阳离子(如 K^+、Na^+ 和 Ca^{2+})络合而发生构象改变,在用药部位形成凝胶。常用的载体材料有海藻酸盐(alginate)和结冷胶(gellan gum)等。

第六节 植 入 剂

一、概述

植入剂(implant)是指由药物与辅料制成的供植入人体内的无菌固体制剂。可经手术切开植入,也可采用特制的注射器植入。植入剂可使药物直接在病灶部位释放发挥作用,能提高药物疗效且减少对其他部位的毒副作用;释药的时间较长,可持续数天、数月甚至数年。但是植入剂一般需手术植入给药,且植入部位可能引起炎症反应,产生疼痛及不适感,影响患者顺应性。

目前植入剂已广泛应用于避孕、眼部给药以及肿瘤、糖尿病和心脑血管疾病的治疗等领域。国内外有多种植入剂产品上市,我国已上市的植入剂有氟尿嘧啶植入剂(商品名:中人氟安)、地塞米松植入剂(商品名:思诺迪清)和左炔诺孕酮硅胶棒等。中人氟安为直径 0.8 mm、长 4 mm 的圆柱体颗粒,释药期为 30 天,可在影像设备引导下用植药针经皮穿刺植入到肿瘤部位,也可在手术切除肿瘤后置入局部,用于杀死术后残留癌细胞。思诺迪清为柱形颗粒,用于白内障摘除并植入人工晶体后引发的眼内膜炎,可持续释药 7 天。左炔诺酮硅胶棒用于避孕,手术植入皮下,释药期为 3～5 年,然后手术取出。

二、植入剂的类型

(一) 载体材料型植入剂

载体材料型植入剂是指药物分散或包裹于载体材料中,以柱、棒、丸、片或膜剂等形式经手术植入给药的植入剂。植入剂所用的载体材料等辅料必须是生物相容的。根据载体材料的种类,载体材料型植入剂又可分为生物不降解型和生物降解型两类。

1. 生物不降解型植入剂 载体材料在体内不能生物降解,常用于药物在体内的长期用药,缺点是达到预定时间后需要通过手术取出,可分为管型和骨架型两种类型。常用的生物不降解材料有硅橡胶、乙烯-醋酸乙烯酯共聚物(EVA)、聚甲基丙烯酸甲酯(PMMA)、聚乙烯和聚氨酯等。其中硅橡胶是一种具有生物相容、无毒、释放速率理想的生物不降解型植入材料。典型的产品是避孕用左炔诺孕酮植入剂(Norplant®),在管长 34 mm、外径 2.4 mm、内径 1.57 mm 的硅橡胶管内装有 36 mg 药物微晶(粒径小于 20 μm),两端用硅橡胶黏合剂封固,将 6 根该植入剂通过手术在前臂上开一个 5 mm 的口,埋置于前臂深层皮下,可维持有效药物浓度 5 年。

2. 生物可降解型植入剂 植入体内后的载体材料在生理环境中可降解为能被机体代谢、吸收、排泄的小分子(如水和二氧化碳),而无需再将其取出。常用的生物可降解材料有聚乳酸(PLA)、聚羟基乙酸-乳酸共聚物(PLGA)、聚己内酯(PCL)等。1973 年国外研制以 PCL 作为控释管膜材料的左炔诺孕酮植入剂(Capronor),小管形,长 2.5 cm,直径 2.5 mm,内装药物 16 mg,植入一根可维持半年。醋酸戈舍瑞林植入剂(Zoladex)所用的材料为 PLGA,骨架型,圆柱体形,直径为 1 mm,装入一特制的皮下注射器针管内,配有 16 号针头,密封,灭菌,包装于避

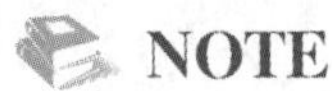

光防潮的铝箔内，主要用于前列腺癌、乳腺癌和子宫内膜异位症，成人埋植剂量为 3.6 mg，每 4 周植入 1 次，临床效果较好，在体内生物降解，无抗原性。

（二）微型泵植入剂

微型泵植入剂是一种通过微型泵自动缓慢输注药物的植入剂。随着微电子技术的发展，微型泵植入剂已实现按照预先设定的给药程序自动给药或通过植入体内的传感器反馈生理信息调控药物释放。理想的微型泵植入剂应满足以下条件：①能长期缓慢输注药物且能调节药物的释放速率；②动力源可长期使用和埋植；③药物储存室体积适宜；④可通过简单的皮下注射向泵中补充药液；⑤与组织可长期相容。根据提供动力的方式，微型泵植入剂又可分为输注泵、蠕动泵和渗透泵等类型。

1. 输注泵 一种利用氟代烃作为内部推进剂提供给药动力的植入给药系统。20 世纪 70 年代末上市的 Infusaid 输注泵是由生物相容的轻质钛制成的外径 8.6 mm、高 2.4 mm 的扁圆形小盒，内部由一个可伸缩的风箱分为两室，一室为贮药室（连有通向动脉或静脉的硅橡胶导管），另一室为装有氟代烃的推进室。氟代烃沸点低，在体温 37 ℃下可产生高于大气压的恒定蒸气压，压缩风箱，将药液压入并恒速输入动脉或静脉之中，药液输注完后还可用注射器重新向泵内灌装药液。该类微型泵已广泛应用于抗凝血药（如肝素）、降血糖药（如胰岛素）和抗癌药等药物的植入给药。

将电子元件应用到输注泵中可使输注泵产品智能化。例如，胰岛素植入泵由能连续监测血糖的传感器、微电脑和胰岛素注射泵三部分组成，能根据血糖浓度变化自动调整胰岛素的注射量。

2. 蠕动泵 由可以旋转的螺线型电导管制成，通过改变外部电场来调节药物的释放。一种精密蠕动泵植入给药装置 DAD®，由 20 cm^3 的钛质可填充药物贮库、电子控制模块、电池和蠕动式驱动泵等组成，可由体外编程控制释药。装置上有一个导管可将药物输向给药部位，可按 0.025～0.9 mL/h 的恒定速率释药。通过一个配有针头的注射器经皮插入，穿透一个自动密封的隔膜来实现对药物贮库的填充和排空。

3. 渗透泵 利用渗透压原理制成，类似渗透泵控释片，利用渗透压作为给药动力。一种治疗前列腺癌的醋酸亮丙瑞林渗透泵植入剂为钛合金材料外壳的微型圆柱体，类似一个微型注射器，内分两室，一室为含有释药小孔的贮药室，另一室为含有渗透活性物质和助推剂的渗透室，两室中间由可以自由移动的橡胶活塞分隔，渗透室的另一侧为聚氨酯半透膜。皮下埋植后，体液中的水可透过半透膜进入渗透室，产生的渗透压推动中间的活塞，将贮药室中的药液压出释药小孔。Alzet 渗透泵则为胶囊形状，可植入实验动物皮下或腹腔内，持续准确地释放药物，最长可达 4 周，主要应用在心血管和神经系统疾病（如高血压和阿尔茨海默病等）的动物造模研究中。

三、植入剂的制备

植入剂为无菌制剂。制备过程中应注意控制生产环境的洁净度，终端应灭菌，或者无菌生产。植入剂应单剂量包装，包装容器应灭菌。植入剂的制备方法主要有以下几种。

1. 直接灌装法 主要用于以硅橡胶管为载体材料的植入剂的制备。可以直接将药物（或药物与辅料）灌入硅橡胶管，灌装后封口，再经热处理即为成品。

2. 溶剂浇铸法 以有机溶剂和水作为溶媒将药物和辅料溶解，待有机溶剂和水部分挥发后得到半固体混合物，再置于浇铸装置中，浇铸成适宜的形状，干燥，灭菌，即得。

3. 熔融挤出法 将药物与辅料按比例混合，加热熔融，将熔融物固化得到的固体分散体粉碎成小颗粒，并填充于挤出装置中，在一定温度下将熔融的固体分散体挤入模具中，室温冷

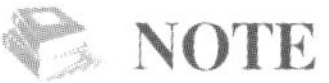

却固化脱模，灭菌，即得。

4. 压膜成型法 将药物与辅料共溶于有机溶剂形成溶液，喷雾干燥，固化成粉末，再用液压机在极高的压力下于活塞型模具内压成片状，灭菌，即得。

5. 微球压片法 使用压片机或液压机将载药微球压成具有一定厚度和直径的可植入薄片，还可对片剂进一步包衣，以更好地解决微球的突释问题。

四、植入剂的质量评价

根据2020年版《中国药典》四部通则0124植入剂的规定，植入剂应进行释放度测定。此外，植入剂一般还应进行装量差异、无菌等检查。

本章小结

本章在简述缓控释制剂的概念和特点的基础上，介绍了各种口服缓控释制剂、口服定时和定位释药系统、注射用缓控释制剂和植入剂。口服缓控释制剂分为骨架型、渗透泵型、膜控释型和离子交换树脂缓控释制剂等类型，其中骨架型又包括亲水凝胶、脂质、不溶性骨架等。从制剂形式上，口服缓控释制剂又分为片剂等一个单元组成的制剂，以及小丸、小片等多单元释药系统。学习时需要掌握各种类型缓控释制剂的特点、处方、制备工艺和释药机制。口服定时释药系统的释药机理有膨胀、溶蚀、渗透压等。可根据胃肠道各段不同的生理环境，设计口服胃、小肠和结肠定位释药系统。口服缓控释制剂和迟释制剂的评价包括体外评价和体内评价。对缓控释制剂进行体外评价时，一般需要进行体外释放度试验，体外释放度试验的一个关键是选择合适的释放介质。释放介质是否合适，常用体内外相关性来评判。本章还介绍了注射用混悬剂、油性溶液、微球、多囊脂质体和原位成型注射给药系统等常见的注射用缓控释制剂，最后介绍了植入剂的概念、类型、制备方法和质量评价。

复习思考题

1. 什么是缓释制剂和控释制剂？缓控释制剂有何优缺点？
2. 口服缓控释制剂设计时需要考虑哪些因素？
3. 简述三种骨架缓释片的处方特征、制备工艺、药物释放的机制及影响因素。
4. 简述单层、双层和微孔渗透泵片的处方组成、制备工艺、药物释放的机制及影响因素。液体药物如何设计制备渗透泵控释系统？
5. 简述膜控释片的概念、包衣材料与释药机制。
6. 简述多单元释药系统的特点和类型。
7. 简述离子交换树脂缓控释制剂的载体材料、制备工艺与释药机制。
8. 比较骨架型、渗透泵型、膜控型及离子交换型口服缓控释制剂的优缺点。
9. 口服缓控释制剂服用的注意事项有哪些？
10. 什么是口服定时释药系统？其定时释药机理有哪些？
11. 口服定位释药系统的优点有哪些？
12. 如何设计口服胃定位释药系统？
13. 如何设计口服结肠定位释药系统？
14. 如何选择合适的体外药物释放试验条件？什么是体内外相关性？缓控释制剂体内外相关性研究有什么意义？
15. 注射用缓控释制剂的优缺点有哪些？

目标检测

推荐阅读文献

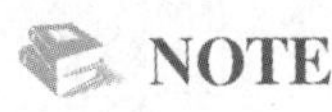

16. 注射用混悬剂和油性溶液产生缓释长效作用的机理是什么?
17. 简述多囊脂质体与普通单室、多室脂质体的区别。如何制备多囊脂质体?
18. 简述原位凝胶剂的概念和分类。
19. 简述植入剂的定义、类型和制备方法。

参考文献

[1] 方亮. 药剂学[M]. 8 版. 北京:人民卫生出版社,2016.
[2] 崔福德. 药剂学[M]. 7 版. 北京:人民卫生出版社,2011.
[3] 潘卫三. 药剂学[M]. 北京:化学工业出版社,2017.
[4] 孟胜男,胡容峰. 药剂学[M]. 北京:中国医药科技出版社,2016.
[5] 王建新,杨帆. 药剂学[M]. 2 版. 北京:人民卫生出版社,2015.
[6] 朱盛山. 药物新剂型[M]. 北京:化学工业出版社,2004.
[7] 何仲贵. 药物制剂注解[M]. 北京:人民卫生出版社,2009.
[8] 唐星. 口服缓控释制剂[M]. 北京:人民卫生出版社,2007.
[9] 贾伟,高文远. 药物控释新剂型[M]. 北京:化学工业出版社,2005.
[10] 邓英杰. 脂质体技术[M]. 北京:人民卫生出版社,2007.
[11] 张静,平其能. 口服择时释药系统[J]. 药学进展,1999,23(5):265-269.
[12] Zhou X, Wang P, Wang J, et al. Hydroxyethyl Pachyman as a Novel Excipient for Sustained-release Matrix Tablets[J]. Carbohydrate Polymers,2016,154:1-7.
[13] 王立,刘华石,张文君,等. 包衣技术在口服固体缓控释制剂中的应用[J]. 药学研究,2017,36(2):108-110.
[14] 张晓燕,梅冬,赵立波,等. 咪唑斯汀不溶型骨架和溶蚀型骨架缓释片处方的对比研究[J]. 中国药师,2018,21(12):2118-2122.
[15] 吴涛,潘卫三,陈济民,等. 多目标同步优化法优化硫酸沙丁胺醇渗透泵控释片的制备工艺[J]. 药学学报,2000,35(8):617-621.
[16] 尹莉芳,屠锡德,徐伟. 头孢克洛缓释片的研制及人体药物动力学研究[J]. 中国医药工业杂志,2005,36(8):478-480.
[17] Strickley R G. Pediatric Oral Formulations: An Updated Review of Commercially Available Pediatric Oral Formulations since 2007[J]. Journal of Pharmaceutical Sciences,2019,108(4):1335-1365.
[18] Chen T, Li J, Chen T, et al. Tablets of Multi-unit Pellet System for Controlled Drug Delivery[J]. Journal of Controlled Release,2017,262:222-231.
[19] Al-Hashimi N, Begg N, Alany R G, et al. Oral Modified Release Multiple-Unit Particulate Systems: Compressed Pellets, Microparticles and Nanoparticles[J]. Pharmaceutics,2018,10(4):176.
[20] 刘宏飞,王铭洲,潘卫三. 离子交换树脂在药物制剂中的应用[J]. 中国药剂学杂志(网络版),2007,5(4):218-222.
[21] 施小兵,陈明. 缓、控释制剂发展及临床合理应用[J]. 海峡药学,2010,22(7):40-43.
[22] Thambi T, Li Y, Lee D S. Injectable Hydrogels for Sustained Release of Therapeutic Agents[J]. Journal of Controlled Release,2017,267:57-66.
[23] Pozzi F, Furlani P, Gazzaniga A, et al. The Time Clock System: A New Oral Dosage Form for Fast and Complete Release of Drug after a Predetermined Lag Time[J]. Journal of Controlled Release,1994,31(1):99-108.

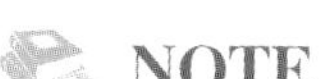

[24] 杨亚萍,王柏.脉冲释药系统的新进展[J].药学进展,2009,33(6):260-266.

[25] 张雪,齐宜广,武玉杰,等.新型注射剂的国内外研发进展[J].药学进展,2018,42(12):897-904.

[26] 魏利军.特殊注射剂的发展现状与市场概况[J].药学进展,2018,42(12):913-921.

[27] 丛志新,樊慧敏,吴春芝,等.原位凝胶剂的研究现状与应用前景[J].中南药学,2018,16(9):1185-1190.

[28] 张春燕,孙考祥.溶剂交换型原位成型植入剂的研究进展[J].中国新药杂志,2017,26(21):2528-2532.

(钟海军　郭　锋)

NOTE

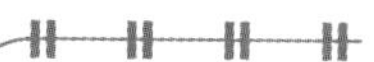

第十四章　中 药 制 剂

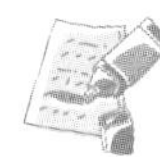

学习目标

1. 掌握：浸提的方法和机制；常用中药制剂的类型和概念。
2. 熟悉：浸提工艺和设备；影响浸提的因素；中药制剂的质量要求。
3. 了解：浸出液的分离与纯化，浓缩与干燥。

扫码看 PPT

第一节　概　述

一、中药制剂的概念

中药(traditional Chinese medicine)是指在中医药理论指导下，用于预防、治疗疾病以及保健的药物，包括植物药、动物药和矿物药。中药饮片是指中药材依照中医药理论和中药炮制方法加工炮制后，可直接用于中医临床的中药。中成药是指以中药饮片为原料，在中医药理论指导下，按照法定处方大批量生产的具有专有名称，并标明规格、用法用量和功能主治的药品。

中药制剂是指根据《中华人民共和国药典》《中华人民共和国卫生部药品标准中药成方制剂》《制剂规范》等规定的处方，将中药加工或提取后制成的具有一定规格，可直接用于预防和治疗疾病的药品。中药制剂的原料一般为中药饮片。

二、中药制剂的特点

中药制剂具有以下优点。①中药制剂中含有多种活性成分，其疗效为多种成分综合作用的结果。例如，以阿片为原料制成的阿片酊具有镇痛和止泻的功效，但是阿片提取纯化后获得的吗啡虽然具有强烈的镇痛作用，但止泻功效消失。②药效缓和而持久，且毒性较低。例如，以洋地黄叶为原料制成的中药制剂，其强心苷类成分可与鞣酸结合生成盐，因而作用缓和；而经提取纯化后获得到的单体化合物洋地黄毒苷作用更为强烈，但毒性更大，药效持续时间较短。③在骨科疾病或某些疑难杂症等的治疗中能发挥独特优势。

中药的多成分特性也为中药制剂带来许多问题：①中药制剂的药效物质基础未能完全明确，给生产过程和成品质量控制带来很大困难；②仅测定若干有效成分的含量不能反映制剂的整体质量，因而中药制剂的质量标准相对较低；③中药制剂的剂量通常较大，导致新型辅料和现代工艺的应用受到限制，制剂技术相对滞后；④原料药材的品种、产地、采收季节和加工方法等存在差异，难以确保质量的稳定。

三、中药制剂的改革

中药剂型历史悠久，是祖国医学遗产中重要的组成部分。随着中医药现代化进程的持续

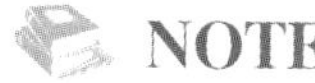

NOTE

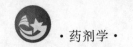

推进，近年来中药制剂学获得了突飞猛进的发展，新剂型和新制剂不断涌现。但总体而言，中药制剂在制剂技术、剂型选择和质量控制等方面仍存在不少问题，因此应重视和加强中药剂型的改革研究。中药剂型改革须秉行以下原则：①坚持中医药理论为指导，避免化学药物研究模式的单纯套用；②遵循传统剂型继承与新剂型研究并重的原则；③以安全、稳定、可靠为前提，保证改革后的中药新剂型能够保持或提高原有剂型的疗效。

第二节　中药制剂单元操作

药材成分包括有效成分、辅助成分、无效成分和组织成分四类。中药制剂的疗效在很大程度上取决于中药浸提、分离、纯化、浓缩与干燥等方法的选择是否恰当，工艺过程是否科学合理，能否最大限度地提取出有效成分或有效部位，最低限度浸出无效甚至有害物质，进而减少服用剂量，增加制剂稳定性，提高疗效。

中药治病的特点是复方用药，充分发挥中药多成分、多途径、多环节、多靶点的综合作用和整体疗效。因此，在拟定浸提、分离、纯化、浓缩与干燥工艺时，应根据临床疗效需要、处方中各味药的性质、拟制备剂型的特点，并结合生产条件和设备等，选择和确定最佳工艺。

一、药材预处理

（一）药材品质检验

中药品种繁多，且存在同物异名或同名异物的现象，为保证中药制剂的质量稳定性，必须对药材品种进行鉴定。在此基础上，还需进行含水量、有效成分（有效成分已明确的饮片）或总浸出物（有效成分未明确的饮片）等的测定。

（二）药材的炮制

中药材一般须经过炮制加工后方能入药。炮制是在中医药理论的指导下，将药材净制、切制、炮炙等处理后制成中药饮片的操作。炮制后可减毒增效，并满足调配和制剂的需求。

（三）药材的粉碎

根据药材种类、主要成分特性、浸提与制剂的需要，将药材粉碎至适宜粒度。

二、浸提

浸提是指用适当的溶剂和方法将药材中的有效成分或有效部位浸出的操作。为减少服用剂量，制成适宜剂型，大多数中药材入药前均需进行浸提。中药材的浸提过程包括浸润、渗透、解吸、溶解、扩散等几个相互联系的阶段。

（一）浸提过程

1. 浸润与渗透　溶剂润湿并渗透药材是有效成分浸出的首要条件。溶剂能否使药材表面润湿，取决于溶剂与药材表面物质之间的亲和性。大多数药材中含有蛋白质、果胶、糖类、纤维素等极性成分，易被水或乙醇等极性溶剂润湿。当药材含脂溶性成分较多时，须先进行脱脂处理，方可采用极性溶剂浸提，或先将药材充分干燥后，再用石油醚、氯仿等非极性溶剂浸提。溶剂渗入药材内部的速度，除与药材所含成分的性质有关外，还受药材质地、粉碎粒度、浸提压力等的影响。质地疏松、粒度小、加压提取的条件下，更有利于溶剂的渗透。此外，表面活性剂可降低界面张力，浸提过程中适当加入表面活性剂，可加速溶剂对某些药材的浸润和渗透。

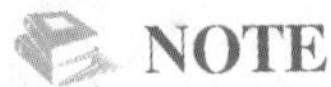

2. 解吸与溶解　药材中的各成分之间、成分与细胞壁之间均存在一定的亲和力而相互吸

附。因此，溶剂渗入药材内部后需首先解除这种吸附作用(解吸阶段)，才能使某些有效成分以分子、粒子或胶体粒子的形式分散于浸提溶剂中(溶解阶段)。解吸与溶解是两个紧密相连的阶段，其速度取决于溶剂对有效成分的亲和力，因此溶剂的选择至关重要。除此之外，加热以及在溶剂中加入酸、碱或表面活性剂均有利于解吸与溶解过程的进行。

3. 扩散 溶剂在细胞内溶解药材成分之后，细胞内溶液浓度较高，使细胞内外出现浓度差和渗透压差。因此细胞外溶剂不断向细胞内渗透，细胞内高浓度溶液不断向周围低浓度方向扩散，直到内外浓度相等，渗透压达到动态平衡时扩散终止。故浓度梯度是溶剂渗透与扩散的推动力。浸出成分的扩散速率遵循菲克第一扩散定律：

$$\frac{\mathrm{d}M}{\mathrm{d}t}=-DF\frac{\mathrm{d}C}{\mathrm{d}x} \tag{14-1}$$

式中，$\frac{\mathrm{d}M}{\mathrm{d}t}$为扩散速率；$D$为扩散系数；$F$为扩散面积；$\frac{\mathrm{d}C}{\mathrm{d}x}$为浓度梯度；负号表示药物扩散方向与浓度梯度方向相反。因此，扩散速率与浓度梯度、扩散面积、扩散系数成正比，其中影响最大的是浓度梯度。

(二) 影响浸提的因素

1. 药材粒度 在渗透阶段，药材粒度越小，溶剂就越容易渗入药材内部；在扩散阶段，药材粒度越小，扩散面积就越大，扩散距离就越短，就越有利于药材成分的扩散。但药材粒度过小也会带来一些问题：①过细的粉末对有效成分的吸附性较强，影响解吸、溶解、扩散速度；②大量细胞破裂，致使细胞内树胶、黏液质等高分子成分大量胶溶于浸出液中，增大浸出液黏度而影响扩散，浸出杂质亦增多；③过滤困难，产品易浑浊。

2. 药材成分 式(14-1)中的扩散系数与分子大小成反比，因此分子半径小的小分子成分(多为有效成分)的溶解和扩散速度高于分子半径大的大分子成分(多为无效成分)。

3. 溶剂 溶剂的性质与被浸出成分的浸提效率密切相关，一般根据“相似相溶”原则针对不同目标成分选择相应的浸提溶剂。一般情况下，蛋白质、多糖类、有机酸盐、苷类、鞣质等成分均能被水浸提；乙醇含量达90%以上时，可浸提有机酸、树脂、挥发油、叶绿素等成分；乙醇含量为50%～70%时，可浸提苷类及生物碱等成分；乙醇含量低于50%时，可浸提苦味质和蒽醌苷类等成分。其他有机溶剂如石油醚、氯仿和乙醚等在中药生产中很少用于有效成分的浸提，主要用于纯化与精制。

4. 浓度梯度 浓度梯度是扩散作用的主要驱动力，药材组织内外浓度梯度越大，其成分浸出速率越快。浸提过程中不断搅拌，更换新鲜溶剂，采用渗漉法、循环式或罐组式动态提取法等可增大浓度梯度，提高浸提效率。

5. 浸提温度 浸提温度升高后，分子运动加剧，药材组织软化，有效成分和无效成分的浸出量均会增加，给后续纯化工作带来一定困难。此外，温度过高还会导致热敏性成分的分解变质以及挥发性成分的挥发散失，故浸提过程中应控制适宜的温度。

6. 浸提时间 浸提时间过短，则有效成分浸提不完全；浸提时间过长则无效成分浸出量亦会增加，且可能导致某些有效成分的分解或水性浸出液的霉败。因此，浸提时间应适当。

7. 浸提压力 对于质地松软和易于浸润的药材，浸提压力的影响不大。提高浸提压力可以缩短质地坚实药材的浸提时间。

此外，超临界流体提取技术、超声波提取技术以及微波提取技术等一些新技术的应用亦可提高浸提效率。

(三) 浸提方法与设备

1. 煎煮法 以水为溶剂，通过加热煮沸提取药材中有效成分的方法。该法适用于有效成

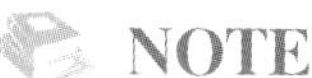

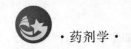

分能溶于水，且对湿、热较稳定的药材。所得浸出液可直接用作汤剂，也可作为制备中药片剂、颗粒剂、口服液、注射剂等的中间体。

(1) 操作方法　加水浸没药材，适度浸泡后，加热至沸腾，并保持微沸状态一定时间，煎出液过滤。

(2) 操作注意事项　①水的用量：视药材性质而定，一般每次的用水量为药材量的 6～8 倍。②浸泡：加热前，药材应在冷水中适度浸泡。③火候和次数：先大火加热至沸腾，后改为文火，一般煎煮 2～3 次。④器具：选择化学性质稳定、保温性能良好的器具。

(3) 常用设备　①一般提取器：敞口倾斜式夹层锅(图 14-1)，主要用于小量生产。②多功能提取罐：一类可调节压力、温度的密闭提取设备，可用于常压常温浸提、加压高温浸提或减压低温浸提，在中药生产企业中普遍采用，该设备可采用气压自动排渣，操作方便，安全可靠(图 14-2)。

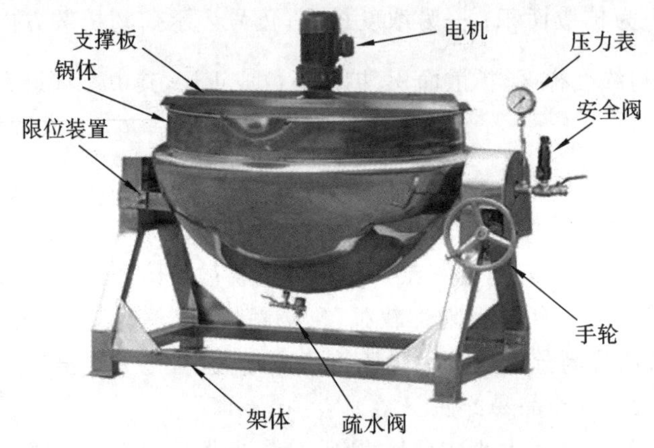

图 14-1　敞口倾斜式夹层锅

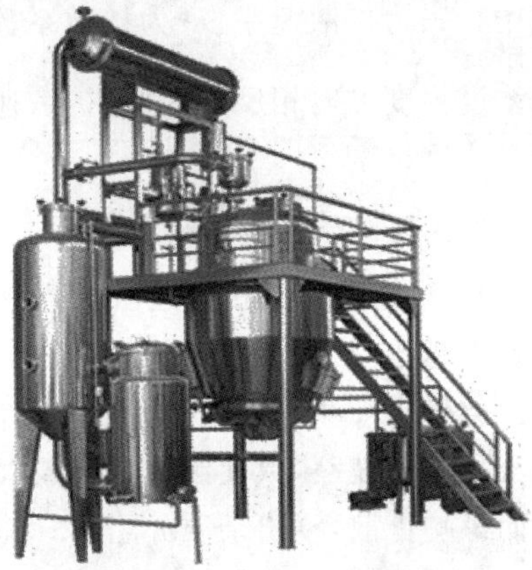

图 14-2　多功能中药提取罐

2. 浸渍法　用适当的溶剂在一定温度下浸泡药材，提取其有效成分的方法。浸渍法属于静态浸提方法，耗时长且有效成分浸出不完全。该法主要适用于黏性药材、无组织结构的药材、新鲜药材、易膨胀药材以及芳香性药材有效成分的浸提，不适用于贵重药材、毒性药材以及制备高浓度制剂。

(1) 操作方法　浸渍法可分为以下三种。①冷浸渍法：在室温下浸渍，常用于酊剂和酒剂的制备。②热浸渍法：一般在 40～60 ℃下浸提，常用于酒剂的制备。③重浸渍法：将全部溶剂分成几份，药材先用第一份溶剂浸渍，收集浸出液后，药渣再以第二份溶剂浸渍，如此重复 2～3 次，最后将所有浸出液合并处理，即得。

(2) 操作注意事项　①溶剂：浸渍法耗时较长，不宜用水为溶剂，多用不同浓度的乙醇，且浸渍过程应保持密闭。②溶剂用量：一般为药材量的 10 倍左右。③搅拌：适当加强搅拌，可提高浸出效率。

(3) 常用设备　①浸渍器：多功能提取罐等煎煮设备均可使用，大型浸渍器应安装搅拌装置。②压榨器：采用螺旋挤压器(小量制备)或水压机(大量生产)挤压药渣中残留的浸出液，以减少损失。

3. 渗漉法　将药材粗粉置渗漉器内，溶剂连续地从渗漉器上部加入，透过药粉后不断地从渗漉器下部流出，从而提取有效成分的动态浸提法(图 14-3)。该法在浸提过程中始终能保持良好的浓度梯度，成分浸出较为完全。适用于贵重药材、毒性药材、有效成分含量低药材以及制备高浓度浸出制剂，不适用于新鲜、易膨胀及非组织药材。

(1) 操作方法　渗漉法可分为单渗漉法、重渗漉法、加压渗漉法和逆流渗漉法。图 14-3 为渗漉装置及示意图。单渗漉法的操作步骤：药材粉碎→药材浸润→药材装筒→排除气泡→药材浸渍→渗漉。

NOTE

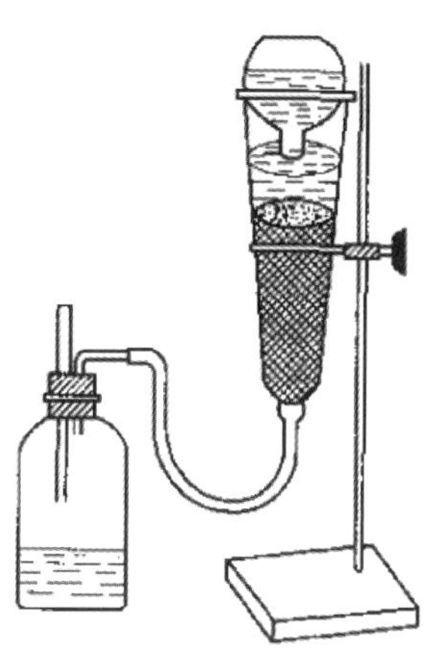
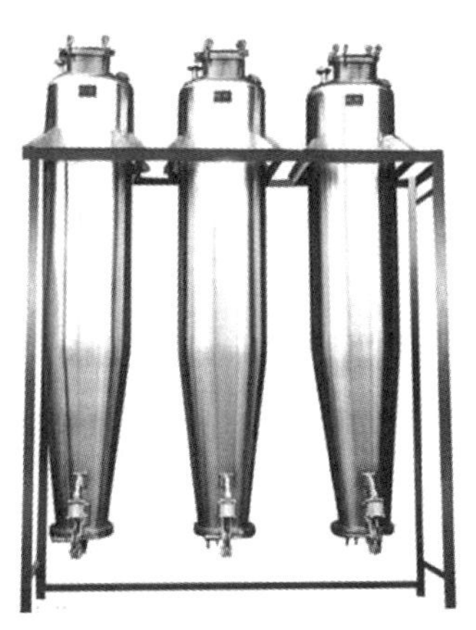

图 14-3 渗漉装置及示意图

(2) 操作注意事项 ①渗漉器：根据饮片的性质可选用圆柱形或圆锥形的渗漉器。②药材粒度：以粗粉或中粉为宜，过粗浸出不完全，过细则易堵。③浸润：装筒前，先用溶剂对药粉进行浸润，并密闭放置一定时间，使其充分膨胀，再装入渗漉器内，以免装筒后堵塞渗漉器。④装筒：药粉应分次均匀投入渗漉筒中，每次压平，使松紧适度，且药粉装量应不超过渗漉筒容积的 2/3。⑤排气泡：先打开渗漉装置的出口，再从上部缓缓加入溶剂，待筒内空气全部排净后，关闭出口。整个渗漉过程中，应始终保持溶剂界面高于药粉表面。⑥浸渍：渗漉前一般先加盖浸渍 24～48 h，使溶剂充分渗透和扩散。⑦渗漉速度：一般每 1 kg 药材每分钟流出 1～3 mL 渗漉液，大生产则以每小时流出液相当于渗漉器被利用容积的 1/48～1/24 的速度进行渗漉。⑧渗漉液收集：应先收集 85%饮片量的初漉液另器保存，续漉液经低温浓缩后与初漉液合并。

(3) 常用设备 小量生产可用圆锥形渗漉筒或圆柱形渗漉筒，工业生产中常采用渗漉罐或多能提取罐。

4. 回流法 用乙醇等挥发性有机溶剂浸提，浸提液被加热，挥发性溶剂馏出后又被冷凝，重复流回浸出器中，这样周而复始浸提药材，直至有效成分浸提完全的方法。可分为回流热浸法和回流冷浸法(原理同索氏提取器)。

5. 水蒸气蒸馏法 将含有挥发性成分的药材与水共同蒸馏，挥发性成分随水蒸气一并馏出，经冷凝后分离挥发性成分的方法。该法适用于中药挥发性成分(如挥发油)的提取。

6. 超临界流体提取法 利用超临界流体的溶解性能提取药材成分的方法。超临界流体为处于临界温度和临界压力以上的流体，其性质介于气体和液体之间，既有与气体相近的黏度和高扩散系数，又有与液体相近的密度和优良的溶解性能。二氧化碳是目前最常用的超临界流体。该法提取温度低，可避免热敏性成分被破坏，无溶剂残留。适用于脂溶性、小分子热敏性成分的提取；用于分子量大、极性大成分的提取时需加入夹带剂，并升高压力。

7. 超声波提取法 利用超声波产生的热效应、空化作用和机械作用等增加溶剂分子的运动速度和穿透能力，从而提高药材有效成分浸出率的方法，该法省时、节能、提取效率高。

8. 微波提取法 利用微波能的强热效应提取药材成分的方法。该法提取速度快，溶剂用量少，污染小。

三、分离与纯化

(一) 分离

中药浸出液中多含有固体沉淀物，需通过适宜的分离方法将其与液体分开。常用的分离

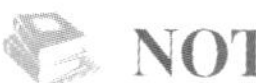

方法有沉降法、离心法和滤过法。

1. 沉降法 利用固体与液体密度相差悬殊，固体靠自身重量自然沉降，实现固液分离。该法分离不完全，但可去除大量杂质，有利于进一步分离操作（离心或过滤）的进行。

2. 离心法 利用密度差异，借助离心机高速旋转所产生的离心力促使浸出液中固体与液体或不同密度的成分分离。

3. 过滤法 浸出液通过多孔介质，其中固体粒子被介质截留，液体经介质孔道流出，实现固液分离。

（二）纯化

纯化是指采用适当的方法除去中药提取液中杂质的操作。常用的纯化方法有水提醇沉法、醇提水沉法、酸碱法、大孔树脂吸附法、盐析法、澄清剂法、透析法等，其中水提醇沉法的应用最为广泛。

1. 水提醇沉法 先以水为溶剂提取药材的成分，提取液浓缩至每 1 mL 相当于原药材 1～2 g 后，再用不同浓度的乙醇沉淀除去其中杂质的方法。该法利用药材成分在水和不同浓度的乙醇中溶解性能的差异实现纯化，保留苷类、生物碱盐类等有效成分，去除油脂、脂溶性色素、蛋白质、黏液质、糊化淀粉、树胶、树脂、部分糖类等杂质。比如，料液中乙醇含量达到 50%～60%时，可除去淀粉等杂质；乙醇含量达 75%以上时，除鞣质和水溶性色素等少数无效成分，其余大部分杂质均可除去。多次醇沉、慢加快搅有助于杂质的去除和减少有效成分的损失。加乙醇后提取液一般应在 5～10 ℃以下静置 12～24 h。

2. 醇提水沉法 先以适宜浓度的乙醇为溶剂提取药材成分，再加水沉淀除去提取液中的杂质。适用于醇溶性或在醇和水中均有良好溶解性能的有效成分的提取纯化，可减少淀粉、蛋白质、黏液质等水溶性成分的浸出，水处理又可除去提取液中的树脂、油脂和油溶性色素等杂质。

3. 酸碱法 利用药材有效成分溶解度随溶液 pH 而改变的性质，在提取液中加入适量的酸或碱调节 pH 至一定范围，使有效成分溶解或析出，以达到纯化目的。如中药水煎浓缩液中含生物碱或黄酮类有效成分，可采用酸碱法纯化去除鞣质、蛋白质等杂质。

4. 大孔树脂吸附法 利用具有极高比表面积和网状结构的大孔树脂选择性地吸附浸出液中的有效成分，去除杂质的一种纯化方法。该法所得浸提物纯度较高。

5. 盐析法 在中药浸出液中加入大量的无机盐，使高分子化合物因溶解度降低而析出，从而实现与其他成分的分离。

6. 澄清剂法 在中药浸出液中加入一定量的澄清剂，降解某些高分子杂质，降低药液黏度，吸附或包合固体微粒，从而加速浸出液中悬浮粒子的沉降，经过滤后获得澄清药液的方法。主要用于浸出液中粒度较大或有沉淀趋势的悬浮颗粒的去除。

7. 透析法 利用小分子物质可以通过半透膜，而大分子物质不能通过的性质而达到分离的目的，可用于浸出液中的鞣质、蛋白质、树脂等高分子杂质的去除以及植物多糖的纯化。

四、浓缩与干燥

中药浸出液经分离纯化后，液体量仍然较大，不宜直接应用于临床或其他制剂的制备，一般需经过浓缩或干燥。

（一）浓缩

浓缩是指除去浸出液中部分溶剂得到浓缩液的工艺操作。蒸发是浓缩药液的重要方法，此外，还可用反渗透法、超滤法等浓缩药液。

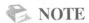

1. 影响蒸发效率的因素 蒸发时药液吸收热量，使部分溶剂汽化并去除，提高药液浓度，

从而达到浓缩目的。生产过程中蒸发浓缩是在沸腾状态下进行的，即沸腾蒸发。沸腾蒸发的效率常用蒸发器的生产强度表示：

$$U=\frac{W}{A}=\frac{K\Delta t_m}{r'} \tag{14-2}$$

式中，U 为蒸发器的生产强度[kg/(m^2·h)]；W 为蒸发量(kg/h)；A 为蒸发器的传热面积(m^2)；K 为蒸发器的传热总系数[kJ/(m^2·h·℃)]；Δt_m 为加热蒸汽的饱和温度与溶液沸点之差(℃)；r'为二次蒸汽的汽化潜能(kJ/kg)。因此，蒸发器的生产强度与传热温度差、传热系数成正比，与二次蒸汽的汽化潜能成反比。

2. 浓缩方法与设备

(1) 常压浓缩　也称常压蒸发，是在1个大气压下进行的蒸发浓缩。适用于有效成分对热稳定，溶剂无毒、无可燃性的浸出液蒸发浓缩。常用的设备为敞口式可倾倒夹层蒸发锅，以乙醇等有机溶剂提取的浸出液一般用常压蒸馏装置。

(2) 减压浓缩　也称减压蒸发，系将浸出液置于密闭容器内，抽真空降低器内压力，使料液沸点降低而进行蒸发浓缩的方法。该法温度较低(40～60 ℃)，蒸发速度较快，可避免热敏性成分分解，并能不断地排出溶剂蒸气，有利于蒸发顺利进行。生产中常用的设备有减压蒸馏器[图14-4(a)]、真空浓缩罐[图14-4(b)]等。

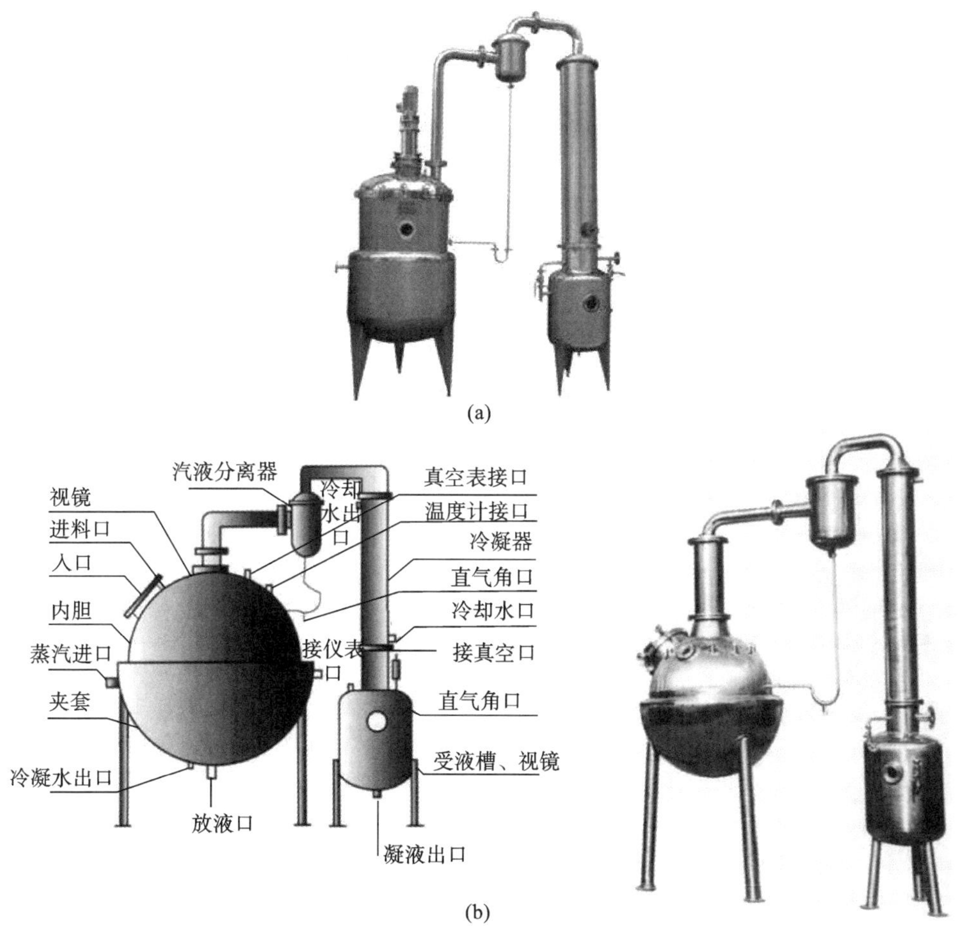

图 14-4　减压蒸馏器(a)和真空浓缩罐(b)

(3) 薄膜浓缩　也称薄膜蒸发，是通过一定的方式使料液在蒸发时形成薄膜，增大汽化表面积而进行蒸发的方法。该法受热时间短，蒸发速度快，有效成分不易被破坏；不受液体静压

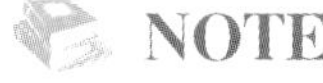
NOTE

和过热的影响，可在常压或减压条件下连续操作。薄膜蒸发有两种方式：①使浸出液的液膜快速流过加热面进行蒸发；②使浸出液剧烈沸腾产生大量泡沫，以泡沫的内外表面为蒸发面进行蒸发。常用的设备有升膜式蒸发器（图 14-5）、降膜式蒸发器、刮板式薄膜蒸发器和离心式薄膜蒸发器等。

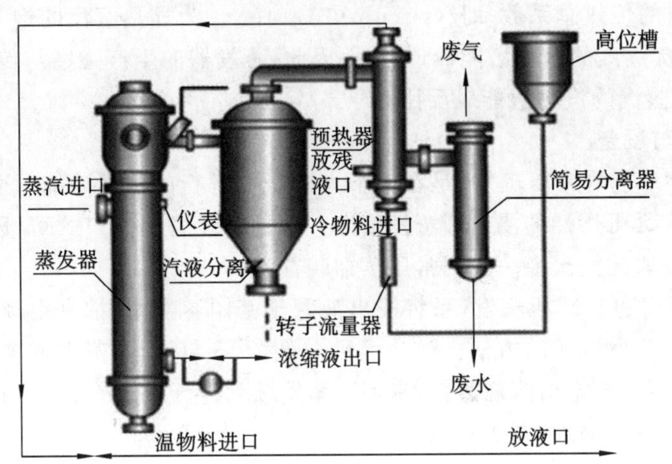

图 14-5　升膜式蒸发器示意图

（4）多效蒸发　多效蒸发所使用的多效蒸发器是由两个或多个减压蒸发器并联而成的浓缩设备，属于节能型设备。目前应用最多的为二效或三效蒸发器，图 14-6 为减压三效蒸发器示意图，药液引入第一个减压蒸发器后，向第一蒸发器提供加热蒸气，药液被加热后沸腾，它产生的二次蒸汽可引入第二蒸发器作为加热蒸气，使第二蒸发器内的药液同样被加热沸腾，产生的二次蒸气再引入第三蒸发器作为加热蒸气，最后第三蒸发器中的药液沸腾所产生的二次蒸气进入冷凝器，所有蒸发器内的药液均得到蒸发浓缩。

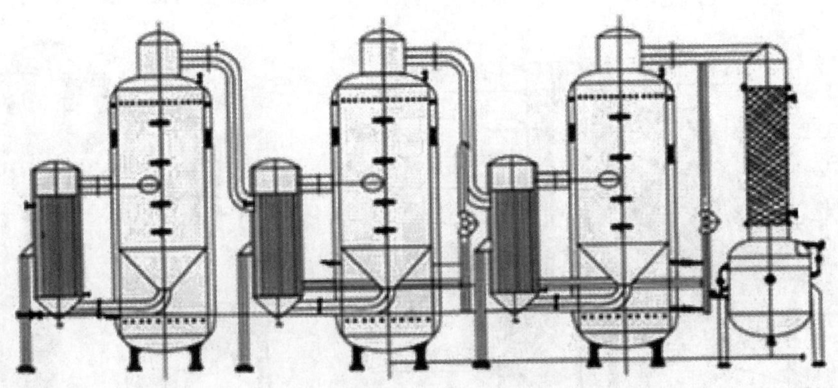

图 14-6　减压三效蒸发器示意图

（二）干燥

干燥是指利用热量或其他能量除去湿物料中的水分或其他溶剂，而获得干燥物品的操作。常用于新鲜药材除水，原辅料的除湿，以及浸膏剂、颗粒剂、片剂和丸剂等剂型的制备。

NOTE

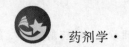

第三节 常用中药制剂

一、汤剂

（一）概述

汤剂(decoction)是指将中药饮片或粗颗粒加水煎煮或沸水浸泡，去渣取汁而制成的浸出制剂。其中以药材粗颗粒入药者，又称煮散。

汤剂具有诸多优点：①符合中医辨证施治、随证加减的需要；②可充分发挥复方药物多种成分的多效性优势；③吸收快，起效迅速；④制备方法简单等。其不足之处在于需临用制备、久置易发霉变质；味苦、量大、携带及服用不方便等。

（二）制备

采用煎煮法，将中药饮片或粗颗粒加一定量的水浸泡一定时间后先武火加热至沸，后文火保持微沸状态一段时间，滤取煎液，药渣再煎1～2次，合并各次煎液即得。

二、合剂

（一）概述

合剂(mixture)是指饮片用水或其他溶剂，采用适宜的方法提取制成的口服液体制剂。单剂量灌装者也可称口服液。

合剂是在传统汤剂的基础上改进和发展起来的，既保留了汤剂吸收快、起效迅速、多成分综合疗效等优势，同时又克服了汤剂临用现制的麻烦，且浓度高、服用量小、便于贮存和携带。

合剂的溶剂主要是水，必要时可加入适量的乙醇。合剂可根据需要加入适宜的附加剂。若加入蔗糖，其用量一般不得高于20%(g/mL)。以水为溶剂的合剂需加入防腐剂，但山梨酸和苯甲酸的用量不得超过0.3%(其钾盐、钠盐的用量分别按酸计)，羟苯酯类的用量不得超过0.05%。除另有规定外，合剂应澄清，在贮存期间不得有发霉、酸败、异物、变色、产生气体或其他变质现象，允许有少量摇之即散的沉淀。

（二）制备

合剂的制备工艺流程：浸提→纯化→浓缩→配液→过滤→分装→灭菌→成品。

浸提过程一般按汤剂的煎煮法进行。若处方中有含挥发性成分的药材，则先用水蒸气蒸馏法提取挥发性成分，药渣与处方中的其他药材再行煎煮。此外，亦可根据药材有效成分的特性，以乙醇或其他溶剂为浸提溶剂，通过渗漉法或回流法等方法进行成分提取。浓缩程度一般以每日服用量在30～60 mL为宜。辅料主要有矫味剂和防腐剂等。配液应在洁净避菌环境下进行，并尽快过滤、及时分装，封口后立即灭菌。

案例分析与讨论14-1

双黄连口服液

【处方】 金银花375 g，黄芩375 g，连翘750 g。

【制备】 黄芩加水煎煮三次，第一次2 h，第二、三次各1 h。合并煎液，过滤，滤液浓缩并在80 ℃加入2 moL/L盐酸溶液调节pH为1.0～2.0，保温1 h，静置12 h，过滤，沉淀加6～8倍量水，用40%氢氧化钠溶液调节pH至7.0，再加等量乙醇，搅拌使溶解，过滤，滤液调节pH

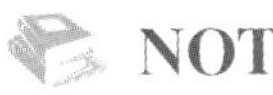

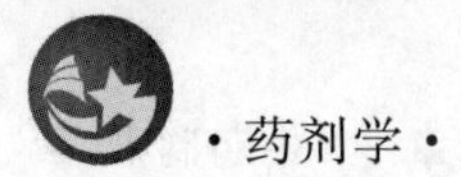

至2.0,60 ℃保温30 min,静置12 h,过滤,沉淀用乙醇洗至pH为7.0,回收乙醇备用;金银花、连翘加水文温浸30 min,煎煮两次,每次1.5 h,合并煎液,过滤,浓缩至相对密度为1.20～1.25的浸膏,冷至40 ℃时加入乙醇,使醇含量达75%,充分搅拌,静置12 h,滤取上清液,残渣加75%乙醇适量,搅匀,静置12 h,过滤,合并滤液,回收乙醇至无醇味,加入上述黄芩提取物,并加水适量,调节pH至7.0,搅匀,冷藏72 h,过滤,滤液加入蔗糖300 g,搅拌使溶解,加入香精适量并调节pH至7.0,加水制成1000 mL,搅匀,静置12 h,过滤,灌装,灭菌,即得。

【注解】 方中金银花甘寒、芳香疏散,善清肺经热邪,为君药;黄芩苦寒,善清肺火及上焦之实热,连翘苦微寒,长于散上焦风热,并有清热解毒之功,为臣药。三药合用,共奏辛凉解表,清热解毒之功。

问题:本品用了哪些分离纯化方法?

三、酒剂与酊剂

(一) 酒剂

酒剂(medicinal liquor)是指饮片用蒸馏酒提取调配而制成的澄清液体制剂。多供内服,也可外用。酒剂可用浸渍法、渗漉法或其他适宜方法制备。

(二) 酊剂

酊剂(tincture)是指将原料药物用规定浓度的乙醇提取或溶解而制成的澄清液体制剂,也可用流浸膏稀释制成。供口服或外用。酊剂的浓度除另有规定外,每100 mL相当于原饮片20 g。含有毒剧药品的中药酊剂,每100 mL应相当于原饮片10 g;其有效成分明确者,应根据其半成品的含量加以调整,使符合药典各酊剂品种项下的规定。

酊剂可用溶解、稀释、浸渍或渗漉等方法制备。

1. 溶解法或稀释法 取原料药物的粉末或流浸膏,加规定浓度的乙醇适量,溶解或稀释,静置,必要时过滤,即得。

2. 浸渍法 取适量粉碎的饮片,置有盖容器中,加入溶剂适量,密盖,搅拌或振摇,浸渍3～5日或规定时间,倾取上清液,再加入溶剂适量,依法浸渍至有效成分充分浸出,合并浸出液,加溶剂至规定量后,静置,过滤,即得。

3. 渗漉法 用适量溶剂渗漉,至流出液达规定量后,静置,过滤,即得。

案例分析与讨论 14-2

十 滴 水

【处方】 樟脑25 g,干姜25 g,大黄20 g,小茴香10 g,肉桂10 g,辣椒5 g,桉油12.5 mL。

【制备】 以上七味,除樟脑和桉油外,其余干姜等五味粉碎成粗粉,混匀,用70%乙醇浸渍24 h后,进行渗漉,收集渗漉液约750 mL,加入樟脑和桉油,搅拌使完全溶解,再继续收集渗漉液至100 mL,搅匀,即得。

【注解】 健胃,祛暑。用于因中暑而引起的头晕、恶心、腹痛、胃肠不适。口服,一次2～5 mL;儿童酌减。

问题:酒剂和酊剂有何异同?本品是酒剂还是酊剂?

四、流浸膏剂与浸膏剂

流浸膏剂、浸膏剂是指饮片用适宜的溶剂提取,蒸去部分或全部溶剂,调整至规定浓度而成的制剂。流浸膏剂每1 mL相当于饮片1 g,浸膏剂每1 g相当于饮片2～5 g。浸膏剂分为

NOTE

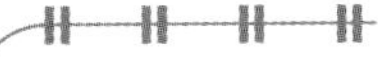

稠膏与干膏两种，稠膏为半固体状，一般含水量为15%～20%；干膏为粉末状，含水量约为5%。除另有规定外，流浸膏剂用渗漉法制备，也可用浸膏剂稀释制成；浸膏剂用煎煮法、回流法或渗漉法制备，全部提取液应低温浓缩至稠膏状，加稀释剂或继续浓缩至规定的量。

案例分析与讨论 14-3

浙贝母流浸膏

【处方】 浙贝母1000 g。

【制法】 取浙贝母1000 g，粉碎成粗粉，用70%乙醇作溶剂，浸渍18 h后进行渗漉，收集初漉液850 mL，另器保存，继续渗漉，待可溶性成分完全漉出，续漉液在60 ℃以下浓缩至稠膏状，加入初漉液，混匀，加70%乙醇稀释至1000 mL，静置，过滤，即得。

【注解】 清热化痰止咳，解毒散结消痈。用于风热咳嗽，痰火咳嗽，肺痈，乳痈，瘰疬，疮毒。

问题：流浸膏剂、浸膏剂和煎膏剂三者有何区别？

五、煎膏剂

（一）概述

煎膏剂（concentrated decoction）又称膏滋，是指饮片用水煎煮，取煎煮液浓缩，加炼蜜或糖（或转化糖）制成的半流体制剂。具有体积小、药物浓度高、味甜、便于服用、利于贮存等优点。但不适用于含热敏性或挥发性成分的中药。

（二）制备

煎膏剂的制备工艺流程：煎煮→浓缩→加炼蜜或糖→收膏→分装→成品。

制备过程中，先浓缩至规定的相对密度（一般为1.21～1.25，80 ℃），制成清膏，然后按规定量加入炼蜜、糖（或转化糖）收膏。炼蜜或糖（或转化糖）的加入量一般不超过清膏量的3倍。如需加入药粉，一般应在收膏冷却后加入细粉，搅拌均匀。煎膏剂应无焦臭、异味，无糖的结晶析出。根据2020年版《中国药典》四部通则0183，煎膏剂应进行相对密度、不溶物、装量和微生物限度等质量检查。

六、丸剂

（一）概述

丸剂（pill）是指原料药物与适宜的辅料制成的球形或类球形固体制剂。可根据赋形剂将丸剂分为水丸、蜜丸、水蜜丸、浓缩丸、糊丸、蜡丸、滴丸和糖丸等。中药丸剂具有如下优点：①作用迟缓持久，适用于慢性疾病的治疗；②可缓和某些药物的毒副作用；③可减缓挥发性成分的挥发，掩盖药物不良臭味；④某些新型丸剂（如滴丸）起效迅速，可用于急救，如苏冰滴丸、复方丹参滴丸等。此外，丸剂亦存在不足之处，例如服用量大、小儿服药困难、原料多以原粉入药、易污染微生物等。

丸剂应达到如下质量要求：①除另有规定外，供制丸剂用的药粉应为细粉或最细粉；②丸剂的外观应圆整，大小、色泽应均匀，无粘连现象，蜡丸表面应光滑无裂纹，丸内不得有蜡点和颗粒；③丸剂的水分、溶散时限、重量差异、装量差异、微生物限度应符合药典要求；④除另有规定外，丸剂应密封贮存，防止受潮、发霉、虫蛀、变质。

（二）常用辅料

1. 润湿剂 水、酒、米醋、水蜜、药汁等。

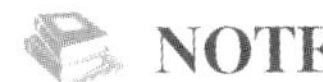

2. 黏合剂 一些含纤维、油脂较多的饮片细粉，需加适宜的黏合剂才能成型。常用的黏合剂包括蜂蜜、面糊或米糊、药材清(浸)膏、糖浆等。

3. 吸收剂 一般采用处方中出粉量较高的饮片细粉作为浸出物和挥发油的吸收剂。

4. 崩解剂 处方中加入适量崩解剂，有利于丸剂的崩散及其有效成分的溶出。

(三) 制备

1. 泛制法 将饮片细粉与液体赋形剂交替加入泛丸设备(泛丸机、包衣锅等)中，使药粉润湿、翻滚、黏结成粒、逐渐增大并压实的制丸方法。该法多用于水丸、水蜜丸、浓缩丸、糊丸等的制备。其工艺流程如下：原料的准备→起模→成型→盖面→干燥→选丸→质检→包装。

起模系将药粉制成直径为 1 mm 大小丸粒的操作。盖面是指将已筛选合格的丸粒，继续在泛丸锅内进行表面处理的操作，常用的方法有干粉盖面、清水盖面和清浆(药粉或废丸粒加水制成的药液)盖面。干燥温度一般应在 80 ℃以下，如含挥发性成分或淀粉较多则应在 60 ℃以下。生产中选丸操作多由滚筒筛或检丸器完成。

2. 塑制法 将饮片细粉与适宜黏合剂混匀，制成软硬适当、可塑性强的丸块，再依次制成丸条、分粒、搓圆的制丸方法。该法多用于蜜丸、水丸、水蜜丸、浓缩丸、糊丸、蜡丸等的制备。工艺流程如下：物料准备→制丸块→制丸条→分粒→搓圆→干燥→选丸→质检→包装。

塑制法制丸过程中常用的黏合剂为蜂蜜，使用之前一般需经炼制，依据炼制程度可将炼蜜分为嫩蜜、中蜜和老蜜。制蜜丸时，炼蜜需趁热加入药粉中；若药粉含树脂类、胶类及挥发性成分，炼蜜应于 60 ℃左右加入。制蜡丸时，蜂蜡先加热熔化，待冷至 60 ℃左右时加入药粉。

3. 滴制法 用于制备滴丸，详见第六章第一节。

4. 其他制法 如挤出-滚圆法、离心造丸法、流化床法等，详见第六章第二节。

(四) 六种中药丸剂

1. 水丸 饮片细粉以水(或根据制法用黄酒、醋、稀药汁、糖液、含 5%以下炼蜜的水溶液等)为黏合剂制成的丸剂。

水丸具有以下特点：①以水性液体为黏合剂，服用后易溶散，其吸收和起效比蜜丸、糊丸、蜡丸快；②泛制法制备时，药粉可分层泛入，可掩盖药物不良气味，防止挥发性成分挥发。例如，将易挥发或有刺激气味的药物泛入中层，外层泛入方中其他性质稳定的药粉；③丸粒小，表面光滑致密，便于吞服，利于贮存；④设备简单，但操作费时。此外，水丸的药物含量均匀性及体内溶散速度常不易控制。

2. 蜜丸 饮片细粉以炼蜜为黏合剂制成的丸剂。其中每丸重量在 0.5 g(含 0.5 g)以上的称为大蜜丸，每丸重量在 0.5 g 以下的称为小蜜丸。蜂蜜具有矫味矫臭等作用，且对药粉的黏合力强。蜜丸在体内溶散速度慢、药效持久。

3. 水蜜丸 饮片细粉以炼蜜和水为黏合剂制成的丸剂。具有丸粒小、光滑圆整、易吞服等特点；与蜜丸相比，节约成本、利于贮存。

4. 浓缩丸 饮片或部分饮片提取浓缩后，与适宜辅料或其余饮片细粉，以水、炼蜜或炼蜜和水等为黏合剂制成的丸剂。根据所用黏合剂不同，分为浓缩水丸、浓缩蜜丸和浓缩水蜜丸等。浓缩丸具有体积小、便于服用等特点。

5. 糊丸 饮片细粉以米粉、米糊或面糊等为黏合剂制成的丸剂。糊丸干燥后丸粒坚硬，体内溶散迟缓。

6. 蜡丸 饮片细粉以蜂蜡为黏合剂制成的丸剂。蜂蜡中软脂酸蜂酯(脂溶性成分)的含量约为 80%，蜡丸在体内外均不溶散，具有缓释长效作用。

七、锭剂

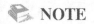

锭剂(pastille)是指饮片细粉与适宜黏合剂(或利用饮片细粉本身的黏性)制成不同形状

的固体制剂。锭剂的形状有长方形、纺锤形、圆柱形、圆锥形等。应用时以液体研磨或粉碎后与液体混匀供外用或内服，也有整粒吞服者。常用的黏合剂有蜂蜜、糯米粉等。锭剂可采用模制法、捏搓法或泛制法等方法成型，整修，阴干或低温干燥而制得，可进一步包衣或打光。锭剂应平整光滑、色泽一致，无皱缩、飞边、裂隙、变形及空心。根据2020年版《中国药典》四部通则0182，锭剂应进行重量差异和微生物限度等质量检查。

八、膏药

膏药(plaster)是指饮片、食用植物油与红丹(铅丹)或官粉(铅粉)炼制成膏料，摊涂于裱背材料上制成的供皮肤贴敷的外用制剂。前者称为黑膏药，后者称为白膏药。

黑膏药的基质主要是植物油和红丹。植物油应选用质地纯净、沸点低、熬炼时泡沫少、制成品软化点及黏着力适当的植物油。红丹又称铅丹、樟丹、黄丹、陶丹，为橘红色粉末，质重，主要成分为四氧化铅(Pb_2O_4)，含量应在95%以上。黑膏药制备的一般工艺流程如下：提取药料→炼油→下丹成膏→去火毒→摊涂。

九、中药注射剂

中药注射剂是指饮片经浸提、纯化后制成的供注入体内的溶液、乳状液及临用前配制成溶液的粉末或浓缩液的无菌制剂。总的来说，中药注射剂成分复杂，杂质难以除尽，质量较难控制，进而影响其疗效甚至出现不良反应。

（一）中药注射剂原料的准备

1. 饮片的预处理 中药注射剂所用的饮片必须首先鉴定品种和来源，符合要求后方可进行预处理，包括挑选、洗涤、切制和干燥等，必要时还需进行粉碎、灭菌。

2. 注射用原液的制备 除另有规定外，制备中药注射剂的饮片等原料药物应严格按各品种项下规定的方法提取、纯化，制成半成品、成品，并应进行相应的质量控制。饮片所含有效成分明确，则可直接提取有效成分；有效成分尚未明确，则应采用适宜的提取、分离、纯化方法，最大限度地保留有效成分、去除杂质，制成可供配制注射剂成品使用的原液(或相应干燥品)。原液的常用制备方法有水提醇沉法和醇提水沉法。此外，也可采用大孔树脂吸附法、离子交换法、酸碱法、反渗透法、透析法和超滤法等。

3. 除去原液中的鞣质 鞣质为多元酚的衍生物，含有鞣质的注射液灭菌后可能产生沉淀，影响注射液的澄明度。此外，鞣质还能与蛋白质形成不溶性鞣酸蛋白，肌内注射含鞣质的注射液后，机体局部组织会形成硬块，导致刺激疼痛。

鞣质既溶水又溶于乙醇，水提醇沉法和醇提水沉法均无法将其除去。常用的去除鞣质的方法有以下几种。①明胶沉淀法：鞣质与蛋白质在水溶液可形成不溶性鞣酸蛋白沉淀而被去除；②碱性醇沉法：鞣质与碱成盐，在高浓度乙醇中难溶，从而沉淀除去；③聚酰胺吸附法：酰胺键对酚类化合物具有较强的吸附作用，可将鞣质吸附除去。此外，还可采用酸性水溶液沉淀法、铅盐沉淀法或超滤法等除去鞣质。

（二）中药注射剂的质量控制

除进行一般注射剂的质量检查项目外，中药注射剂还应检查以下项目。

1. 中药注射剂有关物质 中药注射剂有关物质是指中药材经提取、纯化制成注射剂后，残留在注射剂中可能含有并需要控制的物质。除另有规定外，一般应按照注射剂有关物质检测法(2020年版《中国药典》四部通则2400)检查蛋白质、鞣质、树脂等，静脉注射液还应检查草酸盐、钾离子等。

2. 重金属及有害元素残留量 除另有规定外，中药注射剂按照铅、镉、砷、汞、铜测定法

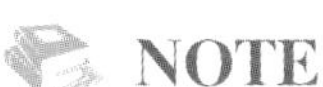

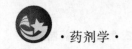

(通则 2321)测定,按各品种项下每日最大使用量计算,铅不得超过 12 μg,镉不得超过 3 μg,砷不得超过 6 μg,汞不得超过 2 μg,铜不得超过 150 μg。

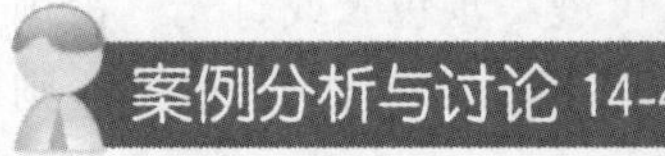

清开灵注射液

【处方】 胆酸,珍珠母(粉),猪去氧胆酸,栀子,水牛角(粉),板蓝根,黄芩苷,金银花。

【制法】 以上八味,板蓝根加水煎煮二次,每次 1 h,合并煎液,过滤,滤液浓缩至 200 mL,加乙醇使含醇量达 60%,清开灵注射液冷藏,过滤,滤液回收乙醇,加水,冷藏备用。栀子加水煎煮二次,第一次 1 h,第二次 0.5 h,合并煎液,过滤,滤液浓缩至 25 mL,加乙醇使含醇量达 60%,冷藏,过滤,滤液回收乙醇,加水,冷藏备用。金银花加水煎煮二次,每次 0.5 h,合并煎液,过滤,滤液浓缩至 60 mL,加乙醇使含醇量达 75%,过滤,调节滤液 pH 至 8.0,冷藏,回收乙醇,再加乙醇使含醇量达 85%,冷藏,过滤,滤液回收乙醇,加水,冷藏备用。水牛角粉、珍珠母粉分别用氢氧化钡溶液、硫酸水解 7～9 h,过滤,合并滤液,调节 pH 为 3.5～4.5,过滤,滤液加乙醇使含醇量达 60%,冷藏,过滤,滤液回收乙醇,加水,冷藏备用。将栀子液、板蓝根液和水牛角、珍珠母水解混合液合并后,加到胆酸、猪去氧胆酸的 75%乙醇溶液中,混匀,加乙醇使含醇量达 75%,调节 pH 至 7.0,冷藏,过滤,滤液回收乙醇,加水,冷藏备用。黄芩苷用注射用水溶解,调节 pH 至 7.0,加入金银花提取液,混匀,与上述各备用液合并,混匀,并加注射用水至 1000 mL,再经活性炭处理后,冷藏,灌封,灭菌,即得。

【注解】 清热解毒,化痰通络,醒神开窍。用于热病,神昏,中风偏瘫,神志不清;急性肝炎、上呼吸道感染、肺炎、脑血栓形成、脑出血见上述证候者。肌内注射,一日 2～4 mL。重症患者静脉滴注,一日 20～40 mL,以 10%葡萄糖注射液 200 mL 或氯化钠注射液 100 mL 稀释后使用。

问题:中药注射剂与化学药物的注射剂在制备工艺上有何异同?其原因是什么?

十、中药颗粒剂

(一) 概述

中药颗粒剂是指原料药物与适宜的辅料混合制成具有一定粒度的干燥颗粒状中药制剂。

(二) 制备

制备中药可溶颗粒时,常采用煎煮法提取中药有效成分,也可采用渗漉法、浸渍法或回流法。挤出制粒时,可以稠浸膏加糖粉和糊精制软材,亦可以干浸膏细粉加适量乙醇制软材。制备中药混悬颗粒时,可将处方中有含挥发性、热敏性、湿敏性成分的药材或细贵药材粉碎成细粉加入。

(三) 质量检查

除进行一般颗粒剂的质量检查项目外,中药颗粒剂还应按照水分测定法(2020 年版《中国药典》四部通则 0832)测定水分。除另有规定外,水分含量不得超过 8.0%。

十一、中药胶囊剂

(一) 概述

中药胶囊剂是指原料药物或与适宜辅料充填于空心胶囊或密封于软质囊材中制成的中药固体制剂。

（二）制备

制备中药硬胶囊剂时，药材量小的可直接粉碎成细粉或制成颗粒填充于空胶囊中。药材量大的可将部分饮片粉碎成细粉，其余饮片经过提取浓缩成稠膏后与细粉混匀、干燥、研细、过筛后进行胶囊填充；或将全部饮片提取浓缩成稠膏后加适量辅料，制成颗粒，干燥后进行填充。挥发油等液体成分可先用吸收剂吸收后再填充。中药提取浸膏的吸湿性较强，易导致硬胶囊吸湿，可通过改进制备工艺（制粒、包衣等）、采用双铝箔包装或铝塑包装等方式予以解决。中药软胶囊剂多用于中药挥发油、油性提取物、能溶解或混悬于油的其他中药成分。

十二、中药片剂

（一）概述

片剂是指原料药物或与适宜的辅料制成的圆形或异形的片状固体制剂。中药片剂的原料药物主要包括提取物浸膏、提取物浸膏加饮片细粉、饮片细粉或药材经过提取分离纯化后得到的单体化合物（或有效部位），加入适宜辅料后可分别制成全浸膏片、半浸膏片、全粉片或提纯片。

（二）制备

中药片剂大多数采用制粒压片法制备。

中药片剂较易出现以下问题：①原料中含有较多的挥发油、脂肪油等，易引起松片。若油为无效成分，可用压榨法或脱脂除去。若油为有效成分，可加吸收剂吸收油，也可制成包合物或微囊。颗粒中细粉过多，药材含纤维较多，或含动物胶质类、动物皮类量较大，原料含矿石类药量较多，也易引起松片。可将原料粉碎成过六号筛的细粉，再用黏性较强的黏合剂制粒克服。②中药原料含纤维成分较多或油类成分较多时，易引起裂片，可分别加入糖分或吸收剂予以克服。③中药浸膏片含吸湿性成分较多，易黏冲。可通过控制环境湿度，以乙醇为润湿剂制粒，或选用抗湿性好的辅料予以克服。④中药浸膏制成的颗粒过硬或与润滑剂未经过筛混匀，挥发油吸收不充分，均易导致使片面出现斑点。可通过采用浸膏粉制粒，润滑剂过细筛后再与颗粒混合，或将挥发油制成包合物、微囊等方式予以解决。

案例分析与讨论 14-5

小柴胡片

【处方】 柴胡 445 g，黄芩 167 g，甘草 167 g，大枣 167 g，姜半夏 222 g，党参 167 g，生姜 167 g。

【制法】 以上七味，党参 45 g、甘草 45 g 粉碎成细粉；剩余的党参与甘草、柴胡、黄芩、大枣加水煎煮二次，每次 1.5 h，合并煎液，过滤，滤液浓缩至适量；姜半夏、生姜用 70% 的乙醇作溶剂，浸渍 24 h 后，缓缓渗漉，收集渗漉液约 1670 mL，回收乙醇，与上述浓缩液合并，浓缩成稠膏，加入上述细粉及适量辅料，混匀，干燥，粉碎成细粉，制颗粒，干燥，压制成 1000 片，或包薄膜衣，即得。

【注解】 解表散热，疏肝和胃。用于外感病，邪犯少阳证，症见寒热往来、胸胁苦满、食欲不振、心烦喜呕、口苦咽干。口服，一次 4～6 片，一日 3 次。

问题：本品是属于哪种中药片剂？

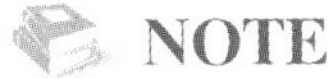

十三、其他中药制剂

（一）中药软膏剂、乳膏剂

中药软膏剂是指中药提取物、饮片细粉与油脂性或水溶性软膏基质混合制成的均匀的半固体外用制剂。中药乳膏剂是指中药提取物、饮片细粉溶解或分散于乳剂型软膏基质中形成的均匀的半固体外用制剂

（二）中药栓剂

中药栓剂是指中药提取物、饮片细粉与适宜栓剂基质制成的供腔道给药的中药制剂。

（三）中药贴膏剂

中药贴膏剂系将提取物、饮片细粉与适宜的基质制成膏状物，涂布于背衬材料上供皮肤贴敷，可产生全身或局部治疗作用的一种薄片状制剂。包括中药凝胶贴膏和橡胶贴膏。

知识链接

14-1

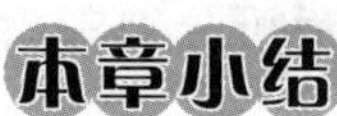

本章主要介绍了中药制剂的概念和特点，浸提、分离、纯化、浓缩和干燥等中药制剂单元操作，以及汤剂、合剂、酒剂、酊剂、流浸膏剂、浸膏剂、煎膏剂、丸剂（水丸、蜜丸、水蜜丸、浓缩丸、糊丸、蜡丸）、锭剂、膏药、中药注射剂、中药颗粒剂、中药胶囊剂和中药片剂等常用的中药制剂。

目标检测

复习思考题

推荐阅读文献

1. 简述中药制剂的定义和特点。
2. 简述浸提过程及影响浸提的因素。浸提时药材不宜粉碎得过细，为什么？
3. 简述煎煮法、渗漉法和浸渍法的特点、操作方法及注意事项。
4. 简述水提醇沉淀法和醇提水沉淀法的原理。
5. 简述合剂的制备工艺流程。
6. 简述煎膏剂、浸膏剂与流浸膏剂的含义和特点。
7. 简述中药注射剂存在的质量问题及解决方法。
8. 简述中药片剂的分类、存在的质量问题及解决方法。

参考文献

[1] 方亮.药剂学[M].8版.北京：人民卫生出版社，2016.

[2] 崔福德.药剂学[M].7版.北京：人民卫生出版社，2011.

[3] 平其能，屠锡德，张钧寿，等.药剂学[M].4版.北京：人民卫生出版社，2013.

[4] 李范珠，李永吉.中药药剂学[M].2版.北京：人民卫生出版社，2016.

[5] 孟胜男，胡容峰.药剂学[M].北京：中国医药科技出版社，2016.

（周　宁）

NOTE

第十五章　生物技术药物制剂

扫码看 PPT

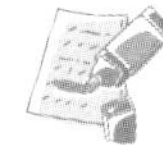

学习目标

1. 掌握：生物技术药物的概念及特点；蛋白质和多肽类药物稳定性影响因素及其制剂稳定化方法。

2. 熟悉：蛋白质和多肽类药物不稳定性的表现。

3. 了解：蛋白质和多肽类药物的新型递送系统；寡核苷酸、基因类药物及疫苗的输送。

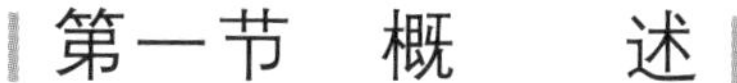

第一节　概　　述

一、生物技术药物

生物技术药物(biotechnological drug)是指采用现代生物技术，借助某些微生物、植物或动物来制备的用于人类疾病预防、治疗和诊断的药物。包括活性蛋白质、多肽、酶、激素、疫苗、单克隆抗体、核酸及细胞因子类药物。因其应用生物体或生物体的组成部分进行生产，所以被称为生物技术药物。与小分子化学药物相比，生物技术药物的分子量大，故也被称为生物大分子药物。

目前市场上的药物仍以小分子化学药物为主体，但是生物技术药物如单克隆抗体、融合蛋白、重组生物因子和多肽等新药的数量及占比在不断地增加，而且预计这一趋势还将持续。同时，一部分生物技术药物已经成为世界上最畅销的药物，如 Humira(修美乐)自 2012 年荣登全球销售额排行榜榜首以来，已经连续 7 年蝉联销售冠军，截至 2018 年底，其累计销售额高达 1328.78 亿美元。据全球药物销售额统计数据显示，2017 年全球药物销售额前 20 名(表 15-1)的药物中有 12 种为生物技术药物，其中 7 种生物技术药物的销售额位列前 10 名。2018 年全球药物销售额前 10 名(知识链接 15-1)的药物中有 8 种生物技术药物，2019 年全球药物销售额统计数据也显示了相似的情况。

表 15-1　2017 年全球药物销售额前 20 名

药物 (商品名)	通用名	公司	种类	适应证	2017 年销售额 (10 亿美元)
Humira 修美乐	adalimumab 阿达木单抗	Abbvie 艾伯维	单抗	自身免疫性疾病	18.40
Eylea 艾力雅	afilibercept 阿柏西普	Bayer&RENG 拜耳 & 再生元	融合蛋白	多种视网膜疾病	8.23

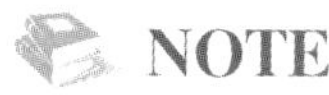

NOTE

续表

药物（商品名）	通用名	公司	种类	适应证	2017年销售额（10亿美元）
Revlimid 瑞复美	lenalidomide 来那度胺	Celgene 新基	小分子	多发性骨髓瘤	8.19
Rituxan 美罗华	rituximab 利妥昔单抗	Roche&Biogen 罗氏&百健	单抗	癌症	8.11
Enbrel 恩利	etanercept 依那西普	Amgen&Pfizer 安进&辉瑞	融合蛋白	自身免疫性疾病	7.98
Herceptin 赫赛汀	trastuzumab 曲妥珠单抗	Roche 罗氏	单抗	HER2 过表达的转移性乳腺癌	7.55
Eliquis 艾乐妥	apixaban 阿哌沙班	BMS&Pfizer 百时美施贵宝&辉瑞	小分子	房颤和深静脉血栓	7.40
Avastin 安维汀	bevacizumab 贝伐单抗	Roche 罗氏	单抗	多种实体瘤	7.21
Remicade 类克	infliximab 英夫利昔单抗	J&J&MSD 强生&默沙东	单抗	自身免疫性疾病	7.16
Xarelto 拜瑞妥	rivaroxaban 利伐沙班	Bayer&J&J 拜耳&强生	小分子	抗凝血剂	6.54
Januvia/Janumet 捷诺维/捷诺达	sitagliptin phosphate 西格列汀/西格列汀二甲双胍	MSD 默沙东	小分子	2 型糖尿病	5.90
Lantus 来得时	Insulin glargine 甘精胰岛素	Sanofi 赛诺菲	胰岛素类似物	糖尿病	5.65
Prevnar 13 沛儿 13	肺炎链球菌疫苗	Pfizer 辉瑞	疫苗	预防肺炎链球菌感染	5.60
Opdivo 欧狄沃	nivolumab 纳武单抗	BMS 百时美施贵宝	单抗	多种类型癌症	4.95
Neulasta/Peglasta 培非格司亭	重组人粒细胞集落刺激因子	Amgen&KHK 安进&协和发酵麒麟	融合蛋白	化疗引起的感染	4.56
Lyrica 乐瑞卡	pregabalin 普瑞巴林	Pfizer 辉瑞	小分子	癫痫、镇痛	4.51
Harvoni 哈维尼	sofosbuvir/ledipasvir 索非布韦/雷迪帕维	Gilead 吉利德	小分子	丙肝病毒感染	4.37
Advair/Seretide 舒利迭	fluticasone/salmeterol 氟替卡松/沙美特罗	GSK 葛兰素史克	小分子	哮喘、慢性阻塞性肺疾病	4.36

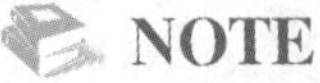

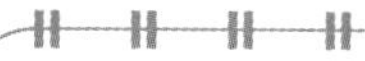

续表

药物（商品名）	通用名	公司	种类	适应证	2017 年销售额（10 亿美元）
Tecfidera	dimethyl fumarate 富马酸二甲酯	Biogen 百健	小分子	多发性硬化症	4.21
Stelara 喜达诺	Ustekinumab 优特克单抗	J&J 强生	单抗	斑块型银屑病	4.01

知识链接 15-1

作为占据全球药物市场销售额前 10 名半壁江山的一类生物技术药物，单抗类药物能针对特定靶点进行精准治疗，一般通过与细胞膜表面受体分子特异性结合，达到治疗疾病的目的，而这些靶点一般只在病变细胞表面存在，健康细胞很少表达或者不表达，因而在肿瘤、艾滋病、心脑血管病、肝炎及自身免疫性疾病等重大疾病领域大放异彩。单抗类药物研发具有风险低，技术壁垒高的特点。目前，由于国内市场处于起步阶段，虽然很多药企成长很快，但该类药物国产取代进口任重而道远。作为靶向药物，单抗类药物属于大分子蛋白，表 15-2 列出了单抗类药物与小分子化学药物的区别。

表 15-2　单抗类药物与小分子化学药物的区别

项　　目	小分子化学药物	单抗类药物
分子量	小	大，约 150 kD
靶点数量	多	较少
研发难度	大	相对较小
反应类型	静电力吸附	蛋白间相互作用
特异性结合能力	弱	强
反应位置	细胞膜和细胞内	细胞膜表面

以单抗类药物为代表的生物技术药物目前已经成为一种重要的临床治疗手段，原因有以下三个方面：①与小分子化学药物相比，生物技术药物的药效及特异性更强，副作用更小。这是由于很多生物技术药物都具有独特的空间构象，靶点少，专一性强，通常都是内源性物质，它们在体内与特定的受体结合，这种结合具有很强的专一性。②目前，小分子化学药物的研发已经进入了瓶颈期，越来越少的候选小分子化学药物能最终成药。③对于某些疾病，现有的小分子化学药物无法达到最佳治疗效果，生物技术药物的出现可能会为患有此类疾病的患者提供更优质的选择。常见的生物技术药物剂型如图 15-1 所示。

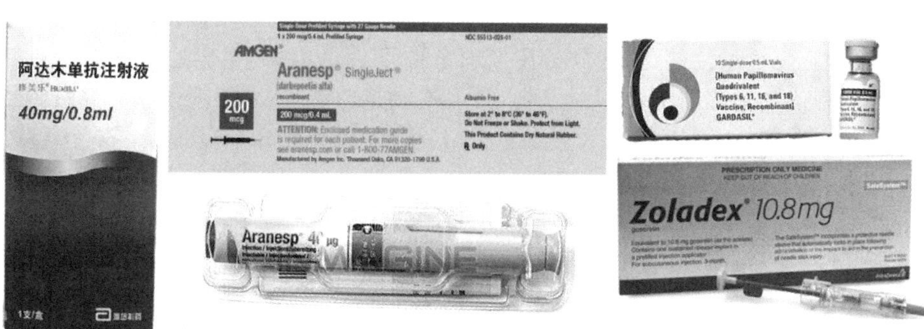

图 15-1　生物技术药物剂型

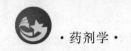

生物技术药物通常都是天然存在于机体的内源性物质，其开发不像小分子化学药物那样需要做靶点的选择、确认及验证，大大简化了新药发现的步骤。同样也可以省略先导化合物的确认和优化等步骤，因为机体本身已经优选出了疗效较好的药物结构。即便有时需要对天然存在的生物结构进行改造，以达到改变其生物半衰期等体内药动学行为或改变药效的目的，所需化学修饰的步骤也远远少于小分子化学药物化学合成所需的步骤。

二、生物技术药物的特点与挑战

生物技术药物是一类分子量大、结构复杂、稳定性差的药物，在生理条件下通常具有亲水性和带电性，因此相对于小分子化学药物，生物技术药物制剂的开发策略与小分子化学药物有很大的不同。

由于生物技术药物的分子质量大、分子体积大，且在生理条件下具有亲水性和解离性，导致其难以透过生物膜，大部分生物技术药物都必须采用静脉注射方式给药。然而，由于其血浆半衰期短，通常需要频繁给药，这极大地影响了患者的顺应性(如引起疼痛、脓肿等)，而且大大提高了患者的用药成本。尽管已有一些蛋白质和多肽类药物，例如胰岛素、降钙素、环孢素、血管升压素、催产素、利那洛肽等的鼻喷剂、片剂、胶囊等制剂上市，但绝大多数生物技术药物的制剂都还是注射剂或注射用冻干粉末。虽然有关蛋白质和多肽类药物血管外给药的研究已经成为生物技术药物递送的主要研究方向之一，但该领域的研究进展目前还不尽如人意。

通常来说，大多数生物技术药物的物理性质和化学性质均不稳定。与小分子化学药物相比较，它们对温度、pH、离子强度、界面作用、剪切力、酶等很多因素均敏感。因此，在处方设计时需要考虑多种策略来改善其制剂处方，以提高生物技术药物制剂在制备、贮存、运输以及给药时的稳定性，确保它们的安全性和有效性。例如蛋白类药物，其不稳定的典型现象是发生聚集。蛋白的聚集有时可激发机体的免疫应答，刺激机体分泌抗体来清除该蛋白药物，或改变该蛋白药物的药物动力学行为，并产生副作用。

与小分子化学药物制剂相比，生物技术药物制剂在研发过程中需要依靠多种不同的分析手段来表征生物技术药物的特征。这同样是因为生物技术药物本身分子量大且结构复杂，在一系列制备过程中可能产生很多不同的物理变化和化学降解，所以，在制剂制备过程中需要对各种降解过程进行全面表征。例如在蛋白质和多肽类药物的研发过程中需要使用不同的分析技术来确定其化学降解途径，并对降解产物进行定量分析。此外，还需要对蛋白质和多肽类药物潜在的物理变化倾向进行评估，这在小分子化学药物制剂的开发中并不常见。

有些生物技术药物需要运用特殊的递送技术才能发挥药效。尤其对于那些作用靶点位于细胞质或者细胞核的生物技术药物，如核酸类药物，需要采用递送载体来克服各种生物屏障(生物膜屏障和生物降解)，以达到有效递送的目的。蛋白质和多肽类药物可以做成注射液，通过注射的方式透过一些生物膜屏障(胃肠黏膜等)，从而实现其对位于血浆、细胞膜或细胞间受体的靶向作用。然而，对于核酸类药物如小干扰 RNA、反义寡核苷酸和基因等作用靶点位于细胞内甚至细胞核的生物技术药物，普通的注射液已经不能满足其递送需求，因为它们在血浆中不稳定，同时细胞膜透过性差(这些分子在生理条件下带负电荷，很难通过富含电负性脂质的细胞膜)，很难到达其细胞内的靶点。因此，对于核酸类药物，一个能帮助其高效跨越生物屏障的递送系统是研发的核心。

第二节　蛋白质和多肽类药物制剂

一、蛋白质和多肽类药物的生产

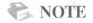

蛋白类药物通常是利用哺乳动物细胞(如中国地鼠卵巢细胞系)、细菌(如大肠杆菌)或酵

母细胞来进行制备。制备过程中，在编码所需目标蛋白的基因被人工插入细胞后，将细胞置于大型发酵罐中培养，在特定时期将细胞酶解，采用离心、过滤及柱色谱的方法，将细胞中所含的目标蛋白质和多肽分离纯化。蛋白质产率是评价这一过程效率的重要指标。用于生产的宿主细胞的选择要从技术和经济角度来综合考虑。尽管有一些多肽类药物也可通过基因重组方式来制备，但大部分多肽类药物都是通过固相合成技术制备的。制备完成后，还应当利用多种分析手段，如毛细管区带电泳、高效液相色谱-质谱联用技术、十二烷基硫酸钠-聚丙烯酰胺凝胶电泳（SDS-PAGE）等对蛋白质和多肽类药物进行表征，以确定其特性和纯度。

二、蛋白质和多肽类药物的结构与理化性质

蛋白质和多肽具有相同的化学组成，均由常见的 20 种基本氨基酸通过肽键连接而成，肽键是两个氨基酸之间形成的一种共价键。目前对蛋白质和多肽的区分还不十分明确，通常将分子质量小于 1 kD，由 2～6 个氨基酸组成的肽链称为寡肽或小肽；分子质量大于 1 kD 且小于 5 kD，由 7～50 个氨基酸所组成的肽链称为多肽；而分子质量大于 5 kD，具有三维结构的大分子称为蛋白质。

根据所带电荷、亲水/疏水性、分子大小和官能团等一系列物理特性可将组成蛋白质和多肽的 20 种氨基酸分成不同的类别。这些物理特性对于蛋白质的结构和蛋白质间的相互作用有重要影响。水溶性蛋白倾向于将其疏水基团包埋在蛋白质内部，而将亲水性基团暴露在水性环境中。如果一个分子的亲水性和疏水性氨基酸基团在空间均有排布，且显现出明显的亲水区和疏水区，那么该蛋白质或多肽就会具有两亲性。

在生理条件下，有的蛋白质和多肽在水中极易溶解，而有的几乎不溶。当溶液的 pH 远离蛋白质和多肽的等电点时，蛋白质和多肽的溶解度增加。这是因为等电点是分子净电荷数为零时溶液的 pH，当溶液的 pH 远离等电点时，蛋白质和多肽的净电荷增加，水性环境对其引力也增加，因此溶解度也随之增加。然而，在极端 pH 条件下，过高的净电荷数可能会导致蛋白质去折叠并且暴露出非极性基团，从而降低水溶性。除 pH 之外，离子强度也是影响蛋白质水溶性的因素之一，其影响也被称为盐析作用。造成盐析作用的原因主要有两点：①盐类较蛋白质更易被水化；②盐类对水表面张力的影响。有机溶剂和水溶性聚合物的加入也有降低蛋白质溶解度的作用。

三、蛋白质和多肽类药物的稳定性

知识链接

15-2

与小分子化学药物一样，蛋白质和多肽类药物的活性与其结构的完整性密切相关。然而，不同的是，小分子化学药物的活性通常取决于其化学稳定性。而对于蛋白质和多肽类药物，其生物活性的保持不仅取决于它的化学稳定性，还取决于其物理稳定性，即空间构象的稳定性。有时，发生了部分化学降解的蛋白质可能还具有活性，这是因为发生化学变化的部位不是该蛋白质的活性部位，所以该蛋白质还保留活性和功能。蛋白质的主要物理和化学降解途径如图 15-2 所示。

（一）化学不稳定性

蛋白质和多肽类药物的化学不稳定性主要表现为新化学键的形成或原化学键的断裂，形成新的化学实体，从而导致其一级结构的变化，这样的变化过程包括蛋白质或多肽的水解、脱酰胺、氧化、外消旋化、β-消除以及一级二硫键的断裂与交换等。一些特定的氨基酸序列会比其他序列更容易发生降解，这也与其所处的外界微环境密切相关。通常来说，蛋白质在折叠状态和去折叠状态下所发生的降解反应机制，以及其反应的动力学都是不一样的。例如细胞介素-1β 溶液在高于和低于 39 ℃两种条件下的失活机制不同。因此，制剂研究人员在蛋白质类

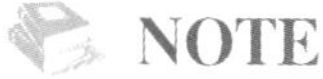

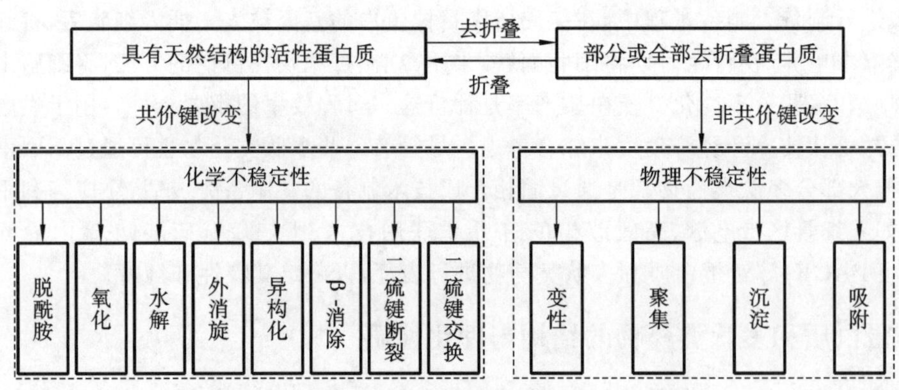

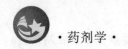

图 15-2　蛋白质的主要物理和化学降解途径示意图

药物稳定性的加速实验中应该慎重选择其最高温度，还应意识到在高温条件下的稳定性试验可能无法反映或预测实际贮存条件下的稳定性。因此，对蛋白质和多肽类药物制剂来说，测定其在实际贮存条件下的稳定性对筛选最终处方来说是很必要的。

1. 脱酰胺反应　许多蛋白质和多肽结构发生改变都归因于脱酰胺反应。在脱酰胺反应过程中，谷氨酰胺或天冬酰胺侧链上的酰胺基被水解，形成游离羧酸根，攻击肽链，形成一个对称的丁二酰亚胺结构，丁二酰亚胺进一步水解为天冬氨酸或者异天冬氨酸。这一反应由于天冬氨酸的氨基侧链被羧基取代，故被称作脱酰胺基作用。这一反应在天冬酰胺连接甘氨酸时尤其容易发生。天冬氨酸与甘氨酸直接相连时也会发生类似的反应，导致异天冬氨酸的部分结构变化。

2. 氧化反应　蛋白质和多肽氨基酸侧链中甲硫氨酸、半胱氨酸、组氨酸、色氨酸和酪氨酸的侧链都是可能发生氧化反应的位点，尤其是甲硫氨酸，它极容易被氧化，以至空气中的氧有可能使其发生氧化反应。许多多肽类激素在分离、合成、贮存过程中都被发现发生过氧化反应。氧化反应的速率与溶液的 pH 有关，如甲硫氨酸的氧化反应发生在中性 pH 区间内。引发氧化反应的因素有很多，除了空气中的氧，还包括金属离子、自由基、光照等。

3. 二硫键断裂或交换　巯基、二硫键和它们之间的相互作用对大部分蛋白质的性质具有重要影响，二硫键间的交换会引起蛋白质三维结构的变化，并导致其丧失活性。在常规中性 pH 溶液中二硫键是相对稳定的，但是在特定工艺以及贮存条件下，二硫键会发生断裂和重排组合。在碱性和酸性介质中，二硫键交换反应的机制是不同的。在中性和碱性介质中，此类反应由硫醇类催化，以氢硫基负离子的形式对二硫键中的一个硫原子发生亲核攻击。在酸性介质中，二硫键交换是通过硫阳离子发生的，二硫键中的一个质子受到攻击而形成硫阳离子，之后硫阳离子与二硫键上的一个硫原子进行亲电子置换。硫醇的加入可以通过清除硫阳离子来阻断这一交换过程。

4. 其他　多肽和蛋白质可能发生的化学降解还包括水解、外消旋化、异构化、β-消除等。这些反应在现实中比较常见。此类化学反应大多可以通过选择适当的条件来阻止或避免，但大多数需要采用比较温和的条件。

（二）物理不稳定性

物理不稳定性是指任何使蛋白质的物理状态发生改变的现象，即其化学组成（一级结构）不变，而高级结构（二级及以上结构）发生改变的过程。物理不稳定性包括变性（去折叠）、聚集、沉淀、表面或界面吸附等。一般认为，变性总是先于其他物理不稳定性过程发生。

1. 变性/去折叠　具有生物活性的蛋白质均具有恰当的折叠状态，蛋白质构象的去折叠会导致蛋白吸附、聚集或化学降解。这是因为蛋白质的物理稳定性通常是由蛋白质内部的疏

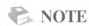

水残基间相互作用决定的。当这些疏水残基暴露在溶剂中时，它们会与疏水性界面（如容器表面）相互作用，或者引起蛋白质在局部富集，从而导致蛋白质聚集及沉淀。据报道，蛋白质从折叠状态到去折叠状态的吉布斯自由能变化为5～10 kcal/mol。形成一个氢键可以使蛋白质自由能降低0.5～2 kcal/mol，形成一个离子对可以使蛋白质自由能降低0.4～1.0 kcal/mol。因此，少数氢键或离子对的细微变化就能导致蛋白质去折叠。

2. 聚集 聚集是蛋白质物理不稳定性的主要表现之一。蛋白质发生聚集后可能会导致药物溶解度减小、活性丧失或降低、免疫原性改变。一般在蛋白质制剂（尤其是静脉注射用制剂）中不允许存在任何不溶的聚集物。在很多情况下，蛋白质聚集是由部分变性的蛋白质分子间结合形成的。温度变化、涡旋或表面/界面吸附等任何可以增加疏水表面积的物理因素都会诱导蛋白质聚集的发生。蛋白质聚集还可能由化学降解或化学修饰而导致疏水界面暴露所引起，而且物理聚集和化学聚集可能同时发生。十二烷基硫酸钠、盐酸胍和尿素等变性剂可以用来确定蛋白质聚集是否为共价聚集。如果蛋白质聚集可以在这些变性剂中溶解，那说明这些聚集物是非共价聚集，并且是可逆过程；反之则为共价聚集，为不可逆过程。

3. 表面吸附或界面吸附 蛋白质容易吸附到很多表面或界面上，例如固液界面（容器表面、输送管道表面）和气液界面。蛋白质表面吸附的直接后果就是剂量损失，使实际到达患者体内的蛋白质药物量减少；另一个后果是由于表面吸附引起蛋白质的物理状态变化，如去折叠，从而导致蛋白质变性和失活。表面吸附或界面吸附诱发的蛋白质不稳定的过程起始于活性蛋白质或部分去折叠的蛋白质在表面上的吸附，随后吸附的蛋白质分子在界面上重新定位和排布。部分去折叠的蛋白质会从界面解吸附，再加上吸附在界面上的蛋白质结构的变化，会导致蛋白质聚集体晶核的形成以及聚集体的长大。引起蛋白质表面吸附或界面吸附的关键因素包括有效吸附表面积、表面张力、蛋白质分子的表面性能及蛋白质本身的结构稳定性等。

4. 沉淀 上述蛋白质聚集主要是指蛋白质在溶液中形成一些可溶性聚集物，而沉淀是指肉眼可见的蛋白质从溶液中析出的过程。通常在这种情况下蛋白质已发生部分或完全去折叠，并且这种行为是不可逆的。现在常把这种情况称为“颗粒形成”。一个发生蛋白质沉淀的典型例子就是胰岛素结霜（胰岛素在容器壁上形成了细小的沉淀颗粒）。

（三）影响蛋白质和多肽类药物分子稳定性的因素

影响蛋白质和多肽类药物分子稳定性的因素有很多，包括温度、pH、蛋白质浓度、离子环境、表面、机械作用力等。这些因素在蛋白类药物制剂的研究中都需要重点关注。蛋白质的稳定性是破坏其稳定性和增加其稳定性两种作用力相互平衡的结果。如前文所述，促进蛋白质稳定化（维持蛋白质折叠）的作用力一般很弱，这些作用力包括疏水作用、静电作用（电荷排斥和电子对）、氢键及范德华力等。对其中任何一种作用力的破坏都有可能破坏该蛋白质稳定性的平衡，使蛋白质发生物理及化学不稳定现象。表15-3中列出了影响蛋白质稳定性的因素。通常这些因素对蛋白质的稳定性影响程度因蛋白质种类不同而不同，其中有些因素既有促稳定化作用，也有去稳定化作用。同时，许多作用力会因作用力的强度、蛋白质含量和蛋白质所处微环境的不同，而发挥促稳定化和去稳定化作用。

表15-3 影响蛋白质稳定性的因素

影响因素种类	稳定性的影响	产生的稳定性变化种类
温度	通常温度越高，稳定性越差 温度过低，蛋白质也可能变性，如核糖核酸酶在－22 ℃以下的变性	物理稳定性（聚集） 化学稳定性（水解）

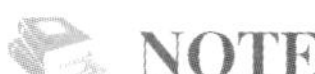

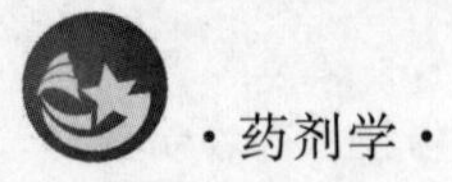

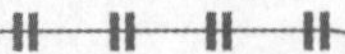

续表

影响因素种类	稳定性的影响	产生的稳定性变化种类
pH	pH位于等电点附近时，因蛋白质的溶解度低，易发生沉淀 在极端pH条件下可能导致蛋白质去折叠 pH诱导的蛋白质变性是可逆的 蛋白质稳定的pH范围一般较窄	物理稳定性（变性、去折叠、聚集） 化学稳定性（水解、脱酰胺、β-消除及消旋化）
盐类	盐类可以影响蛋白质的荷电性、水化性 盐类对蛋白质具有促稳和去稳的双重作用，这依赖于盐的种类和浓度、粒子相互作用的特性、蛋白质分子的带电残基以及溶液pH	物理稳定性（变性或去折叠、吸附和聚集）
金属离子	金属离子可催化蛋白质和多肽的氧化反应，降低其稳定性 易发生相互作用的氨基酸残基包括：Met、Cys、Trp、Tyr、Pro、Arg、Lys、Thr 有些金属离子有时可通过增加蛋白质结构的牢固性，增加其稳定性，如Zn^{2+}、Ca^{2+}、Mn^{2+}、Ma^{2+}等	物理稳定性（聚集） 化学稳定性（氧化）
螯合剂	去稳定化作用：螯合剂可通过与蛋白质结合，或与促进蛋白质构象稳定的关键离子进行螯合，降低蛋白质的稳定性 促稳定化作用：螯合剂与促进氧化反应等有害金属离子螯合促进蛋白质的稳定性	物理稳定性（去折叠、聚集）
表面或界面	表面或界面作用会引起蛋白质吸附，从而导致重排或构象变化 蛋白质的表面或界面吸附通常具有浓度依赖性、容器种类、膜依赖性以及饱和性	物理稳定性（去折叠、吸附和聚集）
摇晃力或剪切力	摇晃会增加表面或界面面积，并可能暴露蛋白质的疏水基团，致使发生蛋白质去折叠 不同蛋白质对剪切力的耐受性不同	物理稳定性（去折叠、吸附、聚集）
非水溶剂	当溶液的极性降低时，蛋白质的疏水性内核倾向于去折叠 破坏蛋白质外部的亲水层，也会导致蛋白质去折叠 蛋白质与非水溶剂的相互作用是可逆的	物理稳定性（去折叠、吸附、聚集）
蛋白质浓度	蛋白质浓度过高可能引发聚集 浓缩的蛋白质溶液具有较好的抵抗蛋白质因冷冻引发的聚集作用	物理稳定性（聚集）
蛋白质纯度	痕量的酶、金属离子或生产包装中产生的杂质等会潜在影响蛋白质的稳定性	物理稳定性 化学稳定性

知识链接
15-3

四、蛋白质和多肽类药物制剂及其稳定化方法

蛋白质和多肽类药物制剂主要采用注射方式给药，以静脉注射为主，有时通过肌内或皮下注射的方式给药。因此，它们通常被制备成液体注射液或注射用冻干粉针制剂。然而，蛋白质

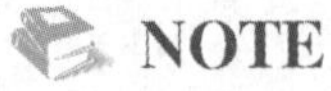

和多肽类药物分子对制剂生产、贮存、分装和使用过程中的许多促降解因素都很敏感，尤其是在液体制剂中更是如此。如何在蛋白质和多肽类药物的整个供应链中保持其物理和化学稳定性就成了制剂研究人员面临的主要挑战之一，因此，蛋白质和多肽类药物的稳定化工作也成为蛋白质和多肽类药物制剂研发过程中的主要任务之一。

（一）蛋白质和多肽类药物制剂的稳定化方法

保证蛋白质类药物在制剂中的稳定性的关键是，维持其正确的折叠结构。而维持蛋白质折叠结构的作用力都是一些较弱的相互作用力（如疏水相互作用、静电相互作用、氢键、范德华力等），所以在不引起蛋白质整体折叠结构改变的前提下，任何提高这些相互作用的手段都可以对制剂中的蛋白质类药物起到稳定化作用。蛋白质和多肽类药物分子的稳定化既可以通过化学修饰来优化其内部结构，也可以通过调节制剂处方组成和制剂制备工艺来改变这类药物所处的外部环境。目前，蛋白质和多肽类药物制剂的稳定化方法主要有以下三种：①对容易发生降解的氨基酸进行置换；②加入稳定剂改变蛋白质所处的外在环境；③通过干燥等固化蛋白质的手段，降低其降解概率。

1. 氨基酸的置换修饰 通过置换或加固一些易降解的氨基酸残基，蛋白质的结构可以变得更加稳固，这种技术也称为氨基酸的置换修饰。氨基酸的置换修饰主要对提高酶蛋白的酶活力和增加酶蛋白的稳定性有一定的作用，例如甘精胰岛素将人胰岛素 A 链羧基末端 A21 位置的天冬酰胺替换成甘氨酸，提高了它的稳定性。不但可以对蛋白质和多肽类分子中易降解的氨基酸残基进行定位置换，提高蛋白质和多肽类药物的稳定性，还可以通过替换蛋白质中的特定氨基酸提高蛋白质内核结合的紧密度，防止蛋白质去折叠，提高蛋白质稳定性。例如将 T4-溶菌酶的酶蛋白分子上第三位的异亮氨酸置换成半胱氨酸后，其可与第 97 位的半胱氨酸形成二硫键，这对维持酶蛋白的空间构型起到了重要作用，因此，该酶的稳定性增加了一倍。尽管已有很多成功的案例，但是，这一方法可能会使蛋白质的功能和免疫原性发生较大改变，因此，得到的新的蛋白质和多肽需要大量的药理毒理学实验来验证其成药性。此外，与原形蛋白质和多肽相比，新的蛋白质或多肽的药动学行为可能存在差异，这种差异对药理效应的影响需进一步研究。

2. 添加稳定剂 筛选合适的溶剂或稳定剂是制剂研究人员提高蛋白质和多肽类药物分子稳定性的主要手段之一。共溶剂或其他稳定化辅料可以通过结合到蛋白质的疏水部分、增加溶液黏稠度以及增强蛋白质内核折叠状态的方法来提高蛋白质的稳定性。目前有几种描述共溶剂或其他稳定剂提高蛋白质稳定性的机制，其中被引用最为广泛的是优先结合理论。优先结合理论是指蛋白质通常更倾向于与水或其他可与其作为共溶质或共溶剂的辅料作用。在稳定剂存在的条件下，蛋白质更倾向于与水作用，即蛋白质优先被水化；而该稳定剂则更倾向于与蛋白质分子分离，即优先排除。

因共溶剂或稳定剂从蛋白质表面被排出而造成蛋白质优先水化的成因可能有空间位阻、水的表面张力的增加或某种形式的化学不相容性。表 15-4 列出了常用的稳定化辅料及其稳定化机制和应用实例。稳定剂的稳定化性能的好坏与其浓度和蛋白质种类有关，但有时提高稳定剂的浓度不一定会提升其稳定化性能。表 15-5 列举了一些蛋白质药物注射用冷冻干燥制剂的处方实例。

表 15-4 常用的稳定化辅料及其稳定化机制

稳定剂的种类	稳定机制	具体应用辅料
缓冲液	保持蛋白质溶液 pH 恒定，防止化学降解	磷酸盐缓冲液、枸橼酸盐缓冲液、醋酸盐缓冲液等

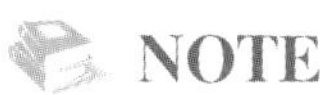

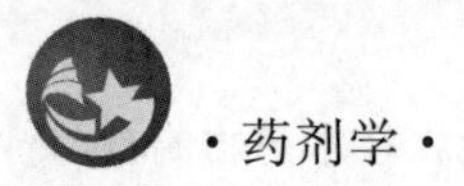

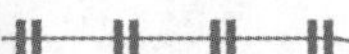

续表

稳定剂的种类	稳定机制	具体应用辅料
糖类及多元醇	增加水分子的表面张力，导致辅料从蛋白质分子表面优先排出，从而致使蛋白质优先水化	葡萄糖、海藻糖、蔗糖、山梨醇、甘露醇、甘油、赤藓糖醇
表面活性剂	降低蛋白质溶液的表面张力，从而降低蛋白质在疏水界面吸附及聚集的驱动力	泊洛沙姆 188、泊洛沙姆 407、吐温 80、吐温 20 等
盐类	增加与蛋白质接触的水的表面张力，使疏水基团远离水分子从而强化蛋白质内部的疏水相互作用	氯化钠、氯化钾
聚合物	优先排除作用，通过空间位阻防止蛋白质间的相互作用，增加溶液黏度，限制蛋白质结构变形	血清白蛋白、HPMC、PEGs、HP-β-CD、右旋糖酐等
金属离子	与蛋白质结合，使其结构更紧固和稳定	Zn^{2+}、Ca^{2+}、Mn^{2+}、Mg^{2+} 等
氨基酸	优先排出作用，还可降低一些化学降解	His、Gly、Met 等
抗氧剂	优先结合氧化性物质，防止蛋白质氧化	维生素 C、硫酸盐、枸橼酸等

表 15-5　蛋白药物注射用冷冻干燥制剂处方实例

主要名称	主要含量	pH 调节剂	填充剂/稳定剂	防腐剂
粒细胞巨噬细胞-集落刺激因子	300 μg/mL	醋酸钠 10 mmol/L	0.004%吐温 80，甘露醇 50 mg	
促红细胞生成素	200～10000 IU/瓶	枸橼酸钠 5.8 mg 枸橼酸 0.06 mg	HSA 2.5 mg，NaCl 5.8 mg	
干扰素 α-n3	500 万 U/mL	Na_2HPO_4 1.74 mg KH_2PO_4 0.2 mg	NaCl 8 mg，KCl 0.2 mg HAS 1 mg	苯酚
干扰素 γ-1b	100 μg/0.5 mL	枸橼酸钠 0.36 mg	吐温 20 0.5 mg，甘露醇 20 mg	
胰岛素	40 IU/mL	Na_2HPO_4		
OKT3 单抗	0.015～0.24 mg/5 mL	Na_2HPO_4 2.3 mg NaH_2PO_4 0.55 mg	HAS 1 mg，甘氨酸 20 mg	NaCl 9 mg
乙肝疫苗/$Al(OH)_3$	20 μg/mL HBS-Ag	Na_2HPO_4 KH_2PO_4		硫柳汞

3. 蛋白质的干燥　目前大部分蛋白质和多肽类制剂仍以粉针剂型为主。若蛋白质和多肽类药物分子本身比较稳定，那么其液体制剂将是首选剂型，因为液体制剂制备工艺简单且便于使用。但有时蛋白质和多肽类药物在液体制剂中并不容易长时间保持稳定，此时，将蛋白质和多肽类制剂进行干燥，除去制剂中的水分成为制剂研发的重要手段。冷冻干燥通常作为蛋白质和多肽类制剂干燥的首选方法。其他干燥方式如喷雾干燥技术也被用来进行蛋白质和多肽类药物液体溶液的干燥。2015 年 4 月 30 日，美国 FDA 批准首款通过喷雾干燥生产的纤维蛋白胶 Raplixa，它含纤维蛋白和凝血酶，可用来帮助控制成年人手术期间的出血。部分已经上市的胰岛素非注射剂型产品也有采用喷雾干燥工艺生产，如 2006 年在厄瓜多尔获准的由 Generex 生物技术公司开发的颊黏膜吸收胰岛素口腔喷雾剂 Oral-lyn，2006 年 1 月 26 日获美国 FDA 批准的由辉瑞公司开发的吸入式胰岛素 Exubera（因糟糕的销售业绩，于 2007 年 10 月无奈退出市场）。尽管在制备速度、生产能力等方面喷雾干燥法都要优于冷冻干燥法，但是

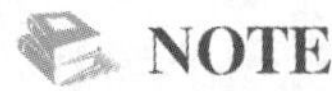

由于冷冻干燥法是生物制药界中的传统方法，且低温干燥更有利于产品的稳定性，因而目前大部分蛋白质和多肽类药物固体剂型仍是采用该方法来制备的，如 2014 年 6 月 27 日美国 FDA 批准的由 MannKind 公司开发的速效吸入型人胰岛素产品 Afrezza。

蛋白质和多肽的冷冻干燥主要包括蛋白质和多肽溶液的预冻和在真空状态的干燥两个步骤。其中干燥环节又可被进一步分为升华干燥和再干燥。冷冻和干燥过程中存在多种可能使蛋白质发生变性的因素，如低温、浓度效应等。表 15-6 列出了冷冻干燥过程中可能存在的使蛋白质变性的因素及变性机制。

表 15-6　冷冻干燥过程中可能存在的使蛋白质变性的因素及变性机制

影响因素种类	影响机制	影响结果
低温	低温可能增加水中非极性基团的溶解度，导致蛋白质的结构松弛，同时减弱蛋白质疏水作用力，导致冷变性	降低蛋白质和多肽的活性
浓度效应	冷冻干燥过程中蛋白质浓度增加，可能导致聚集。部分溶质的优先结晶可能会引起局部处方组成及离子强度的改变，而导致蛋白质和多肽的降解	引起蛋白质和多肽聚集及化学降解率增加
冰-水界面的形成	预冻过程中较早形成的冰会形成冰-水界面，从而导致蛋白质的界面吸附	引起蛋白质去折叠和变性
冷冻过程中 pH 变化	缓冲液中的部分缓冲盐选择性地优先结晶可导致局部 pH 的变化	引起蛋白质和多肽聚集及化学降解率增加
冷冻过程中聚合物相分离	低温下不同聚合物的溶解度差异可能导致它们之间相分离	引起蛋白质在相界面吸附导致其去折叠
脱水化作用	干燥引起蛋白质表面水化层的消失，破坏两者间的氢键作用，从而可能会影响其内部折叠状态	引起蛋白质去折叠、聚集

为减少各种因素对蛋白质和多肽药物在冷冻干燥过程中的不利影响，经典的蛋白质和多肽类药物制剂的冷冻干燥处方中除了加入液体制剂中常用的稳定剂外，还需要添加冻干保护剂、填充剂等药用辅料。表 15-7 列举了冻干保护剂及其保护机制。填充剂的作用主要包括为干燥后的产品提供机械支撑、形成饼状、改善制剂外观、提高制剂的溶出度、防止产品在冻干过程中发生坍塌及爆裂。表 15-8 列举了一些蛋白质和多肽类药物注射用冷冻干燥制剂处方。

表 15-7　蛋白质和多肽类药物制剂常用的冻干保护剂及其保护机制

保护机制	冻干保护剂
水替代假说：冻结过程中，保护剂通过增加水分子的表面张力，促使蛋白质分子优先与水分子相互作用，保护了蛋白质天然构象；在升华过程中，保护剂的羟基与蛋白质的表面形成氢键，以取代干燥过程中失去的水分，使蛋白质和多肽继续受到氢键的保护 玻璃态假说：蛋白质分子被保护剂包围，形成无定形玻璃态，这种状态与液体更加类似，其特有的刚性和惰性能使蛋白质和多肽在其中以分子状态分散，从而阻止蛋白质和多肽分子的运动、聚集和变性	糖类：葡萄糖、果糖、海藻糖、蔗糖、麦芽糖、右旋糖酐、HP-β-CD 等 多元醇类：甘露醇、聚乙二醇 氨基酸类：甘氨酸、赖氨酸、精氨酸、丙氨酸、谷氨酸等 聚合物类：HPMC、人血清白蛋白等 其他：缓冲盐、表面活性剂等

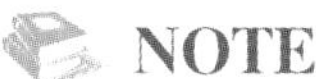

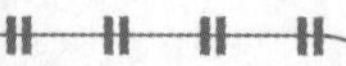

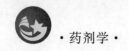

表 15-8　蛋白质类药物注射用冷冻干燥制剂处方

主要名称	主要含量	pH 调节剂	填充剂或稳定剂
粒细胞巨噬细胞-集落刺激因子	250 微克/瓶	氨丁三醇 1.2 mg	甘露醇 40 mg,蔗糖 10 mg
重组人生长激素	5 毫克/瓶	Na_2HPO_4 1.13 mg	甘露醇 25 mg,甘氨酸 5 mg
干扰素 α-2b	5 毫克/瓶	Na_2HPO_4 9 mg NaH_2PO_4 2.25 mg	NaCl 43 mg,聚山梨酯-80 1 mg
组织型纤溶酶原激活剂	20 毫克/瓶	H_3PO_4 0.2 g	L-精氨酸 0.7 g, 聚山梨酯-80 1.6 mg 以下

(二) 蛋白质和多肽类药物制剂开发过程简介

一般蛋白质和多肽类药物制剂的开发过程始于处方前研究。处方前研究是药物发现阶段和制剂开发阶段的交接点。在处方前研究过程中,制剂研究人员需在仅有少量样品的前提下,尽量了解该候选药物分子的性质。与小分子类药物的处方前研究工作(通常包括溶解性、Log$P$、pK_a、溶出度等)相比,生物技术药物的处方前研究工作的关注点有许多不同。

首先,建立一系列的分析方法来表征蛋白质和多肽类药物分子的物理化学性质,这包括等电点、溶解度(在不同的 pH 条件下、不同的介质中)以及在不同条件下的蛋白质和多肽类药物分子的结构。此外,还需在不同的外界因素(如加热、pH、振荡或光照)作用下,对蛋白质和多肽类药物分子进行强制降解试验,以确定其主要降解产物,从而了解蛋白质和多肽类药物分子固有的物理和化学稳定性。最后,还需要研究各种辅料与该蛋白质和多肽类药物分子的相容性,对不同的辅料进行筛选。

在接下来的制剂研究中,还需要确定目标生物技术药物的产品特征,包括其剂量、给药频率(每日 1 次或多次)、给药方式(静脉注射、皮下注射、肌内注射等)、有效期、初级包装、给药装置、相容性等。除了蛋白质和多肽类药物的稳定性之外,制剂的可生产性和患者的顺应性也是剂型设计过程中需要考虑的因素。为了提高制剂的开发的速度,制剂稳定性试验通常是在加速条件下进行的,即在高温、极端 pH、强光照射、高湿(对于冷冻干燥的制剂)、反复冻融等条件下进行。然而,由于蛋白质和多肽类药物分子降解途径复杂,一般在筛选其最终处方时,也需要对其在实际贮存条件下的稳定性进行考察。

五、蛋白质和多肽类药物的递送

注射给药方式能确保蛋白质和多肽类药物体内快速起效、药效强、生物利用度高以及具有可行的药动学和药效学行为。然而,注射给药方式的最大缺点为侵袭性。蛋白质和多肽类药物的血浆半衰期通常较短,需要通过定时给药以保证达到所需的治疗效果,这给患者造成了较差的顺应性。

为了克服蛋白质和多肽类药物制剂的这一缺点,近年来研究者们尝试了多种新型制剂手段。这些手段可以分为两种:第一种仍然是蛋白质和多肽类药物的注射制剂,但改变了其药物动力学特性;第二种是采用非注射型蛋白质和多肽类药物递送系统。使用这些制剂手段的最终目标是赋予蛋白质和多肽类药物制剂更好的患者顺应性、便利性以及更强的药效。表 15-9 总结了近几年采用的蛋白质和多肽类药物新型制剂手段。

表 15-9　近几年采用的蛋白质和多肽类药物新型制剂手段

种　类	策　略	制剂手段
注射型	降低给药频率:延长蛋白质和多肽类药物的血浆半衰期或溶出速率	化学修饰(糖基化、PEG 化、脂肪酸酰化、蛋白质融合、氨基酸置换等) 贮库给药系统(植入、微粒、原位贮库、智能递药等) 蛋白质结晶或沉淀

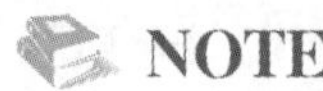
NOTE

续表

种类	策略	制剂手段
非注射	克服生物膜的吸收屏障、保护蛋白质和多肽药物稳定性等	口服递药(采用乳剂、微囊、微球、脂质体等剂型或增加吸收促进剂、酶抑制剂、生物黏附剂等) 肺部递药(气雾剂、喷雾剂、干粉雾剂等将药物输送至肺泡组织) 鼻腔递药(气雾剂、滴鼻剂、粉雾剂) 口腔递药(采用片剂、粉剂、喷雾剂等通过口腔黏膜直接进入体循环,避免了肝首过作用) 经皮递药(采用离子导入法、电穿孔法、高速微粉给药技术等)

(一)蛋白质和多肽类药物的注射型新型制剂

尽管侵入性递药具有一定的局限性,但可确保较高的生物利用度,因此,从经济角度考虑,对昂贵的蛋白质和多肽类药物来说,注射给药还是首选的给药方式,因为非注射型给药方式的生物利用度低,会提高最终生物技术药物制剂的成本,使其更加昂贵。此外,注射给药能保证给药剂量的准确性,这对于一些治疗窗很窄、药效很强的蛋白质和多肽类药物来说也是非常重要的。

1. 化学修饰 化学修饰是指运用化学合成或蛋白质工程技术手段,在蛋白质和多肽类药物分子上嫁接一些化学基团或改变其肽链上的氨基酸,从而改变蛋白质和多肽类药物分子化学结构的方法。化学修饰法主要包括PEG化、糖基化、脂肪酰化、蛋白质融合等。这些方法均可延长蛋白质和多肽类药物的血浆半衰期或增强其药效。

(1) PEG修饰 将聚乙二醇(PEG)通过共价键与蛋白质和多肽类药物进行键合,或将PEG与蛋白质和多肽类药物表面的氨基、巯基或羧基等反应基团进行可逆性连接的方法。PEG修饰可增加药物的亲水性,减少肾脏对药物的滤过作用,同时能掩盖酶位点,降低生物降解速率,达到长循环作用。已有不少PEG修饰的蛋白质和多肽类药物上市,如PEG修饰干扰素(佩乐能)、辉瑞的Somavert、武田的OMONTYS、安进的粒细胞集落刺激因子(Neulasta,为Neupogen的长效剂型)以及国内厂家研发热点之一的PEG修饰GLP-1类似物等,表15-10列出了部分已上市的PEG修饰蛋白质和多肽类药物制剂。然而PEG在进行多位点修饰时,非定点修饰具有随机性,专一性差;定点修饰则由于蛋白质结构复杂而不易控制条件,甚至可能导致生物活性降低。因此建立PEG修饰的最优方案依然是研究者亟待解决的问题。

表15-10 部分已上市PEG修饰蛋白质和多肽类药物制剂

商品名	公司	药物	适应证	上市时间
Rurioctocog alfa pegol	Schering-Plough	生长因子Ⅷ	血友病	2016年
Pegloticase	Horizon Pharma plc	重组尿激酶	痛风	2016年
Naloxegol	AstraZeneca	阿片受体激动	便秘	2015年
Omontys	Affymax	PEG-红细胞生成刺激剂	慢性肾病引起的贫血	2012年
Krystexxa	Savient	PEG-猪尿酸酶	痛风	2010年
Cimzia	UCB	PEG-TNFα抗体Fab段	类风湿关节炎和克罗恩病	2007年

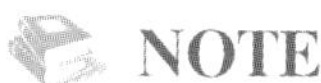

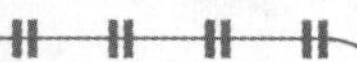

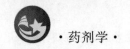

续表

商品名	公司	药物	适应证	上市时间
Mircera	Roche	PEG-EPO	慢性肾病引起的贫血	2007年
Pegaptanib	NeXstar	VEGF受体激动剂	老年性黄斑	2005年
Macugen	OSI/Pfizer	PEG-核酸配体	老年性黄斑	2004/2006年
Pegvisomant	Pfizer	PEG-生长激素拮抗剂	肢端肥大症	2003年
Neulasta	Amgen	PEG-CSF	发热性中性粒细胞减少症	2002年
Pegasys	Roche	PEG-干扰素2α	丙型肝炎	2002年
Pegintron	Schering-Plough	PEG-干扰素2β	丙型肝炎	2001年
Oncaspar	Enzon	PEG-天冬氨酸酶	急性淋巴细胞白血病	1994年
Adagen	Enzon	PEG-牛腺苷脱氨酶	酰胺脱氨酶缺失的重度免疫缺陷综合征	1990年

（2）糖基修饰　将寡糖结构与蛋白质和多肽分子中某些特殊功能团以共价键相连接，包括N-糖基化、O-糖基化、C-糖基化以及糖基磷脂酰肌醇修饰等。这种方法利用了天然的糖基化翻译后修饰过程，从而形成新的化学实体。糖基化修饰可以增加位阻、提高蛋白质水溶性和稳定性、减少肾小球滤过，从而影响蛋白质和多肽类药物的体内动力学特性、生物学活性、免疫原性和凝聚性等。如促红细胞生成素（EPO）经过额外增加2个N-糖基化修饰后所得到的Aranesp®，体内半衰期延长了3倍。

（3）脂肪酸酰化修饰　将脂肪酸的羧基与多肽类的N端残基上的氨基以酰胺键相连接。酰化也发生在半胱氨酸残基上，形成可逆性的酰化蛋白质。目前研究应用的脂肪酸有肉豆蔻酸、棕榈酸、油酸、亚油酸等。脂肪酸修饰可有效延长蛋白质和多肽类药物的体内半衰期，有助于提高药物的脂溶性、肠道黏膜透过性及吸收效率。脂肪酸酰化作为诺和诺德的主攻方向之一，已有相关产品获批上市，如GLP类似物利拉鲁肽（liraglutide，Victoza）和索马鲁肽，长效胰岛素类产品地特胰岛素（detemir，Levemir，诺和平）和德谷胰岛素（degludec，Tresiha）等。地特胰岛素是将人胰岛素B30位Thr去除后在B29位Lys上连接一个肉豆蔻酸侧链而成，能有效促进胰岛素样六聚体并与人血清白蛋白（HAS）发生可逆结合，药效可保持24 h，达到长效作用；利拉鲁肽是将人GLP-1第34位的Lys替换为Arg，同时在第26位Lys上引入一个由Glu介导的16碳棕榈酸侧链；德谷胰岛素是将人胰岛素B30位的Thr去除后，在B29位Lys上引入一个L-γ-谷氨酸连接的16碳脂肪二酸而成。其他公司也有相关产品上市，如Exendin-4的人工合成物Exenatide（Byetta，醋酸艾塞那肽）同样也进行了脂肪酰化修饰，延长了体内半衰期。

（4）蛋白质融合　将高稳定性与高活性的蛋白质分子与多肽类药物融合，可以有效地提高多肽类药物的稳定性和活性，融合蛋白类药物可通过融合基因的基因工程方式获得。在表15-1中，有4个融合蛋白类药物位列于2017年全球药物销售额前20名的名单中。蛋白质融合通常包括去除编码第一个蛋白质（如具有治疗作用的蛋白质）的互补DNA序列上的终止密码子，然后添加第二个蛋白质（如具有长血浆稳定性的内源性蛋白质）的互补DNA序列，通过PCR扩增的方法进行。随后这段修饰过的DNA序列会被引入细胞中，以单一蛋白质的形式

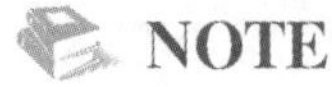
NOTE

被表达。这样，通过增大融合蛋白的分子体积，可降低其体内清除率。此外，因为该内源性蛋白质(添加上的第二个蛋白质)具有较长的血浆稳定性，也会延长该蛋白质药物的血浆半衰期。例如，酵母表达的血清白蛋白-干扰素-α融合蛋白(HAS-IFN-α)在短尾猴体内的半衰期延长了18倍。目前上市的除了表15-1中的4个融合蛋白外，还有GSK的阿必鲁肽和礼来的杜拉糖肽，均为一周一次的长效GLP-1类似物。

(5) 氨基酸置换　如甘精胰岛素Lantus在人胰岛素B链羧基末端增加了两个精氨酸，同时也把A链羧基末端A21位置的天冬酰胺替换成甘氨酸，这使甘精胰岛素在酸性溶液(pH为4)中完全溶解，在中性溶液中溶解度很低，因此，皮下注射后，因酸性溶液被中和而形成的微小沉淀可持续释放甘精胰岛素，从而产生长达24 h平稳无峰值的可预见的血药浓度。

2. 贮库给药系统　在不改变蛋白质和多肽类药物化学结构的前提下延长其体内作用时间的制剂手段。它可以实现一次给药后，使药物在体内较长时间内维持其血药浓度，从而降低注射频率，减少副作用，降低成本，并提高患者顺应性。目前蛋白质和多肽类药物的贮库给药系统主要有微粒给药系统、原位贮库(常为凝胶剂)、植入制剂和智能型给药系统等。

(1) 微粒给药系统　近几年蛋白质和多肽类药物注射用缓释制剂的主要上市类型。它们可通过皮下或肌内注射后吸收入血获得全身作用，也可直接注射至身体的某特定部位实现局部治疗。另外，当微米和纳米颗粒的粒径范围适宜时，它们也可以直接静脉注射，以获得较长的循环时间。根据所使用材料的种类，微粒给药系统可分为高分子聚合物微粒和脂质微粒两大类。例如Polymun公司采用交叉流注射(cross-flow injection)技术研发Cu-Zn超氧化物歧化酶脂质体，已上市的米伐木肽(Mepact)、谷胱甘肽脂质体、促黄体激素释放激素类似物微球(Lupron Depot、Trelstar™、Decapeptyl)、奥曲肽微球(Suprecur、Sandostain LAR、Somatuline LA)等，其中2018年1月4日，用于治疗2型糖尿病的注射用艾塞那肽微球(Bydureon，百达扬)正式获得了国家食品药品监督管理总局(CFDA)批准，成为国内首个一周给药一次的GLP-1药物。

(2) 原位贮库给药系统　通常为含有生物可降解型载体材料和药物的黏性溶液或混悬液，药物可以溶解或混悬于该给药系统中。当皮下或肌内注射时，该黏性溶液或混悬液可通过不同的机制形成药物贮库，从而延长药物的释放以及作用时间。赛诺菲安万特公司上市的Eligard就是原位贮库给药系统的实例。

(3) 植入制剂给药系统　需要通过局部微创手术将无菌控释制剂植入患者体内。如果该给药系统采用的是非生物降解型载体，在治疗结束后，还需要进行第二次手术移除该制剂，使该类植入制剂与其他贮库型给药系统相比患者顺应性较差。因此目前研究较多的为采用生物可降解型载体制备植入制剂，一个实例就是阿斯利康公司的上市产品促黄体生成素释放激素植入制剂Zoladex(Goserelin，戈舍瑞林)，一种可在体内逐渐生物降解的多聚缓释植入剂。类似的还有布舍瑞林的注射植入剂。

(4) 智能型给药系统　按生物信息自动调节药物释放量的给药系统。如胰岛素智能型给药系统是按照患者体内血糖浓度的高低自动调节胰岛素释放量，使血糖水平始终保持在正常范围的给药系统，该系统包括以下两种类型：①将胰岛素与糖分子结合再与刀豆蛋白(ConA)结合后包封于一个多孔的半透膜内，该膜可允许葡萄糖分子和胰岛素分子通过，而ConA不能通过，当血糖高出正常水平时，血中葡萄糖进入半透膜内，将胰岛素从结合部位置换下来，游离胰岛素透过半透膜进入血液，发挥降糖作用；②将胰岛素用一种复合膜包封，该复合膜的外侧含有葡萄糖氧化酶，内侧为对pH或H_2O_2敏感的高分子，当血糖水平升高时，葡萄糖氧化酶催化葡萄糖生成H_2O_2及葡萄糖醛酸(使环境pH降低)，从而改变高分子材料的亲水性，使复合膜的通透性变大，胰岛素的释放率增加。

3. 蛋白质和多肽结晶或沉淀　除蛋白质和多肽化学修饰和贮库给药系统外，蛋白质和多

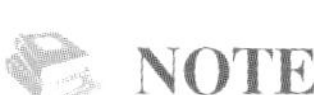

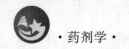

肽结晶或沉淀也可以延缓蛋白质和多肽类药物注射后体内的溶出速率，以减少注射给药次数。如低精蛋白锌胰岛素(isophane insulin，NPH)就是一个含锌胰岛素与带正电荷鱼精蛋白结合的蛋白质结晶混悬液，通过延缓体内的溶出速率而减少注射给药次数；类似的还有优泌乐25(精蛋白锌重组赖脯胰岛素混合注射液)，含有赖脯胰岛素(超短效胰岛素类似物)和精蛋白锌赖脯胰岛素(中效胰岛素类似物)的混悬预混剂，使用前需要混合均匀，形成混悬状态或乳浊液。

(二) 蛋白质和多肽类药物的非注射型新型制剂

采用非注射途径进行蛋白质和多肽类药物的递送是现代药剂学研究领域中的一个热点。近年来关注较多的非注射给药途径包括口服、肺部、经皮和经鼻等。针对某些没有特定空间构象的短链多肽的非注射途径给药制剂的开发取得了一些成功，例如去氨加压素(9个氨基酸组成的多肽)经鼻给药的生物利用度可达到10%～20%。然而，由于蛋白质的分子量较大、生物膜透过性差，且经不同非注射途径给药时都有可能被各种蛋白酶降解，因此其非注射型制剂仍未取得突破。

1. 口服给药 蛋白质和多肽类药物的口服给药是药剂领域最具挑战性的课题之一，因为蛋白质和多肽类药物分子量大、在胃肠道中稳定性差，口服生物利用度极低。要达到令人满意的效果，需要增加蛋白质和多肽类药物在小肠上皮细胞的透过性，降低蛋白质和多肽类药物在胃肠道中的降解以保持其生物活性。

近年发表的文献报道了许多新型制剂手段用以提高蛋白质和多肽类药物的口服生物利用度，如自乳化药物递送系统、纳米粒、脂质体等微粒给药系统，在不同的动物模型上显示它们能明显提高蛋白质和多肽类药物的口服生物利用度，然而，这些递药体系大多在人体实验中效果不佳。目前，分子量在2000以内的用于肠道局部起效的利那洛肽(Linzess)口服产品已于2012年上市。分子量大于3000的GLP激动剂索马鲁肽的口服制剂已开展三期临床试验，作为一种口服吸收进入体循环起效的多肽类药物。2019年3月底，由中国天麦生物科技发展有限公司与以色列Oramed医药公司合作研发的口服胰岛素胶囊(ORMD-0801)于Ⅱb期临床研究在美国成功到达研究终点后，已经获得中国国家药品监督管理局批准，即将开展中国地区临床试验研究。然而，分子量大的蛋白质类药物的口服递送最终是否能实现还有待进一步观察研究。

2. 肺部给药 肺部的独特生理学性质(肺泡表面积80～140 m^2，上皮细胞层0.1～0.2 μm，丰富的血液循环，肺泡与毛细血管紧密衔接，无肝首过效应，蛋白酶活性较低等)使其成为一个能够快速吸收蛋白质和多肽类药物的有效部位。胰岛素肺部给药的研究最早可追溯至1924年，2006年辉瑞公司获批的Exubera是第一个上市的胰岛素干粉吸入剂，但在2007年因为销量不佳而退市。美国FDA于2014年批准了第二个胰岛素肺部吸入产品Afrezza，与其他胰岛素肺部吸入产品相比，Afrezza起效更为迅速，然而因患者在应用该药品前需进行肺功能检测，阻碍了Afrezza的推广。2017年10月，美国FDA批准了Afrezza的一份更新说明书，新说明书使医师处方更加容易掌控，预期Afrezza将取得更好的销售成绩。另一个例子为2012年欧洲药品局批准森林实验室多黏菌素E甲磺酸钠干粉吸入剂(Colobreathe)在欧洲上市，用于治疗囊肿性纤维化患者。

虽然肺部是蛋白质和多肽类药物给药一个有效部位，但其长期用药安全性仍是业界担心的问题。尽管如此，研究者还是普遍认为，对生物大分子来说，肺部给药与其他非注射途径如口服、经鼻和经皮等相比，能提供更高的相对生物利用度。但肺部给药系统的治疗效果易受药物理化性质、剂型因素及给药装置的影响。无论是蛋白质和多肽类药物还是其他化学药物，如何提高肺部有效沉积量、提高药物肺部吸收是其肺部给药所需解决的关键问题。

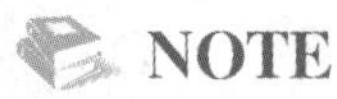

3. 经鼻给药 鼻上皮细胞表面覆盖着大量微绒毛，使鼻黏膜表面可用于药物吸收的面积大大增加。与胃肠道相比，鼻黏膜的内皮基底膜要薄很多，而且更为疏松，这使药物吸收更快。鼻黏膜中的蛋白降解酶含量比胃肠道低。此外，鼻黏膜下含有丰富的毛细血管，使药物能够快速进入全身血液循环。目前，已有一些蛋白质和多肽类药物，如鲑降钙素、去氨加压素、布舍瑞林以及催产素的滴鼻剂或鼻喷雾等经鼻制剂上市。

4. 经皮给药 经皮给药由于其具有使用方便，患者容易接受，可随时中断或者恢复治疗，可避免胃肠道刺激和肝首过效应等优点，近年来发展迅速。然而由于皮肤角质层的屏障功能，皮肤只能允许脂溶性小分子化学药物通过，而蛋白质和多肽等大分子药物不能以被动转运的方式透过皮肤，因此在蛋白质和多肽经皮给药制剂处方中通常需要加入化学渗透促进剂，或者使用醇质体、柔性脂质体等药剂学手段。也可利用物理方法促进蛋白质跨过皮肤屏障，如超声导入、电穿孔、离子导入、磁导入、激光烧灼技术、热致孔技术、微针技术和非侵入式喷射注射器等，这些技术在透皮给药领域中的应用正受到越来越多的关注。Elan 公司研制成功了世界上第一种电脑控制的手表式透皮离子导入释药系统，有效克服了被动给药的局限性，不仅可以精确地按程序释放多肽类药物，而且可以随时终止给药。

第三节 寡核苷酸及基因类药物制剂

一、寡核苷酸及基因类药物的结构和性质

将脱氧核糖核酸（DNA）和核糖核酸（RNA）等作为药物治疗疾病的概念最早是在 20 世纪 70 年代提出并尝试的，统称为基因治疗（gene therapy）。基因治疗是一种从基因层面干预疾病发生源头的全新治疗方法，具有巨大的应用潜力。近年来，随着人类基因组学和分子生物学研究的不断深入，人们发现了越来越多与人类疾病的发生、发展密切相关的基因及其调控机制，为应用基因药物干预和治疗疾病打下了扎实的基础。

广义的基因药物包括各种 cDNA 表达系统（包括 plasmid DNA 等各种表达系统）、反义寡核苷酸、核酶、小干扰 RNA（siRNA）、微小 RNA（miRNA）等，都是通过磷酸二酯键连接起来的多核苷酸或寡核苷酸，以基因或基因表达通路为作用靶点，通过调节靶细胞中的基因表达，从而实现药物效应。其中，除了经典的将外源性 cDNA 导入体内并表达以治疗基因缺陷型疾病的用途外，近年来基于生物体内的 siRNA 和 miRNA 作用机制发展了一系列候选药物，更是受到了极大的重视。尤其是 CRISPR/Cas9 基因编辑技术的应用，使得通过 DNA 剪切技术预防和治疗疾病成为可能。

从药物分子的物理、化学性质的角度分析，无论是 cDNA 表达系统，还是 siRNA 和 microRNA，都极为相似。其化学组成均为聚核苷酸结构，其中 DNA 分子为脱氧核苷酸的聚合物，RNA 分子为核苷酸的聚合物，此外还有硫代聚核苷酸的结构，比 RNA 分子具有更高的稳定性。其中 cDNA 表达的质粒等分子常常包含几千个碱基对，分子量可能达百万以上，而反义寡核苷酸和 siRNA 等的分子量相对较小，一般在 2000～10000，均属于生物大分子药物的范畴。在体内环境中，DNA 和 RNA 分子都非常容易被核酸酶降解，稳定性较差。而且由于它们分子量大，带有大量负电荷，水溶性好，与传统的小分子化学药物在体内的吸收、分布、代谢的机制完全不同，更特殊的是，由于基因药物的作用靶点都是在细胞内甚至细胞核内，药物的递送还必须跨越细胞膜和核膜的壁垒。除了少数局部给药外，基因药物的体内应用必须借助基因递送载体，基因药物递送载体的研究是基因药物成功的关键。

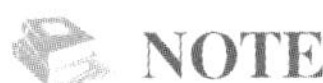

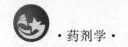

二、寡核苷酸及基因类药物的递送载体设计

目前基因治疗领域主要有三类不同的药物递送技术体系，即物理转染技术、病毒载体系统和非病毒载体系统。其中物理转染技术包括电脉冲导入、粒子轰击导入和超声介导基因转染(ultrasound-mediated gene transfection)等，主要是通过物理作用将DNA、RNA分子等导入细胞和组织中，一般局限于体表组织。病毒载体系统包括反转录病毒、腺病毒和腺相关病毒等，病毒载体的细胞转染率较高，但其体内应用受到病毒天然感染趋向性的影响和人体免疫系统的干扰，造成静脉注射后转染的靶组织特异性不高，而且具有一定的安全隐患，如免疫应激反应、基因随机整合的致癌性和潜在内源性病毒重组等问题。非病毒载体系统的研究与药剂学理论最为契合，即采用高分子聚合物、脂质分子等一系列药用辅料制备成颗粒状的载体系统，装载DNA、RNA等活性分子，并将其递送到体内病灶或药物作用靶点部位。

基因药物载体的研究与小分子化学药物递送载体的研究有很多相似之处，都需要密切关注载体的构建和表征、稳定性、体内递送特性等关键环节。除此之外，由于基因药物的作用靶点在细胞内，所以有关基因药物的载体研究还必须包括药物的跨细胞膜递送及溶酶体逃逸性能。

（一）非病毒载体的构建和表征

由于DNA、RNA分子等带有大量的负电荷，所以能够与带正电荷的载体材料相互作用，形成复合物(complex)。其中阳离子脂质体与DNA形成的复合物称为脂质复合物(lipoplex)，常见的阳离子脂质材料有2-二油酰基羟丙基-3-*N*，*N*，*N*-三甲铵氯(DOTAP)、二油酰磷脂酰乙醇胺(DOPE)等；阳离子聚合物与DNA形成的复合物称聚阳离子复合物，常见的阳离子聚合物有壳聚糖、聚乙烯亚胺(PEI)、聚(L-赖氨酸)(PLL)和聚甲基丙烯酸-*N*，*N*-二甲基氨基乙酯(PDMAEMA)等。

电荷相互作用形成复合物的过程，与载体的电荷电离状态、密度、载体的空间结构以及DNA与阳离子聚合物之间的电荷比密切相关，也受电荷相互作用条件的影响，如浓度、混合速度、溶液的离子强度等。对于这一过程的控制以及复合物的表征是非病毒载体制剂研究的关键。

目前研究中使用的大部分阳离子聚合物的分子量分布广，有时不同批次之间的质量指标略有差异，造成复合物的各种物理、化学性质不稳定，一般只能简单测定统计学意义上的平均粒径、表面电位以及电子显微镜下的形貌等，对于具体每个载体的分子组成、物理化学性质及其生物活性都很难确定。因此只有发展新的分离分析技术以及明确质量标准，才能有效地保证基因药物载体的“安全、有效、可控”。

（二）非病毒载体的体内递送过程

基因药物大多采用静脉注射给药(局部给药除外)，因其在体内易被酶降解，所以必须借助载体来提高基因药物体内递送的稳定性。为了保证基因药物体内较好的DNA转载效率，多采用正电性载体。但它在体内容易被清除，其原因为血浆中的蛋白质大多具有负电性区域，因而很容易因静电作用吸附在载体表面，继而形成聚集，被肝、脾、肺毛细血管截留，或者因激活补体系统而被免疫细胞清除。为了解决这一问题，多采用在载体表面修饰PEG的手段，然而PEG过度修饰会影响基因药物在载体中的载药量，也会阻碍载体与靶细胞的相互作用以及延缓药物在细胞内的释放。研究中常采用靶向性分子修饰的手段，提高基因药物在特定靶细胞的导入效率。虽然在细胞实验中很多靶向分子可以通过特异性结合，或通过受体、转运体等介导的内吞作用使转染效率得到较大程度的提高，但在体内复杂的环境中，靶向作用不仅取决于靶向分子与靶细胞间的相互作用，其他条件如载体复合物粒子的大小、表面电荷以及稳定性等

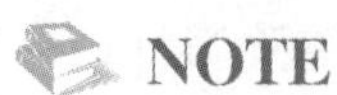

也会影响载体在体内的循环和分布，最终影响到达靶组织的载体数量。细胞外基质中大量的黏多糖（glycosaminoglycan，GAG）也可以与表面带有正电荷的载体相互作用，从而破坏载体的结构。

（三）细胞转染和基因药物的释放

由于几乎所有基因药物的作用靶点都在细胞内（细胞质或细胞核中），所以基因载体的作用应该包括将药物送入细胞后，从内吞小体中释放出来。为此，科学家们设计并检验了一系列的载体结构。对于阳离子脂质载体，其作用机制可能是阳离子脂质分子与内吞体中的阴离子脂质分子相互作用，影响了内吞体的膜结构，而将 DNA、RNA 分子释放到细胞质中；而对于阳离子聚合物，最高效的作用机制则是依靠聚阳离子的“质子海绵”的作用，最终导致内吞体破裂，使载体进入细胞质。对于 siRNA 等药物，其作用靶点主要在细胞质中，但对于 DNA 质粒等，由于其作用靶点在细胞核，所以还需要进一步增强进入细胞核的效率。目前已经有一系列的聚阳离子和阳离子脂质载体在体外细胞实验中获得了较好的转染效率，但在体内应用中还不尽如人意。

第四节　疫苗制剂

疫苗（vaccine）由抗原组成，它可以激活免疫系统，产生抗体来对抗抗原，并诱导机体免疫记忆，使免疫系统在第二次遇到该病原体（抗原）时可以将其识别并破坏。因此，疫苗接种是对抗感染性疾病的一种预防性措施。人类疫苗的问世大大降低了感染性疾病的死亡率和致残率，对全球人类的健康产生了深远影响。在过去的 200 年里，疫苗已经被用于多种疾病的预防。可以说，疫苗是迄今为止临床治疗效率最高、治疗成本最低的公众健康防御手段。如表 15-1 中所示，肺炎球菌疫苗 Prevnar 13 已成为全球最畅销的药物之一。

一、疫苗的分类

现有的人用疫苗可以分为三类：减毒活性病原体疫苗、失活疫苗和亚单位疫苗。其中，减毒活性病原体是传统的疫苗，这种疫苗是通过模拟自然条件下病原体对机体的感染过程来产生抗体，因此很有效。而失活疫苗与减毒活性病原体疫苗相比，最大的优势是其安全性。与失活疫苗相比，亚单位疫苗的免疫炎症反应更少，这是因为病原体的大部分致病性组分都还保存在失活疫苗中。

除上述三种疫苗外，近些年出现的 DNA 疫苗（DNA vaccine）开启了疫苗的新时代。DNA 疫苗是通过短暂转染含编码抗原的质粒 DNA 的宿主细胞来诱导免疫反应的。DNA 疫苗接种后，宿主细胞合成质粒 DNA 编码的蛋白质-抗原，从而诱导针对这一抗原的特异性免疫反应。DNA 疫苗没有列入上述疫苗的分类中，因为它还未被批准作为人用疫苗。尽管如此，已经有一些 DNA 疫苗如抗癌症和艾滋病的 DNA 疫苗已经在进行临床研究。

还可按照用途将疫苗进行分类，如癌症疫苗、艾滋病疫苗、流感疫苗等。FDA 目前批准了 4 个针对癌症的疫苗，分别是宫颈癌预防性疫苗 Cervarix 和 Gardasil、前列腺癌治疗性疫苗 Sipuleucel-T（Provenge®）、用于治疗不能被切除的转移性黑色素瘤的溶瘤病毒的治疗性肿瘤疫苗 talimogene laherparepvec（T-VEC 或 Imlygic®）。前两个宫颈癌预防性疫苗属于人乳头瘤病毒（HPV）疫苗。Sipuleucel-T 是按疫苗原理设计的，但由于临床试验方案的缺陷，无法判断该药是否真的按疫苗机制来抗癌。T-VEC 疫苗直接注入黑色素瘤中，除了能感染和溶解癌细胞之外，T-VEC 还能在没有注射的部位诱导免疫反应。

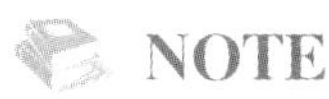

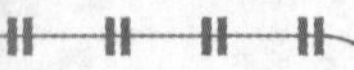

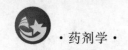

二、疫苗的递送

疫苗多采用肌内或皮下注射给药，因此疫苗通常被制成液体注射剂。对于多剂量液体型疫苗制剂，处方中常会加入防腐剂。冷藏链是运输疫苗中为了防止其降解而常采用的手段。为了避免运输中使用昂贵的冷藏链，可将疫苗与一些糖类如海藻糖或蔗糖一起干燥，制备成固体制剂，这样同样可以确保运输过程中疫苗的效价。

目前疫苗研发的一个热点是亚单位疫苗的开发。亚单位疫苗与其他两种人用疫苗相比，结构相对简单而且更安全。然而，亚单位疫苗处方中通常需要加入佐剂，这是因为亚单位疫苗医用的高纯度抗原降低了它本身的免疫原性。铝盐是目前应用最广泛的佐剂，它的作用机制主要被认为是作为抗原递送的载体，以及在注射部位形成贮库，使抗原从注射部位逐步持续释放，其他广泛研究的佐剂多是一些微粒给药系统，如乳剂、脂质体、病毒颗粒等。这些佐剂使亚单位疫苗以微粒的形式被抗原递呈细胞摄取，如已被美国 FDA 批准上市的流感疫苗(Inflexal Ⅴ)、甲肝疫苗(Epaxal)等脂质体疫苗。在过去的几十年中，疫苗的非侵入性给药方式如经鼻、肺部、经皮、口服、舌下和口腔给药也得到了广泛研究，如已上市的阿斯利康鼻喷流感疫苗 FluMist。表 15-11 列出了部分脂质体疫苗的产业化研究状况。

表 15-11　部分脂质体疫苗的产业化研究状况

药物名称	药物活性成分	生产厂家(研究单位)	递送技术	在研状态
Inflexal Ⅴ	流感疫苗	BernaBiotech	Virosomes 脂质体技术	上市
Epaxal	甲肝疫苗	BernaBiotech	Virosomes 脂质体技术	上市
L-BLP25	肿瘤相关抗原疫苗	Biomira	脂质体	临床研究中
TRP-2	黑色素瘤相关抗原	INEX	Oligovax 脂质体技术	基础研究

本章小结

因活性强、毒性小，生物技术药物新药研发及上市的数量及占比不断增加，然而其分子量大、结构复杂、稳定性差、生物膜渗透性差、半衰期短、注射给药顺应性差，成为生物技术药物制剂研发必须面对和要解决的问题。本章是围绕这一问题进行介绍的。

本章首先介绍了"生物技术药物"的概念，从近年全球药物销售情况分析了生物技术药物的现状，讲述生物技术药物的特点，进一步分析并阐述了生物技术药物制剂研发的挑战。

为了更好地理解生物技术药物特点及其制剂，分别从蛋白质和多肽、寡核苷酸及基因、疫苗三个方面展开介绍。

在"蛋白质和多肽类药物制剂"一节，从蛋白质和多肽药物的理化性质引入了蛋白质和多肽的稳定性对活性的重要意义，主要介绍了蛋白质和多肽类药物的物理不稳定性、化学不稳定性以及制剂稳定化方法，并介绍了能提高蛋白质和多肽类药物制剂患者顺应性的新型制剂。

在"寡核苷酸及基因类药物制剂"一节，介绍了基因药物的分类，并从其结构、性质及作用位点(细胞内或细胞核)，阐述了借助药物递送体系跨越生物膜屏障及保护其稳定性的必要性。分别从非病毒载体的构建和表征、体内递送过程及细胞转染和基因药物的释放介绍了寡核苷酸及基因类药物的递送载体设计。

在"疫苗制剂"一节，主要介绍了疫苗的分类与疫苗的递送技术。

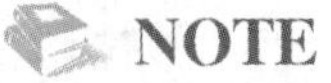

复习思考题

1. 什么是生物技术药物？简述生物技术药物研发的难点。
2. 简述蛋白质和多肽类药物制剂的处方组成及各成分的作用。
3. 简述影响蛋白质和多肽类药物化学和物理不稳定性的因素。
4. 请列举用于稳定蛋白质和多肽类药物的稳定剂，并简述其稳定化机制。
5. 请简述近年来出现的蛋白质和多肽类药物新型制剂。
6. 寡核苷酸及基因类药物的成功递送需要克服哪些生物屏障？
7. 基因类药物的递送体系有哪几类？
8. 试述疫苗给药系统研发概况。

目标检测

推荐阅读文献

参考文献

[1] 方亮. 药剂学[M]. 8版. 北京：人民卫生出版社，2016.
[2] 崔福德. 药剂学[M]. 7版. 北京：人民卫生出版社，2011.
[3] 孟胜男，胡容峰. 药剂学[M]. 北京：中国医药科技出版社，2016.
[4] 周四元，韩丽. 药剂学[M]. 北京：科学出版社，2017.
[5] 李治国，高静，郑爱萍. 提高蛋白质、多肽类药物稳定性的研究进展[J]. 国际药学研究杂志，2017，44(11)：1069-1074.
[6] 王玥，赵伟，辛中帅，等. 蛋白质多肽类药物的脂肪酸修饰研究进展[J]. 药学进展，2015，39(9)：651-658.
[7] 杜昭明，徐寒梅，王轶博，等. 长效蛋白多肽类药物技术研究进展[J]. 药物生物技术，2017，24(1)：63-67.
[8] 周洁雨，张兰，毛世瑞. 蛋白及多肽药物干粉吸入剂研究新进展[J]. 药学学报，2015，50(7)：814-823.
[9] 韦晶，韩希思，张承武，等. 微小 RNA 纳米递送体系的构建及其研究进展[J]. 材料导报，2019，33(1)：16-26.
[10] 张颖，周志平. 阳离子聚合物基因载体：进展与展望[J]. 应用化工，2018，47(1)：145-149，154.
[11] 徐然，陈松. CRISPR/Cas9 运输系统的研究进展及其在基因相关疾病方面的应用[J]. 中国生物工程杂志，2018，38(3)：81-88.
[12] 李曼，杨宜靓，任克柏，等. 高效基因靶向递送系统研究进展[J]. 国际药学研究杂志，2017，44(11)：1019-1027.
[13] 杜丽娜，金义光. 核酸药物纳米制剂的设计及递送新技术[J]. 国际药学研究杂志，2017，44(11)：1052-1068.

(李秀英)

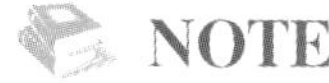

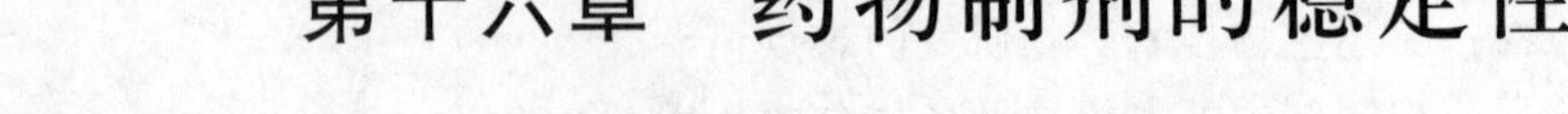

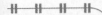

第十六章　药物制剂的稳定性

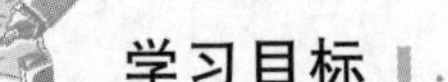

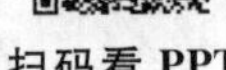

扫码看 PPT

学习目标 ▌…

1. 掌握：制剂中药物的化学降解途径；影响制剂中药物化学稳定性的因素和稳定化方法。

2. 熟悉：药物制剂稳定性的研究内容和要求，包括影响因素试验、加速试验及长期试验；药物稳定性的化学动力学基础。

3. 了解：药物制剂稳定性试验方法。

第一节　概　　述

药物制剂的基本要求是安全、有效、稳定。稳定性研究贯穿药物制剂从原料药合成、剂型设计到制剂生产、运输、贮存、销售直至临床使用的一系列过程。在此过程中，如果药物发生分解变质，不仅药效降低，有些变质的物质甚至可产生不良反应。因此药物制剂的稳定性(stability)对保证制剂产品的质量以及临床用药的安全有效具有重要的意义。《药品注册管理办法》规定，新药申报必须提供药物稳定性研究试验资料。

药物制剂的稳定性通常包括物理稳定性、化学稳定性、微生物稳定性、药效学稳定性及毒理学稳定性。其中，物理、化学和微生物稳定性与药效学及毒理学稳定性密切相关。在药物制剂设计和研究中，通常将制剂置于不同条件（如高温、高湿、光照等）下，考察药物可能发生的变化，探讨影响药物制剂稳定性的因素及避免或延缓药物降解的措施，寻找提高制剂稳定性的方法，制定药品的有效期，为新药申报提供稳定性依据。

第二节　制剂中药物的化学稳定性

不同的药物具有不同的结构和化学性质，因此其化学稳定性可表现为多种形式。为考察制剂的化学稳定性，首先需要了解制剂中药物的化学降解途径、影响因素和稳定化的方法。

一、制剂中药物稳定性的化学动力学基础

（一）反应速率与反应级数

反应速率(reaction rate)是指单位时间内药物浓度的变化。药物的反应速率$\frac{dC}{dt}$与浓度的关系式一般可用式(16-1)表示。

$$-\frac{dC}{dt}=kC^n \qquad (16\text{-}1)$$

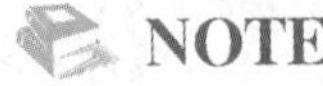

NOTE

式中，k 为反应速率常数；C 为反应物的浓度；n 为反应级数(reaction order)，用来阐明反应物浓度对反应速率影响的大小，$n=0$ 时代表零级反应(zero-order reaction)，$n=1$ 时代表一级反应(first-order reaction)，$n=2$ 时代表二级反应(second-order reaction)，以此类推。在制剂中药物的各类降解反应中，尽管有些药物的降解反应机制十分复杂，但多数药物的降解可按零级、一级、伪一级反应处理。

1. 零级反应 反应速率与反应物浓度无关，而受其他因素的影响，如反应物的溶解度或某些光化反应中光的照度等。零级反应的微分速率方程为

$$-\frac{\mathrm{d}C}{\mathrm{d}t}=k \tag{16-2}$$

积分式为

$$C=C_0-kt \tag{16-3}$$

式中，C_0 为 $t=0$ 时反应物的浓度，单位为 mol/L；C 为 t 时反应物的浓度，单位为 mol/L；k 为反应速率常数，单位为 mol/(L·s)。

零级反应的特征是 C 与 t 呈线性关系，直线的斜率为 $-k$，截距为 C_0。通常将反应物消耗一半所需的时间记为半衰期(half life，$t_{1/2}$)，零级反应的半衰期 $t_{1/2}=\frac{C_0}{2k}$，表明起始浓度 C_0 越大半衰期越长。药品的有效期(shelf life，$t_{0.9}$)是指药品在规定容器或包装中并在标签指定的贮存条件下，药物降解 10%所需的时间，零级反应的有效期 $t_{0.9}=\frac{C_0}{10k}$。复方磺胺液体制剂的颜色消退符合零级反应动力学。在混悬液中，药物的降解仅与溶解的药物有关，而混悬的固体颗粒不降解，当溶液中的药物降解时，固体颗粒中的药物会继续溶解补充至溶液相中，保持溶液的药量不变，这类降解反应属于零级反应。

2. 一级反应 反应速率与反应物浓度的一次方成正比，一级反应的微分速率方程为

$$-\frac{\mathrm{d}C}{\mathrm{d}t}=kC \tag{16-4}$$

积分式为

$$\lg C=-\frac{kt}{2.303}+\lg C_0 \tag{16-5}$$

式中，C_0 为 $t=0$ 时反应物的浓度，单位为 mol/L；C 为 t 时反应物的浓度，单位为 mol/L；k 为反应速率常数，单位为 s^{-1}、min^{-1}、h^{-1}、d^{-1}。

一级反应的特征是 $\lg C$ 与 t 呈线性关系，直线的斜率为 $-\frac{k}{2.303}$，截距为 $\lg C_0$。半衰期 $t_{1/2}=\frac{\ln 2}{k}=\frac{0.693}{k}$，有效期 $t_{0.9}=\frac{0.1054}{k}$。恒温时，一级反应的半衰期和有效期与反应物浓度无关。

在药物制剂的降解反应中，多数情况属于一级或伪一级反应。当两种物质参与反应，其中一种反应物的浓度远远超过另一种反应物的浓度时，可将该反应视为一级反应，称为伪一级反应(pseudo first-order reaction)。如用缓冲液维持药物制剂的 pH 恒定时，缓冲液中的离子浓度远高于药物浓度，此时降解反应为伪一级反应。

3. 二级反应 当只有一种反应物时，反应速率与反应物浓度的二次方成正比，二级反应的微分速率方程为

$$-\frac{\mathrm{d}C}{\mathrm{d}t}=kC^2 \tag{16-6}$$

积分式为

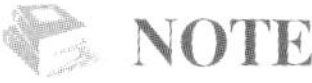
NOTE

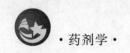

$$\frac{1}{C} = kt + \frac{1}{C_0} \tag{16-7}$$

式中，C_0 为 $t=0$ 时反应物的浓度，单位为 mol/L；C 为 t 时反应物的浓度，单位为 mol/L；k 为反应速率常数，单位为 L/(mol·s)。

二级反应的特征是 $1/C$ 与 t 呈线性关系，直线的斜率为 k，截距为 $1/C_0$。半衰期 $t_{1/2} = \frac{1}{C_0 k}$，表明半衰期随初始浓度 C_0 的增加而缩短；有效期 $t_{0.9} = \frac{1}{9C_0 k}$。表 16-1 表示零级、一级、二级反应速率方程及其特征。

表 16-1　零级、一级、二级反应速率方程及其特征

反应级数	零　级	一　级	二　级
$-\frac{dC}{dt} = kC^n$	$n = 0$	$n = 1$	$n = 2$
微分式	$-\frac{dC}{dt} = k$	$-\frac{dC}{dt} = kC$	$-\frac{dC}{dt} = kC^2$
积分式	$C = C_0 - kt$	$\lg C = -\frac{kt}{2.303} + \lg C_0$	$\frac{1}{C} = kt + \frac{1}{C_0}$
k 的单位	mol/(L·s)	s^{-1}、min^{-1}、h^{-1}、d^{-1}	L/(mol·s)
半衰期 $t_{1/2}$	$t_{1/2} = \frac{C_0}{2k}$	$t_{1/2} = \frac{0.693}{k}$	$t_{1/2} = \frac{1}{C_0 k}$
有效期 $t_{0.9}$	$t_{0.9} = \frac{C_0}{10k}$	$t_{0.9} = \frac{0.1054}{k}$	$t_{0.9} = \frac{1}{9C_0 k}$

（二）温度对反应速率的影响

温度是影响药物降解反应速率最主要的因素之一，温度升高时，绝大多数化学反应的速率增大。除光化反应外，药物的化学降解反应大多遵循阿伦尼乌斯(Arrhenius)公式，即温度与反应速率常数之间的关系式[式(16-8)]。Arrhenius 公式可用于预测药物的稳定性。

$$k = Ae^{-E/RT} \tag{16-8}$$

式中，k 为反应速率常数；A 为频率因子；E 为活化能；R 为气体常数；T 为绝对温度。式(16-8)的对数形式为

$$\lg k = -\frac{E}{2.303RT} + \lg A \tag{16-9}$$

从阿伦尼乌斯公式可以看出，药物的降解反应速率常数与温度有关，温度升高，反应的活化分子数明显增加，从而使得药物的降解速率加快。通常药物的降解反应活化能为 41.8～83.6 kJ/mol，当催化剂存在时，反应的活化能降低，从而加速降解反应。因此，药物制剂在制备、贮存和运输过程中应选择适宜的温度，减少受热时间，对保证药物的稳定性非常重要。

二、制剂中药物的主要化学降解途径

由于药物的化学结构不同，其降解反应也不一样，水解(hydrolysis)和氧化(oxidation)是药物降解的两个主要途径。在某些药物中也可能发生异构化、聚合、脱羧等反应。有时一种药物还可能同时发生两种或两种以上的降解反应。

（一）水解

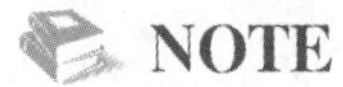

水解是药物降解的主要途径之一，易于水解的药物类型与结构见表 16-2。

表 16-2 易于水解的药物类型与结构

药物类型	结构	举例
酯类	$RCOOR'$	阿司匹林、生物碱类
	$ROPO_3M_x$	地塞米松磷酸钠
	$ROSO_3M_x$	硫酸雌酮
	$RONO_2$	硝酸甘油
内酯类	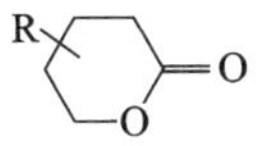 R, O, O	毛果芸香碱 螺内酯
酰胺类	$RCONR'_2$	氯霉素、吡嗪酰胺
β-内酰胺类	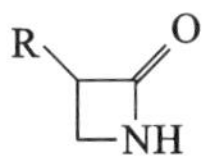 R, O, NH	青霉素类 头孢菌素类
肟类	$R_2C{=}NOR$	类固醇肟
酰亚胺类	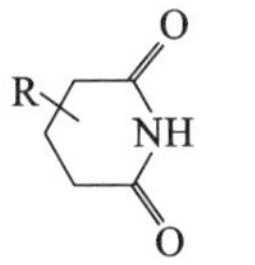 R, O, NH, O	苯乙哌啶酮 乙琥胺
丙二酰脲类	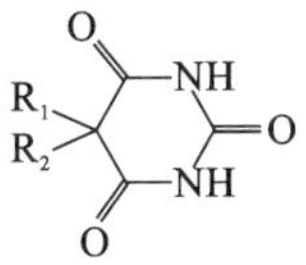 O, NH, R_1, R_2, O, NH, O	巴比妥类
氮芥类	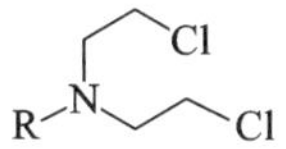 Cl, R, N, Cl	美法仑

1. 酯类药物的水解 含有酯键药物的水溶液，在 H^+ 或 OH^- 或广义酸碱的催化下水解反应加速。特别是在碱性溶液中，由于酯类分子中氧的电负性比碳大，故酰基易被极化，亲核性试剂 OH^- 易于进攻酰基上的碳原子，使得酰氧键断裂，生成醇和酸，酸与 OH^- 反应，使反应进行完全。在酸碱催化下，酯类药物的水解常可用一级或伪一级反应处理。

盐酸普鲁卡因可作为这类药物的代表，普鲁卡因水解后生成对氨基苯甲酸与二乙胺基乙醇(图 16-1)，水解产物无明显的麻醉作用。

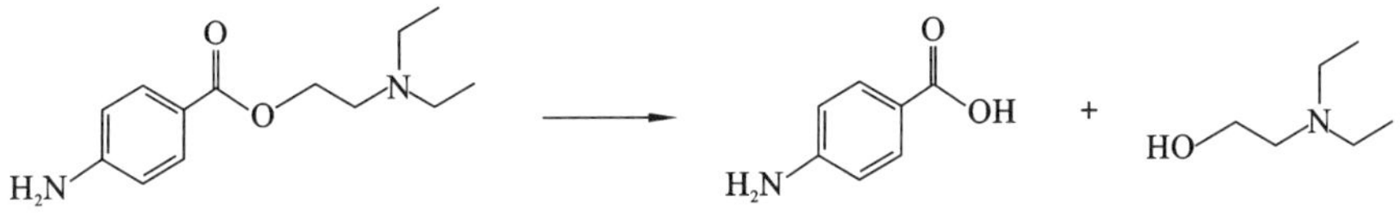

图 16-1 普鲁卡因的水解

属于这类药物的还有盐酸可卡因、盐酸丁卡因、溴丙胺太林、硫酸阿托品、氢溴酸后马托品

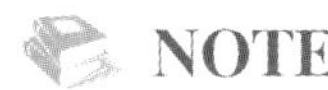

等，均应注意由于水解而造成的稳定性问题。羧酸酯(RCOOR′)水解的难易程度与其结构中R和R′基团有关，R或R′中有吸电子基团存在时，水解速度增加；若R和R′体积较大，由于空间位阻的影响，水解速度减慢。如盐酸丙氧普鲁卡因比盐酸普鲁卡因稳定，低分子量的脂肪族酯类药物在水中的水解速度较快。酯类水解后往往使溶液的pH下降，有些酯类药物灭菌后pH下降，提示可能发生水解。和酯类一样，内酯在碱性条件下也易水解开环。如毛果芸香碱在偏酸性条件下比较稳定，pH升高后稳定性下降；喜树碱母核结构中的α-羟基内酯环在生理条件下易水解开环形成羧酸盐，导致其抗肿瘤活性大大降低。

2. 酰胺类药物的水解　酰胺类药物的水解机制类似酯类，水解后生成相应的酸和胺。一般情况下，酰胺类药物较酯类药物稳定。有内酰胺结构的药物，水解后易开环失效。氯霉素、青霉素类、头孢菌素类、巴比妥类、利多卡因、对乙酰氨基酚都属于酰胺类药物。

(1) 氯霉素　固体时化学性质比较稳定，干燥粉末密封保存20年，其抗菌效力几乎不变，但其水溶液易分解，主要是酰胺键水解，生成1-(4-硝基苯基)-2-氨基-1,3-丙二醇与二氯乙酸(图16-2)。

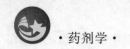

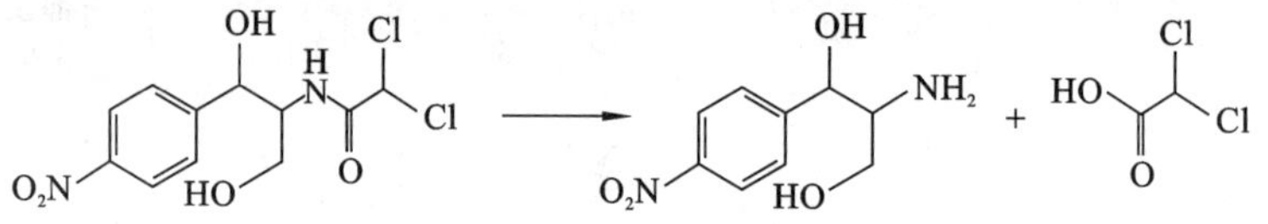

图16-2　氯霉素的水解

氯霉素水解速率与溶液pH有关。氯霉素溶液在pH 6时最稳定，在pH 2以下或pH 8以上时水解加速，而且在pH 8以上时还有脱氯的水解作用。氯霉素水溶液115 ℃热压灭菌30 min，水解量达15%，故不宜采用此法灭菌。

(2) 青霉素和头孢菌素类　这类药物的分子中存在着不稳定的β-内酰胺环，在H^+或OH^-影响下，极易开环失效。如氨苄青霉素在酸性或碱性溶液中，易水解为α-氨苄青霉酰胺酸。氨苄青霉素在水溶液中最稳定的pH为5.8，其水溶液在室温下贮藏7天，效价失去约80%，故本品只能制成注射用无菌粉末。

头孢菌素类药物由于分子中同样存在不稳定的β-内酰胺环，易于水解。如头孢唑啉钠在酸性或碱性溶液中易水解失效，在pH为4～7的水溶液中较稳定，在生理盐水和5%葡萄糖注射液中，室温放置5天其质量仍然符合要求。

(3) 巴比妥类　六元环的酰胺类药物，在碱性溶液中容易水解。巴比妥类的钠盐水溶液灌封于安瓿中(未充CO_2)灭菌或室温贮藏时间较长就会发生分解，pH较高时则分解速率显著增加。

有些酰胺类药物，如利多卡因，邻近酰胺基有较大的基团，由于空间效应，故不易水解。

3. 其他药物的水解　阿糖胞苷在酸性溶液中，脱氨水解为阿糖脲苷，在碱性溶液中，嘧啶环破裂，水解速率加快；阿糖胞苷的水溶液在pH 6.9时最稳定，水溶液经稳定性预测$t_{0.9}$约为11个月，常制成注射粉针剂使用。另外，维生素B、安定、碘苷等药物的降解也主要是水解作用。

(二) 氧化

在有机化学中常把失去电子或脱氢统称为氧化。氧化也是药物变质的主要途径之一，通常是由空气中的氧气引起的自由基链式反应，一般情况下，这种反应是一个比较缓慢的自动氧化过程。药物被氧化时，不仅效价损失，而且可能产生颜色或沉淀。有些药物即使被氧化极少量，亦会发生色泽变深或产生不良气味，严重影响药物的质量。药物的氧化过程与化学结构有关，易于氧化的药物类型与结构见表16-3。

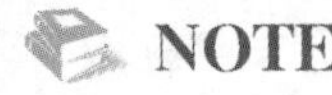

表 16-3 易于氧化的药物类型与结构

药物类型	结构	举例
酚类	R-(苯环)-OH	甾体中的酚
儿茶酚类	R-(苯环)-(OH)$_2$	多巴胺 异丙肾上腺素
醚类	R—O—R′	二乙醚
硫醇	RCH_2SH	二巯基丙醇
硫醚	R—S—R′	异丙嗪
羧酸类	RCOOH	脂肪酸
亚硝酸盐类	RNO_2	亚硝酸异丙酯
醛类	RCHO	三聚乙醛
胺类	H—N(R)(R′)	吗啡 氯氮平
烯醇类	HO(R)C=	维生素 C

1. 酚类药物 这类药物分子结构中具有酚羟基，如肾上腺素、左旋多巴、吗啡、去水吗啡、水杨酸钠等，容易被氧化发生变色或产生沉淀。

2. 烯醇类药物 分子中含有烯醇基，极易被氧化，而且氧化过程较为复杂，维生素 C 是这类药物的代表。在有氧条件下，维生素 C 先氧化生成去氢抗坏血酸，然后经水解生成 2,3-二酮古洛糖酸，此化合物进一步被氧化为草酸与 L-丁糖酸。维生素 C 水溶液在氧化分解过程中逐渐变成微黄色、黄色，直至褐色。金属离子如铜离子、铁离子等对维生素 C 的氧化产生催化作用。在无氧条件下，维生素 C 发生脱水反应和水解反应生成呋喃甲醛和二氧化碳，由于 H^+ 的催化作用，在酸性介质中脱水反应比在碱性介质中快。

3. 其他类药物 芳胺类(如磺胺嘧啶钠)、吡唑酮类(如氨基比林、安乃近)、噻嗪类(如盐酸氯丙嗪、盐酸异丙嗪)等药物都易氧化，其中有些药物氧化过程极为复杂，常生成有色物质。此外含有碳碳双键的药物如维生素 A 或 D 也容易被氧化，其氧化过程为典型的游离基链式反应。易氧化的药物要特别注意光、氧、金属离子对它们稳定性的影响，以保证产品质量。

(三) 光降解

光降解(photodegradation)是指化合物在光的作用下发生的有关降解反应。许多药物对光不稳定，如硝苯吡啶类、喹诺酮类都会发生光降解。硝普钠避光放置时其溶液剂的稳定性良好，至少可保存 1 年，但在灯光下其半衰期仅为 4 h。由于氧化反应常由光照引发，因此光降解常伴随氧化反应，但光降解并不仅限于氧化反应。应注意的是，某些药物的光降解可能会生成单线态氧(singlet oxygen)而产生光毒性，例如呋塞米、乙酰唑胺、氯噻酮等。

(四) 其他反应

1. 异构化(isomerization) 通常分为光学异构化(optical isomerization)和几何异构化

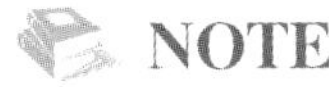

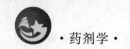

(geometric isomerization)两种。药物异构化后，通常生理活性降低甚至没有活性。如左旋肾上腺素在 pH 为 4 左右产生外消旋化后生物活性降低 50%。维生素 A 的活性形式是全反式(all-trans)，可在 2、6 位形成顺式异构体，此种异构体的活性低于全反式。

2. 聚合(polymerization) 两个或多个分子结合在一起形成复杂分子的过程。高浓度氨苄青霉素水溶液在贮存过程中能发生聚合反应，一个分子的 β-内酰胺环裂开与另一个分子反应形成二聚物，继而形成高聚物。据报道这类聚合物能诱发过敏反应。

3. 脱羧 对氨基水杨酸钠在光、热、水分存在的条件下极易脱羧(decarboxylation)，生成间氨基酚，后者还可进一步氧化变色。普鲁卡因水解产物对氨基苯甲酸，可缓慢脱羧生成苯胺，苯胺在光线影响下氧化生成有色物质，这就是盐酸普鲁卡因注射液颜色变黄的原因。

三、药物制剂稳定性的影响因素及稳定化方法

影响药物制剂稳定性的因素包括处方因素和外界因素，处方因素主要包括 pH、广义酸碱、溶剂、离子强度、表面活性剂、基质或赋形剂等；外界因素主要包括温度、光线、空气、金属离子、湿度与水分、包装材料等。这些因素对制剂处方的设计、剂型的选择、产品生产工艺条件和包装设计都十分重要。

(一) 处方因素对药物制剂稳定性的影响及稳定化方法

制备任何一种制剂，首先要进行处方设计，处方的组成对制剂稳定性影响很大。

1. pH 的影响 许多酯类、酰胺类药物常受 H^+ 或 OH^- 催化水解，这种催化作用也叫专属酸碱催化(specific acid-base catalysis)或特殊酸碱催化，此类药物的水解速率主要由 pH 决定。pH 不仅影响药物的水解，还影响药物的氧化。pH 对降解速率常数 k 的影响可用式(16-10)表示。

$$k=k_0+k_{H^+}[H^+]+k_{OH^-}[OH^-] \tag{16-10}$$

式中，k_0 表示参与反应的水分子的催化速率常数；k_{H^+} 和 k_{OH^-} 分别表示 H^+ 和 OH^- 的催化速率常数。

在 pH 很低时主要是酸催化，则式(16-10)可表示为

$$\lg k=\lg k_{H^+}-pH \tag{16-11}$$

以 $\lg k$ 对 pH 作图得一直线，斜率为−1。

在 pH 较高时主要是碱催化，k_w 为水的离子积，即 $k_w=[H^+][OH^-]$，则式(16-10)可表示为

$$\lg k=\lg k_{OH^-}+\lg k_w+pH \tag{16-12}$$

以 $\lg k$ 对 pH 作图得一直线，斜率为+1，在此范围内主要由 OH^- 催化。根据上述动力学方程可以得到反应速率常数 k 与 pH 的关系图，称为 pH-速率图。在 pH-速率图中，曲线最低点对应的横坐标即为最稳定的 pH，以 pH_m 表示。

pH-速率图有多种形状。硫酸阿托品、苄基青霉素(benzylpenicillin)在一定 pH 范围内的 pH-速率图与“V”形相似，苄基青霉素的 pH-速率图见图 16-3。硫酸阿托品水溶液因其 k_{OH^-} 比 k_{H^+} 大，pH_m 为 3.7，出现在酸性一侧。2020 年版《中国药典》规定硫酸阿托品注射液的 pH 为 3.5～5.5，实际生产控制 pH 在 4.0～4.5。苄基青霉素的 pH_m 为 7.0，因 k_{H^+} 与 k_{OH^-} 相差不多。

某些药物如阿司匹林、丹皮酚 B 的 pH-速率图呈“S”形，阿司匹林的 pH-速率图见图 16-4。盐酸普鲁卡因的 pH-速率图有一部分呈“S”形，这是因为 pH 不同，普鲁卡因以不同的形式(即质子型和游离碱型)存在；在 pH 为 2.5 以下主要为质子型的专属酸催化，而在 pH 为 5.5～8.5 时，为质子型的碱催化；曲线“S”形部分是普鲁卡因去质子形成游离碱的结果，pH 为 12 以上是游离碱的专属碱催化。

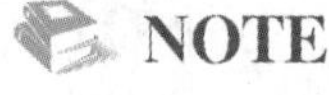

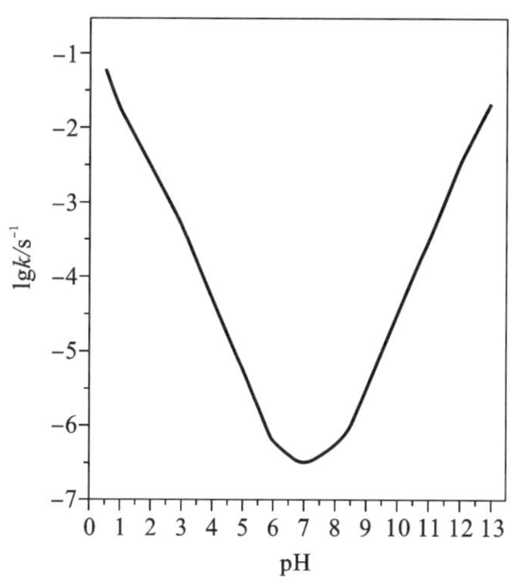

图 16-3 苄基青霉素在 35 ℃的 pH-速率图

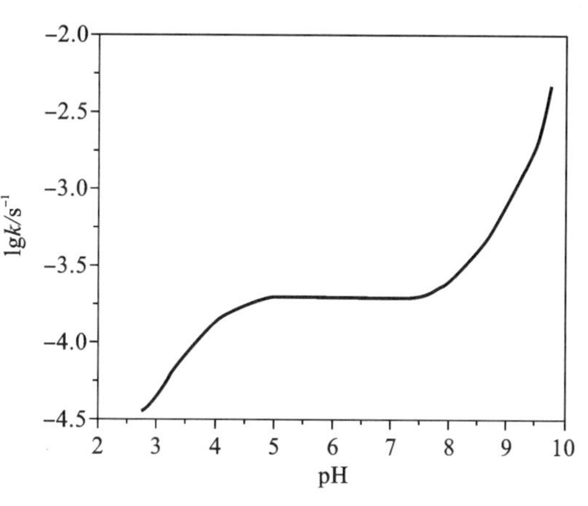

图 16-4 阿司匹林在 69.5 ℃的 pH-速率图

确定最稳定的 pH(pH_m)是溶液型制剂处方设计中首先要解决的问题。pH_m 可以通过式(16-13)计算：

$$pH_m = \frac{1}{2}pk_w - \frac{1}{2}\lg\frac{k_{OH^-}}{k_{H^+}} \tag{16-13}$$

pH_m 一般通过实验求得，方法如下：保持处方中其他成分不变，配制一系列不同 pH 的溶液，在较高温度(如 60 ℃)下进行加速试验。求出各种 pH 溶液的速度常数 k，然后以 $\lg k$ 对 pH 作图，即可求出 pH_m。药物的 pH_m 随温度变化而变化，如人参皂苷在 40 ℃、50 ℃、60 ℃和 70 ℃的 pH_m 分别为 5.98、5.78、5.75 和 5.60，利用加速试验数据测算出 25 ℃时的 pH_m 为 6.03。表 16-4 列举了一些药物的 pH_m。

表 16-4 一些药物最稳定的 pH(pH_m)

药　　物	pH_m	药　　物	pH_m
盐酸丁卡因	3.8	苯氧乙基青霉素	6
盐酸可卡因	3.5～4.0	毛果芸香碱	5.12
溴甲胺太林	3.38	乙酰唑胺	5.8～6.2
阿司匹林	2.5	克林霉素	4.0
三磷酸腺苷	9.0	地西泮	5.0
羟苯甲酯	4.0	氢氯噻嗪	2.5
羟苯乙酯	4.0～5.0	维生素 B_1	2.0
羟苯丙酯	4.0～5.0	吗啡	4.0
乳糖酸红霉素	4.0～8.0	维生素 C	6.0～6.5
氨苄青霉素钠	5.8	对乙酰氨基酚	5.0～7.0
头孢噻吩钠	3.0～8.0	奥美拉唑	8.0～10.0
甲氧西林	6.5～7.0	硝苯地平	6.0

为了减少药物的降解，需将溶液的 pH 调至较稳定的 pH 范围，通常用盐酸或氢氧化钠作为 pH 调节剂，也可用磷酸、枸橼酸、醋酸及其盐类组成的缓冲体系来维持药液的 pH，此时应注意广义酸碱催化的影响。

pH 的调节不仅要考虑药物制剂的稳定性，同时还要考虑药物的溶解度和疗效及人体对其制剂的适应性。如大部分生物碱在偏酸性溶液中比较稳定，故注射剂 pH 常调至偏酸范围

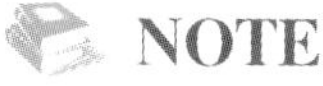

内，但将它们制成滴眼剂时，就应尽量调至偏中性范围，以减少刺激性，提高疗效。

2. 广义酸碱催化的影响 按照 Bronsted-Lowry 酸碱理论，给出质子的物质被称为广义的酸，接受质子的物质被称为广义的碱。除了 pH 对药物的水解速率有影响之外，广义的酸碱也可能催化水解药物，这种催化作用被称为广义的酸碱催化(general acid-base catalysis)或一般酸碱催化。许多药物制剂处方中为了维持溶液 pH 的稳定，常需要加入缓冲剂，而常用的缓冲剂如醋酸盐、磷酸盐、枸橼酸盐、硼酸盐等均为广义的酸碱，其对溶液中药物的降解可能有催化作用，例如磷酸盐可催化青霉素 G 钾盐和苯氧乙基青霉素的降解，醋酸盐和枸橼酸盐可催化氯霉素分解。

缓冲液是否对药物的稳定性有影响，可通过增加缓冲剂的浓度，但保持盐与酸的比例不变(pH 恒定)，配制一系列不同浓度的缓冲液，然后观察药物在这一系列缓冲液中的分解情况。如果分解速率随缓冲剂浓度的增加而增加，则可确定该缓冲剂对药物有广义的酸碱催化作用。为了减小这种催化作用的影响，在实际生产处方中，缓冲剂浓度应尽可能低或选用没有催化作用的缓冲系统。

3. 溶剂的影响 溶剂对液体制剂稳定性的影响比较复杂，对药物的水解影响较大。溶剂的介电常数对离子与带电荷的药物间反应速率的影响可用式(16-14)描述。

$$\lg k = \lg k_{\infty} - \frac{k' Z_A Z_B}{\varepsilon} \tag{16-14}$$

式中，k 为反应速率常数；ε 为溶剂介电常数；k_{∞} 为 ε 趋于∞时的降解速率常数；Z_A 和 Z_B 分别为离子和药物所带的电荷；对于一个给定系统，k' 在固定温度下是一个常数。

如果药物离子与进攻离子的电荷相同(Z_A 和 Z_B 同为正值或负值)，如 OH^- 催化水解苯巴比妥阴离子，则 $\lg k$ 对 $1/\varepsilon$ 作图所得直线的斜率为负值，说明在处方中采用介电常数低的溶剂可降低药物分解的速率。苯巴比妥钠注射液采用介电常数低的溶剂，如丙二醇(60%)可使注射液稳定性提高，25 ℃时 $t_{0.9}$ 可达 1 年左右。相反，若药物离子与进攻离子的电荷相反(Z_A 与 Z_B 的乘积为负值)，如专属碱对带正电荷的药物催化，采取介电常数低的溶剂，就不能达到稳定药物制剂的目的。

4. 离子强度的影响 液体制剂处方中常加入的电解质，如等渗调节剂、抗氧剂、缓冲剂等可使溶液的离子强度(ionic strength)增大。离子强度对药物降解速率的影响可用式(16-15)描述：

$$\lg k = \lg k_0 + 1.02 Z_A Z_B \sqrt{\mu} \tag{16-15}$$

式中，k 为降解速率常数；k_0 为溶液无限稀($\mu=0$)时的速率常数；μ 为离子强度；Z_A 和 Z_B 分别为溶液中离子和药物所带的电荷；1.02 是温度为 25 ℃时求得的常数。

以 $\lg k$ 对 $\sqrt{\mu}$ 作图可得一直线，其斜率为 $1.02 Z_A Z_B$，外推到 $\mu=0$ 可求得 k_0。对于相同电荷离子间的反应，溶液离子强度增大则反应速率增大；而相反电荷离子间的反应，溶液离子强度增大则反应速率降低；溶液离子强度对中性分子药物的反应速率无影响。例如，药物离子带负电荷，受 OH^- 催化降解，加入盐使溶液的离子强度增加，则降解速率增加；如受 H^+ 的催化，溶液的离子强度增加，则降解速率降低。

5. 表面活性剂的影响 加入表面活性剂可使一些容易水解的药物稳定性增加，这是因为表面活性剂可在溶液中形成胶束包裹药物，胶束的"屏障"作用，阻碍了 H^+ 或 OH^- 等离子的进攻，提高药物的稳定性。如苯佐卡因结构中含有酯键，易受 OH^- 催化水解，它在 30 ℃时的 $t_{1/2}$ 为 64 min，而在 5%的十二烷基硫酸钠溶液中，它在 30 ℃时的 $t_{1/2}$ 为 1150 min。但要注意，表面活性剂有时反而会加快某些药物的降解，如吐温 80 可使维生素 D 稳定性下降。故应通过实验正确选用表面活性剂。

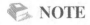
NOTE

6. 处方中基质或添加剂的影响 一些半固体制剂，如软膏剂、霜剂中药物的稳定性与制剂处方的基质有关。如聚乙二醇用作氢化可的松软膏的基质时，会促进该药物的分解，有效期只有6个月；聚乙二醇用作栓剂基质时也可使乙酰水杨酸降解，产生水杨酸和乙酰聚乙二醇。固体制剂中添加的一些辅料也可能影响药物的稳定性。如维生素C片采用糖粉和淀粉为赋形剂，则产品变色；硬脂酸镁和硬脂酸钙可与乙酰水杨酸反应形成相应的乙酰水杨酸镁和乙酰水杨酸钙，因此在生产乙酰水杨酸片时，不能使用硬脂酸镁和硬脂酸钙作为润滑剂，而应选用影响较小的滑石粉或硬脂酸等。

（二）外界因素对药物制剂稳定性的影响及稳定化方法

除了制剂的处方因素外，外界因素包括温度、光线、空气（氧）、金属离子、湿度和水分、包装材料等与制剂的稳定性也密切相关，这对药品生产工艺条件的制定和包装设计十分重要。其中温度对各种降解途径（如水解、氧化等）均有较大影响；而光线、空气（氧）、金属离子对易氧化的药物影响较大；湿度、水分主要影响固体药物的稳定性；包装材料是各种产品都必须考虑的问题。

1. 温度的影响 温度是外界环境中影响制剂稳定性的一个非常重要的因素，温度对多种降解途径如水解、氧化等均有较大影响，一般来说，温度升高，药物的降解速率加快。根据Van't Hoff规则，温度每升高10 ℃，反应速率增加2～3倍，这是一个经验规律，可粗略估计温度对反应速率的影响。阿伦尼乌斯公式[式(16-8)]定量地描述了温度与反应速率之间的关系，是预测药物稳定性的主要理论依据。

药物制剂在制备过程中，采用加热的操作很多，如加热溶解、灭菌、干燥等，因此考察温度对制剂中药物稳定性的影响，并据此制订合理的制备工艺和贮存条件，是制剂稳定性研究的重要内容。如有些产品在保证完全灭菌的前提下，可降低灭菌温度，缩短灭菌时间；对热特别敏感的药物，如某些抗生素、生物制品，要根据药物性质设计合适的剂型（如固体剂型），生产中采取特殊的工艺，如冷冻干燥、无菌操作等，同时产品要低温贮存，以保证产品质量。

2. 光线的影响 在制剂生产与产品的贮存过程中，还必须考虑光线的影响。光是一种辐射能，光能和热能一样，也可以提供发生反应所需要的活化能。辐射能量的单位称为光子，光子的能量与波长成反比，光线波长越短，能量越大，故波长小于420 nm的紫外线更易激发化学反应。有些药物分子受辐射（光线）作用使分子活化而产生分解，此种反应为光降解(photodegradation)，其反应速率与系统的温度无关，这种易被光降解的物质称为光敏感物质。药物的光敏感性与其化学结构有一定的关系，如酚类和分子中有双键的药物，一般对光敏感。酚类如苯酚、吗啡、肾上腺素、可待因、水杨酸等，还有分子中含有双键的药物如维生素A、D、B_{12}等都能在光线作用下发生氧化反应。另外光敏感的药物还有氯丙嗪、异丙嗪、核黄素、氢化可的松、泼尼松、叶酸、辅酶Q_{10}、硝苯地平等。

光敏感的药物制剂在制备过程中要避光操作。选择包装对这类制剂甚为重要，有人对抗组胺药物用透明玻璃容器加速试验，8周含量下降36%，而用棕色瓶包装几乎没有变化。因此，这类药物制剂宜采用棕色玻璃瓶包装或容器内衬垫黑纸，避光贮存。此外，对固体制剂采用含遮光剂的衣料进行包衣，也是避光的良好措施。

3. 空气(氧)的影响 大气中的氧是引起制剂中药物氧化的主要因素。大多数药物的氧化是自动氧化反应，有些仅需痕量的氧就能引起反应。氧在水中有一定的溶解度，在平衡状态下，0 ℃水的含氧量为10.19 mL/L，25 ℃为5.75 mL/L，50 ℃为3.85 mL/L，而在100 ℃水中几乎没有氧。在药物制剂的溶液内部和药物容器空间都存在着一定量的氧，可加速药物的氧化，特别是对于一些易氧化的药物。为了防止药物的氧化，目前生产上常在溶液中和容器空间内通入惰性气体如二氧化碳或氮气以置换其中的空气。在水中通CO_2至饱和时，残存的氧仅

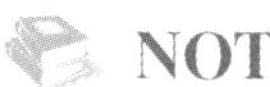

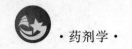

为0.05 mL/L，通氮气至饱和时残存的氧约为0.36 mL/L。若通气不够充分，对成品质量影响很大，有时同一批号注射液，其色泽深浅不同，可能是由通入惰性气体的量不同导致的。选择惰性气体应视药物的性质而定，二氧化碳溶于水中呈酸性，pH降低，可使某些药物如钙盐产生碳酸钙沉淀，此时选用氮气为宜。对于固体药物，也可采取真空包装。丙二醇、甘油、乙醇等溶剂中的氧溶解量较少，采用这些溶剂可延缓药物的氧化。对于易氧化的药物，制成油溶液或乳剂，通常氧化速率会加快，故此类制剂应特别注意采取适当的措施延缓或防止药物氧化。

在制剂中加入抗氧剂(antioxidant)也是防止药物氧化的有效措施之一。一些抗氧剂本身为强还原剂，如亚硫酸盐类，它首先被氧化从而保护主药免遭氧化，在此过程中抗氧剂逐渐被消耗。另一些抗氧剂是链反应的阻化剂，能与游离基结合，中断链反应的进行，在此过程中抗氧剂本身不被消耗。抗氧剂可分为水溶性与油溶性两大类，水溶性抗氧剂主要用于水溶性药物，油溶性抗氧剂具有阻化剂的作用，主要用于油溶性药物的抗氧化。常用的抗氧剂及浓度见表16-5。近年来，氨基酸抗氧剂引起重视，如半胱氨酸、蛋氨酸等，此类抗氧剂毒性小且本身不易变色。此外还有一些化合物能显著增强抗氧剂的效果，通常称为协同剂(synergist)或增效剂，如枸橼酸、酒石酸、磷酸等。一般的酚类抗氧剂，可使用其用量25%～50%的枸橼酸等有机酸作为增效剂。抗氧剂应根据药物的结构与性质、溶液的酸碱性等进行筛选，并避免与药物发生相互作用。焦亚硫酸钠和亚硫酸氢钠常用于弱酸性药液；亚硫酸钠和硫代硫酸钠主要用于偏碱性药液，如磺胺类注射液。硫代硫酸钠在偏酸性药液中可析出硫的细粒，肾上腺素与亚硫酸氢钠在水溶液中可形成无生理活性的硫酸盐。另外还应注意辅料如甘露醇、酚类、醛类等物质可降低一些抗氧剂的活性。

表16-5　常用抗氧剂及浓度

水溶性抗氧剂	常用浓度/(%)	油溶性抗氧剂	常用浓度/(%)
亚硫酸钠	0.1～0.2	叔丁基对羟基茴香(BHA)	0.005～0.02
亚硫酸氢钠	0.1～0.2	二叔丁基羟基甲苯(BHT)	0.005～0.02
焦亚硫酸钠	0.1～0.2	没食子酸丙酯(PG)	0.05～0.1
硫代硫酸钠	0.1	维生素E	0.05～0.5
硫脲	0.05～0.1	卵磷脂	0.025～0.25
维生素C	0.2	抗坏血酸棕榈酸酯	0.002～0.05
半胱氨酸	0.00015～0.05		
蛋氨酸	0.05～0.1		
硫代乙酸	0.005		
硫代甘油	0.005		

4. 金属离子的影响　制剂中的微量金属离子主要来自原辅料、溶剂、容器以及操作过程中使用的工具等。微量的金属离子对制剂中药物的自动氧化反应有显著的催化作用，如0.0002 mol/L的铜能使维生素C的氧化速率增大10000倍。铜、铁、钴、镍、锌和铅等离子都有促进氧化的作用，它们主要是缩短氧化作用的诱导期，增加游离基生成的速率。

为了避免金属离子的影响，应选用纯度较高的原辅料，在操作过程中尽量不使用金属器具，同时还可在处方中加入金属离子螯合剂如依地酸盐或枸橼酸、酒石酸、磷酸、二羟乙基甘氨酸等附加剂，螯合剂与亚硫酸盐类抗氧剂联合应用有时效果更佳。不过需注意依地酸二钠对玻璃容器存在腐蚀作用，常用量为0.005%～0.05%。

5. 湿度和水分的影响　空气湿度与物料含水量对固体药物制剂的稳定性有重要影响。水是化学反应的媒介，一些化学稳定性较差的固体药物吸附水分后在表面形成一层液膜，药物

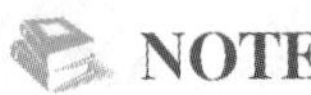
NOTE

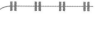

在液膜中发生降解反应，如乙酰水杨酸、青霉素钠盐、氨苄青霉素、对氨基水杨酸钠和硫酸亚铁等。一般固体药物受水分影响的降解速率与空气的相对湿度成正比。氨苄青霉素极易吸湿，实验测定其临界相对湿度(CRH)仅为 47%，如果在相对湿度(RH)为 75%的条件下放置 24 h，氨苄青霉素可吸收水分约 20%，同时粉末溶解。这些原料药的水分含量必须特别注意，一般水分含量在 1%左右比较稳定，水分含量越高分解越快。对氨基水杨酸钠的临界相对湿度(CRH)虽然较高(约 89%)，但若在其固体粉末中添加微量的水(约 0.53%)，其变色速度就显著增加。为了提高固体制剂的稳定性，在生产和贮存过程中，除降低空气湿度外，采用适宜的包装也很重要。如 50 ℃时水不稳定的药物制成的片剂，贮存在水渗透性发泡包装材料中要比装在密封的玻璃瓶中稳定得多；但在室温和相对湿度为 70%的条件下，情况却相反。原因是 50 ℃时大量水分透过膜挥发出来从而使得制剂稳定性增加；而在室温下，水分向相反方向扩散导致片剂稳定性降低。另外，对于易水解药物的液体制剂，还可考虑采用有机溶剂部分或全部替代水作为介质，以减小药物的水解速率。

6. 包装材料的影响 对药物制剂来说，包装须与其临床用途相适应，包装还应具备保护作用、相容性、安全性及功能性等特性。药物贮藏于室温环境中，主要受热、光、水汽及空气(氧)的影响，包装设计就是要排除这些因素的干扰。例如，对于易吸潮的药物可采用防潮包装，对遇光易分解的药物可改善其包装材料的组成和颜色，易氧化的药物应采用小剂量包装或以单剂量熔封于充有二氧化碳或氮气等惰性气体的容器中。同时还要考虑包装材料与药物制剂的相互作用。与口服制剂相比，肺吸入气雾剂及喷雾剂、鼻吸入气雾剂及喷雾剂、眼用溶液及混悬液、溶液型及混悬型注射剂等制剂与包装材料发生相互作用的可能性更高。此外，大多数液体制剂的处方中除活性成分外还有一些功能性辅料如助溶剂、抗氧剂、防腐剂等，这些添加剂可能促进包装材料成分的溶出，因此与包装材料发生相互作用的风险较大。对于这些高风险制剂必须进行药品与包装材料的相容性研究，以证实包装材料与制剂具有良好的相容性。选择包装材料时，必须以试验结果和实践经验为依据，经过“装样试验”，使药用包装材料和药物制剂相互接触或彼此接近，并在一定时间周期内进行影响因素试验(高温、高湿及强光照射试验)、加速试验和长期试验，选择合适的包装材料。

(三) 药物制剂稳定化的其他方法

前面结合影响因素对药物制剂稳定化进行了相应的讨论，但有些方法还不能完全概括，故在此作进一步的讨论。

1. 改进药物制剂或生产工艺 一般情况下，通过改变药物的剂型或改进药物制剂的制备生产工艺，能提高药物制剂的稳定性。常用的方法有以下两种。

(1) 制成固体制剂 凡是在水溶液中不稳定的药物，一般可制成固体制剂。供口服的制剂可制成片剂、胶囊剂和颗粒剂等，供注射的则制成注射用无菌粉末，如青霉素等抗生素类药物多为固体制剂。采用包衣工艺是提高片剂稳定性的常用方法之一，如氯丙嗪、盐酸异丙嗪和对氨基水杨酸钠等均制成包衣片。个别对光、热、水很敏感的药物如酒石麦角胺采用联合式干压包衣机制成包衣片，效果良好。另外一些对湿、热不稳定的药物，应尽量避免与水分接触，其片剂制备时可以采用粉末直接压片或干法制粒压片，这些方法同时避免了干燥温度导致的降解速率增加；如需采用湿法制粒则可考虑非水润湿剂和不含水的黏合剂，如乙醇、PVP 乙醇溶液等。

(2) 制成微囊、微球或包合物 某些药物制成微囊或微球可增加药物的稳定性，如见光易分解的维 A 酸等药物，易氧化的 β-胡萝卜素、γ-亚麻酸甲酯、盐酸异丙嗪、维生素 C 和硫酸亚铁等药物。易挥发及受热易分解的大蒜素制成微囊、微球或环糊精包合物后，稳定性有很大提高。

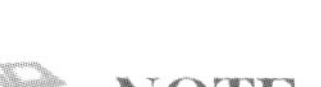

2. 制成稳定的衍生物 对不稳定的药物进行结构改造，如制成难溶性盐、酯类、酰胺类或高熔点的衍生物，可增加其稳定性。一般混悬液中药物的降解只取决于其在溶液中的浓度，而不是在制剂中的总量，所以将容易水解的药物制成难溶性盐或难溶性酯类衍生物，其稳定性提高。通常药物水溶性越小，稳定性越好。例如青霉素 G 钾盐，可制成溶解度小的普鲁卡因青霉素 G（在水中的溶解度为 1∶250），稳定性明显提高。青霉素 G 还可以与 *N*，*N*-双苄乙二胺生成苄星青霉素 G（长效西林），其溶解度进一步减小（1∶6000），故稳定性更佳，且药物在体内作用时间延长。利用化学修饰的方法制备前体药物，也可能使药物的降解速率降低。氨苄青霉素是碱性药物，非常不稳定，如果与酮反应生成缩酮氨苄青霉素，药物的稳定性得到显著提高。

第三节　药物制剂的物理稳定性

一、制剂中药物的物理稳定性及稳定化方法

制剂中的药物除了化学稳定性，还包括物理稳定性。药物存在的物理状态，如无定形、多晶型、水合物与溶剂化物等，会影响药物的性质（如溶解度等）乃至药效。2011—2013 年，美国 FDA 召回的药物制剂中，有 91 个涉及物理稳定性的问题，主要涉及片剂的溶出和缓释制剂的释放问题，80％被召回的注射剂为外观或晶型发生变化所致。药物制剂中常见的一些物理稳定性变化见表 16-6。

表 16-6　药物制剂中常见的物理稳定性变化

物理稳定性变化	剂　　型
外观	所有剂型
气味	所有剂型
pH	溶液剂、混悬剂、乳剂、半固体制剂
黏度	溶液剂、混悬剂、乳剂、半固体制剂
含水量	片剂、胶囊剂、散剂
崩解	片剂、胶囊剂
溶出	片剂、胶囊剂、散剂
硬度	片剂、栓剂
脆碎度	片剂
铺展性	软膏剂、乳膏剂、凝胶剂、糊剂
粒度	混悬剂、乳剂、气雾剂、微粒给药系统

（一）药物的多晶型

药物的晶型不同，其晶格能通常也不相同，晶格改变会引起晶体分子的振动能、转动能等发生变化，从而导致药物具有不同的熔点、溶出速率、溶解度、吸湿性、稳定性乃至生物活性。例如利福平、甲基泼尼松龙、氨苄青霉素和 B 族维生素等药物的稳定性均与晶型有关。巴比妥、新生霉素、可的松类等药物的混悬剂在贮存中晶型发生改变，甚至造成结块。雅培公司开发的 HIV 蛋白酶抑制剂利托那韦在上市两年后发现，原料药利托那韦晶型Ⅰ在制剂过程中沉淀形成了利托那韦晶型Ⅱ，晶型Ⅱ的溶解度比原料药晶型Ⅰ差，因而影响制剂的溶出速率和生物利用度，导致这种已上市的药品不得不撤市。在药物的多晶型中亚稳定型通常比稳定型有

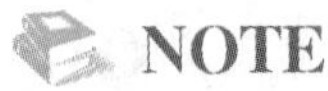

更好的溶解度、溶出速率和生物利用度，但亚稳定型自由能较大、不稳定，会自发转变成稳定型，导致药效降低，故需设法控制固体制剂中药物的亚稳定型。生产中可采用快速冷却或加入高分子材料、表面活性剂等方法，使药物保持亚稳定型。此外，一些喷雾干燥形成的亚稳定型结晶药物，在贮存过程中向稳定型转变，会影响制剂疗效，可通过与某些辅料同时喷雾干燥以减缓其向稳定型转变。如喷雾干燥的氢氯噻嗪中若不含 PVP，则 10 天后晶型完全转变；若加入的 PVP 的浓度高于 1%，晶型转变将明显减少。

（二）药物的无定形

同一药物既能形成不同的晶型，也可成为无定形，两者的物理性质差别很大，在一定条件下可以互变。无定形药物溶解时不必克服晶格能，所以其溶解度和溶出速率较结晶型大，但在贮存过程中甚至在体内可能转化为结晶型。例如将苯妥英钠在振动球磨机中研磨可形成无定形，为保持无定形状态则需在研磨时加入微晶纤维素，防止苯妥英钠由无定形向结晶型转变。

二、药物制剂的物理稳定性及稳定化方法

药物制剂的物理稳定性根据不同制剂表现不同。如溶液剂或糖浆剂在贮存过程中产生沉淀，混悬剂发生结块，乳剂发生分层、破裂，片剂的硬度、脆碎度、含水量发生变化，栓剂发生硬化等，详细内容见相应剂型章节。

第四节　原料药物与制剂稳定性试验方法

一、稳定性试验的目的和基本要求

稳定性试验的目的是考察原料药物或制剂在温度、湿度、光线的影响下随时间变化的规律，为药品的生产、包装、贮存、运输条件提供科学依据，同时通过试验确定药品的有效期。

（一）样品的批次和规模

2020 年版《中国药典》四部指导原则 9001“原料药物与制剂稳定性试验指导原则”规定，稳定性试验包括影响因素试验、加速试验与长期试验。影响因素试验用 1 批原料药物或 1 批制剂进行；如果试验结果不明确，则应加试 2 个批次样品。生物制品应直接使用 3 个批次。加速试验和长期试验要求用 3 批供试品进行。

原料药物供试品应是一定规模生产的。供试品量相当于制剂稳定性试验所要求的批量，原料药物合成工艺路线、方法、步骤应与大生产一致。药物制剂供试品应是放大试验的产品，其处方与工艺应与大生产一致。每批放大试验的规模，至少是中试规模。口服固体制剂如片剂或胶囊剂至少应为 10000 片或粒。大体积包装的制剂，如静脉输液等，每批放大规模的数量通常应为各项试验所需总量的 10 倍。特殊品种、特殊剂型所需数量，根据情况另定。

若放大试验比规模生产的数量要小，申报的新药获得批准后，从放大试验转入规模生产时，对最初通过生产验证的 3 批规模生产的产品仍需进行加速试验与长期稳定性试验。

（二）包装及放置条件

原料药物进行加速试验与长期试验所用包装应采用模拟小桶，但所用材料与封装条件应与大桶一致。药物制剂应在影响因素试验结果的基础上选择合适的包装，加速试验和长期试验所用的包装应与拟上市包装一致。

稳定性试验要求在一定温度、湿度及光照条件下进行，这些放置条件的设置应充分考虑到原料药物与制剂在贮存、运输及使用过程中可能遇到的环境因素。稳定性研究中所用的设备

NOTE

应能满足各项试验条件要求的环境参数并可实时监控。

(三) 考察时间点

稳定性研究的目的是考察原料药物与制剂质量随时间变化的规律，因此研究中一般需要设置多个时间点考察样品的质量变化。考察时间点应基于对药物的理化性质的认识、稳定性趋势评价的要求而设置。如长期试验中，总体考察时间应涵盖所预期的有效期，中间取样点的设置要考虑原料药物与制剂的稳定性特点和剂型特点。对某些环境因素敏感的原料药物与制剂，应适当增加考察时间点。

(四) 考察项目

稳定性研究的考察项目应选择在原料药物与制剂保存期间易于变化，并可能会影响原料药物与制剂的质量、安全性和有效性的项目，以便客观、全面地反映原料药物与制剂的稳定性。根据原料药物与制剂特点和质量控制的要求，尽量选取能灵敏反映原料药物与制剂稳定性的指标。药物制剂稳定性研究一般包括化学、物理和生物学三个方面。药物制剂化学稳定性研究的主要目的是根据药物的化学性质、考察辅料及其质量对药物水解、氧化等化学降解反应的影响，寻找避免及减少这些化学反应的方法。药物制剂物理稳定性研究主要考察制剂的物理性能发生变化的现象及其机制。如混悬剂中药物颗粒结块、结晶生长，乳剂的分层、破裂，胶体制剂的老化，片剂崩解度、溶出速率的改变，药物晶型的变化，药物的沉淀或结晶等。药物制剂生物学稳定性研究主要考察药物制剂滋生微生物而引起的稳定性变化。如细菌或真菌等微生物使药品变质、腐败甚至分解。广义的生物学稳定性还包括药物的药效学与毒理学的变化、药物制剂是否被微生物污染等。另外还应结合品种的不同特点有针对性地设计考察项目，重点考察影响原料药物与制剂质量的项目。如注射剂至少应在考察起始和末期进行无菌检查。不应忽视产品特点，仅以常规或专属性较差的考察项目代替样品个性的考察，如对于易吸湿的药物若不进行水分或干燥失重检查，无法全面、真实地反映样品的稳定性。

(五) 分析方法

研究药物稳定性，要采用专属性强、准确、精密、灵敏的药物分析方法与有关物质(含降解产物及其他变化所生成的产物)的检查方法，并对方法进行验证，以保证药物稳定性试验结果的可靠性。在稳定性试验中，应重视降解产物的检查。

(六) 显著变化

稳定性研究中样品发生了显著变化，则试验应终止。发生显著变化的项目主要有性状、含量和有关物质等，对于原料药还应注意结晶水的变化。制剂质量“显著变化”的通常定义：①含量与初始值相差 5%，或采用生物或免疫法测定时效价不符合规定；②降解产物超过标准限度要求；③外观、物理常数、功能试验(如颜色、相分离、再分散性、黏结、硬度、每揿剂量)等不符合标准要求；④pH 不符合规定；⑤12 个制剂单位的溶出度不符合标准的规定。

二、稳定性研究的试验方法

(一) 影响因素试验

影响因素试验(强化试验，stress testing)在比加速试验更激烈的条件下进行。原料药物进行此项试验的目的是探讨药物的固有稳定性、了解影响其稳定性的因素及可能的降解途径与分解产物，为制剂生产工艺、包装、贮存条件和建立降解产物分析方法提供科学依据。药物制剂进行此项试验的目的是考察制剂处方的合理性与生产工艺及包装条件。

影响因素试验通常包括高温、高湿及强光照射试验。对于原料药物，将供试品置于适宜的开口容器中(如称量瓶或培养皿)，分散放置，厚度不超过 3 mm，疏松原料药可略厚。当试验

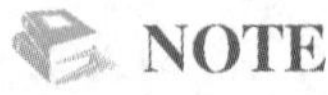
NOTE

结果发现降解产物有明显的变化时，应考虑其潜在的危害性，必要时应对降解产物进行定性或定量分析。对于药物制剂，将供试品如片剂、胶囊剂、注射剂（注射用无菌粉末如为西林瓶装，不能打开瓶盖，以保持严封的完整性）除去外包装，并根据试验目的和产品特性考虑是否除去内包装，置于适宜的开口容器中进行试验。

1. 高温试验 供试品开口置于适宜的恒温设备中，设备温度一般高于加速试验温度 10 ℃以上，考察时间点应基于原料药或药物制剂本身的稳定性及影响因素试验条件下稳定性的变化趋势设置。通常可设定为 0、5、10、30 天等取样，按稳定性重点考察项目进行检测。若供试品质量有明显变化，则适当降低温度进行试验。

2. 高湿试验 供试品开口置于恒湿密闭容器中，在 25 ℃、相对湿度为 90%±5%的条件下放置 10 天，于第 5 天和第 10 天取样，按稳定性重点考察项目要求检测，同时准确称量试验前后供试品的重量，以考察供试品的吸湿潮解性能。若吸湿增重 5%以上，则在相对湿度为 75%±5%的条件下，同法进行试验；若吸湿增重 5%以下，其他考察项目符合要求，则不再进行此项试验。恒湿条件可通过在密闭容器如干燥器下部放置饱和盐溶液来实现，根据不同相对湿度的要求，可以选择 NaCl 饱和溶液（相对湿度为 75%±1%，15.5～60 ℃）或 KNO_3 饱和溶液（相对湿度为 92.5%，25 ℃）。

3. 强光照射试验 供试品开口放在光照箱或其他适宜的光照装置内，可选择输出类似于 D65/ID65 发射标准的光源，或同时暴露于冷白荧光灯和近紫外灯下，在照度为 4500 lx±500 lx 的条件下，且光源总照度应不低于 1.2×10^6 lux · hr、近紫外灯能量应不低于 200 W · hr/m^2，于适宜时间取样，按稳定性重点考察项目进行检测，特别要注意供试品的外观变化。

此外，根据药物的性质必要时可设计试验，探讨 pH 与氧及其他条件对药物稳定性的影响，并研究分解产物的分析方法。创新药物应对分解产物的性质进行必要的分析。

（二）加速试验

加速试验（accelerated testing）在加速条件下进行，其目的是通过加速药物及其制剂的化学或物理变化，探讨药物及其制剂的稳定性，为制剂处方设计、工艺改进、质量研究、包装、运输、贮存提供必要的资料。供试品在温度为 40 ℃±2 ℃，相对湿度为 75%±5%的条件下放置 6 个月。所用设备应能控制温度为±2 ℃、相对湿度为±5%，并能对真实温度与湿度进行监测。在至少包括初始和末次等 3 个时间点（如 0、3、6 月）取样，按稳定性重点考察项目进行检测。如在 25 ℃±2 ℃，相对湿度为 60%±5%的条件下进行长期试验，当加速试验 6 个月中任何时间点的质量发生了显著变化，则应进行中间条件试验。中间条件为 30 ℃±2 ℃，相对湿度 65%±5%（可用 Na_2CrO_4 饱和溶液，相对湿度为 64.8%，30 ℃），建议的考察时间为 12 个月，应包括所有的稳定性重点考察项目，检测至少包括初始和末次等 4 个时间点（如 0、6、9、12 月）。溶液剂、混悬剂、乳剂、注射剂等含有水性介质的制剂可不要求相对湿度。

对温度特别敏感药物及其制剂，预计只能在冰箱（5 ℃±3 ℃）内保存，可在温度为 25 ℃±2 ℃、相对湿度为 60%±5%的条件下进行加速试验，时间为 6 个月。

对拟冷冻贮藏的药物及制剂，应对 1 批样品在 5 ℃±3 ℃或 25 ℃±2 ℃的条件下放置适当的时间进行试验，以了解短期偏离标签贮藏条件（如运输或搬运时）对药物及其制剂的影响。

乳剂、混悬剂、软膏剂、乳膏剂、糊剂、凝胶剂、眼膏剂、栓剂、气雾剂，泡腾片及泡腾颗粒宜直接在温度为 30 ℃±2 ℃、相对湿度为 65%±5%的条件下进行试验。

对于包装在半透性容器中的药物制剂，例如低密度聚乙烯制备的输液袋、塑料安瓿、眼用制剂容器等，则应在温度为 40 ℃±2 ℃、相对湿度为 25%±5%的条件下（可用 $CH_3COOK\cdot1.5H_2O$ 饱和溶液）进行加速试验。

（三）长期试验

长期试验（long-term testing）是在接近原料药物或制剂的实际贮存条件下进行的，其目的

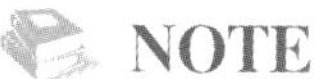

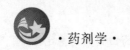

是为制订药品的有效期提供依据。供试品在温度为 25 ℃±2 ℃、相对湿度为 60%±5%的条件下放置 12 个月,或在温度为 30 ℃±2 ℃、相对湿度为 65%±5%的条件下放置 12 个月。每 3 个月取样 1 次,分别于第 0、3、6、9、12 个月取样,按稳定性重点考察项目进行检测。12 个月后仍需继续考察的,分别于第 18、24、36 个月等取样进行检测。将结果与第 0 个月比较,以确定原料药物或制剂的有效期。由于实验数据的分散性,一般应按 95%可信限进行统计学分析,得出合理有效期。如 3 批统计分析结果差别较小,则取其平均值为有效期,若差别较大则取其最短的值为有效期。如果药物或制剂很稳定,测定结果变化很小,则不作统计分析。

对温度特别敏感的药物或制剂,长期试验可在温度为 5 ℃±3 ℃的条件下进行。对拟冷冻贮藏的药物或制剂,长期试验可在温度为 −20 ℃±5 ℃的条件下至少放置 12 个月进行考察。

对于包装在半透性容器中的药物制剂,则应在 25 ℃±2 ℃、相对湿度为 40%±5%,或 30 ℃±2 ℃、相对湿度为 35%±5%的条件下进行试验。一般 6 个月的数据可用于新药申报临床研究,12 个月的数据用于申报生产。

(四) 热循环(冻融)试验

对于一些特殊的药品,如软膏剂、凝胶剂、霜剂、栓剂及难溶性药物的注射剂等,温度变化可能引起物相分离、黏度减小、沉淀或聚集,还需考察运输或使用过程中由于温度变化可能对质量造成的影响。例如某治疗冻伤用软膏需要在寒冷条件下使用,有必要考察其在低温条件下是否稳定。对于需冷冻保存的原料药物、中间产物或药物制剂,应验证其在多次反复冻融条件下产品质量的变化情况。

(五) 需重新配置使用的药品稳定性试验

对于需要溶解或者稀释后使用的药品,如小体积注射液、粉针剂等,由于稀释后主药可能会降解,也可能会析出,为保证临床安全用药,应考察稀释后主药的降解情况、临床使用时的稳定性,即在实际使用条件下的周期内,采用溶解或者稀释后的制剂产品进行质量评价,以确定配制使用有效期。

(六) 多剂量包装产品拆封后的稳定性试验

对于多剂量产品如滴眼剂、滴鼻剂等,拆封后产品暴露于外界环境可能变得不稳定,容易导致微生物超标或药物降解等。为保证药品的安全、有效,应进行药品拆封后的稳定性研究。一般模拟临床使用方法和环境,考察多次拆封后的稳定性。考察项目应与质量标准一致,包括物理、化学、微生物指标。根据试验结果,确定开封后药品的使用期,并写入说明书。一般无菌制剂打开后必须马上使用,用不完须在 2 ℃~8 ℃下保存且不能超过 24 h。而带防腐剂的多剂量包装产品(滴眼液、滴鼻液等),一般打开后使用期不能超过 28 天。

三、稳定性重点考察项目

知识链接
16-1

进行稳定性试验时,原料药物应重点考察性状、熔点、含量、有关物质、吸湿性等项目,以及根据品种性质选定其他考查项目。片剂应考察性状、含量、有关物质、崩解时限或溶出度或释放度等项目;注射剂应考察性状、含量、pH、可见异物、不溶性微粒、有关物质、无菌等项目;缓(控)释制剂、肠溶制剂应考察释放度等项目,微粒制剂应考察粒径、包封率、泄漏率等项目。其他主要剂型稳定性重点考察的项目见知识链接 16-1,表中未列入的考察项目及剂型,可根据剂型及品种的特点制订。

四、稳定性研究的其他方法

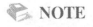

在实际研究中,还可以考虑采用基于阿伦尼乌斯公式的经典恒温法来预测药物及制剂的

稳定性，特别是对于溶液型液体制剂，预测结果具有一定的参考价值。依据阿伦尼乌斯公式的对数形式[式(16-9)]，以 $\lg k$ 对 $1/T$ 作图呈一条直线，直线斜率为 $-E/(2.303R)$，截距为 $\lg A$，由此可计算出反应活化能 E 和频率因子 A，若将直线外推至室温(25 ℃)，就可求出室温时的降解速率常数(k_{25})。由 k_{25} 可求出降解10%所需的时间($t_{0.9}$)或室温贮藏若干时间以后残余的药物的浓度。

目前，基于温度和反应速率的药物稳定性预测方法还有温度系数法、$t_{0.9}$ 法、活化能估算法、多元线性模型法、初均速法、线性变温法等，可参阅相关文献。

对药物制剂而言，极少数是单纯的均相产品，制剂中通常添加了各种辅料，在制剂产品中按重量比计算，主药所占的比例通常较小，辅料可能占据很大的重量比，因此简单地将原料药物的热力学降解规律照搬到制剂是不严谨科学的。对于生化药品、基因药物，由于起效机制和降解途径的差异，这些经典的降解理论可能并不适用，所以一般不推荐使用外推法。目前通常以实际进行的长期留样试验的时间来确定产品的有效期。考虑到新药上市前需经历的临床前研究和临床试验的时间跨度较长，一般来说在产品正式获准上市前有充足的时间来完成不少于18个月或24个月的长期试验。而在仿制药品的申请以及一些可以豁免临床试验的申请中，由于时间过短可以考虑采用适当的外推预测。需要注意的是，这种外推预测应建立在已经充分掌握上市成熟品种的稳定性信息的基础之上，如果被仿制产品的信息不充分，则还应以实际进行的长期试验为准。

本章小结

药物制剂的稳定性是指其保持化学、物理和生物学特性的能力，是评价药物制剂质量的一个重要指标。一个制剂产品从原料药合成、剂型设计到制剂生产、运输、贮存、销售直至临床使用，稳定性研究是基本内容。本章主要针对药物制剂的化学稳定性，详细介绍了制剂中药物的主要化学降解途径及降解化学动力学基础，深入讨论了影响药物制剂稳定性的处方及外界因素、稳定化的措施。除化学稳定性外，本章也探讨了药物制剂的物理稳定性及稳定化的方法。本章还介绍了稳定性研究设计需要考虑的要素，原料药物与药物制剂的稳定性试验方法，包括影响因素试验、加速试验和长期试验等。

复习思考题

目标检测

推荐阅读文献

1. 药物制剂稳定性研究的意义是什么?
2. 制剂中药物降解的化学途径主要有哪些?
3. 简述处方因素对制剂中药物稳定性的影响及提高稳定性的方法。
4. 简述外界因素对制剂中药物稳定性的影响及提高稳定性的方法。
5. 影响因素试验包括哪些项目?
6. 延缓药物制剂中有效成分水解的方法有哪些?
7. 延缓药物制剂中有效成分氧化的方法有哪些?
8. 经典恒温法用于药物制剂稳定性研究的原理是什么? 试验过程如何设计?

参考文献

[1] 方亮. 药剂学[M]. 8版. 北京：人民卫生出版社，2016.

[2] 方亮. 药剂学[M]. 3版. 北京：中国医药科技出版社，2016.

[3] 潘卫三. 药剂学[M]. 北京：化学工业出版社，2017.

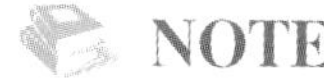

[4] 龙晓英,田燕.药剂学[M].2版.北京:科学出版社,2016.

[5] 周四元,韩丽.药剂学[M].北京:科学出版社,2017.

[6] 王建新,杨帆.药剂学[M].2版.北京:人民卫生出版社,2015.

[7] Sinko P J. Martin 物理药剂学与药学[M].6版.刘艳,译.北京:人民卫生出版社,2012.

[8] 苏德森,王思玲.物理药剂学[M].北京:化学工业出版社,2004.

[9] Czarniak P, Boddy M, Sunderland B, et al. Stability Studies of Lincomycin Hydrochloride in Aqueous Solution and Intravenous Infusion Fluids[J]. Drug Design, Development and Therapy,2016,10:1029-1034.

[10] Ahmad I,Bano R,Musharraf S G,et al. Photodegradation of Moxifloxacin in Aqueous and Organic Solvents: A Kinetic Study[J]. AAPS PharmSciTech, 2014, 15(6): 1588-1597.

[11] Jain R, Wu Z, Bork O, et al. Pre-formulation and Chemical Stability Studies of Penethamate, a Benzylpenicillin Ester Prodrug, in Aqueous Vehicles[J]. Drug Development and Industrial Pharmacy,2012,38(1):55-63.

（李　瑞）

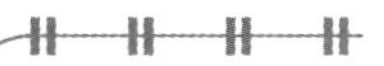

第十七章　药品包装材料和容器

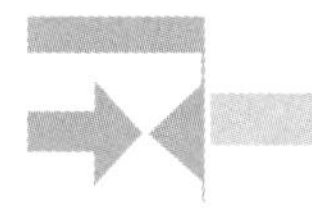

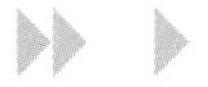

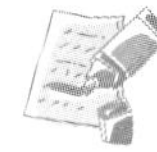

学习目标

扫码看 PPT

1. 掌握：药品包装的概念；药品包装材料的选择原则。
2. 熟悉：药品包装的作用；常见药品包装材料和容器。
3. 了解：药品包装材料的相关法规。

第一节　概　　述

一、药品包装的概念

药品包装是指选用适当的材料、容器和辅助物，利用一定的包装方法和包装技术对药物制剂的半成品或成品进行分(灌)、封、装、贴签等加工过程的总称。药品包装材料，简称药包材，指药品包装所用的材料，包括与药品直接接触的包装材料和容器、印刷包装材料。

药品是一种特殊的商品，其药效与质量直接关系到人身健康和安全。药品包装不同于一般物品包装，药品包装在确保药物效能、保障安全卫生及药品贮藏、运输、销售和使用方便性方面具有关键作用。因此，药品包装被视为药品的“第二生命”，是对药品质量进行评价的一项重要指标。合格的药品包装应具备密封，稳定，轻便，美观，规格适宜，包装标识规范、清晰、合格等特点，满足药品流通、储存、应用各环节的要求。

二、药品包装的作用

(一) 包装对药品质量的保证作用

国家药品监督管理局和美国 FDA 评价药物制剂的稳定性，要求该药物使用的包装在整个使用期内能够保证其药效的稳定性，合适的包装对保证药品质量十分关键。

1. 提高稳定性，保证药品有效期　通常情况下，药品暴露在空气中易氧化、染菌，某些药物见光会分解、变色等。药品的物理或化学性质的改变，会导致药品失效，甚至会导致疾病。因此，在选择药品包装材料时，不管包装设计如何，都应当将包装材料的保护功能作为首要的考虑因素。

包装能将药物成分与外界隔离。一方面，防止药物活性成分挥发、逸出及泄漏。例如，挥发性药物成分能溶解于包装材料的内侧，在渗透压的作用下向另一侧扩散，对于含芳香性成分及内含挥发性活性成分的固体药物制剂，其活性成分易挥发并穿透某些材料，并且对一般有机物的包装材料有强的溶蚀作用；液体制剂易泄漏，此类药物应当选择复合膜容器、玻璃容器、金属容器或陶瓷容器。另一方面，防止外界的空气、光线、水分、微生物、异物等进入而与药品接触。空气中含有氧气、水分、大量的微生物和异物颗粒，这些成分进入到包装容器后会导致药

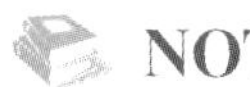

品氧化、水解、降解、污染和发酵。有些药物见光分解，这类药物除了在制剂处方中加入遮光剂（如片剂包衣时加二氧化钛）外，还应当在包装材料中采取以下措施：用棕色瓶包装；用铝塑复合膜材料包装；在包装材料中加遮光剂。针剂放入内衬黑纸的纸盒可形成避光的内环境，以防止药品劣化。

2. 防止药品运输、贮存过程中受到破坏 药品在运输、贮存过程中，受到振动、挤压和冲击等各种外力时，可能造成药品的破坏，选择合适的包装能避免这一问题。如片剂和胶囊剂等固体制剂包装时，常在内包装容器中多余空间部位填装消毒的棉花，外包装使用瓦楞纸或硬质塑料分隔并固定单剂量包装容器等。目前采用的新材料还有发泡聚乙烯、泡沫聚丙烯等缓冲材料，效果较好。药品的外包装应当有一定的机械强度，起到防震、耐压和封闭作用。

（二）包装对药品的标示作用

1. 标签与说明书 为科学准确地介绍具体药物品种的基本内容，便于使用时识别，每个单剂量包装上都应有标签，内包装中应有单独的药品说明书。标签内容一般包括注册商标、品名、批准文号、主要成分及含量、装量、主治、用法、用量、禁忌、厂名、生产批号、生产日期、有效期等。说明书上除标签外，还应详细介绍药品的成分、作用、功能、使用范围、使用方法及有特殊要求时的使用图示、注意事项、贮存方法等。

2. 包装标志 为方便药品的分类、运输、贮存和临床使用时便于识别和防止混淆，包装标志通常应当含药品名、装量等。包装材料上还应当加特殊标志：一方面要加安全标志，如对于剧毒、易燃、易爆等药品应加特殊且鲜明的标志，以防止不当处理和使用；另一方面要加防伪标志，如在包装容器的封口处贴特殊而鲜明的标志，配合商标，以防造假。

（三）包装便于药品使用和携带

药品在研究过程中，在考察包装材料（单剂量包装和内包装）对药物制剂稳定性影响的同时，还应当精心设计包装结构，以方便使用和携带。

1. 单剂量包装 单剂量包装又称分剂量包装，是指按照用途和给药方法对药物制剂进行分剂量包装的过程。如将颗粒剂装入小包装袋，将片剂、胶囊剂装入泡罩式铝塑材料中的分装过程，将注射剂装入玻璃安瓿的分装过程等。从方便患者使用及药店销售出发，采用单剂量包装，也可以减少药品的浪费。单剂量包装时，可采用一次性包装，适用于临时性或一次性给药的药品，如止痛药、抗晕药、抗过敏药、催眠药等。也可采用一疗程一个包装，适用于各种疾病不同的药物疗程需要而采用的包装，如抗生素药物、抗癌药、驱虫药等。

2. 配套包装 包装包括使用方便的配套包装和达到治疗目的的配套包装。前者如输液药物配有输液管和针头；后者如为达到治疗目的可将数种药物集中于一个包装盒内便于旅行和家用。

3. 儿童安全包装 为配合儿童用药方便和安全而设计的包装。经过特殊处理的包容器或材料既方便给药，又不便儿童打开，以防止小儿误食。

4. 特殊包装的标志 在剧毒药品的标签上用黑色标示“毒”；用红色标示“限制”；在外用药品标签上标示“外用”；兽用药品上也要有特殊标志，以防误用。

5. 外包装的运输保存标志 为防止药品在贮存和运输过程中质量受到影响，每件外包装（运输包装）上应有特殊标志。

(1) 识别标志 一般用三角形等图案配以代用简字作为发货人向收货人表示该批货的特定记号，同时，还要标出品名、规格、数量、批号、出厂日期、有效期、体积、重量、生产单位等，以防弄错。

(2) 运输与放置标志 对装卸、搬运操作的要求或存放保管条件应在包装上明确提出，如“向上”“防湿”“小心轻放”“防晒”“冷藏”等。

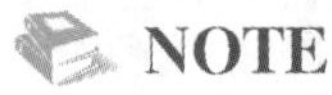

（四）药品包装便于流通和构成商品

药品经过包装，可以保证药品流通迅速便利，降低物流费用；药品进行包装后简洁、美观，利于陈列摆放；便于计算价值，方便买卖双方。

三、药品包装及其材料的分类

（一）按是否直接接触药品分类

药品包装按是否直接接触药品可分为内包装和外包装。

1. 内包装 内包装是指直接与药品接触的包装。如将数粒成品片剂或胶囊包装入泡罩式的铝塑包装材料中，然后装入纸盒、塑料袋、金属容器等，以防止潮气、光、微生物、外力撞击等因素对药品造成破坏和影响。

2. 外包装 外包装是指将已完成内包装的药品装入箱中或袋、桶和罐等容器中的过程。按由里向外分为中包装和大包装。进行外包装的目的是将小包装的药品进一步集中于较大的容器内，以便药品的贮存和运输。

（二）按材质分类

药品包装按材质不同可分为塑料类、金属类、玻璃类、陶瓷类、橡胶类和其他类（如纸、干燥剂）等，也可以由两种或两种以上的材料复合或组合而成（如复合膜、铝塑组合盖等）。常用的塑料类药包材如药用低密度聚乙烯滴眼剂瓶、口服固体药用高密度聚乙烯瓶、聚丙烯输液瓶等；常用的玻璃类药包材有钠钙玻璃输液瓶、低硼硅玻璃安瓿、中硼硅管制注射剂瓶等；常用的橡胶类药包材有注射液用氯化丁基橡胶塞、药用合成聚异戊二烯垫片、口服液体药用硅橡胶垫片等；常用的金属类药包材如药用铝箔、铁制的清凉油盒等。

（三）按形制和用途分类

药品包装按形制和用途不同可分为输液瓶（袋、膜及配件）、安瓿、药用（注射剂、口服或者外用剂型）瓶（管、盖）、药用胶塞、药用预灌封注射器、药用滴眼（鼻、耳）剂瓶、药用硬片（膜）、药用铝箔、药用软膏管（盒）、药用喷（气）雾剂泵（阀门、罐、筒）、药用干燥剂等。

四、药品包装材料的质量要求与性能检测

药包材在生产和应用中应符合下列要求：①药包材的原料应经过物理、化学性能和生物安全评估，应具有一定的机械强度、化学性质稳定、对人体无生物学意义上的毒害。②药包材的生产条件应与所包装制剂的生产条件相适应；药包材生产环境和工艺流程应按照所要求的空气洁净度级别进行合理布局；生产不洗即用药包材，从产品成型及以后各工序其洁净度要求应与所包装的药品生产洁净度相同。③根据不同的生产工艺及用途，药包材的微生物限度或无菌应符合要求；注射剂用药包材的热原或细菌内毒素、无菌等应符合所包装制剂的要求；眼用制剂用药包材的无菌等应符合所包装制剂的要求。

根据药品的包装材料的特性，药包材产品标准的内容主要包括三部分：①物理性能。主要考察影响产品使用的物理参数、机械性能及功能性指标，如橡胶类制品的穿刺力、穿刺落屑，塑料及复合膜类的制品的密封性、阻隔性能等。②化学性能。考察影响产品性能、质量和使用的化学指标，如溶出物试验、溶剂残留量等。③生物性能。考察项目应根据所包装药物制剂的要求制定，如注射剂类药包材的检验项目包括细胞毒性、急性全身毒性试验和溶血试验等；滴眼剂瓶应考察异常毒性、眼刺激试验等。

2020年版《中国药典》四部收载了16个药包材性能检测方法，具体包括以下几类。①玻璃容器相关测试方法：121 ℃玻璃颗粒耐水性测定法、玻璃内应力测定法、内表面耐水性测定

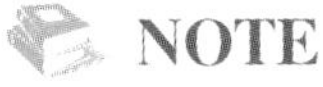

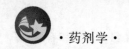

法、三氧化二硼测定法。②阻隔性能相关测试方法:气体透过量测定法、水蒸气透过量测定法。③机械性能相关测试方法:剥离强度测定法,拉伸性能测定法,热合强度测定法,注射剂用胶塞、垫片穿刺力测定法,注射剂用胶塞、垫片穿刺落屑测定法。④生物安全性能相关测试方法:药包材急性全身毒性检查法、药包材溶血检查法、药包材细胞毒性检查法。⑤其他:包装材料红外光谱测定法、药包材密度测定法。

五、药品包装材料的选择原则

在选择包装材料之前,必须充分评价这些包装材料对药物稳定性的影响,只有经过充分的证明,确保是安全、有效并有优良的保护功能的药品包装材料才可以选用。药品包装材料、容器必须与药物制剂相容,并能抗外界气候、微生物、物理化学等作用的影响,同时应密封、防篡改、防替换、防儿童误服用等。

(一)相容性原则

包装材料与药物相容性是指药品包装材料与药物间的相互影响或迁移,包括物理相容性、化学相容性和生物相容性。在药物有效期内,药包材本身应具有惰性,药包材不应与药品发生物理、化学及生物相互作用,包装本身不能对药品有不良影响,药品也不能对包装有不良影响,更不能改变其性质或影响其保护功能。选择与药物相容的药包材必须通过药品包装材料与药物相容性试验验证。

(二)适应性原则

包装材料选用的适应性原则是指包装材料的选用应与药品的生产、流通以及应用环节相适应。在上述各个环节中,内包材应能够避免药物的渗漏、挥发,能够抵抗外界气候、运输方式、微生物、物理化学等作用;外包材应具有保护作用,易于识别;具有定量给药装置的包装材料,应能保证给药剂量的准确性。

(三)协调性原则

1. 药品包装应与药物的剂型相协调

(1) 固体制剂包装　主要有以下几种形式。

①粉剂包装:粉剂由于性质不同,包装方法也不同,但大部分采用单剂量包装。可用纸、铝箔、塑料薄膜、塑料瓶、玻璃瓶以及适合药物理化性能保护要求的各种复合材料来进行包装。

②颗粒剂包装:颗粒剂对水汽敏感,包装容器需具有一定的防潮能力。可采用玻璃瓶、塑料瓶、合适的塑料薄膜袋或复合膜袋。

③片剂与丸剂包装:目前中成药尚有少数药丸,除表面采用糖衣包裹外,其包装方法基本上类似于片剂的包装。片剂的包装除了使用传统的玻璃瓶包装外,大多数采用泡罩包装、双铝箔包装、冷冲压成型包装、塑料瓶(聚乙烯、聚丙烯、聚酯)包装。

④胶囊剂包装:胶囊剂分硬胶囊和软胶囊两种。这两种胶囊均需考虑防机械冲击,特别是用软胶囊大量包装时,在运输中易变性。因此,为防止在运输过程中的摩擦和破裂,在胶囊包装中使用垫料。软胶囊在低温条件下不必保护,但在高温、高湿条件下因真菌极易生长,故仍需一定的防潮包装。

⑤栓剂包装:栓剂的包装一般采用防油纸纸盒,内装的每个药栓均以铝箔包装,也可采用塑料泡罩包装,顶、底两端热封,将药栓固定在窝腔中,防止外界污染,以保护其性能。由于这类药剂的熔点仅略高于室温,故必须考虑防热保护,可采用隔热包装或冷藏的方法。

(2) 液体制剂包装　液体制剂包装必须考虑包装材料的成分、药品的特性以及使用方法,从而选择适当的包装材料。液体制剂的主要采用玻璃瓶包装。由于塑料瓶具有体轻、不易破裂等特点,近年来使用越来越多。另外,还有喷雾罐、塑料铝箔复合袋等。部分输液包装由原

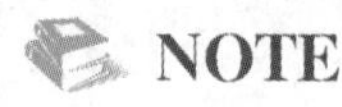
NOTE

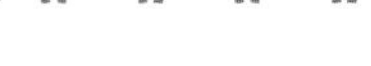

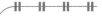

来单一的玻璃瓶发展为聚乙烯瓶、聚丙烯瓶、PVC软袋并存的格局。

①口服液体制剂：这类制剂包括糖浆剂等。对于糖浆剂来讲，为了避光，常采用琥珀色玻璃瓶包装。

②非口服液体制剂：包括洗剂、滴眼剂等，一般采用玻璃瓶或塑料容器包装。

③乳剂：一般采用广口玻璃瓶包装。

④注射剂：注射剂包装分大容量(50 mL以上)和小容量(50 mL以下)包装。大容量注射剂(输液)包装一般采用玻璃瓶，小容量注射剂大多采用安瓿，目前多种塑料容器、聚氯乙烯输液袋、聚丙烯输液瓶或袋已在临床使用。

(3) 软膏剂包装　目前主要用铝管或复合软管进行包装。

(4) 气雾剂包装　所用材料有金属、玻璃、塑料组合制成的容器。

2. 药品包装应与期望的功能相协调　药品包装需要利用色彩的视觉心理因素营造药品的功能性效果，传达药品特有的信息，与期望的功能相协调。如蓝色给人以放松、安静的效果，可用于镇静、催眠、降压、解热、镇痛等药品的包装设计。红色既能产生兴奋、热情、希望、明亮等效果，中枢兴奋药多以红色为基调，滋补类、维生素类、风湿类等药品的包装，亦可适当选用红色等暖色调，满足患者追求健体强身、延年益寿的心理需求。然而红色又可产生危险、警告和不安情绪，有使脉搏跳动加快的节奏，增加心脏压力，心血管药品包装应避免红色。

(四) 美学性原则

药品的包装应符合美学要求。包装材料选用时需考虑药品包装材料的颜色、透明度、种类等。药包材的装潢设计，应体现药品的特点，品名醒目、文字清晰、图案简洁、色调鲜明。如避免在有光泽的表面印刷图文，不用荧光白。由于紫色、蓝色、绿色等低频颜色组合使用会在边界产生颤抖或余像效应，老年患者水晶体变黄，难以区分低频颜色，在色彩选择时避免使用，尽量选择红、橘红、黄等暖色。

(五) 环保性原则

环保性原则即在药品的包装、运输、销售过程中，选用能循环和再生利用并对环境没有危害的药品包装材料、容器。目前，绿色包装材料主要包括三类：①可回收处理再造包装的材料。主要包括纸张、纸板材料、纸浆模塑材料、金属材料、玻璃材料等。②可自然风化的材料。主要包括纸制品材料(纸张、纸板、纸浆模塑材料)、可降解的各种材料(光降解、生物降解、热氧降解、光氧降解、水降解、光生物降解)及生物合成材料，如草秆、贝壳、天然纤维填充材料，可食性材料等。③可焚烧而不污染大气的包装材料。包括不能回收处理再造的线型高分子材料、网状高分子材料以及部分复合型材料(如塑-金属、塑-塑、塑-纸等)，在医药品的泡罩包装中广泛使用的铝塑包装材料就属于这类材料。

(六) 对等性原则

对等性原则是指在进行药品包装时，应在保证药品质量的前提下，根据药品的价格、品性或附加值，选择价格对等的药包材。

六、药品包装材料的相关法规

(一)《中国药典》

1. 药包材通用要求指导原则　2020年版《中国药典》四部通则"9621药包材通用要求指导原则"对药包材的命名、药包材在生产和应用中的要求、药品生产企业生产的药品及医疗机构配制的制剂选用药包材、药包材与药物的相容性研究、药包材标准、药包材产品标准、药包材的包装等内容作了原则性规定。

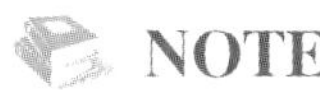

药包材的命名应按照用途、材质和形制的顺序编制，文字简洁，不使用夸大修饰语言，尽量不使用外文缩写。如口服液体药用聚丙烯瓶。

药品应使用有质量保证的药包材，药包材在所包装药物的有效期内应保证质量稳定，多剂量包装的药包材应保证药品在使用期间质量稳定。不得使用不能确保药品质量和国家公布淘汰的药包材，以及可能存在安全隐患的药包材。

药包材与药物的相容性研究是选择药包材的基础，药物制剂在选择药包材时必须进行药包材与药物的相容性研究。药包材与药物的相容性试验应考虑剂型的风险水平和药物与药包材相互作用的可能性(知识链接17-1)。一般应包括以下几部分内容。①药包材对药物质量影响的研究。包括药包材(如印刷物、黏合物、添加剂、残留单体、小分子化合物以及加工和使用过程中产生的分解物等)的提取、迁移研究及提取、迁移研究结果的毒理学评估，药物与药包材之间发生反应的可能性，药物活性成分或功能性辅料被药包材吸附或吸收的情况和内容物的逸出以及外来物的渗透等。②药物对药包材影响的研究。考察经包装药物后药包材完整性、功能性及质量的变化情况，如玻璃容器的脱片、胶塞变形等。③包装制剂后药物的质量变化(药物稳定性)。包括加速试验和长期试验药品质量的变化情况。

知识链接
17-1

药包材标准是为保证所包装药品的质量而制定的技术要求。药包材质量标准分为方法标准和产品标准，药包材的质量标准应建立在经主管部门确认的生产条件、生产工艺以及原材料牌号、来源等基础上，按照所用材料的性质、产品结构特性、所包装药物的要求和临床使用要求制定试验方法和设置技术指标。上述因素如发生变化，均应重新制定药包材质量标准，并确认药包材质量标准的适用性，以确保药包材质量的可控性；制定药包材标准应满足对药品的安全性、适应性、稳定性、功能性、保护性和便利性的要求。不同给药途径的药包材，其规格和质量标准要求亦不相同，应根据实际情况在制剂规格范围内确定药包材的规格，并根据制剂要求、使用方式制定相应的质量控制项目。在制定药包材质量标准时既要考虑药包材自身的安全性，也要考虑药包材的配合性和影响药物的贮藏、运输、质量、安全性和有效性的要求。

药包材的包装上应注明包装使用范围、规格及贮藏要求，并应注明使用期限。

2. 药用玻璃材料和容器指导原则 2020年版《中国药典》四部通则“9622 药用玻璃材料和容器指导原则”对药用玻璃材料和容器在生产、应用过程中的基本要求作了规定。

药用玻璃材料和容器的成分设计应满足产品性能的要求，生产中应严格控制玻璃配方，保证玻璃成分的稳定，控制有毒有害物质的引入，对生产中必须使用的有毒有害物质应符合国家规定，且不得影响药品的安全性。

药用玻璃材料和容器的生产工艺应与产品的质量要求相一致，不同窑炉、不同生产线生产的产品质量应具有一致性，对玻璃内表面进行处理的产品在提高产品性能的同时不得给药品带来安全隐患，并保证其处理后有效性能的稳定性。

药用玻璃容器应清洁透明，以利于检查药液的可见异物、杂质以及变质情况，一般药物应选用无色玻璃，当药物有避光要求时，可选择棕色透明玻璃，不宜选择其他颜色的玻璃；应具有较好的热稳定性，保证高温灭菌或冷冻干燥中不破裂；应具有足够的机械强度，能耐受热压灭菌时产生的较高压力差，并避免在生产、运输和贮存过程中所造成的破损；应具有良好的临床使用性，如安瓿折断力应符合标准规定；应具有一定的化学稳定性，不与药品发生影响药品质量的物质交换，如不发生玻璃脱片、不引起药液的pH变化等。

药品生产企业应根据药物的物理、化学性质以及相容性试验研究结果选择适合的药用玻璃容器。对生物制品、偏酸偏碱及对pH敏感的注射剂，应选择121 ℃颗粒法耐水性为1级及内表面耐水性为HC1级的药用玻璃容器或其他适宜的包装材料。在相容性研究中应综合考察相关因素对玻璃容器内表面耐受性造成的影响。

NOTE

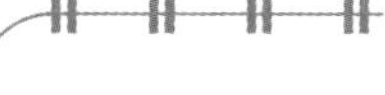

（二）《直接接触药品的包装材料和容器国家标准》

2015 年 8 月，YBB 00032005—2015《钠钙玻璃输液瓶》等 130 项直接接触药品的包装材料和容器国家标准的公告（2015 年第 164 号）发布，于 2015 年 12 月 1 日起实施。包括产品标准 80 个、方法标准 47 个、通则 2 个以及指导原则 1 个。

2017 年 12 月发布的关于调整原料药、药用辅料和药包材审评审批事项的公告（2017 年第 146 号），取消药用辅料与直接接触药品的包装材料和容器（以下简称药包材）审批，原料药、药用辅料和药包材在审批药品制剂注册申请时一并审评审批。药包材登记资料主要内容有企业基本信息、药包材基本信息、生产信息、质量控制、批检验报告、稳定性研究、安全性和相容性研究等。具体内容应当符合 2016 年第 155 号通告中药包材申报资料要求。

（三）《药品包装材料与药物相容性试验指导原则》

药包材与药物的相容性研究是选择药包材的基础，药物制剂在选择药包材时必须进行药包材与药物的相容性研究。药包材与药物的相容性研究应参照国家药监局 2015 年 12 月颁发的《药品包装材料与药物相容性试验指导原则》进行，具体见知识链接 17-2。

知识链接
17-2

（四）《中华人民共和国药品管理法》

《中华人民共和国药品管理法》中“第六章　药品包装的管理”对药包材的使用规定如下。

第五十二条　直接接触药品的包装材料和容器，必须符合药用要求，符合保障人体健康、安全的标准，并由药品监督管理部门在审批药品时一并审批。

药品生产企业不得使用未经批准的直接接触药品的包装材料和容器。

对不合格的直接接触药品的包装材料和容器，由药品监督管理部门责令停止使用。

（五）《药品说明书和标签管理规定》

《药品说明书和标签管理规定》中对药包材的使用规定如下。

第六十条　药品生产企业和配制制剂的医疗机构不得使用与国家标准不符的药包材。

第六十二条　未经批准使用药包材产品目录中的药包材的，按照《药品管理法》第四十九条、第七十五条的规定查处。

第二节　常用药品包装材料和容器

一、常用包装材料

（一）玻璃

玻璃是经高温熔融、冷却而得到的非晶态透明固体，是化学性能最稳定的材料之一。常用于注射剂、粉针剂、输液、口服液、生物制品及血液制品等的包装，是药品的组成部分。

1. 药用玻璃的特点　玻璃具有以下优点：①具有良好的耐水性、耐酸性和一般的耐碱性；②还具有良好的热稳定性；③具有一定的机械强度；④表面光洁、透明，外观良好；⑤易清洗消毒；⑥具有高阻隔性；⑦易于密封；⑧价格低廉、可回收等。

玻璃的缺点：①耐碱性一般，碳酸氢钠注射液使用钠钙玻璃输液瓶装，在长期存放过程中，瓶壁会有脱落物脱落，使药品混浊、澄明度不合格，严重影响产品质量。②对某些药物有吸附性，如胰岛素可被玻璃中二氧化硅与硼的氧化物吸附；肝素钠与 0.9%氯化钠注射液的混合液存放在玻璃瓶中，2 h 后活性明显降低。③用药安全性低，玻璃瓶在制备、灭菌、包装、运输过程中会出现脱片及胶塞脱屑致使输液剂的微粒增加，输入体内后可造成局部循环障碍、局部血

NOTE

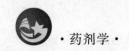

管堵塞、供血不足、过敏反应、热原样反应等。

2. 药用玻璃的分类

(1) 按化学成分和性能分类　药用玻璃国家药包材标准(YBB 标准)根据线热膨胀系数(coefficecent of expansion,COE)和三氧化二硼含量的不同,结合玻璃性能要求将药用玻璃分为高硼硅玻璃、中硼硅玻璃、低硼硅玻璃和钠钙玻璃四类。2020 年版《中国药典》四部通则"9622 药用玻璃材料和容器指导原则"对各类玻璃的成分及性能要求见表 17-1。

表 17-1　玻璃的成分和性能要求

化学组成及性能		玻璃类型			
		高硼硅玻璃	中硼硅玻璃	低硼硅玻璃	钠钙玻璃
B_2O_3(%)		≥12	≥8	≥5	<5
SiO_2(%)		约 81	约 75	约 71	约 70
Na_2O+K_2O(%)		约 4	4～8	约 11.5	12～16
MgO+CaO+BaO+SrO(%)		/	约 5	约 5.5	约 12
Al_2O_3(%)		2～3	2～7	3～6	0～3.5
平均线热膨胀系数[$\times 10^{-6}\ K^{-1}$(20～300 ℃)]		3.2～3.4	3.5～6.1	6.2～7.5	7.6～9.0
121 ℃颗粒耐水性		1 级	1 级	1 级	2 级
98 ℃颗粒耐水性		HGB1 级	HGB1 级	HGB1 级或 HGB2 级	HGB2 级或 HGB3 级
内表面耐水性		HCl 级	HCl 级	HCl 级或 HCB 级	HC2 级或 HC3 级
耐酸性能	重量法	1 级	1 级	1 级	1～2 级
	原子吸收分光光度法	100 μg/dm²	100 μg/dm²	/	/
耐碱性能		2 级	2 级	2 级	2 级

(2) 按耐水性能分类　药用玻璃材料按颗粒耐水性的不同分为Ⅰ类玻璃和Ⅲ类玻璃。Ⅰ类玻璃为硼硅类玻璃,具有高的耐水性;Ⅲ类玻璃即为钠钙类玻璃,具有中等耐水性。Ⅲ类玻璃制成容器的内表面经过中性化处理后,可达到高的内表面耐水性,此类玻璃容器称为Ⅱ类玻璃容器。

(3) 按成型方法分类　药用玻璃容器根据成型工艺的不同可分为模制瓶和管制瓶。模制瓶的主要品种有大容量注射液包装用的输液瓶、小容量注射剂包装用的模制注射剂瓶(或称西林瓶)和口服制剂包装用的药瓶;管制瓶的主要品种有小容量注射剂包装用的安瓿、管制注射剂瓶(或称西林瓶)、预灌封注射器玻璃针管、笔式注射器玻璃套筒(或称卡氏瓶),口服制剂包装用的管制口服液体瓶、药瓶等。不同成型生产工艺对玻璃容器质量的影响不同,管制瓶热加工部位内表面的化学耐受性低于未受热的部位,同一种玻璃管加工成型后的产品质量可能不同。

美国药典、欧洲药典、日本药典、美国药典以及美国材料与试验协会(ASTM)等对玻璃的分类与我国不同,如表 17-2 所示。

表 17-2　美国、欧洲以及日本对玻璃的分类

ASTM-E438	Ⅰ Class A	Ⅰ Class B	Ⅱ Class	Ⅲ Class
USP	1	1	2	2
EP	Ⅰ	Ⅰ	Ⅱ	Ⅲ
日本	1	1	2	2

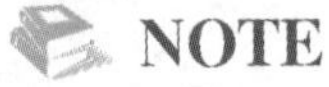

续表

ASTM-E438	Ⅰ Class A	Ⅰ Class B	Ⅱ Class	Ⅲ Class
内表面耐水性	1	1	2	3
用途	注射及冻干	注射	口服及试剂	干粉及油剂

（二）橡胶

目前我国使用的橡胶（包括注射液、输液、注射用无菌粉末、口服液等各种剂型用胶塞）为天然橡胶和合成橡胶（丁基橡胶塞、卤化丁基橡胶塞、溴化丁基橡胶塞）两种，多用作容器的塞子、垫圈和垫片，起密封作用。

1. 天然橡胶 天然橡胶（natural rubber）是由橡胶树上流出的胶乳，经凝固、干燥等加工而成的弹性固状物，其利用起源于 15 世纪。天然橡胶主要是由异戊二烯链节组成的分子量为 $3\times10^4\sim3\times10^7$ 的天然高分子化合物，含橡胶烃（聚异戊二烯）90%以上，其次还含有少量蛋白质、脂肪酸、糖分和灰分等。

天然橡胶的主要优点：①强度大，除聚氨酯外，纯胶在所有的橡胶中强度最高；②弹性好；③耐弯曲开裂，内部发热少；④抗撕裂强度好；⑤耐磨性优良；⑥耐寒性好，置－50 ℃下仍不脆；⑦绝缘性好；⑧硫化性、加工性、黏合性等优良。

天然橡胶的缺点：①耐久性、耐臭氧性、耐热老化性、耐光性等较差；②耐油性、耐溶剂性极差，除醇以外，对所有溶剂均须注意防护；③耐药品性方面，一般能耐弱酸和碱，但能为强酸所侵蚀；④耐热性中等，上限为 90 ℃，根据条件可耐至 120 ℃；⑤透气性中等，不能认为是气密性的；⑥有自燃性，不是难燃性的；⑦颜色浅黄到褐色，略带有臭气。

2. 合成橡胶

（1）丁基橡胶（isoprene-isobutylene rubber） 以异丁烯和少量异戊二烯为单体，以二氯化铝或三氟化硼为催化剂在超低温（－95 ℃）下聚合而成的共聚物。丁基橡胶的优点：①透气性小，透气系数值为 0.6×10^8；②耐热性好，可耐 200 ℃的高温；③耐候性和耐臭氧氧化性突出，能长时间暴露在阳光和空气中而不易损坏；④耐化学腐蚀性好，对酸、碱和极性溶剂具有很强的耐受性；⑤电绝缘性较一般橡胶好；⑥耐水性优异，水渗透率极低；⑦减震性能好，在－30～50 ℃具有良好的减震性能，在其玻璃化温度（－73 ℃）仍具有屈挠性。丁基橡胶的缺点：①硫化速度慢，需要高温或长时间硫化；②自黏性和互黏性较差，与其他橡胶相容性差，难以并用。

（2）卤化丁基橡胶 分为氯化丁基橡胶（chlorobutyl rubber）和溴化丁基橡胶（bromobutyl rubber）两类，是丁基橡胶的改性产品，目的是使之与其他不饱和橡胶产生相容性，提高自黏性、互黏性及硫化交联能力，同时保持丁基橡胶的原有特性。卤化丁基胶塞具有吸湿率低、气密性好、耐热、耐酸碱、洁净度高等特点，特别适合用于药品密封。

（三）塑料

随着医药包装工业的迅猛发展，塑料包装已成为药品包装领域具有很大发展潜力的主导产品，常用于片剂、胶囊剂、注射剂、滴眼剂等剂型的包装。按材质可分为高、低密度聚乙烯、聚丙烯、聚对苯二甲酸乙二醇酯、聚氯乙烯等。软质聚氯乙烯或聚丙烯袋预处理简便，方便储存和运输，已取代玻璃瓶成为大输液的包装容器。

1. 塑料的分类 通常塑料按其加工性能分为热固性和热塑性材料两大类。

（1）热固性塑料 由两个或两个以上的反应物混合在一起并浇注在模具中，一旦模制成型，不能再次被加工成型，通常再次加热会导致化学降解。热固性塑料包括酚醛树脂、三聚氰胺甲醛树脂、醇酸树脂、环氧树脂和聚氨酯等，其成型过程包括交联（固化或硫化）阶段，即在热

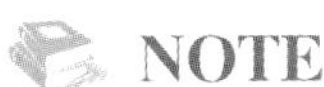

和压力的作用下“固化”形成恒定形状，进一步加热将导致塑料分解。

(2) 热塑性塑料　指塑料加工固化冷却后，再次加热仍能达到一定的流动性，并可再次加工成型，该类材料可通过注塑、吹塑、挤压和层压等技术制造不同类型的包装。热塑性塑料是可加热软化的材料，包括聚烯烃、聚氯乙烯、聚苯乙烯、聚酯、聚偏二氯乙烯等。目前，用于包装的多为热塑性材料。

2. 塑料包装材料的特点　塑料包装材料的优点：①质地轻，容积小，易于运输；②在输液过程中无需补充空气而避免空气污染药液；③通常化学惰性，但要谨防“溶剂”；④抗冲击强度好，不易破裂，即使破裂，危险性较玻璃碎裂低；⑤丰富的可设计性和装饰性；⑥可塑性强，模塑方法多样。

塑料包装材料的缺点有以下几个方面。①穿透性：透气、透水汽性能明显，密封隔离性不如玻璃材料。如 PVC 输液袋还具有水蒸气渗透性，能使输液的水分损失，使含量有逐渐升高趋势。塑料用输液瓶在大输液生产中也可能因固体药品易吸潮而使药品变质失效。②渗透性：塑料制备时有增塑剂、稳定剂、抗氧剂等各种添加剂，包装后添加剂会沥漏或移入制剂中造成污染。如 PVC 输液器用于输注含有表面活性剂聚氧乙烯蓖麻油的溶液时，会使邻苯二甲酸-2-乙基己酯(DEHP)溶出而随输液进入人体，而 DEHP 在高浓度时，对黏膜有刺激作用。③吸附性：药物成分向包装材料的转移称为吸附，吸附可导致药物含量降低，防腐能力减弱，可严重影响制剂的疗效和稳定性。如用 PVC 输液袋和输液器可吸附维生素 A，贮存 24 h 可吸附 78%；聚氯乙烯输液器对生物制剂中的胰岛素，镇静镇痛类药物地西泮、劳拉西泮、氯丙嗪、异丙嗪、芬太尼，心血管类药物硝酸甘油、硝酸异山梨酯、胺碘酮，免疫调节剂环孢素，抗菌药物替硝唑，以及中药制剂莪术油等，均产生吸附效应而降低其临床疗效；用低密度聚乙烯瓶盛装氯霉素眼药水，主药氯霉素和防腐剂尼泊金乙酯含量均降低。④化学反应性：塑料配方中的某些成分可能会与药物中的某些成分发生化学反应，从而影响制剂的质量。⑤变形性：药物使塑料发生物理的或化学的改变而引起变形。⑥降解性：药物溶液可能使塑料的机械性能发生改变；药物溶液可能浸提出容器中的增塑剂、抗氧剂、稳定剂，从而改变塑料的柔韧性。

3. 常用的塑料包装材料

(1) 聚乙烯(polyethylene，PE)　目前世界上产量最大、应用最广的塑料，也是药品和食品包装的最常用材料。通常按密度分为低密度聚乙烯(LDPE)、中密度聚乙烯(MDPE)、高密度聚乙烯(HDPE)以及根据结构特征而命名的线型低密度聚乙烯(LLDPE)；按聚合压力分为高压聚乙烯、中压聚乙烯和低压聚乙烯。PE 具有无毒、卫生、价廉的特点，具有半透明状和不同程度的柔韧性；具有中等强度和良好的耐化学性能；能防潮、防水但不阻气(氧气、二氧化碳、蒸汽)；具有很好的耐寒性。PE 还具有非常好的成型加工性，可以进行挤压、吹塑、中空吹塑和注塑成型加工，制成管、膜、瓶等中空容器、瓦楞包装板材等。LDPE 主要用于制造包装薄膜、片材等，HDPE 主要用作包装容器，用 LDPE 制造的包装膜具有透明、耐撕裂和耐穿刺等优点。

(2) 聚丙烯(polypropylene，PP)　具有许多聚乙烯的优良特性，但应用不及聚乙烯普及。PP 为无臭、无味、无毒的乳白色轻质颗粒，由于性能较好、价格便宜而有广泛的应用。PP 成膜和成型加工性好，可以进行挤出、中空吹塑和注塑成型，制成管、膜、瓶等中空容器和瓦楞包装板材等。PP 薄膜比重最小，使用率较高，它的最大优点是外观性能很好，而且具有较好的防潮性能和耐磨性，它的特点表现在以下几个方面：①透明度大、光泽性优良而具有光亮；②质轻、卫生无毒；③阻隔性优于 HDPE 薄膜，特别是阻湿、防水性极好，但异味和气体透过利率(如氧气)仍较大，且透紫外线，复合或涂布时可改善；④拉伸强度和刚性优于其他价格相近的薄膜(如 PE、PS)等；⑤耐化学性能良好；⑥耐热性较好(可达 120 ℃左右)，熔点高。其缺点如下：①低温(0 ℃以下)时耐冲击强度较差；②由于熔点高而使其比 PE 薄膜需要更高的热封温度，而且热封的温度范围等条件也窄，特别使双向拉伸聚乙烯薄膜(BOPP)热封质量较差；③印刷

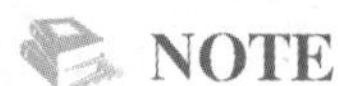

性不佳，需经表面处理，但其印刷效果较聚丙烯膜好；④遇过氧化氢、阳光照射等发生氧化、分解反应。聚丙烯多制作为包装容器及薄膜。由于聚丙烯的高熔点，可作为需灭菌和煮沸的包装材料。

(3) 聚氯乙烯(polyvinyl chloride，PVC) PVC 为白色粉末，无臭无味。根据增塑剂的添加量不同，分为 PVC、硬质 PVC 与软质 PVC。三种 PVC 的增塑剂配比、性状、性能及用途如表 17-3 所示。

表 17-3 PVC、硬质 PVC 与软质 PVC 的区别

种类/区别	PVC	硬质 PVC	软质 PVC
增塑剂配比	无	小于 5 份	25 份
性状	清澈、澄明	透明、坚硬	透明、质软
性能	坚硬，抗冲击力不佳	阻隔氧气和隔水性能优良；耐酸性和耐碱性良好	阻隔氧气和隔水性能有所降低
用途	片剂、胶囊剂等铝塑泡罩材料	塑料瓶、周转箱等材料	薄膜、输液袋等材料

与 PE 膜相比，PVC 膜的特点如下：①透明度、光泽性均优良；②阻湿性不如 PE 膜，且随增塑剂量的增加而越差，在潮湿条件下易受细菌侵蚀；③强度优于 PE 膜，且由于增塑剂量的多少而表现出不同程度的柔软性；④气体阻隔性(如阻 CO_2 气体)大，且随着增塑剂量的增大而提高；⑤PVC 膜表面印刷也需先进行表面处理，但用黏结剂黏合时不经表面处理效果也较好；⑥薄膜刚性会随温度而呈较大变化，高温时会变软而易结块，低温时变硬而易冲击脆化；⑦存在增塑剂迁移等问题。

(4) 聚酰胺(polyamide，PA) 聚酰胺又称尼龙(nylon，NY)，尼龙由二元酸、二胺类和氨基酸在聚合剂的作用下聚合而制得，为半透明或不透明乳白色结晶形颗粒或微黄色半透明均匀的颗粒。可制成薄型容器，能耐受高压灭菌。NY 薄膜的性能表现如下：①具有较高强度，耐磨，耐冲击，有极好的韧性，拉伸强度类似于玻璃或醋酸纤维素薄膜，是 PE 膜的 3 倍，耐撕、耐折，且延伸率大；②具有很好的耐高低温性能，使用温度在 −60～150 ℃或更高；③具有良好阻隔氧气、二氧化碳以及香味的性能；④化学稳定性良好，耐油、耐稀酸和碱。缺点有以下几点：①吸水、吸湿而溶胀变形，尺寸稳定性较差，且高温时具有透湿性；②因熔点高而使热封合困难(热封温度高)。聚酰胺可制成薄型容器，能耐受高压灭菌。

(5) 聚碳酸酯(polycarbonate，PC) 聚碳酸酯是主链上含有碳酸酯基团的聚合物的总称，尤其是双酚 A 型 PC，具有良好的透明性、较高的玻璃化温度等优点，且无毒、气体透过性低，对稀酸、稀碱及一般有机溶剂比较稳定。聚碳酸酯透明、坚硬似玻璃，可考虑替代玻璃瓶或针筒。美国 FDA 已批准可以用作眼药水瓶或特殊要求的塑料瓶。

(6) 聚苯乙烯(polystyrene，PS) 无色、无臭、无味而有光泽的透明固体，常用于包装固体制剂。具有成本低、加工性能好、吸水性低、易于着色等优点。由于 PS 能被许多化学药品侵蚀造成开裂破碎，一般不用于液体药剂的包装，特别不适合用于包装含油脂、醇、酸等有机溶剂的药品。聚苯乙烯适用于辐射灭菌、环氧乙烷灭菌、115 ℃热压灭菌，不适用于干热灭菌。聚苯乙烯作为药品包装瓶已被淘汰。

(四) 金属

金属材料主要用于粉针剂包装的铝盖，铝塑泡罩包装的药用铝箔，软膏、乳膏、凝胶包装的金属软管，气雾剂泵、喷雾剂阀门和气(喷)雾剂的瓶身等。用作药品包装的金属材料有铝、铁、锡，尤其以铝和马口铁应用最为广泛。

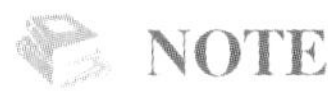

1. 铝 最常用的金属包装材料，具有以下优点：质轻，不生锈，氧化物无毒，遮光性好，水分及气体阻隔性好，加工性能好，无磁性，易开封，无回弹性，导热性大，外观有光泽，耐热耐寒性好，易于与纸、塑料复合，经过处理的铝箔有很好的延展性、密闭性，以及对药物有充分的保护作用等。缺点是耐腐蚀性低，成本较其他包装材料高，遇金属离子易变色分解。铝塑组合盖由于开启方便，已被市场接受；铝箔广泛用于泡罩、条形包装；铝管可用作桶、箱、盒、瓶盖和软膏管等。

2. 马口铁 具有以下优点：①很好的延展性；②良好的强度刚性；③耐热、耐寒性强；④气密性良好，不透光、不透气、不透水，包装保护性好。马口铁铁口表面镀锡后抗腐蚀性较强，可作为原料和制剂的包装桶、盒等；内面衬蜡可装软膏基质；涂酚醛树脂可装酸制品；涂环氧树脂可装碱制品。

3. 锡 具有化学惰性好、与多种药物相容性好且包装美观等优点。在气雾罐生产中，常将锡电镀到钢板上以改善耐腐蚀性和方便焊接。由于化学惰性，锡管和锡涂层管常用于药品包装，但锡管可被氯化物或酸性条件腐蚀，可将乙烯和纤维素用于锡管涂层以改善其性能。

（五）复合膜

复合膜是指由各种塑料与纸、金属或其他材料通过层合挤出贴面、共挤塑等工艺技术将基材结合在一起而形成的多层结构的膜。复合膜具有防尘、防污、阻隔气体、保持香味、透明（或不透明）、防紫外线、装潢、印刷、蒸煮杀菌、防静电、微波加热等功能，适用于机械加工或其他各种封合方式，基本上可以满足药品包装所需的各种要求，任何一种单一的材料都无法达到这些功能。

复合膜一般由基材、层合胶黏剂、阻隔材料、热封材料、印刷与保护层涂料等组成。常用的复合膜结构为表层-黏合层-中间阻隔层-黏合层-内层热封层。

表层常用的材料有聚对苯二甲酸乙二醇酯（PET）、聚乙烯薄膜（BOPP）、玻璃纸（PT）等；中间阻隔层常用的材料有铝或镀铝膜、聚酰胺（BOPA）、聚偏二氯乙烯（PVDC）等；内层（热封层）常用的材料有聚乙烯（PE）、聚丙烯（PP）、乙烯-醋酸乙烯共聚物（EVA）等；基材通常由聚对苯二甲酸乙二醇酯（PET）、聚乙烯薄膜（BOPP）、聚酰胺（BOPA）、铝、纸、VMPET（镀铝 PET）等构成，它们通常具有卫生性、保护性、可加工性、简便性、商品性、信息性、经济性等。

（六）玻璃纸

玻璃纸（缩写为 PT）是以天然纤维素（纸浆）为原料，使用黏胶法再生为纤维素酯的薄膜。玻璃纸可分为普通玻璃纸和在玻璃纸上涂布了硝基纤维素酯、聚氯乙烯等的防潮玻璃纸，玻璃纸可以作为单种薄膜与其他薄膜贴合。

（七）包装纸

用于复合膜的纸一般采用铜版纸，因其具有较好的挺度和强度，对内装物具有良好的保护作用，其光滑的表面又具有良好的印刷适宜性，同时无毒、无味、安全卫生，且具有一定的耐热性。

二、常用容器

（一）药用塑料瓶（盖）及塑料输液容器

1. 药用塑料瓶与盖

（1）塑料瓶 药用塑料瓶的特点是质地轻，容积小，易于运输，抗冲击强度好，不易破裂，可塑性强，模塑方法多样，对制剂具有保护作用。

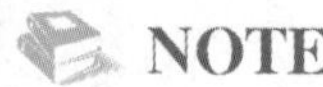

药用塑料瓶可分为固体制剂和液体制剂的塑料瓶，按使用形式分为外用药瓶、口服药瓶和

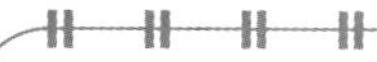

输液用药瓶。塑料盖可与药用塑料瓶配套使用，对气体起阻隔、防潮湿、防污染作用。

药用塑料瓶的配方主要由原料（聚合物，如 PE、PP、PC 及 PET 等）和辅助原料（如着色剂，常用钛白粉，具有避光、防止紫外线作用；润滑剂，如硬脂酸锌，在塑料瓶成型时起润滑作用，增加流动性，易于脱模）经一定工艺和设备加工制成。

塑料盖常用有普通螺纹盖、防偷换保险盖、儿童阻开盖等，其内盖一般用半透明 PP 螺纹盖，外盖以 PE 做成。

（2）集成式瓶盖　将所需的功能有机和有效地集成于一体的瓶盖。其材料多为聚烯烃，目前还没有国家或行业标准。

集成式瓶盖按功能可分为以下 6 类。①防潮盖：将防潮剂与瓶盖组合，有良好的防潮效果，避免使用干燥剂而被误食。②防晃动瓶盖：将缓冲体集成于瓶盖基座上，使瓶内药物不能自由晃动，可避免药物破损。③防动标识盖：将防伪标识与防动标识（如防动圈、保险圈）集成在一起，在降低辨识复杂性的前提下提高防动标识的复杂性。④开启助力盖：为解决瓶盖易开启与良好的密封效果之间的矛盾而设计的。⑤商标盖：将商标与瓶盖集成，有助于提高防伪能力。⑥定量套盖：将用于药量的刻度或容器集成于瓶盖，方便患者，尤其是老年人或儿童服用液体药品。

（3）儿童安全瓶盖　儿童很难自己打开，但成人可以轻松打开的瓶盖，或者瓶盖完全旋紧时，儿童即使打开瓶盖仍无法倒出瓶体中的内容物。儿童安全瓶盖可以避免儿童误食内容药物制剂，有助于大量减少每年因中毒事故而引起住院的儿童人数，达到安全保护作用。

儿童安全盖的内盖常用 PP 材料做成半透明螺纹盖，外层盖以 PE 材料做成。内外层盖头的组合盖还有很多种，如有的外盖盖顶内有多块“塑料弹簧”，盖面上有开启方法的示意图，有的在示意图上还印有醒目的红色。安全组合盖使用时先要用力揿压，然后反旋打开，达到防止儿童开启误服药物的目的。

梅道博公司（MetalBox）生产了一种 Poplok 保护儿童封盖，在英国注册商标。Poplok 保护儿童封盖是一种带有圆形突缘的直边浅盖，适用于塑料管、玻璃瓶和金属、塑料和玻璃广口瓶。封盖的顶部有一个铰链的凹口拉攀，当用拇指揿压在铰链底端处的隆起点时，拉攀的另一端就会翘起，可将翘起的拉攀全部提拉起，将封盖从容器口上拉出。Poplok 封盖主要用于片剂、胶囊剂。

2. 塑料输液容器　按形状分为瓶形、袋形和非瓶非袋三种；按包装材料分为 PVC、PP/PE 和复合膜三种。

（1）聚烯烃塑料瓶　具有质轻，强度大，不易破碎等优点；缺点是废弃物体积大，使用时需要排气针（PE 瓶可以克服）。

（2）PVC 软袋　具有产品柔软，透明度好，容积大，无需排气针，成本低等优点；缺点是膜中含增塑剂，水分阻隔性低，与药物相容性差。

（3）复合软袋　具有产品柔软，容量大，透明度较好，无需排气，交叉污染少等优点；缺点是设备投资和生产成本高，膜材不稳定，水分阻隔性低。

（二）药用玻璃瓶

药用玻璃瓶具有良好的化学稳定性、耐热稳定性、易清洗及密封性能好等特点。主要应用于以下几个方面。①粉针剂包装：主要分为模制注射瓶和管制注射瓶，前者特点是尺寸稳定、强度高；后者特点是质量轻、外观透明度好。②水针剂包装：主要形式为安瓿，分为中性硼硅玻璃安瓿和低硅玻璃安瓿，以及国内生产的曲颈易折安瓿（分为有点刻痕易折安瓿和色环易折安瓿）。③输液剂包装：以优质轻质的Ⅱ型玻璃输液瓶为主，强碱性输液剂宜选用硼硅玻璃的输液瓶。④口服液包装：主要有白色、棕色口服液瓶和模制的棕色玻璃药瓶。

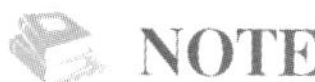

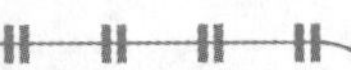

（三）铝制容器

药用铝制容器分为轻质铝管和硬质铝管两种，轻质铝管经软化处理，用于包装软膏、凝胶等半固体制剂的容器；而硬质铝管未经过软化处理，用作包装泡腾片等片剂或气雾剂、喷雾剂等的容器。轻质铝管和硬质铝管所用基本材料为纯度为99.7%的一级工业纯铝，内壁涂层为环氧树脂、酚醛树脂、氨基树脂，以及固化剂，外壁涂层主要用二氧化钛和树脂。软质铝管常用的帽盖原料为PE塑料和二氧化钛。

本章小结

药品包装是指选用适当的材料、容器和辅助物，利用一定的包装方法和包装技术对药物制剂的半成品或成品进行分(灌)、封、装、贴签等加工过程的总称。药品包装具有重要作用，被视为药品的“第二生命”，是对药品质量进行评价的一项重要指标，药品包装材料的选择必须遵循一定的原则。常用药品包装材料及容器按材料的类别可分为玻璃、橡胶、塑料、陶瓷、金属及复合材料；按形状可分为容器、片、膜袋、盖等。国家制定了相关法规，对包装材料的质量控制等进行了规定。

复习思考题

目标检测

推荐阅读文献

1. 简述药品包装的作用。
2. 药品包装材料的选择原则有哪些？
3. 药品包装常用的材料和容器有哪些？

参 考 文 献

[1] 方亮. 药用高分子材料学[M]. 4版. 北京：中国医药科技出版社，2015.

[2] 郑俊民. 药用高分子材料学[M]. 3版. 北京：中国医药科技出版社，2010.

[3] 姚日生. 药用高分子材料[M]. 2版. 北京：化学工业出版社，2008.

[4] 国务院. 国务院关于改革药品医疗器械审评审批制度的意见(国发[2015]44号)[S]. 2015.

[5] 国家食品药品监督管理总局. 关于药包材药用辅料与药品关联审评审批有关事项的公告(2016年第134号)[S]. 2016.

[6] 中国食品药品检定研究院. 国家药包材标准[S]. 北京：中国医药科技出版社，2015.

[7] 孟胜男，胡容峰. 药剂学[M]. 北京：中国医药科技出版社，2016.

[8] 方亮. 药剂学[M]. 8版. 北京：人民卫生出版社，2016.

[9] 平其能，屠锡德，张钧寿，等. 药剂学[M]. 4版. 北京：人民卫生出版社，2013.

[10] Allen L V, Popovich N G, Ansel H C. Ansel's Pharmaceutical Dosage Forms and Drug Delivery Systems[M]. 9th edition. New York: Lippincott Williams & Wilkins, 2011.

[11] 崔福德. 药剂学[M]. 7版. 北京：人民卫生出版社，2011.

[12] 周四元，韩丽. 药剂学[M]. 北京：科学出版社，2017.

[13] 王建新，杨帆. 药剂学[M]. 2版. 北京：人民卫生出版社，2015.

[14] 张芳艳，赵欣欣，余萍. 药品包装材料存在的问题及其对用药安全的影响[J]. 中国药业，2012，21(16)：10-12.

[15] 刘言. 药品包装材料与药物相容性研究的现状及展望[J]. 天津药学，2013，25(6)：56-59.

[16] 肖军.药品包装质量不容忽视 预防安全隐患指点迷津[J].塑料包装,2017,27(1):44-52.

[17] 孙怀远,廖跃华,杨丽英.药品包装材料及选用分析[J].机电信息,2017(8):55-58.

[18] 徐燕.基于患者需求的药品包装设计[D].无锡:江南大学,2009.

(赵永恒)

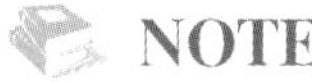

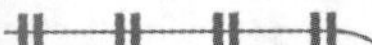

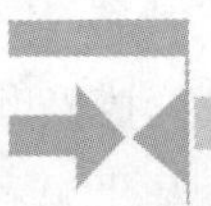

第十八章　药物制剂设计

扫码看 PPT

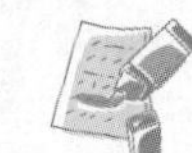

学习目标

1. 掌握：药物制剂设计处方前研究的内容；制剂设计的基本原则。
2. 熟悉：药物制剂设计的主要内容；给药途径和剂型的确定原则。
3. 了解：QbD 理念在药物制剂设计中的应用；处方优化常用的方法。

第一节　创新药物研发中的制剂设计

药物的疗效不仅取决于原料药自身活性，也与药物进入体内的形式、途径和作用过程等密切相关。因此，在创新药物的研发中，药物制剂的设计和优化是十分重要的，正确选择合适的剂型及其制备技术是保证药物疗效、降低不良反应、提高用药依从性的关键。

创新药物指的是首先从实验室发现的新分子实体或化合物，相对于仿制药，创新药物强调化学结构新颖或新的治疗机制和用途，在以往的研究文献或专利中，均未见报道。创新药物的研发需要经过从发现到开发，再到临床应用等一系列复杂而精密的程序(图 18-1)，因此创新药物的研发存在很大的不确定性和风险。新药发现研究先是发现和确认药物的靶标，再通过筛选和设计，优化先导化合物，最后确认临床前研究的候选化合物。新药开发研究则是要验证临床前研究的候选化合物是否安全、有效、稳定、质量可控，研究过程可分为临床前研究与临床试验两个部分。临床前研究是对候选化合物进行药物质量、药物制剂、药效学和药物代谢研究，以及药物安全性评价，筛选出安全、有效、质量可控的临床候选新药进行临床试验。临床试验分为四期。临床研究结束，最终完成新药研发，经批准生产并上市销售。然而，在实际工作中，有相当多的候选化合物在开发阶段才被发现存在溶解性差、体内吸收不佳和稳定性不足等问题，造成研发工作的中断或延迟，浪费大量的前期投入。因此，制剂设计的理念和制剂相关研究应贯穿在整个新药研发的过程中。

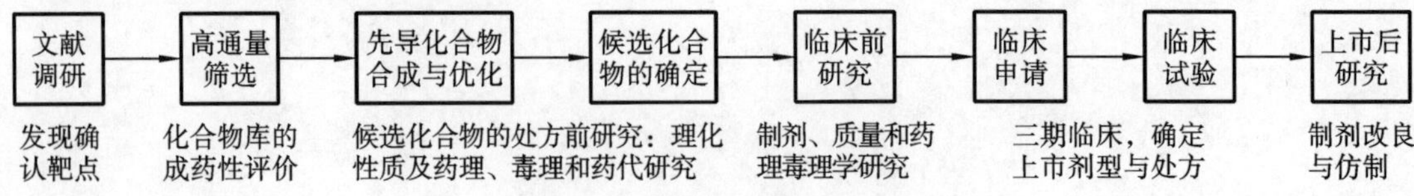

图 18-1　创新药物研发的流程

药物制剂可以改变药物的作用性质和作用速度，改善患者的依从性，降低药物的不良反应，提高药物的稳定性，甚至产生靶向作用，从而影响疗效，因此药物制剂的设计是决定药品的安全性、有效性、可控性、稳定性和顺应性的重要环节，在先导化合物的筛选和优化过程中，就要及时引入制剂设计的理念。在考察先导化合物的活性、特异性和毒性等药理学性质的同时，还要对先导化合物一些重要的理化性质，包括不同盐型和晶型的稳定性、溶解度、生物膜透过

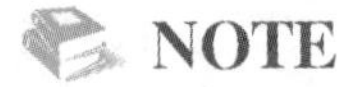

性能等进行表征，并结合临床用药需要进行选择。例如，对于一个倾向于口服给药的化合物，应具有溶解性较好、晶型稳定、吸湿性低、化学稳定性较好的特点，以降低后期的开发风险。

进入制剂开发阶段后，应根据临床不同的用药和治疗需要，结合药物的理化性质和生物药剂学性质，选择适宜的给药途径和相应的剂型。

确定给药途径和剂型后，选择合适的辅料或添加剂，通过各种测定方法考察制剂的各项指标，采用实验设计优化法，进一步对处方和制备工艺进行筛选和优化，此为经典药剂学的研究内容。合理的处方和工艺设计是药物质量的有效保证，即“质量源于设计”(quality by design，QbD)。QbD 思想认为质量不是通过检验产生的，而是通过设计赋予的。要获得良好的设计，必须增加对产品的认知和对生产全过程的控制。根据 QbD 理论，在处方和工艺研究中，研究者需要对各个影响因素的作用机制及其相互关系，开展深入系统的研究，而不是传统意义上的简单检测和筛选，故而对药物研发中的药剂学研究提出了更高的要求。

最后，药物上市以后，要持续进行跟踪，一方面针对现有药物在临床应用中出现的问题，通过制剂改进来解决。另一方面，还可对原有产品剂型进行改进，例如应用新型的药物递送系统(drug delivery system，DDS)、申请新剂型的专利、开发新制剂产品、延长药品专利保护期、保持市场占有率，即药品的生命周期管理(lifecycle management)。

第二节 处方前研究

一个候选药物从合成到最后上市，大致经历以下步骤：①药理活性的筛选；②初步药理学及分析方法研究；③处方前研究；④处方与制备工艺研究；⑤临床研究；⑥申报工作。其中处方前研究在整个研制过程中占有重要地位。处方前研究(preformulation)指的是在进行药物制剂设计与研究之前，对候选药物的物理、化学、生物学等性质进行的研究。其主要目的是为后期研制稳定且具有适宜生物学特性的剂型提供依据。

处方前研究的内容包括从文献资料或通过实验研究得到所需的科学资料，如药物的物理性状、熔点、沸点、溶解度、溶出速率、多晶型、pK_a、油水分配系数、物理化学稳定性等。对于一个全新的药物，处方前研究的内容包括化学结构研究、光谱及色谱特征研究、多晶型及光学异构体研究、溶解性研究、解离性质研究、稳定性研究、油水分配性质研究、粉体学性质研究、吸收性质研究(动物药动学研究)、与辅料相互作用研究，最后确定处方设计及工艺设计方案。对于一个现有的药物，主要是通过资料调研，针对目标剂型及制剂的特别项目，选择合适的分析方法，再与参考资料比较研究，确定及修改处方与工艺设计方案。

处方前研究为药物制剂的开发提供重要的实验数据：①获取新药的相关理化参数；②测定其动力学特征；③测定与处方有关的物理化学性质；④测定药物与辅料间的相互作用。

一、药物的理化性质测定

药物的理化性质，如溶解度、晶型和油水分配系数等对制剂的设计及其体内的吸收影响很大，因此，在处方前研究中应系统地研究这些性质。处方前研究中药物理化性质的测定主要包括溶解度、pK_a、油水分配系数、溶出速率、多晶型和熔点以及粉体学性质等。

(一) 溶解度和 pK_a

1. 测定溶解度和 pK_a 的意义 药物的溶解性关系到药物的溶出、释放与吸收。从制剂角度出发，一个新药的溶解度是首先应该测定的参数，因为只有了解该参数，才能对制剂剂型的选择以及处方、工艺、多晶型、粒子大小等作出适当的考虑。溶解度在一定程度上决定药物制

NOTE

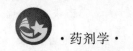

成注射剂或溶液剂的研究成功与否。此外，溶解度还影响药物的体内吸收。Kaplan 于 1972 年提出，在 pH 1～7(37 ℃)的条件下，药物在水中的溶解度：①大于 1%(10 mg/mL)时，吸收不会受限；②为 1～10 mg/mL[1：(100～1000)]时，可能出现吸收问题；③小于 1 mg/mL 时，需采用可溶性盐的形式。影响药物溶解度的因素包括粒子大小、多晶型、pH 和同离子效应、溶剂、增溶剂和助溶剂等。

很多药物是有机弱酸和弱碱，在不同介质中的溶解度不同，且药物溶解后存在的形式也不同，主要以解离型和非解离型存在，对药物的吸收可能会产生很大的影响。药物解离常数(dissociation constant)的测定，对弱酸、弱碱性药物特别重要，因其对药物的溶解性、稳定性、在胃肠道的吸收具有重要意义。一般来说，解离型药物不能很好地通过生物膜被吸收，而非解离型药物往往可有效地通过类脂性生物膜。例如，在大多数情况下，一个 $pK_a=3$ 的化合物，在偏酸性的胃中(pH 1.2～3)更容易被吸收；而一个 $pK_a=8$ 的化合物，在碱性较大的小肠中(pH 5～8)会很快地被吸收。当然，也不能完全依此来估计体内的药物吸收。研究人员还可以根据药物的 pK_a 应用已知的 pH 变化解决溶解度问题或选用合适的盐，以提高制剂稳定性。

2. 溶解度和 pK_a 的测定 溶解度的测定见第二章第五节，因此这里只介绍 pK_a 的测定方法。pK_a 通常用 pH 滴定法测定。

一元弱酸性药物在水中解离的方程式为 $HA=H^++A^-$，药物的 pK_a、溶液的 pH 和药物解离程度的关系可以用 Handerson-Hasselbach 方程表示：

$$pH=pK_a+\lg\frac{[A^-]}{[HA]} \tag{18-1}$$

当 $[HA]=[A^-]$ 时，$pH=pH_{1/2}$，$pK_a=pH_{1/2}$，因此可通过测定 $pH_{1/2}$ 得到 pK_a。$pH_{1/2}$ 为用一种碱(例如氢氧化钠)滴定某一元弱酸至一半时，溶液所对应的 pH。

一元弱碱性药物 pK_a 的测定原理与一元弱酸性药物相类似。一元弱碱性药物在水中解离的方程式为 $H^++B=BH^+$，Handerson-Hasselbach 方程如下：

$$pH=pK_a+\lg\frac{[B]}{[BH^+]} \tag{18-2}$$

为了克服物质在纯水中难溶而难以测定其解离常数的问题，可以采用有机溶剂与水的混合溶剂来代替纯水，通过测定物质在不同体积比的有机溶剂和水的混合溶剂中的解离常数，再应用一定的数学方法来得到在纯水中的解离常数。例如，对于在水中很难溶的药物(如有些胺类)，其游离碱常常很难溶，pK_a 的测定可在有机溶剂乙醇中进行测定，以不同浓度的有机溶剂(如 5%、10%、15%、20%)进行，将结果外推至有机溶剂为 0%时，即可估算出水中的 pK_a。

此外，溶液的离子强度会影响物质在水中的解离程度。因此测定某些物质在水中的解离常数时需要考虑溶液离子强度的影响。

（二）油水分配系数

药物药效的产生首先要求药物分子可以通过体内的各种生物膜屏障系统。生物膜的主要组分是脂类，故活性分子穿过生物膜的能力与其亲脂性密切相关。油水分配系数(partition coefficient，P)指的是药物分配在油相与水相中的比例，是分子亲脂性的量度，可表示为

$$P=\frac{\text{油相中药物的质量浓度}}{\text{水相中药物的质量浓度}}=\frac{C_{oil}}{C_{water}} \tag{18-3}$$

实际应用中一般采用 $\lg P$ 来表示。$\lg P$ 越高，说明药物的亲脂性越强。油水分配系数测定的常用方法有摇瓶法和 HPLC 法。摇瓶法通常采用一定体积的有机溶剂萃取一定体积的药物饱和水溶液，充分摇匀，待平衡后，分别测定药物在水和有机溶剂中的浓度，即可求出。常用的油水体系有 *n*-辛醇/水、氯仿/水、乙酸乙酯/水等，其中 *n*-辛醇/水是最常用的体系。测定方法或溶剂不同，P 差别很大。

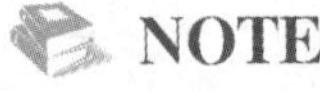
NOTE

油水分配系数在药剂学研究中主要用于预见药物对在体组织的渗透或吸收难易程度。较大油水分配系数的药物更容易穿透细胞膜，分配系数过大的药物则相对不易进入水性体液。其中，$\lg P<1$ 表示该药物为亲水性药物，$\lg P>1$ 表示该药物为亲脂性药物，$\lg P>4$ 则表示该药物水溶性极小。

（三）溶出速率

溶出速率测定的方法通常有悬浮法和恒定表面法。悬浮法是将预筛过的药物粉末加到溶出介质中，按适当的时间间隔从溶出介质中取样分析，并将溶出的量对时间作图。恒定表面法是将药物压制成面积已知的小片，在溶出介质中以一定的转速测定其溶出速率，该法排除了表面积和表面电荷的影响。药物的溶出速率受药物的化学形式、溶解度、晶型、粒度与表面性质的影响。

溶出速率与溶解度、油水分配系数、pK_a 结合在一起，可以提供某种新药体内吸收特性的某些情况。

（四）多晶型

1. 概述 药物多晶型的概念、分类、应用和研究意义见第二章第五节、第十六章第三节以及知识链接 18-1。

知识链接 18-1

2. 多晶型测定方法

（1）溶出速率法 一般来说，晶型越不稳定，溶解度就越大。通常亚稳态晶型的溶出速率较稳态晶型快。

（2）X 射线衍射法 X 射线衍射法是研究药物多晶型最常用和最有效的方法，分单晶或粉末 X 射线衍射两种。每一种晶型代表不同的晶格排列，因而 X 射线谱不同。X 射线衍射法可测出多种晶体参数，如原子间的距离、环平面的距离等，来区别晶态与非晶态，鉴别晶体的品种，区别混合物与化合物。

（3）红外光谱法 红外光谱是分子的振动-转动能级跃迁引起的吸收光谱。相同化学结构式的化合物，晶格排列不同，分子中某些化学键的键能量（键长、键角）会发生不同程度的变化，这些变化会导致红外吸收光谱某些主要特征吸收带的频率、峰形、强度出现显著的差异。如三种晶型的甲苯咪唑的红外光谱中，羰基（氨基甲酸酯）伸缩振动频率 1690～1730 cm^{-1} 和氨基（N-H）伸缩振动频率 3330～3400 cm^{-1} 的差异尤为显著。要注意在测定多晶型的红外光谱时，一般采用石蜡糊法（Nujol 法），以避免晶型在研磨压片中发生变化。

（4）热台显微镜 熔点的不同或差异已成为判别一种药物是否存在多晶型的依据之一。一般熔点较高的是稳定的晶型。根据两种晶型的熔点差距大小，可以相对地估计出它们之间的稳定性关系。热台偏光显微镜是测定多晶型熔点的常用方法之一。例如无味氯霉素 A 型熔点为 91～92 ℃，为稳定型，熔点高、稳定性好、溶解度小、溶出速率慢，体内为无效型；B 型熔点为 87～88 ℃，是亚稳定型，溶解快，易吸收，体内有效。当加热到相变点时，晶体会出现双折射现象和（或）外表变化。

（5）差示扫描量热法（DSC）与差示热分析法（DTA） 热分析是药物多晶型研究中的常规手段之一。根据吸（放）热峰大小、位置的差异分析，可测出药物晶型上的差异，晶型不同吸热峰不同，例如，吡二丙胺，两种晶型的差热分析表明，其中Ⅰ型熔点是 86 ℃，Ⅱ型熔点是 97 ℃。在多晶型研究中，DTA 法多用于定性。DTA 曲线是将样品与一种热稳定参比材料置于同一可控的加热器中，以一定速度加热或冷却，随时测定样品与参比材料之间的温差，然后以此温差作为纵坐标，以温度为横坐标，记录得到热谱图。差示扫描量热法（DSC）与 DTA 不同的是，在整个分析过程中，样品与参比物的温度保持在相同条件下，测定维持样品和参比物相同温度所需的能量差。由于补充的能量差，相当于试样发生变化时所吸收或释放的能量，所以记录这

NOTE

种维持平衡的能量就是所需测定的转化热量，以能量变化 dQ/dt 对温度绘图得 DSC 曲线。如无味氯霉素有两种多晶型，在 DSC 曲线中可见二个吸热峰。第一个熔化吸热峰在 85 ℃（为 B 型）。第二个熔化吸热峰在 90 ℃（为 A 型），熔化物冷却后所得结晶再测定，仅在 358 K 有一个熔化吸热峰。

（五）吸湿性

吸湿性(hydroscopicity)是指药物从周围环境中吸收水分的性质，是物质的内在性质。处方前对药物和各种辅料吸湿性研究，可以为优良、稳定的处方设计、辅料和贮存条件的选择提供依据。绝大多数吸湿性药物，在相对湿度为 30%～45%（室温）时与周围大气中的水分达到平衡，在此条件下贮存最稳定。因此，药物及制剂最好在相对湿度低于 50%的条件下放置，并且选择适宜的包装材料及密封容器。泡腾制剂对水分特别敏感，应在相对湿度低于 40%的条件下制备和贮存。胶囊剂应使内容物处方组成的吸湿性和囊壳的吸湿性相近，因为囊壳和其内容物的相对吸湿性决定水分转移方向。

药物的吸湿性可通过测定药物的平衡吸湿曲线进行评价。具体方法：将药物置于已知相对湿度的环境中（饱和盐溶液的干燥器中），在一定时间间隔达到吸湿平衡后，将药物取出称重，测定吸水量。或者在 25 ℃，相对湿度为 80%的条件下放置 24 h，吸水量小于 2%时为微吸湿；吸水量大于 15%时为极易吸湿。

（六）粉体学性质

药物的粉体学性质包括粒子形状、大小及分布、粉体密度、表面积、空隙率、流动性、可压性、附着性、润湿性和吸湿性等。粉体学性质影响药物及制剂的溶解度、溶出速率、分散均一性及各种加工性质。对药物制剂的处方设计、制剂工艺和制剂特性均产生极大的影响，如含量、均匀度、稳定性、颜色、味道、溶出速率和吸收速度等。

二、药物稳定性和辅料配伍研究

药物的稳定性研究包括原料药和制剂两方面的稳定性，它是确定处方组成、制备工艺条件、贮藏条件、保证用药安全的重要依据。影响药物稳定性的因素有空气、光、热、pH、水分、金属离子等。药物的稳定性试验即研究热、氧气、水分及光对药物稳定性的影响，同时也可用来确定合适的贮存药物的技术和方法。药物的稳定性从物理稳定性、化学稳定性和生物学稳定性三个方面来研究。通过对药物本身稳定性的研究，可对处方组成、制剂工艺、辅料和稳定性附加剂的选用和合适的包装设计起重要指导作用，同时可保证研制出优质的制剂产品，确保临床用药的安全性、有效性。

（一）药物的稳定性与剂型设计

制剂中的药物必须在规定的有效期内保持稳定。光、热（温度）、水分（湿度）、pH、氧气及辅料等都有可能引起药物的不稳定。所有破坏药物稳定性的机制和影响药物稳定性的因素都是处方前研究的重要内容。通过对药物的固有稳定性和稳定性影响因素及可能的降解途径与降解产物的研究，可为处方组成、制剂生产工艺、合适的包装设计、贮存条件及降解产物分析方法的建立提供科学依据。药物稳定性研究的具体方法可参考“药物制剂的稳定性”一章。

（二）药物与辅料的配伍研究

药物的稳定性不仅与其自身性质有关，也与药用辅料的稳定性及其与药物之间的相互作用有关，因此在处方前研究中，需强调药物与各类常用辅料的配伍研究。此外，药物与辅料的相互作用研究可用于预测药物与辅料不相容现象，有助于处方设计时选择合适的辅料，使药物具有恒定的释放速率和生物利用度，提高药物的稳定性。

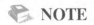

药物与辅料不相容将导致口感、溶解性、物理形式、药效及稳定性的改变。

1. 固体制剂的配伍研究 固体制剂常用的辅料有填充剂、黏合剂、崩解剂、润滑剂等，固体分散体还要加入一些功能性辅料等，因此要考察这些辅料对固体药物理化稳定性的影响。固体制剂的配伍研究通常将少量药物和辅料混合，放入小瓶中，胶塞封蜡密闭(可阻止水汽进入)，贮存于室温以及 55 ℃(硬脂酸、磷酸二氢钙一般采用 40 ℃)条件下，然后于一定时间检查其物理性质(如结块、液化、变色、嗅味等)以及含量和有关物质，同时用 DSC、DTA、TLC 或 HPLC 进行分析。具有多晶型的药物还应考虑晶型的转变。除了以上样品外，还需对药物和辅料在相同条件下单独进行对比实验。

以口服固体制剂为例，具体实验方法如下：选用若干种辅料，如辅料用量较大的(如填充剂、稀释剂等)可按主药：辅料＝1：5 的比例混合，用量较少的(如润滑剂)则按主药：辅料＝20：1 的比例混合。取一定量，按照药物稳定性指导原则中影响因素的实验方法，在光照(4500 lx±500 lx)、高温(60 ℃)、高湿(相对湿度 90%±5%)的条件下放置 10 天，用 HPLC 或其他适宜的方法检查含量及有关物质放置前后有无变化，同时观察外观、色泽等物理性状的变化。

此外，许多药物由于分子结构中含有一些不稳定性基团，如酯类、苷类、酚类、多羟基药物以及含多个不饱和双键的药物，在一定条件下易发生水解、氧化等化学反应，药物稳定性较差。辅料作为与药物共存的物质，可能由于改变 pH、引湿，或者受辅料中某些金属离子的影响，或者直接与药物相互作用，而促进或抑制药物的水解、氧化等化学反应，从而影响药物的稳定性。如维生素 C 片剂所用淀粉等辅料，所含三价铁若超过药典规定，或用作润湿剂的乙醇不经蒸馏而含铁锈，都会由于三价铁的催化作用而促进维生素 C 氧化并引起变色。乙酰水杨酸很易受酸碱催化而水解，极少量的水分和碱性物质存在即可使水解反应进行，故不宜用硬脂酸镁而用滑石粉作润滑剂。当然，也可以反过来利用某些辅料来提高药物稳定性。如加入 pH 调节剂、金属离子螯合剂，以减少药物的水解氧化。固体制剂中加入金属离子螯合剂，以防止制粒时或由于引湿而引起药物的水解和氧化等化学反应，提高制剂的稳定性，如在维生素 C 和复方阿司匹林片中加入酒石酸或枸橼酸。另外，有时由于辅料选择不当，也可引起制剂稳定性降低。如酚类药物选择吐温类表面活性剂作乳化剂时，由于两者相互作用，生成水中不溶性油状物而引起相的分离，使制剂稳定性降低。所以在选择辅料时，应根据药物的性质，充分考虑到辅料对制剂稳定性的影响，才能制得安全有效的制剂。常用辅料相容性见表 18-1。

表 18-1 辅料相容性

辅料	非相容性
乳糖	美拉德反应；乳糖杂质 5-羟甲基-2 糖醛的克莱森-施密特反应；催化作用
微晶纤维素	美拉德反应；水吸附作用导致水解速度加快；由于氢键作用而发生的非特异性的非相容性
聚维酮和交联聚维酮	过氧化降解；氨基酸和缩氨酸的亲核反应；对水敏感药物的吸湿水解反应
羟丙纤维素	残留过氧化物的氧化降解
交联羧甲纤维素钠	弱碱性药物吸附钠反离子；药物的盐形式转换
羧甲淀粉钠	由于静电作用吸附弱碱性药物或其钠盐；残留的氯丙嗪发生亲核反应
淀粉	淀粉终端醛基与肼类反应；水分介质反应；药物吸附；与甲醛反应分解使功能基团减少
二氧化硅胶体	在无水条件下有路易斯酸作用；吸附药物

NOTE

2. 液体制剂的配伍研究　对液体制剂进行配伍研究最重要的是选择最稳定 pH 与缓冲液，建立 pH-反应速度关系图，以便在配制注射液或口服液体制剂时，选择其最稳定的 pH 和缓冲液。对于药物溶液和混悬液，应研究它在酸性、碱性、高氧、高氮环境以及加入螯合剂和稳定剂时，不同温度条件下的稳定性。对于注射剂的配伍，一般是将药物置于含有附加剂如重金属(同时含有或不含有螯合剂)或抗氧剂(在含氧或含氮的环境中)的溶液中进行研究，目的是了解药物和辅料对氧化、光照和接触重金属时的稳定性，为注射剂处方的初步设计提供依据。对于口服液体药物制剂，常研究药物与乙醇、甘油、糖浆、防腐剂和缓冲液的配伍。

三、处方前生物药剂学与药动学研究

药物在体内的吸收、分布、代谢、排泄特性及其体内药动学特点决定了其体内作用过程和效果，因此在药物制剂设计之初就必须对药物的生物药剂学性质及药动学特点加以考察，并根据考察的结果合理设计给药途径、剂型、剂量、给药频次等。通常根据动物实验结果推测这些生物药剂学参数。

(一) 药物的吸收

吸收是药物从给药部位进入血液循环的过程。对于全身作用的药物，药物的吸收是其体内药效作用的前提。所以在处方前研究中需要对候选化合物的吸收机制和特点进行研究，以提高后期开发的成功率。

药物体内吸收过程十分复杂。给药途径不同，药物的吸收机制也不尽相同。最常见的口服给药，其药物吸收过程涉及胃的排空、胃肠道转运、药物的崩解和溶出、pH 变化、酶的代谢等。在处方前研究中，采用相对简单且能准确预测口服药物吸收的方法尤其重要。目前应用较多的是利用体内细胞模型如 Caco-2 单细胞层模型用来预测口服药物吸收的透过性；也可采用在体组织如肠灌流模型考察药物的口服吸收情况；还有一些离体模型如肠囊和肠环模型也用来预测口服药物吸收的透过性。

此外，还有一个相对简单的估算口服药物吸收效率的方法，即利平斯基五规则，简称五规则(rule of five)，是药物化学家克里斯托弗·利平斯基在 1997 年提出的筛选类药分子的五条基本法则，即化合物的分子量小于 500 kDa、化合物结构中的氢键给体(包括羟基、氨基等)的数量不超过 5 个、化合物中氢键受体的数量不超过 10 个、化合物的油水分配系数的对数 $\lg P$ 为－2～5(小于 5)，符合利平斯基五规则的化合物会有较好的药代动力学性质，在生物体内代谢过程中会有较高的生物利用度，因而也更有可能被开发为口服给药。

利平斯基五规则由于没有考虑影响口服吸收的生理因素，因而比较粗糙，在药物研发领域，利平斯基五规则常被用于对化合物库的初筛。为了更切合生理现象，Amidon 教授等研究者在此基础上建立了一系列胃肠道生理模型，基于这些模型编制的软件 GastroPlus 可以对各类药物的口服吸收进行一定的预测，并模拟各种影响口服吸收的因素，已被许多药物公司采用。

(二) 体内药动学研究

作为处方前研究，药动学研究主要测定药物自身的体内药动学性质，获得相关参数，以便以后针对药物本身的体内分布、代谢、排泄特性，结合其物理化学性质，设计合适的给药途径和剂型。

NOTE

第三节 药物制剂设计基础

一、制剂设计的目的与基本原则

(一) 药物制剂设计的目的

药物制剂设计的目的是根据临床用药的需要及药物的理化性质，确定合适的给药途径和药物剂型。药物制剂研发的最终目标是保证药物的药效，并使药物在作用部位（靶向）释放、避免或减少药物在体内转运过程中的破坏、保证并提高药物的稳定性、降低或消除药物的不良反应、提高临床用药的依从性。良好的制剂设计应提高或不影响药物的药理活性，减少药物的刺激性、毒副作用或其他不良反应，兼备质量可靠、使用方便、成本低等优势。

(二) 制剂设计的基本原则

任何药物都需要经过制剂设计，制成一定的剂型才能应用于生物体。药物剂型可以改变药物的作用性质和速度、降低或消除药物的不良反应，还可以产生靶向作用，影响药物的疗效。因此，药物剂型设计不但要使药物处方能进行大规模生产且产品具有可重现性，最重要的是药品要具有可预测的治疗效果。一般来说，药物制剂设计要注意以下五个基本原则。

1. 安全性(safety) 药物的毒副反应主要来源于化学药物本身，但也与药物制剂的设计有关。理想的药物制剂设计应在能保证药物疗效的前提下，极大地提高药物治疗的安全性。吸收迅速的药物，在体内的药理作用强，但产生的毒副作用也大。对于治疗指数低的药物，宜设计成控缓释制剂，以减少峰谷波动，维持较稳定的血药浓度水平，降低毒副作用。对机体本身具有较强刺激性的药物，可通过调整制剂处方和设计合适的剂型降低刺激性。

2. 有效性(effectiveness) 有效性是药品发挥作用的前提。生理活性很高的药物，如果制剂设计不当，有可能在体内无效。药物的有效性既与给药途径有关，也与剂型及剂量等有关。同一给药途径，剂型的选用不同，其作用亦会有很大的不同。药物制剂的设计可从药物本身特点或治疗目的出发，采用制剂的手段克服其弱点，充分发挥其作用，增强药物的有效性。

3. 可控性(controllability) 制剂设计必须做到质量可控，质量控制也是新药审批的基本要求之一。质量可控是药品有效性和安全性的重要保证。可控性主要体现在制剂质量的可预知性与重现性。重现性指的是质量的稳定性，即不同批次生产的制剂应达到质量标准的要求，不应有大的变异。质量可控要求在制剂设计时应选择较成熟的剂型、给药途径与制备工艺，以确保制剂质量符合标准的规定。

4. 稳定性(stability) 药物有效性和安全性的重要保证。药物设计应使药物具有良好的稳定性，包括物理、化学和微生物的稳定性。在组方时不可选择有处方配伍禁忌或在制备过程中对药物稳定性有影响的工艺。对新制剂的制备工艺研究过程要进行10天的影响因素考察，考察处方及制备工艺对药物稳定性的影响，以筛选更为稳定的处方与制备工艺。还要考察制剂在贮藏和使用期间的稳定性。如有不稳定性发生可采用调整处方，优化制备工艺，或改变包装等方法来解决。

5. 顺应性(compliance) 患者或医护人员对所用药物的接受程度。顺应性的范畴包括制剂的使用方法、外观、大小、形状、色泽、气味等多个方面。具体包括临床用药的顺应性、医生用药的方便性、患者使用的顺应性以及制剂工业化生产的可行性及生产成本等。难被患者所接受的给药方式或剂型，不利于治疗。

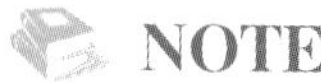

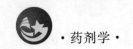

二、给药途径及剂型的确定

药物必须设计成适宜的剂型才能发挥疗效，药物的生物活性受药物理化性质和剂型的影响。药物的有效剂量也会随剂型和给药途径的不同而变化。吸收程度和速度是决定药理作用强弱和（或）快慢的主要因素之一。不同剂型在体内的过程不同，吸收程度与速度也不同。用药目的、给药途径与药物性质共同决定剂型。

（一）常用的给药途径

1. 口腔及消化道 其给药特点是经口腔、舌黏膜或胃肠道黏膜吸收而发挥药效；给药方法简便；凡是不受胃肠道破坏，没有首过效应的药物均可口服给药。

2. 其他各种腔道 给药途径有耳道、鼻腔、直肠、阴道、子宫、尿道等。其给药特点是通过腔道黏膜吸收起全身作用，以治疗各种疾病，可免于肝首过效应；也可以只用于腔道局部，发挥局部的治疗作用。

3. 血管组织 注射给药途径有皮下、皮内、肌内、静脉、血管内、腹腔、颅内注射等。其特点是药物吸收快，作用迅速；静脉注射不经吸收而直接进入血管，适用于急救用药。注射给药适用于易被消化液破坏的药物，但其制备工艺与使用比较复杂，质量要求较严格。

4. 呼吸道 给药途径有咽喉、支气管、肺部等。其特点是直接到达作用部位，起效快；可免于胃肠道破坏；但需要耐压容器与特殊设备，成本较高。

5. 皮肤 经皮给药可以减少胃肠道给药的副作用；还可避免消化液的破坏与肝首过效应、维持恒定的血药浓度、延长药物作用时间、减少用药次数；患者可以自主随时开始或终止用药，用药依从性好。

（二）剂型设计的依据

1. 根据临床用药目的设计剂型 治病目的、疾病的种类和特点不同，要求的吸收速度和起效快慢及持续时间都不一样，因此对制剂也有不同的要求。例如急救、急症或昏迷患者，由于不能自主用药和（或）要求迅速起效，多用注射剂、喷雾剂或舌下片；用于治疗慢性病，需长期用药的药物，则不宜首选注射剂；浓度依赖型细胞毒抗肿瘤药物，采用注射途径更为合适；有呕吐、咳嗽等症状的，宜选非经口服的制剂，如注射剂、经皮制剂或栓剂等。

此外，还可根据用药人群（如年龄、性别等）选择给药途径和药物剂型。患者年龄不同，对剂型的要求也不一样。如婴儿经口服用药宜选液体制剂。不同剂型在体内的过程不同，起效速度也不同（表 18-2）。

表 18-2 不同剂型的起效时间

起效时间	剂型
几秒	静脉注射
几分钟	肌内注射、皮下注射、口腔速溶片剂、喷雾剂、气雾剂
几分钟到几小时	短效注射剂、溶液剂、混悬剂、散剂、颗粒剂、胶囊剂、片剂、缓控释片剂
几小时	肠溶包衣制剂
几天到几周	贮库作用长效注射剂、植入剂
不确定	局部应用制剂

2. 根据药物的理化性质和生物学性质设计药物剂型 药物理化性质是药物制剂设计中的基本要素之一。剂型设计前应全面把握药物的药理作用机制及理化性质如性状、晶型、熔点、颗粒大小、溶解度、溶出速率、稳定性及生物膜通透性、体内半衰期等生物学性质，在“质量源于设计”的思想指导下，找出该药物在制剂研发中要重点解决的问题，有目的地选择适宜的

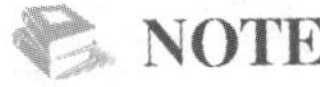

剂型、辅料、制剂技术或工艺，因为药物的某些理化性质在某种程度上限制了其给药途径和剂型的选择，同时药物剂型能够影响甚至改变药物体内的吸收、分布、代谢、排泄和半衰期等生物学性质。其中溶解度、晶型和稳定性等理化性质尤其需要重点关注。

（1）溶解度　对于易溶于水的药物，可以制成各种固体或液体剂型，适合于各种给药途径。但是，若要经口服给药，则要考虑药物对生物膜的通透性及其稳定性。对于难溶性药物，不易制成以水为介质的溶液剂，也不容易制成注射剂，但在一定条件下，选择适当的溶媒，也可制成溶液剂（包括注射剂），但必须注意药物的重新析出，防止由此带来的不良反应。若要将难溶性药物制成液体制剂，可以考虑设计为混悬剂、乳剂等。

（2）稳定性　外界因素（如空气、光、热、水、氧化、金属离子等）的作用，可能使药物发生分解，疗效降低，甚至产生未知的毒性物质。进行剂型设计时，必须将稳定性作为考察的主要内容之一。稳定性较差的药物，可以选择比较稳定的剂型，如固体剂型或加隔离层，如薄膜衣片可减少药物与外界的接触，增加稳定性。如青霉素对热很不稳定，其水溶液也不稳定，故将青霉素制配成冻干粉针比较合适。

（3）晶型　由于存在多晶型现象的药物可能存在晶型转换的情况，要注意避免晶型转变导致的药效消失及对制备过程的影响。例如应用固体分散体技术时，要考察辅料的种类、用量、制备工艺方法对晶型的影响。在混悬剂和霜剂中，结晶的生成，使产品均匀度、外观和生物利用度降低，如注射用醋酸可的松混悬液，错用了多晶型物，就会结块。

3. 根据给药途径设计剂型　给药途径不同，剂型与用量也不同，这不但对活性成分的吸收和药效的发挥具有直接的影响，甚至改变药物的临床治疗性质。如用糠酸莫米松治疗鼻炎，其喷鼻剂的治疗效果显著优于其口服片；硫酸镁口服剂型可用来泻下，而其5%注射液静脉滴注，则抑制大脑中枢神经，有镇静、镇痉的作用。因此，应根据药物研发的目的确定具体的给药途径并设计合适的剂型。

（1）口服给药　口服给药是最自然、最简单、最方便、最安全的给药方式。口服给药药物经胃肠道黏膜和上皮细胞吸收而转运至体循环，起效较慢，吸收规律性不强，药物易被胃肠道中的分泌物或酶破坏。一般地，没有首过效应，同时在胃肠道内具有良好的崩解、分散、溶出以及吸收性能，且不受胃肠道破坏的药物均可口服给药。当药物不能满足上述条件时，如通过制剂技术可能改善且需长期用药时，须首选口服给药。适用的剂型包括口服固体制剂（如片剂、胶囊等）、口服液体制剂（如口服溶液剂、混悬剂、糖浆剂等）、口含片、舌下片等。临床应用中，应根据实际情况来选择具体的口服剂型，比如老人与儿童等特殊用药人群常有吞咽困难，应采用液体剂型或易于吞咽剂型如口崩片等。

（2）注射给药　静脉给药的优点：①不存在吸收过程，药物生物利用度高；②剂量准确，起效迅速，可迅速通过体循环将药物运送至全身各处，可用于临床急救。注射给药的缺点是一般患者无法自行给药且有注射疼痛。注射剂质量要求高，生产工艺复杂，成本高，并要求无菌、无热原、刺激性小等。

设计注射剂型时，根据药物性质与临床要求可选用溶液剂、混悬剂、脂质体、乳剂等注射剂；需长期注射给药时，可用缓释注射微球；对于溶液中不稳定的药物，可考虑制成冻干制剂或无菌粉末，临用前溶解。

（3）局部给药（皮肤或黏膜部位给药）　皮肤给药方便安全，多用于局部给药，局部起效；新型透皮吸收制剂可局部给药发挥全身治疗作用。但皮肤对药物吸收有较强的屏障作用。皮肤用制剂要求制剂与皮肤有良好的亲和性、铺展性、黏着性等，在治疗期间内不因皮肤的伸缩、外界因素的影响以及衣物摩擦而脱落，同时无明显皮肤刺激性，不影响人体汗腺、皮脂腺的正常分泌及毛孔正常功能。

可根据用药部位和目的选择适宜的剂型。如用于腔道给药的剂型，一般要求给药体积小、

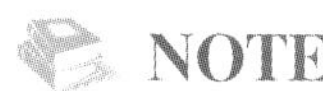

刺激性小。用于局部且要使作用持久而稳定，贴剂是比较适宜的剂型；当药物口服给药首过作用强时，可选用舌下或直肠给药；小儿口服给药通常有一定的难度，为了方便给药，可采用直肠给药；为了发挥速效作用，可采用吸入制剂如喷雾剂、气雾剂或舌下含服给药。

常用剂型包括外用溶液剂、洗剂、搽剂、软膏剂、乳膏剂、凝胶、硬膏剂、糊剂、喷雾剂、气雾剂、贴剂及栓剂等。

(4) 呼吸道给药　肺部有丰富的毛细血管，且有肺泡3亿～4亿个，总表面积达100 m^2，因此，肺部给药吸收速度快，几乎和静脉注射相媲美。药物在肺部的吸收主要通过肺泡来完成，粒径在0.5～1 μm的粒子能够到达肺泡，而粒径小于0.5 μm的粒子被呼出，粒径大于1 μm的粒子沉降在较大的支气管。此种给药方式非常适合生物技术药物如多肽、蛋白质等。常用剂型有气雾剂、喷雾剂或粉雾剂等。

4. 依据生产工艺条件设计药物剂型　剂型不同，所采取的工艺不同，所需要的设备及生产环境也不尽相同。例如注射剂的生产对生产环境要求较高；冻干粉针剂需要有冻干设备。在此过程中，要根据实际情况考虑工艺的可行性。

其他方面如市场需求、开发难度、可行性、创新性、开发成本等，也是设计药物剂型要考虑的因素。

三、质量源于设计

QbD即质量源于设计(quality by design)的简称。其概念可阐述如下：QbD是一种基于科学和质量风险管理的药物研发的系统方法，它以预期的目标为开端，强调对产品和工艺的理解及过程的控制。这个概念认为“产品质量不是检验出来的，而是设计出来的”，即强调通过设计来提高产品的质量。根据QbD概念，药品从研发开始就要考虑最终产品的质量，在处方设计、工艺路线确定、工艺参数选择、物料控制等各个方面都要进行深入的研究，积累翔实的数据，在透彻理解的基础上，确定最佳的产品配方和生产工艺。QbD认为在药品开发研究之前，应当知道目标产品的质量概况，以确保产品开发的目的性和有效性，如果最终研发的产品具备这些质量概况就可以向患者提供产品标签所承诺的治疗效果。

QbD理念下的药品制剂设计新方法：分析临床用药需要，明确目标产品特征；确立制剂关键质量指标(critical quality attribute，CQA)，如溶出速率、均匀度、AUC、治愈率等，通过系统的试验设计，评价各处方和工艺参数对产品CQA的影响，从中挑选对质量影响重大的关键原辅料指标(critical material attribute，CMA)和关键工艺参数(critical process parameter，CPP)，然后采用优化技术对处方和工艺进行优化设计，获取可保证CQA的各CMA和CPP的变化区间。这些由多个关键指标和参数的可变化区间组成的多维空间称为设计空间。实际生产中，可以根据具体情况，在设计空间的范围内改变处方和工艺参数，也能保证药品的质量。

四、影响制剂设计的其他因素

影响药物制剂设计的其他因素包括成本、知识产权和节能环保等。

1. 通过制剂设计建立或加强产品知识产权保护　在多数情况下可通过制剂设计来建立或加强产品知识产权保护优势。例如已知化合物的新的盐型或晶型，如果在药学或生物药剂学上与已知的盐型或晶型有较大不同，并有助于提高药物的安全性、有效性或可控性，则可申请专利。

2. 基于制剂专利技术开发药物　新制剂产品也是国内外研究的重点和热点。通过发明新辅料、新的药物载体结构以及新工艺等也能获得较为宽泛的知识产权保护。所以，基于制剂专利技术开发药物的新制剂产品也是国内外研究的重点和热点。

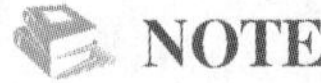

3. 绿色辅料和环保工艺　近年来，另外一个对药物制剂设计和处方研究影响较大的因素

是全球性的对于绿色辅料和环保工艺的推动。一个典型的例子就是，世界各国都已开始禁止使用氟利昂作为喷雾剂的抛射剂，所以在喷雾剂的设计中就必须考虑辅料的问题。

第四节 药物制剂处方和工艺的筛选与优化

基于“质量源于设计”的理念，药物制剂处方和工艺筛选与优化的目的不仅仅是为了确定一个特定产品的处方和工艺流程，更是为了系统性地考察影响药品质量的各种处方和工艺因素，获得完整的数据，从而科学地制定出能够确保产品质量的设计方案。

药物制剂的处方设计与制备工艺条件的优化，总是希望通过少量试验获得较好的结果。因此采用现代数学方法辅助药物制剂优化设计，已成为制剂研究的主要领域。通常，优化过程包括：①选择可靠的优化设计方案以适应线性或非线性模型拟合；②建立考察指标与影响因素之间的数学关系式，并通过统计学检验来确保模型的可信度；③优选并确定最佳处方与工艺条件。

一、制剂处方的筛选与优化

根据药物理化性质、临床需要及一些影响因素等确定好剂型后，基于“质量源于设计”的理念就要开始对药物制剂的处方进行筛选和优化。制剂处方包括主药和符合剂型要求的各类辅料，处方筛选的主要工作就是辅料选择及其用量的筛选。

在药物制剂的处方中，辅料对新药的成功开发起着至关重要的作用。辅料选择得当可以发挥主药理想的药理活性，提高疗效，并减少药物用量，降低主药的毒副作用；增强药物的稳定性，延长贮存时间；控制和调节药物的体内释放以减少服药次数等。例如以羟丙甲纤维素为辅料生产的阿司匹林片比用淀粉为辅料生产的片剂稳定性好，存放期间不会出现药片硬度增加和主药溶出度下降的现象。反之，如果辅料选择不当，则会影响制剂的生物利用度或药物稳定性，使药物安全性和有效性受到影响。例如硬脂酸镁会与苯唑西林钠发生化学反应。因此，在药物制剂处方的筛选与优化中，辅料的选择与优化是十分关键的一环。

辅料的选择首先是根据剂型或制剂条件及给药途径的需要，同时考虑辅料不与主药发生相互作用，不影响制剂的含量测定等因素。例如，小剂量片剂主要选择填充剂，以便制成适当大小的片剂；对一些难溶性药物的片剂，除一般的成型辅料外，主要应考虑选择一些较好的崩解剂或表面活性剂；凝胶剂则应选能形成凝胶的辅料；混悬剂则需选用能调节药物粒子沉降速率的辅料。

此外，辅料影响药物的体内吸收，这在处方筛选与考察时要引起关注。例如，对于液体药物制剂，由于药物的溶解度及其在体内的状态是由溶媒的性质决定的。溶媒发生变化，药物吸收过程就会改变。如丙二醇用作注射溶媒，选用适当时具有速效和长效作用。但有些药物，如利眠宁、地高辛、苯妥英等几乎不溶于水的药物，用丙二醇（4%～20%）或乙醇（10%）与水等混合溶媒制成的注射液，肌内注射后，溶媒扩散，药物在注射部位沉淀，导致吸收不规则、不完全，其临床效果比口服给药还差。对于固体制剂，辅料会对药物的释放产生影响，进而影响药物的体内吸收。例如稀释剂由于可能产生分散和吸附两种不同作用，前者可加快药物溶出，增加吸收，后者则可延缓释放，降低吸收。乳糖曾被认为是基本无活性的比较理想的辅料，但现在发现它对许多药物的吸收产生了影响。如乳糖对戊巴比妥有延缓吸收作用；乳糖用作异烟肼片的稀释剂时，异烟肼的疗效则完全被其抑制；但在睾丸酮埋植片中，乳糖有加速睾丸酮吸收的作用。黏合剂过量或黏性过强，则会延缓吸收，而崩解剂则相反。润滑剂多为疏水性物质，可阻止药物与液体的接触，妨碍药物的润湿而影响其崩解、释放和吸收。

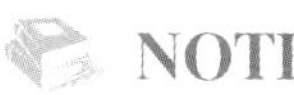

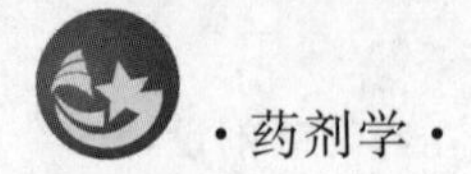

制剂处方的优化，首先要明确药品质量的关键指标(CQA)，然后通过系统的科学试验设计，评价各处方对CQA的影响，从中挑选对质量影响重大的CMA，最后采用优化技术对处方进行优化。例如对于一个片剂的处方，CMA可能包括原料药的粒径、密度及流动性、辅料的种类与用量等。而对于一个微囊的处方来说，CMA可能包括原料药的纯度、粒径、囊材的种类与浓度、交联剂和催化剂的种类与浓度、附加剂的浓度等。通过对这些参数的系统研究，确定可以保证药品质量的各指标和参数的变化区间。

二、制剂工艺的筛选与优化

制剂工艺能影响药物制剂的质量。例如不同的工艺能影响口服固体制剂的生物利用度或液体制剂的稳定性或澄明度。制备固体制剂时，原料药粒子大小、制粒操作及压片时的压力等都可能影响药物的溶出速率，进而影响其体内吸收。注射剂制备过程中药用活性炭处理的方法会影响注射剂的澄明度、色泽与含量。灭菌温度与时间也会影响注射剂成品的色泽、pH和含量。因此，需要对不同工艺条件进行筛选与优化，以确定最优的生产工艺。

工艺路线设计依据的是药物与辅料共同的理化性质、剂型、处方、生产技术与设备、经济成本等因素。在优化药物制剂工艺条件时，以“质量源于设计”为理念，首先需要明确药品质量的CQA，评价依据上述因素所选定的各工艺参数对CQA的影响，从中挑选对质量影响重大的CPP。如对于一个片剂的处方和工艺，CPP可能包括压片的压力、压缩速度、操作时空气湿度等；对于一个颗粒剂的处方和工艺，CPP可能包括制粒方法、操作时空气湿度等；如对于一个微囊的处方和工艺，CPP可能包括制备方法、搅拌速度和时间、固化时间和温度等。通过对这些参数的条件进行系统、规范的研究，即对每一环节的影响因素进行全面研究，每个影响因素应进行3个及3个以上的多水平研究，采用的方法为科学试验设计如正交试验设计、均匀试验设计等。

三、优化方法

药物制剂的处方和制备工艺设计通常是根据活性成分的药理药效作用特点及其理化性质，确定给药途径与剂型，然后通过预试验选择一定的辅料和制备工艺，然后在“质量源于设计”理念的指导下，采用优化技术对处方和工艺进行优化设计。采用优化技术的优点：①省时，降低成本以达到产品设计要求；②提高最佳或近似最佳产品设计的可靠性；③提高和保证最终产品质量。

处方与工艺优化的方法主要有正交设计、均匀设计、单纯形优化法、析因设计(factorial design)、星点设计、效应面优化法、拉氏优化法和三相图等，这些设计的宗旨都是利用较少的试验，发现最大量的信息。我们的工作是如何把握因素及水平，安排设计，准确无误地分析处理结果，得到正确的结论。

(一) 正交设计

正交设计(orthogonal design)是一种用正交表安排多因素多水平试验，并用统计分析的方法来分析试验结果，推断各因素的最佳水平即最佳方案的科学试验设计方法。其特点为“均匀分散、整齐可比”。试验者根据事先确定的所要考察的因素数和各因素的水平数，以及是否具有交互作用等需求查找相应的正交表。依托正交表的正交性从全面试验中挑选出部分有代表性的点进行试验，可以实现以最少的试验次数达到与大量全面试验等效的结果，因此，应用正交表设计试验是一种高效、快速、经济的多因素试验设计方法。正交试验设计可以有多个考察指标，一般单指标数据处理用方差分析法，多指标可用综合平衡法或综合评分法，找出最优水平搭配。

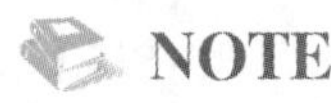

（二）均匀设计

均匀设计(uniform design)也是一种多因素试验设计方法，由于它只考虑试验点均匀散布，而不必整齐可比，因而试验次数大大减少。该设计对于水平数较大的试验，优势更为突出，其试验次数仅需与水平数相当，最多比水平数多一次。均匀试验设计采用均匀设计表来安排试验。一般步骤是在明确试验目的、确定评价指标的情况下，挑选影响因素并确定因素的水平，然后选择合适的均匀设计表进行表头设计，最后按试验方案进行试验并对试验结果进行统计分析。试验结果的分析方法有直观分析法和回归分析法。

（三）单纯形优化法

单纯形优化法(simplex optimization method)是一种利用多维空间中的一种凸图形（即单纯形）移动实现试验参数优化的动态调优的方法，每一次选用的试验条件是根据前次试验的结果来选定的。单纯形优化法也是一种多因素优化方法，其特点是方法易懂，计算简便，不需建立数学模式，并且不受因素数目的限制，当因素增多时，试验次数并不增加很多，只需进行不多次数的试验就可找到最佳的试验条件。其原理为若有 n 个需要试验的因素，单纯形则由 $n+1$ 维空间多面体所构成，空间多面体的各顶点就是试验点。比较各试验点的结果，去掉最坏的试验点，取其对称点作新的试验点，该点称为"反射点"。新试验点与剩下的几个试验点又构成新的单纯形，新单纯形向最佳目标点更靠近。如此不断向最优方法调整，最后找出最佳目标点。

（四）效应面优化法

效应面优化法(response surface method)又称响应面优化法，主要是通过一定的试验设计考察自变量即影响因素对因变量即效应或结果的作用并对其进行优化。简单地说，效应面优化法是通过描绘效应对考察因素的效应面，从效应面上选择较佳的效应区，从而推导出自变量取值范围即最佳试验条件的优化法。该法使用起来直观、方便、效果较好。考察的因素与考察指标（结果或效应）之间的关系可用函数 $y=(x_1,x_2,\cdots,x_k)+E$ 表示（E 为偶然误差），函数 f 不可能用数学模型表述，它所代表的空间曲面称为效应面，该效应面只是假想的；但可以用某一数学模型 f' 近似地模拟函数 f，依据该模型可以描绘效应面，从而优选条件。数学模型 f' 与 f 的近似程度直接关系到效应面的近似程度与优选条件的准确度。优化结果，效应与因素之间的关系可能是线性的，也可能是非线性的，表现在效应面上，线性的为平面，非线性的为曲面。在整个考察范围内，在距离较佳区域较远的地方接近线性，且越接近较佳区，面的弯曲度就越大，即在较佳区，非线性关系居多。最后用方差分析判断模型拟合优劣程度；根据模型，采用解方程求极值或限定效应范围求解因素水平区间的办法获得较佳工艺条件。但最为简单直观的方法为描绘效应面，从效应面上直接读取较佳工艺条件。

（五）析因设计法

析因设计(factorial design)也称为全因子试验设计，即试验中所涉及的全部试验因素的各水平全面组合形成不同的试验条件，都进行两次或两次以上的独立重复试验。其特点是各处理组在均衡性方面的要求与随机设计一致，各处理组样本量应尽可能相同；且对各因素不同水平的全部组合试验，具有全面性和均衡性。析因设计的最大优点是同时观察多个因素的效应，提高了试验效率；所获得的信息量很多，可以准确地估计各试验因素不同水平的效应大小及各试验因素间的交互作用的效应大小，并通过比较各种组合，找出最佳组合。但其所需要的试验次数最多，因此耗费的人力、物力较多，且耗时也较多，当所考察的试验因素和水平较多时，研究者很难承受。

（六）三元相图

三元系统是包括三个独立单元的系统，三元相图即三元系统的相图。常用三角形来表示

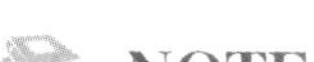

三元系统的成分，这样的三角形称为浓度三角形（concentration triangle）或成分三角形（composition triangle）。常用的成分三角形为等边成分三角形。三角形的三个顶点 A、B、C 分别表示 3 个组元，三角形的边 AB、BC、CA 分别表示 3 个二元系的成分坐标，三角形内的任一点都代表三元系的某一成分。

在药剂学中，三元相图常被用于乳剂的研究过程，通常将水相、油相和乳化剂作为三相，通过系列试验确定形成乳剂的区间和配比，根据结果绘制成相图，这样可以指导乳剂的生产等。三元相图也常用于微囊和纳米药物制剂的处方筛选中，具体可参见相关制剂章节。

本章小结

药物制剂设计是新药研究和开发的起点，是决定药品的安全性、有效性、可控性、稳定性和顺应性的重要环节，其目的是根据临床用药需要及药物理化性质，确定合适的给药途径和药物剂型。其研究流程是首先对候选药物的理化性质、药理学及药动学性质有一个较全面的认识，即处方前研究；然后根据药物理化性质和治疗需要，结合各项临床前研究工作，确定最佳的给药途径，并综合各方面因素，选择合适的剂型；最后选择适合于该剂型的辅料，通过适宜的测定方法考察制剂的各项指标，采用试验设计优化法对处方和制备工艺进行优选。本章主要介绍在创新药物制剂研究中开展剂型和处方设计工作的基本程序、方法等；重点关注处方前研究在制剂设计中的重要性及其研究内容；同时也介绍了药物制剂处方和工艺的筛选与优化，并对几种较常用的优化方法作了简单介绍。

复习思考题

目标检测

推荐阅读文献

1. 简述制剂设计在创新药物开发中的重要性以及制剂设计开发的基本程序。
2. 简述处方前研究在制剂设计中的重要性及其研究内容。
3. 药剂制剂设计的目的和基本原则是什么？剂型设计的依据有哪些？
4. “质量源于设计”的制剂设计思想的内涵是什么？
5. 如何进行药物制剂处方和工艺的筛选和优化？

参考文献

[1] 崔福德.药剂学[M].7 版.北京:人民卫生出版社,2011.
[2] 方亮.药剂学[M].8 版.北京:人民卫生出版社,2016.
[3] 郭涛.药物研究与开发[M].北京:人民卫生出版社,2007.
[4] 梁文权.药剂学[M].北京:人民卫生出版社,2005.
[5] 平其能.现代药剂学[M].北京:中国医药科技出版社,1998.
[6] 马乐伟,杜葳,赵春顺.药物晶型定量分析方法的研究进展[J].药学学报,2011,46(8):896-903.
[7] 高晶,滕再进,束俭辉,等.固体制剂生产过程中的药物晶型转变[J].中国新药杂志,2018,27(9):1000-1005.
[8] 张伟国,刘昌孝.多晶型药物的生物利用度研究概况[J].天津药学,2007,19(2):59-61.
[9] 杜冠华,吕扬.仿制药一致性评价相关药物晶型的问题分析[J].医药导报,2017,36(6):593-596.
[10] 陈建.药物多晶型转变因素的研究进展[J].天津药学,2018,30(6):44-48.
[11] 邢逞,宋俊科,张丽,等.利巴韦林的多晶型研究及药动学评价[J].中国药学杂志,2013,

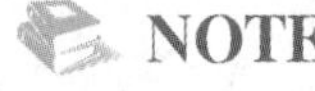

48(8):621-628.

[12] Allen L V, Ansel H C. Ansel's Pharmaceutical Dosage Forms and Drug Delivery Systems[M]. 10th edition. New York: Lippincott Williams & Wilkins, 2014.

[13] Gibson M. Pharmaceutical Preformulation and Formulation: A Practical Guide from Caudidate Drug Selection to Commercial Dosage Form[M]. 2nd edition. Boca Raton: CRC Press, 2009.

[14] 崔宝国. 药用辅料在制剂中的应用[D]. 济南:山东大学, 2007.

[15] Vidovič S, Horvat M, Bizjak A, et al. Elucidating Molecular Properties of Kappa-carrageenan as Critical Material Attributes Contributing to Drug Dissolution from Pellets with a Multivariate Approach[J]. International Journal of Pharmaceutics, 2019, 566: 662-673.

[16] 李云雁, 胡传荣. 试验设计与数据处理[M]. 3版. 北京:化学工业出版社, 2017.

[17] 刘振学, 王力. 实验设计与数据处理[M]. 2版. 北京:化学工业出版社, 2015.

(王 纠)

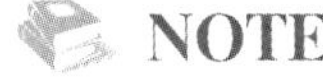

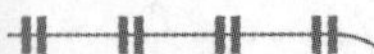

第十九章　调剂学与合理用药

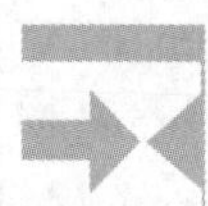

扫码看 PPT

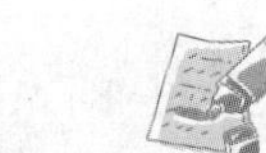

学习目标

1. 掌握：药品调剂的概念与制度；静脉用药调配的质量管理；药物配伍使用的目的和配伍变化的概念、类型；口服制剂与注射制剂使用的一般原则。

2. 熟悉：药品调剂的操作规程；判断常见的药物配伍变化的合理性与禁忌；皮肤、黏膜、吸入给药的注意事项。

3. 了解：医院药品调剂岗位的设置与分工；细胞毒药物及全静脉营养液的配制；药物配伍变化的实验方法和配伍变化的处理原则与方法；服药时间、饮水、饮食、抽烟等因素对药物作用的影响。

第一节　药品调剂概述

一、药品调剂概念

药品调剂(drug dispensing)即配药、配方、发药，也就是调配处方。调剂工作是医院药剂科的常规业务工作之一，一直以来，调剂业务管理也是医院药事管理的重要内容。《医疗机构药事管理暂行规定》指出："药品调剂工作是药学技术服务的重要组成部分。门急诊药品实行大窗口或柜台式发药，住院(病房)药品按日剂量配发，对口服制剂药品实行单剂量调剂配发。医疗机构的药学专业技术人员必须严格执行调剂操作规程和医嘱、处方管理制度，认真审查和核对，确保发出的药品准确、无误。发出的药品应注明患者姓名、用法、用量，并交代注意事项。对处方所列药品，不得擅自更改或者代用。对于不合理处方药学专业技术人员应拒绝调剂；必要时，经处方医生更正或者重新签字，方可调配。为保证患者的用药安全，药品一经发出，不得退换。"药品调剂大致分为 6 个步骤：收方、检查处方、调配处方、包装贴标签、复查处方、发药。

二、药品调剂制度

(1) 取得药学专业技术职务任职资格的人员方可从事处方调剂工作。

(2) 药师在执业的医疗机构取得处方调剂资格。药师签名或者专用签章式样应当在本机构留样备查。

(3) 具有药师以上专业技术职务任职资格的人员负责处方审核、评估、核对、发药以及安全用药指导；药士从事处方调配工作。

(4) 药师应当凭医师处方调剂处方药品，非经医师处方不得调剂。

(5) 药师应当按照操作规程调剂处方药品：认真审核处方，准确调配药品，正确书写药袋或粘贴标签，注明患者姓名和药品名称、用法、用量，包装；向患者交付药品时，按照药品说明书

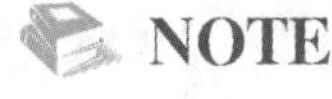

或者处方用法，进行用药交待与指导，包括每种药品的用法、用量、注意事项等。

(6) 药师应当认真逐项检查处方前记、正文和后记书写是否清晰、完整，并确认处方的合法性。

(7) 药师应当对处方用药适宜性进行审核。审核内容包括以下方面：①规定必须做皮试的药品，处方医师是否注明过敏试验及结果的判定；②处方用药与临床诊断的相符性；③剂量、用法的正确性；④选用剂型与给药途径的合理性；⑤是否有重复给药现象；⑥是否有潜在临床意义的药物相互作用和配伍禁忌；⑦其他用药不适宜情况。

(8) 药师经处方审核后，认为存在用药不适宜时，应当告知处方医师，请其确认或者重新开具处方。

(9) 药师发现严重不合理用药或者用药错误，应当拒绝调剂，及时告知处方医师，并记录，按照有关规定进行报告。

(10) 药师调剂处方时必须做到"四查十对"：查处方，对科别、姓名、年龄；查药品，对药名、剂型、规格、数量；查配伍禁忌，对药品性状、用法用量；查用药合理性，对临床诊断。

(11) 药师在完成处方调剂后，应当在处方上签名或者加盖专用签章。

(12) 药师应当对麻醉药品和第一类精神药品处方，按年月日逐日编制顺序号。

(13) 药师对于不规范处方或者不能判定其合法性的处方，不得调剂。

(14) 医疗机构应当将本机构基本用药供应目录内同类药品相关信息告知患者。除麻醉药品、精神药品、医疗用毒性药品和儿科处方外，医疗机构不得限制门诊就诊人员持处方到药品零售企业购药。

三、药品调剂操作规程

药品调剂人员应按操作规程调剂处方药品，一般包括以下过程：认真审核处方，准确调配药品，正确书写药袋上项目，向患者交付处方药时，应当对患者进行用药说明与指导。

(一) 审核处方

首先是开方医师的资质是否符合规定，不同的药品是否使用规定的处方笺书写，还包括以下内容：①对规定必须做皮试的药物，处方医师是否注明过敏试验及结果的判定；②处方用量与临床诊断的相符性；③剂量、用法；④剂型与给药途径；⑤是否有重复给药现象；⑥是否有潜在临床意义的药物相互作用和配伍禁忌。

(二) 调配药品

处方经药师审核后方可调配，对处方所列药品不得擅自更改或者代用。调配药品时应注意：①仔细阅读处方，按照药品顺序逐一调配；②对贵重药品及麻醉药品等分别登记账卡；③药品配齐后，与处方逐条核对药名、剂型、规格、数量和用法，准确规范地书写标签；④调配好一张处方的所有药品后再调配下一张处方，以免发生差错；⑤对需要特殊保存的药品加贴醒目的标签提示患者注意，如"置 2～8 ℃保存"；⑥在每种药品外包装上分别贴上用法、用量、贮存条件等标签；⑦核对后在处方相应位置签名；⑧法律、法规、医保、制度等有关规定的执行情况。

(三) 发药

发药是调剂工作的最后环节，要使差错不出门，必须把好这一关，发药时应注意：①核对患者姓名，最好询问患者所就诊的科室以帮助确认患者身份；②逐一核对药品与处方相符性，检查规格、剂量、数量，并签字；③发现配方错误时，应将药品退回配方人，并及时更正；④向患者说明每种药品的服用方法和特殊注意事项，同一药品有两盒以上时要特别说明；⑤发药时应注意尊重患者隐私；⑥做好门诊用药咨询工作。

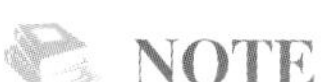

四、医院药房简介

医院药房又称医疗机构药房，它是医疗机构中从事诊断、治疗疾病所用药品的供应、调剂、配制制剂以及提供临床药学服务和监督检查药品质量的部门。

（一）医院药房的性质

医院药房具有以下性质：①事业性机构性质。医疗机构中的一个部门，不具备法人资格，不承担投资风险。这与社会药房有着根本区别。②专业技术性。药师能解释和调配处方；评价处方和处方中调配的药物；掌握配制制剂的技术并建立制剂生产的条件及能力；承担药物治疗监护工作；能回答患者、医师、护士有关处方中药物的各方面问题。③综合性。包括专业性、经济性、质量检测性等性质。④与临床药物治疗具有密切相关性。

（二）医院药房的任务

医院药物的任务包括以下几点：①按照《基本用药目录》采购药品，力求品种齐全，使医生有选用药品的余地，做好病房常备药品的请领。在保障药品及时供应的同时，应避免药品的积压、过期失效、流失和浪费。②依据规章制度和操作规程，及时准确地调配处方，保证给患者的药品准确无误、质量优良、疗效确切。③严格执行药品管理制度，特别是麻醉药品、精神药品、医疗用毒性药品、贵重药品及效期药品的管理，建立药品账册，定期盘点，做到账物相符。④深入临床科室了解病区药品保管和使用情况，监督并协助病区做好药品请领保管和合理使用，以保证药品的安全有效。⑤配合临床，积极参与病区危重患者的抢救，及时供应病区所需急救药品。⑥为医生、护士、患者提供药物咨询服务，主动向临床科室推荐新药或代用品，提供药品供应信息，搜集药品尤其是新药在使用中的反馈信息，为药库及临床科室的联系起到双向沟通的作用，为药库采购药品提供可靠信息。⑦搜集患者用药中的不良反应资料，并及时上报；在药事管理与药物治疗学委员会的统一安排下，协助医师对新药进行观察研究、新药评价等工作。⑧协助药学专业学生实习、药师在职进修等工作，共同探讨药物治疗学等学科的研究。⑨加强住院患者用药教育及出院患者带药的延伸用药指导等工作，保证用药安全有效。

五、医院药房的岗位设置与人员分工

（一）岗位设置

医院药房应根据医院规模不同设置岗位。药房一般设置有药品调剂、药品制剂、药品检验、药品采购、药品保管与养护、中药加工炮制、临床药学研究、药学信息收集、药物研究及行政管理等岗位。

（二）分工

医院药房人员分为部门管理人员、专业技术人员、辅助人员三个群体。药剂科各类人员都必须接受教育或培训，取得相应从业资格。专业人员即中等职业教育以上学历，专业技术职称包括药士、药师、主管药师、副主任药师、主任药师。

（三）医院药房岗位特点

医院药房岗位具有随机性、规律性、紧急性、终端性、咨询服务性等特点。

六、药品调剂岗位

（一）门、急诊药房调剂岗位

门、急诊调剂业务即在门诊药房、急诊药房完成药品的调配工作。药师根据医师处方为患者提供优质的药品，同时按处方要求向患者说明每种药品的用法用量、注意事项、可能出现的

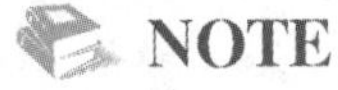

常见不良反应，以及出现常见不良反应的简单处理。

门诊患者的特点是病种广泛且流量大，所以门诊药房实行大窗口或柜台式发药，发药方式一般分为独立法、流水法和结合法。我国有些医院门诊药房已实现部分自动化，大大节约了人力并减少人工误差。急诊患者的特点是病情突发且危重，因此急诊药房的工作人员应具有丰富的工作经验。急诊药房药品准备突出速效、高效、安全和全面的特点。

（二）住院药房调剂岗位

1. 住院药房通常采用的调剂方法

（1）病区小药柜制　病区使用药品统领单在住院调剂室领取规定数量的常用药品，存放在病区的专用小药柜，由病区护士按医嘱每日发放给患者。

（2）摆药制　病区护士根据医嘱单将病区中每个患者的一天口服药量，分次摆入患者的服用盒内。小针剂、静脉输液、不可分割药由护士或药师按病区摆好发出，摆好的药必须双人核对，再由病区护士核对无误签字后领回。为解决入院患者的急用或临时用药，每个病区也可根据实际情况设置一定的基数药品。

（3）凭处方发药　此种方法是病区护士或者患者凭医生开具的处方到住院调剂室取药，调剂室依据处方分别发药。这种发药方式现只用于少数的临床药品，包括麻醉药品、精神药品、毒性药品、出院带药等。

2. 住院药房的工作特点

（1）用药复杂性　住院调剂室所面向的是住院患者，大多病情重、病程长、病种复杂，因此用药情况比较复杂。贵重药、抗感染药、麻醉药、血液制品、输液（含静脉营养液）消耗量大，药品品种要求齐全，供应量要充足。因此加强药品管理尤为重要。

（2）工作的主动性　由于住院药房现在基本上实行计算机化管理，除少数药品需凭方发药外，病房所需药品信息可直接通过计算机传送至调剂室。调剂人员可主动安排好室内各项工作，在完成调剂工作的同时，可抽出一定时间从事用药咨询，深入病房进行用药调查，为临床安全、有效、合理用药提供保障。

（3）对岗位人员要求高　住院药品调配是一项技术性和咨询服务性要求较高的工作，在人员配备上应挑选医德好、业务知识全面、专业技术理论与实践水平高的药学人员担任。

（三）中药房调剂岗位

一般综合性医院仅设一个中药房，中药调剂岗位担负着门诊和住院中药调剂的职责，故具有门诊和住院调剂的特点。此外，由于中药处方比较复杂，处方由“君臣佐使”构成，多味药占的比重大；有时也因地区用药习惯不同，用药剂量亦会有上下，全靠中药知识和经验去判断正确与否；中药调剂岗位人员不仅要对调配的药物品种和数量负责，而且对药品的真伪优劣、炮制是否得当、医师处方有无配伍禁忌、毒性中药剂量和煎服方法正确与否等均负有责任。故对审方、配方工作的要求高。

（四）调剂岗位责任制

药品调剂人员必须严格实行岗位职责制。其主要内容包括以下几点。①树立以患者服务为中心的职业观念，并有良好的职业道德。②对严格执行各项规章制度和操作规程负责。③熟练掌握调剂业务操作。④对“四保证”负责。即对保证供应、保证药品质量、保证正确指导患者合理用药、保证使患者按医师处方要求用药负责。⑤对按规定进行药品统计报销负责。

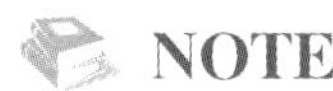

第二节　静脉用药调配

一、概述

液体制剂为药物制剂的重要类型，而输液是临床常用的给药剂型，通过输液可以纠正人体内生理失衡、给药和补充营养物质。通过输液方式给药，药物起效快、生物利用度高。静脉输液还具有液体和药物输入速度和量可控的优点，是临床抢救和治疗患者的重要措施之一。据统计，英国、澳大利亚及美国在静脉输液中加入的药物比例分别为45%、63%和76%，而我国则达到90%以上。传统临床静脉输液中的加药工作是由各病区护士在各自的治疗室内完成的。一方面加大了护理人员的工作量；另一方面治疗室是一个非封闭环境，不仅人员及非净化空气的流动不可避免，而且各种操作均暴露于非净化空气中，调配药液时被污染的可能性很大。药品是种特殊商品，其质量要求是安全、有效、稳定、均一。药品生产过程是通过GMP实行质量控制的，但目前药品使用环节上的质量控制尚缺乏有效的管理规范。因此，引入静脉药物集中调配的目的是加强对药品使用环节的质量控制，保证药品质量体系的连续性，提高患者用药的安全性和有效性；实现医院药学由单纯供应保障型向技术服务型转变，实现以患者为中心的药学服务模式，提高医院的现代化医疗质量和管理水平。

静脉用药集中调配，是指医疗机构药学部门根据医师处方或用药医嘱，经药师进行适宜性审核，由药学专业技术人员按照无菌操作要求，在洁净环境下对静脉用药物进行加药混合调配，使其成为可供临床直接静脉输注使用的成品输液操作过程。静脉用药集中调配是药品调剂的一部分。建立静脉用药调配中心（室）（pharmacy intravenous admixture service，PIVAS），可以保证静脉滴注药物的无菌性，防止微粒污染；同时，可杜绝不合理用药现象，减少药物浪费，降低用药成本，确保药物相容性和稳定性，将给药错误降至最低。由于空气净化装置的防护作用，可大大降低毒性药物对医护人员的职业伤害。PIVAS作为医院的新部门，对合理用药和加强药品管理具有非常重要的意义。静脉用药调配中心工作流程见图19-1。

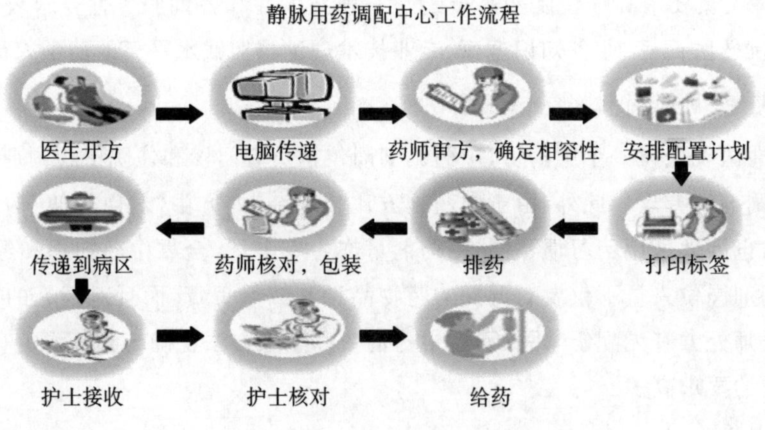

静脉用药调配中心工作流程

医生开方 → 电脑传递 → 药师审方，确定相容性 → 安排配置计划 → 打印标签 → 排药 → 药师核对，包装 → 传递到病区 → 护士接收 → 护士核对 → 给药

图19-1　静脉用药调配中心工作流程图

二、静脉用药调配中心的组建与人员配置

建立一个适合本医院实际情况的静脉用药调配中心（室）是非常重要的。PIVAS设计过大会导致各种资源的浪费，设计过小又不能满足需求及长远发展。因此，应充分了解本医院现

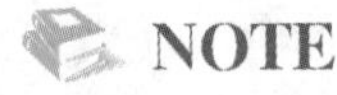
NOTE

在输液及静脉药品的使用情况、处方习惯、药品发放、收费流程及网络系统等，所设计、建立的新流程应尽可能小地改变原先的流程。建立静脉用药调配中心(室)的第一步是必须与对该项目有直接影响的卫生技术人员进行沟通，用详细的文献资料及实例证明建立静脉用药调配中心(室)的优点，使每个参与该项工作的卫生技术人员能充分认识到，在医学科学不断发展的今天，提高治疗水平、维护患者利益、做到安全用药是我们义不容辞的职责。2010 年卫生部办公厅颁布了《静脉用药集中调配质量管理规范》，对静脉用药集中调配中的房屋、设施、布局、人员、仪器、设备、药品、耗材和物料等方面的基本要求进行了规范，还制定了静脉用药集中调配操作规程。

(一) 房屋、设施和布局基本要求

(1) PIVAS 总体区域设计布局、功能室的设置和面积应当与工作量相适应，并能保证洁净区、辅助工作区和生活区的划分，不同区域之间的人流和物流出入走向合理，不同洁净级别区域间应当有防止交叉污染的相应设施。

在我国绝大多数医院还是采用中心药房进行药品管理。PIVAS 设计与布局应当根据医院场地的情况而定：①对于新建医院，PIVAS 最好与中心药房在一起。因为静脉用药调配中心(室)从某种意义上讲是一个注射剂中心药房。这样便于药剂科开展药品管理、储存、人员配备等工作，可共用一个二级药库、一个排药准备区等。可建小药梯连接病区，无须人员配送。②对于药剂科缺乏场地，但有输液制剂楼(室)的医院，可考虑采用制剂室的场地建立 PIVAS。③对于病区分散的医院，可考虑建立一个集中式静脉用药调配中心(室)，只服务于病区楼。较小病区可考虑建立卫星式静脉用药调配中心(室)。④对于场地较充裕的医院可集中建立 2 个 PIVAS，以便于运送。

(2) 静脉用药调配中心(室)应当设置在人员流动少的安静区域，以便于与医护人员沟通和成品的运送。设置地点应远离各种污染源，禁止设置于地下室或半地下室，周围的环境、路面、植被等应不对静脉用药调配过程造成污染。洁净区采风口应当设置在周围 3 米内环境清洁、无污染地区，离地面高度不低于 3 米。

(3) 静脉用药调配中心(室)的洁净区、辅助工作区应当有适宜的空间摆放相应的设施与设备。洁净区应当含一次更衣、二次更衣及调配操作间；辅助工作区应当含有与之相适应的药品与物料贮存、审方打印、摆药准备、成品核查、包装和普通更衣等功能室。整个配置中心人员的流向及物流走向也有相关要求。人员流向：①人员入口→缓冲区→普通更衣室→其他非净化工作区域；②人员入口→缓冲区→普通更衣室→一更→二更→配置间。物流走向：①(原料物流)仓库(脱外包装后)→排药准备区→进物传递窗→各配置间；②(成品物流)各配置间→出物传递窗→成品核对区→各病区。

(4) 静脉用药调配中心(室)室内应当有足够的照明度，墙壁颜色应当适合人的视觉；顶棚、墙壁、地面应当平整、光洁、防滑，便于清洁，不得有脱落物；洁净区房间内顶棚、墙壁、地面不得有裂缝，能耐受清洗和消毒，交界处应当成弧形，接口严密；所使用的建筑材料应当符合环保要求。

(5) 静脉用药调配中心(室)洁净区应当设有温度、湿度、气压等监测设备和通风换气设施，保持静脉用药调配室温度为 18～26 ℃，相对湿度为 40%～65%，保持一定量新风的送入。

(6) 静脉用药调配中心(室)洁净区的洁净标准应当符合国家相关规定，经法定检测部门检测合格后方可投入使用。

(7) 静脉用药调配中心(室)应当根据药物性质分别建立不同的送、排(回)风系统。排风口应当处于采风口下风方向，其距离不得小于 3 米或者设置于建筑物的不同侧面。

(8) 药品、物料贮存库及周围的环境和设施应当能确保各类药品质量与安全储存，应当分

NOTE

设冷藏、阴凉和常温区域，库房相对湿度为 40%～65%。二级药库应当干净、整齐，门与通道的宽度应当便于搬运药品和符合防火安全要求。应有保证药品领入、验收、贮存、保养、拆外包装等作业相适宜的房屋空间和设备、设施。

(9) 静脉用药调配中心(室)内安装水池的位置应当适宜，不得对静脉用药调配造成污染，不设地漏；室内应当设置有防止尘埃和鼠、昆虫等进入的设施；淋浴室及卫生间应当在中心(室)外单独设置，不得设置在静脉用药调配中心(室)内。

静脉用药调配中心(室)在我国开展的时间不长，现尚无相关的建设设计标准。美国 2004 年 1 月 1 日正式实施的 USP(797)明确了无菌调配的相关要求，共由 12 个组成部分。澳大利亚于 1976 年发布了 1386 标准，1989 年更新发布了 1386.1 标准，1994 年更新为 2386 标准。在这些标准中，均明确提出了无菌调配间应为净化空间。我国输液用量非常大，输液中加药的比例亦很高，二联及二联以上用药非常普遍。因此，静脉用药调配中心(室)的药物调配间均应达到相应的洁净级别，但洁净技术的应用一定要根据医院调配药品类型、预期调配规模和中长期发展规划来进行。一味追求洁净度并不能解决实际应用问题，而且可能给医院带来沉重的运行维护、管理负担。因此合理的洁净级别设计是各医院一定要重视的问题。

静脉用药调配中心(室)的建立应当在充分研究静脉用药情况和调配中心的规模、人员、设备的基础上进行。PIVAS 位置应尽量靠近病区，以便于管理和用药及时、方便。场所一般包括排药间、准备间、调配间、成品间、药品周转库、办公区、更衣室等。其中可根据需要分为抗肿瘤药物、抗生素类药物调配间和静脉营养药物及其他药物调配间。应当配备：①层流工作台(药物的配制必须保证在百级的净化台内进行)、生物安全柜等净化设备；②冰箱、货架、推车等储存运输设备；③计算机、打印机等办公设备。对 PIVAS 设备的投入应当符合医院实际情况。

(二) 人员配备

卫生技术人员的知识、技能是保证静脉药物混合调配质量的重要环节。静脉用药调配中心(室)的人员组成应当包括药学人员、护理人员及工勤人员等。由于临床药师具有药物的专业知识，护士具有熟练的配置操作技术，临床药师和治疗护士共同参与有利于 PIVAS 工作的开展和管理。药师负责管理中心的运转，并应用专业知识检查审核处方药物的合理性，技术人员和护士负责排药和配置药物，配置药物应严格遵守无菌操作技术。其中，药剂人员的主要工作包括收方、审方、发药、审核、药品请领、药品保管及药品信息维护等，发现药品质量问题和不合理用药等情况应及时与相关部门及人员联系处理。护理人员的责任：①核对药品名称、质量；②严格按照操作规程，根据处方要求调配合格的药物；③对工作间及用具进行清洁消毒；④协助药师做好辅助工作，如贴标签、排列输液顺序等。经大量的临床实践证明，为了提高调配的安全性和有效性，必须加强对调配人员的培训和资格认证。

(三) 人员基本要求

人员基本要求包括以下几点：①静脉用药调配中心(室)负责人，应当具有药学专业本科以上学历，本专业中级以上专业技术职务任职资格，有较丰富的实际工作经验，责任心强，有一定管理能力。②负责静脉用药医嘱或处方适宜性审核的人员，应当具备药学专业本科以上学历、5 年以上临床用药或调剂工作经验、药师以上专业技术职务任职资格。③负责摆药、加药混合调配、成品输液核对的人员，应当具有药士以上专业技术职务任职资格。④从事静脉用药集中调配工作的药学专业技术人员，应当接受岗位专业知识培训并经考核合格，定期接受药学专业继续教育。⑤与静脉用药调配工作相关的人员，应当每年至少进行一次健康检查，建立健康档案。对患有传染病或者其他可能污染药品的疾病，或患有精神病等其他不宜从事药品调剂工作的，应当调离工作岗位。

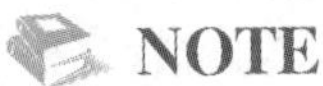

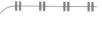

三、静脉用药调配中心的质量管理

医疗机构集中调配和供应静脉用药的，应设立 PIVAS，对肠外营养液和危害药品静脉用药应当实行集中调配与供应。对于静脉用药集中调配的全过程进行规范化质量管理，医疗机构应当制定相关规章制度与规范：①医师应当按照《处方管理办法》有关规定开具静脉用药处方或医嘱；药师应当按《处方管理办法》有关规定和《静脉用药集中调配操作规程》，审核用药医嘱所列静脉用药混合配伍的合理性、相容性和稳定性，对不合理用药应当与医师沟通，提出调整建议。对于用药错误或不能保证成品输液质量的处方或用药医嘱，药师有权拒绝调配，并签名与记录。②摆药、混合调配和成品输液应当实行双人核对制；集中调配要严格遵守本规范和标准操作规程，不得交叉调配；调配过程中出现异常应当停止调配，立即上报并查明原因。③静脉用药调配每道工序完成后，药学人员应当按操作规程的规定，填写各项记录，内容真实、数据完整、字迹清晰。各道工序与记录应当有完整的备份输液标签，并应当保证与原始输液标签信息相一致，备份文件应当保存 1 年备查。④医师用药医嘱经药师审核后生成输液标签，标签应当符合《处方管理办法》规定的基本内容，并由各岗位人员签名，书写或打印的标签字迹应当清晰，数据完整正确。⑤核对后的成品输液应当有外包装，危害药品应当有明显标识，成品输液应当放入各病区专用密封送药车，加锁或贴封条后由工人递送。递送时要与护士有书面交接手续。⑥药师在静脉用药调配工作中，应遵循安全、有效、经济的原则，参与临床静脉用药治疗，宣传合理用药，为医护人员和患者提供相关药物信息与咨询服务，如在临床使用时有特殊注意事项，药师应当向护士作书面说明。⑦具有医院信息系统的医疗机构，静脉用药调配中心(室)应当建立用药医嘱电子信息系统，电子信息系统应当符合《电子病历基本规范(试行)》有关规定。⑧静脉用药调配中心(室)由医疗机构药学部门统一管理，医疗机构药事管理组织与质量控制组织负责指导、监督和检查本规范、操作规程与相关管理制度的落实。

四、洁净区管理要求

洁净区管理要求包括以下几点：①静脉用药调配中心(室)洁净区的洁净标准应当符合国家相关规定，经法定检测部门检测合格后方可投入使用。②各功能室的洁净级别要求：一次更衣室、洗衣洁具间为十万级；二次更衣室、加药混合调配操作间为万级；层流操作台为百级，其他功能室应当作为控制区域加强管理，禁止非本室人员进出。③洁净区应当持续送入新风，并维持正压差。④抗生素类、危害药品静脉用药调配的洁净区和二次更衣室之间应当成 5～10 Pa 负压差。⑤洁净区应当每天清洁消毒，其清洁卫生工具不得与其他功能室混用；清洁工具的洗涤方法和存放地点应当有明确的规定；选用的消毒剂应当定期轮换，不会对设备、药品、成品输液和环境产生污染；每月应当定时检测洁净区空气中的菌落数，并有记录；进入洁净区域的人员数应当严格控制。⑥洁净区应当定期更换空气过滤器；进行有可能影响空气洁净度的各项维修后，应当经检测验证达到符合洁净级别标准后方可再次投入使用。⑦进入洁净区的操作人员不应化妆和佩戴饰物，应当按规定和程序进行更衣。

五、细胞毒性药物的配制

细胞毒性药物(cytotoxic drug)是指在生物学方面具有危害性影响的药品，可通过皮肤接触或吸入等方式造成包括生殖系统、泌尿、肝肾系统的毒害，还有致畸或损害生育。如烷化剂(如环磷酰胺、氮芥等)的细胞毒作用主要在于烷化 DNA 分子的鸟嘌呤或腺嘌呤等，引起单链断裂，双螺旋链交联，因而改变 DNA 的结构而损害其功能，妨碍 RNA 的合成，从而抑制细胞有丝分裂。细胞毒性药物分为以下几类。①生物碱类：紫杉醇、长春瑞滨、多西他塞、羟基喜树碱。②代谢类：吉西他宾、阿糖胞苷、替加氟、甲氨蝶呤。③抗生素类：表柔比星、吡柔比星、伊

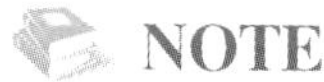

达比星、丝裂霉素、米托蒽醌。④烷化剂类：异环磷酰胺、达卡巴嗪。⑤铂剂类：顺铂、奥沙利铂。

接触细胞毒性药物的时间越长，产生的毒性反应越高。主要的不良反应表现为骨髓抑制、胃肠道、神经毒性、肾毒性、心脏毒性、肺毒性、肝毒性及药物变态反应。目前，大多数基层医院配制药物的设备不齐全，医护人员在进行治疗过程中频繁接触细胞毒性药物，若不注意个人防护而吸入药物粉尘或雾滴，或药液接触皮肤直接吸收，或间接经口摄入，均可受到低剂量药物的影响，产生潜在危害，而且还会造成环境污染。各医院应按照《静脉用药集中调配质量管理规范》的要求，在病区药房成立静脉用药集中调配中心（PIVAS）。细胞毒性药物集中在PIVAS中，由受过标准操作规程培训的药学专业技术人员进行配制。

（一）细胞毒性药物配置的特殊要求

细胞毒性药物必须在万级洁净区域内的百级生物安全柜内调配，有独立的排风系统，由负压装置从万级环境中吸入的空气经过滤后排出整个系统，不参与循环使用，应当加装活性炭过滤器用于过滤排出的有害气体，防止细胞毒性药物在调配过程中因外泄而对操作人员造成损害。回风道应当定期用蒸馏水擦拭清洁后，再用75%乙醇消毒。消毒剂应定期轮换使用，每月做一次沉降菌监测；根据自动监测指示，及时更换过滤器的活性炭。每年应当对生物安全柜进行各项参数的检测，以保证运行质量，并保存检测报告。

（二）细胞毒性药物的质量控制

1. 温度 温度是影响药物稳定性的主要外界因素之一，对药物的贮存及其各种降解途径（如水解，氧化等）均有影响，如实验表明温度越高、浓度越低，丝裂霉素分解越快。所以每一种药品都有其适宜的贮存温度，在这一温度范围内贮存，方可保持其相对稳定性。同样注射剂溶解配制后的保存温度也需加以注意。

2. 溶媒和溶解方法 临床上常用的溶媒为注射用水、0.9%氯化钠注射液（NS）、5%葡萄糖注射液（GS）、葡萄糖氯化钠注射液（GNS）、复方氯化钠注射液等。因溶媒的 pH 不仅可影响药物溶解度，还影响药物稳定性，导致药物发生氧化还原反应，致使药物降解。如盐酸多柔比星溶液的稳定性具有 pH 依赖性，最稳定的 pH 范围是 3～5。所以在配制静脉输注用细胞毒性药物时，应严格按照药品说明书，选择适宜的溶媒。

选择正确的溶解方法也是保证药效的关键，溶解方法不当会直接影响药物的理化性质，必要时应分步骤配置，如多西他赛要先制成预注射液，再用 0.9%NS 或 5%GS 稀释；多柔比星加入 5 mL 注射用水或 0.9%NS 后，可轻摇小瓶 0.5 min 使其溶解，但不要倒转小瓶。

3. 配置时间 化疗药物应遵循现用现配的原则，以避免效价降低和不良反应增加。如环磷酰胺、丝裂霉素溶液配置后需在 3 h 内用完。但有时因医嘱临时变更等原因，不能按时给药，需延后使用时，应妥善保管已配制的注射液，为保证溶液的稳定性，必要时需冷藏。

4. 输注装置与时间 不同药物对输液装置有不同的要求。大部分药物可使用聚氯乙烯（PVC）、玻璃材质的装置，但铂类药物不能与铝质注射材料接触；替尼泊苷、紫杉醇注射液可溶出聚氯乙烯材料中的增塑剂，应采用非聚氯乙烯材料的输液瓶和输液管。不同药物的刺激性强弱、作用机制、动力学原理不同，选择合适的给药速度对降低毒副作用、提高疗效也有重要影响。对具有强刺激性的药物，如长春碱类、柔红霉素、丝裂霉素等，配制用液较少，静注时间一般控制在 10～15 min，给药前后用 0.9%NS 或 GS 进行静脉冲洗，以降低注射部位反应和静脉炎的发生率。有些药物只有长时间给药才能达到治疗目的，如氟尿嘧啶。

5. 输注顺序 给药顺序错误会对药物的疗效及毒性造成影响。如甲氨蝶呤分别与长春新碱、阿糖胞苷和氟尿嘧啶同时给药时，疗效因拮抗而降低，若先给予长春新碱、阿糖胞苷，数小时后再给予甲氨蝶呤，疗效增加；若先给予甲氨蝶呤 1～6 h 后再给予氟尿嘧啶慢滴，明显增

NOTE

效，相反若先给予氟尿嘧啶，0.5～1 h 后再给予甲氨蝶呤，疗效明显降低。氟尿嘧啶与奥沙利铂同用时，应先用奥沙利铂再用氟尿嘧啶，两药间隔 1 h，并且两药不能使用同一输液瓶。紫杉醇与顺铂合用时，应先用紫杉醇再用顺铂，以减小骨髓抑制的危害。

6. 光照 影响药物稳定性的一个重要因素。不同包装的稳定性顺序：棕色瓶包装>充氧包装>充氮包装。注射剂在储存和使用过程中都必须考虑光照的影响。如顺铂注射液在光照下会发生强光降解反应，色泽加深，金属铂析出，避光是保证顺铂注射液稳定最有效的手段。因此，在生产、运输和使用注射液的过程中，要尽量避免光照，包括紫外光、太阳光以及室内照明。

7. 药物浓度 药物浓度直接决定药物的疗效，浓度过低则不足以维持药物有效浓度，过高则可能引起不良反应，如长春瑞滨、长春地辛等刺激性较强的药物，随浓度的增大，对血管的刺激性增强，可引起组织坏死和静脉炎。此外，药物本身的结构、晶型、溶剂的极性、渗透压等也会影响药物的稳定性。

（三）细胞毒性药物集中调配操作规程

1. 前期准备 在配置药物前半小时先开启净化装置，用消毒剂擦拭生物安全柜（从上到下、从里到外顺序进行）等，然后打开生物安全柜的照明灯后方可进行调配。审方药师对收到的医嘱进行药物配伍的合理性审查（包括药品名称、规格、用量、药物的浓度和稳定性、药物和溶媒的相溶性等），避免不合理的配伍对患者造成损害和经济损失。审查合格的医嘱经确认，打印成各个患者的输液标签。为避免引起错误，不同科室的标签可采用不同的颜色区分或采用不同颜色的药筐盛放药品；核对药师根据输液标签摆药并检查药品，双人签名确认后将盛放药品的药筐送入传递窗。

2. 核对药品 由技术熟练的操作人员做再次核对药品工作。

3. 切割安瓿、除西林瓶盖 为了防止污染，所有操作必须离工作台外沿 20 cm、内沿 8～10 cm，并在离台面至少 10 cm 的区域内进行，严禁在高效过滤器前打开。操作前严格固定注射器可活动部件，防止部件分离。打开安瓿前轻轻敲击其颈部和顶部，保证该处不留药液或药粉，防止安瓿折断时微粒或气溶胶在空气中弥散。打开安瓿时用无菌纱布包裹，对非易折型安瓿割锯痕长应小于颈段的 1/4 周，且割锯前后均应以 75%乙醇棉球擦拭颈段，然后开启安瓿，操作过程中严格按照弹、消、锯、消、掰的操作程序切割安瓿。这是减少微粒污染的重要措施。除去西林瓶盖时，先用 75%乙醇消毒西林瓶胶塞，并在生物安全柜侧壁打开安瓿，应当避免朝向高效过滤器方向打开，以防药液喷溅到高效过滤器上。

4. 溶解药物 溶解药物时，溶媒沿着瓶壁缓慢注入，待药粉浸透后再行振动，避免泄漏。对于有特殊要求的药物应采取不同的措施，一些需要振摇的药物在溶解时溶媒量不要太少，这样可以加快药物的溶解。多柔比星注射液在溶解时可轻摇小瓶，但不要倒转。一些黏稠类药物（如多西他赛注射液）的调配，振摇时可产生大量泡沫，一次性很难完全抽取全部药液，造成药液的损失，因此振摇后应放置 1～2 min，使药液的泡沫破裂易于全部吸取，从冰箱中取出的药液应在室温下放置 5 min 后再使用。

5. 抽取药液 从安瓿抽取药液时，倾斜安瓿，将针头斜面接近开口。抽取的药液不能超过针筒长度的 3/4，防止针栓从针筒中意外滑落。抽取安瓿药液后立即使针头朝上以防药液流出，若此时要排出多余的空气或调整抽取药液的量，必须先抽动活塞后才能进行。

6. 排放药液 药液排于安瓿中，排气时戴上针帽后用无菌纱布包裹再排气。如是西林瓶，有橡胶塞的小玻璃瓶应与针头成 45°角，一旦针头穿过瓶塞时立即使针筒成垂直状态，若针筒内还有空气，分次注入瓶中，以防瓶内压力过大。瓶装量大于 5 mL 时先注入少量空气，避免抽取困难，最好选用带有过滤网膜和具有不沾水性的过滤针头。操作过程中多余的药液及

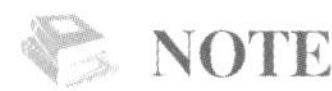

时弃于密闭、有标识的容器中。

7. 清场与消毒 调配过程中，每完成一份成品输液调配后，应当清理生物安全柜操作台上的废弃物，并用常水擦拭，必要时再用75%乙醇消毒台面。每天操作结束后，应当彻底清场，用常水清洁，打开回风槽道外盖，用蒸馏水清洁，再用75%乙醇擦拭消毒回风槽道和全场。

污染物品的处理：在调配细胞毒性药物过程中使用的针筒和针头应避免挤压、敲打、滑落，在丢弃针筒时无须将针头套上，应立即丢入放于生物安全柜内的防刺、防漏、带盖的容器中再处置，这样可以防止药物液滴的产生和防止针头刺伤；将配药后药物的空安瓿及被药物污染的方纱、手套、吸水垫、输液器等集中弃于密封的聚氯乙烯塑料袋，收集在防刺、防漏、带盖的容器中，容器外要有警示标识，防止与其他污染物混淆。个人防护器材脱卸后禁止带出该区域。

8. 成品检查 药师先按输液标签内容逐项核对所用输液和空西林瓶与安瓿的药名、规格、用量等是否相符，无误后再核对已调配好的成品输液，检查外观质量(澄明度、白点、异物等)，明确是否需避光，是否需冷藏或室温储存等，然后通过传递窗送出生物安全柜。

9. 打包运输 由专人对经检查质量合格的成品输液进行打包，并置于周转箱中，按病区装车、加锁发送至各病区。

(四) 细胞毒性药物废弃物管理

细胞毒性药物调配过程中产生的废弃物主要包括注射器、针头、药瓶、药袋垫巾、工作服、一次性口罩、手套及多余的药液等，要求与其他垃圾分开管理，存放在标有“细胞毒废弃物”标志的厚塑料袋及防漏容器中，容器要加盖，置于安全地带。医院由专人按《细胞毒性药物废弃物管理制度及细则》的要求做好细胞毒性药物废弃物的收集、运输、存放和终末处理，避免细胞毒性药物废弃物对环境造成污染。PIVAS采用先进的静脉配液技术，可以有效防止药物配伍禁忌和药物配置污染。药师必须严格按照程序进行细胞毒性药物静脉用药的配制，细胞毒性药物的管理应贯穿于医师开具处方、药师处方审核、药师调剂、药师核对、包装交付等。PIVAS的整个工作流程，能够保障药物安全使用，切实减少用药差错发生。各大医院的工作实践证明信息化管理和有效的管理制度的实施可有效防范细胞毒性药物对医务人员的职业性危害，为临床提供安全、有效的静脉用药。

六、全静脉营养液的配置

全静脉营养(total parenteral nutrition，TPN)是指患者每日所需的全部营养不从胃肠道供给，而经外周或中心静脉供给。适用于众多危重病患、无法经口进食的患者以及经口摄食或管饲不足所需者，全静脉营养(TPN)又称“三升袋”，其组成为人体所需的糖类、脂肪乳、氨基酸、电解质、维生素、微量元素和水等基本营养要素。1988年美国肠外与肠内营养协会把机体所需要的糖类、氨基酸、脂肪乳、电解质、维生素、微量元素和水等七大营养素按比例混合在一个输液袋中，称为全营养混合液(total nutrient admixture，TNA)。全静脉营养液中包括蛋白质、脂肪、维生素、微量元素、糖类、水。其中，蛋白质主要提供氮源，糖类和脂肪主要提供热源。由于患者的个体差异及所患疾病的不同，多采用协定处方。药师接处方后，工作流程为审方(有不合理用药情况请临床医师纠正)、登记、书写标签、拟定配制方案(准备药品、核对配方)、药品配制(核对所用药品)、密封送各科室护士站签收。

(一) 肠外营养制剂(PN)的主要分类

1. 糖类制剂 最简单、有效的PN制剂，可提供机体代谢所需能量的50%～60%；葡萄糖是PN最常选用的能量制剂，临床上常配制成5%、10%、25%、50%等规格的注射液。此外，70%葡萄糖注射液专供肾功能衰竭患者使用。临床常用制剂还有果糖、麦芽糖及糖醇类(如山梨醇和木糖醇)。

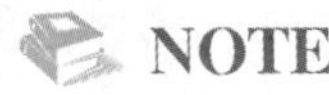

2. 氨基酸制剂 氨基酸构成肠外营养配方中的氮源，用于合成人体的蛋白质。人体蛋白质由 20 种不同的氨基酸组成，其中 8 种人体不能合成(亮氨酸、异亮氨酸、缬氨酸、赖氨酸、苯丙氨酸、蛋氨酸、苏氨酸、色氨酸)，必须由外界提供，称必需氨基酸。现有的复方氨基酸溶液品种繁多，都按一定模式配比而成，可归纳为两类：平衡型与非平衡型氨基酸溶液。平衡型氨基酸溶液中所含必需与非必需氨基酸的比例符合人体基本代谢所需，生物利用度高，适用于多数营养不良患者，如乐凡命(8.5%、11.4%)、格拉命、5%复方氨基酸等；非平衡型氨基酸溶液的配方是针对某一疾病的代谢特点而设计的，兼有营养支持和治疗的作用，主要指肝病、肾病、创伤和婴幼儿用的氨基酸制剂。

3. 脂肪乳剂 脂肪是一种重要的能源物质，所供能量可占总能量的 25%～50%。目前脂肪乳剂有多种，其中以大豆油或红花油经磷脂乳化并加注射用甘油制成的脂肪乳剂最为常用，该液体中脂肪微粒的粒径大小和生物特征与天然乳糜微粒相似，理化性质稳定。

4. 维生素制剂 维生素可分为水溶性和脂溶性两大类，前者包括维生素 B、C 和生物素等，后者包括维生素 A、D、E、K。水溶性维生素在体内无储备，常规提供多种维生素可预防其缺乏。水溶性维生素制剂的代表产品是水乐维他，含 9 种水溶性维生素。常用的脂溶性维生素制剂为维他利匹特，含 4 种脂溶性维生素。

（二）安全配制

全静脉营养中成分复杂，为保证最大可能的化学、物理稳定性和相容性，提供绝对无菌无热原的最终混合产品，《医疗机构药事管理暂行规定》(2011 年版)第三十条规定：医疗机构要根据临床需要逐步建立全静脉营养和肿瘤药物等静脉液体配制中心，实行集中配制和供应，不可随意添加其他药品。由于配制时各种成分的混合顺序对 TPN 的稳定性有很大的影响，必须严格按照规定程序操作。为获得相容性稳定的肠外 TNA 液，配制时应先将电解质、微量元素、水溶性维生素加入氨基酸中，磷酸盐加入另一瓶氨基酸中，胰岛素加入葡萄糖中，脂溶性维生素加入脂肪乳中，然后在三升袋中先加入葡萄糖液，再分别加入含有添加物的氨基酸，肉眼检查无沉淀、无变色，最后将脂肪乳剂缓缓混入三升袋中，保持均匀混合，应绝对避免将未经稀释的电解质、微量元素、磷制剂直接加入脂肪乳中。配制的药师接收处方后先审方，确定配制程序方可进行配制。配制时应按无菌技术(即配制室必须在 1 万级净化条件下，加上 100 级超净工作台)进行操作。

（三）全静脉营养液稳定性的影响因素

1. pH 及电解质 电解质不应直接加到脂肪乳中，因为阳离子可中和脂肪乳颗粒上磷脂的负电荷。使脂肪颗粒相互靠近，发生聚合和融合，导致油水分层。为保证脂肪乳的稳定性，不致产生沉淀，一般控制镁离子浓度小于 3.4 mmol/L，钙离子浓度小于 1.7 mmol/L，钠离子浓度控制在 100 mmol/L，钾离子浓度控制在 50 mmol/L，调节 pH 5～6。加入液体总量应不小于 1500 mL，混合液中的葡萄糖的最终浓度为 0%～23%，有利于混合液的稳定。配置好的混合液口袋上应注明床号、姓名及配置时间。实验证明，随着 pH 的降低，ξ 电位将逐渐减小，乳剂将趋于不稳定。当 pH 降低至 5.0 以下时，脂肪乳剂即丧失稳定性；而 pH 偏高，微量元素中的铜铁锌等则产生沉降作用；在不同 pH 和温度下，钙、镁离子能与无机磷酸盐(HPO_2^{4-}、PO_3^{4-})生成沉淀，当 pH 高于 6.6 时则生成大量的 $CaHPO_4$ 沉淀，含维生素 C 制剂(水溶性维生素)放置过久也会产生草酸钙沉淀，应现配现用，放置不超过 24 h。

2. 脂肪乳 脂肪乳加入全静脉营养液中以后，多种因素可使脂肪乳的油滴相互融合，粒径增大，继而出现肉眼可见的黄色油滴，发生明显的两相分离，此现象称为“破乳”。不同品种、不同厂家生产脂肪乳注射液配制的 TPN 稳定性有差异，同样的 TPN 处方，用中长链脂肪乳注射液比长链脂肪乳注射液稳定性更好。葡萄糖、氨基酸能产生褐变反应。电解质和葡萄糖

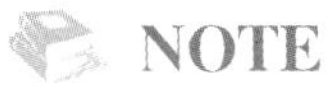

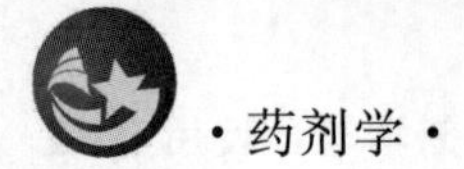

均会引起脂肪乳 ξ 电位改变，尤其是阳离子，主要是钙离子、镁离子。储存温度与时间对脂肪乳剂的稳定性也起重要作用，常温(22 ℃)储存 48 h 后即发生脂肪乳颗粒破坏，而在 4 ℃条件下贮存，1～2 个月后才发生破乳现象。因此，配好的 TPN 应保存在 4 ℃以下，并尽快使用。同时加入药物如肝素、阿米卡星等均能引起脂肪乳性状改变。除非已有资料报道或验证过，TNA 中不应加入其他药物。

3. 输液袋 TPN 配制的体积较大，一般为 1500～3000 mL，在输液袋中留存的时间较长，因此，一次性静脉营养输液袋有可能析出溶出物，溶出物可对 TPN 成分产生吸附作用。多种维生素中，维生素 A 见光易分解且容易被 PVC 吸附，TPN 中的维生素 A 的损失可达 80%以上；除吸附作用外，输液袋中增塑剂等成分会析出，同时还原性物质也容易析出，因此，TPN 配制后应尽快使用，必要时于 2～10 ℃存放，在 24 h 内使用完毕。

4. 微生物 TPN 是高营养液，若被污染极易促使细菌迅速生长繁殖，发生酸败变质等。定期监测配制室的空气微粒、空气细菌培养。配制时严格无菌技术操作。

第三节　药物配伍变化

一、概述

在临床医疗过程中，针对不同的疾病，为了达到更好的诊断、治疗效果，常常将两种或两种以上的药物制剂联合使用，药物联合使用在体外、体内所发生的物理、化学性质或生理效应等方面的变化称为药物配伍变化。药物配伍合理可起到协同作用，使疗效增强，并减少甚至消除某些副作用，如复方水杨酸片、磺胺药与甲氧苄氨嘧啶(TMP)联用，吗啡与阿托品配伍使用就是临床药物合理配伍使用的典范；而药物不合理的配伍使用则会减弱药物的治疗作用导致治疗失败，或增加药物副作用、毒性，引起严重不良反应乃至威胁患者生命安全，产生上述后果的药物配伍行为被临床视为配伍禁忌。配伍变化按性质可分为疗效学及物理化学配伍变化；按药物特点及临床用药情况可分为药剂学和药理学的配伍变化，本节主要阐述与临床用药过程密切相关、可以鉴别以及加以利用或避免的药物物理、化学和注射液方面的配伍变化，同时也介绍一些常用的鉴别药物配伍变化的实验方法以及配伍变化的处理原则与方法，为临床安全合理用药提供参考。

二、配伍变化的类型

药物联合应用发生配伍变化，按性质可分为物理化学配伍变化和疗效学配伍变化；按药物特点及临床用药情况可分为中药学、药理学、药剂学配伍变化；按配伍变化发生的部位可分为体外和体内(包括药效学和药动学两个方面)配伍变化，本小节主要讲述药剂学方面的物理、化学配伍变化，为药物的合理贮存、质量保障和临床应用提供参考。

(一) 物理配伍变化

物理配伍变化指药物联合用药过程中发生了溶解度改变、潮解、液化、结块以及分散状态和粒径改变等物理性质的变化。这些变化可能会影响药物的作用和疗效。

1. 溶解度改变 因不同制剂中的溶剂性质不同，混合使用后可能造成混合溶液中药物溶解度发生改变，如果溶解度变小则会导致药物的主要成分析出。如 12.5%氯霉素注射液是以丙二醇和水组成的混合溶剂，用输液稀释至 0.25%以下时会出现氯霉素沉淀；酊剂、醑剂、流浸膏主要以乙醇为溶剂，与某些药物的水溶液混合使用会导致有效成分析出；含蛋白质、黏液

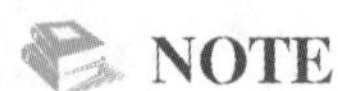

质多的水溶液加入过量乙醇会产生沉淀影响药物质量、疗效，甚至发生严重的医疗事故。

2. 潮解、液化和结块 干浸膏、干酵母、胃蛋白酶、无机溴化物、苯酚、樟脑、薄荷脑等在配伍使用时可能会由于混合物的相对临界湿度下降或形成低共熔混合物，在制备、应用或贮存时发生潮解、液化、结块。

3. 分散状态和粒径变化 乳剂、混悬剂与其他药物配伍使用或贮存时间过久可能导致分散相聚结、凝聚而分层或析出，也可能会发生粒径变大等现象，从而使得这类药物使用不方便或分剂量不均，甚至会导致药物的生物利用度显著下降而影响临床疗效。

（二）化学配伍变化

化学配伍变化指药物配伍后药物之间发生的氧化、还原、水解、分解、缩合、聚合等化学反应，伴随出现沉淀、浑浊、变色、产气、爆炸等现象。化学配伍变化还有一些情况不容易观察到，如毒副产物生成、药物减效或失效。

1. 沉淀和浑浊 液体制剂配伍使用时，常会因为 pH 改变、水解或成分相互作用而产生沉淀或浑浊，如盐酸氯丙嗪注射液(酸性药物)和异戊巴比妥钠注射液(碱性药物)相混合导致 pH 改变而析出沉淀，苯巴比妥水溶液会因水解反应而变浑浊，硫酸镁遇可溶性钙盐产生沉淀。

2. 变色 一些液体制剂或固体制剂混合时，可能会发生氧化、还原、聚合、分解等反应，从而发生颜色变化或生成有色化合物，如分子结构中含有酚羟基的药物与 pH 较高的药物、铁盐配伍时容易因氧化而变色，维生素 C 与烟酰胺干燥粉末混合也会变成橙红色，氨茶碱或异烟肼与乳糖粉末混合会变成黄色，上述变色反应在光照、高温、高湿环境中更快。

3. 产气 一些药物配伍使用时会发生分解反应而产生气体，其中有一些产气现象是正常反应，但是如果产生了有毒气体或存在影响药物质量、疗效的因素则必须提高警惕并加以杜绝。如泡腾散剂、泡腾片、含漱用复方硼酸钠溶液、碱性芳香溶液在配制时产生二氧化碳气体是正常现象，但是溴化铵与利尿药、乌洛托品与强碱性药物配伍时可分解产生氨气、甲醛等有毒气体，可严重影响药品质量和疗效。

4. 爆炸 一些强氧化剂药物与强还原剂配伍使用时，因研磨或一些易燃、助燃物质的存在可能会发生爆炸。如碘与白降汞研磨遇乙醇，氯化钾与硫、高锰酸钾与甘油等研磨时可能会发生爆炸。

三、注射液的配伍变化

临床常用的注射剂类型有小针剂、无菌粉末、冻干制品及输液，除输液作注射溶媒或直接输注外(部分小针剂也可直接注射)，其余几种类型注射剂均需要采用适当的溶媒加以溶解或稀释后方可使用。根据临床诊治患者的实际需要，伴随注射制剂的发展，注射药物的联合应用机会增多，因此在临床实际使用过程中必须高度关注注射液联用的配伍变化可能造成药品的质量和疗效降低等问题，避免配伍禁忌，避免给患者生命安全造成危害。通常注射剂配伍变化发生的主要原因有以下几种。

1. 溶剂组成改变 例如安定注射液中含有一定比例的丙二醇、乙醇等非水溶剂，当与葡萄糖或生理盐水等溶媒配伍使用时会出现沉淀。

2. pH 改变 注射液配伍时 pH 的改变是影响药物质量和疗效的重要因素。例如，为使有机碱类药物在水中溶解常制成强酸盐，但是当这类药物与碱性注射液配伍时会导致注射液 pH 升高而析出沉淀，如酸性的盐酸氯丙嗪水溶液如果与碱性注射液配伍可析出氯丙嗪沉淀；同样的，为使有机酸药物类(如巴比妥类、磺胺类)在水中溶解常制成强碱盐，这类注射液如果与其他酸性注射液或 pH 较低的输液配伍，可因混合液的 pH 降低而析出沉淀，如碱性的硫喷

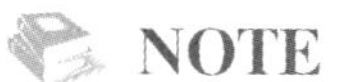

妥钠注射液与硫酸阿托品注射液配伍时可产生沉淀；偏碱性的氨苄青霉素钠与偏酸性的诺氟沙星一旦配伍，可因 pH 改变而立即析出沉淀。一般来说，配伍使用的各注射液 pH 差距越大，配伍时注射液 pH 变化越大，发生配伍变化的可能性就越大。注射液配伍还可能引起颜色改变，例如去甲肾上腺素如果与碱性较强的注射液（如磺胺嘧啶钠、谷氨酸钠（钾）、氨茶碱等）配伍可发生颜色改变。总之，各配伍使用的输液本身的 pH 是影响混合后 pH 的主要因素，因此临床使用的各种输液都严格规定 pH 范围。

3. 缓冲容量 缓冲剂抵抗注射液 pH 变化的能力。一些注射液为了保证药物的稳定性常会加入相应的缓冲剂以应对可能的 pH 变化，缓冲剂只能在一定程度上起到注射液 pH 改变的缓冲作用，缓冲能力与缓冲剂本身属性密切相关，如输液中含有乳酸根、醋酸根等有机阴离子，理论上具备一定的缓冲能力，但是依然需要格外关注一些临床特例，如 5%硫喷妥钠加入含乳酸盐的葡萄糖注射液中会析出沉淀。

4. 离子作用 有些离子能够充当催化剂的角色，因而注射液中含有相关的离子可能会加速某些药物发生水解，如乳酸根离子可加速氨苄青霉素和青霉素 G 的水解，当氨苄青霉素注射液与含乳酸钠的复方氯化钠输液配伍使用时，氨苄青霉素 4 h 后损失达 20%。

5. 直接反应 一般而言，输液中含有多种成分，当各输液配伍使用时某些药物可能会与配伍使用的输液中的某种成分直接发生相关的物理或化学反应，如四环素、头孢类抗生素与含 Ca^{2+}、Mg^{2+}、Zn^{2+} 等离子的输液配伍使用容易螯合而生成沉淀，羧苄青霉素与氨基糖苷类抗生素（如庆大霉素）配伍时会显著降低庆大霉素的血药浓度。

6. 盐析作用 某些属于胶体分散系统的药物在与含有大量电解质的输液配伍时会导致胶体粒子凝聚而析出沉淀，如两性霉素 B 注射液只能使用 5%葡萄糖注射液作溶媒，使用生理盐水则会导致两性霉素 B 因盐析作用而产生沉淀。

7. 配合量 一些药物配伍应严格遵循配合量，当配合量失衡时可能会影响药物的质量和疗效，如在等渗氯化钠或 5%葡萄糖注射液中，重酒石酸间羟胺注射液与氢化可的松琥珀酸钠注射液配伍，当两种输液浓度均为 100 mg/L 时，混合输液未见变化，但是当 200 mg/L 重酒石酸间羟胺与 300 mg/L 氢化可的松琥珀酸钠配伍时就会因为配合失衡而产生沉淀。

8. 混合的顺序 注射液配伍时的混合顺序对保证药物的质量和疗效具有极其重要的作用，如某些注射液配伍时会产生沉淀，但改变混合顺序则可克服这种现象，例如 1 g 氨茶碱与 300 mg 烟酸配伍，如果直接将两种药物先混合再稀释则会出现沉淀，但是改变混合顺序，先用输液将氨茶碱稀释至 1000 mL，再慢慢加入烟酸则可得到澄明溶液；又如 12.5%氯霉素注射液如果直接与维生素 C、氨茶碱等注射液混合则会产生沉淀，而如果将 2 mL 氯霉素注射液先以 100 mL 输液稀释后再混合则不会有沉淀产生。综上所述，在注射液配伍过程中应该遵循先稀释后混合、逐步提高浓度的原则。

9. 反应时间 一些注射液虽然有变色、产生沉淀等配伍变化，但反应可能较慢，因此抓住反应时间窗，即配即用也可保证药物的质量和疗效，如磺胺嘧啶钠注射液与葡萄糖输液混合，约 2 h 后才有沉淀出现，如果即配即用则可避免上述现象，因此，在具有相应条件的情况下，在注射液与输液配伍前开展预试验非常重要。

10. 氧与二氧化碳的影响 空气中的氧与二氧化碳对注射液的治疗和疗效有时有很大的影响，因此一些药物在制备注射液时会在安瓿内填充惰性气体，以防止药物被氧化；一些药物如苯妥英钠、硫喷妥钠注射液可因空气中二氧化碳的存在而导致 pH 改变而析出沉淀。

11. 光敏感性 光线（如紫外线等）会使一些药物的有机官能团发生改变而导致药物质量受到严重影响，如格列本脲等降糖药，氢氯噻嗪等利尿药、降压药，布洛芬等非甾体类消炎药，四环素、磺胺类、沙星类抗生素等药物均对光较敏感，遇光易发生降解反应。

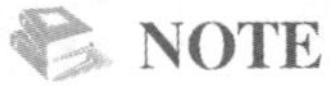

12. 成分的纯度 注射液的原辅料不纯也是配伍时异常现象出现的常见原因，例如配制

生理盐水所用的氯化钠原料中如果含有微量的钙盐，当与2.5%枸橼酸钠注射液配伍时会产生枸橼酸钙沉淀而影响药品质量；一些中药注射液长期贮存过程中，某些未除尽的高分子杂质在与输液配伍时会出现混浊或沉淀，在给患者输注过程中可能会诱发严重的过敏反应。

总之，影响注射液配伍变化的因素极其复杂，因此，在注射液配伍过程中应该充分考虑药物本身属性、附加剂(如缓冲剂、助溶剂、抗氧剂、稳定剂)以及光照等因素与药物及其他辅料发生影响药物质量和疗效的配伍变化的可能性，尽可能地避免不良配伍现象的出现，以保证注射液安全、有效。

四、药物配伍变化的实验方法

研究及验证药物配伍变化的实验方法有直接法和间接法。直接实验法是直接观察临床药物配伍时的情况，可借助紫外分光光度计、气相色谱、高效液相色谱仪等检测设备检验是否有新的物质产生。间接实验法是指临床药物配伍时，通过与0.1 mol/L盐酸、1 mol/L溴化钠、饱和磷酸二钠、1 mol/L氯化钙等为代表的9种无机盐溶液混合观察有无配伍变化发生，也可通过测定混合溶液的pH，以pH有无变化来确定药物配伍变化的发生与否。具体实验方法有如下几种。

1. 配伍变化可见的实验方法 常用于注射液配伍变化的检验，注射液混合后，在一定时间范围内肉眼观察有无混浊、沉淀、结晶、变色、产气等现象。

2. 配伍变化点的pH测定 pH的改变是很多注射液配伍时发生变化的重要因素，因此，测定注射液配伍变化点的pH对于预测配伍变化有无发生有一定的参考价值。

3. 稳定性实验 治疗性药物用适当溶媒溶解后输注是临床上常采用的给药方式，一般而言，将药物用溶媒溶解后配伍使用，在规定的时间范围内(如6 h或24 h)效价和主成分含量降低不超过10%，这样的配伍方式可以接受。

4. 紫外光谱、薄层层析、气相色谱、高效液相色谱、质谱等方法的应用 借助药物分析的经典方法及仪器检测，鉴别注射液配伍后有无变化。

五、配伍变化的处理原则与方法

在临床实际用药过程中，药物联用是否发生配伍反应可从两个方面进行判断：一方面，可以通过药物的理化性质、配方、制剂工艺、作用机制、临床用药对象的特点(年龄、性别、疾病状况等)以及临床医师的用药目的与用药方案(如给药方式、剂量)等进行预先评估；另一方面，在药物配伍变化预判的基础上，结合已有的实验条件鉴别潜在的配伍变化对药物的质量和疗效的影响。

(一) 配伍变化的处理原则

在预判或确定药物发生配伍变化的基础上，药品调配人员(药师或者护士)应该充分了解医师的用药意图、用药对象、用药方案、用药途径等以及患者的病情、重要脏器(如肝、肾)等状况，明确发生配伍反应对药品质量和疗效有无影响，对属于配伍禁忌的药物联用，药师、护士应当坚决拒绝调配；对可被允许的药物配伍变化也应当告知医师、患者在用药过程可能出现的情况，以避免不必要的医疗纠纷。总之，在配伍用药过程中，医师、药师、护士应当要密切配合、紧密合作，充分发挥各自的专业优势，以确保药物制剂的临床疗效，避免配伍禁忌，为患者安全合理用药保驾护航。

(二) 配伍变化的处理方法

药物配伍使用不可避免，对有利的配伍变化应当加以利用，以此为患者制定最佳的用药方案，但是对于有损药品质量和疗效的配伍变化应该积极采取措施避免其发生。

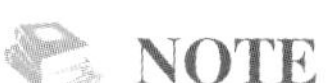

1. 改变贮存条件 对于易受温度、空气、水、氧气、二氧化碳、光线等条件影响的制剂，例如金霉素滴眼液等药物常温容易水解，应低温贮存(5 ℃以下)；制剂中含有氧化镁成分会因吸收水分、二氧化碳而结块不易分散；对氨基水杨酸钠、肾上腺素等注射液容易因氧化而变色。因此，对这些药物应尽可能贮存在合适的环境中，如果临床没有合适的贮存条件，相关单位或部门应说明原因，控制发药量。

2. 改变调配次序 对于溶液制剂，溶剂的混合次序对药物的配伍变化影响极大，因而，改变调配次序可能可以克服一些配伍禁忌，使制剂“起死回生”，发挥临床疗效。例如，在配制肠外营养液的过程中，如果将各组分直接混合，可能会因各组分溶液 pH 的改变和电解质的存在导致乳剂破裂，而如果先将含微量元素和电解质的氨基酸和含磷酸盐的葡萄糖溶液分别转移到输液袋中，最后将脂肪乳混入就可以保证氨基酸对乳剂的保护作用。

3. 改变溶剂或添加助溶剂 溶剂的容量和组成对于溶液制剂的稳定性至关重要，例如芳香水剂制成的盐类溶液常常析出挥发油；一些合剂特别是含有树脂的乙醇浸出制剂，在贮存过程中往往析出沉淀或变色；苯酚、硼酸、硼砂等在水中溶解有限，因此可以根据制剂的特点改变溶剂(如稀释)或添加助溶剂(如表面活性剂、丙二醇)予以改善，从而保证制剂的质量和疗效。

4. 调整溶液的 pH 溶液 pH 对药物的稳定是极其重要的，如芳香有机酸盐、巴比妥酸盐、磺胺盐、阴离子表面活性剂、酸性含汞防腐剂、青霉素盐等阴离子型药物，生物碱及其类似合成物、碱性抗生素、碱性维生素以及碱性局部麻醉剂或碱性安定剂等阳离子型药物，当溶液的 pH 改变时会析出溶解度较小的游离酸或游离碱。另外，溶液 pH 变化往往会使一些药物氧化、水解或降解作用加速，因而对溶液型制剂要特别注意 pH 的影响。

5. 改变有效成分或改变剂型 在保证疗效、告知医师的前提下，可改变药物的有效成分(改变药物的有效成分后的疗效、用法和用量应当尽量与原方一致)，例如 0.5%硫酸锌与 2%硼砂配伍制成滴眼液会析出碱式硼酸锌或氢氧化锌，如果改用硼酸代替硼砂则可能克服这种情况；对于联用属于配伍禁忌的注射液，建议分别、间隔注射或改用其他剂型。

第四节　药物制剂的合理使用

一、概述

药物、剂型及生理因素与机体之间存在辩证关系，它们相互影响、相互作用。药物的理化性质(药物的分子大小、脂溶性、溶解度和解离度)以及机体的生理和病理状态等均可影响药物的吸收；而不同剂型、不同给药途径的药物体内吸收速度也不同。

为充分发挥药物的疗效，同时减少不良反应，对不同给药途径的药物应根据给药途径和剂型的特点，给予相应的用药指导。同时药物的疗效也受其他因素影响，如机体状态、给药时间、联合用药、食物因素(包括烟、酒等)等均可影响药物的吸收和利用。

因而临床上首先应基于目标适应证和服药人群的特点，选择正确的药物和给药途径以及剂型，再根据药物自身的药理作用和剂型的特点，确定恰当的给药间隔和剂量，同时关注联合用药过程中的相互作用，才能达到安全、有效、合理地使用药物的目的。

二、口服制剂的用药指导

口服制剂包括片剂、胶囊剂、颗粒剂、丸剂、散剂、合剂(口服液)、糖浆剂、煎膏剂、酒剂、汤剂等一些常规剂型，也有一些采用新技术和新剂型的新型制剂如肠溶制剂、缓(控)释制剂及靶向制剂。

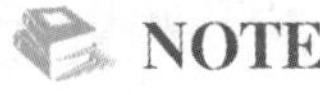

口服给药是最简便、安全、经济、有效的给药方法，也是最常用、最符合正常生理活动规律的给药方式，适合长期或短期的用药。口服给药本身会受多种因素影响，包括药物本身、给药时间、食物等。

（一）口服制剂使用的一般原则

1. 按时服药 口服制剂应按照医嘱或药品说明书中的用法用量按时服药。通常，药物说明书中所指的“每日服药 2 次或 3 次”中的“每日”是指 24 小时。多数药物在餐前 1 小时左右口服，可更快地吸收，少数药物需在餐时或餐后服药(表 19-1)。此外，还应注意间隔用药，有些药不能和其他药物同时服用，例如肠道活菌制剂不能和抗菌药物同服，因为抗菌药物会破坏活菌，降低其活性，所以要间隔 2 小时以上服用。人体的生理变化具有昼夜节律性，机体的昼夜节律改变了药物在体内的药动学和药效学。对于某些药物(如糖皮质激素和抗肿瘤药)，应根据人体的生理节律，安排最佳的给药时间，达到最佳的疗效和最小的不良反应。

表 19-1 部分口服制剂的最佳服用时间

药 物	最佳的给药时间	原 因
糖皮质激素	每日或隔日早晨	减轻对下丘脑-腺垂体-肾上腺皮质系统的负反馈
降压药	上午 7 时和下午 14 时	人体血压在上午 9—11 时、下午 4—6 时最高
抗抑郁药	清晨	抑郁症的发作有暮轻晨重的特点
钙剂	睡前和清晨	后半夜和清晨是人体的血钙水平最低的时间
抗肿瘤药	上午 10 时	肿瘤细胞生长最快的时间为上午 10 时，正常细胞下午 4 时生长最快
平喘药(除茶碱外)	临睡前	凌晨 0—2 时是哮喘的好发时间
灰黄霉素、甲苯达唑	餐中	脂肪餐促进药物的吸收
抗酸药(氢氧化镁、铝碳酸镁)，维生素 B_2	饭后 1～2 小时	饭后胃酸出现分泌高峰(抗酸药)；增加药物在十二指肠的主动吸收(维生素 B_2)
他汀类调脂药	睡前	胆固醇主要在夜间合成

2. 给药剂量需准确 量取液体药物时，应保持量器垂直，并使液面与视线成水平。混悬剂必须摇匀后服用。服用片剂不足一片时，需注意分量准确。如需服半片时，有半片压痕的可从压痕处分开，无压痕或不足半片者，应将全片压碎为粉末后再按需量均匀分开。含包衣膜、骨架或渗透泵等结构的缓控释制剂需整片或整粒吞服，切勿咀嚼或碾碎。有些特殊制剂工艺的缓控释片可掰成两半服用，如单硝酸异山梨酯缓释片，应从片剂的划痕处掰开。通过微丸包衣技术制成的缓控释胶囊可打开最外层胶囊分剂量服用，但小丸不能碾碎。

3. 服药不宜用饮料(包括茶、果汁、咖啡、牛奶等)送服 茶叶中含有的有机成分复杂，包括咖啡因、鞣酸、儿茶素、多酚类等，可与某些含金属离子的药物形成络合物而直接改变药物的药理作用。果汁富含果酸，可影响口服药物的稳定性，不利于药物在小肠吸收，使药效下降。可乐和咖啡因含可卡因和咖啡因，可兴奋神经中枢和刺激胃酸分泌，故不宜与镇静药及对胃肠道有刺激的药物同服。牛奶中含较多的钙、铁、磷等无机盐类物质，它们可与某些中药中的黄酮、有机酸等化学成分发生作用而影响药物的吸收，降低药物的疗效；化学药物中也存在相似的情况，如四环素等可与钙、铁结合使得药物的吸收受到一定的影响。另外，牛奶的蛋白质、脂肪等，对某些药物的吸收也有一定影响。

4. 服用后应适量饮水 服药后适量饮水以保证将药物冲入胃中而不黏附于食管壁，以免刺激食管或延迟转入吸收部位而妨碍吸收。但对于某些特殊药物，服药后需要多饮水或限制饮水，详见本节“七、其他合理用药注意事项”。

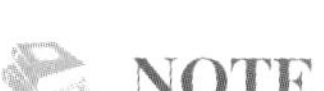

（二）口服制剂的服药注意事项

口服制剂服药应注意：①勿因病情稍有改善或消失而擅自停药，应依照医嘱完成治疗疗程。②发现漏服药，一般来说，如果漏服发生在两次用药间隔的 1/2 时间以内，应立即按量补服，下次服药仍可按原间隔时间；如漏服时间已超过用药间隔的 1/2，则不必补服，下次务必按原间隔时间用药。发生漏服时，切不可在下次服药时剂量加倍服用，以免引起药物中毒。③关注药物相互作用。应了解患者现在和过去数周内曾服过的其他药物，包括中药及在不同医院、不同医师处开的药物，特别是某些治疗窗窄的药物，常因忽视药物相互作用导致治疗失败或发生毒性反应。

三、注射剂的用药指导

注射给药具有药物吸收快、血药浓度升高迅速、进入体内的药量准确等特点，是临床一线常用的给药途径，是不能口服的危重患者治疗的首选给药途径。在进行注射给药时，应掌握以下原则。

1. 选择适宜的稀释溶剂 注射药物在配制过程中，应注意选择适宜的稀释溶剂。一般常用的溶剂包括 5%葡萄糖、0.9%氯化钠溶液。葡萄糖注射液的 pH 为 3.2～6.5，偏酸性；0.9%氯化钠注射液的 pH 为 4.5～7，近中性，pH 不同，对药物的溶解和稳定性的影响也不同。如药物偏酸性，在葡萄糖溶液中溶解度较好而且稳定，如果选用 0.9%氯化钠注射液做稀释剂，则药物溶解度较小而且不稳定。一般在注射药物的说明书中，均会对溶剂进行说明，未特别明确指出的情况下，5%葡萄糖和 0.9%氯化钠溶液均可使用。不能选用葡萄糖注射液或 0.9%氯化钠注射液做溶剂的部分药物见表 19-2、表 19-3。

表 19-2　不能使用氯化钠注射液做溶剂的药物

药　　物	原因或对策
两性霉素 B	可析出沉淀
洛铂	氯化钠可促进降解
红霉素	可形成溶解度较小的红霉素盐酸盐，产生胶状不溶物，使溶液出现白色浑浊或沉淀。应先溶于注射用水，再稀释于 5%或 10%葡萄糖注射液中。可添加维生素 C 注射液或 5%碳酸氢钠注射液 0.5 mL，使 pH 升高至 5.0 以上
哌库溴铵	可使其疗效降低
氟罗沙星	可出现结晶

表 19-3　不能使用葡萄糖注射液做溶剂的药物

药　　物	原　　因
青霉素	含有 β-内酰胺环，极易裂解而失效，与酸性较强的葡萄糖注射液配伍，可促进青霉素裂解为无活性的青霉酸和青霉噻唑酸
头孢菌素	为弱酸强碱盐，葡萄糖注射液在制备中加入盐酸，两者可发生反应产生游离的头孢菌素，否则浓度增加，可能会产生沉淀或浑浊
苯妥英钠	为弱酸强碱盐，与酸性的葡萄糖配伍可析出苯妥英沉淀
阿普洛韦	为弱酸强碱盐，与酸性的葡萄糖直接配伍可析出沉淀，宜先用注射用水溶解
依托泊苷、替尼泊苷、奈达铂	在葡萄糖注射液中不稳定，可析出细微沉淀，宜用氯化钠注射液、注射用水等充分稀释，溶液浓度越低，稳定性越大

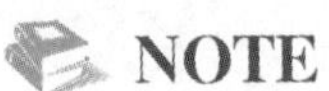

2. 选择正确的稀释体积 注射药品溶解或溶解后稀释的体积应在适宜范围内，稀释的体

积过大或过小，导致注射药物浓度过低或过高，不仅直接关系到药品的稳定性，且与疗效和不良反应密切相关。因此，配制过程中，应按照药品说明书推荐的配制方法进行稀释。例如，氯化钾注射液切忌直接静脉注射，应于临用前稀释，否则不仅引起剧痛，且可致心脏停搏；静脉滴注时氯化钾的浓度一般不宜超过 0.4%。又如，注射用阿昔洛韦的配制，建议先以注射用水配成浓度为 50 g/L，最终药物浓度不超过 7 g/L，否则易引起静脉炎。

3. 药物的滴注速度恰当 静脉滴注速度过快不仅增加患者心脏负荷，且影响药物的疗效和稳定性，部分药品滴注速度过快可致过敏反应和毒性反应(表 19-4)。除下表所列举药物外，静脉滴注时间应控制在 1 h 以上的药物有林可霉素、克林霉素、多黏菌素 B、氯霉素、红霉素、磷霉素、环丙沙星、氧氟沙星、左氧氟沙星、莫西沙星、培氟沙星、异烟肼、对氨基水杨酸钠、两性霉素 B、卡泊芬净、氟康唑等。

表 19-4 滴注速度不宜过快的药物

药物名称	滴注速度要求	速度过快引起的不良反应
万古霉素	每 1 g 至少加入 200 mL 液体，静脉滴注时间控制在 2 h 以上	可致由组胺引起的非免疫性与剂量相关反应(红人综合征)，突击性大量注射，可致严重低血压
两性霉素 B	滴注时间控制在 6 h 以上	有引起心室颤动和心搏骤停的可能
雷尼替丁	缓慢静滴 1～2 h，静脉推注需超过 10 min	可引起心动过缓
维生素 K_1	给药速度每分钟不应超过 1 mg	每分钟给药超过 5 mg，可致面部潮红、出汗、支气管痉挛、血压下降，甚至虚脱等

4. 避免与存在配伍禁忌的药物合用 临床用药时，往往会依据疾病的治疗方案，将一种或多种注射剂溶于输液中作为一个输液组，这时应注意避免将两种存在配伍禁忌的药物混合或序贯使用，以免出现物理、化学的配伍变化。注射剂的配伍变化形式和原因已在前节论述，临床上存在配伍变化的注射药物种类多，使用时可查阅《药物配伍禁忌表》。值得注意的是，已出版的各种《药物配伍禁忌表》中并不能包含所有的药物配伍变化，临床使用时，仍应注意仔细观察，一旦发现注射液混合后发生颜色改变、混浊等外观性状的改变，应立即停止使用。两种存在配伍禁忌的药物序贯静滴时，第一种药物静滴完毕后，应根据药物的种类采用 5%葡萄糖或生理盐水冲管后再序贯使用。

5. 合理使用中药注射剂 近年来随着人们中医、中药知识的普及，中药产业的蓬勃发展，中药注射剂也逐渐被广大医生患者接受。但中药注射剂成分复杂，临床使用时仍应掌握其合理使用的基本原则。①选用中药注射剂应严格掌握适应证，合理选择给药途径。能口服给药的，不选用注射给药，能肌内注射给药的，不选用静脉注射或滴注给药。必须选用静脉注射或滴注给药的应加强监测。②辨证施药，严格掌握功能主治。临床使用时应辨证用药，严格按照药品说明书规定的功能主治使用，禁止超功能主治用药。③严格掌握用法用量及疗程。按照药品说明书推荐剂量、调配要求、给药速度、疗程使用药品。不超剂量、过快滴注和长期连续用药。④严禁混合配伍，谨慎联合用药。中药注射剂应单独使用，禁忌与其他药品混合配伍使用。谨慎联合用药，如确需联合使用其他药品时，应谨慎考虑与中药注射剂的间隔时间以及药物相互作用等问题。⑤用药前应仔细询问过敏史，对过敏体质者应慎用。⑥对老人、儿童、肝肾功能异常患者等特殊人群和初次使用中药注射剂的患者应慎重，加强监测。对长期用药，在每疗程间要有一定的时间间隔。⑦加强用药监护。用药过程中，应密切观察用药反应，特别是开始 30 min。发现异常，立即停药，采用积极救治措施救治患者。

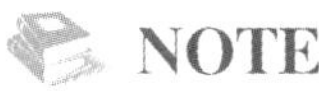

6. 其他 药物配制后，应尽快使用，静置时间长，药物的稳定性会受到影响。少数注射药

物性质不稳定，遇光易氧化或分解，在滴注过程中药液必须避光，如对氨基水杨酸钠、硝普钠、放线菌素 D、长春新碱、尼莫地平、左氧氟沙星、培氟沙星，莫西沙星等。

四、皮肤给药的用药指导

皮肤给药是指以贴、涂、擦、敷、熏、洗、浴等方法，直接用于治疗体表或某些黏膜部位疾病。由于皮肤给药安全性高，且使用方便、疗效显著，受到医生和患者的欢迎。皮肤给药常用的剂型包括膏剂、霜剂、粉剂、洗剂、酊剂、膜剂、贴剂等。

（一）皮肤给药的原则

1. 根据皮肤病理改变的程度，选择正确的剂型 皮肤病理为慢性期时，皮肤表现为干燥、增厚、粗糙、苔藓样变或角化过度，宜选用软膏或霜剂等。软膏及霜剂能保护滋润皮肤，软化附着物，从而使药物渗透到病损根部而发挥药效；急性期时，皮肤表现为红、肿、热、皮疹、丘疹、水泡无渗出等时宜选用洗剂或粉剂，这类剂型的药物具有安抚、冷却、止痒及干燥的作用，可改善皮肤的血液循环，消除患者的肿胀与炎症。如皮肤有糜烂渗液则宜用湿敷，如用 3% 的硼酸溶液，具有散热、消炎、清洁等作用。忌用含有激素类的软膏，否则会阻碍局部散热，增加渗出液，加重炎症；亚急性期时，皮肤表现为小范围的糜烂，伴有少量渗出，则宜选用糊剂，无渗出者可选用乳剂、糊剂等。

2. 根据发病的原因选择正确的药物 细菌感染性皮炎，应选用合适的抗细菌药物（如莫匹罗星软膏、红霉素软膏等）；真菌感染性皮肤病则应选用外用抗真菌药物（如醋酸曲安奈德益康唑乳膏等）；变态反应性疾病宜选用糖皮质激素（如卤米松乳膏）或抗组胺药；皮肤单纯性失水干燥或皲裂则应选用凡士林、尿素软膏等药物。

3. 掌握皮肤给药的正确方法 ①不同的个体及皮肤部位，对外用药物的适应性有一定的差异。如头皮及身体其他多毛发的部位宜用洗剂，不适宜用软膏或贴剂。②药物的使用应遵循浓度从低到高，使用范围从小到大的原则。③用药要考虑患者的年龄、性别、患病部位等因素。刺激性强或高浓度的药物不宜用于小儿、面部、口腔周围等柔嫩的部位。④用药过程中如有刺激、过敏等现象要马上停药或改药治疗。⑤洗剂等非均匀外用液体制剂使用前需摇匀以保障药物的有效性（如炉甘石洗剂）。湿敷药应保持湿敷材料的清洁及湿润。

（二）皮肤用药各剂型的正确使用及注意事项

1. 软膏与乳膏剂 清洗擦干皮肤后再涂药于患处，轻轻按摩涂布于给药部位，直到药膏或霜剂涂布均匀并慢慢进入皮肤。其使用注意事项如下：①用前最好将患处用温水浸泡 10～20 min，使角化的厚皮泡软，剥除浮皮，再涂上软膏，能使药物更好地渗入皮肤吸收。②软膏在患处表面涂上均匀的薄层即可，涂药后，保持患处透气。③软膏吸收较慢，一般每日换药一次即可。乳膏剂一般每日用药 1～2 次。④软膏与乳膏剂不得用于糜烂、渗出或有水疱的皮肤病，否则会造成皮损炎症加重。

2. 外用液体制剂 包括洗剂、搽剂、乳剂、酊剂等。与软膏、霜剂同用时，应遵循先水后膏的原则。混悬剂要先摇匀后再使用。酊剂具有止痒、消炎的作用，因乙醇可以溶解皮脂，扩张末梢血管，增强血管通透性，从而使药物易于透入皮肤。使用酊剂，一般每日涂药一次或隔日一次。小儿皮肤娇嫩，应减少用药量和次数。外用溶液用作湿敷时，使用比创面略大的消毒纱布 4～6 层（可用普通消毒口罩代替），浸透湿敷溶液，略拧干，以不滴水为宜，放在创面上，隔 15～30 min 更换一次纱布，保持创面清洁。

3. 膜剂与涂膜剂 膜剂：按病变部位大小剪取，贴于皮肤，用胶布固定。涂膜剂：将患处洗净拭干，沿同一方向涂敷患处，待干成膜即可。避免与水接触，一旦沾上水，切勿用手擦，晾干后不影响疗效。

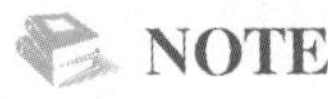

4. 贴膏剂 先用温水将患处的皮肤擦拭干净，充分干燥后再贴膏剂。换药后应清洗患处，清除掉皮肤表面的药垢后，让皮肤透气 1～2 h。不宜贴在皮肤糜烂或感染处。

5. 透皮贴剂 选择无毛发或剔除毛发的皮肤，用前除去透皮贴剂保护层，用手或手指轻压保证皮肤和贴剂的紧密贴附。按说明书要求及时更换透皮贴剂，保持药物作用的持续性。

五、黏膜给药的用药指导

黏膜存在于人体各腔道内，黏膜给药是使用合适的载体将药物与人体黏膜表面紧密接触，通过该处上皮细胞进入循环系统发挥作用或与病变黏膜直接作用的给药方式。黏膜给药制剂包括滴眼剂、滴鼻剂、眼用软膏、口腔膜剂、含漱剂、舌下含片、栓剂、凝胶剂、喷雾剂、气雾剂等剂型。黏膜给药制剂按给药部位可分为经鼻黏膜、口腔黏膜、眼黏膜、直肠黏膜、子宫及阴道黏膜等进入局部或全身血液循环而起药效的给药方式。

影响药物黏膜吸收的因素如下。①黏膜的功能状态：黏膜的表面积大小，血管分布和血流情况，腔道内的分泌物速度，是否存在内容物，黏膜表面干湿度和清洁度，有无感染、变态反应，有无病理症状等均可影响药物在黏膜的吸收。②药物的理化性质：药物本身的固有理化性质，如药物的脂溶性、解离度、分子量、剂型、渗透压、浓度、黏滞度、颗粒大小等对药物的吸收影响较大。

不同的给药部位黏膜的功能状态不同，临床使用时，应根据给药部位和治疗目的进行用药指导。例如，使用鼻喷雾剂时，使用者头部略向前倾，将喷头插入一侧鼻孔，喷头不要顶在鼻腔的侧壁上，喷压一次后，用鼻深吸气几次，以免药液流出鼻腔，必要时在另一侧鼻孔再喷压一次。直肠栓剂或软膏剂给药时，成人一般取左侧卧位，儿童一般取卧位或俯卧位，将栓剂尖端朝前，以戴指套后的手指缓缓推入肛门内约 2 cm，给药后 1 h 内不要大便，因此宜在睡前或便后使用。栓剂或软膏剂在环境温度较高时，易软化失去正常形态，因此夏季应注意将栓剂或软膏剂置入冰箱内冷藏。舌下含服时，药物直接通过舌下毛细血管吸收进入血液，适用于需要药物快速起效的情况。最常用此途径给药的是硝酸甘油，其他通过舌下含服给药的还有硝酸异山梨酯、硝苯地平、速效救心丸等。舌下含服时身体应靠在座椅上取坐位或半坐位，直接将药片置于舌下或嚼碎置于舌下，药物可快速崩解或溶解，2～5 min 即发挥作用。

六、吸入剂的用药指导

吸入剂通过呼吸系统到达肺部，经肺吸收后发挥局部或全身的治疗作用。临床上慢性阻塞性肺疾病、支气管哮喘的治疗药物多采用吸入给药方式。根据吸入装置的不同，吸入剂包括压力型定量手控气雾剂、干粉吸入剂，后者的吸入装置又分为准纳器和都保。吸入剂的用药注意事项：患者在初次给药前，应充分阅读药品说明书，在医师或药师的指导下进行用药。压力型定量手控气雾剂，在使用前应充分摇匀，吸入前应尽量呼气，吸入时将喷嘴包入口内，用力按下并平稳、深长吸气，屏住呼吸 10 s，以使药物充分吸收后，再缓慢呼气。干粉吸入剂的装置内已设定好标准计量以供吸入，使用时按照说明书的提示，旋转或波动装置即可。同样也需要深长呼吸以使药物尽可能多地到达肺部，每次吸药后，需要使用温水漱口以减少药物在口咽部的沉留导致的声音嘶哑和真菌感染等。

七、其他合理用药注意事项

膳食（饮水、饮食）、烟酒等可通过对药代动力学和药效学两方面的作用影响药物的疗效和毒性反应，从而发生食物与药物的相互作用。

（一）饮水对药物的影响

口服药物（除咀嚼片外）一般需要与适量的水同服，进入人体消化系统。但对于某些药物，

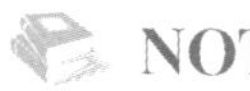

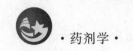

服药后需要多饮水，帮助药物快速到达吸收部位或促进药物的排泄，降低对肾脏的毒性反应。如阿仑膦酸钠片，应在清晨用一满杯白开水（约 250 mL）送服，以降低药物对食道的刺激。磺胺类药物服药后，应多饮水，减少结晶尿、血尿和管型尿的形成。但有时为保证药物的浓度，需限制饮水。如止咳糖浆、甘草合剂等不能兑水服用，且服后不宜立即饮水，如果服用后立即饮水，将会稀释药物浓度，降低疗效。此外，对于某些含有消化酶或益生菌的药物，为保持药物的活性成分，不宜用热水送服，如脊髓灰质炎糖丸、肠道益生菌制剂等。

（二）饮食对药物的影响

通常在饮食习惯稳定的情况下，食物对药动学或药效学的影响，一般不会引起严重的食物与药物的相互作用，但对那些治疗指数狭窄的药物，食物引起药物的生物利用度的微小变化就可能导致严重后果，需引起重点关注。食物与药物的相互作用可发生在药物的吸收、分布、代谢和排泄等环节以及药效学方面（知识链接 19-1）。

吸收环节食物对药物的影响，多表现为延缓药物的吸收，但吸收总量不一定改变。少数情况下，进食可促进药物的吸收。食物对药物分布的影响多表现为食物中蛋白摄入不足或者饮食不平衡而导致营养不良的情况。低白蛋白血症可以导致血浆结合蛋白水平降低，而原本高蛋白结合率的药物此时血浆中游离型药物浓度明显增加，疗效增强，消除加快，此种情况对于治疗窗窄、安全范围小的药物（如华法林）容易发生中毒反应。食物与药物在代谢环节的相互作用主要是通过作用于细胞色素 P450（CYP）酶而影响药物的代谢。其中最经典的案例是葡萄柚，葡萄柚是 CYP3A4 的抑制剂，合用葡萄柚汁后，洛伐他汀、环孢素、咪达唑仑等 CYP344 的底物药物，其肝脏代谢受到抑制，血药浓度显著升高，不良反应发生风险增加，所以它们应尽量避免与葡萄柚汁合用。此外，某些食物其成分可直接影响药物的药理作用，例如富含维生素 K 的食物（如花菜、卷心菜、动物肝脏等）可抵消华法林对维生素 K 的竞争性拮抗作用，从而降低其抗凝效果。

知识链接
19-1

（三）吸烟对药物的影响

吸烟产生的多环芳香烃（polycyclic aromatic hydrocarbon，PAH）是 CYP1A1、CYP1A2 的有效诱导剂，可增加其底物药物的代谢量，从而降低疗效。此外，吸烟与药物相互作用有关的酶还有 CYP3A4、CYP2C19、CYP2D6 等。抗精神病药物氯氮平治疗窗窄，由 CYP1A2、CYP2C19 等肝药酶代谢，吸烟可诱导氯氮平的代谢使其血浆浓度降低，吸烟者可能需要更高剂量的氯氮平，而戒烟后，需要密切观察是否出现药物不良反应。

本章小结

本章首先介绍了医院药剂科处方调配的工作内容和相关的制度、规则以及岗位设置等；进一步介绍了静脉配置的重要性以及质量管理；也针对制剂调配过程中可能出现的与临床安全合理用药密切相关的质量、疗效等变化，着重介绍了药物配伍变化以及相关的处理原则，最后对各种制剂合理用药的相关给药原则和注意事项予以重点阐述。

复习思考题

1. 药品调剂的概念是什么？药品调剂大致可分成哪些步骤？药品调剂的制度是什么？
2. 药师应当从哪些方面对处方进行用药适宜性审核？
3. 医院药房可设置的岗位包括哪些？医院药房的岗位特点是什么？
4. 门诊药房发药方式一般分为哪几种？住院药房通常采用的调剂方法有哪些？

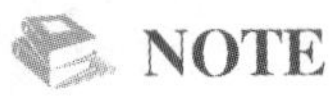

5. 简述静脉药物集中调配的含义？试用简单的流程图阐述静脉用药调配中心的工作流程(即从医生开具处方到患者输注用药全过程)？
6. 细胞毒性药物配制有哪些注意事项？
7. 哪些因素会影响全静脉营养液的稳定性？
8. 药物配伍变化的类型有哪些？注射剂配伍变化产生的主要原因有哪些？
9. 药剂学配伍变化的试验方法有哪些？
10. 减少或避免药物制剂发生药剂学配伍变化的方法有哪些？
11. 口服制剂和注射剂合理使用的一般原则是什么？
12. 如何根据皮肤疾病的不同病理分期来选择不同剂型的皮肤给药制剂？
13. 吸入剂的用药注意事项有哪些？

目标检测

推荐阅读文献

参考文献

[1] 韦超.药品调剂技术[M].2版.北京:中国医药科技出版社,2006.
[2] 余学仙.浅谈医院药房药品调剂工作[J].中国医药指南,2013,11(27):273-274.
[3] 陈盈.门诊药房药品调剂和药品管理的实践与体会[J].中医药管理杂志,2017,25(11):91-93.
[4] 陈新谦,金有豫,汤光.新编药物学[M].17版.北京:人民卫生出版社,2011.
[5] 姜荣.临床药物配伍禁忌的判断方法及体会[J].中国社区医师(医学专业),2011,13(36):292.
[6] 沈建平.432种静脉注射剂配伍指南[M].4版.北京:人民军医出版社,2011.
[7] 方亮.药剂学[M].8版.北京:人民卫生出版社,2016.
[8] Bulusu K C,Guha R,Mason D J,et al. Modelling of Compound Combination Effects and Applications to Efficacy and Toxicity:State-of-the-art,Challenges and Perspectives[J]. Drug Discovery Today,2016,21(2):225-238.
[9] Allen L V. U. S. Food and Drug Administration. "Evaluation Criteria" for Difficult to Compound Drugs[J]. International Journal of Pharmaceutical Compounding,2015,19(6):487-488.

(李 卓)

NOTE